2판

임상영양치료를 위한

병태생리학

PATHOPHYSIOLOGY for CLINICAL NUTRITION

2판

임상영양치료를 위한

병태생리학

김오연 · 김은미 · 김형숙 · 류동열 · 박유경 · 박은주 · 성미경 · 손정민 · 신동엽
신민정 · 이종호 · 이지선 · 이홍미 · 임정현 · 정윤숙 · 정혜경 · 한성림 지음

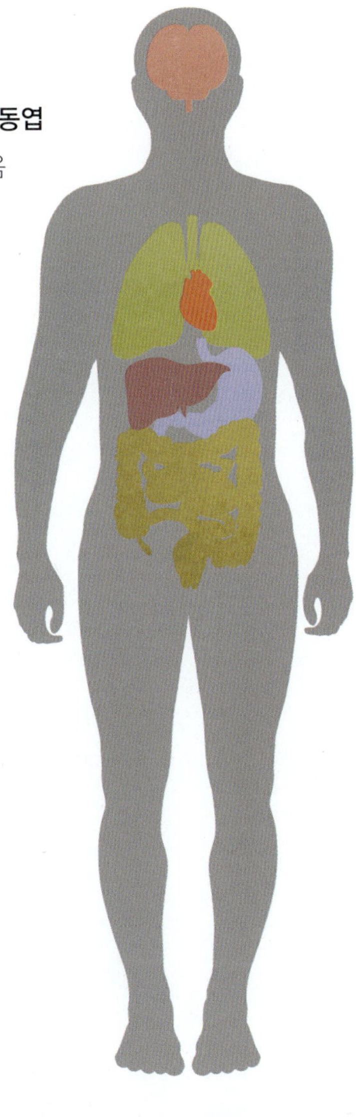

교문사

2판
머리말
PREFACE

임상영양사 교육과정에 병태생리학이 필수과목으로 포함되고 병태생리학 교과서의 필요성이 대두되면서 임상영양사 교육기관의 대학 교수들과 임상영양사, 그리고 의과대학 교수들이 주축이 되어 임상영양치료를 위한 병태생리학을 2013년도에 발간하였다. 그동안 임상영양사 교육과 실무에 참고도서로 사용되어 왔으나, 병태생리와 치료 분야의 발전과 치료의 패러다임이 변화되면서 개정의 필요성이 대두되어 일부 내용을 수정·보완하여 개정판을 발간하게 되었다. 이번 2판에는 변경된 진단기준, 치료방법 등을 반영하였고, 그동안 이 책을 이용하여 강의한 교수님들과 학생들의 의견을 수렴한 후 일부 내용을 조정하여 임상영양사 교육과 실무에 좀 더 도움이 되고자 하였다.

이번 개정 작업에는 초판 발간에 참여하였던 저자들 이외에도 일부 분야의 전문의, 실무와 연구 경험이 풍부한 임상영양사와 영양학자들을 보강하여 주요 질병에 대한 내용이 잘 반영될 수 있도록 하였다. 또한 한국영양교육평가원의 병태생리학 교육목표 개정내용을 충실히 반영하고자 하였다. 교육과정에서 사용을 목적으로 하는 교재라는 특성상, 빠르게 발전하고 있는 임상 현장의 내용을 모두 반영하기에는 한계가 있지만, 임상영양치료를 위해 필요한 각 질환별 병태생리학적 기본개념을 이해하고 기초적인 필수지식을 터득하는 데 도움이 될 것이다. 아무쪼록 이 책이 교육현장에서 유용하게 이용되어 임상영양치료의 중요성이 점점 더 강조되는 상황에서 임상영양사의 역량을 높이는 데 도움이 되기를 기대한다. 마지막으로 이 책의 개정을 위해 많은 수고를 해주신 교문사 임직원분들께 감사드린다.

2022년 2월
저자 일동

머리말

PREFACE

병태생리학이란 질병에 걸리거나 상해를 입었을 때 체내에서 일어나는 변화를 연구하는 학문으로, 보건의료분야의 전문인들이 임상실무를 수행하는 데 기본이 되고 있다. 질병의 예방과 관리를 위해 전문적인 임상영양치료 업무를 수행하는 임상영양사 역시 질병의 병태생리에 대한 지식이 필수적이다. 2010년 법제화된 임상영양사 관련법규에도 임상영양사 교육과정에 병태생리학을 필수적으로 포함시키도록 하고 있다.

현재 많은 병태생리학 책들이 출간되어 있으나, 임상영양치료를 위해 필요한 부분에 초점을 두고 기술된 병태생리학 책은 없는 실정이다. 따라서 임상영양사 교육기관에서 전공학생들을 대상으로 교육을 시행하는 데 많은 어려움을 겪고 있다. 이에 저자들은 임상영양치료를 위한 병태생리학 책을 발간하기로 의견을 모았다. 이 책의 발간에는 강의, 실무 등 임상영양 관련분야에서 지식과 경험이 많은 식품영양전공 대학교수와 임상영양사, 그리고 환자진료를 담당하는 의대교수가 함께 참여하였다.

앞에서 언급했듯이 이 책은 임상영양치료를 위한 병태생리학적 지식을 제공하는 것에 초점을 두고 작업하였으므로 임상영양치료와 관련이 깊은 질병을 중심으로 내용을 구성하였다. 한국영양교육평가원에서 정한 병태생리학 표준교육과정에 제시된 질병과 학습목표를 포함시켰고, 이 외에 임상영양치료를 위해 필요하다고 생각되는 질병을 일부 추가하였다. 각 계통별 구조와 정상적인 생리 기능에 대한 내용을 앞부분에 수록하여, 질병의 병태생리에 대해 좀 더 잘 이해할 수 있도록 하였다. 질병마다 특성이 다르므로, 구성형식을 완전히 통일화하지 못했으나, 병태생리(병인, 증상 · 징후), 진단 방법, 치료 방법 등 임상영양치료를 위해 필요한 내용을 담고 있다. 용어는 대한의사협회에서 발간한 의학용어

사전 제5판을 기준으로 하였으며 한국과학기술한림원의 과학기술용어집을 참고하였다. 또한 가능한 임상에서 사용되고 있는 용어를 사용하여 실무에 도움이 될 수 있도록 하였다. 이 책은 임상영양사 교육과정에 있는 학생뿐만 아니라, 영양학 전공자, 실무에서 질병 예방 및 치료를 위해 임상영양치료 업무를 수행하고 있는 실무자들에게도 많은 도움이 될 것으로 생각된다.

우리나라에서 임상영양치료에 초점을 맞춘 첫 번째 병태생리학 책이며 교육현장에서 가능한 빨리 사용할 수 있도록 작업을 하다 보니 일부 미진한 점이 있으나, 이것이 첫 걸음이 되어 지속적으로 발전하고 유용한 교재로 자리 잡기를 바란다. 마지막으로 이 책의 저술을 위해 바쁘신 와중에도 많은 시간 동안 고민과 노고를 아끼지 않은 모든 저자들, 그리고 발간을 위해 수고하신 교문사 임직원들께 감사를 드린다.

2013년 9월
대표 저자 이종호

차 례

CONTENTS

제 3 장

위장관질환 _김은미 · 정윤숙

03

제 4 장

간 · 담도 · 췌장관계질환 _신민정

04

제 5 장

심 · 뇌혈관계질환 _이종호 · 김은미 · 김오연

05

제 6 장

내분비질환 _신동엽 · 임정현

06

제 7 장

신장질환 _손정민 · 류동열

07

제 8 장

혈액질환 _이홍미 · 정혜경

08

제 9 장

신경계질환 _이홍미 · 김형숙

09

제 10 장

호흡기계질환 _박유경

10

제 11 장

종양질환 _성미경 · 이지선

11

제 12 장

근골격계질환 _박유경

12

CHAPTER 01

수분·전해질 및 산-염기 평형

인체의 60%를 차지하는 수분은 그 2/3를 상실하면 생명에 위험을 가져올 정도로 매우 중요한 체성분이다. 체액은 대사산물을 배출하고 체온을 유지하는 생리적 역할을 하기 때문에 신체로부터 계속해서 빠져나가게 되고, 손실된 체액은 신체의 수분 평형을 유지하기 위해 반드시 보충되어야 한다. 또한 우리 몸에서 대사 활동이 일어나기 위해서는 세포외액의 pH로 반영되는 산-염기 균형이 정확히 조절되어야 한다. 병적인 상태를 비롯한 다양한 조건으로 인해 산-염기 평형에 변화가 생긴다. 이 장에서는 수분과 전해질, 산-염기의 균형 기전을 살펴보고, 체액 불균형, 전해질 장애 및 산-염기 불균형의 원인과 기전, 이에 따른 임상 증상 등에 대해 다루고자 한다.

CHAPTER

01 수분·전해질 및 산-염기 평형

학습 목표

1 체액의 정상분포와 체액 균형을 유지하는 기전을 설명한다.
2 전해질 균형을 유지하는 기전을 설명한다.
3 체액(혹은 나트륨) 과잉과 부족의 발생기전과 임상소견을 설명한다.
4 산·염기 대사의 조절기전을 설명한다.
5 호흡성 산중독증 및 알칼리혈증의 원인과 감별진단 방법을 기술한다.
6 대사성 산중독증 및 알칼리혈증의 원인과 감별진단 방법을 기술한다.

1. 체액 생리

1) 체액의 분포

체액은 우리 몸에서 가장 많은 양을 차지하고 있는 단일 구성성분으로 성인 남자의 경우 체중의 약 60%, 성인 여성의 경우 이보다 적은 50% 정도를 차지한다. 출생 시 체액은 체중의 75~85%를 차지하다가 나이가 들수록 50%까지 감소한다. 지방조직은 신체의 다른 조직들에 비해 체액의 비율이 가장 낮은 조직이므로 체지방이 증가할수록 체액의 비율은 감소한다.

2) 체액의 구획fluid compartment

체액은 세포막에 의해 세포내액과 세포외액으로 나눠진다. 세포내액intracellular fluid, ICF은 세포 안에 있는 모든 수분으로 건강한 성인의 경우 체액의 약 2/3를 차지하고 있다. 나머

표 1-1 체액의 분포

구획			체액의 부피(L)/체중당 비율(%)	기능
총체액			42(60)	• 아래의 기능을 포함함
	세포내액		28(40)	• 세포의 화학적 기능을 원활하게 하는 수성 매개물로 작용 • 소화기계 내의 음식물을 가수분해 • 세포 내의 화학적 반응을 위한 매개물로 기능 • 인체의 구조물을 구성
	세포외액		14(20)	• 세포에 영양분, 수분, 전해질 등을 전달하며 노폐물을 운반 • 세포대사를 위한 용매(물)의 역할 • 관절과 세포막의 윤활과 쿠션 기능 • 체온조절
		간질액	11.2(15)	• 세포 사이사이 및 세포주변을 둘러싸고 있는 부분의 액체 • 세포 대사 작용을 위한 용매 역할
		혈장	2.8(5)	• 혈관 내에 존재, 혈장 콜로이드(혈장단백)를 포함 • 적혈구와 결합하고 혈관 용량을 유지 • 혈장은 폐에서 모세혈관으로 산소를 운반하고, 이산화탄소를 폐포로 되돌림 • 혈장 내에는 단백질 함유량이 간질액의 함유량보다 많음
		림프액	극소량	• 세포로부터 노폐물을 운반하고, 최종적으로 흉관을 통해 혈액 순환으로 되돌려 보냄
		세포 횡단액	극소량	• 세포외액 중 상피세포층에 의해 분리된 것 • 신체의 분비물을 포함(예, 타액, 뇌척수액, 관절강액, 소화액 등)

지 1/3은 세포바깥 쪽에 있는 세포외액extracellular fluid, ECF으로, 구획별로 간질액interstitial, 혈장intravascular, 림프액lymph, 세포횡단액transcellular, transitional으로 다시 나눠진다(표 1-1, 그림 1-1). 간질구획의 체액은 혈관과 세포 사이에서 교환되는 가스, 영양소, 대사산물 및 다른 물질들의 이동수단 역할을 한다. 간질구획은 또한 출혈이나 혈관 부피 감소가 일어나는 동안 혈관 부피를 유지하는 기능을 한다.

세포외액의 1% 정도를 차지하는 세포횡단구획에는 뇌척수액과 복막, 늑막, 위심강 및 관절열극joint space 등 다양

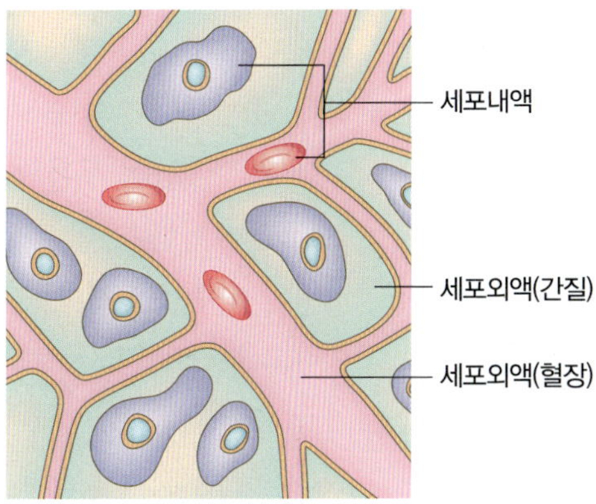

그림 1-1 체액의 구획

한 체강에 함유된 체액이 포함된다. 세포횡단액은 복수가 차거나 다량의 체액이 복막강에 격리되어 있을 때에 증가하며, 세포횡단액 구획이 커지게 될 경우 이 구획을 제3의 공간 third space이라고 부른다. 원인이 제거되지 않는 한 제3의 공간 내 체액은 다른 구획의 체액과 쉽게 교환되지 않으므로 순환하는 체액의 기능을 수행하지 못한다.

3) 체액의 이동

(1) 혈액과 간질 공간 사이 체액의 이동

신체 내 체액은 역동적인 평형상태를 유지하고 있다. 수분은 모세혈관과 간질 공간 사이를 계속해서 이동하지만 총 부피와 농도는 항상 일정하다. 체액은 여과와 삼투 과정을 통해 체액 구획 사이를 자유롭게 이동한다. 여과과정을 통해서는 혈장 단백질과 적혈구를 제외한 용질 및 수분의 이동이 가능하고, 삼투과정을 통해서는 수분이 구획 사이를 이동한다. 여과압filtration pressure 또는 정수압hydrostatic pressure과 삼투압osmotic pressure이라는 두 종류의 압력이 수분과 용질의 이동에 영향을 준다.

체액은 모세혈관벽을 통해서만 이동이 가능하며 동맥이나 정맥의 혈관벽에서는 체액의 이동이 일어나지 않는다. 체액은 모세혈관의 동맥단 부분에서는 간질 공간으로, 모세혈관의 끝부분인 정맥단 부분에서는 모세혈관 쪽으로 이동한다. 모세혈관과 간질 공간 사이 체액의 이동을 조절하는 압력으로는 모세혈관여과압, 간질액압, 모세혈관교질삼투압, 간질교질삼투압 등이 있다(알아두기 참조).

여과압은 막 표면의 체액에 의해 생성되는 힘이다. 혈관 내에서 여과압(동맥벽에 닿는 혈액의 압력)은 혈압으로 더 잘 알려져 있다. 막 양쪽 면에서 여과압의 차이가 나면 체액은 압력이 높은 곳에서 낮은 곳으로 밀려나게 된다. 이러한 체액 이동(여과)의 목적은 막 양쪽 면의 체액에 의해 생성되는 압력을 평형상태로 유지하기 위한 것이다.

삼투osmosis는 반투과막을 통해 용질의 농도가 낮은 곳에서 높은 곳으로 체액이 이동하는 것을 의미한다. 이 막을 통해 수분을 끌어당기는 힘을 삼투압이라고 하고 용액 내 용질 입자의 수로 정의된다. 거대 단백질 분자와 같이 용매에 용해되지 않는 용질을 교질colloid 이라고 하는데, 이 물질도 삼투압(교질삼투압)에 기여하며, 혈청 알부민은 교질삼투압에 가장 큰 영향을 주는 단백질이다. 체액이 이동하는 목적은 용질의 농도를 평형상태로 유지하기 위한 것이므로 막 양쪽 면에 삼투압이 존재한다.

삼투압과 여과압은 모세혈관의 동맥단에서 혈액의 수분을 간질 공간으로 이동시키고

모세혈관 · 간질액 교환capillary, interstitial fluid exchange

● 모세혈관여과압capillary filtration pressure

모세혈관여과압(capillary filtration pressure)은 기계적인 압력에 의해 모세혈관 구멍을 통한 체액의 이동을 의미한다. 동맥단에서 30~40mmHg, 정맥단에서 10~15mmHg, 중간에서 25mmHg 정도 되는 모세혈관 여과압은 모세혈관정수압이라고도 불리며 체액을 모세혈관으로부터 간질 공간으로 밀어내는 압력이다. 이 힘은 동맥과 정맥압, 세동맥, 세정맥 저항 및 중력을 반영한다. 동맥과 정맥압이 증가하면 신체 전반에 걸쳐 모세혈관의 압력이 증가하는 반면, 중력은 신체 부위에 따라 모세혈관 압력을 증가시킨다. 정지한 상태로 계속 서 있으면 혈관 내 혈액의 무게로 인해 심장으로부터 13.6mm씩 멀어질 때마다 1mmHg씩의 압력이 증가하게 된다. 이 압력은 체액의 무게에 의해 생기는 것이므로 정수압(hydrostatic pressure)이라고도 한다. 정지한 상태로 서 있는 성인의 경우 발 부분의 정맥압은 90mmHg까지 증가한다.

간질액압(interstitial fluid pressure)은 간질 공간 내외로 체액이 이동하는데 관여하는 힘이다.

● 교질삼투압colloidal osmotic pressure

모세혈관교질삼투압(capillary colloidal osmotic pressure)은 약 28mmHg 정도이며 모세혈관 벽의 구멍을 통과하기에 크기가 큰 혈장 단백질에 의해 생성되는 삼투압이다. 교질삼투압이라는 용어는 전해질과 비전해질의 존재로 인해 세포막에서 생성된 삼투압과 구별하기 위해 사용된다. 혈장 단백질이 모세혈관 구멍을 통과할 수 없고 혈장 단백질의 농도가 간질액(4mmHg)보다는 혈장(28mmHg)이 더 높기 때문에 간질의 체액을 다시 모세혈관으로 밀어 넣는 힘이 교질삼투압이다.

간질교질삼투압(interstitial colloidal osmotic pressure)은 약 8mmHg으로 간질 공간 내외로 체액이 이동하는데 관여하는 힘이다. 모세혈관으로부터 간질 공간으로 빠져 나온 소량의 혈장 단백질에 의한 압력이며 모세혈관으로부터 빠져 나온 체액을 간질 공간으로 밀어 넣는 작용을 한다.

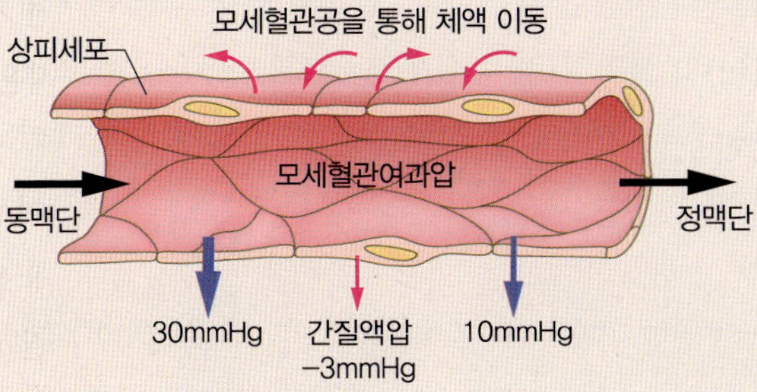

모세혈관여과압(capillary filtration pressure)

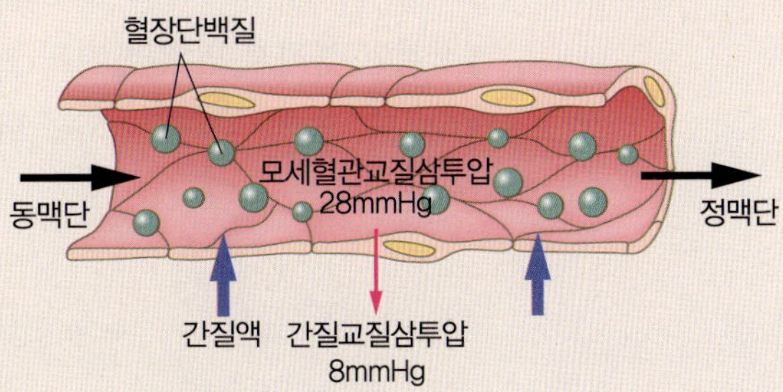

교질삼투압(colloidal osmotic pressure)

● **림프 배출** lymph drainage

림프계는 체액이 간질 공간으로부터 순환계로 되돌아가게 하는 부수적인 경로이다. 림프계는 모세혈관으로 재흡수될 수 없는 혈장 단백질과 조직으로부터 나온 삼투적으로 활성형태인 미립자를 제거한다.

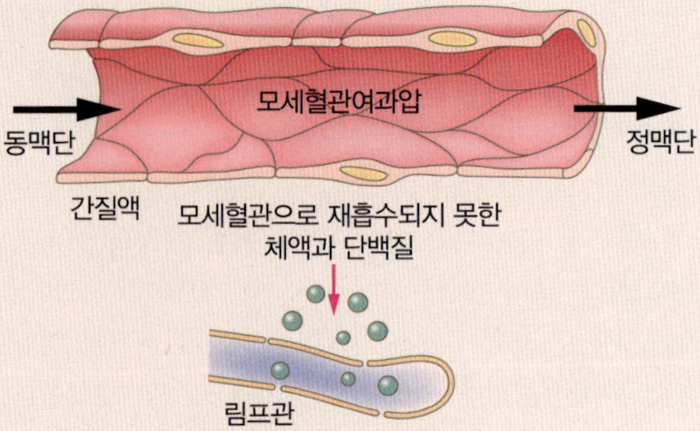

림프 배출(lymph drainage)

모세혈관 정맥단에서 간질 공간으로부터 체액을 다시 혈액으로 되돌리기 위해 공동으로 작용한다. 이 현상을 스탈링의 모세혈관의 법칙이라고 한다. 각 기관의 모세혈관은 해부학적으로 구조의 차이가 있고 이 차이로 인해 투과성이 달라지며, 이는 삼투압과 여과압에도 영향을 준다.

(2) 세포외액과 세포내액 간의 이동

세포외액과 세포내액 간 체액의 이동은 삼투평형을 유지하기 위해 삼투압에 의해 일어난다. 삼투압은 삼투압 농도osmolarity 또는 삼투질 농도osmolality로 나타내는데, 일정한 용매의 양에 의해 산출되는 삼투질 농도가 좀 더 정확한 개념이다. 혈액의 삼투질 농도는 체액의 정상적인 생리적 범위의 지표가 되는데, 혈액의 정상 삼투질 농도는 280~320mOsm/kg H_2O이다. 혈액 삼투질 농도는 혈청 나트륨, 칼륨, 포도당과 요소의 농도에 의해 계산되며 공식은 다음과 같다.

$$\text{mOsm/kg blood} = 2\{Na^+(\text{mEg/L}) + K^+(\text{mEg/L})\} + \text{glucose(mg/dL)}/18 + \text{BUN(mg/dL)}/2.8$$

혈액과 같은 삼투질 농도를 가진 액체를 등장액isotonic이라고 한다. 용액의 삼투질 농도가 혈액보다 큰 경우를 고장hypertonic, 낮은 경우를 저장hypotonic이라고 한다. 정상적인 상태에서 세포외액과 세포내액의 삼투질 농도는 같다. 세포가 고장액에 노출되면 삼투평형을

알/아/두/기

삼투압과 삼투질 농도osmolarity & osmolality

●삼투압 농도와 삼투질 농도의 차이

*삼투압 농도(osmolarity): 용매 1L당 오스몰 농도(mOsm/L)

*삼투질 농도(osmolality): 용매(물) 1kg당 오스몰 농도(mOsm/kg)

*오스몰 농도(osmolar concentration): 비확산, 비이온화 입자의 g 분자량

비중에 근거하여 물 1L는 거의 1kg이기 때문에 큰 차이는 없지만 삼투질 농도는 온도와 압력에 의해 변화하지 않으므로 삼투압 농도보다 좀 더 정확하다.

●염화칼슘(KCl)의 삼투질 농도 계산

삼투질 농도(mOsm) = 무게(mg)/삼투압에 기여한 입자 수

1단계: KCl의 원자 무게 = 74.5

2단계: 용액에 포함된 입자 2개: K^+, Cl^-

3단계: mOsm = 74.5/2 = 32.75mg

4단계: KCl의 1mOsm = 32.75mg

이루기 위해 세포로부터 액체가 빠져나가는 탈수dehydration가 일어나고, 반대로 저장액에 세포가 노출되면 액체가 세포 안으로 들어와서 세포가 팽창하게 된다.

4) 체액의 균형

대사산물을 배출하고 체온을 유지하는 체액의 생리적 역할 때문에 체액은 신체로부터 계속해서 빠져나가게 된다. 손실된 체액은 신체의 수분 평형을 유지하기 위해 반드시 보충되어야 한다.

(1) 수분 섭취와 배출

수분은 음식이나 음료의 섭취를 통해 우리 몸으로 들어오게 된다. 임상에서는 실온 상태에서 액체 상태가 되는 식품의 섭취를 수분 섭취로 간주한다.

신체로부터 손실되는 수분은 자각 손실과 불감성 손실로 구분된다. 자각 손실은 소변이나 대변으로 배출되는 수분과 같이 눈에 보이고 측정 가능한 손실을 의미하며, 불감성 손실은 호흡과정에서의 수분 손실이나 피부를 통해 발산되는 수분으로 눈에 보이지 않고 측정이 되지 않는 손실을 의미한다. 하루 평균 1,700mL의 수분이 자각 손실에 의해 손실되며, 불감성 수분 손실은 하루에 700~900mL 정도이다.

표 1-2 성인의 체수분 증가와 소실 요인

<table>
<tr><th colspan="3">증가 요인</th><th colspan="3">소실 요인</th></tr>
<tr><td rowspan="2">수분 섭취</td><td>물</td><td>1,000mL</td><td colspan="2">소변</td><td>1,500mL</td></tr>
<tr><td>식품 내 수분</td><td>1,300mL</td><td colspan="2">대변</td><td>200mL</td></tr>
<tr><td colspan="2" rowspan="2">대사과정 중 생성된 수분</td><td rowspan="2">200mL</td><td rowspan="2">불감성 손실</td><td>폐</td><td>300mL</td></tr>
<tr><td>피부</td><td>500mL</td></tr>
<tr><td colspan="3">총 2,500mL</td><td colspan="3">총 2,500mL</td></tr>
</table>

소변으로 배출되는 수분의 양이 가장 변화가 심하고, 이에 따라 수분 섭취에 영향을 준다. 총 소변 배출량은 필연적 소변량과 임의적 소변량을 합한 양을 의미한다. 필연적 소변량은 대사산물을 제거하기 위해 반드시 제거되어야 하는 양이며 신장의 요농축력과 관련이 있다. 대사산물은 신장용질부하[renal solute load, RSL]라고도 하며, 주로 나트륨, 칼륨, 염소와 요소가 이에 해당한다. 신장은 소변을 약 1200mOsm 정도로 농축시킬 수 있는데 하루 600~700mOsm 정도의 최소 신장용질부하를 위해서는 금식이나 기근 동안에도 최소 500mL의 필연적 소변이 생성되어 배출된다. 건강한 성인의 경우 수분 배출량과 수분 섭취량이 같은 평형상태를 유지하게 된다(표 1-2).

(2) 수분 필요량

수분 필요량을 추정하는 4가지 방법이 표 1-3에 제시되었으며, 이 4가지 방법을 근거로 실제 성인의 수분 필요량을 계산하였다. 계산된 수분 필요량의 적절성을 검토하기 위해서는 반드시 임상적 평가를 거쳐야 한다. 수화상태를 평가하는 방법으로는 매일 체중 측정, 수분 배출량 기록, 피부, 눈, 입술 및 구강의 생리적 평가, 호흡률 평가, 폐음[lung sound], 혈압, 모세관 충전[capillary fill], 말초 부종평가 등이 있다.

표 1-3 수분 필요량 계산방법

<table>
<tr><th>구분</th><th colspan="3">계산방법</th></tr>
<tr><td>방법 1
에너지 섭취를 근거로 하는 방법</td><td colspan="3">kcal 당 1mL</td></tr>
<tr><td rowspan="9">방법 2
체중을 근거로 하는 방법</td><td colspan="2">나이 · 성</td><td>단위(mL/kg)</td></tr>
<tr><td rowspan="3">영아,
어린이</td><td>1~10kg</td><td>100~150</td></tr>
<tr><td>11~20kg</td><td>10kg 초과의 경우 50mL/kg 추가
(만약 15kg → 1,000~1,500 + 250)</td></tr>
<tr><td>≥21kg</td><td>20kg 초과의 경우 25mL/kg 추가</td></tr>
<tr><td colspan="2">청소년</td><td>46~60</td></tr>
<tr><td colspan="2">16~30세</td><td>35~40</td></tr>
<tr><td colspan="2">31~54세</td><td>30~35</td></tr>
<tr><td colspan="2">55~64세</td><td>30</td></tr>
<tr><td colspan="2">65세 이상 노인</td><td>25</td></tr>
<tr><td>방법 3
질소와 에너지 섭취를 근거로 하는 방법</td><td colspan="3">1mL/kcal + 100mL/g N</td></tr>
<tr><td>방법 4
체표면적을 근거로 하는 방법</td><td colspan="3">1,500mL/m²</td></tr>
</table>

수분 필요량 추정을 위한 계산 예시(45세의 남자, 82kg, 189cm, 2,200kcal, 80g 단백질)

방법 1: 1mL/kcal × 2,200 = 2,200mL

방법 2: 30~35mL/kg × 82kg = 2,460~2,870mL

방법 3: 1mL/kcal × 2,200 + 100mL/1g N × 12.8g N = 2,200mL + 1,280mL = 3,480mL

방법 4: 1,500mL × 2.09* = 3,135mL

*듀보아의 체표면적 계산 공식에 의한 체표면적(m^2)

자료: Nelm M et al.(2011). Nutrition Therapy & Pathophysiology 2nd ed. Wadsworth.

2. 전해질 생리

1) 전해질의 종류

전해질electrolyte은 수용액 상태에서 양이온cations과 음이온anions으로 전리하여, 그 용액이 전도성을 나타내는 물질이다. 체액 내 주요 전해질로는 양이온에 해당하는 나트륨(Na^+),

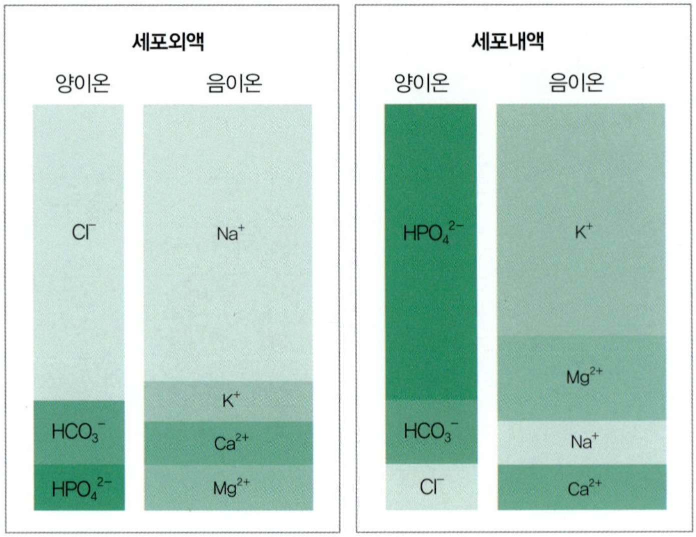

그림 1-2 체액의 양이온과 음이온

칼륨(K^{+}), 칼슘(Ca^{2+}), 마그네슘(Mg^{2+})와 음이온인 염소(Cl^{-}), 중탄산(HCO^{3-}), 인(HPO^{42-}) 등이 있다.

2) 전해질의 분포

전해질의 항상성을 유지하기 위해서 세포외액의 양이온과 음이온의 양은 같아야 한다. 이는 세포내액도 마찬가지이다.

세포외액의 주요 양이온은 나트륨이고 주요 음이온은 염소와 중탄산염이다. 이 물질들은 세포내액에는 소량만이 존재한다. 세포내액의 주요 양이온은 칼륨이고 주요 음이온은 인이다. 반면 세포외액에는 칼륨과 인의 농도가 낮다(그림 1-2). 세포외액과 세포내액의 이온 분포는 표 1-4에 제시하였다.

3) 전해질의 이동

체액은 신체의 반투과막을 통해 자유롭게 이동하는 반면, 세포막을 통한 전해질의 이동은 제한되어 있다. 전해질의 이동에 영향을 주는 요인으로는 분자의 크기, 분자의 전하, 여과

표 1-4 세포외액과 세포내액의 전해질 분포(성인)

전해질	세포외액[1]		세포내액[1]	
	기본단위	SI단위	기본단위	SI단위
나트륨	135~145mEq/L	135~145mmol/L	10~14mEq/L	10~14mmol/L
칼륨	3.5~5.0mEq/L	3.5~5.0mmol/L	140~150mEq/L	140~150mmol/L
염소	98~106mEq/L	98~106mmol/L	3~4mEq/L	3~4mmol/L
중탄산염	24~31mEq/L	24~31mmol/L	7~10mEq/L	7~10mmol/L
칼슘	8.5~10.5mg/dL	2.1~2.6mmol/L	<1mg/dL	<0.25mmol/L
인	2.4~4.5mg/dL	0.8~1.45mmol/L	4mEg/kg[2]	75mmol/L
마그네슘	1.8~3.0mg/dL	0.75~1.25mmol/L	variable[2]	variable[2]

1) 수치는 분석방법에 따라 실험실 간에 차이가 있을 수 있음
2) 수치는 영양상태와 조직의 종류에 따라 매우 다양함
자료: Porth CM(2011). Essentials of Pathophysiology. 3rd ed. LWW.

압과 전해질의 이동방법이 있다. 능동수송으로 막을 통과하는 전해질은 촉진확산이나 단순확산에 의해 이동하는 전해질보다는 이동이 훨씬 용이하다. 세포막의 지질이중층에서 용해되는 지용성 물질(예, 산소, 이산화탄소)은 세포막을 직접적으로 통과하는 반면, 대부분의 이온들(예, Na^+, K^+)은 세포막에 존재하는 Na^+/K^+ ATPase^adenosine triphosphatase^펌프를 통해 세포막을 통과한다. Na^+/K^+ ATPase 펌프는 세포막을 가로질러 이온 농도 구배를 유지하기 위해 ATP와 ATPase를 사용한다. 물은 아쿠아포린^aquaporins^이라고 불리는 막관통단백질 채널^transmembrane protein channels^을 이용한 삼투작용에 의해 세포막을 통과한다.

4) 전해질의 필요량

2020 한국인영양섭취기준에 제시된 주요 전해질(나트륨, 염소, 칼륨)의 충분섭취량은 표 1-5와 같다. 전해질 간의 균형이 깨지면 전기적 중성을 유지하기 위해 혈청 전해질 수준의 변화가 생긴다.

표 1-5 나트륨, 염소, 칼륨의 충분섭취량

연령	나트륨(g/일)	염소(g/일)	칼륨(g/일)
0~5(개월)	0.11	0.17	0.4
6~11	0.37	0.56	0.7
1~2(세)	0.81	1.2	1.9
3~5	1.0	1.6	2.4
6~8	1.2	1.9	2.9
9~11	1.5	2.3	3.4
12~14	1.5	2.3	3.5
15~18	1.5	2.3	3.5
19~29	1.5	2.3	3.5
30~49	1.5	2.3	3.5
50~64	1.4	2.3	3.5
65~74	1.3	2.1	3.5
75 이상	1.1	1.7	3.5
임신부	+0	+0	+0
수유부	+0	+0	+0.4

자료: 한국영양학회(2020). 2020 한국인영양섭취기준.

3. 체액과 전해질의 조절 기전

체액과 전해질의 조절은 복잡한 기전에 의해 이루어진다. 체액 조절을 위한 기전으로는 삼투압과 여과압 외에 시상하부 갈증 기전, 신장 기능과 호르몬에 의한 조절이 있다.

1) 갈증기전

세포간질액 내에 있는 센서들은 주위 수분의 변화에 영향을 받아 작동한다. 수분이 감소하면 센서들은 시상하부를 자극하여 갈증을 느끼게 하며 그 반응으로 수분 섭취량을 증가시킨다. 나이가 들면 갈증 감각에 대한 민감도가 떨어지게 된다. 반면 잘 훈련된 운동선수들의 경우에는 갈증 감각의 변화로 인해 갈증을 느낀다고 해도 실제로 수분을 더 보충해야 하는 것은 아니다.

2) 신장 기능

혈액양이 증가하면 여과압(막에 체액이 가하는 압력)이 증가하고, 이로 인해 모세혈관으로부터 다량의 체액이 신장의 세뇨관으로 유입된다. 이 체액은 신장에 의해 소변으로 배설된다.

3) 호르몬의 영향(레닌–앤지오텐신–알도스테론계통^RAAS^과 바소프레신)

여과압(혈압)이 감소하면 체액과 전해질 조절을 위한 레닌-앤지오텐신-알도스테론계통^RAAS^이 자극을 받는다(그림 1-3). 즉, 혈관 내 압력수용기^baroreceptor^(혈관벽 등에 있으며

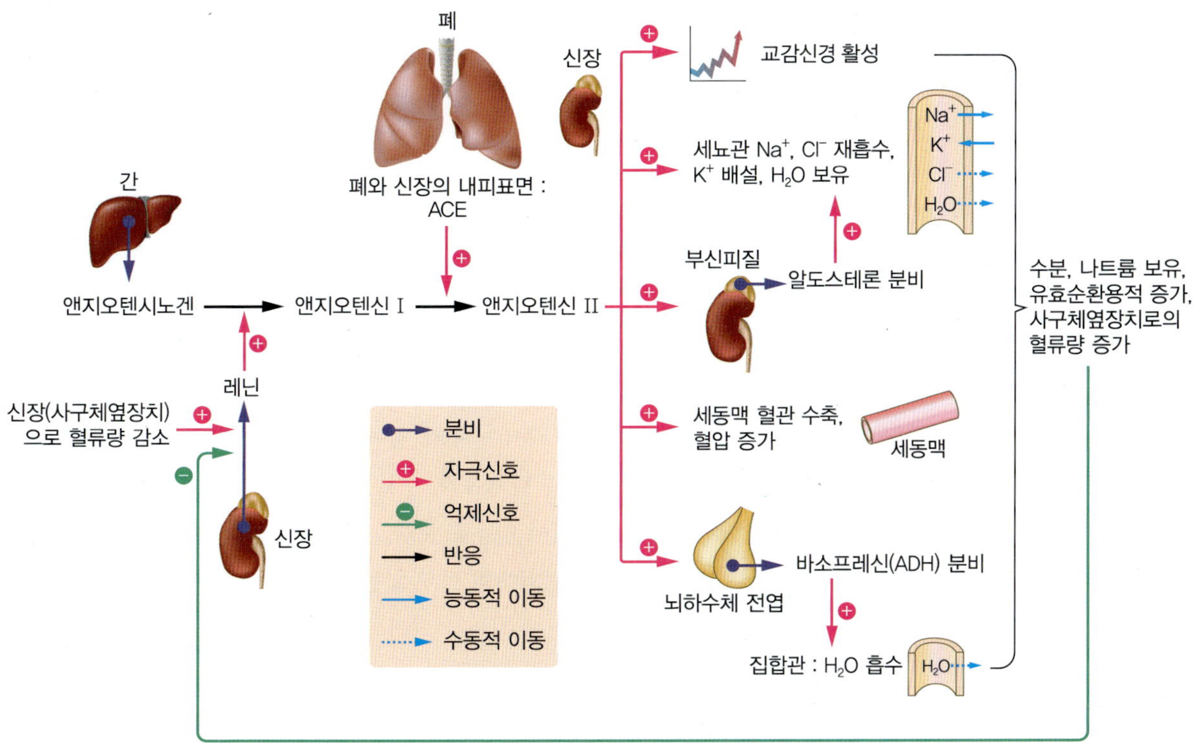

그림 1-3 레닌-앤지오텐신-알도스테론계통

압박자극에 의하여 흥분하는 수용체)가 감소된 혈액양으로 인해 낮아진 여과압에 따라 자극을 받게 되면 신장으로부터 레닌이 방출되어 앤지오텐시노겐이 앤지오텐신 I으로 전환되고, 앤지오텐신 I은 폐에서 분비된 앤지오텐신전환효소angiotensin converting enzyme, ACE에 의해 앤지오텐신 II로 전환된다. 앤지오텐신 II의 농도가 증가하면 부신피질을 자극하여 알도스테론을 분비하게 된다. 알도스테론은 신장에 직접적으로 영향을 주어 나트륨이온을 보유하게 한다. 나트륨이온의 농도가 증가함에 따라 삼투압이 증가되는데, 이로 인해 혈액양이 정상 수준으로 늘어난다. 고혈압환자의 경우에는 심장이 많은 양의 혈액을 조절하게 되어 심장이 과부하될 위험이 높다. 따라서 고혈압환자들은 혈압을 조절하기 위해 나트륨 섭취에 각별히 신경을 써야 한다.

항이뇨호르몬antidiuretic hormone, ADH이라고도 불리는 아르지닌 바소프레신arginine vasopressin은 2가지 자극요인에 의해 뇌하수체에서 분비된다. 첫 번째 요인으로는 세포외액의 삼투질 농도의 증가이다. 바소프레신의 분비를 자극하는 두 번째 요인은 혈압의 감소가 혈관의 압력수용기에 의해 감지되는 것이다. 분비된 바소프레신으로 인해 신장의 세뇨관에서 체액의 재흡수가 촉진되고, 이로 인해 혈액양은 증가하는 반면, 혈액 삼투질 농도는 감소하게 된다.

4. 체액 불균형

수분 평형은 수분 부피의 변화, 수분 농도나 삼투질 농도의 변화, 수분 구성의 변화 등의 3가지 방법에 의해 조절된다. 이 변화는 대부분 수분, 전해질, 산-염기 평형이 함께 일어나며 개별적으로 일어나는 경우는 거의 없다. 그 예로 박테리아 감염에 의한 위장관염증 환자는 구토와 설사로 인해 수분이 손실되어 탈수가 일어나며, 이를 제때 치료하지 않으면 칼륨 손실(저칼륨혈증)이 일어나서 삼투질 농도와 수분 구성에도 변화가 생기게 된다.

체액량의 변화는 주로 세포외액구획에 영향을 준다. 이때 나트륨과 수분의 손실이나 증가가 비교적 동량으로 일어나므로 세포외액의 삼투질 농도에는 아무런 변화가 없다. 소량의 나트륨이 존재하는 세포내액의 부피는 거의 변화가 없다.

1) 체액과다

(1) 원인

건강한 사람의 경우 과도한 수분은 신장에 의해 제거되나, 병적인 상태에서는 혈량과다증 hypervolemia 또는 세포외액의 과다현상이 종종 발생한다. 혈량과다증의 가장 일반적인 원인은 급성신부전에서 보여지는 요배출량의 감소 때문이다. 과도한 정맥수액 투여 또는 수분의 빠른 섭취에 대해 신장이 충분히 빠르게 반응하지 못하는 경우나 바소프레신의 과도한 분비로 인해 체내 수분 보유량이 증가한 경우에 혈량과다증이 되기도 한다. 세포외액이 증가한 경우, 수분은 간질 공간으로 이동해서 세포외액과 세포내액 간의 평형을 유지한다. 간질 공간에 수분이 축적되는 것을 부종이라고 한다. 혈량과다증의 경우 전반적인 혈액량이 증가하게 되며, 이로 인해 혈압과 심장의 부담이 증가하게 된다.

(2) 임상 징후와 증상

혈액량이 증가되면 혈압과 경정맥 팽창이 나타나며 발목과 발 또는 얼굴과 음낭부위와 같은 말초 부위에 부종이 생긴다. 부종 부위를 누르면 들어간 자국이 생기는 데 그 자국의 깊이 정도에 따라 부종 정도를 알 수 있다(알아두기, 그림 1-4 참조). 혈량과다증의 경우 호흡곤란, 수포음과 같은 호흡 관련 이상 증상들을 보인다. 체중의 급격한 변화도 혈량과다증과 관련이 있다. 체중 1kg의 증가는 약 1L 수분의 정체량에 해 당한다. 혈량과다증에 의한 혈액희석 또한 생화학 수치에 영향을 준다. 이 경우 나트륨과 염소, 혈액요소질소, 헤모글로빈, 헤마토크리트와 알부민의 농도는 비정상적으로 낮아진다. 치료 혈량과다증의 치료는 근본적인 원인 해결에 목표를 둔다. 다른 증상들을 조절하기 위해 일반적으로 수분과 나트륨이 제한된다.

2) 체액결핍

(1) 원인

세포외액의 결핍 또는 혈량저하증은 신장이나 신장 외의 수분 손실과 관련이 있다. 혈량저하증hypovolemia은 구강으로의 수분 섭취가 감소할 경우 더 빨리 발생한다. 신장외에서의 손실은 신장 배설 이외의 과도한 수분 손실을 의미하는데, 예를 들어 설사나 구토와 같은

알 / 아 / 두 / 기

부종edema

부종은 간질에 체액이 과잉축적되어 조직이 손으로 느껴질 정도로 붓거나 비대해지는 상태이다. 부종은 간질 부피가 2.5~3L 정도로 증가되어야만 명백하게 나타난다. 부종의 생리학적 기전 및 증상은 다음과 같다.

부종의 원인과 증상

구분	생리학적 기전	
원인	모세혈관압의 증가	• 혈관 부피의 증가 심부전증, 신장질환, 월경전 나트륨 보유(premenstrual sodium retention), 임신, 환경성 열 스트레스, 티아졸리디네디온(thiazolidinedione) 치료(예, pioglitazone, rosiglitazone) • 정맥 차단 간문맥정맥폐색으로 인한 간질환, 급성폐부종, 정맥혈전(thrombophlebitis) • 세동맥 저항의 감소 칼슘 채널 차단제에 대한 반응
	교질삼투압의 감소	• 혈장 단백질 손실의 증가 신장질환으로 인한 단백질 손실, 전신 화상 • 혈장 단백질 생성의 감소 간질환, 기아, 영양불량
	모세혈관 투과성의 증가	• 감염 • 알레르기 반응(예, 두드러기, 혈관신경성 부종) • 암(예, 복수, 흉막삼출액) • 조직 손상과 화상
	림프순환의 장애	• 악성림프관폐색 • 수술에 의한 림프절 제거
증상	국소적으로 부기가 있음(발, 손, 안와 주위, 복수), 창백함, 회색 혹은 붉은 피부색, 체중 증가, 느리고 강한 맥박, 고혈압, 기면, 발작이 일어날 수 있음, 폐울혈, 기침, 수포음	
검사결과	헤마토크리트의 감소, 혈청 나트륨 감소 낮은 비중, 많은 양의 소변	

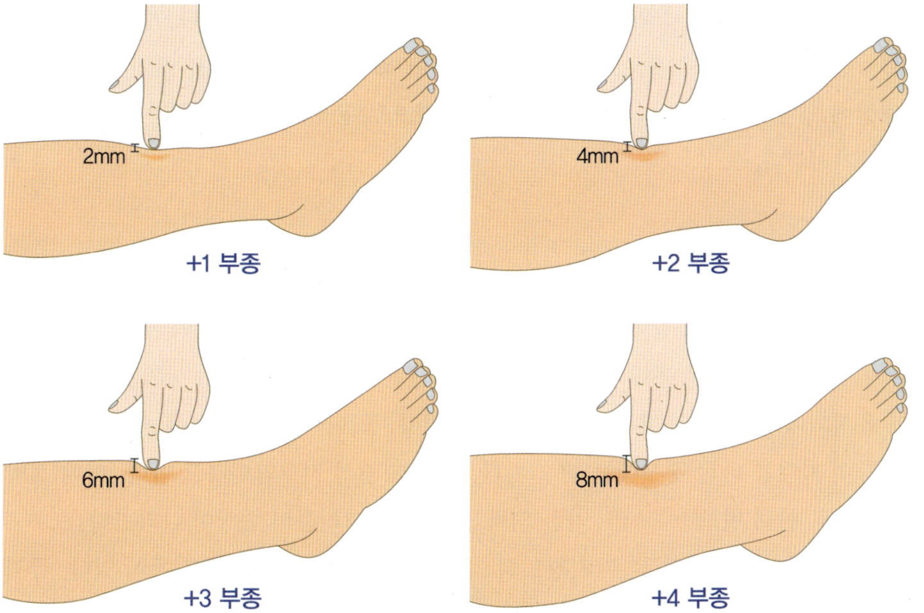

그림 1-4 국제림프학협회의 부종의 단계(+1~+4) 기준

위장관으로의 수분 손실이 이에 해당한다. 체온 증가(열)나 주위 온도의 증가로 인한 열에 노출되는 동안 피부를 통해 수분이 손실된다. 1시간 30분 이상 계속되는 육체적 활동을 하는 운동선수의 경우 1시간당 3L 정도의 땀이 배설된다. 화상이나 배농의 경우에도 피부를 통한 과도한 수분 손실이 발생하게 된다. 누관(위장관과 다른 기관 또는 복강간의 비정상적인 통로) 또한 세포외액의 손실을 초래한다.

신장 이외에 기관에서도 심한 경우 하루에 5~6L 정도의 수분이 손실되기도 한다. 신장 이외 다른 기관의 손실은 복수, 울혈성심부전, 폐부종 또는 화상과 같이 체액이 체강에 갇혀 있는 경우에도 일어나며, 이를 제3의 공간 수분이라고 한다. 이 경우에 세포외액의 총량이 감소된다.

신장에서의 손실은 섭취한 수분량보다 소변으로의 배설량이 더 많은 경우에 발생한다. 신장으로 인한 과도한 수분 손실은 질병의 진행과정 중에 발생할 수도 있는데, 예를 들면 급성신부전의 회복기에 나타나는 이뇨[diuresis] 증상이 이에 해당된다. 혈당 조절이 잘 안 되는 제 2형 당뇨나 고삼투성고혈당성비케톤성증후군의 경우 산-염기 불균형과 고삼투질농도를 교정하기 위해 소변 배설량을 증가시킨다.

세포외액을 감소시키기 위해 이뇨제와 같은 약물을 처방하기도 한다. 혈액양을 감소시켜 혈압을 낮추려는 목적으로 이뇨제를 처방하여 고혈압을 치료한다. 식이 구성 또한 소변 배설에 영향을 준다. 고단백식이를 하면 신장으로 용질의 유입이 증가되어 소변 배설량을 증가시킨다.

(2) 임상 징후와 증상

세포외액의 부피가 감소함에 따라 혈액의 부피가 감소하게 된다. 혈액 부피가 감소하면 혈압이 낮아지고 심박출량도 감소한다. 심하지 않은 부피의 감소는 보상기전에 의해 항상성이 유지되어 환자가 그 징후를 알아차릴 수 없다. 좀 더 심각한 경우에는 혈압이 낮아지는데 특히 자세를 바꿀 경우에는 더 그렇다. 이를 기립성 저혈압이라고 한다. 이때 심박출량의 변화로 인해 빈맥tachycardia, 약한 맥박, 그리고 어지러움의 증상이 나타난다.

다른 신체적 소견으로는 피부 긴장도의 약화, 피부 건조 및 점막 건조 등이 있다. 급격한 체중 변화의 일차적인 원인은 수분량의 변화에 의한 것이므로 급격한 체중 감소 또한 혈량저하증의 진단을 위해 측정 가능하다.

(3) 생화학적 소견

하나의 생화학적 검사 소견만으로는 혈량저하증을 진단할 수 없다. 저혈량증의 원인을 찾기 위해서는 혈액과 소변의 생화학적 검사가 필요하다. 혈액농축hemoconcentration은 혈액손실이 일어나지 않는 경우의 혈량저하증에서 나타난다. 혈액농축은 혈량저하증에 대한 신장의 보상기전으로 요배출량이 감소됨에 따라 나타나는 증상이다. 탈수 시에 혈청 나트륨과 염소, 혈액요소질소, 헤모글로빈, 헤마토크리트와 알부민의 농도가 비정상적으로 증가한다. 요배출량이 감소하면 소변 분석결과 요의 비중이 높아져 색이 어둡고 탁해진다.

(4) 치료

수분 결핍의 원인에 따라 치료 방법이 달라진다. 심하지 않은 경우라면, 나트륨과 수분의 섭취량을 증가시켜서 혈량저하증을 서서히 교정할 수 있다. 좀 더 심한 경우에는 정맥으로 수분과 전해질을 보충해야만 한다.

알/아/두/기

탈수dehydration

탈수는 세포외액 부피의 감소 또는 체액에 비해 나트륨의 농도가 증가한 결과(고장상태, hypertonic condition)로 나타난다.

탈수의 원인과 증상

구분	내용
원인	• 구토 • 과도한 설사 • 과도한 발한 • 화상 • 과호흡이나 고열로 인한 불감수성 호흡 수 손실
증상	• 혈액농축(혈액 부피 내 혈구 농도 증가)에 의한 헤파토크리트 증가로 인한 혈관 내 용적(부피)이 점성 발생 • 갈증 자극 • 소변량 감소 • 피부 탄력성 감소 • 구강건조 • 세포내액으로부터 세포외액으로의 수분 이동으로 인한 세포 수축 촉진 • 뇌와 신경 세포의 탈수로 인한 두통, 반응속도 저하, 마비, 혼수
치료	• 기관의 손상을 방지하기 위해서 구강 또는 정맥으로 수분 공급(재수화, rehydration) • ringer lactate 등을 처방함으로 세포외액 양 증가 • 염소 소실로 인해 탈수가 발생할 경우 normal saline 등장액 정맥투여

5. 전해질 불균형

1) 나트륨 불균형

나트륨 수준의 유지는 수분과 나트륨 간의 복잡한 균형 기전에 의해 이루어진다. 레닌-앤지오텐신-알도스테론 시스템RAAS, 세포외액 부피와 전반적인 신장 기능은 나트륨 항상성 유지를 위해 매우 중요하다.

(1) 저나트륨혈증

① 원인

세포외액의 나트륨 감소, 수분의 증가 또는 이 요인들의 조합으로 인해 저나트륨혈증hyponatremia이 나타난다. 나트륨 결핍이 단순히 나트륨 섭취 부족으로 인해 생기는 경우는 거의 없으며, 치료의 일환으로 나트륨 제한과 이뇨제의 사용이 중복될 경우에는 나트륨 결핍이 일어날 수 있다.

나트륨의 변화 없이 수분이 증가하면 저나트륨혈증이 발생한다. 예를 들어 전해질 보충 없이 정맥 수액을 투여할 경우가 그렇다. 이로 인해 드물게 수분중독water intoxication이 일어나기도 한다.

항이뇨호르몬분비이상증후군syndrome of inappropriate antidiuretic hormone, SIADH 또한 저나트륨혈증의 원인이다. 이 경우에 총 체수분은 나트륨의 증가 없이 증가하여 혈청 나트륨이 희석된다. 바소프레신 분비를 위한 정상적인 자극 없이 바소프레신의 농도가 높아지는 것이 이 경우의 특징이다.

세포외액의 나트륨 농도 감소 또는 수분의 증가와 상관없이 발생하는 저나트륨혈증은 혈장의 용질의 증가한 경우이다. 고혈당은 저나트륨혈증을 촉발시키는 가장 주요한 원인이다. 포도당의 증가로 인한 삼투질 농도의 변화를 정상화시키기 위해 수분이 세포내액에서 세포외액으로 이동하게 되고, 이로 인해 나트륨이 희석되어 저나트륨혈증이 된다.

② 임상 징후와 증상

흔히 저나트륨혈증의 임상 징후는 나트륨 수준이 120mEq/L 이하로 떨어지기 전까지는 나타나지 않는다. 세포외구획의 삼투압이 감소하면 세포 안으로 수분이 이동되어 혈량저하증과 혈압저하를 일으킨다(그림 1-5). 또한 혈청 삼투질 농도가 감소하면 수분이 뇌세포로 유입되며, 이에 따라 오심, 구토, 혼수, 정신혼란, 심하면 마비 증상까지 나타나게 된다. 모든 징후와 증상은 저나트륨혈증이 빠르게 진행될 경우 더 확연히 나타난다. 생화학 검사 결과 혈청 나트륨이 135mEq/L 미만, 혈장 삼투질 농도는 287mOsm/kg 미만일 경우에는 저나트륨혈증이라고 진단한다.

③ 치료

나트륨 저하의 근본적인 원인을 알아내어 혈청 나트륨을 증가시키는 것이 치료의 목적이다. 요배출량보다 수분을 적게 섭취하도록 제한하며, 극심한 저나트륨혈증일 경우엔 나트륨의 복용이 필수적이다. 고혈당의 경우 인슐린을 투여하여 혈청 포도당을 감소시켜야 한다.

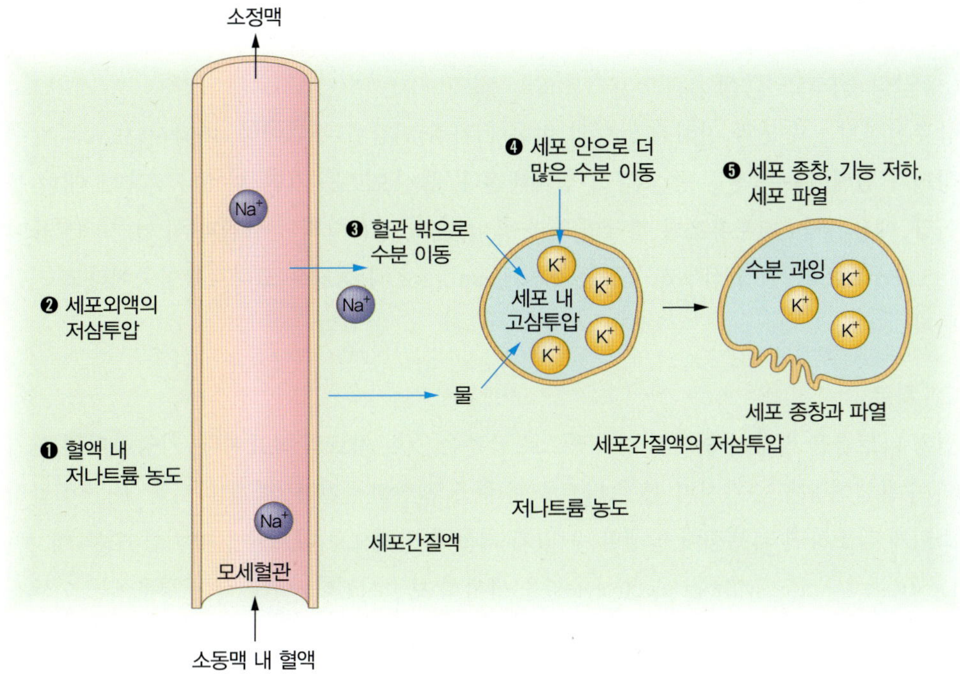

그림 1-5 저나트륨혈증으로 인한 세포 내 수분 이동

(2) 고나트륨혈증

① 원인

고나트륨혈증hypernatremia은 이론적으로 나트륨의 증가나 수분 감소가 그 원인이다. 일반적으로 건강한 사람의 경우 나트륨이 증가하면 보상기전에 의해 신장으로의 나트륨 배설이 증가되므로 항상성이 유지된다. 따라서 나트륨 섭취의 증가보다는 수분 평형을 변화시키는 상황이 고나트륨혈증을 일으키기 쉽다.

불충분한 수분의 섭취는 고나트륨혈증을 일으킨다. 예를 들어 노인의 경우에는 갈증 감각의 둔화로 수분을 충분히 섭취하기 어렵다. 과도한 수분 손실은 고나트륨혈증의 원인이 된다. 신장외손실nonrenal losses로는 고열, 과호흡 또는 벌어져 있는 상처가 있는 환자들에서 나타난다. 당뇨성요붕증diabetes insipidus이나 항이뇨호르몬분비이상증후군과 같은 질병 또한 고나트륨혈증의 원인이다.

이 밖에도 고삼투질의 농도, 혈당 조절이 잘 안 되는 고혈당, 요소 생성의 증가(고단백식이)도 고나트륨혈증의 원인이 될 수 있다. 드물게 정맥용액에 과도한 나트륨을 처방할 경우에는 고나트륨혈증이 발생할 수도 있다.

② 임상 징후와 증상

중추신경계는 수분과 전해질 균형의 변화에 가장 민감한 부위이다. 따라서 세포의 탈수 상태가 심해질수록 신경 증상은 더 심각해진다. 증상으로는 기면, 마비나 혼수에 대한 불안감, 체온 상승, 피부홍조와 점막의 건조 등이 있다. 생화학적 검사결과 시 혈청 나트륨이 145mEq/L 초과, 혈장 삼투질 농도는 295mOsm/kg 초과일 경우 고나트륨혈증이라고 진단한다.

③ 치료

혈청 나트륨을 정상 수준까지 점차적으로 낮추는 것이 치료의 목표이다. 가능하다면 환자의 수분섭취량을 증가시켜 혈청 나트륨 수준을 정상화시킨다. 혈청 나트륨 수준이 급작스럽게 감소하면 뇌부종이 발생할 수 있기 때문에 정맥으로 나트륨을 제외한 수분(예, 5% Dextrose solution without electrolytes)을 서서히 보충시킨다. 아주 심한 경우에는 이뇨제와 투석도 필요하다.

2) 칼륨 불균형

칼륨은 신경전달과 근육 수축에 관여하기 때문에 비정상적인 칼륨 수준은 생명을 위협하기도 한다. 세포외액과 세포내액의 칼륨의 분포는 산-염기 평형과 호르몬 분비에 영향을 받는다.

(1) 저칼륨혈증

① 원인

저칼륨혈증hypokalemia은 불충분한 칼륨 섭취, 신장에서 칼륨 배설의 증가 또는 위장관으로부터 칼륨의 손실 증가가 원인이다. 세포외액으로부터 세포내액으로의 칼륨 이동도 원인이 된다.

위장관 손실로 인한 저칼륨혈증으로는 비위관 흡입, 설사가 가장 일반적인 원인이다. 산-염기 평형의 보상기전도 저칼륨혈증의 원인이 된다. 구토로 인해 위산이 감소하면 대사적 알칼리증이 일어나고, 이로 인해 세뇨관에서 중탄산염 배설이 증가한다. 이때 칼륨이 중탄산염과 같이 배설되므로 저칼륨혈증을 유발하게 된다. 구토에 의한 위장관 손실의 결과로 세포외액이 감소한다. 세포외액의 감소는 알도스테론의 분비를 자극하고, 이로 인해 나트륨의 보유가 증가하여 세포외액의 부피가 늘어나게 된다. 이때 이차적인 결과로 칼륨 배설이 증가하게 된다.

신장 손실로 인한 저칼륨혈증의 가장 일반적인 원인은 루프이뇨제(곡세뇨관에서의 나트륨 재흡수 억제 작용)의 사용이다. 푸로세미드furosemide(예, Lasix™)와 같은 약은 소변의 배설과 함께 칼륨의 배설을 증가시킨다. 루프이뇨제를 복용하는 환자들에게는 식이처방을 통해 칼륨의 섭취를 증가시키기 위한 교육이 필요하다. 천연 감초, 잎담배는 알도스테론 화합물을 함유하고 있으므로 칼륨의 요배출을 증가시킨다.

재급식증후군refeeding syndrome은 증가된 대사에 적응하기 위해 칼륨을 세포외액으로부터 세포내액으로 이동시켜 저칼륨혈증을 유발시키는 것이다. 재급식 시에 공급된 탄수화물과 분비된 인슐린이 세포 내로 이동할 때 탄수화물 에너지 대사에 관여하는 인, 마그네슘, 칼륨 등도 함께 세포 내로 이동하면서 혈액 내에 이 무기질의 농도가 급격히 저하된다.

② 임상 징후와 증상

근육의 기능에 관여하는 모든 신체 시스템은 저칼륨혈증에 의해 영향을 받게 된다. 저칼륨혈증의 경우 일반적으로 근육허약, 심부건반사deep tendon reflex가 생긴다. 저칼륨혈증이 진행되면 폐근육의 기능이 떨어져 호흡이 얕아지고, 심혈관계에서는 리듬에 변화가 생겨 치료하지 않으면 심장이 정지된다(그림 1-6).

혈장 칼륨의 정상 수준은 3.5~5.0mEq/L이고 3.5mEq/L 미만일 경우 저칼륨혈증이라고 진단한다. 만약 저칼륨혈증이 세포외액-세포내액 간의 이동의 결과에 의한 것이라면 혈장 수준은 칼륨의 비정상적 수준을 제대로 반영하지 않을 수도 있다.

③ 치료

체내 칼륨 수준은 식이로부터의 칼륨섭취, 칼륨보충 또는 칼륨의 정맥 투여로 정상화가 가능하나, 무엇보다 칼륨손실의 근본적인 원인을 반드시 밝혀야 한다.

(2) 고칼륨혈증

① 원인

고칼륨혈증hyperkalemia의 가장 일반적인 원인은 신장 기능 부전으로 인한 칼륨의 배출 감소이다. 고혈압 치료를 위해 칼륨 보유 이뇨제의 과도한 사용 또한 고칼륨혈증의 원인이다.

다양한 임상적 상황으로 인해 세포내액으로부터 세포외액으로 칼륨이 이동되어 고칼륨혈증의 원인이 되기도 한다. 백혈구증가증leukocytosis 또는 혈소판증가증thrombocytosis의 경우 적혈구의 용혈 증가로 인해 세포외액 칼륨의 농도가 증가한다. 이화작용과 격렬한 운

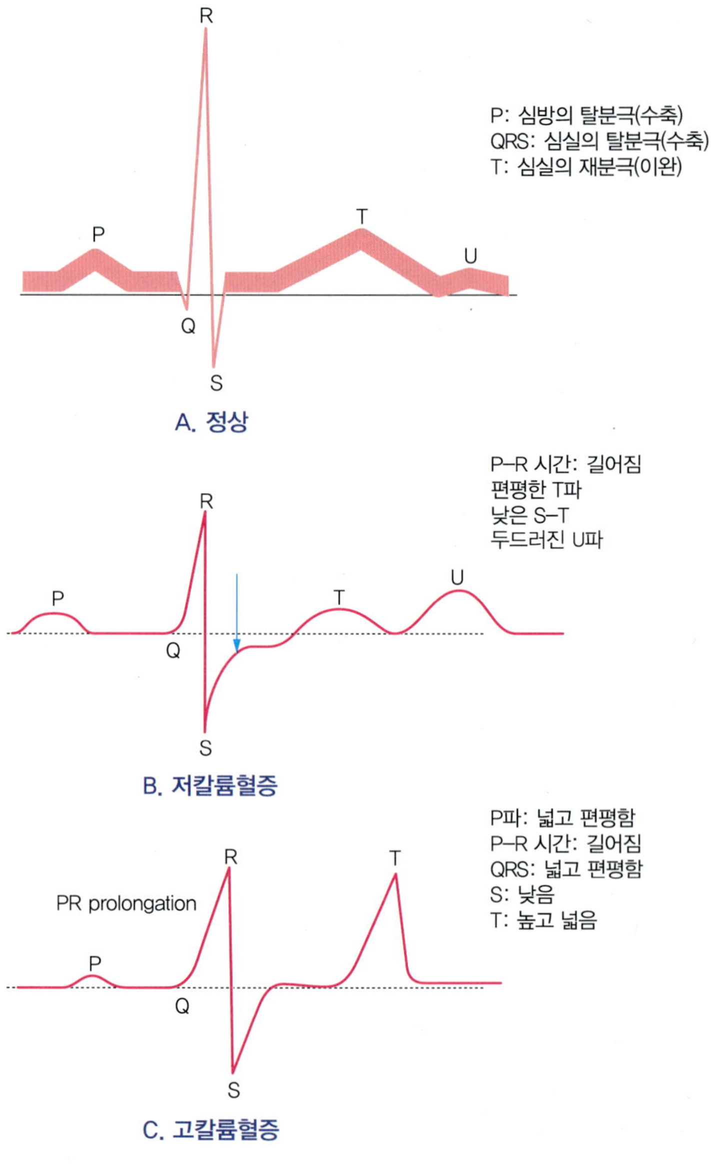

그림 1-6 정상적인 심전도, 저칼륨혈증과 고칼륨혈증의 심전도

동은 혈장 칼륨을 증가시킨다. 산증 또한 고칼륨혈증의 원인이다(그림 1-7). 산증일 때 혈액 내 수소이온 농도가 높아지면서 세포간질액으로 수소이온이 확산된다. 이때 세포 내로 수소이온의 유입이 증가되면서 세포 내 전기적 중성을 유지하기 위해 칼륨이온이 세포 밖으로 빠져나와 혈액으로 확산되어 고칼륨혈증이 나타난다. 알칼리증의 경우에는 이와 반대되는 현상이 나타난다.

과도한 섭취로 인한 고칼륨혈증은 매우 드물지만, 신장 기능에 이상이 있는 환자가 칼륨이 들어 있는 염대체제(소금은 염화나트륨으로 구성되어 있고, 염대체제는 염화칼륨KCl으로 구성되어 있음)salt substitutes를 섭취할 경우에 발생할 수도 있다. 또한 고칼륨혈증은 수혈이나 정맥수액에 과도한 양의 칼륨이 함유되어 있을 때 발생한다.

② 임상 징후와 증상

고칼륨혈증의 징후와 증상은 주로 신경근육계neuromuscular의 이상에 의한 것이다. 만성 신부전으로 인해 칼륨 수준이 서서히 증가할 경우에는 적응이 가능하지만 칼륨 수준이 급격

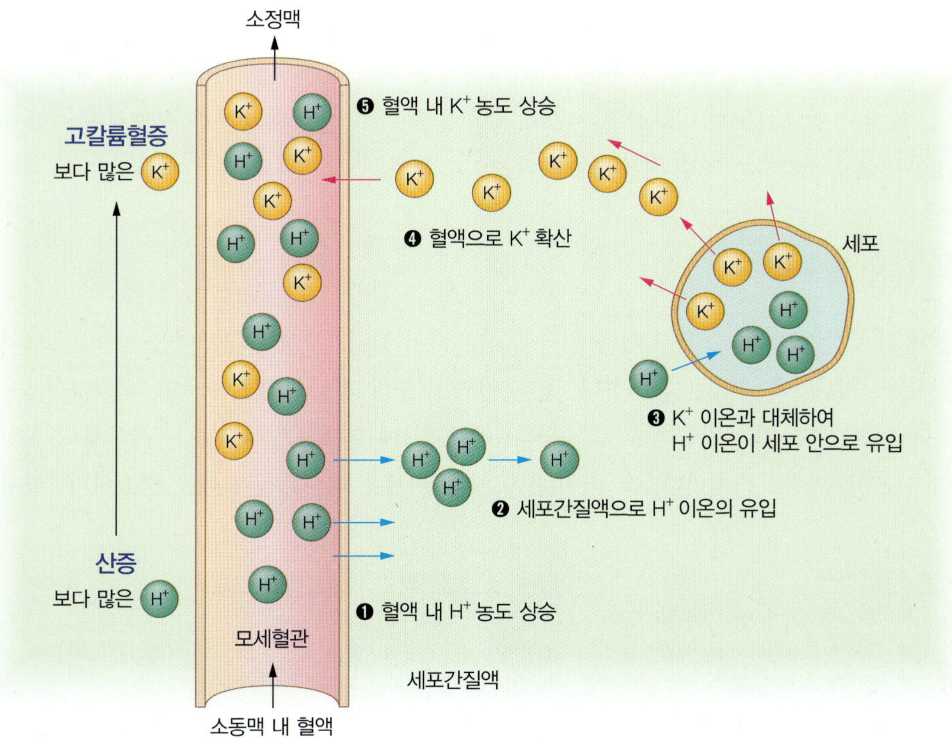

그림 1-7 산증과 고칼륨혈증

히 증가할 경우 매우 치명적인 증상이 나타나게 된다.

근육허약, 마비, 감각이상증paresthesias, 심전도의 율동부전cardiac dysrhythmias은 세포막간에 전기전달의 비활성과 정상적 분극화 저해결과로 발생한다. 심한 고칼륨혈증은 저칼륨혈증과 마찬가지로 심장 정지를 일으킬 수 있다. 고칼륨혈증의 독성 효과는 저칼슘혈증, 저나트륨혈증, 산-염기 불균형과 같은 다른 전해질의 불균형이 동반될 때 더 증가하게 된다.

혈청 5.5mEq/L 초과이면 고칼륨혈증으로 진단되며 심전도 변화를 관찰하면 고칼륨혈증을 진단할 수 있다.

③ 치료

다른 전해질 불균형과 마찬가지로 고칼륨혈증을 치료하기 위해서는 근본적인 원인을 치료하는 것이 가장 중요하다. 위급상황에서는 칼슘 글루콘산염calcium gluconate을 정맥으로 투여하여 심장세포를 정상화시켜 심장 정지를 막을 수 있다. 부가적으로 포도당과 인슐린을 투여하여 세포외액의 칼륨을 세포내액으로 이동시킬 수 있다. 산-염기 불균형을 교정하여 세포내액으로 칼륨을 이동시킬 수 있다. 케이엑살레이트kayexalate와 같은 양이온 교환수지를 처방하면 대장에서 칼륨을 나트륨으로 교환하여 칼륨을 체외로 배출시킬 수 있다.

장기간의 투석과 칼륨제한 식이는 고칼륨혈증을 치료하기 위한 가장 우선적인 중재이다. 앞에서 언급했듯이 이화작용은 칼륨 수준을 높이기 때문에 충분한 영양지원을 통해 영양불량을 예방하는 것도 매우 중요하다.

3) 칼슘 불균형

체내 대부분(99%)의 칼슘은 뼈와 치아에 분포되어 있다. 체액에 분포하는 나머지 1%의 칼슘은 주로 근육 수축에 관여한다. 혈청 칼슘 수준의 정상 범주는 9~10.5mg/dL(4.5~5.5mEq/L)이다. 혈청 칼슘의 40%는 단백질(알부민)에 결합된 형태, 13%는 복합형태, 47%는 이온화 형태로 존재한다. 그 중 이온화 칼슘은 세포 대사과정에 매우 중요하다. 혈청

케이엑살레이트(kayexalate)

칼륨(K)-나트륨(Na)이온 교환 수지의 하나이며, 신부전으로 인해 고칼륨혈증이 나타났을 경우에 경구적 투여 또는 주장투여(注腸投與) 시에 사용한다. 소화관 내에서 K과 Na을 교환하고 K이 묻은 수지를 배출하여 체내의 K을 제거한다. 1일 15~30g을 투여하고 체외배설을 지체 없이 하기 위해 소르비톨을 병용한다.

칼슘은 뼈 칼슘 농도를 반영하지 않으며, 혈청 총 칼슘은 반드시 혈청 알부민 농도와 같이 평가되어야 한다. 혈청 알부민 농도가 1g/dL 감소할 때 혈청 칼슘 농도는 0.8mg/dL가 감소된다. 따라서 알부민 수준이 낮은 환자는 저칼슘혈증으로 오인될 수도 있다.

교정 혈청 Ca^{+}(mg/dL) = 0.8 × [정상 알부민 농도 − 환자의 알부민 농도] + 혈청 Ca
(혈청 pH가 변하면 이 공식은 유효하지 않음)

(1) 저칼슘혈증

① 원인

저칼슘혈증hypocalcemia은 부갑상선호르몬의 결핍이나 신부전 또는 간부전환자에서 나타나는 비타민 D 대사 이상으로 인해 발생된다. 간과 신장이 정상적으로 기능을 해야 비타민 D가 활성화되므로 간과 신장에 이상이 있을 경우에는 저칼슘혈증이 발생한다. 알칼리증은 세포외액의 칼슘이온을 감소시킨다. 칼슘과 인 수준이 밀접하게 연결되어 있으므로 혈청 인 수준의 변화로 인해 혈청 칼슘의 농도가 변할 수 있다.

② 임상 징후와 증상

저칼슘혈증은 모든 신체계에서 증상을 나타내기 때문에 제때에 저칼슘혈증을 치료하지 않으면 생명의 위협을 받게 된다. 저칼슘혈증의 증상으로는 신경전달과 세포에 대한 전기적 활동의 변화가 있다. 신경근육의 징후로는 근육 경련, 테타니(근육강직성 경련)tetany와 심전도의 율동부전cardiac dysrhythmias이 있다. 혈청 Ca의 농도가 9mg/dL 미만(또는 이온화된 Ca^{2+}의 농도가 4.5mg/dL 미만)이면 저칼슘혈증으로 진단한다.

③ 치료

장기적인 조절을 위해서는 근본적인 원인 치료가 우선이다. 정맥으로의 칼슘 투여는 부작용의 위험이 있으므로 위급한 상황일 때에만 투여해야 한다.

(2) 고칼슘혈증

① 원인

고칼슘혈증hypercalcemia의 주요 원인은 부갑상선기능항진증 또는 악성종양에서 비롯된다. 유방, 전립선, 자궁의 악성종양은 대부분 뼈로 전이되어 골흡수bone resorption를 증가시켜서 고칼슘혈증을 유발한다. 다른 악성종양은 부갑상선호르몬과 비슷한 작용을 하는 요인들을 생성시켜 골흡수를 증가시킨다.

② 임상 징후와 증상

발병의 빠른 정도와 고칼슘혈증의 정도에 따라 징후와 증상이 매우 다양하다. 초기 증상으로는 피로와 허약 등이 있다. 악성종양이 뼈까지 전이된 경우 뼈의 통증, 착란confusion, 심전도의 율동부전cardiac dysrhythmias 등의 증상이 나타나며, 이때 뼈로부터 칼슘이 비정상적으로 방출된다. 혈청 칼슘이 10.5mg/dL 초과할 경우 고칼슘혈증으로 진단된다.

③ 치료

고칼슘혈증의 근본적인 원인이 치료의 목표가 된다. 부갑상선기능항진증은 부갑상선을 수술로 제거하면 치료가 가능하다. 위급할 경우에는 혈청의 칼슘과 결합하는 약제를 처방한다. 혈청 칼슘을 희석하고 칼슘의 배설을 증가시키기 위해 정맥 수액, 이뇨제, 투석도 이용한다.

6. 산-염기 대사 균형

정상 수준의 pH와 이로 인한 체내 항상성을 유지시키면 정상적인 세포 기능, 효소 활성, 막 안정성의 유지가 가능하다. 반면 pH는 조금만 변해도 생리적 기능에 큰 영향을 미칠 수 있으며, 세포 수준에서 pH의 변화는 신체 전체적인 징후와 증상으로 나타난다.

산-염기 불균형은 일생에 걸쳐 발생할 수 있다. 영아기에는 대사율은 높은 데 반해 신장 기능은 미성숙하여 산증의 위험이 높아진다. 주로 노인에게 많이 나타나는 신장과 폐에 영향을 주는 질병은 산-염기 항상성 유지 능력을 감소시킨다. 체내 산과 염기의 농도는 세포외액의 pH가 7.35~7.45를 유지할 수 있도록 조절되며 산-염기 평형은 산과 염기를 생성, 완충, 제거하는 기전을 통해 유지된다.

1) 산-염기의 기본 개념

(1) 산-염기 화학

산은 해리되어 수소이온(H^+)을 방출할 수 있는 분자이고 염은 수소이온을 받거나 수소이온과 결합할 수 있는 이온이나 분자이다. 예를 들어 염산은 물에서 수소이온과 염소이온으로 해리된다. 중탄산염이온은 수소이온과 결합하여 탄산을 형성하므로 염기이다. 인체의 대부분의 산과 염기는 약산과 약염기이며, 가장 중요한 약산은 이산화탄소로부터 생성된 탄산(H_2CO_3)이고 가장 중요한 약염기는 중탄산염이온(HCO_3^-)이다.

체액 중 수소이온의 농도는 다른 이온들에 비해 낮은 편이다. 예를 들어 나트륨이온은 수소이온에 비해 3.5×10^6배나 많다. 수소이온의 농도가 매우 낮기 때문에 pH라는 용어를 사용해서 수소이온의 농도를 표현한다. pH는 용액의 상대적 산성과 알칼리성을 측정하는 단위로 염기에 대한 산의 비율을 의미하며, mEq/L의 단위로 표현되는 수소이온 농도의 역수의 로그값이다($pH = \log 1/[H^+] = -\log[H^+]$). 즉, pH 7은 수소이온의 농도가 10^{-7}이라는 의미이며, 이는 0.0000001mEq/L와 같다.

물질의 pH는 1에서 14사이의 범위에서 측정되며 체내 정상 혈청 pH는 7.35~7.45이다(그림 1-8).

산과 염기는 약산과 그 짝염기 또는 약염기와 그 짝산의 형태인 완충쌍(완충계)으로 존재한다. 산(HA)이 물에 가해지면 그 산은 수소이온(H^+)과 그 짝이온(A^-)으로 해리된다. 산이 해리되는 정도 또는 수소이온을 내놓는 정도에 따라서 강산인지 약산인지가 결정된다. 황산과 같은 강산은 완전히 분리되는 반면, 아세트산과 같은 약산은 제한된 범위 내에서 분리된다. 염도 이와 마찬가지로 해리되어 수소이온을 받아들이는 능력에 따라 강염기 또는 약염기로 구분된다.

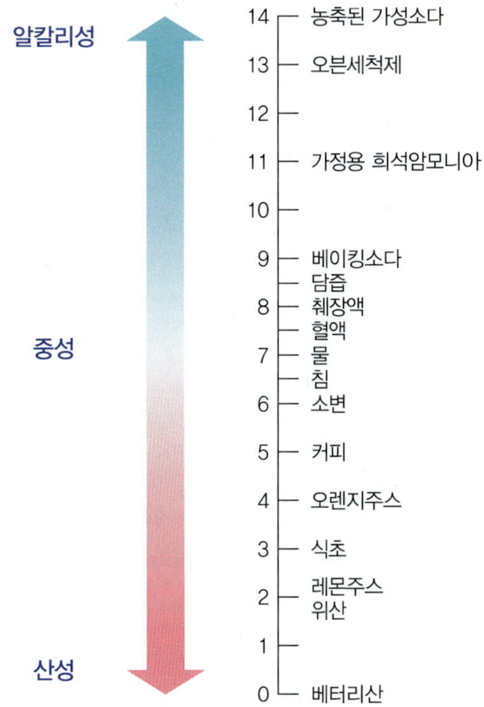

그림 1-8 체액의 pH

(2) 산-염기 생성

산은 대사과정의 부산물로 계속 생성된다. 생리적으로 산은 휘발성탄산과 비휘발성산으로 분류된다. 탄산은 이산화탄소와 평형상태($H_2CO_3 \leftrightarrows CO_2 + H_2O$)를 이루고 이산화탄소는 폐를 통해 체외로 배출된다(휘발성). 따라서 탄산의 농도는 폐의 이산화탄소 배출능력에 따라 결정된다. 반면 비휘발성산(예, 황산, 염산, 인산)은 폐에 의해 배출되지 않는 대신 체 단백질 또는 중탄산염이온과 같은 세포 외 완충제에 의해 완충된 후에 신장에 의해 제거된다.

① 이산화탄소와 중탄산염 생성

호기성 대사의 최종산물인 이산화탄소는 혈액에 용해된 가스 형태, 중탄산염이온 형태, 또는 헤모글로빈에 결합된 형태carbaminohemoglobin로 순환계를 거쳐 이동된다. 용해된 이산화탄소와 중탄산염이온은 세포외액을 통해 이동하는 이산화탄소의 77%를 차지하며, 나머지 이산화탄소는 카르바미노헤모글로빈carbaminohemoglobin 형태로 이동한다. 이산화탄소 가스는 산은 아니지만 이 가스의 일부는 물과 반응하여 탄산(H_2CO_3)을 형성한다. 이산화탄소와 물로부터 탄산이 생기는 반응은 탄산탈수효소carbonic anhydrase에 의해 촉매되며, 이 효소는 적혈구, 세뇨관 세포 및 신체의 일부 조직에 다량 존재한다. 이산화탄소와 물의 반응 속도는 탄산탈수효소가 있을 경우 5,000배나 증가한다.

혈액 내 탄산 농도를 측정하는 것은 거의 불가능하기 때문에 pH를 계산하기 위해서 주로 이산화탄소를 측정한다. 혈액 내 탄산의 농도는 이산화탄소분압에 용해상수 0.03을 곱해주면 계산이 가능하다.

> 동맥혈 내 탄산의 농도: 40mmHg(동맥혈 이산화탄소분압) × 0.03 = 1.20mEq/L
> 정맥혈 내 탄산의 농도: 45mmHg(정맥혈 이산화탄소분압) × 0.03 = 1.35mEq/L

② 비휘발성산과 염기의 생성

식이 단백질과 그 외 영양소의 대사 결과 비휘발성산과 염기가 생성된다. 황 함유 아미노산(예, 메티오닌, 시스테인)이 산화되면 황산이 생성되고 아르지닌과 리신의 산화로 인해 염산이 생성되며, 인 함유 핵산의 산화 결과 인산이 생성된다. 포도당의 불완전한 산화로 인해 젖산이, 지방의 불완전한 산화로 인해 케토산이 생성된다. 비휘발성 염기의 주요 급원으로는 아스파트산aspartate, 글루탐산glutamate과 같은 아미노산의 대사와 시트르산염, 젖산염, 아세트산염과 같은 유기 음이온organic anion의 대사가 있다. 일반적으로 산이 염기에 비해 많이 생성되며 매일 약 1mmol/kg BW 정도의 비휘발성산이 체내에 축적된다. 유기 음이온을 다량 함유한 채식을 하게 되면 염기의 생성이 많아지게 된다.

2) 산-염기 평형 조절 기전

신체는 체내에서 꾸준하게 생성되는 모든 수소이온을 수용하기 위한 몇 가지의 방어체계를 가지고 있다(그림 1-9).

- 화학적 완충액: pH의 급격한 변화를 방지하기 위해 과량의 산이나 염기와 즉각적으로 반응

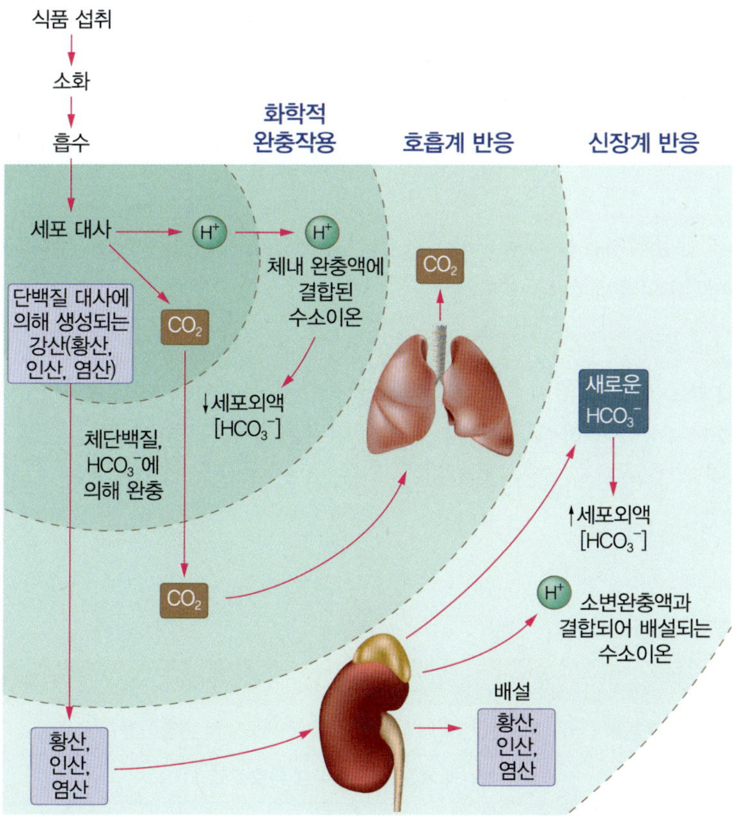

그림 1-9 화학적 완충계, 호흡계 및 신장에 의한 혈액의 pH 유지 기전

• 호흡에 의한 pH 조절: 이산화탄소 제거 조절
• 신장에 의한 pH 조절: 수소이온 제거, 중탄산염이온의 재흡수와 생성

(1) 화학적 완충액에 의한 조절

앞에서 언급한 것처럼 완충용액은 자유 수소이온과 결합하여 산-염기 평형을 유지한다. 특정 완충용액의 효과는 세포 내 염pK과의 관계와 수분 분획 내 완충용액의 농도에 의해 결정된다. 완충용액은 세포내액과 세포외액 등 모든 체액에 존재한다(표 1-6).

① 중탄산염-탄산 완충계

세포외액의 주요 완충용액은 중탄산염-탄산 완충계이다. 이 완충계는 세포외액에서 필요한 완충작용의 80% 이상을 담당하고 있으며, 다음과 같이 설명된다.

$$H^+ + HCO_3^- \leftrightarrows H_2CO_3 \leftrightarrows CO_2 + H_2O$$

완충계가 산과 반응하면 탄산이 생성되며 탄산은 이산화탄소와 물로 쉽게 용해된다. 이에 폐는 호흡률과 호흡의 깊이를 늘려 이산화탄소를 배출하여 증가한 산에 대해 반응한다. 신장은 중탄산염이온을 재흡수하거나 이산화탄소와 물로부터 중탄산염이온을 추가로 재생성하므로 이 완충계를 돕게 된다.

헨더슨-하셀발크Henderson-Hasselbalch 공식은 탄산, 중탄산염이온과 pH 간의 관계를 설명한다. 혈청 pH를 정상 범위인 7.35~7.45로 유지하기 위해서 중탄산염이온 : 탄산의 비율은 반드시 20 : 1이어야 한다. 탄산의 농도가 변하면 중탄산염이온의 농도가 비례적으로 변한다. 만약 두 물질의 비율이 비례적으로 변하지 않거나 비율이 유지되지 않으면, pH는 정상범위를 벗어나게 된다.

표 1-6 완충계의 주요 기능

완충계	주요 기능
중탄산염-탄산 완충계	비탄산 변화에 대항하는 주요 세포외액 완충작용
단백질 완충계	세포내액과 세포외액의 주요 완충용액
헤모글로빈 완충계	탄산 변화에 대항하는 주요 완충용액
인산 완충계	중요한 요완충용액, 세포내액의 완충작용

② 그 외 다른 화학적 완충계

신체에는 다른 산의 급원으로부터 발생하는 변화에 대한 보상을 위해 다양한 완충계가 존재한다. 적혈구와 신세뇨관 내 중요한 완충계는 Na_2HPO_4 완충용액이다. 신장으로 수소이온이 배설되면 소변이 산성화되고, 이로 인해 신장에 손상을 줄 수도 있다. 다행히 인산염phosphate이 수소이온을 받아서 약산을 형성하며 이 약산은 수소이온에 비해 신장에 손상을 덜 준다. 이 완충계는 다음과 같은 반응에 의해 이루어진다.

$$Na_2HPO_4 + H^+ \leftrightarrows NaH_2PO_4 + Na^+$$

혈장 단백질은 완충작용에 관여하며 이 완충작용은 세포 내에서 특히 중요하다. 이 완

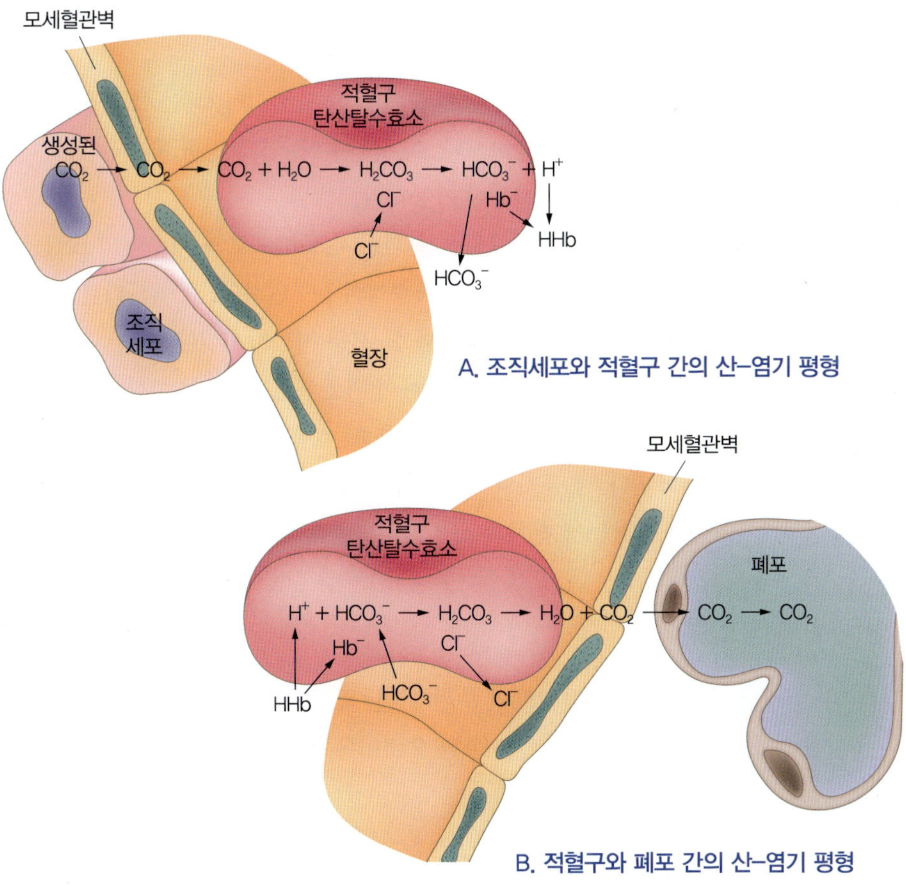

그림 1-10 혈색소에 의한 완충작용

충계는 중탄산염-탄산 완충계와 같은 방식으로 작용하며, 단백질이 수소이온과 결합한다. 만약 염기성이 증가하면 많은 단백질은 수소이온을 방출한다. 이와 같이 단백질은 산성과 염기성 환경에서 모두 작용하므로 매우 효율적인 완충계이다.

적혈구 내 혈색소(헤모글로빈)는 혈액 내에서 가장 중요한 완충제이다. 신체 내 대사에 의해 이산화탄소가 생성된 후 혈액으로 확산된다. 대부분의 이산화탄소는 물과 결합하여 탄산을 형성한다. 앞에서 언급하였듯이 탄산은 중탄산염과 자유 수소이온으로 분리되며, 헤모글로빈은 수소이온과 결합한다(그림 1-10).

혈액이 폐를 지나갈 때에는 이 반응이 반대로 일어나며, 이 반응으로 인해 산소를 공급받게 된다. 산소를 공급받은 헤모글로빈은 수소이온을 중탄산염이온에게 내어주어 탄산이 생성된다. 탄산은 이산화탄소와 물로 분리되고 이산화탄소는 폐를 통해 외부로 나가게 된다.

(2) 호흡에 의한 조절

산-염기 평형 유지를 위한 두번째 방어선은 호흡에 의한 조절이다. 폐는 호흡률과 호흡의 깊이를 변화시켜서 이산화탄소를 방출하거나 보유하여 산-염기 평형 유지를 돕는다. 이 조절체계는 매우 민감하며 즉각적인 반응이 가능하다.

수소이온과 중탄산염이온은 혈액-뇌관문을 통과하지 못하므로 뇌척수액의 pH는 이산화탄소에 의해 조절된다. 뇌의 호흡중추는 뇌척수액의 pH 변화(특히 이산화탄소의 농도 변화)를 감지한다. 이에 반응하여 호흡률이 변하고 pH를 정상화시킨다.

예를 들어 산증의 경우 호흡률과 깊이가 증가하여(과호흡증) 다량의 이산화탄소가 폐를 통해 배출된다. 이산화탄소분압이 감소하면(알칼리증) 호흡이 느려지고 이산화탄소 농도는 증가하며 pH는 정상화된다. 호흡계의 해부학적 또는 생리적 변화, 호흡의 신경계 조절 또는 호흡을 돕는 근육의 변화는 호흡계의 pH 조절 능력에 영향을 주게 된다.

(3) 신장에 의한 조절

신장의 산-염기 평형 조절은 요 산성화의 주된 기전, 즉 근위세뇨관에서의 중탄산염 재흡수와 집합관에서의 암모늄(NH_4^+) 배설을 통한 수소이온 분비과정에 의해 이루어진다.

① 수소이온과 중탄산염이온의 조절

신장의 수소이온과 중탄산염이온의 조절 역할은 pH 항상성을 유지하는데 매우 중요하며 호흡에 의해 배출되지 못하는 비휘발성산은 신장에 의해 그 농도가 조절된다. 정상적 기능을 하는 신장은 pH를 유지시키기 위해 필요한 중탄산염이온의 대부분을 재흡수한다. 즉, 혈액 또는 요여과액의 이산화탄소는 확산되어 신세뇨관으로 들어온 후 물과 결합하여 탄산을 생성한다(CA, carbonic anhydrase 촉매 반응). 탄산은 수소이온과 중탄산염이온으로 해리되고 수소이온은 나트륨이온과 교환되어 세뇨관액(소변)으로 분비되며, 나트륨이온과 중탄산염이온은 세포외액으로 재흡수된다(그림 1-11). 이로 인해 중탄산염이 계속해서 재생성되며 중탄산염은 꾸준히 방출되는 비휘발성산을 완충하는 데 필요하다.

알칼리증의 경우 신장은 중탄산염이온의 재흡수를 감소시킨다. 반면, 산증의 경우 신장은 수소이온의 분비와 중탄산염이온의 재흡수를 증가시킨다. 신장에 의한 산-염기 평형 조절은 호흡에 의한 조절에 비해 매우 느리며, 산-염기 불균형에 반응하는데 24시간 정도가 걸린다.

신세뇨관으로부터 요여과액으로의 수소이온의 분비는 신장에 의한 산-염기 평형의 매우 중요한 요소이다. 사람 소변의 최저 pH는 4.5이며, 만약 요의 pH가 이보다 낮으면 산증이 진행된 것이다. 신장은 수소이온과 중탄산염을 동시에 배출할 수 없기 때문에 중탄산염을 완충제로 사용할 수 없다. 따라서 신장은 제이인산dibasic phosphate, 암모늄과 같은 다른 완충제를 이용하여 산성뇨에 의한 손상을 예방한다.

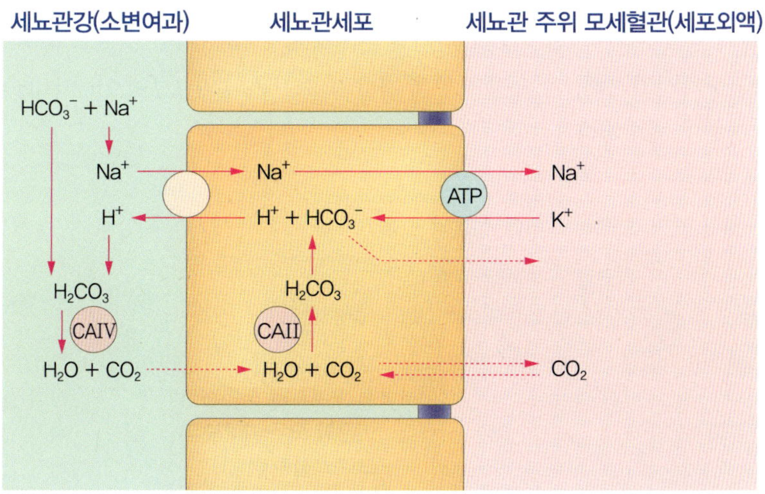

그림 1-11 신세뇨관세포의 수소이온 분비와 중탄산염이온의 재흡수

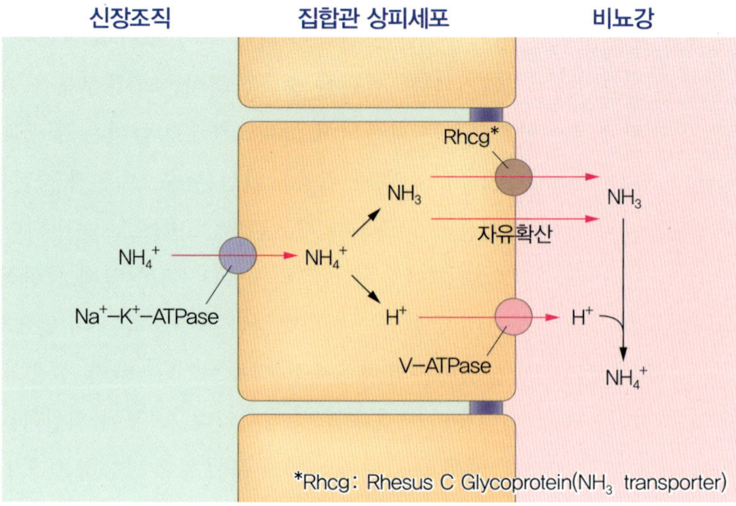

그림 1-12 요암모늄 생성과정

② 요암모늄 생성과정

근위세뇨관에서 글루타민으로부터 형성된 염기성 암모니아(NH_3)는 자유수소이온과 결합하여 암모늄(NH_4^+)을 형성한다. 이 암모늄은 세뇨관세포막을 통과하지 못해 재흡수가 불가능하다. 집합관 상피세포로 이동한 암모늄은 암모니아와 수소이온으로 분리된 후 비뇨강에서 다시 암모늄을 형성하여 소변으로 배출된다. 이와 같은 암모늄 생성과정은 수소이온분비의 주된 기전이다(그림 1-12). 비휘발성산이 다량 생성되면 신장은 완충계 내에서 산의 생성을 증가시키는데, 이 과정을 통해 자유 수소이온의 약 1/3이 인산(H_2PO_4)과 황산(H_2SO_4)의 형태로 배설된다.

표 1-7 산-염기 평형의 변화에 대한 신장의 반응

산-염기 불균형	H^+분비	H^+배설	중탄산염이온 재흡수로 인한 혈액 내 중탄산염 이온 농도	중탄산염이온 배설	소변의 pH	혈장 pH의 보상기전
산증	증가	증가	증가	정상(여과된 중탄산염 이온이 모두 재흡수되므로 배설량 없음)	산성	정상 pH를 유지하기 위해 알칼리화
알칼리증	감소	감소	감소	증가	알칼리성	정상 pH를 유지하기 위해 산성화

자료: Sherwood L.(2010). Human physiology: from cells to systems. 7th ed. Belmont, CA. Brooks/Cole.

산-염기 평형의 변화에 대한 신장의 반응을 정리하면 표 1-7과 같다.

(4) 산-염기 이동이 전해질 평형에 미치는 영향

수소이온과 중탄산염은 전해질이다. 따라서 산-염기의 변화는 세포외액과 세포내액의 다른 전해질 농도에 영향을 준다. 예를 들어 중탄산염이온이 혈장으로 이동하기 위해서는 음전하를 띤 다른 이온(예, Cl^-)과 교환되어 전기적 중성을 유지해야 한다. 만약 산-염기 균형에 이상이 생기면 칼륨이온, 염소이온, 나트륨이온 농도에 변화가 생길 수 있다.

3) 산-염기 평형의 평가

신체는 pH 변화에 대해 스스로 조절하려고 시도하는데 이 보상반응으로 인해 산-염기 불균형을 평가하는 것은 쉽지 않다. 단순한 생화학적 분석으로는 현재의 혈액 pH만을 알 수 있으므로 산-염기 불균형의 원인을 파악하기 위해서는 생화학 분석 이외에 환자의 현재 질환의 진행과정에 대한 정보가 필요하다. 물론 경험이 쌓이면 산-염기 불균형에 대한 원인을 퍼즐 조각을 맞추듯이 해석할 수 있다.

산-염기 평형의 초기 평가를 위해서는 동맥혈액가스ABGs와 혈청 내 화학적 성분을 측정한다. 동맥 내 이산화탄소와 산소 측정(PCO_2와 PO_2), pH, CO_2, HCO_3^-와 염기과잉base excess과 음이온갭 또한 측정해야 한다. 염기과잉과 중탄산염이온은 서로 직접적인 연관성이 있으므로 2가지 모두 측정할 필요는 없다(표 1-8).

표 1-8 산-염기 평형 측정을 위한 정상 동맥혈액가스 수치

구분	정상 동맥혈액가스 수치
pH	7.35~7.45
PO_2	80~100mmHg
PCO_2	35~45mmHg
HCO_3^-	21~28mEq/L
염기과잉(base excess)	-2.4~+2.3
음이온갭(anion gap)	8~12mEq/L
산소포화도(O_2 saturation)	>95%

자료: Pagana K, Pagana T.(2004). Mosby's Diagnostic and Laboratory Test Reference. 7e. Elsevier.

음이온갭(anion gap)

혈장 중의 음이온으로 Cl^-, HCO_3^-, $H_2PO_4^-$, HPO_4^{2-}, SO_4^{2-}, 단백질 등이 있다. 혈중의 총 음이온의 움직임을 아는 것은 대사성 산중독증의 정도를 알기 위해 중요하며, 보통 측정되는 Cl^-, HCO_3^-만으로는 불충분하다. 일반적으로 혈장 Na^+ 농도에서 Cl^- 농도와 HCO_3^- 농도를 뺀 $Na^+ - (Cl^- + HCO_3^-)$mmol/L로 상기의 측정되지 않은 음이온의 지표로 정하고 이것을 음이온갭이라고 한다. 정상치는 9~13mmol/L이다. 요독성산증, 당뇨성산증의 경우 음이온캡이 증가한다. Cl^-, HCO_3^- 이외의 음이온이 증가하면 $(Cl^- + HCO_3^-)$는 값이 낮아지고, 음이온갭은 12 이상이 된다. 이와 같은 경우는 신부전일 때 인산, 황산의 증가, 당뇨병성산증일 때 케톤체의 증가, 저산소혈증 시에 젖산의 증가 등이 그 예이다.

체내의 pH를 평가할 때는 염기에 대한 산의 비율로 평가한다. 만약 산과 염기가 둘 다 같은 비율로 증가하거나 감소한다면 pH는 변하지 않는다. 둘 중에 하나라도 다른 비율로 변할 때 pH값이 변하게 된다. 다시 말하면 정상 범위의 pH라도 산-염기 평형에 이상이 있을 수도 있다. pH가 7.35 미만 또는 7.45 초과일 경우 각각 산중 또는 알칼리증으로 정의된다.

음이온갭은 측정되지 않은 음이온과 양이온 간의 차이를 의미한다. 이 수치는 산-염기 불균형의 타입을 구별하는데 매우 중요하다. 음이온갭을 측정하는 공식은 다음과 같다.

$$\text{음이온갭(mEq/L)} = Na^+ - (Cl^- + HCO_3^-)$$

칼륨이온은 산-염기 불균형에서는 변동성이 크기 때문에 음이온갭의 계산을 위해서는 사용되지 않는다.

4) 산-염기 불균형

산-염기 불균형에는 호흡성 산중독증, 호흡성 알칼리혈증, 대사성 산중독증, 대사성 알칼리혈증의 4가지 종류가 있다. 이 증상이 섞여서 나타나는 복합적 불균형도 발생한다. 다만, 호흡성 산중독증과 호흡성 알칼리혈증은 호흡저하증 또는 과호흡과 병행될 수 없으므로 이러한 증상의 복합적 불균형은 발생하지 않는다.

(1) 호흡성 산중독증

호흡성 산중독증은 이산화탄소의 보유로 인해 염기에 비해서 산이 과량으로 존재할 때 발생하는데, 일반적으로 폐에 의해 이산화탄소의 배출이 불가능한 경우이다. 이산화탄소 수준이 증가하면 탄산과잉(혈액 중 과도한 탄산가스)hypercapnia이 발생하고, 더 많은 탄산이 형성되며 pH는 낮아지게 된다.

① 원인

연수호흡중추medullary respiratory center를 저해하는 요인은 호흡에 영향을 주고, 이로 인해 폐에 의한 이산화탄소 배출 능력에 이상이 생기게 된다. 아편이나 진정제와 같은 약물은 호흡을 방해한다. 수면 중 무호흡증과 같은 만성적인 상태나 심장 정지와 같은 위급한 상황도 호흡에 영향을 줄 수 있다. 중증근무력증myasthenia gravis과 같은 신경적 조건이나 픽윅증후군pickwickian syndrome에서 나타나는 고도비만과 같이 호흡계와 가슴의 근육musculature에 영향을 주는 질병도 호흡을 저하시킨다. 또한 가슴부위의 부상이나 외상도 잠재적으로 충분한 양의 이산화탄소를 배출하는데 영향을 줄 수 있다. 만성폐쇄성폐질환chronic obstructive pulmonary disease과 같은 호흡계 질환도 충분한 산소를 공급받거나 이산화탄소를 배출하는데 문제를 야기할 수 있다. 폐렴, 급성폐부종 또는 기흉과 같은 질병들도 호흡성 산중독증의 원인이 된다.

② 병리생리(보상기전)

호흡성 산중독증에서 주요 완충작용은 폐에 의한 이산화탄소의 배출이다. 그러나 호흡성 산중독증의 주된 원인이 호흡불능이므로 이 완충계는 효과적이지 않다. 따라서 신체는 저장되어 있는 중탄산염이온을 방출하여 중탄산염이온에 대한 이산화탄소의 적정비율을 유지하고 pH를 정상 범위 내로 조절한다. 급성호흡성 산중독증의 경우 보상기전을 위한 신장 조절계의 반응시간이 12~24시간 정도이므로 신장에 의한 보상은 어렵다. 그러나 만성호흡성 산중독증의 경우에는 신장이 보상기전을 실시할 충분한 시간이 있으므로 비교적 위험성이 덜하다. 신장에 의한 보상기전은 수소이온의 배설과 중탄산염이온의 재흡수를 장시간에 걸쳐 증가시킨다. 암모늄(NH_4) 사용과 같은 다른 신장 완충계도 보상기전에 기여한다.

③ 임상 징후와 증상

급성호흡부전에 의한 생화학적 수치의 변화에는 pH의 감소와 이산화탄소분압의 증가가 있다. 중탄산염 수준은 신장 보상작용이 시작되면 약간 증가한다. 보상기전으로 인해 pH는 정상 수준을 유지하게 되나 혈청 중탄산염과 동맥 이산화탄소분압은 증가한다. 혈청 칼슘이온, 칼륨이온과 염소이온과 같은 혈청 전해질은 신장 조절의 변화로 인해 증가한다.

급성과 만성호흡성 산중독증 모두 저산소혈증hypoxemia을 동반하며, 저하된 산소 수준은 산증과 관련된 대부분 증상의 원인이 된다. 일반적으로 급성일수록 이 증상이 더 심해진다. 호흡의 변화는 호흡률의 증가(과호흡)와 호흡 깊이의 증가가 있다. 다른 증상으로는 뇌의 산소공급의 변화, 신경전달의 감소 등이 있다. 이로 인해 초조함 및 불안감restlessness, 염려증apprehension, 기면lethargy, 근육단일수축muscle twitching, 떨림tremor, 경련convulsion과 혼수coma 같은 증상이 발생한다.

④ 치료

호흡 변화의 근본적인 원인에 대한 치료에 집중한다. 저산소증의 경우 산소 공급을 증가시키거나 기계적 호흡을 실시한다.

(2) 호흡성 알칼리혈증

호흡성 알칼리혈증은 이산화탄소의 감소로 인해 상대적으로 염기(중탄산염이온)의 양이 과다한 경우이다. 이러한 산-염기 불균형은 과호흡이나 빠른 호흡의 결과로 발생한다.

① 원인

과호흡은 주로 혈청 산소 수준의 감소(저산소증)의 결과이다. 저산소증은 폐렴, 천식, 폐색전증pulmonary embolism, 폐부종과 같은 질병이나 높은 고도에 의해 발생한다.

뇌 악성종양 또는 뇌졸중처럼 중추신경계에 장애를 유발하는 경우에는 뇌 호흡 중추에 직접적인 자극을 주므로 과호흡의 원인이 되며, 이로 인해 이산화탄소의 손실이 증가한다. 열이나 폐혈증과 같은 과대사도 직접적으로 과호흡을 자극한다. 테오필린theophylline, 살리실산염salicylate, 프로게스테론, 독사프람doxapram, 카테콜아민catecholamine과 같은 약물이나 불안 또는 이외의 다른 감정적 괴로움도 과호흡을 유발할 수 있다. 과호흡은 격렬한 육체적 활동을 하는 동안의 높은 산소요구량에 대한 적응 반응으로도 유발될 수 있다.

② 병리생리

호흡성 알칼리혈증(발생 후 24시간 이내)에 대한 초기(급성) 반응으로 산(H^+)이 세포내액으로부터 세포외액으로 이동한다. 이때 중탄산염이 염소와의 교환을 위해 세포 안으로 이동한다. 추가적인 수소이온은 세포 내에서 피루브산으로부터 생성된 젖산에 의해 합성된다. 일반적으로 수소이온의 이동은 이산화탄소분압의 계속적인 감소를 막기에는 충분하지 않다. 만성적인 호흡성 알칼리혈증(24시간 이상 지속되는 경우)에 대해서는 신장 보상기전이 일어난다. 신장은 수소이온의 분비와 중탄산염이온의 생성을 감소시키고 중탄산염이온의 배설을 증가시킨다.

③ 임상 징후와 증상

급성호흡성 알칼리혈증의 경우 pH는 7.45 이상이고 이산화탄소분압이 감소한다. 만성호흡성 알칼리혈증의 경우 pH는 7.45 이상이며 혈장 중탄산염이온의 농도가 낮다. 급성과 만성 모두 알칼리증에 의한 전해질 불균형을 동반한다. 이때 혈청 칼륨과 칼슘이온의 농도는 낮으나 염소이온의 농도는 높다.

호흡성 알칼리혈증의 또 다른 증상으로는 심혈관, 중추신경과 호흡기계에서 나타난다. 심혈관계 증상으로는 부정맥cardiac arrhythmias을 들 수 있으며, 호흡기계 증상은 다양하나 대표적으로 하품과 깊은 호흡을 들 수 있다. 중추신경계 증상으로는 어지러움lightheadedness, 정신착란mental confusion, 불안 및 마비 등이 있다. 환자들은 또한 감각이상paresthesias, 한랭cold, 사지냉증clammy extremities을 호소하기도 한다.

④ 치료

호흡성 알칼리혈증의 근본적인 원인에 대한 교정이 매우 중요하다. 산소공급에 의한 저산소증 치료가 첫 단계이며 과호흡증의 원인이 심리적인 것이면 이산화탄소를 재호흡하므로 증상을 치료할 수 있다.

(3) 대사성 산중독증

대사성 산중독증은 과다한 이산화탄소에 의한 산증 이외의 모든 산증을 의미한다. 대사성 산중독증은 중탄산염이온이 과다하게 손실되거나 비휘발성산이 다량 생성될 때 발생한다. 대사성 산중독증은 음이온갭을 계산하여 그 증상의 원인을 찾기도 한다.

① 원인

위장관으로부터 또는 신장의 중탄산염 배설로 인한 과다한 중탄산염의 손실로 인해 대사성 산중독증이 발생한다. 설사는 가장 일반적인 원인이며 회장절제나 췌장, 담낭 및 소장누관에 의한 손실도 과다한 중탄산염이온 손실의 원인이 된다.

아세타졸아미드(항발작제와 이뇨제로 사용되는 약물)acetazolamide와 같은 탄산탈수효소저해제carbonic anhydrase inhibitor는 신장에서 탄산의 생산을 억제하는 작용을 하며 이 과정에서 다량의 염이 손실된다. 신세뇨관성산증의 경우 중탄산염의 재흡수 능력이 저하된다.

만성신부전의 경우도 중탄산염의 회복능이 감소한다. 신장 기능이 저하되면 산-염기 불균형 교정을 위한 다른 기전(예, 요암모늄 생성)에도 이상이 생길 수 있다.

대사성 산중독증은 또한 염화암모늄의 투여와 정맥 수액의 빠른 유입과 같이 산의 양이 증가하는 상황에서 발생하기도 한다. 살리실산염(아스피린), 에틸렌 글리콜(부동액) 또는 포름알데히드와 같은 약물에 의한 중독도 대사성 산중독증을 유발시킨다. 신장이나 간에서 젖산이 피루브산이나 중탄산염으로 전환되지 못해 과량의 젖산이 생성되는 젖산산증이나 당뇨병성케토산증도 대사성 산중독증에 해당된다.

기아 상태로 인해 저장된 지방을 에너지원으로 사용해야 할 경우에는 케톤산의 합성이 증가되어 산증이 나타난다.

② 병리생리

수소이온의 농도가 증가하면 중탄산염-탄산 완충계가 자극된다. 수소이온이 세포외액으로 이동하면 세포외액과 세포내액의 평형을 유지하기 위해 혈청 칼륨이온이 감소된다. 혈액 내 높은 수소이온 농도는 뇌의 호흡중추를 자극한다. 이 자극으로 인해 폐의 호흡률과 호흡 깊이(깊고 빠른 호흡)가 증가한다. 최종적으로 신장은 보상기전으로 수소이온의 배설과 중탄산염이온의 보유를 증가시킨다. 신장에 의한 보상기전은 호흡에 의한 기전보다 훨씬 느리며, 신장에 이상이 있을 경우 보상의 효율성이 감소한다.

③ 임상 징후와 증상

대사성 산중독증의 증상은 다른 산-염기 불균형의 증상처럼 명확하지 않다. 대사성 산중독증이 있을 경우 쿠스마울 호흡을 한다(알아두기 참조).

심혈관계의 변화에는 수축력과 카테콜아민에 대한 반응의 감소가 있다. 혈관이완으로 인해 저혈압과 율동부정dysrhythmias이 나타난다. 신경학적으로는 뇌척수액의 pH가 낮아지면서 무기력과 혼미stupor를 보이다가 결국 혼수가 오게 된다. 대사성 산중독증을 동반하는 만성신부전의 경우 과도한 산을 처리하기 위해 뼈로부터 유출된 탄산염에 의존하게 되고 이로 인해 어린이의 경우 성장저해를 보이며 성인의 경우 신성골이영양증renal osteodystrophy이 나타난다.

④ 치료

산증의 치료를 위해서는 근본적인 원인에 집중해야 한다. pH를 너무 빨리 교정하면 또 다른 합병증이 생길 수 있다. 치료의 목적은 전체 pH를 안전한 수준으로 올리는 것이다.

알 / 아 / 두 / 기

쿠스마울호흡Kussmaul breathing, 당뇨병(혼수성)대호흡

독일인 의사 쿠스마울이 처음으로 제기한 것이다. 혼수상태에 빠진 당뇨병환자의 깊고 빠른 호흡 증상을 의미한다. 쿠스마울 대(大)호흡이라고도 한다. 당뇨병성이나 콜레라의 혼수상태에서 나타나며, 탈수, 당뇨, 아세톤뇨증(acetonuria), 저혈압, 피부 건조, 질소혈증(azotemia) 등이 생긴다. 질소혈증은 신장의 기능이 떨어져, 질소 함유 화합물이 혈액 속에 지나치게 많이 들어 있는 상태이다. 코를 골기도 하며 날숨(내쉬는 숨)에서 당뇨병 특유의 과일 냄새가 난다.

원인은 대사성 산중독증(metabolic acidosis)때문인데, 산증은 혈액의 산과 염기의 평형이 깨져 산성이 된 상태를 말한다. 당뇨병(당뇨성케톤산증), 신장질환, 설사 등이 산증의 원인이 된다. 신체가 지나치게 산성화되면 산소를 운반하는 혈액의 능력이 떨어지고, 이를 조절하기 위하여 깊고 빠른 숨을 쉬게 된다.

원인질환을 치료하여 신체의 산성도를 바로잡아야 한다. 당뇨성케톤산증이 원인인 경우에는 정맥을 통한 인슐린(insulin)주사가 효과적이다. 알코올성케톤산증이나 탈수, 영양실조, 심한 설사가 원인인 경우는 수액 공급을 하도록 한다. 중탄산나트륨(sodium bicarbonate) 등의 중성이나 알칼리성 물질을 정맥 또는 입으로 투여하여 혈액 내의 산성도를 바로잡거나 혈액 투석을 하여 혈액 내 독성을 제거하기도 한다.

원인이 되는 대사성 산중독증을 예방하는 것이 가장 좋다. 당뇨병환자는 항상 혈당을 확인하면서 인슐린 용량을 알맞게 조절한다. 아플 때나 임신 중일 때, 심하게 다쳤을 때 등은 더욱 꼼꼼하게 점검한다. 약이나 알코올을 남용하면 대사성 산중독증을 일으킬 수 있으므로 미리 치료를 받는 것이 바람직하다.

(4) 대사성 알칼리혈증

과다한 염(중탄산염이온)으로 인해 대사성 알칼리혈증이 나타난다. 일반적으로 이 산–염기 불균형은 혈액 내 과도한 중탄산염의 유입이나 비휘발성산의 손실로 인해 생긴다.

① 원인

알칼리혈증을 유발하는 임상적 상황은 수분 불균형(혈액량 저하와 동반된 알칼리증)과 같이 나타나거나 수분 불균형과는 상관없는 알칼리증으로 구분된다. 수분 불균형에 의해 나타나는 상황으로는 지속되는 구토, 비위 흡입nasogastric suction 또는 이뇨제의 사용 등이 있다. 수분 불균형 없이 알칼리증을 일으키는 조건은 알도스테론과잉증hyperaldosteronism, 코르티코스테로이드의 과용, 수혈, 제산제의 오랜 복용과 중탄산염나트륨의 과용이 이에 해당된다.

② 병리생리

대사성 알칼리혈증은 과도한 산의 손실(예, 구토로 인한 HCl 감소)이나 염의 축적으로 인해 발생한다. 일반적으로 신장은 수소이온을 생성하고 중탄산염의 재흡수를 감소시켜 비휘발성산 감소에 대한 보상을 한다.

이뇨제 사용과 같이 수분도 감소하는 상황에서는 수분손실과 이로 인한 칼륨이온의 손실이 일어난다. 혈청 칼륨이온 농도를 안전한 수준으로 유지하기 위해서는 신장은 칼륨이온대신 수소이온을 배설한다. 칼륨이온이 증가하더라도 수소이온의 손실로 인해 더 많은 중탄산염을 생성되며, 이로 인해 알칼리증이 지속된다.

수혈 시 혈액은 구연산염citrate에 보관하여 사용되는데, 다량을 수혈받을 경우 혈액 내 구연산염은 체내에서 중탄산염으로 전환된다. 이에 따라 대사성 알칼리혈증의 발생한다. 수분량과 상관없는 알칼리증의 다른 예로는 일차성 또는 이차성 알도스테론과잉증이다. 알도스테론의 분비가 증가하면 신장은 나트륨의 재흡수를 증가시키며, 이때 수소이온의 분비가 같이 동반되고, 이로 인해 중탄산염이온의 재생성이 증가된다.

③ 임상 징후와 증상

대사성 알칼리혈증에서 동맥혈액가스는 pH가 7.45 이상이고 중탄산염이온의 농도는 26mEq/L로 증가한다. 동반된 전해질 불균형으로 인해 칼륨이온은 3.5mEq/L 미만, 염소이온은 98mEq/L 미만이다. 만약 호흡계에 의한 보상기전이 일어나면 이산화탄소분압은 정상 범위이거나 약간 높게 나타난다.

대사성 알칼리혈증에 의한 특이한 징후나 증상은 없으나 수분 결핍이나 전해질 불균형이 동반될 경우에 증상이 나타난다. 예를 들어 저칼륨혈증과 세포외액의 감소가 있는 경우 환자는 근육경련muscle cramping과 허약 및 심부정맥cardiac arrhythmias을 경험하게 된다.

④ 치료

염화물-반응chloride responsive 대사성 알칼리혈증(구토나 신장에 의해 수소이온이 손실되는 경우)의 경우 KCl이 첨가된 등장성 식염수로 수분 불균형을 교정하면 알칼리증도 교정된다. 수분 결핍이 없는 대사성 알칼리혈증은 알칼리증을 치료하기 전에 근본적인 원인에 대한 치료가 우선이다. 심한 경우, 탄산탈수효소저해제를 투여하면 중탄산염이온의 배설이 증가된다.

(5) 혼합된 산-염기 불균형

몇몇의 산-염기 불균형은 의학적 문제들이 복합적으로 존재한다. 이러한 혼합된 산-염기 불균형mixed acid-base disorders의 예로는 호흡계에 이상이 있고 대사적 이상을 유발하는 상황에서 반응이 불가능한 환자를 들 수 있다. 이는 주로 호흡성이나 대사성 반응을 유발하는 약물을 과용한 경우에 발생 가능하다. 동맥혈액가스ABGs 검사 시 이산화탄소분압과 중탄산염이온이 pH와 일치하지 않을 때 이러한 복합적 장애의 가능성이 높으며 보상기전 반응이 너무 과하게 발생한 경우에도 가능하다. 예를 들어 대사성 알칼리혈증과 호흡성 산중독증은 만성폐쇄성폐질환chronic obstructive pulmonary disease환자가 이뇨제를 복용할 경우에 발생한다.

(6) 산-염기 장애의 평가

동맥혈액가스를 측정하여 산-염기 상태를 평가하고 중재에 대한 계획이 가능하다. 산-염기 장애 평가에 필요한 주요 요소들을 정리해 보면 다음과 같다(표 1-9).

표 1-9 산-염기 장애 평가에 필요한 주요한 요소

산염기 불균형		원인	영향	혈청 pH	$[HCO_3^-]$ /$[CO_2]$	보상기전	보상시 동맥혈액가스 수치
호흡성	산증	느리고 얕은 호흡, 폐울혈, 수술 후 환자(마취제에 의한 호흡 억제)	PCO_2 증가 (>45mmHg) 중탄산염이온 정상	<7.35	20/2 (10/1)	신장이 더 많은 수소이온을 배출하고 보다 많은 중탄산염이온을 재흡수	PCO_2 증가 혈청 중탄산염 증가 $[HCO_3^-]/[CO_2]$=40/2(20/1) 혈청 pH=7.35~7.4
	알칼리증	과다환기(불안, 아스피린의 과다복용)	PCO_2 감소 (<35mmHg) 중탄산염이온 정상	>7.45	20/0.5 (40/1)	신장이 더 적은 수소이온을 배출하고 중탄산염이온을 적게 재흡수	PCO_2 감소 혈청 중탄산염 감소 $[HCO_3^-]/[CO_2]$=10/0.5(20/1) 혈청 pH=7.4~7.45
대사성	산증	쇼크, 당뇨병케톤산증, 신부전, 설사	혈청 중탄산염 감소 (<24mEq/L) PCO_2 정상	<7.35	10/1	빠르고 깊은 호흡 신장이 많은 산을 배출하고 중탄산염이온의 흡수를 증가시킴	혈청 중탄산염 감소 PCO_2 감소 $[HCO_3^-]/[CO_2]$=15/0.75(20/1) 혈청 pH=7.35~7.4
	알칼리증	구토(초기), 과도한 제산제 섭취	혈청 중탄산염 증가 (>28mEq/L) PCO_2 정상	>7.45	40/1	느리고 얕은 호흡 신장에서 산을 적게 배출하고 중탄산염이온의 재흡수를 감소시킴	혈청 중탄산염 증가 PCO_2 증가 $[HCO_3^-]/[CO_2]$=25/1.25(20/1) 혈청 pH=7.4~7.45

참고문헌

REFERENCE

강화정 외 역, Kee L(2008). 수분, 전해질 및 산-염기 불균형. 메디시언.

이현(2008). 산 연기와 전해질 강의. 군자출판사.

최명애 외 역, Gould E., Dyer M(2013). 보건의료인을 위한 병태생리학. 4판. 계축문화사.

한국영양학회(2020). 2020 한국인영양섭취섭취기준. 한국영양학회.

Mahan LK, Escott-Stump S, Raymond J(2012). *Krause's Food & The Nutrition Care Process*. 13th ed. Saunders.

Nelm M et al.(2011). *Nutrition Therapy & Pathophysiology*. 2nd ed. Wadsworth.

Pagana K, Pagana T(2004). *Mosby's Diagnostic and Laboratory Test Reference*. 7th ed. Elsevier.

Porth CM(2011). *Essentials of Pathophysiology*. 3rd ed. Lippincott Williams & Wilkins.

Sherwood L(2010). *Human Physiology: from Cells to Systems*. 7th ed. Belmont, CA. Brooks/Cole.Brooks/Cole.

Whitney and S Rolfes(2005). *Understanding Nutrition*. 10th ed. Wadsworth.

CHAPTER 02

면역·염증·감염

면역반응은 이물질이나 병원성 미생물의 침입에 대해 우리 몸을 방어하는 역할을 하며 염증반응은 물리적 손상 또는 감염에 대한 정상적인 반응이다. 그러나 과도한 면역 및 염증반응이나 조절되지 않는 면역·염증반응은 우리 몸에 해를 끼치거나 질환의 원인이 되기도 한다. 또한 많은 질병의 병리학적 기전에 면역·염증반응이 관련되어 있다. 이 장에서는 면역계의 구성 요인, 면역 및 염증반응의 정의와 과정, 감염의 원인 및 기전을 이해하고 면역계의 이상으로 나타나는 질환에 대해 이해하는 데 필요한 내용을 기술하였다.

CHAPTER

02 면역·염증·감염

학습 목표

1 면역반응을 정의한다.
2 림프계의 구성을 이해하고 림프조직의 역할을 설명한다.
3 면역세포의 종류를 열거하고 각각의 특징을 설명한다.
4 체액성 면역반응의 기전을 설명한다.
5 세포매개성 면역반응의 기전을 설명한다.
6 사이토카인의 종류와 기능을 설명한다.
7 과민성 반응(hypersensitivity reaction)의 유형별 작용 기전을 설명한다.
8 이식 거부반응의 정의를 기술하고, 이식편대숙주병(graft-versus-host disease, GVHD)의 정의와 증상을 기술한다.
9 자가면역반응의 개념과 기전을 설명하고 자가면역질환에 대해 정의한다.
10 염증의 정의와 목적을 설명한다.
11 염증을 초래하는 원인을 열거한다.
12 급성염증과 만성염증을 유발하는 기전을 설명한다.
13 염증반응의 전신적 영향을 설명한다.
14 치유(healing)와 수복(repair)을 실질세포(parenchymal cell) 대치유무에 따라 분류한다.
15 감염균의 종류를 이해하고 기술한다.
16 감염체가 질환을 유발하는 기전을 기술한다.

1. 면역반응

1) 면역반응의 정의와 종류

면역반응은 고전적인 의미에서는 병원균의 감염과 같은 외부의 침입으로부터 인체를 보

표 2-1 선천면역과 적응면역의 비교

구분		선천면역	적응면역
구성 요인	물리적 · 화학적 장벽	피부 및 점막의 상피세포	상피조직의 면역계
	혈장 단백질	보체	항체
	세포	포식세포(대식세포, 호중구), 자연살해세포	림프구
특성	특이성	비교적 낮음 (미생물과 관련된 일부 제한적인 구조들만 인식, 패턴 인식)	높음 (미생물의 세부적인 구조를 인식, 미생물이 아닌 항원들도 인식)
	다양성	제한적	매우 다양함
	기억성	없음	있음
	자신과 자신이 아닌 것에 대한 구분능력	있음	있음

자료: Abbas et al.(2018). Cellular and Molecular Immunology. 9th ed. Elsevier.

호하기 위해 체내에서 일어나는 반응이다. 그러나 넓은 의미에서는 미생물이나 균 외에도 단백질이나 다당류 또는 작은 크기의 화학물질까지도 이물질이라고 인식이 되었을 때 신체가 일으키는 반응을 면역반응이라고 할 수 있다.

면역반응에는 첫째, 신체의 물리적 장벽, 둘째, 혈액과 조직에 존재하는 포식세포, 자연살해세포, 림프구와 같은 각종 면역세포, 셋째, 보체계의 단백질들과 같은 혈장 단백질, 넷째, 면역세포에 의해 생성되는 물질들이 관여한다. 면역반응은 감염성 미생물이나 외부의 이물질에 신체가 노출되기 전부터 원래 가지고 있는 내재면역 또는 선천면역innate immunity과 병원체에 의해 활성화되며, 특정 병원체 또는 물질에 대해 특이성을 가지고 반응하는 적응면역adaptive immunity으로 구분된다. 적응면역은 또다시 구성 요소의 종류에 따라 체액성 면역humoral immunity과 세포매개성 면역cell-mediated immunity으로 구분된다. 체액성 면역은 항체에 의해 매개되며 세포매개성 면역은 T림프구에 의해 매개된다. 선천면역과 적응면역의 비교는 표 2-1에 정리되어 있다.

2) 림프계와 림프조직

(1) 림프계의 구성

면역반응에 관여하는 면역세포들은 골수로부터 유래하여 골수 또는 흉선에서 발달 · 성숙한 후 이동한다. 면역세포들은 말초조직에 있거나 혈액이나 림프계를 통해 이동한다. 림프계lymphatic system는 조직으로부터 배출된 세포외액이나 세포들을 림프의 형태로 이동시키고 다시 혈관계로 내놓는 역할을 한다. 피부, 상피조직, 각종 조직에는 모세림프관들이 분포되어 있으며, 세포 사이에 있는 세포외액이 모세림프관으로 흡수되어 이동하다가 림프관으로 모이고 다시 들림프관으로 모여 림프절로 이동한다. 림프절lymph node은 림프계의 림프관들이 모이는 곳에 형성된다. 들림프관 또는 수입림프관afferent lymphatic vessel은 조직으로부터 나온 배액에 포함된 병원균이나 항원세포를 림프절로 운반하는 역할을 한다.

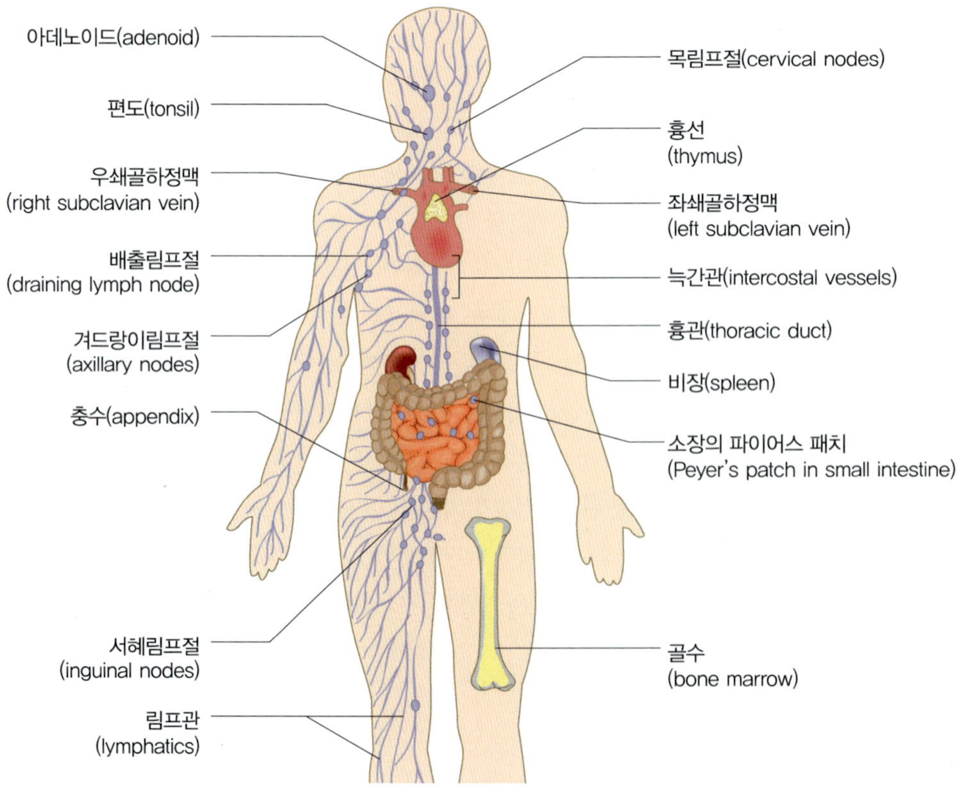

그림 2-1 림프계와 림프조직

날림프관 또는 수출림프관efferent lymphatic vessel은 림프를 림프절로부터 혈액이나 더 큰 림프절로 이동시키는 역할을 한다. 림프계와 림프절의 분포는 그림 2-1에 제시되어 있다.

(2) 림프조직의 종류와 특징

림프조직은 중심central 또는 일차primary 림프조직lymphoid tissue과 말초peripheral 또는 이차secondary 림프조직으로 구분할 수 있다. 일차 림프조직은 림프구들이 생성되고 성숙하는 곳으로 골수bone marrow와 흉선thymus이 해당된다. 이차 림프조직은 성숙한 림프구들이 유지되고 적응면역반응이 시작되는 곳으로 림프절, 비장, 점막면역계가 이에 속한다.

① 골수

골수bone marrow는 순환하는 혈구세포가 생성되는 곳이며 B림프구의 초기성숙maturation이 일어나는 곳이다. 모든 혈구세포는 하나의 조혈모세포hematopoietic stem cell로부터 분화되어 생성된다. 골수에서 조혈모세포가 공통림프계전구세포common lymphoid progenitor와 공통골수계전구세포common myeloid progenitor로 분화되며, 공통골수계전구세포가 적혈구erythrocyte, 혈소판platelet, 과립구granulocyte로 분화된다. 공통림프계전구세포로부터는 B림프구, T림프구, 자연살해세포natural killer cell가 생성되는데 이 중 B림프구는 골수에서 성숙되고 T림프구는 흉선에서 성숙된다. 조혈모세포는 자기복제를 하여 스스로 존속한다.

② 흉선

흉선 또는 가슴샘thymus은 T림프구가 성숙되는 곳이다. 흉선은 앞종격anterior mediastinum에 위치하며 2개의 엽으로 되어 있다. 흉선에 존재하는 림프구들은 흉선세포thymocyte라고도 하는데 다양한 성숙단계에 있는 림프구들이 섞여 있다. 성숙된 T림프구들은 흉선을 떠나 혈액과 말초 림프조직으로 들어온다.

③ 림프절

림프절lymph node은 작은 결절 형태의 조직으로 림프관들이 모이는 곳에 위치하고 있다. 림프절의 구조는 그림 2-2와 같다. B림프구들이 모여 있는 여포follicle들이 있으며, 여포들 중에는 배중심germinal center을 포함하고 있는 것들도 있다. 배중심은 활성화된 B림프구들이 증식하고 형질세포plasma cell로 분화하는 곳이다. T림프구는 림프절의 곁피질 부위paracortical area에 분산된 형태로 존재하며 이 부위를 T세포영역T cell zone이라고 하기도 한다.

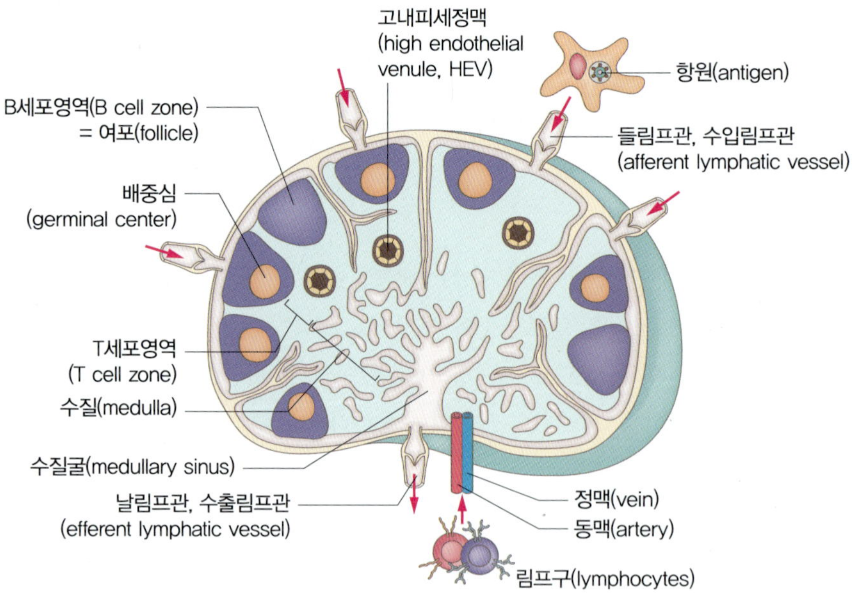

A. 림프절의 구조

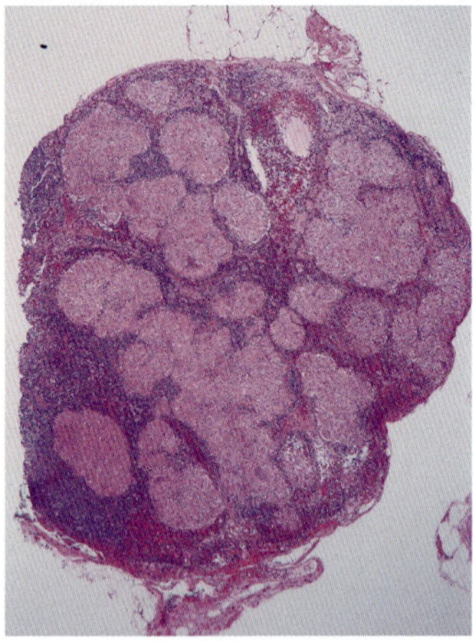

B. 현미경으로 본 림프절

그림 2-2 림프절의 구조와 현미경으로 본 림프절

④ 비장

비장spleen은 위stomach 바로 뒤쪽에 위치한 조직으로 성인의 비장은 주먹 크기 정도이며, 150g 정도 무게가 나간다. 비장은 림프계와 직접적으로 연결되어 있지는 않으며, 혈액을 통해 이동한 항원에 대한 면역반응이 일어나는 주요 조직이다. 비장에서 림프구들은 백색속질white pulp이라는 부위에 모여 있으며, 백색속질들은 세동맥 주위에 위치하고 있다. 림프절과 마찬가지로 백색속질 내에서 T림프구와 B림프구는 서로 다른 영역에 모여 있다. 비장의 대부분은 적색속질red pulp로 되어 있는데, 적색속질에는 적혈구가 주로 있다.

⑤ 점막면역계

점막면역계mucosa-associated tissues, mucosal immune system는 점막 표면에 존재하는 림프조직들을 말한다. 소화기계와 호흡기계의 점막 표면에는 항원제시세포antigen presenting cell, APC와 림프구들이 존재하며, 섭취하거나 흡입한 항원에 대한 면역반응을 일으킨다. 장 관련 림프조직gut-associated lymphoid tissues, GALT으로는 편도tonsil, 아데노이드adenoid, 충수appendix, 파이어판 또는 파이어스 패치Peyer's patch가 있다. 장관 내에 있는 림프구들로는 상피층에 존재하는 림프구, 장벽고유판lamina propia에 산재하는 림프구, 고유판 내에 정돈된 상태로 모여

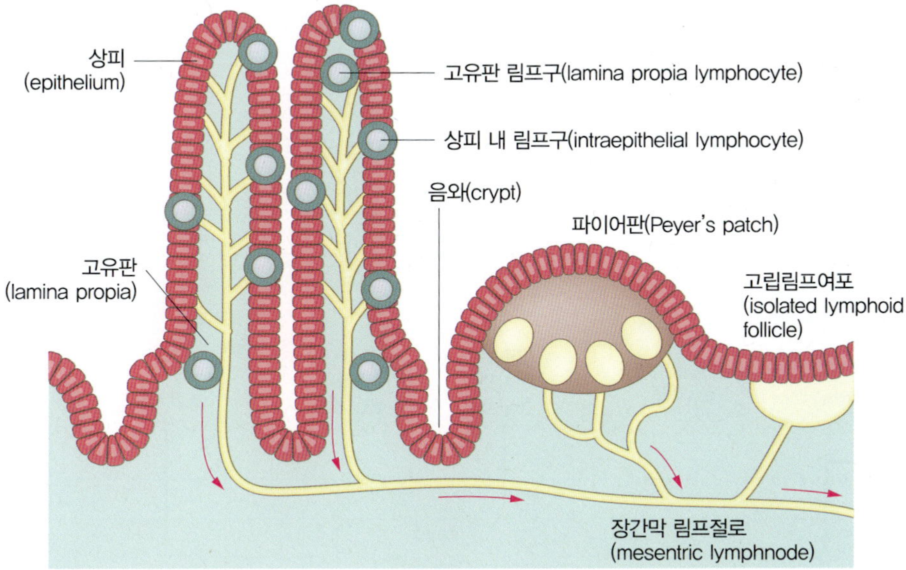

그림 2-3 장 관련 림프조직의 구조와 림프구의 분포

구조를 이루고 있는 림프구들이 있다. 상피층에는 주로 T림프구가 존재하는데, 특이성이 광범위하지 않으며 주로 장관 내에서 접하게 되는 항원들을 인식하는 림프구들이 존재한다. 장벽고유판에 산재하고 있는 림프구들은 T림프구, B림프구, 대식세포, 수지상세포, 호산구, 비만세포들이 섞여 있는데 T림프구와 B림프구는 상당수가 활성화된 상태로 존재한다. 파이어판은 소장의 점막층에 있는 장벽고유판이라고 불리는 결체조직층에 림프구들이 모여 둥근 원형 구조를 이루어 장의 내강 쪽으로 튀어 나와 있다. 파이어판은 B림프구가 밀집되어 있는 여포를 다수 함유하고 있으며, 여포와 여포 사이에 T림프구들이 약간 존재한다. 장관련 림프조직의 구조와 림프구의 분포는 그림 2-3에 제시되어 있다.

3) 면역계의 세포

면역계의 세포들은 골수의 조혈모세포에서 유래하며 면역세포 이외의 혈구세포들도 골수에서 유래한다. 골수에서 유래한 혈액 내 세포들의 종류와 각 조직에서 어떻게 이 세포들이 분화되는지 그림 2-4에 제시되어 있다.

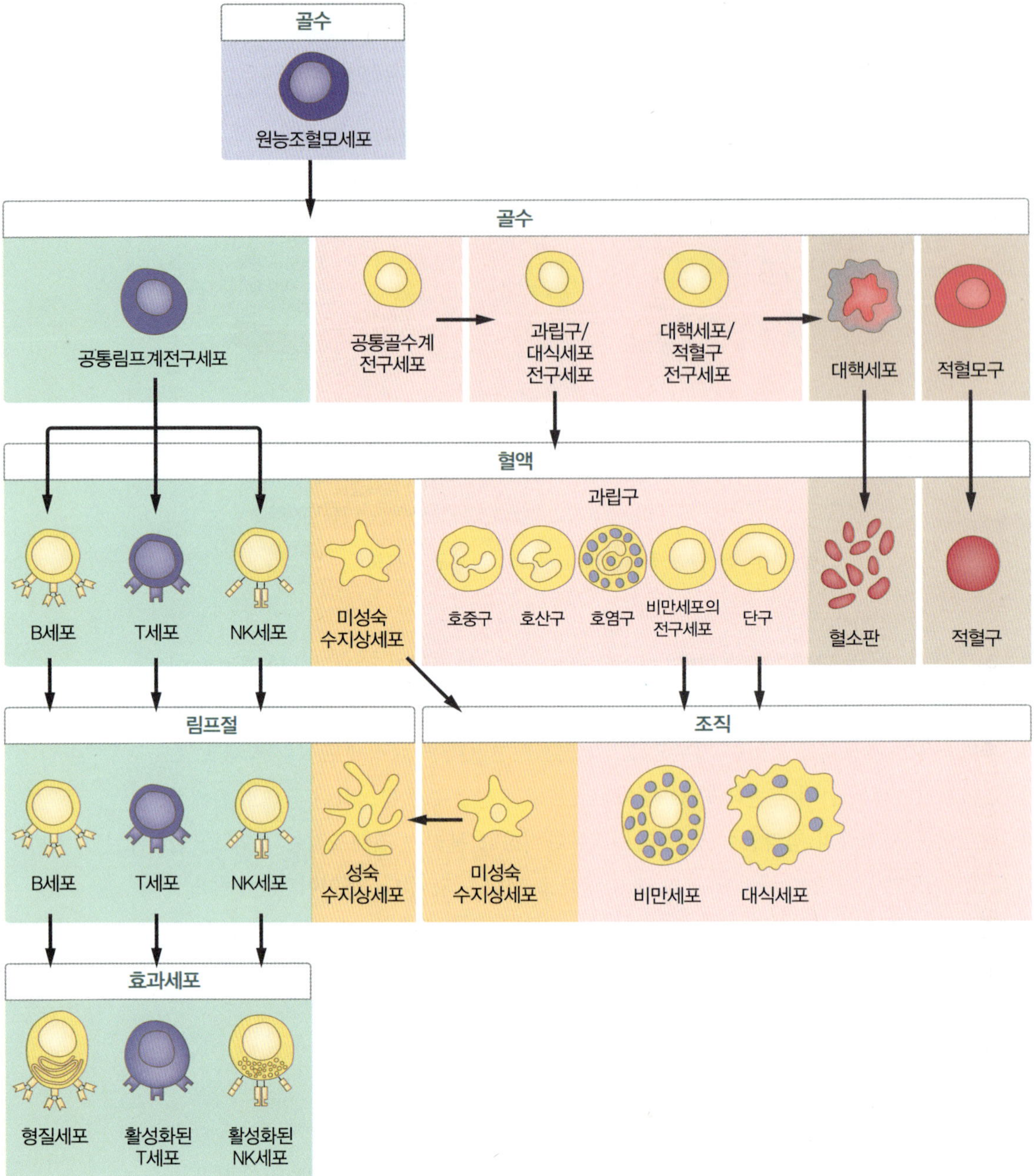

그림 2-4 골수에서 유래한 혈액 내의 세포

(1) 림프구

림프구들은 특정 항원을 인식하고 구분할 수 있으며 적응면역반응의 특징인 특이성과 기억성을 가능하게 해주는 세포이다. 림프구에는 T림프구와 B림프구가 있다. 이 두 세포

표 2-2 대표적인 CD와 발현되는 세포 및 기능

종류	주로 발현되는 세포	기능 및 참고사항
CD3	T림프구와 흉선세포	γ, δ, ϵ 의 세 종류가 있음 T세포수용체(T cell receptor, TCR)의 발현 및 신호전달에 필요함
CD4	보조T림프구, 일부 대식세포	MHCII 분자와 결합
CD8	세포독성T림프구	MHCI 분자와 결합
CD11a	백혈구	세포와 세포의 부착, ICAM-1(CD54), ICAM-2(CD102), ICAM-3(CD50)와 결합
CD11b	과립구, 단핵구, 대식세포, 수지상세포, 자연살해세포	보체계의 iC3b로 둘러싸인 입자의 식작용, CD54에 결합
CD11c	단핵구, 대식세포, 과립구, 자연살해세포	CD11b와 비슷한 작용을 함
CD14	수지상세포, 단핵구, 대식세포, 과립구	LPS에 의한 대식세포의 활성
CD19	대부분의 B림프구	B림프구의 활성
CD28	T림프구(대부분의 CD4 림프구와 일부 CD8 림프구)	미경험T림프구의 활성
CD40	B림프구, 대식세포, 수지상세포, 내피세포	B림프구, 대식세포, 수지상세포의 활성
CD44	백혈구와 적혈구	백혈구의 내피세포 부착, 백혈구 응집
CD45	모든 혈구세포	티로신포스파타아제(tyrosine phosphatase), T림프구와 B림프구의 항원수용체를 통한 신호전달
CD45RO	기억T림프구, 일부 B림프구, 단핵구, 대식세포	T림프구와 B림프구의 활성
CD45RA	B림프구, 미경험T림프구, 단핵구	
CD45RB	B림프구, 일부 T림프구	
CD56	자연살해세포	–
CD80	수지상세포, 활성화된 B림프구와 대식세포	CD28과 결합, T림프구의 활성

는 모두 항원에 대한 노출 유무에 따라 미경험림프구naive lymphocyte와 효과림프구effector lymphocyte의 형태로 구분된다. 항원에 대한 반응을 하지 않았던 상태의 림프구를 미경험림프구라고 하는데, 골수에서 나온 B림프구나 흉선에서 나온 T림프구들은 미경험림프구로 이차 림프조직에 가서 항원에 노출되면 자극을 받아 표현형phenotype이나 기능에 변화가 오면서 분화하고 증식하여 효과림프구가 된다. 이러한 효과림프구의 주요 기능은 항원의 제거이며, 효과림프구 중에서 일부는 기억세포memory cell의 형태로 체내에 장기간 존재하면서 이후에 동일한 항원에 노출되었을 때 더 빠르고 강한 면역반응을 일으킬 수 있게 해준다.

기능적으로 다른 종류의 림프구들은 특정한 세포 표면 단백질을 발현하는데, 이러한 단백질들이 림프구지표lymphocyte marker 또는 림프구의 표현형지표phenotypic marker로 이용된다. 분화집단cluster of differentiation의 약자인 CD 뒤에 숫자를 표시한 것이 사용되는데, T림프구와 B림프구뿐만 아니라 항원제시세포 및 여러 면역세포를 구분하는 데 사용된다. 대표적인 CD의 예는 표 2-2에 제시되어 있다.

① T림프구

T림프구는 골수의 조혈모세포hematopoietic stem cell에서 유래된 공통림프계전구세포common lymphoid progenitor로부터 생성되며 흉선thymus으로 이동하여 성숙된다. T림프구에는 보조(또

표 2-3 T림프구의 종류와 주요 기능

종류	생성되는 주요 사이토카인	주요 기능	표적 병원체
CD8 세포독성 T림프구	IFN-γ, TNF-α	바이러스에 감염된 세포의 살해	바이러스[예, 인플루엔자(influenza), 광견병(rabies) 등], 일부 세포 내 세균
CD4 Th1 세포	IFN-γ	대식세포의 활성화, B림프구의 항체 생성 촉진	대식세포에 존재하는 미생물(예, mycobacteria, *Listeria*, *Pneumocystis carinii* 등), 세포 외 세균
CD4 Th2 세포	IL-4, IL-5, IL-13	B림프구의 항체 생성 촉진, IgE 생성 촉진, 비만세포와 호염구의 활성화	윤충(연충), 기생충
CD4 Th17 세포	IL-17, IL-22	호중구 반응 증진	세포 외 세균(예, *Salmonella enterica* 등)
CD4 Treg 세포	IL-10	T림프구 반응 억제	-

는 협력, helper)T림프구, 세포독성cytotoxicT림프구, 조절regulatoryT림프구가 있다. T림프구의 종류와 기능 및 표적 병원체는 표 2-3에 제시되어 있다.

보조T림프구는 대식세포가 삼킨 병원체를 더 효율적으로 살해할 수 있도록 대식세포를 활성화시키고, 항원에 의해 자극된 B림프구가 활성화되고 분화되어 항체를 생성하는 데 도움을 주는 신호를 보낸다. 보조T림프구는 세포 표면에 CD4라는 단백질을 가지고 있으며, 생성하는 사이토카인의 종류에 따라 Th1, Th2, Th17 세포로 구분된다. Th1 세포로부터 생성되는 대표적인 사이토카인은 인터페론-γIFN-γ이며, Th1 세포는 박테리아에 감염된 대식세포를 활성화시켜 대식세포 내의 리소좀에 의해 박테리아가 파괴되도록 하고 B림프구를 활성화시켜 항체 생산을 하도록 자극신호를 보낸다. 반면 Th2 세포는 B림프구의 활성화와 항체생성에만 관여한다. Th2 세포에 의해 생성되는 주요 사이토카인은 인터루킨IL-4, IL-5, IL-13이다. Th1 세포와 Th2 세포에 의해 생성되는 여러 가지 사이토카인들은 면역반응에서 다양한 작용을 한다. Th17 세포는 IL-17을 생성하며, 적응면역반응 초기에 감염부위로 호중구를 끌어들여 세포 외 병원체의 제거에 기여한다.

세포독성T림프구는 세포 표면에 CD8이라는 단백질을 가지고 있으며, 바이러스나 기타 세포 내 병원체에 감염된 세포를 살해한다.

조절T림프구는 다른 림프구들의 활동을 억제하며 면역반응을 통제하는 데 도움을 준다.

CD4와 CD8은 서로 다른 종류의 주조직적합성복합체major histocompatibility complex, MHC 분자와 결합하는데, 이 때문에 CD4 T림프구와 CD8 T림프구가 다른 부류의 항원에 반응을 하게 된다. MHC 분자에 대해서는 뒷부분의 '4) 주조직적합성복합체 분자'에서 자세히 다루었다.

② B림프구

B림프구는 골수에서 유래된 세포이다. 골수에서 조혈모세포hematopoietic stem cell로부터 유래된 공통림프계전구세포common lymphoid progenitor가 여러 발달단계를 거쳐 미성숙 B림프구가 되어 골수를 떠나고, 미성숙B림프구가 말초 림프조직으로 이동하고 그곳에서 성숙하여 성숙B림프구가 된다. 성숙한 미경험B림프구의 표면에는 IgM과 IgD라는 항체가 세포막에 결합된 상태로 있으면서 B림프구의 항원수용체antigen receptor 역할을 한다. B림프구의 항원수용체에 항원이 결합을 하면 B림프구의 증식과 분화가 일어나게 되어 항체를 생성하는 효과세포인 형질세포plasma cell가 된다.

B림프구의 분화단계에 따른 종류와 각 분화 단계의 특징은 그림 2-5에 제시되어 있다.

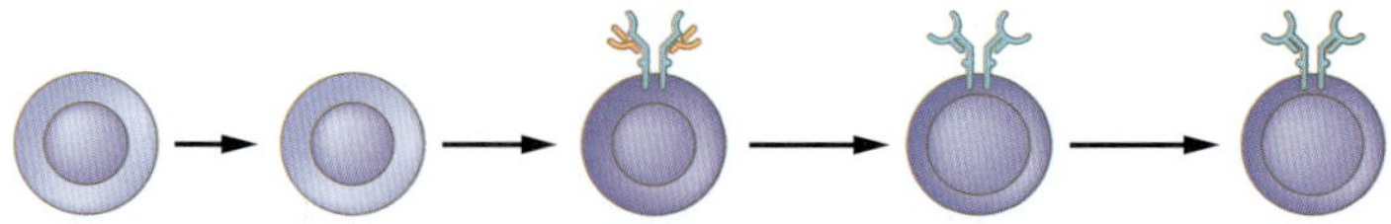

성숙단계	모세포 (stem cell)	전구 B세포 (pro–B)	전B세포 (pre–B)	미성숙B세포 (immature B)	성숙B세포 (mature B)
Ig 발현	없음	없음	세포질 μ와 전B세포 수용체 관련 μ	세포막 IgM (μ+κ 또는 λ 경쇄)	세포막 IgM과 IgD
표면지표	$CD43^{+}$	$CD43^{+}$ $CD19^{+}$ $CD10^{+}$	$B220^{lo}$ $CD43^{+}$	IgM^{+} $CD43^{-}$	IgD^{+} IgM^{hi}
조직	골수(bone marrow)			말초(periphery)	
항원에 대한 반응	없음	없음	없음	음성선택(제거) 수용체 편집	활성 (증식과 분화)

그림 2–5 B림프구의 분화 단계

(2) 자연살해세포

자연살해세포natural killer cell, NK cell는 감염과 종양에 대한 선천면역반응에서 중요한 역할을 한다. 자연살해세포는 세포를 살해할 수 있는 과립granule을 가지고 있어 표적세포를 인식하고 결합하면 과립이 표적세포 안으로 들어가 표적세포의 사멸이 일어나도록 한다. CD16과 CD56은 자연살해세포를 인식하게 하는 주요 표면지표이다. 자연살해세포는 사이토카인cytokine을 생성하여(대표적인 예, IFN-γ) 다른 면역세포의 기능을 조절하기도 한다. 자연살해세포의 활성이나 기능은 여러 사이토카인들에 의해 조절되는데 IL-2나 IL-15는 자연살해세포의 증식을 촉진하고 IL-12는 IFN-γ의 분비를 촉진한다.

(3) 대식세포

대식세포macrophage는 거의 모든 조직에 존재하며, 혈액 중에서 단핵구monocyte의 형태로 돌아다니다가 조직에서 대식세포로 분화된다. 대식세포는 선천면역에서 중요한 역할을 할 뿐만 아니라 적응면역반응에서도 다양한 역할을 하는데 T림프구 및 B림프구와 상호작용을 하여 적응면역반응에 기여한다. 포식·식균작용을 통해 병원균이나 항원을 섭취한 대식세포는 항원을 T림프구에 제시하고 T림프구는 대식세포를 활성화시켜 대식세포 내에 있는 병원균 또는 항원이 제거될 수 있도록 한다. 대식세포는 항체에 둘러싸인 병원균을 포식하여 제거하므로 B림프구에 의한 적응면역반응에도 기여한다고 할 수 있다. 이 외에도 사이토카인과 프로스타글란딘 등을 생성하여 염증반응을 유도하고 면역세포의 기능도 조절한다.

(4) 과립구

과립구granulocyte는 세포질 내에 과립이 있는 세포로 호중구neutrophil, 호산구eosinophil, 호염구basophil가 이에 속한다. 이 중 호중구의 수가 가장 많은데 총 백혈구의 60~65% 정도가 호중구이다. 호중구는 식균작용을 하며 박테리아나 곰팡이 및 그 외의 다양한 외부 물질에 대한 방어 기능을 한다. 호산구는 기생충에 대한 방어기전에 관여하는 것으로 알려져 있다. 호염구는 백혈구의 1% 이하를 차지한다. 호염구 내의 과립에는 헤파린, 히스타민, 혈관확장물질, 염증물질들이 있다. 호염구는 비만세포와 비슷한 기능을 하며 과민반응에 관여한다.

(5) 비만세포

비만세포mast cell는 과민반응(알레르기반응)에 관여하는 대표적인 세포이다. 혈액 내에 전구세포의 형태로 있다가 조직에서 분화한다. 세포질 내에 큰 과립을 가지고 있으며 히스타민을 비롯한 염증물질을 분비한다.

(6) 수지상세포

수지상세포dendritic cell는 상피세포와 림프조직에 존재하며 병원균을 포식하여 항원을 T림프구에 제시하는 역할을 한다. 따라서 직접적으로 병원균을 제거하기보다는 면역반응을 유도하는 데 중요한 역할을 하는 보조세포로 기능한다.

4) 주조직적합성복합체 분자

주조직적합성복합체major histocompatibility complex, MHC 분자는 사람의 6번 염색체의 MHC 유전자자리locus에 있는 유전자들에 의해 만들어지는 막단백질이다. MHC 분자는 항원의 단백질 조각(펩티드)을 세포의 표면에 제시하여 T림프구수용체에 의해 인식될 수 있도록 한다.

(1) MHC 분자의 종류

MHC 분자에는 MHC class I과 MHC class II의 2가지 종류가 있다. MHC class I 분자는 대부분의 세포에 존재하며 세포질에 있는 단백질을 제시하는 역할을 한다. MHC class I 분자는 CD8과 결합하므로 MHC class I 분자에 의해 제시된 항원은 세포독성T림프구를 자극하게 된다. 예를 들어 세포가 바이러스에 감염되면, 바이러스에 감염된 세포의 세포질에서 합성된 바이러스 단백질의 펩티드 조각들은 형질내세망endoplasmic reticulum, ER으로 이동하여 MHC class I 분자와 결합하게 되고, 바이러스 단백질의 펩티드와 결합한 MHC class I 분자가 세포 표면으로 이동하여 세포독성T림프구에 항원(바이러스 단백질의 펩티드 조각이 항원임)을 제시하면 세포독성T림프구가 자극되어 바이러스에 감염된 세포의 사멸을

표 2-4 MHC class I 분자와 MHC class II 분자의 비교

구분	MHC class I 분자	MHC class II 분자
구조	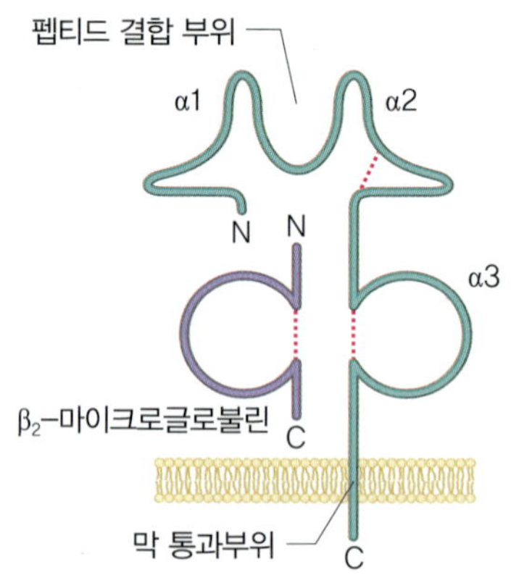	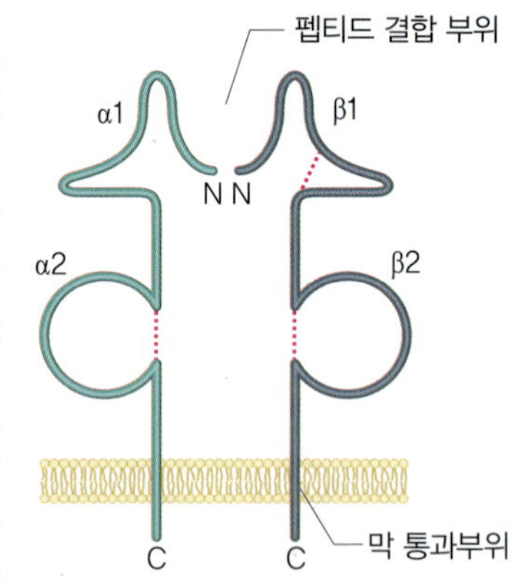
구성하는 폴리펩티드 사슬	α 사슬 $β_2$-마이크로글로불린	α 사슬 β 사슬
결합하는 펩티드의 크기	아미노산이 8~11개인 짧은 펩티드	아미노산이 10~30개 또는 그 이상인 펩티드
결합하는 T림프구 세포 표면 단백	CD8	CD4
유전자 이름: 사람 유전자 이름: 마우스	HLA-A, HLA-B, HLA-C H-2K, H-2D, H-2L	HLA-DR, HLA-DP, HLA-DQ I-A, I-E
발현되는 세포	모든 유핵세포 (비핵세포인 적혈구에는 발현되지 않음)	B림프구, 대식세포, 수지상세포, 흉선상피세포

유도한다. MHC class II 분자는 수지상세포와 대식세포 및 B림프구와 같은 항원제시세포에서만 발현이 되며 세포 내 소포intracellular vesicle에 있는 단백질에서 유래한 펩티드 조각과 결합하여 CD4 T림프구, 즉 보조T림프구에 항원을 제시한다. 예를 들어, 대식세포에 의해 포식되어 소포로 들어온 박테리아는 펩티드 조각으로 부서져서 MHC class II 분자에 결합하여 세포 표면으로 이동한 후 보조T림프구를 자극하게 되고, 결과적으로 보조T림프구는 대식세포의 활성화가 일어나도록 하여 대식세포 내의 박테리아가 제거되도록 한다. B림프구의 세포 표면 수용체에 항원이 결합하면 수용체매개 세포내이입endocytosis에 의해 항원이 엔도솜endosome의 형태로 세포 내로 들어오게 된다. 엔도솜 내의 산도가 높아지고 리소좀lysosome과 결합하면 엔도솜 내의 단백질분해효소가 활성화되어 항원단백이 분해되고, 이때 결과적으로 생긴 펩티드가 MHC class II와 결합하여 세포 표면으로 이동하여 CD4 T림프구에 항원펩티드가 제시된다.

(2) MHC와 조직이식

MHC 분자는 조직이식의 적합성을 판단하는 데 사용된다. 조직이식을 할 때 성공적인 이식을 방해하는 가장 중요한 요인은 공여자donor의 조직에 대한 수혜자recipient의 면역반응이다. 유핵세포를 가지고 있는 조직이 이식되었을 때 유핵세포에 발현되는 MHC 분자들에 대해 수혜자의 T림프구가 반응을 일으켜 조직 거부반응을 유발한다. 공여자와 수혜자의 MHC형을 일치시키면 조직이식의 성공률을 높일 수가 있다. 조직이식에 대한 내용은 '4. 이식 거부반응'에서 자세히 다루었다.

5) 사이토카인

사이토카인cytokine이란 면역과 염증반응에 관여하는 세포들이 분비하는 단백질로 선천면역과 적응면역에서 중요한 역할을 한다. 사이토카인은 구조적으로 다양하며 많은 종류가 현재까지 발견되었다. 사이토카인은 모두 구조적으로 다양하나 몇 가지 공통적인 특성을 가지고 있다.

- 사이토카인의 분비는 주로 일시적인 반응이다.
- 한 가지 사이토카인이 여러 가지 작용을 하기도 하며, 여러 가지 다른 사이토카인이 비슷한 작용을 하기도 한다.

표 2-5 사이토카인의 종류와 생성하는 세포 및 기능

사이토카인	생성하는 세포	표적세포와 기능
GM-CSF(granulocyte macrophage colony stimulating factor)	대식세포, T림프구, 내피세포	• 골수 세포: 성숙과 분화(특히 대식세포와 수지상세포로의 분화 촉진)
Type I IFN(interferon): IFN-α, IFN-β	백혈구, 수지상세포 섬유모세포(fibroblast)	• 모든 세포: MHC Class I 발현 증가, 항바이러스 • 자연살해세포: 활성화
IFN-γ	T림프구, 자연살해세포	• 대식세포: 활성화 • B림프구: IgG로 개별형 전환(isotype switching) • T림프구: Th1 분화 • 여러 세포: MHC class I과 II 분자의 발현 증가
IL(interleukin) -1α IL-1β	대식세포, 상피세포, 내피세포	• 내피세포: 활성화(염증반응, 응고반응) • 대식세포: 활성화 • T림프구: 활성화 • 시상하부: 발열 • 간: 급성기반응물질 합성
IL-2	T림프구	• T림프구: 증식, 사이토카인 생성, 조절T림프구의 발달 • 자연살해세포: 증식, 활성화 • B림프구: 증식
IL-4	T림프구, 비만세포	• B림프구: IgE로 개별형 전환 • T림프구: Th2 분화, 증식 • 대식세포: IFN-γ에 의한 활성화 억제
IL-6	T림프구, 대식세포, 내피세포	• B림프구: 항체생성 세포의 증식 • T림프구: 성장과 분화 • 간: 급성기반응물질 생성
IL-10	단핵구, 조절T림프구	• 대식세포, 수지상세포: IL-12 생성 억제, MHC class II 분자 발현 억제
IL-12	대식세포, 수지상세포	• T림프구: Th1 분화, 세포살해 활성 증가 • 자연살해세포: IFN-γ 합성, 세포살해 활성 증가
TGF(transforming growth factor)-β	연골세포(chondrocyte), 단핵구, T림프구	• T림프구: 증식과 기능의 억제 • B림프구: 증식 억제 • 대식세포: 활성화 억제, 혈관형성인자의 자극 • 섬유모세포: 콜라겐 합성 증가
TNF(tumor necrosis factor)-α	T림프구, 대식세포, 자연살해세포	• 내피세포: 활성화(염증반응, 응고반응) • 호중구: 활성화 • 시상하부: 발열 • 간: 급성기반응물질 합성 • 근육, 지방조직: 이화작용(악액질)

- 사이토카인은 다른 사이토카인의 합성과 작용에 영향을 미친다.
- 사이토카인의 작용은 국소적일 수도 있고 전신적일 수도 있다.
- 사이토카인은 사이토카인을 분비하는 세포 자체에 작용하거나, 주위에 있는 세포에 작용하거나, 멀리 떨어져 있는 세포에 작용한다.
- 사이토카인은 사이토카인이 작용하는 표적세포의 세포 표면에 있는 수용체와 결합하여 작용을 시작한다.
- 외부 신호에 의해 사이토카인수용체의 발현이 조절되기도 하고 사이토카인에 대한 세포의 반응도 조절된다.

대표적인 사이토카인의 예와 기능은 표 2-5에 제시되어 있다.

2. 선천면역과 적응면역

1) 선천면역

선천 또는 내재면역innate immunity은 태어나면서 갖게 되는 천부적 능력이다. 선천면역을 담당하는 요인들은 생체가 외부물질의 공격을 받을 때 그 물질을 개체별로 특이적으로 인지하지 못하며 병원성 미생물의 특징적인 구조와 같은 광범위한 특성을 인식한다. 따라서 인식하는 미생물 산물이나 특성의 종류가 제한적이다. 또한 선천면역은 여러 번 같은 개체로부터 공격을 받을 경우에도 방어능력이 강화되지 못하는 특징이 있다. 선천면역은 주로 미생물에 대한 초기방어를 담당한다. 한편, 선천면역반응은 적응면역반응이 일어나도록 유도하고 적응면역반응에 영향을 주므로 더 효과적으로 병원균들이 제거될 수 있도록 한다.

(1) 체표면의 상피세포

피부 및 점막의 상피세포는 물리적 및 화학적 장벽의 역할을 한다. 상피세포들은 서로 밀착하여 결합한 상태로 외부 환경으로부터 병원균이 들어오지 못하도록 물리적 장벽의 역할을 한다. 타액이나 콧물 등의 점액은 병원균이 점막에 흡착하는 것을 막아주며, 점막 상피에 있는 섬모의 운동에 의해 점액의 이동이 이루어져 병원균이 배출되도록 한다. 땀샘이나 피지선의 분비물은 pH를 낮춰 세균이 증식하기 어려운 환경을 만들기도 한다. 상피세포에서는 항미생물 기능이 있는 물질을 생성한다. 디펜신defensin은 점막 표면에 있는 상피세포뿐만 아니라 호중구, 자연살해세포, 세포독성T림프구에 의해서도 생성되는 작은 펩티드이다. 디펜신은 직접적으로 박테리아나 곰팡이(진균)에 독성 효과를 나타내거나 이러한 미생물에 대한 염증반응을 나타내는 세포들을 활성화시켜 항균작용을 발휘한다. 눈물, 타액, 요尿 중에는 리소좀lysosome효소가 많이 들어 있어 세균의 세포막을 분해하여 세균을 용해한다.

(2) 포식작용

호중구나 대식세포와 같은 포식세포들은 미생물을 인지하고 섭취하여 제거한다. 포식작용은 크기가 비교적 큰(지름 5μm 이상) 물질을 능동적이고 에너지-의존적인 과정에 의해 포식하는 것이다. 포식세포에 의한 미생물의 제거는 다음과 같은 과정에 의해 진행된다.

① 포식세포의 미생물 인식

포식세포의 표면에는 미생물을 인식하는 수용체가 있다. 만노스수용체mannose receptor와 청소수용체scavenger receptor가 그 예이다. 또한, 포식세포는 옵소닌화opsonization된 미생물을 인식한다. 옵소닌화란 미생물이 보체, 항체, 렉틴 등에 둘러싸여 포식세포에 의해 섭취될 수 있게 되는 것이다. 포식세포에 있는 보체수용체complement receptor나 Fc수용체Fc receptor는 포식세포가 옵소닌화된 미생물을 인식할 수 있도록 해준다. Fc수용체를 통해 포식세포는 항체에 둘러싸인 미생물에 결합할 수 있다.

② 포식소체의 형성

포식세포의 표면에 있는 수용체에 미생물이 결합하면 포식세포의 세포막에 변화가 일어나 미생물을 둘러싸면서 포식세포의 세포막으로부터 떨어져 나와 세포 안으로 들어온다. 이 과정에서 미생물을 포함하고 있는 세포 내 소포intracellular vesicle가 형성되는데, 원래 포식세포의 바깥쪽을 향하고 있던 세포막이 미생물을 둘러싸며 세포 내 소포의 안쪽을 향하고 있고 포식세포의 세포 안쪽을 향하고 있던 세포막이 새포 내 소포의 바깥쪽을 향하게 된다. 이러한 세포 내 소포를 포식소체phagosome라고 부른다.

③ 포식소체와 리소좀의 결합

포식소체가 리소좀lysosome과 결합하여 파고리소좀phagolysosome을 형성한다. 파고리소좀 안에는 미생물을 제거하는 다양한 기전이 존재한다.

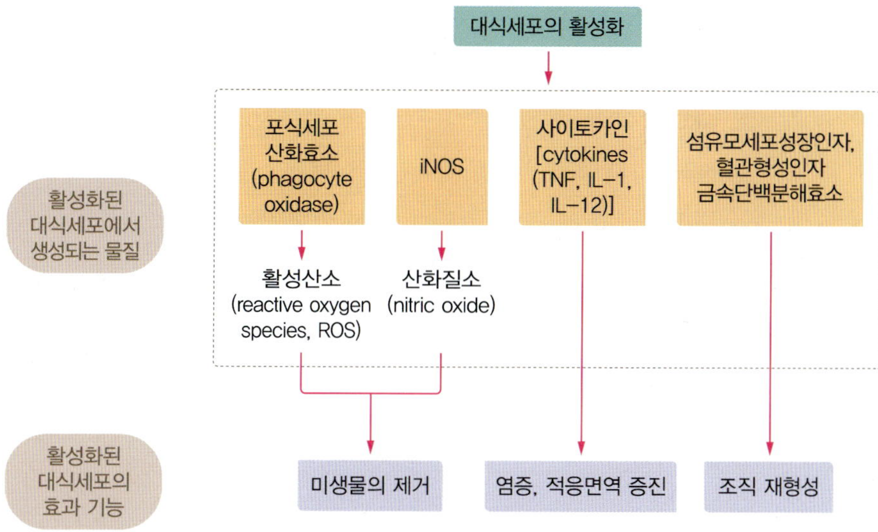

그림 2-6 대식세포의 기능

④ 미생물의 제거

포식세포 내에서는 여러 가지 다양한 방법에 의해 미생물이 제거될 수 있다. 리소좀 내에 있는 효소들은 파고리소좀이 형성되면서 리소좀으로부터 나와 미생물을 소화하게 된다. 이러한 효소들로는 라이소자임lysozyme, 엘라스타아제elastase, 카텝신Gcathepsin G 등이 있다. 활성화산소reactive oxygen species, ROS가 생성되어 미생물을 파괴한다. 산화질소nitric oxide, NO가 생성되고, 산화질소는 과산화수소hydrogen peroxide, H_2O_2나 초과산화물superoxide, O_2^-과 결합하여 과산화아질산염peroxynitrite을 형성한다.

대식세포는 포식작용 외에도 감염에 대해 저항할 수 있도록 다른 역할도 한다. 이러한 대식세포의 효과 기능은 그림 2-6에 제시되어 있다.

(3) 자연살해세포

자연살해세포natural killer cell, NK cell는 바이러스나 다른 미생물에 감염된 세포 또는 스트레스를 받아 변형된 세포(예, 종양세포)를 직접 살해하기도 하고 IFN-γ를 분비하여 대식세포를 자극하고 미생물이 제거되도록 한다.

자연살해세포는 세포 표면에 활성화수용체activating receptor와 억제수용체inhibitory receptor가 있어 2개의 수용체로부터 생성되는 신호의 균형에 의해 그 활성이 조절된다. 활성화

표 2-6 자연살해세포의 활성화수용체와 억제수용체

구분	수용체	리간드
억제수용체	NKG2A: CD94	HLA-E
	KIR-2DL, KIR-3DL	HLA-C
활성화수용체	CD16	IgG에 코팅된 세포
	NCRs (NKp30, NKp46, NKp44)	BAT3, B7-H6, HSPG
	KIR-2DS	HLA-C
	NKG2D	MHC class I 유사 분자인 MIC-A, MIC-B UL16-결합단백(ULBP)
	NKG2C:CD94	HLA-E

수용체는 바이러스나 다른 미생물에 감염된 세포나 종양세포에 발현되는 다양한 리간드 ligand들을 감지할 수 있다. 자연살해세포에 발현되는 수용체의 종류와 그 수용체에 결합하는 리간드의 종류는 표 2-6에 제시되어 있다.

자연살해세포의 표면에 발현되는 억제수용체는 감염되지 않은 정상 세포의 표면에 있는 MHC class I 분자와 결합을 하며, 억제수용체에서 전달된 신호는 활성화수용체의 작용을 규제하여 정상 세포의 살해는 이루어지지 않게 한다. 표적세포가 MHC class I 분자를 발현하지 않거나, MHC class I이 변형되었거나 발현 정도가 적어 활성화수용체에 의한 신호를 억제하지 못할 경우에는 자연살해세포가 활성화되어 표적세포의 사멸을 유도한다. 바이러스에 감염된 세포들은 종종 MHC class I의 발현 정도가 감소되는데, 이는 CD8 T림프구의 인식을 피하기 위한 수단이기는 하나 한편으로는 자연살해세포의 억제수용체와의 결합 저하를 초래하게 되어 자연살해세포의 활성화가 이루어지도록 한다.

자연살해세포가 감염에 대한 초기 방어를 제공하는 방법은 과립구를 이용하여 표적세포를 직접 살해하여 제거하거나 IFN-γ를 분비하여 대식세포를 활성화시켜서 포식된 박테리아를 제거하는 것이다. 자연살해세포의 세포살해 기전은 세포독성T림프구와 같으며(세포독성T림프구의 작용 기전에서 자세히 설명), 기본적으로 퍼포린perforin과 그랜자임 granzyme을 이용하여 표적세포의 계획세포사apoptosis를 유도하여 바이러스나 미생물이 생존하고 있는 세포를 제거하는 것이다. 자연살해세포가 활성화되었을 때 분비되는 IFN-γ는 대식세포가 활성화되도록 하며, CD4 T림프구가 Th1 세포로 분화되도록 하고, MHC class I과 II 분자의 발현이 증가되도록 한다.

(4) 보체계

보체계complement system는 다수의 혈장 단백질로 구성되어 있으며, 체내에 병원체가 들어오면 병원체에 의해 직접 활성화되거나 병원체나 항원에 결합된 항체에 의해 간접적으로 활성화된다. 따라서, 보체계는 선천면역반응의 주요 효과 기전effector mechanism이며, 체액성

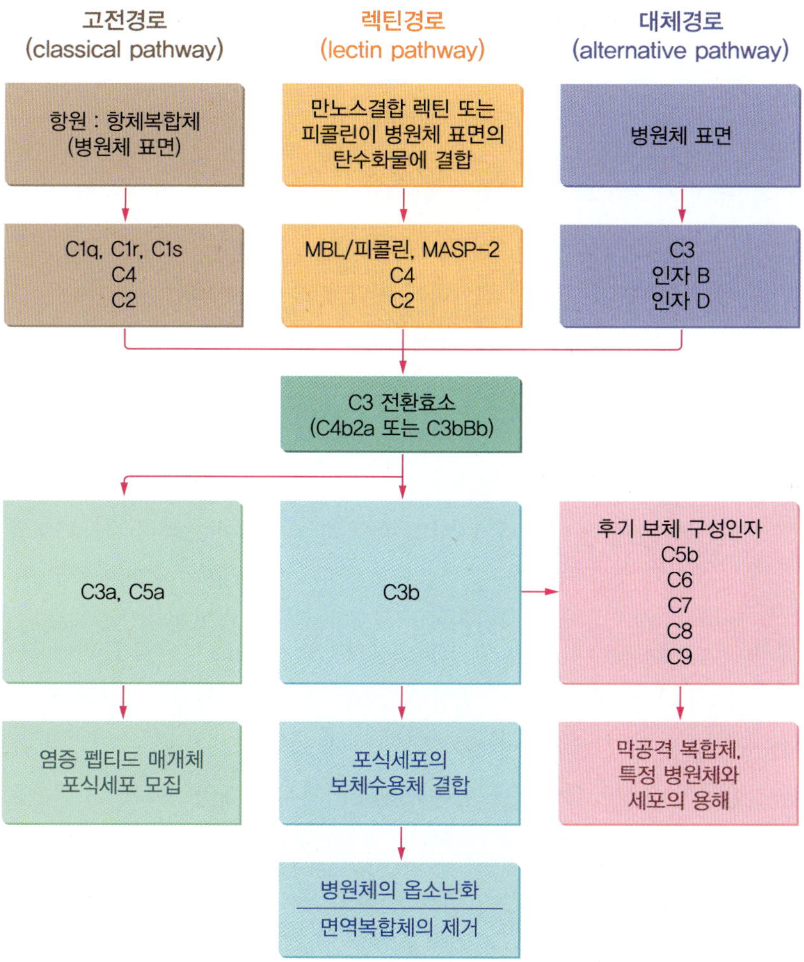

그림 2-7 보체 활성화 경로에 관여하는 주요 구성 인자 및 효과 작용

면역반응의 주요 효과 기전 중의 하나이기도 하다. 보체의 활성화는 면역세포의 유입과 염증반응의 유도, 병원체의 옵소닌화, 그리고 병원체의 직접적인 사멸을 초래한다. 병원체의 옵소닌화는 병원체의 표면이 항체나 보체계의 단백질들로 씌워져서 포식세포에 의해 더 쉽게 잡아먹힐 수 있게 되는 것이다.

보체 활성화에는 3가지 경로가 있다. 고전경로classical pathway는 항원에 결합된 항체에 의해 활성화되는 경로이며, 대체경로alternative pathway는 병원체의 표면에 보체 단백질이 직접 결합하면서 활성화되는 경로이다. 렉틴경로lectin pathway에서는 만노스에 결합하는 혈장 렉틴이 병원체 표면에 있는 당질인 만노스에 결합하여 활성화된다. 3가지 경로에 관여하는 주요 보체계의 구성인자들과 보체 활성화의 효과 작용은 그림 2-7에 제시되어 있다.

① 고전경로

고전경로는 항체 IgG 또는 IgM이 항원에 결합되었을 때 보체 단백질인 C1 복합체가 IgG나 IgM에 결합하면서 시작된다. C1 복합체의 C1q 부분은 항체에 결합을 하고, C1r은 C1s를 활성화시키고, C1s는 C4를 잘라 C4b가 되도록 한다. C4b는 항체가 결합된 병원체의 표면에 결합하는데 여기에 C2가 와서 결합하게 된다. C2는 C1s에 의해 잘라져 C2a와 C2b로 되며, C2b는 떨어져 나가고 C2a는 C4b2a 복합체의 형태로 C3 전환효소C3 convertase역할을 한다. C3가 C4b 부분에 결합하는데 C4b2a 복합체의 C2a 부분이 C3를 잘라 C3a와 C3b가 된다. C3a는 떨어져 나가고 C3b는 병원체의 표면 또는 C4b2a 복합체에 결합하여 옵소닌으로 작용한다. C4b2a3b 복합체는 C5 전환효소로 작용하여 C5가 잘라져 C5a와 C5b가 되게 하는데 C5a는 염증반응을 촉진하며 C5b는 막공격 복합체의 조립이 시작되도록 한다.

② 대체경로

혈장 내에서 C3로부터 잘라져 나와 생기는 소량의 C3b가 바로 병원체 표면에 결합하면서 대체경로가 시작된다. 병원체 표면에 결합된 C3b는 혈장 단백질인 인자 Bfactor B와 결합하고 인자 B는 또 다른 혈장 단백질인 인자 Dfactor D에 의해 잘라져 Ba는 떨어져 나오고 Bb가 C3b에 결합하여 C3bBb 복합체를 형성하는데 이것이 대체경로에서 C3 전환효소 역할을 한다. 또 C3b가 C3bBb 복합체에 결합하여 생긴 C3bBbC3b 복합체는 대체경로에서 C5 전환효소의 역할을 한다.

③ 렉틴경로

항체의 도움 없이 병원체 표면의 다당체에 혈장 내의 렉틴이 결합하면서 렉틴경로가 시작된다. 혈장 렉틴으로는 혈장 만노스 결합 렉틴plasma mannose-binding lectin, MBL 또는 피콜린ficolin이라고도 하는 N-아세틸글루코사민 인식 렉틴N-acetylglucosamine recognizing lectin이 있다. 병원체 표면 다당체에 렉틴이 결합하고 여기에 혈장 내에 있던 단백질 분해효소인 MASPMBL-associated serine protease가 결합을 하며, MASP2가 C4와 C2를 잘라 C4b2a 복합체가 형성되면 C3 전환효소C3 convertase 역할을 한다.

3가지 보체 활성화 경로에서 공통점은 C3 전환효소의 생성이다. C3 전환효소의 작용에 의해 생성된 C3b는 병원체 표면에 축적되며, 이는 포식세포에 있는 보체수용체complement receptor, CR에 의해 병원체가 포식되는 것을 촉진하는 역할을 한다. C3b에 결합하는 보체수용체로는 호중구, 호산구, 대식세포, B와 T림프구에 발현되는 CR1(CD35), 대식세포, 호중구, 자연살해세포에 발현되는 CR3(CD11b/CD18)와 CR4(CD11c/CD18)가 있다.

보체계의 가장 중요한 역할 중의 하나는 병원체의 포식작용이다. 앞에서처럼 보체활성화에 의해 병원체가 C3b나 C4b 등 보체계 단백질의 분해산물들로 표면이 둘러싸이게 되면 대식세포나 호중구에 있는 보체수용체에 결합하고 병원체는 포식된다. 또 다른 보체 활성화의 결과는 염증반응이다. 보체 활성화 과정에서 생성되어 떨어져 나온 C5a, C4a, C3a는 비만세포나 호중구를 활성화시켜 국소적 염증반응이 일어나도록 한다. 이 보체조각들을 아나필락시스독소anaphylatoxins라고도 부르는데, 만약 많은 양이 생성되거나 전신순환이 일어나게 되면 아나필락시스 쇼크anaphylactic shock를 일으키게 되기 때문이다. 보체 활성화는 막공격 복합체membrane attack complex를 형성하여 병원체를 사멸시킬 수 있는 구멍을 병원체의 세포막에 형성하기도 한다. 보체 활성화 과정에서 생성된 C5b가 C7, C8, C9과 결합하여 병원체의 세포막에 구멍을 형성하여 라이소자임과 같은 효소를 세포 내로 유입시키거나 삼투성 용혈osmotic lysis을 초래하여 세포 사멸이 일어나도록 한다. 그런데 보체의 이러한 작용은 일부 병원체에 대해서만 효과적인 것으로 알려져 있는데, 세균성 뇌수막염을 일으키는 나이세리아*Neisseria*가 대표적인 예이다.

2) 적응면역

적응면역에는 림프구와 항체가 관여하며, 특정 항원에 대해 오랫동안 보호 체계를 제공한다. 특정 병원체에 의한 감염 시에 적응하는 과정으로 일생 동안 일어나는 일이므로 적응면역반응이라고 부르며, 밀접한 연관성이 있으면서 조금 다른 미생물이나 거대분자들을 구별해낼 수 있는 특이성을 가지고 있어 특이면역specific immunity이라고 부르기도 한다.

적응면역반응은 구성 요소의 종류에 따라 체액성 면역humoral immunity과 세포매개성 면역cell-mediated immunity으로 구분된다. 체액성 면역은 항체에 의해 매개되며 세포 밖에 있는 미생물 및 이로부터 분비된 독소에 대한 주된 방어기전이다. 세포매개성 면역은 T림프구에 의해 매개된다. T림프구는 대식세포에 먹혀 세포 내에 있는 미생물을 파괴하거나 바이러스나 일부 박테리아에 감염된 세포를 사멸시킨다.

적응면역반응은 다음과 같은 몇 가지 특성을 가지고 있다.

첫째, 특이성specificity으로 적응면역반응은 특정 항원에 대해 특이적으로 일어난다. 항원의 구조들을 구분하는 데 특이적으로 인식되는 항원의 부위를 에피토프epitope라고 한다.

둘째, 다양성diversity으로 항원에 대한 특이성을 보여주는 림프구들의 수는 매우 방대하다. 한 사람이 $10^7 \sim 10^9$개 사이의 항원들을 구분할 수 있다고 한다. 이러한 다양성은 림프구 표면에 존재하면서 항원을 인식하는 역할을 하는 수용체에 있는 항원-결합 부위의 구조적 변이성 때문에 가능하다.

셋째, 기억성memory에 의해 항원에 노출이 되고 나면 다음에 동일한 항원에 노출되었을 때 더 즉각적이고 강한 반응을 일으키게 된다. 이것은 기억세포memory cell가 있어 항원에 특이적인 림프구의 클론을 빠르게 확장시키기 때문이다.

넷째, 항원에 의한 자극 후 시간 경과에 따라 반응이 감소되는 자기제한self-limitation이 나타난다.

다섯째, 자기에 대한 무반응self-tolerance으로 외부의 항원과 자기 자신의 항원을 구분하는 능력이 있다.

(1) 항원의 제시와 인식

림프구가 박테리아, 바이러스 및 다른 항원에 대한 면역반응을 일으키기 위해서는 이것들을 인식해야 한다. B림프구에서는 막 표면에 있는 면역글로불린인 IgM 또는 IgD가 항원을 인식하는 역할을 하며, 이러한 면역글로불린을 B림프구 항원수용체B-cell antigen receptor라고도 부른다. T림프구는 항원을 직접 인식하지 못하고, 이미 다른 세포 안으로 들어가 그 세포 내에서 펩티드로 분해가 되는 처리processing과정을 거친 후에 MHC 분자와 결합하고 세포 표면으로 이동하여 제시presentation된 펩티드만을 인식한다. 앞의 '4) 주조직적합성복합체 분자' 부분에서 설명하였듯이 MHC 분자에는 2가지 종류가 있으며, MHC class I 분자는 대부분의 세포에 존재하고 세포질에 있는 단백질을 제시하는 역할을 한다. MHC class I 분자는 CD8과 결합하므로 MHC class I 분자에 의해 제시된 항원은 세포독성T림프구를 자극하게 된다. 한편, MHC class II 분자는 수지상세포와 대식세포 및 B림프구와 같은 항원제시세포antigen-presenting cell, APC에서만 발현이 되며 세포 내의 소포에 있는 단백질에서 유래한 펩티드 조각과 결합하여 CD4 T림프구, 즉 보조T림프구에 항원을 제시한다.

림프구의 항원 인식에 대해 몇 가지 특징을 정리하여 보면 다음과 같다.

첫째, B림프구는 펩티드, 단백질, 핵산, 다당류, 지질, 작은 화학물질 등 다양한 종류의 항원을 직접 인식하는 반면, T림프구는 펩티드만을 인식하기 때문에 단백질 항원에 대해서만 반응한다.

둘째, B림프구는 체액 내에 존재하는 수용성 항원뿐만 아니라 세포의 표면에 있는 항원도 인식하는 반면, T림프구는 항원제시세포의 표면에 결합된 항원만을 인식한다. T림프구는 MHC 분자에 결합된 펩티드만을 인식한다.

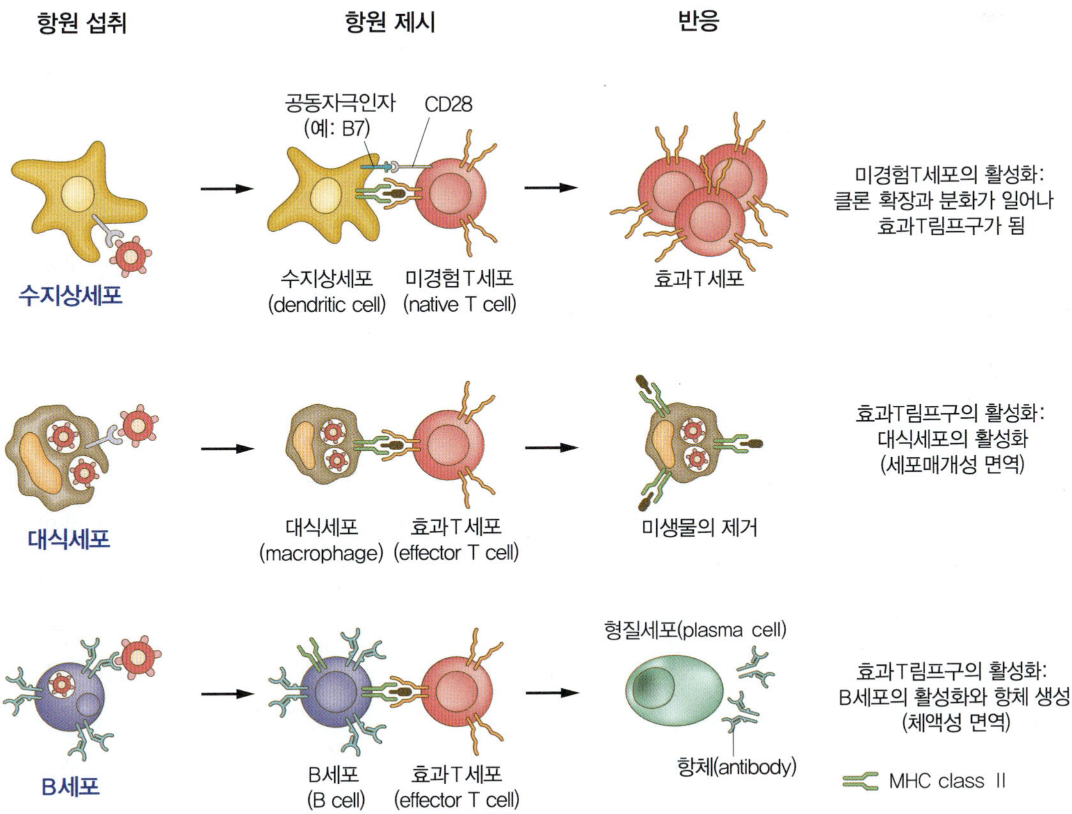

그림 2-8 항원제시세포의 항원제시에 대한 T림프구의 반응

셋째, T림프구는 MHC 자기제한self MHC restriction의 특징이 있어 펩티드 항원이 자신과 같은 유전형의 MHC 분자에 결합되어 있을 때만 인식을 할 수 있다. 즉, MHC 유전자형이 T림프구의 항원 특이성을 제한하게 된다. 따라서, T림프구의 항원에 대한 특이성에는 항원뿐만 아니라 항원과 결합하는 MHC 분자도 기여하게 된다.

넷째, 보조T림프구는 MHC class II에 결합된 항원을 인식하고, 세포독성T림프구는 MHC class I에 결합된 항원을 인식한다.

수지상세포, 대식세포, B림프구는 항원제시세포의 역할을 할 수가 있는데, 수지상세포는 미경험naive $CD4^+$ T림프구와 $CD8^+$ T림프구를 활성화시켜 T림프구 반응이 일어나게 하며, 대식세포와 B림프구는 이미 분화된 효과 $CD4^+$ T림프구에 항원을 제시하여 필요한 면역반응이 일어나도록 한다. 그림 2-8에 각 항원제시세포의 작용에 대한 T림프구의 반응이 제시되어 있다.

(2) 체액성 면역

체액성 면역은 미생물 항원antigen의 침입에 대해 항체antibody가 작용하여 표적 미생물을 제거하는 것을 말한다. B림프구의 표면에 있는 B림프구 항원수용체B-cell antigen receptor에 항원이 결합하면 B림프구가 자극을 받아서 형질세포plasma cell로 분화되고 형질세포는 항체를 생산한다.

항체는 일반적으로 면역글로불린immunoglobulin, Ig이라고 불리며 A, D, E, G, M의 5가지로 분류된다. 면역글로불린의 기본적인 구조는 2개의 중쇄heavy chain, H chain와 2개의 경쇄light chain, L chain로 이루어져 있으며, 2개의 중쇄는 이황화결합에 의해 연결되어 있고, 각각의 중쇄는 경쇄와 이황화결합으로 연결되어 있다. 면역글로불린은 항원 결합 부위인 가변부위variable region 또는 V부위V region와 면역계의 효과 기능을 수행하는 부위인 일정부위constant region 또는 C부위C region로 구분할 수 있다. 또한 단백질 분해효소인 파파인에 의해 절단되는 부위에 따라 Fabfragment, antigen binding 분절과 Fcfragment, crystallizable 분절로 구분된다. 펩신에 의해 면역글로불린이 절단되면 $F(ab')_2$ 분절이 생기는데, 이는 면역글로불린의 2개의 항체결합 팔arm이 서로 연결되어 있는 상태이다. 즉, Fab 부위 2개가 경첩부위hinge region에서 이황화결합에 의해 여전히 연결되어 있는 것이다. 면역글로불린의 기본적인 구조와 단백질 분해효소에 의한 절단 구조는 그림 2-9에 제시되어 있다.

면역글로불린의 종류를 개별형isotype이라고도 하는데, 개별형은 중쇄의 구조에 의해 결

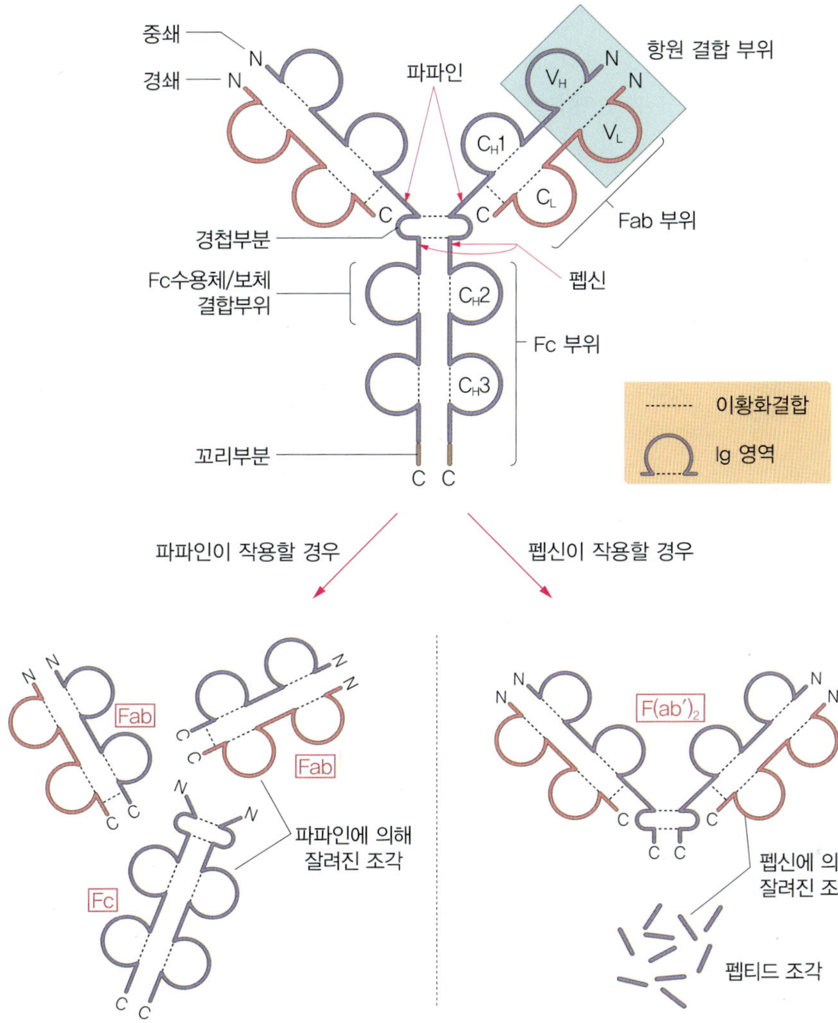

그림 2-9 면역글로불린의 기본적인 구조와 단백질 분해효소에 의한 절단 구조

정된다. 면역글로불린의 종류와 기능은 표 2-7에 제시되어 있다.

체액성 면역반응에 대해 간단히 정리하여 보면 다음과 같다.

첫째, 단백질 항원에 대한 항체반응에는 보조T림프구의 도움이 필요하다. 이러한 항원을 흉선의존항원thymus-dependent antigen 또는 TD항원T-dependent antigen이라고 한다.

둘째, 다당류나 지질과 같이 반복되는 결정기를 가진 다가multivalent항원들은 B림프구의 수용체와 결합할 수 있는 결합기가 많기 때문에 대규모의 교차 결합이 가능하며 보조T림프구의 도움 없이 항체반응을 일으킬 수 있다. 이러한 항원들을 흉선비의존thymus-independent 또는 TIT-independent항원이라고 한다.

셋째, 활성화된 B림프구는 항체를 생성하고 분비하는 형질세포로 분화되는데, 일부 형질세포는 골수로 이동하여 소량의 항체를 계속 생성하기도 한다. 형질세포는 낮은 수준의

표 2-7 면역글로불린의 종류와 기능

항원의 개별형	아형 (중쇄)	분비형	혈청 내 농도 (mg/mL)	혈청 내 반감기(일)	기능
IgA	IgA1, 2 (α1 또는 α2	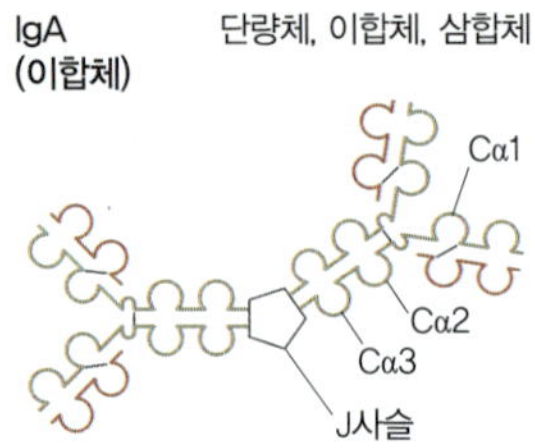	3.5	6	점막 면역에 관여함
IgD	없음 (δ)	없음	미량	3	미경험B세포의 항원수용체 역할을 함
IgE	없음 (ε)	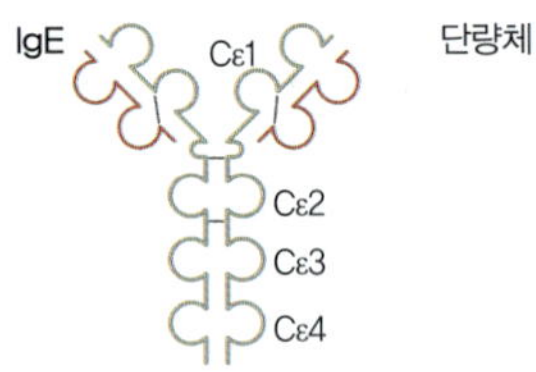	0.05	2	기생충에 대한 방어, 즉시형 과민반응에 관여함
IgG	IgG1-4 (γ1, γ2, γ3 또는 γ4)	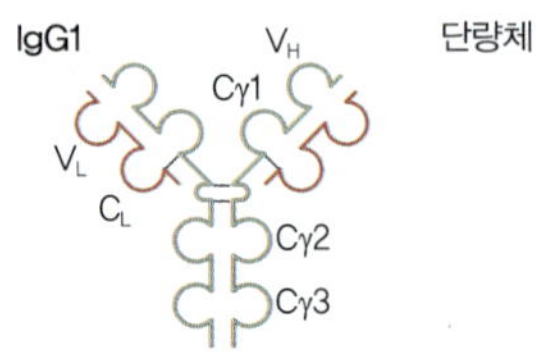	13.5	23	옵소닌화, 보체의 활성화, 항체의존형 세포매개성 독성, 태아면역, B세포의 되먹임 억제에 관여함
IgM	없음 (μ)	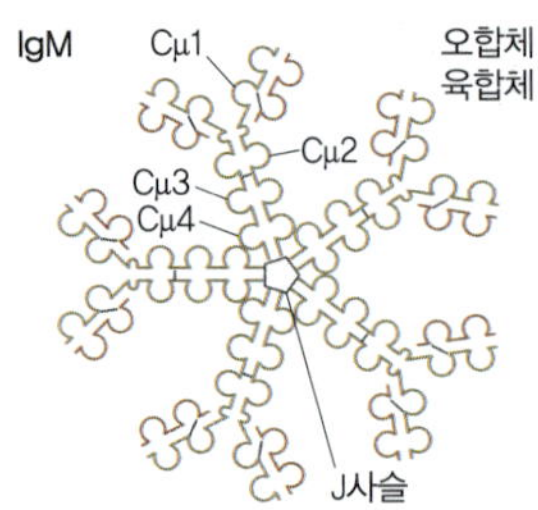	1.5	5	• 미경험B세포의 항원수용체 역할을 함 • 보체의 활성화에 관여함

자료: Abbas et al.(2018). Cellular and Molecular Immunology. 9th ed. Elsevier.

표면 면역글로불린을 가지고 있고 MHC class II 분자가 없기 때문에 항원이나 보조T림프구와 반응을 할 수가 없다.

넷째, 활성화된 B림프구의 일부는 기억B림프구로 분화한다. 기억B림프구는 항원에 재노출되었을 때 더 빠르고 강한 면역반응이 일어나는 이차 항체반응secondary antibody response을 가능하게 한다. 그림 2-10은 일차 항체반응과 이차 항체반응의 비교 및 특징에 대한 내용이다.

다섯째, 보조T림프구에 의존적인 체액성 면역반응에서는 개별형 전환isotype switching과

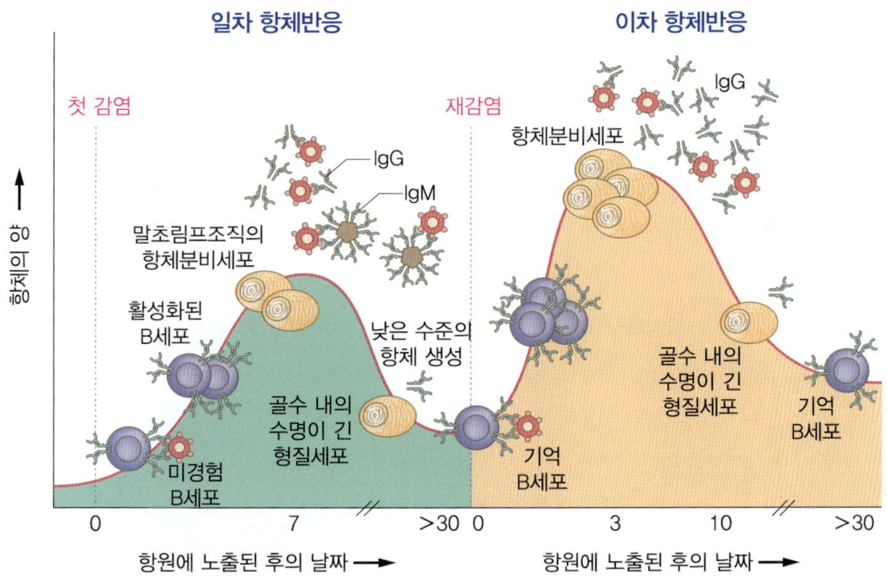

특징	일차 항체반응	이차 항체반응
접종 후 걸리는 시간	5~10일	1~3일
최대 반응 정도	낮음	높음
항체 개별형	IgM > IgG	IgG의 증가 경우에 따라서는 IgA 또는 IgE
항체의 친화력	항체의 친화력이 다양함	친화력 성숙으로 인해 친화력이 높음

그림 2-10 일차와 이차 체액성 항체반응의 비교

자료: Abbas et al.(2018). Cellular and Molecular Immunology. 9th ed. Elsevier.

친화력 성숙affinity maturation이 일어난다. 친화력 성숙은 생산되는 항체의 특정 항원에 대한 친화력이 증가하는 것이다. B림프구의 가변부위 유전자들이 재배열되고 새로운 수용체가 B림프구에 발현되는데, 이 중 친화력이 높은 B림프구수용체를 가진 B림프구가 선택되면서 친화력 성숙이 일어나게 된다. 개별형 전환은 재배열된 중쇄가변부위heavy chain variable region유전자 조각이 중쇄일정부위C region와 DNA 재조합recombination과정을 통해 결합되어 일어난다. 면역반응의 초기에는 IgM과 IgD가 만들어지며, 보조T림프구의 도움과 사이토카인의 영향을 받아 개별형 전환이 일어나 IgG, IgA, IgE가 만들어진다.

여섯째, 체액성 면역반응에 의해 생성된 항체들은 독특한 효과 기능effector function을 수행한다. IgM은 항원에 대한 친화력affinity은 낮으나 오합체pentamer를 형성하기 때문에 항원결합부위가 많아 결합력avidity이 높으며, 보체 활성화에 중요한 역할을 한다. IgA는 분비액 내에 존재하며 장관이나 호흡기의 상피세포 표면에서 병원체들과 독소를 중화하는 역할을 한다. IgG는 혈액과 세포외액에 존재하며 병원체를 옵소닌화하여 포식되도록 하고 보체계를 활성화시킨다. IgE는 피부와 점막 아래에 존재하는 비만세포의 수용체로 결합되어 비만세포가 항원을 감작하는 데 기여한다. 비만세포가 자극되면 화학 매개물질이 분비되

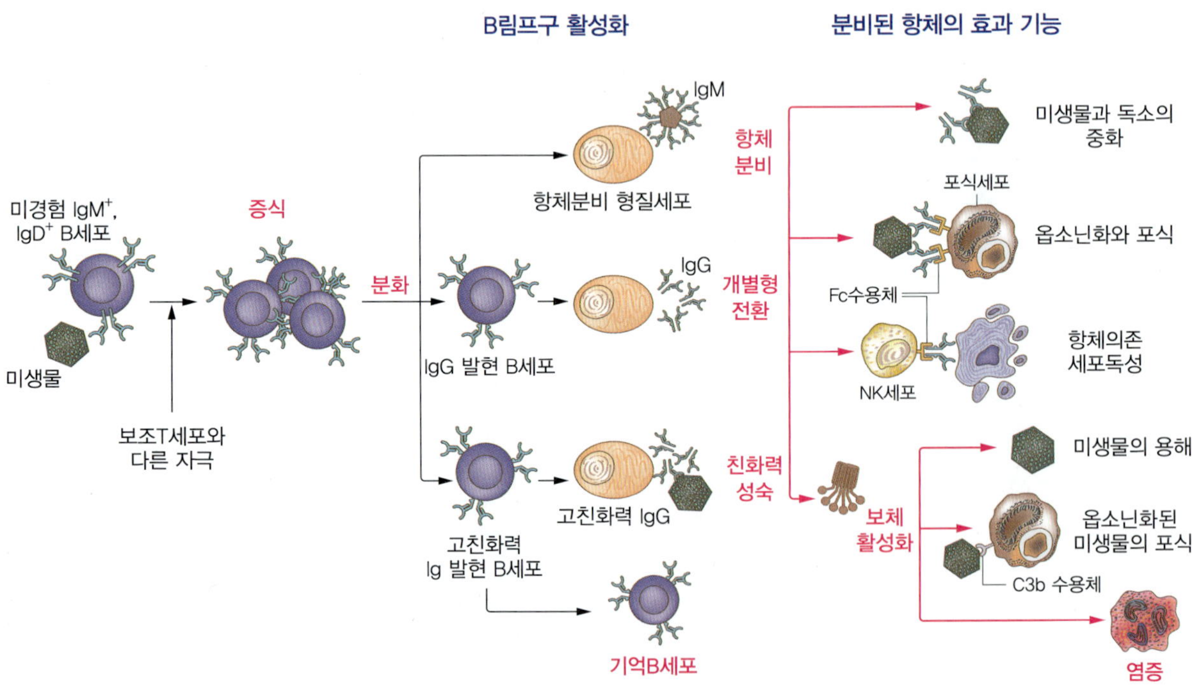

그림 2-11 체액성 면역반응 과정과 그 효과 기능

어 기침, 재채기, 구토 등의 반응이 일어나며 이러한 반응은 감염원의 배출에 기여한다. 포식세포들은 항체의 Fc부위와 결합하는 Fc수용체Fc receptor를 가지고 있으며 항체로 둘러싸인 병원체는 항체의 Fc에 포식세포의 Fc수용체가 결합하여 포식세포가 자극되고 병원체의 세포 내 이입이 일어나 병원체가 제거된다. 포식작용에 대한 자세한 설명은 앞의 '1) 선천면역의 (2) 포식작용'에서 설명하였다.

이러한 체액성 면역반응의 과정과 효과 기능은 그림 2-11에 제시되어 있다.

(3) 세포매개성 면역

세포매개성 면역은 T림프구에 의해 매개된다. T림프구는 대식세포를 활성화시켜 대식세포에 먹혀 세포 내에 존재하는 미생물을 파괴하거나, B림프구의 활성화에 도움을 주어 항체 생성을 촉진시키거나, 바이러스나 일부 박테리아에 감염된 세포를 사멸시킨다.

세포매개성 면역반응이 일어나는 과정은 다음과 같다.

첫째, 미경험T림프구는 이차 림프조직으로 이동하여 수지상세포에 의해 제시되는 항원에 반응한다. MHC 분자에 결합된 항원이 T림프구의 표면에 있는 T세포수용체T cell receptor, TCR에 결합하고, 항원제시세포의 표면에 있는 B7 분자가 T림프구의 공동자극수용체costimulatory receptor인 CD28에 결합하여 공동자극costimulation을 하면 T림프구가 활성화되어 증식하고 클론확장clonal expansion이 일어나며 동일한 항원에 대한 특이성을 가진 T림프구들이 효과T림프구로 분화된다.

둘째, 효과T림프구들은 이차 림프조직을 나와 다시 혈류를 통해 감염부위로 이동하기도 하고, 이차 림프조직에 머물면서 B림프구가 항체를 생성하는 형질세포로 분화하는 데 도움을 주기도 한다. 일부는 기억T림프구가 되기도 한다.

셋째, T림프구 반응은 항원이 제거된 후에는 저하된다. T림프구 반응의 저하는 주로 항원에 의해 이미 활성화된 T림프구의 계획세포사apoptosis에 의해 이루어진다.

T림프구에서 항원을 인지하고 반응이 일어나도록 신호를 전달하는 역할을 하는 것은 T세포수용체복합체T cell receptor complex, TCR complex이다. T세포수용체복합체의 기본적인 구조는 그림 2-12에 나와 있다. T세포수용체복합체는 항원의 인지를 담당하며 α와 β사슬chain의 이형복합체로 이루어진 TCR과 신호전달에 관여하는 CD3와 ζ사슬이 있다. CD3에는 CD3γ, CD3δ, CD3ε의 3종류 사슬이 있는데 CD3γ와 CD3δ의 이합체, CD3ε와 CD3δ의 이합체가 TCR과 상호작용한다. ζ사슬은 동형이합체의 형태로 존재한다. 이 외에도 CD4과 CD8이 MHC 분자와 결합하는 역할을 하며, CD28이 항원제시세포에 있는 B7 분자

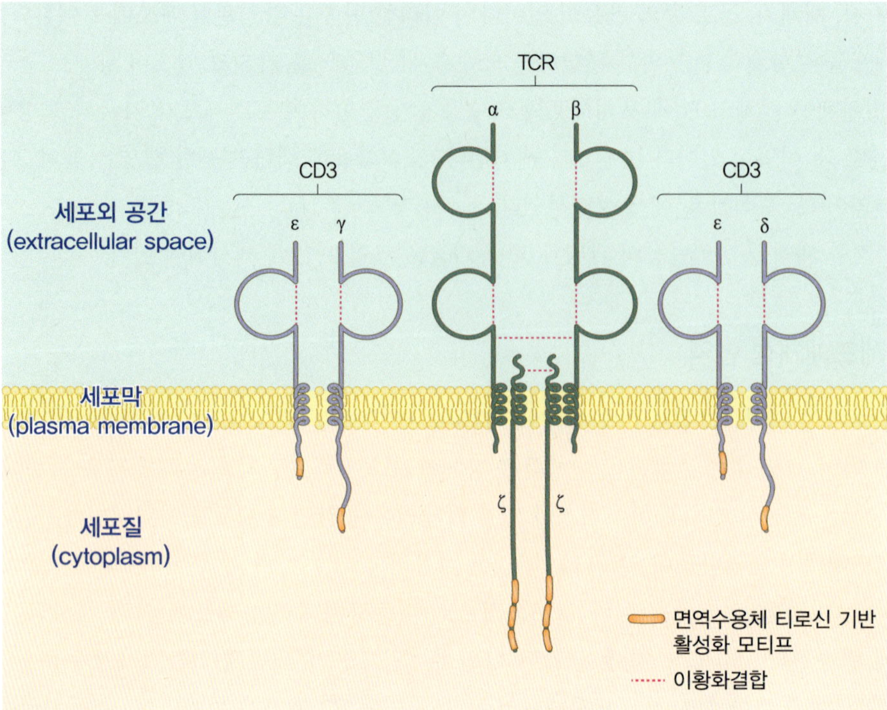

그림 2-12 T세포수용체복합체

와 결합하여 공동자극신호를 보내는 역할을 한다.

세포독성T림프구는 표적세포를 계획세포사로 유도하여 사멸하게 한다. 세포독성T림프구에 의한 세포 사멸은 항원 특이적이며 세포 간의 접촉이 이루어져야만 한다. 세포독성T림프구의 효과 기전은 다음과 같다.

첫째, 세포독성T림프구가 표적세포에 부착한다. 세포독성T림프구가 표적세포에 결합하여 반응하는 데는 TCR, CD8, 부착분자adhesion molecule가 관여한다.

둘째, 세포독성T림프구는 세포질 내에 있는 세포독성과립cytotoxic granule을 표적세포 내로 방출한다. 세포독성과립은 분비성 리소좀secretory lysosome이라고도 부른다. 세포독성과립 내에는 표적세포의 계획세포사에 관여하는 여러 가지 물질을 함유하고 있다. 퍼포린perforin은 표적세포의 세포질로 과립성분이 전달되는 것을 도와준다. 그랜자임granzyme은 세린 단백분해효소serine protease로 계획세포사를 활성화한다. 그래뉼리신granulysin은 표적세포와 미생물 세포막의 투과성permeability을 변화시킨다.

셋째, 세포독성T림프구는 또 다른 방법으로도 표적세포의 사멸을 유도하는데, 세포독성

T림프구가 활성화되면 Fas 리간드Fas ligand가 발현이 되며, Fas 리간드가 여러 세포에 발현되는 Fas에 결합한다. Fas는 사망수용체death receptor로 알려져 있으며, Fas의 활성화는 계획세포사를 유도한다.

Th1 세포의 주요 작용은 세포 내 미생물 감염에 대응하여 포식세포를 활성화시켜서 제거되도록 하는 것이다. Th1 림프구는 IFN-γ를 생성하고, CD40 리간드를 세표 표면에 발현시킨다. CD40 리간드와 대식세포의 CD40와의 결합과 IFN-γ에 의해 대식세포가 활성화된다. 활성화된 대식세포가 미생물을 제거하는 기전은 앞에서 다루었다.

Th2 세포의 주요 작용은 IgE, 호산구, 비만세포에 의한 반응을 증진시켜 기생충을 제거하는 것이다. 기생충은 크기가 커서 포식세포에 의해 포식되지 못한다. Th2 세포는 IL-4, IL-13과 같은 사이토카인을 분비하여 IgE의 생성을 촉진하고, IgE는 기생충을 옵소닌화한다. 또한 IL-5를 생성하여 호산구가 활성화되도록 한다.

세포매개성 면역반응은 장기이식 시에 거부반응을 일으키게 하는 주원인으로 다른 사람(공여자)의 장기를 이식하는 경우 이식 받은 사람(수혜자)의 면역계는 이식된 장기조직을 항원으로 인식하고 그에 대한 면역반응을 일으킨다. 또한 이식 받은 장기가 이식 받은 사람에 대해 항체를 생성할 때도 일어난다.

3. 과민반응

과민반응hypersensitivity은 면역반응이 과다하게 일어나는 것을 말하며, 과민반응을 일으키는 면역반응의 종류와 세포 또는 조직에 손상을 주는 면역반응의 효과 기전에 따라 분류한다. 과민반응은 갑자기 일어나는 즉시형 과민반응immediate hypersensitivity과 반응이 늦게 나타나는 지연형 과민반응delayed hypersensitivity이 있다. 과민반응의 종류와 특성은 그림 2-13에 나와 있다.

즉시형 과민반응인 Type I, II, III은 B림프구와 밀접한 관련이 있다. 지연형 과민반응은 T림프구가 활성화되어 사이토카인cytokine을 분비하여 유발되는 세포매개성 면역반응으로 T림프구에 의해 매개되는 전형적인 피부면역반응이다. 이것은 수용성 단백질이나 화학물질이 유입되어 자가단백질self protein과 결합하여 새로운 항원 결정기를 만들었을 때 일어나는 반응이다.

구분	면역반응체	항원	효과기전		과민반응의 예
제Ⅰ형	IgE	용해성 항원	비만세포 활성화	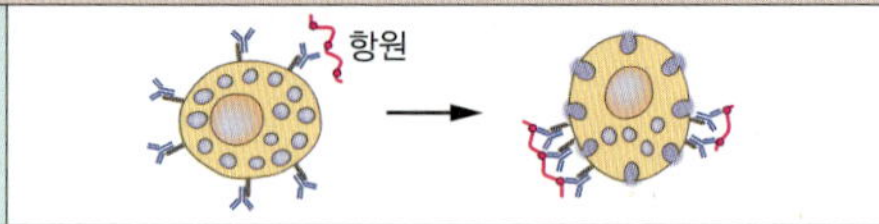	알레르기비염, 천식, 전신성 아나팔락시스
제Ⅱ형	IgG 또는 IgM	세포 또는 기질 관련 항원	보체, FcR⁺ 양성 세포 (포식세포, 호중구)	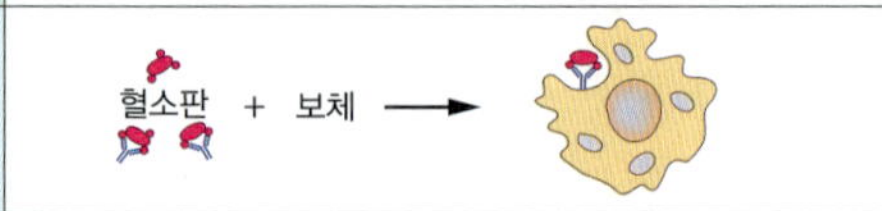	일부 약제 알레르기 (예, 페니실린)
		세포 표면 수용체	항체는 신호전달을 변화시킴	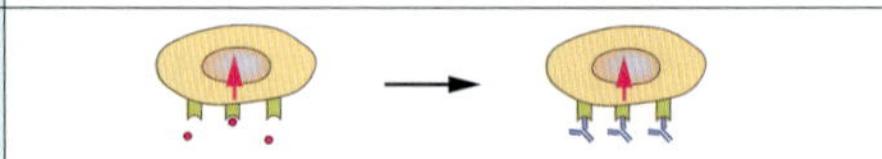	만성두드러기 (FCεRIα에 대한 항체)
제Ⅲ형	IgG 또는 IgM	용해성 항원	보체, 포식세포	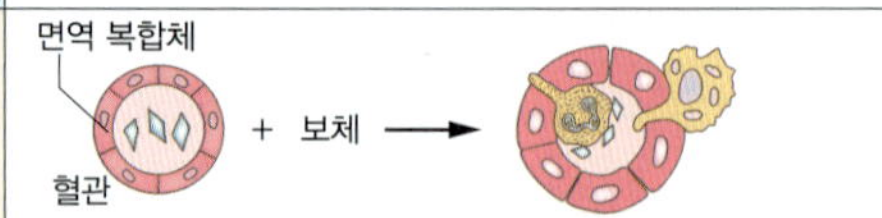	혈청병, 아르투스반응
제Ⅳ형	Th1세포	용해성 항원	대식세포 활성화	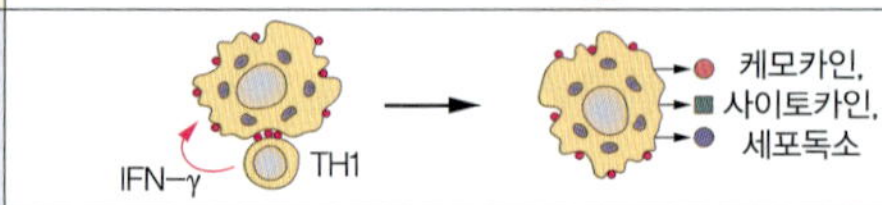	접촉성피부염, TB 반응
	Th2세포	용해성 항원	IgE 생산, 호산구 활성화, 비만세포 증식	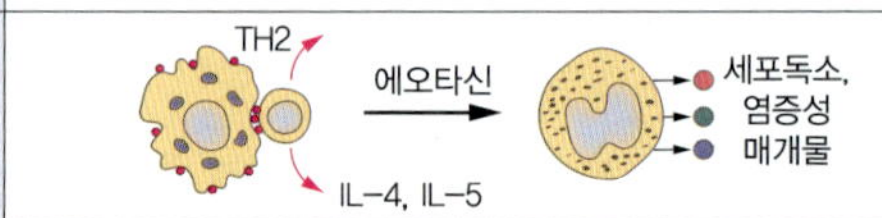	만성천식, 만성알레르기비염
	CTL	세포 관련 항원	세포독성	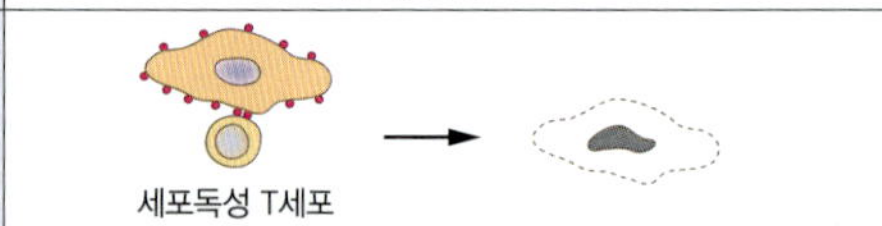	이식편 거부반응

그림 2-13 과민반응의 종류와 특성

1) 제1형 과민반응

대부분의 알레르기반응이 여기에 속하고 혈청 중의 IgE의 농도와 밀접한 연관성이 있다. IgE는 비만세포 표면에 부착하여 존재하는데 감작된 비만세포가 특이항원에 노출되어 IgE가 특이항원과 결합하면 비만세포가 활성화되면서 탈과립에 의해 여러 가지 염증성 매개물질을 분비하게 된다. 매개물질들이 빠르게 분비되면 혈관투과성이 증가하며, 혈관과 기관지 및 내장 평활근의 수축, 그리고 국부 염증과 같은 반응이 일어난다. 이 반응은 항원의 공격이 있은 후 수분 내에 급속하게 시작된다. 제1형은 식품 알레르기를 포함하며, 피부, 위장관, 호흡기 등에 광범위하게 나타난다. 체액분비 증가 및 연동운동의 증가로 인해 설사나 구토와 같이 위장관 증상이 나타나기도 하며, 호흡기에서는 기도의 내경 감소 및 점액분비 증가 등으로 인해 기침, 기도정체와 폐쇄, 비강 내의 부종 등이 나타나기도 하고,

혈관에서는 혈류 증가와 투과성 증가로 인해 조직 내 체액 증가 등이 일어난다. 알레르기 반응을 나타내는 질환에서는 혈액 중 IgE가 높은 것이 보통이다.

제1형은 가장 극단적인 전신성 과민반응 형태인 아나필락시스anaphylaxis반응을 나타내기도 한다. 아나필락시스반응의 경우 비만세포나 호염구에서 분비된 매개물질들에 의해 기도가 막혀서 질식asphyxiation이 일어날 수도 있으며, 순환허탈collapse로 인하여 죽음에 이르기도 한다.

활성화된 비만세포에 의해 분비되는 매개물질로는 히스타민histamine, 프로스타글란딘prostaglandin D2, 류코트리엔leukotriene C4, 혈소판 활성인자platelet-activating factor와 사이토카인 Il-3, IL-4, IL-13, IL-5, TNF 등이 있으며, 카텝신Gcathepsin G나 키마아제chymase와 같은 효소들도 분비된다.

2) 제2형 과민반응

세포막 또는 세포막과 관련된 항원과 작용하여 IgG 또는 IgM이 관여하는 항체항원 반응으로 인해 일어난다. 세포의 옵소닌화와 포식이 일어나며, 보체 또는 Fc수용체 매개에 의해 호중구와 대식세포의 활성화가 일어난다. 페니실린과 같은 일부 약제에 대한 반응으로 항체매개 적혈구 파괴(용혈성 빈혈)hemolytic anemia, 혈소판 파괴 등이 일어나는 경우가 이에 해당된다. 약제가 세포 표면에 부착하고, 항-약제 IgG가 세포의 파괴를 일으키게 된다.

3) 제3형 면역복합체 과민반응

용해성 항원을 대상으로 하여 항원-항체 결합으로 생긴 복합체에 의해 조직 상해가 생긴다. 항원-항체 복합체와 IgG가 주로 관여하며 혈청병, 아르투스Arthus반응 등이 있다. 아르투스 반응은 국소적인 혈관염vasculitis으로 이미 감작된 사람의 피부에 소량의 항원이 주사되었을 때 항체가 항원과 결합하여 복합체를 형성하고 주사 부위 근처의 작은 혈관의 벽에 침착되어 혈관염과 조직괴사를 일으키는 것이다.

4) 제4형 지연형 과민반응

제4형 과민반응은 세포매개성 과민반응cell-mediated hypersensitivity으로 염증성 반응을 일으키는 Th1 림프구에 의한 대식세포의 활성화로 인해 조직 손상이 일어나는 경우(접촉성피부염 또는 TB 반응), Th2 림프구의 활성화로 인해 호산구가 주도하는 염증성 반응이 일어나는 경우(만성천식, 만성알레르기비염), 세포독성T림프구에 의해 직접적인 세포 독성이 일어나는 경우(이식 거부반응)로 구분된다.

4. 이식 거부반응

손상된 장기나 조직을 건강한 조직으로 대체하는 이식transplantation이 중요한 치료 방법으로 이용되고 있다. 그러나 이식된 조직에 대한 면역반응으로 인한 거부반응이 성공적인 이식을 방해하는 경우가 많다.

1) 조직 또는 기관이식의 종류

조직 또는 기관이식에는 동종이식allogeneic graft, allograft, 동계이식syngeneic graft, 자가이식autologous graft, autograft, 그리고 이종이식xenogeneic graft, xenograft이 있다. 동종이식은 같은 종이기는 하지만 유전적으로는 다른 개체 간의 이식을 말하며 유전적으로 일치하지 않는 한 사람의 조직을 다른 사람에게 이식하는 경우이다. 동계이식은 유전적으로 동일한 개체 간에 이식이 이루어지는 경우로 일란성 쌍둥이 간의 이식이 이에 해당된다. 자가이식은 동일한 개체에서 다른 부위를 이식하는 것으로 특정 부위의 피부를 다른 부위에 이식하는 것이 이에 해당된다. 이종이식은 서로 다른 종 사이의 이식인데, 돼지의 조직을 사람에게 이식하는 경우를 예로 들 수 있다.

2) 이식 거부반응의 종류

이식 거부반응에는 이식받은 수혜자recipient의 면역계가 이식을 거부하는 숙주편대이식병host-versus-graft disease, HVGD과 이식된 조직이 수혜자를 공격하는 이식편대숙주병graft-versus-host disease, GVHD이 있다. 이식편대숙주병은 동종 골수이식의 주요 합병증의 하나이다. 이식편대숙주병에는 급성과 만성이 있는데, 급성 이식편대숙주병에서는 피부, 간, 장관의 상피세포가 죽고 발진, 황달, 설사, 장관 출혈 등이 나타난다. 만성 이식편대숙주병에서는 급성 세포사멸은 나타나지 않고 장기의 섬유화fibrosis와 위축atrophy이 나타난다.

3) 이식 거부반응의 기전

동종이식을 했을 때 수혜자에 의해 외부 물질로 인식되는 것을 동종항원alloantigen이라고 한다. 공여자donor와 수혜자의 MHC가 다를 경우에는 동종면역반응이 공여자 MHC 분자 또는 이식편의 분자에 대해서 일어나 이식편이 빠르게 거부된다. 공여자와 수혜자의 MHC가 일치하더라도 다른 유전자 좌위loci들이 다를 경우에는 이식편 거부반응이 빠르게 일어나지는 않지만 천천히 이식편이 거부된다. 이식 거부반응에는 세포매개성 면역반응과 체액성 면역반응이 모두 관여한다.

(1) 동종항원의 인식

동종항원의 인식방법에는 직접 동종인식direct alloantigen recognition과 간접 동종인식indirect alloantigen recognition이 있다. 직접 동종인식에서는 공여자에서 유래된 MHC 분자를 수혜자의 T세포수용체가 인식하는 것이다. 간접 동종인식은 수혜자의 항원제시세포가 공여자의

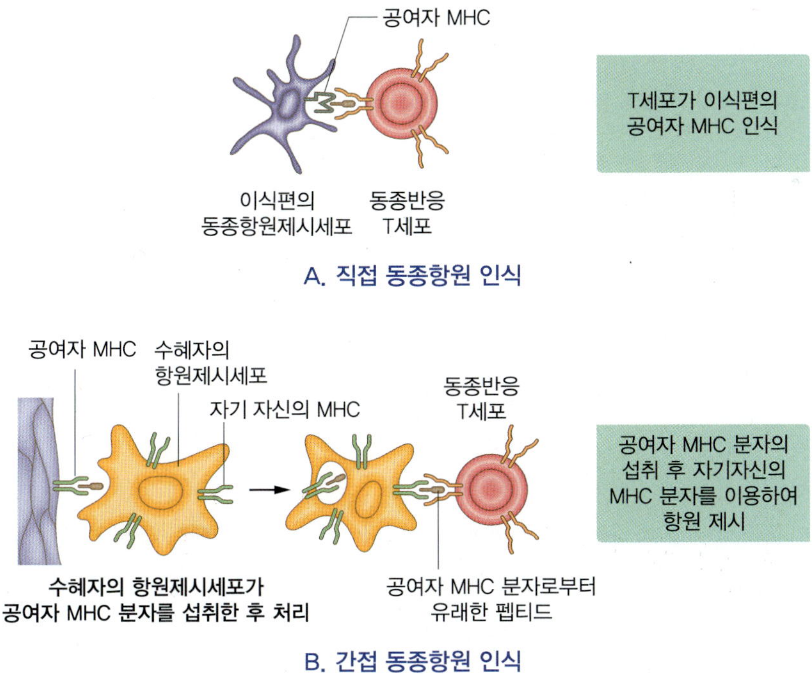

그림 2-14 동종항원이 인식되는 방법

MHC 분자를 처리하여 수혜자의 T림프구가 인식할 수 있도록 펩티드를 제시하는 것이다.

동종항원이 제시되는 2가지 방법은 그림 2-14에 제시되어 있다.

(2) T림프구에 의한 이식거부

동종반응alloreactive을 하는 $CD4^+$ T림프구와 $CD8^+$ T림프구가 직접 또는 간접 동종인식에 의해 활성화되어 이식 거부반응을 일으킨다. $CD4^+$ T림프구는 사이토카인을 생성하는 효과세포로 분화하며 지연형 과민반응과 비슷한 기전을 통해 이식편을 손상시키게 된다. 혈관의 투과성이 증가되고, 림프구와 대식세포가 국소적으로 축적되며, 활성화된 대식세포에 의해 이식편이 손상된다. $CD8^+$ T림프구는 활성화되어 세포독성세포로 분화되고 이식편에 있는 유핵세포를 살해한다. 그러나 이러한 세포독성세포에 의한 공격은 이식편의 MHC 분자들을 직접 인식할 수 있는 T림프구에 의해서만 가능하다.

(3) 체액성 이식거부

이식 거부반응에서 T림프구에 의한 반응이 주요 역할을 하지만 이식편에 있는 동종항원에 대한 동종항체의 반응도 이식거부에 기여를 한다. 공여자에 대한 항체가 수혜자의 혈류에 존재할 때 초급성 거부반응hyperacute rejection이 일어난다.

(4) 이식 후의 시간에 따른 이식 거부반응과 기전

이식 후 일어나는 거부반응은 조직학적 특징이나 시간 경과에 따라 구분할 수 있는데, 초급성 거부반응hyperacute rejection, 급성 거부반응acute rejection, 만성 거부반응chronic reaction으로 나눌 수 있다. 이 3가지 거부반응에 관여하는 면역기전은 그림 2-15에 제시되어 있다.

① 초급성 거부반응

이식 후 수분 이내에 일어나며 보체-의존성 반응이다. 수혜자에게 이미 이식편을 인식할 수 있는 항체가 있을 경우(먼저 시행한 이식이나 혈액 수혈에 대한 반응으로 만들어져 있을 경우), 항체가 이식편의 혈관내피세포의 항원과 반응하여 보체가 활성화되고 혈전생성이 촉진되며 혈소판이 부착되면서 응집되어 혈관이 막히게 된다. 결과적으로 이식편이 죽게 된다.

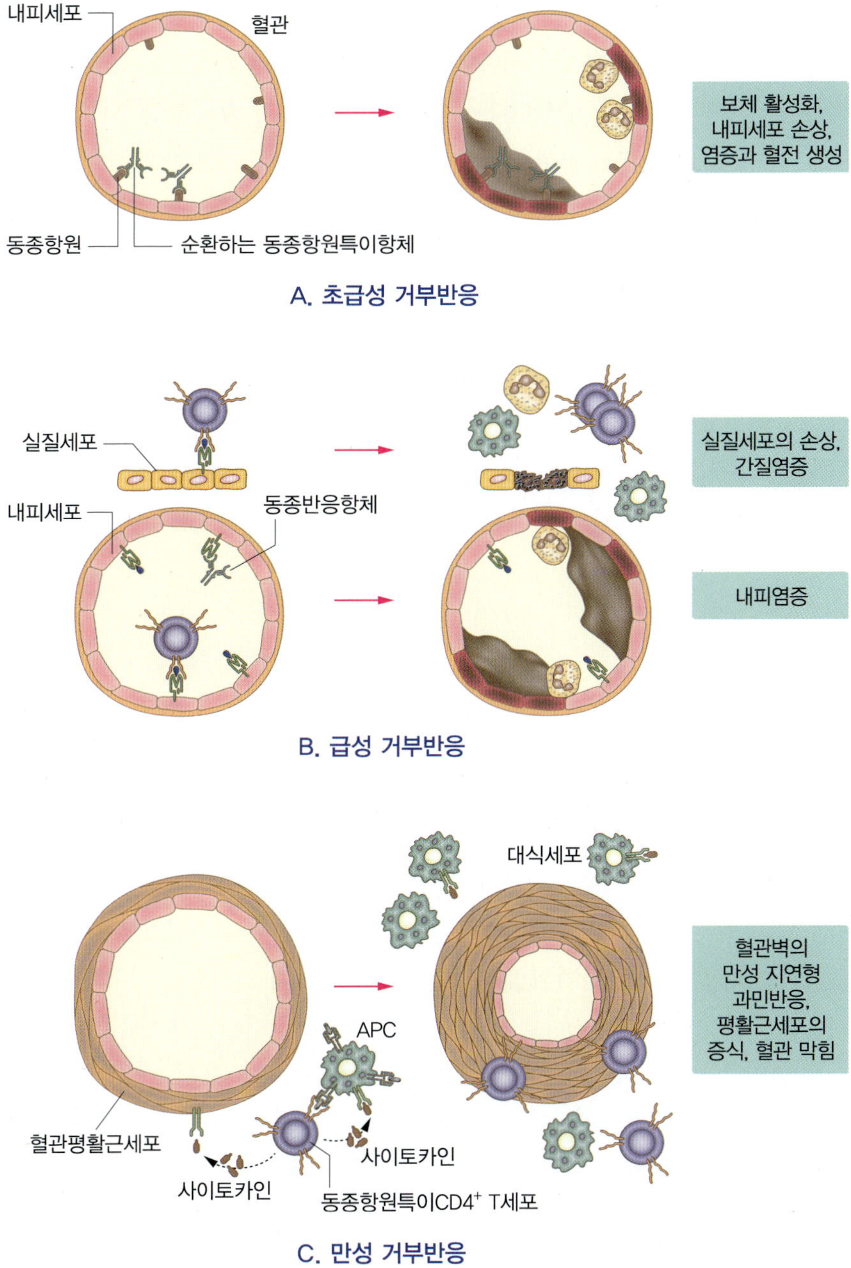

그림 2-15 이식거부반응에 기여하는 면역기전

② 급성 거부반응

이식 후 일주일 이상이 지난 후에 일어나며, T림프구와 항체에 의한 반응으로 인해 혈관과 실질세포parenchymal cell의 손상이 일어나는 것이다. T림프구가 혈관과 실질세포에 있는 동종항원에 대해 반응하여 직접 이식편에 손상을 주거나 사이토카인 등을 생성하여 염증반응을 일으킨다.

③ 만성 거부반응

이식 후 수개월 이상 생존된 이식편에서 나타나는 거부반응으로 이식편의 혈관내막의 평활근세포intimal smooth muscle cell가 증식하여 이식편의 실질세포에 혈액 공급이 원활하지 않게 되어 섬유화된 조직으로 대체되게 된다. 이러한 이식편의 섬유화를 만성 거부반응이라고 하며, 만성 거부반응은 동종반응을 일으키는 T림프구에서 생성된 IFN-γ와 TNF에 반응하여 내피세포, 평활근세포, 대식세포가 성장인자나 케모카인 등을 분비하기 때문에 일어난다.

4) 면역억제 기술

이식 거부반응을 예방하고 관리하기 위해 수혜자와 공여자 간의 MHC를 일치하도록 하고 면역억제제를 사용한다.

HLA형을 검사하여 MHC를 일치시킬 경우, 성공률을 향상시킬 수는 있지만 거부반응을 예방하지는 못한다. 이는 MHC의 다형성polymorphism, 완전한 검사방법의 결여, 부조직적합항원minor histocompatibility antigens, minor H antigens의 차이 때문이다. 부조직적합항원은 MHC 분자와 결합하는 다형성 세포 단백의 펩티드로 T세포에 의해 인지되어 이식편의 거부반응에 기여한다.

이식 후 면역억제제로 사용되는 대표적인 약으로는 시클로스포린 Acyclosporine A와 타크로리무스tacrolimus, FK-506가 있다. 이 약제들은 칼시뉴린calcineurin의 인산분해효소phosphatase 활성을 억제하여 T세포의 활성화과정에 필요한 NFATnuclear factor of activated T cells의 활성을 막기 때문에 T림프구의 성장에 필요한 IL-2가 생성되지 못하도록 하여 T림프구의 증식을 억제한다. 시로리무스sirolimus(또는 라파마이신rapamycin)는 T림프구가 IL-2에 대해 반응하는 것을 저해하여 림프구의 증식을 억제한다. 이 외에도 아자티오프린azathioprine은 생체 내에서 퓨린 유사물로 전환되어 DNA 합성을 억제하여 세포 분열이 일어나지 못하도록 하기 때문에 림프구의 증식을 억제한다. 코르티코스테로이드corticosteroid들은 항염증제로 단핵구monocyte와 대식세포의 반응을 약화시킨다.

5. 자가면역질환

자가면역질환autoimmune disease은 자기 자신에 대해 면역반응을 일으켜 조직 손상을 일으키는 질환이다. 자가면역질환에 대해 간단히 정리하면 다음과 같다.

- 자가면역질환은 자기관용self-tolerance을 형성하거나 유지하는 기전이 붕괴되었을 때 생긴다.
- 자가면역질환을 유발하는 주요 요인은 유전적인 요인 및 감염과 같은 환경적 촉발 요인들이다.
- 자가면역질환은 전신성으로 나타날 수도 있고 장기-특이적으로 나타날 수도 있다.
- 자가면역질환에 의한 조직의 손상은 여러 가지 효과 기전에 의해 일어난다.

1) 자가면역질환의 종류

자가면역질환의 종류를 모두 나열하기는 어려우나 몇 가지 흔한 자가면역질환들의 종류와 특성을 알아보면 다음과 같다.

- 그레이브스병Graves' disease: 갑상선자극호르몬 수용체에 대한 자가항체가 있어 수용체를 자극하기 때문에 갑상선 기능이 항진되고 갑상선호르몬이 과다 발현된다.
- 전신홍반루프스systemic lupus erythematosus, SLE: DNA와 핵산단백에 대한 자가항체들이 항원-항체 복합체를 형성하여 혈중에 돌아다니다가 축적되어 신사구체염, 혈관염, 홍반(발적), 관절염 등을 일으킨다.
- 다발성경화증multiple sclerosis: 수초myelin에 대해 T림프구가 반응을 하여 뇌와 척추에 있는 신경 주위에서 대식세포가 활성화되면서 신경세포의 축삭을 둘러싸고 있는 수초막이 파괴되고 신경전달에 문제가 생겨 근무력증, 운동실조 등의 증상이 나타난다.
- 류머티스관절염rheumatoid arthritis: 관절 윤활막joint synovium에 있는 항원에 대해 T림프구가 반응하여 관절에 염증이 생기고 연골의 파괴 등이 일어난다.
- 제1형 당뇨병type 1 diabetes mellitus: 췌장세포 항원에 대한 반응으로 췌장의 β세포가 파괴

되어 인슐린이 생성되지 않아 인슐린 부족으로 혈당이 조절되지 않는다.

- 하시모토갑상선염Hashimoto's thyroiditis: 갑상선과산화효소thyroid peroxidase, 갑상선글로불린thyroglobulin, 갑상선자극호르몬 수용체TSH receptors 등 갑상선 항원에 대해 자가항체와 자가반응성 T림프구가 공격을 하여 갑상선 조직이 파괴되기 때문에 갑상선 기능 저하가 나타난다.
- 쇼그렌증후군Sjögren syndrome: 리보핵산단백 항원에 대한 자가항체와 T림프구 반응으로 인한 염증반응으로 외분비샘이 파괴된다. 안구건조증과 구강건조증이 특징적인 증상이다. 다른 기관에서도 증상이 나타나기도 하는데, 일부 환자에서는 윤활막염, 말초신경병증, 폐섬유증 등이 나타나기도 한다.

2) 자가면역질환의 발병 기전

자가면역질환은 일반적으로 유전적으로 감수성이 높아서 자기관용이 붕괴될 가능성이 높은데다가 감염이나 조직의 손상과 같이 항원제시세포의 활성화와 림프구의 활성화를 유발하는 환경적인 촉발요인이 생겨서 자가반응성 림프구가 조직으로 유입되어 발생한다. 자가면역질환의 발병기전은 그림 2-16에 제시되어 있다. 대부분의 자가면역질환은 한 가지 유전요인 때문에 일어나는 것이 아니라 여러 유전자의 작용이 관여한다. 감염에 의한 자가면역질환의 촉발은 감염에 대응하는 과정에서 면역반응이 일어나면서, 항원제시세포가 활성화되고 T림프구의 활성화를 유도하는 물질들이 분비되어 감염성 병원체에만 특이적인 T림프구뿐만 아니라 다른 T림프구들도 활성화되고 자기관용이 무너지기 때문에 일어난다. 한편으로는 감염성 병원체가 자가항원과 비슷한 구조를 가져 자가반응성 림프구의 활성화를 초래할 수 있는데, 이를 분자모방molecular mimicry이라고 한다.

일단 자가면역질환이 발병하게 되면 만성 상태로 발전하고 자가면역반응이 확대되는 경향이 있다. 자가면역질환들은 발병 초기에는 몇 개의 자가항원들만이 관여하지만 만성 단계로 진행되면서 새로운 자가항원들에 대한 자가면역반응의 확대를 동반하게 된다. 이러한 현상을 에피토프 확산epitope spreading이라고 하며, 자가면역질환이 증폭되고 지속되도록 한다.

자가면역질환에 관여하는 면역 요인이나 효과 기전 등의 자세한 발병기전은 질환 종류에 따라 차이가 있다. 한편으로는 서로 다른 자가면역질환들도 임상적, 병리학적, 혈청학적으로 공통점을 가지기도 한다.

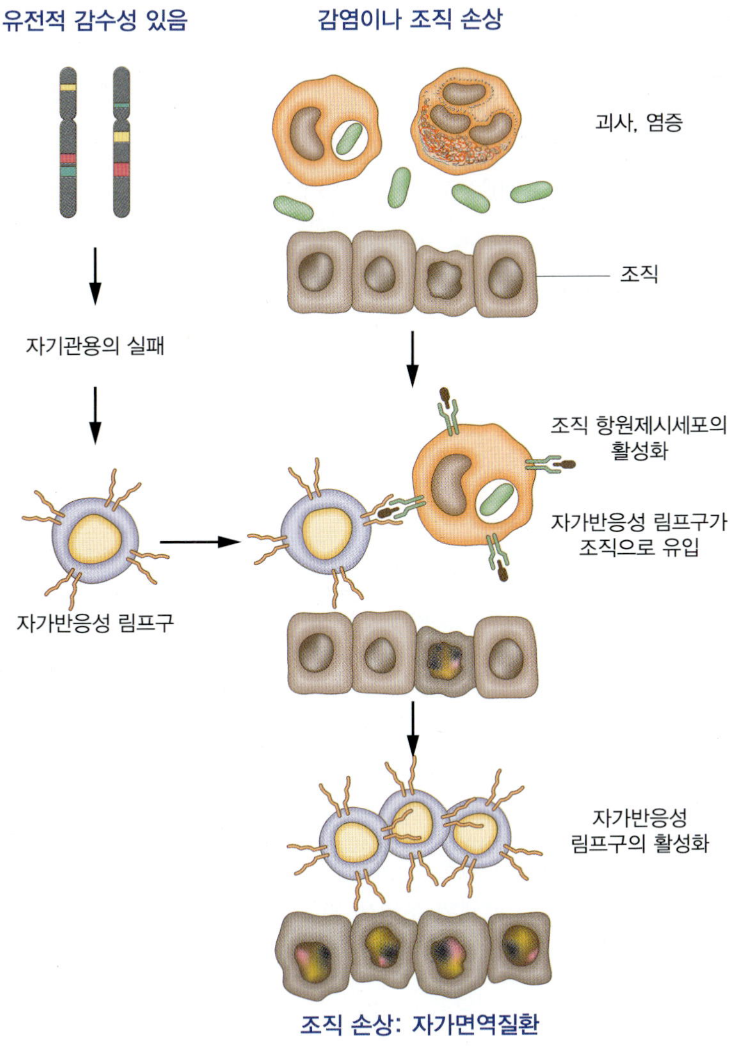

그림 2-16 자가면역질환의 발병기전

6. 염증

염증은 물리적 손상 또는 감염에 대한 반응으로 체액, 혈장 단백질, 백혈구가 국소에 침착하고 발적redness, 통증pain, 열heat, 종창swelling이 나타나는 것이다. 감염 시 염증반응은 중요한 역할을 한다. 백혈구가 감염부위로 유입되도록 하고, 국부 혈액응고가 일어나도록 하여 혈액을 통한 감염체의 이동을 막는다.

1) 급성염증

급성염증은 감염이나 손상에 대한 반응으로 일어나 짧게는 몇 분에서 길게는 며칠 동안 지속되며, 혈관 확장, 모세혈관의 투과성 증가, 면역세포의 유입, 염증성 물질의 생성 등으로 발적, 종창(부종), 열, 통증이 나타나는 것이다.

(1) 병태생리

급성염증반응 시에는 다음과 같은 변화가 일어난다. 그림 2-17에 제시되어 있다.

① 혈관의 변화

혈관 확장에 의해 국소혈류가 증가하며, 혈관의 투과성이 증가하여 혈장 단백질이 혈관외 조직으로 나오게 된다. 먼저 혈관 확장vasodilation이 일어나는데 히스타민과 산화질소nitric oxide가 주요 매개체이며 혈관 확장으로 인해 발적이 일어나고 열이 나게 된다. 모세혈관의 투과성이 증가하면서 단백질이 많은 삼출물이 세포 외 공간으로 빠져나가면서 혈액 내에는 적혈구, 백혈구, 혈액응고인자, 혈소판 등의 농도가 높아지게 되고 손상 부위에서 혈액응고가 일어나게 된다. 손상 부위의 혈액응고는 미생물이 다른 곳으로 퍼져 나가는 것을 방지하는 역할을 한다. 삼출액이 세포 외 공간으로 이동하게 되어 부종과 통증을 초래하게 된다. 삼출액이 많아지면서 폐쇄된 부위에 있는 신경에 압력을 가하여 통증이 나타나게 된다. 또한 화학적 물질들이 신경에 자극을 가하는 것이 통증을 유발하기도 한다. 삼출액의 이동은 미생물을 희석하는 역할을 하기도 한다.

② 백혈구의 변연화, 부착, 이행

백혈구, 특히 호중구가 손상 또는 감염 부위로 이동을 하게 된다. 혈관내피세포에 부착분자adhesion molecule의 발현이 증가하면서 이 부위에서 백혈구의 혈류를 따른 이동이 느려지다가 혈관내피에 부착하게 되고 혈관의 주변부periphery를 따라 움직이게 된다. 이 현상을 백혈구의 변연화margination라고 한다. 백혈구가 단단하게 내피세포에 부착adhesion하고 내피세포 간에 공간이 생기게 되면서 백혈구가 혈관벽을 통과하여 조직공간으로 이행transmigration하게 된다. 백혈구가 혈관 밖으로 나와 조직 내의 손상 부위로 이동을 하게 되는데, 이는 화학주성chemotaxis에 의해 이루어진다.

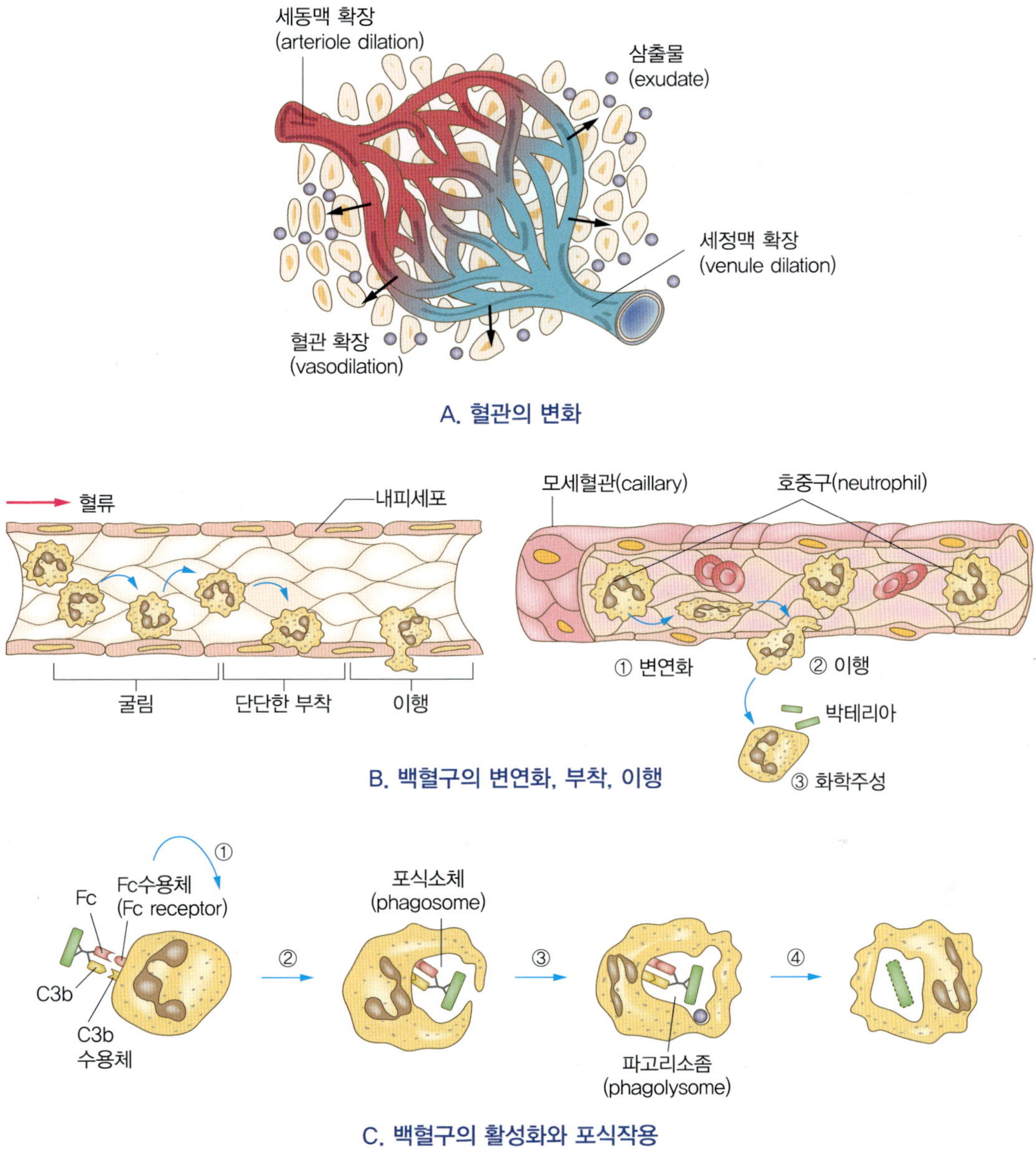

그림 2-17 급성 염증반응의 병태생리

③ 백혈구의 활성화와 포식작용

백혈구가 손상 부위로 이동한 후 백혈구에 의한 면역반응이 일어나게 된다. 보체와 항체에 의한 미생물의 옵소닌화가 일어나고, 호중구에 의한 포식이 일어나 포식소체phagosome

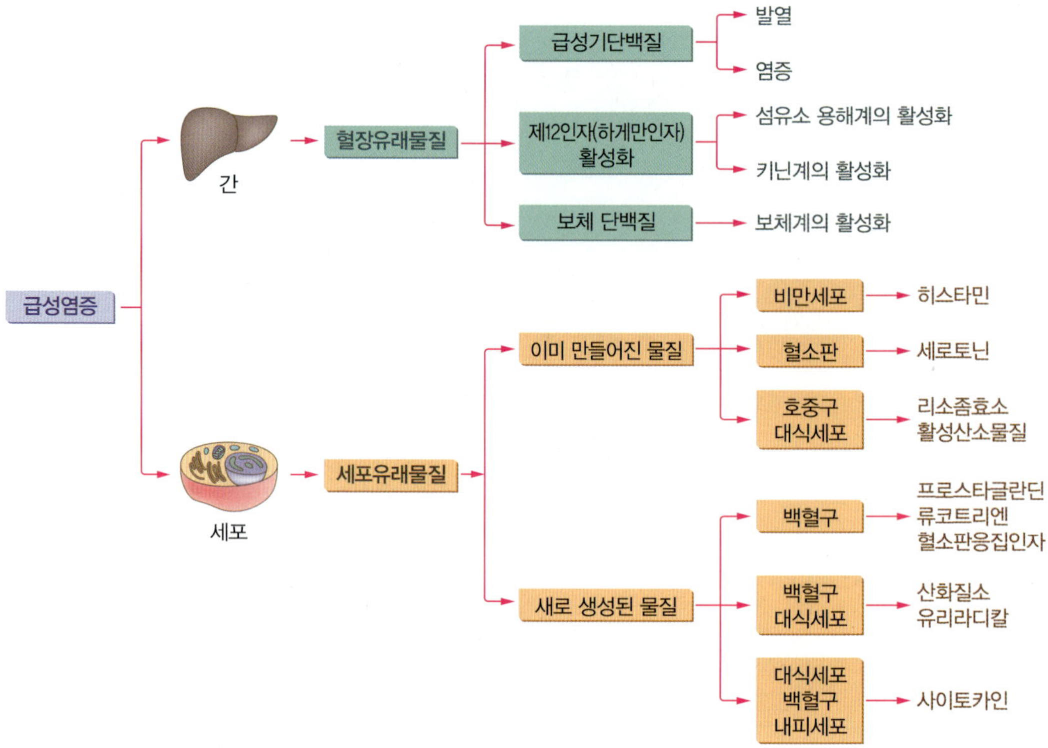

그림 2-18 급성염증 매개 물질

를 형성한다. 포식소체가 리소좀lysosome과 결합하여 파고리소좀phagolysosome을 형성하고 파고리소좀 안에 있는 다양한 미생물은 제거 기전에 의해 제거된다.

염증반응에 관여하는 매개체로 다양한 물질들이 있다. 염증매개체inflammatory mediator들은 혈장으로부터 유래하거나 염증 부위에서 국소적으로 생성되기도 한다. 혈장 유래물질들은 간에서 생성된 것들로서 급성기단백질acute phase protein, 혈액응고인자, 보체계 단백질들이다. 세포에서 유래되는 매개체들은 이미 만들어져서 세포 내 과립granule 안에 들어 있다가 분비되거나 새로 합성되어 분비된다. 염증매개체를 분비하는 주요 세포는 혈소판, 호중구, 대식세포, 비만세포 등이 있으며, 혈관내피세포, 평활근세포smooth muscle cell, 섬유모세포fibroblast 등도 일부 생성한다. 염증매개 물질들의 종류는 그림 2-18에 제시되어 있다.

(2) 증상

급성염증반응의 영향은 약하게는 약한 발적과 부종부터, 심할 경우에는 농양생성과 궤양까지 일어날 수도 있다. 염증반응으로 인해 주위 조직 손상이 일어날 수도 있다. 급성염증 반응 시에는 삼출물이 생성되는데 삼출물의 종류는 액체의 종류, 혈장 단백질의 양, 세포의 존재 여부 등에 따라 다양하다.

- 장액성serous: 단백질 농도가 매우 낮고 물과 같은 삼출물이다.
- 출혈성hemorrhagic: 손상이 심해 혈관까지 손상되었을 때나 상당량의 적혈구가 모세혈관으로부터 누출될 때 생긴다.
- 섬유소성fibrous: 진하고 끈적끈적하며, 상당량의 피브리노겐fibrinogen을 함유하고 있다.
- 화농성purulent: 진하고 황록색을 띠며, 분해된 백혈구, 단백질, 조직 파편 등을 함유하고 있다. 세균 감염시에 주로 생성되며 종종 고름pus이라고 한다.

농양abscess은 국소적인 염증 부위로 가운데는 괴사된 중심이 있고 주위에 화농성 삼출물이 있는 주머니 같은 것이 있다. 농양 주위에는 섬유모세포들이 벽을 형성하고 있으며, 항미생물약들이 농양 안으로 들어갈 수가 없기 때문에 외과적 처치에 의해 절개를 하고 배농drainage을 해야 한다.

궤양ulceration은 염증이 심각하거나 장기간 계속될 때 생길 수 있다. 상피세포가 괴사되고 침식되었을 때 일어난다. 반복될 경우에는 섬유모세포형 증식fibroblastic proliferation이 일어나고, 반흔을 남기며 만성 염증성 세포의 축적을 초래할 수 있다.

2) 만성염증

만성염증은 급성염증의 원인이 완전히 제거되지 않았거나 지속되는 감염이나 자가면역질환이 있을 때 일어난다. 급성염증에서는 혈관의 변화, 부종, 호중구의 축적 등이 특징적인 반면, 만성염증에서는 대식세포와 림프구의 유입이 많다. 보통 만성염증에서는 조직파괴가 더 많이 일어나기 때문에 새로운 혈관형성angiogenesis과 섬유화를 통해 결합조직의 수복repair을 시도한다.

만성염증을 유발하는 요인들은 주로 강도가 낮고 지속적인 감염이나 자극을 주는 물질로 깊게 침투하지 못하고 빨리 퍼지지 않는 것들이다. 활석talc, 실리카, 석면과 같은 물질들이 만성염증을 유발할 수 있으며, 많은 종류의 바이러스와 일부 박테리아나 기생충들이 만성염증을 유발할 수 있다.

3) 염증의 치료

염증의 치료에 사용되는 약들은 표 2-8에 제시되어 있다.

비스테로이드성 항염증제들은 고리산소화효소cyclooxygenase, cox의 활성을 억제하여 프로스타글란딘의 생성을 감소시켜 염증반응을 완화시킨다. 비스테로이드성 항염증제들로는 아세틸살리실산인 아스피린이 있고, 프로피온산 유도제propionic acid derivatives인 이부프로펜ibuprofen(advil 또는 motrin), 나프록센naproxen, aleve, 페노프로펜fenoprofen, 케토프로펜ketoprofen, 덱스케토프로펜dexketoprofen, 플루르비프로펜flurbiprofen, 옥사프로진oxaprozin, 록소프로펜loxoprofen, 아세트산 유도제acetic acid derivatives인 인도메타신indomethacin 등이 있다. 아세틸살리실산acetylsalicylic acid, ASA, aspirin은 인플루엔자나 수두 등 바이러스 감염된 아동에게는 권장하지 않는다. 어린이에게 발병하는 급성뇌염증인 라이증후군Reye's syndrome이 아스피린 등 살리실산 제제의 복용과 관련이 있다고 추정되어 아스피린 등을 해열 진통제로 사용하지 않는 경우가 있다.

아세트아미노펜acetaminophen, Tylenol은 해열 진통제로는 사용되나 염증 완화에는 효과가 없다.

글루코코르티코이드는 스테로이드성 항염증제로 모세혈관의 투과성을 감소시키고 염증 부위의 백혈구와 비만세포의 수를 감소시키며, 히스타민과 프로스타글란딘의 분비를 감소시킨다. 그러나 장기간 스테로이드성 항염증제를 사용할 경우 글루코코르티코이드 호르몬이 증가하는 병인 쿠싱병Cushing disease과 유사한 부작용들이 발생한다. 스테로이드

표 2-8 염증치료에 사용되는 약물의 비교

구분		비스테로이드 항염증제(NSAIDs)*	아세트아미노펜	글루코코르티코이드 (glucocorticoid)
작용	항염	○	×	○, 면역반응 억제
	진통	○	○	×
	해열	○	○	×
부작용		알레르기	고용량에서 신장이나 간을 손상시킬 수 있음	감염 위험의 증가
		혈액응고 지연		혈압 상승 및 부종
		약간의 오심, 위궤양, 출혈		골다공증, 골격근 소모

* NSAIDs(non-steroidal anti-inflammatory drugs)

자료: 최명애 외 역(2013). 보건의료인을 위한 병태생리학. 4판. 계축문화사.

성 항염증제의 부작용으로는 백혈구 수의 감소로 인한 면역반응의 감소와 감염의 위험 증가, 칼슘의 배설 증가로 인한 골다공증, 나트륨과 수분의 배설 감소로 인한 부종, 아동의 성장 지연 등이 있다.

7. 치유

1) 치유의 유형

상처 부위의 치유는 손상 후 조직의 구조와 기능이 회복되는 것을 말한다. 치유의 유형에 따라 수복repair과 재생regeneration으로 구분할 수 있다.

수복은 손상된 부분이 정상 상태로 회복되는 현상을 말한다. 조직 손상이 심하지 않을 때 일어나는 과정이다. 재생은 상실되거나 손상된 인체의 한 부분에 새로운 조직이 생겨 다시 자라나는 것이다. 인체조직의 경우 털이나 손톱, 발톱 따위는 재생하지만 신경이나 근육은 재생이 잘 되지 않는다.

광범위한 조직 손상이 일어난 경우나 조직의 세포가 유사분열을 할 수 없을 경우에는 결합조직(섬유조직 형성 또는 흉터)으로 대체된다.

2) 치유의 과정

결합조직 대체에 의한 치유는 다음과 같은 과정에 의해 일어난다.

(1) 혈관신생과 육아조직의 성장

손상된 부위에서 괴사된 파편들이 포식세포들에 의해 제거되면서 육아조직(모세혈관이 풍부하며 왕성하게 증식을 계속하는 어린 결합조직)들이 채우기 시작한다. 육아조직이 자라면서 모세혈관의 신생이 일어난다.

(2) 섬유모세포의 이동과 세포 외 기질의 침착

섬유모세포fibroblast가 상처 부위에 들어와서 증식을 하며 세포외 기질들에 침착하게 된다. 섬유모세포의 증식과 새로운 혈관의 생성이 감소하면서 콜라겐 생성이 증가한다. 콜라겐 생성은 5~7일에 최고조에 달하며 수주 동안 지속된다. 콜라겐은 반흔조직의 기초 성분이 되는 단백질이며, 상처치유 부위에 힘을 제공하는 데 중요한 역할을 하고 새로운 복구를 위한 기반을 제공한다.

(3) 섬유조직의 성숙과 재조합

육아에서 반흔조직으로 이행되기 위해 세포외 기질의 변화가 일어난다. 조직 손상 후 3주 정도가 지나면 시작되며 6개월 또는 그 이상 지속된다. 콜라겐이 생성되고 다시 분해되고 하면서 단단한 반흔이 형성된다. 반흔은 원래의 상처보다 크기가 작다. 이는 상처가 작아 보이게 하지만 관절 부위에 이런 반흔이 있을 경우에는 움직일 때 제한을 주게 된다. 반흔 조직은 정상적으로 기능하는 조직이 아니며, 모낭이나 샘gland과 같은 특수한 구조들을 포함하지 않으며, 탄력성을 잃어 한번 늘어나면 원래의 상태로 돌아가지 못한다.

3) 치유에 영향을 미치는 요인

국소적 또는 전신성 요인들이 상처의 치유에 영향을 줄 수 있다. 상처의 치유를 지연하는 요인들로는 영양 부족, 혈액순환 장애와 산소공급 부족, 감염, 이물질 등이 있다. 치유를 촉진하는 요인과 지연시키는 요인은 표 2-9에 나와 있다.

4) 치유의 합병증

반흔 형성으로 인한 치유의 합병증으로는 기능의 손실, 구축과 폐쇄, 유착, 비대혈 반흔조

표 2-9 치유의 촉진 요인과 지연 요인

항목	치유 촉진 요인	치유 지연 요인
특징	• 낮은 연령 • 충분한 영양 공급: 단백질, 비타민 A와 C, 아연 • 적절한 헤모글로빈 • 효과적인 혈액 순환 • 깨끗하게 관리된 상처 • 합병증 없음	• 높은 연령 • 영양 부족, 수분 섭취 부족 • 빈혈(낮은 헤모글로빈) • 혈액 순환 장애 • 감염, 이물질, 방사능 노출, 인슐린 부족 • 당뇨병이나 암과 같은 다른 질병이 있음 • 항암치료, 장기간의 스테로이드제제 사용

자료: 최명애 외 역(2013). 보건의료인을 위한 병태생리학. 4판. 계축문화사.

직의 형성 등이 있다. 반흔조직은 특수 구조를 포함하지 않기 때문에 정상적인 기능을 제공하지 못한다. 반흔조직은 탄력성이 없고 시간이 지나면서 수축하는 경향이 있어 관절과 같은 부위에 반흔조직이 생겼을 경우에는 운동범위를 제한하며 관절의 고정 및 변형을 초래한다. 이것을 구축contracture이라고 한다. 반흔조직의 수축은 관이 짧아지거나 협착되는 결과를 초래할 수 있다. 관이 짧아지면 연결된 다른 장기의 위치가 잘못되어 열공탈장hiatal hernia이 일어나거나 관이 좁아져서 폐쇄되는 결과도 초래할 수가 있다. 유착은 정상적으로는 분리되어 있는 두 표면을 반흔조직의 띠들이 결합시키는 것으로 정상적인 움직임을 방해하며 조직이 꼬이거나 비틀리게 할 수 있다. 과도한 콜라겐 침착으로 인해 섬유조직이 과다하게 성장하면 반흔조직의 가장자리가 딱딱하게 켈로이드keloid를 형성할 수 있다.

8. 감염

숙주host가 되는 살아 있는 생물체 내에 미생물이 들어와 집락형성colonization을 하게 되면 숙주의 방어체계에 의해 제거되거나 숙주 내에서 증식을 하게 된다. 일단 미생물이 체내에서 증식을 하더라도 모두 숙주에게 해를 끼치는 것은 아니다. 공생 균총commensal flora으로 자리 잡을 수도 있으며, 어떤 경우에는 공생 균총이 숙주에 유익한 기능을 하기도 한다. 일부 장 내 세균에 의한 비타민 K의 생성이 예이다. 미생물이 증식을 하기는 하나 숙주에서는 특별한 증상이 나타나지 않고 숙주가 보균자의 상태carrier state로 있는 경우도 있다. 숙주의 면역반응에 의해 미생물이 제거되기도 한다.

감염성질환infectious disease이란 숙주 안에서 미생물이 존재하고 번식하여 숙주에 손상을 주는 것으로 병원성 미생물의 감염에 의해 일어나게 된다. 감염성질환의 심각성은 숙주의 면역 기능을 포함한 건강상태와 질환의 원인이 되는 미생물의 독력 또는 발병력virulence에 따라 달라지며, 약한 정도부터 생명을 위협하는 정도까지 다양할 수 있다.

1) 미생물의 종류

미생물은 세균bacteria, 진균fungi, 원생동물protozoa, 바이러스virus가 있고 윤충helminths 또는 기생충은 미생물이 아니지만 종종 미생물에 포함된다. 미생물 병원균의 특징은 표 2-10에 제시되어 있다.

표 2-10 미생물 병원균의 특성 비교

종류	핵	세포벽	세포 내 또는 세포 외 기생	유전물질	크기	번식
바이러스	없음	없음	세포 내	DNA 또는 RNA	0.02~0.3μm	복제와 조립에 숙주세포 이용
세균	없음	있음	세포 내 또는 세포 외	DNA	0.5~15μm	이분법
미코플라스마 (mycoplasma)	없음	없음	세포 외	DNA	0.2~0.3μm	이분법
진균	있음	있음	세포 내 또는 세포 외	DNA	2~60μm	출아, 아포형성, 균사증식
원생동물	있음	없음	세포 내 또는 세포 외	DNA	1~60μm	다양함
윤충	있음		세포 외	DNA	2mm에서 1m 이상까지	

자료: Porth CM.(2011). Essentials of Pathophysiology. 3rd ed. Lippincott Williams & Wilkins.

(1) 세균

세균bacteria은 원핵생물prokaryote로서 단단한 세포벽을 가지고 있다. 세균은 모양에 따라 막대기 모양의 간균*bacilli*, 둥근 모양의 알균*cocci*, 그리고 나선형의 나선균*spirillum*들로 분류된다. 대표적인 간균으로는 디프테리아를 일으키는 디프테리아균*Corynebacterium diphtheriae*과 탄저병anthrax을 일으키는 탄저균*Bacillus anthracis*이 있고, 나선균에는 매독을 일으키는 매독균*Treponema pallidum*과 라임병을 일으키는 균*Borrelia burgdorferi*이 있다. 알균은 군집의 특성에 따라 쌍알균*Diplococci*, 연쇄알균*Streptococci*, 포도알균*Staphylococci*으로 나눌 수 있는데, 폐렴을 일으키는 폐렴알균*pneumococcus*, 폐렴사슬알균*Streptococcus pneumoniae*은 쌍알균이며, 인두염pharyngitis, strep throat의 원인이 되는 고름사슬알균*Streptococcus pyogenes*은 연쇄알균이며, 피부, 호흡기계, 심장, 골격 및 근육, 요도 등 여러 조직에서 피부감염, 골수염osteomyelitis, 심내막염endocarditis, 괴사성폐렴necrotizing pneumonia, 식중독 등의 질환을 일으키는 것은 황색포도알균*Staphylococcus aureus*이다.

세균은 그람 염색gram staining을 이용하여 그람 양성gram-positive세균과 그람 음성gram-negative세균으로 나눈다. 탄저균*Bacillus anthracis*, 황색포도알균*Staphylococcus aureus*, 폐렴사슬알균*Streptococcus pneumoniae*, 고름사슬알균*Streptococcus pyogenes*은 그람 양성균이며, 대표적인

그람 음성균으로는 대장균*Escherichia coli*, 살모넬라티피무륨*Salmonella typhimurium*, 헬리코박터*Helicobacter*가 있다.

(2) 바이러스

바이러스virus는 복제를 위해 살아 있는 숙주세포의 세포 구조와 효소들을 이용하여 바이러스의 DNA나 RNA를 복제하고 단백질과 바이러스의 구성물질들을 합성한다. 바이러스는 DNA 또는 RNA를 가지고 있으며 핵산은 캡시드capsid라고 하는 단백질 껍질에 둘러싸여 있다. 바이러스는 바깥쪽에 단백질을 포함하고 있는 지질 이중층의 막envelope을 가진 것도 있고 막이 없는 것도 있다. 바이러스는 인플루엔자, 에이즈, 수두 등 여러 가지 감염성 질환의 원인이 되며, 어떤 바이러스들은 숙주 세포의 염색체에 변화를 일으켜 정상 세포가 악성 종양세포로 변형되게 하여 암이 생기도록 한다. 암을 일으키는 바이러스로는 엡스타인-바 바이러스Epstein-Barr virus, EBV와 유두종바이러스papillomavirus가 있다.

(3) 미코플라스마

미코플라스마mycoplasma는 작은 원핵생물로서 세포벽이 없는 미생물이다. 미코플라스마는 지질 이중층에 의해 둘러싸여 있으며, 사람에게 폐렴을 일으키는 폐렴미코플라스마*Mycoplasma pneumoniae*와 비뇨생식기 질환을 일으키는 미코플라스마호미니스*Mycoplasma hominis*와 우레아플라스마우레알리티쿰*Ureaplasma urealyticum*이 있다.

(4) 진균

진균fungi은 광합성을 하지 않으며 진핵생물eukaryote이다. 일부 진균은 실 모양이며 흔히 곰팡이mold라고 하고, 단일세포로 존재하는 것은 효모yeast라고 한다. 진균의 생장은 습도와 온도가 높을 때 촉진되며 진균 중에는 발효식품의 생산과 항생물질의 생성에 쓰이는 것들이 있다.

또 무좀tinea pedis, athlete's foot을 일으키는 병원성 진균에는 트리코피톤 루브럼Trichophyton rubrum, 트리코피톤 멘타글로파이트Trichophyton mentagrophytes, 에피더모피톤 폴로코섬Epidermophyton floccosum이 있으며 피부, 구강, 질, 장에 정상적으로 존재하는 진균인 칸디다균Candida은 면역력이 저하되었을 때는 기회성 감염opportunistic infection을 일으킨다.

(5) 원생동물

원생동물protozoa은 진핵생물이며 단세포로 이루어져 있다. 모양과 크기가 다양하며, 독립적으로 생활하는 것이 많으나 일부는 살아 있는 숙주 안에서 기생한다. 원생동물의 감염에 의한 질환으로는 질편모충*Trichomonas vaginalis*에 의한 질편모충증trichomoniasis, 열대열원충*Plasmodium falciparum*이나 삼일열원충*Plasmodium vivax*에 의한 말라리아, 톡소포자충*Toxoplasma gondi*에 의한 톡소포자충증toxoplasmosis, 리슈만편모충*Leishmania* 종류에 의한 리슈만편모충증leishmaniasis 등이 있다.

(6) 윤충

윤충helminths 혹은 기생충parasites은 다세포 진핵생물이다. 크게 조충tapeworms, cestoda, 흡충flukes, trematodes, 선충roundworms, nematodes으로 나눈다. 윤충의 전파는 알의 섭취 또는 유충 상태에서 피부를 통해 이루어진다. 윤충의 감염은 간, 폐, 소화기계, 순환계, 신경계, 근육 등 여러 장기에 영향을 줄 수 있다.

2) 감염의 원리

감염의 결과는 병원균이 숙주의 저항을 뚫고 침입하여 번식하고 숙주의 조직에 손상을 주는 정도에 따라 달라진다.

(1) 병원균의 침입

병원균이 숙주에 침입하는 방법에는 직접 접촉direct contact, 섭취ingestion, 흡입inhalation, 매개체 감염 등이 있다.

직접 접촉은 감염된 조직이나 분비물에 있는 병원균이 직접 노출된 점막 등에 전파되는 것으로 감염된 상처에 접촉하거나 성관계 등으로 인해 감염되는 것이다. 섭취는 구강이나 소화기관을 통해 병원균이 침입하는 것으로 식중독균, 콜레라, 기생충, A형간염 등이 오염된 식품이나 물을 섭취하여 감염된다. 흡입은 호흡기계를 통해 감염되는 것으로 세균성 폐렴, 결핵, 수막염 외에도 홍역measles, 수두chickenpox, 인플루엔자, 유행성 이하선염mumps 등과 같은 바이러스성 질병도 흡입을 통해 감염된다. 말라리아와 같이 곤충이나 동물이 중간단계가 되어 일어나는 매개체 감염도 있다.

(2) 숙주의 저항력

병원균이 침입을 하더라도 실제로 숙주의 면역 기능과 같은 저항력이 높을 경우에는 병원균을 효과적으로 제거하여 감염성 질환으로 발전하는 것을 막을 수가 있다. 숙주의 저항력은 여러 가지 요인에 의해 영향을 받는다. 감염에 대한 저항성을 감소시키는 요인으로는 다음과 같은 것들이 있다.

첫째, 나이(유아나 노인과 같은 경우 면역체계의 발달이 미흡하거나 나이에 따른 면역 기능의 저하로 인해 저항력이 감소됨), 둘째, 유전적 감수성, 셋째, 영양 부족, 넷째, 면역 결핍(면역억제제의 사용이나 HIV 감염으로 인한 면역 기능의 저하), 다섯째, 심한 육체적 또는 정신적 피로나 스트레스, 여섯째, 화상(화상으로 인해 피부와 같은 보호막이 손상을 받은 경우에는 감염 위험성이 증가함)이 있다.

(3) 병원균의 독력virulence

병원균은 독력 또는 발병력을 증가시키기 위해 독소toxin를 생성하거나, 숙주에 부착할 수 있는 효과적인 방법을 이용하거나, 숙주의 면역체계를 피하는 방법을 이용하거나, 숙주에 침입하기 쉽게 하는 방법을 이용한다.

독소는 숙주의 정상적인 기능을 바꾸거나 제거하는 물질로 세균성 병원균의 특징이기도 하다. 일부 진균이나 원생동물 병원균들도 독소를 생성한다. 독소에는 외독소exotoxin와 내독소endotoxin가 있다. 내독소는 지질다당질lipopolysaccharide, LPS로서 그람 음성균 세포벽의 일부이다. 세균의 세포벽이 용해lysis되는 과정에서 숙주의 혈류에 들어오게 된다. LPS의 양이 매우 적을 때는 선천면역을 활성화시키고 사이토카인의 생성을 촉진하여 T림프구의 활성화를 초래하기도 하나, 양이 많을 때는 발열, 쇼크, 저혈압, 혈전증thrombosis 등을 일으키는데, 이를 통칭하여 패혈쇼크septic shock라고 한다. 외독소는 그람 양성균 또는 그람 음성균에 의해 생성되고 분비되는 단백질로서 1μg 정도의 극히 소량으로도 성인을 사망에 이르게 할 만큼 강력한 것들도 있다. 디프테리아독소diphtheria toxin는 세포의 단백질 합성 능력을 억제하며 보툴리눔독소botulism toxin는 신경전달물질의 분비를 저하시켜 이완마비flaccid paralysis를 초래한다. 파상풍독소tetanus toxin의 경우도 신경전달물질의 분비를 저하시키는데, 강직마비spastic paralysis를 초래한다.

또 미생물이 숙주를 감염하기 위해서는 숙주의 세포에 부착되고 군집을 형성하는 것이 필수요건이다.

특히, 미생물은 숙주의 면역체계를 피하는 방법을 개발하여 발병력을 증가시키기도 하는데, 예를 들면 다음과 같은 것들이 있다. 일부 세균, 진균, 기생충은 류코시딘 C 독소 leukocidin C toxin를 분비하여 호중구와 대식세포의 세포막에 손상을 입힘으로써 포식세포에 의해 포식되는 것을 피한다. 황색포도알균은 숙주의 항체에 의한 인식을 피하는 방법을 통해 면역반응을 피한다.

미생물은 숙주에 침입하는 것을 용이하게 하기 위하여 물질을 생성하기도 한다. 세포막이나 결합조직 등을 파괴하는 효소들이 예라고 할 수 있다.

3) 감염의 경과

감염성 질환의 과정은 몇 개의 단계로 나눌 수 있으며, 그 단계는 그림 2-19에 나와 있다. 감염의 단계는 잠복기incubation period, 전구기prodromal period, 급성기acute stage, 회복기convalescent stage, 해소기resolution stage로 구분할 수 있는데, 증상의 심각도나 감염균의 수에 근거하여 정해지며 병원균의 종류에 따라 각 단계의 기간이나 전체적인 패턴이 다르다.

(1) 잠복기

잠복기는 병원균이 활발하게 복제를 하지만 아직 숙주에서는 질병의 증상이 나타나지 않는 기간이다. 잠복기는 그 기간이 다양하여, 살모넬라증salmonellosis의 경우 6~24시간으로

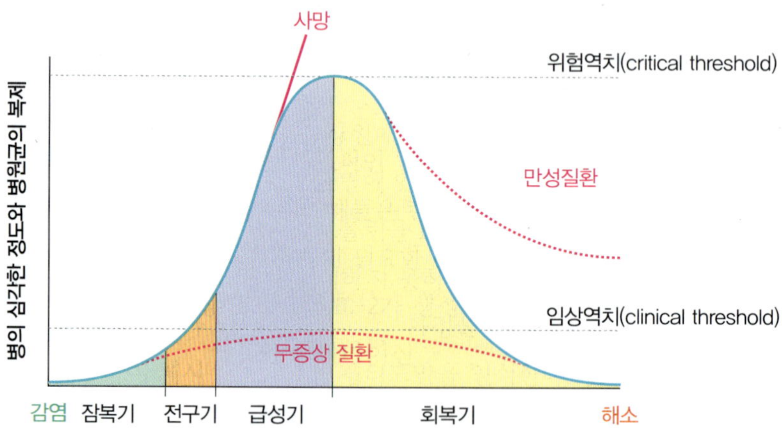

그림 2-19 감염의 경과 단계

매우 짧은 반면 잠복기가 50~180일 정도인 B형 간염이나 몇 개월 또는 몇 년인 HIV처럼 잠복기가 긴 경우도 있다. 잠복기의 기간은 숙주의 건강, 병원균의 침입경로, 병원균의 감염량 등에 의해 영향을 받는다.

(2) 전구기

전구기는 숙주에서 초기 증상이 나타나는 시기로서 피로감fatigue, 두통, 미열, 근육통myalgia을 경험하게 된다. 전구기의 기간은 숙주에 따라 차이가 있다.

(3) 급성기

급성기는 병원균의 증식과 전염이 빠르게 일어나고 감염성 질환의 임상 증상이 절정에 이르는 시기이다. 미생물 대사의 부산물, 세포의 용해, 숙주의 면역반응 등으로 인해 조직에 손상이 가고 염증반응이 일어난다. 전구기에 비해 증상이 더 구체적이며 병원균의 종류 등을 파악 할 수 있다 .

(4) 회복기

회복기는 감염이 관리되면서 점차적으로 병원균이 제거되고 손상된 조직의 수복이 이루어지면서 증상이 해소되기 시작한다. 병원균의 종류와 숙주의 면역력에 따라 회복기간도 다르다.

(5) 해소기

해소기는 병원균이 완전히 제거되어 질환의 증상이나 징후가 없는 것을 말한다. 어떤 경우에는 감염이 완전히 근절되지 않아서 만성감염의 형태가 되기도 한다.

감염의 국소적인 증상 및 징후로는 염증, 통증, 종창, 발적, 열감 외에도 재채기나 호흡곤란과 같은 호흡기계 징후와 구토나 설사와 같은 소화기계 징후도 있다. 전신적인 증상이나 징후로는 열, 피로, 허약, 두통, 오심, 백혈구 증가 등이 있다.

참고문헌

REFERENCE

김희제 외 역, Murphy K., Travers P., Walport M(2008). Janeway 면역생물학. 7판. E Public.

최명애 외 역, Gould E., Dyer M(2013). 보건의료인을 위한 병태생리학. 4판. 계축문화사.

Abbas AK, Lichtman AH, Pillai S(2018). *Cellular and Molecular Immunology*. 9th ed. Elsevier.

Harvey RA, Champe PC, Fisher BD(2007). *Lippincott's Illustrated Reviews: Microbiology*. 2nd ed. Lippincott Williams & Wilkins.

Murphy K(2012). *Janeway's Immunobiology*. 8th ed. Garland Science.

Porth CM(2011). *Essentials of Pathophysiology*. 3rd ed. Lippincott Williams & Wilkins.

Kumar V, Abbas AK, Fausto N, Aster JC(2010). *Robbins and Cotran Pathologic Basis of Disease*. 8th ed. Saunders.

그림출처

그림 2-2 우 © Yale Rosen(플리커 ⓒⓘⓢ)

CHAPTER 03

위장관질환

위장관은 우리 몸에서 소화·흡수를 담당하는 중요한 역할을 하고 있다. 따라서 위장관에 장애가 생기면 영양소의 소화·흡수뿐만 아니라 대사과정을 정상적으로 유지하기 어렵다. 결과적으로 위장관질환 환자들의 영양 상태에도 부정적인 영향이 초래되기 쉽다. 이 장에서는 위장관의 구조와 생리적 기능을 이해하고, 위장관에 발생하는 각종 질병들의 기전, 증상과 징후, 합병증 및 치료 방법을 이해하여 영양치료 대상자를 평가하고 중재할 수 있는 능력을 배양하는 데 필요한 내용을 기술하였다.

CHAPTER

03 위장관질환

학습 목표

1 위장관의 구조와 기능을 기술한다.
2 위장관에서 이루어지는 운동을 기술하고, 운동을 조절하는 기전을 설명한다.
3 위장관의 분비를 기술한다.
4 삼킴 과정을 기술하고, 연하곤란의 원인을 설명한다.
5 위장관에서의 소화 · 흡수과정을 설명한다.
6 구토의 기전과 체내에 미치는 영향을 기술한다.
7 설사의 종류를 열거하고, 주요 원인과 기전 및 체내에 미치는 영향을 기술한다.
8 감염성 설사를 일으키는 미생물을 열거하고, 이들에 의해 설사가 유발되는 기전을 설명한다.
9 변비의 주요 원인과 치료 방법을 기술한다.
10 위식도역류질환의 발생기전과 합병증 및 치료 방법을 설명한다.
11 위염의 종류와 발생기전을 설명한다.
12 소화성궤양의 원인을 기술하고, 십이지장궤양과 위궤양의 차이를 설명한다.
13 위암의 병태생리 및 치료 방법을 기술한다.
14 위절제수술이 체내에 미치는 영향을 설명한다.
15 감염성장염의 병태생리 및 치료 방법을 기술한다.
16 염증성장질환의 병태생리 및 치료 방법을 기술한다.
17 흡수장애의 주요 원인과 체내에 미치는 영향을 기술한다.
18 대장암의 병태생리 및 치료 방법을 기술한다.

1. 위장관의 구조와 기능

1) 일반적 구조와 특성

위장관은 입에서 항문까지 연결된 관의 구조이며, 타액선, 간장, 췌장 등의 분비기관이 연결되어 있다. 부위별로 약간의 차이는 있으나, 기본적으로 위장관 벽은 점막층mucosa, 점막하층submucosa, 근육층muscularis externa 및 장막층serosa의 총 4개 층으로 되어 있다(그림 3-1).

점막층은 상피epithelium, 고유판lamina propria, 점막근육층muscularis mucosae으로 이루어져 있다. 점막근육층은 보통 안쪽은 윤상근circular muscle, 바깥쪽은 종주근longitudinal muscle으로 구성되어 점막운동(융모운동, 점막주름 형성)을 조절한다. 점막층은 점액mucus을 형성하여 위장관을 보호하고 내용물이 원활하게 이동할 수 있도록 한다. 또한 소화에 필요한 물질을 분비하고, 소화된 물질을 흡수하며, 유해한 물질이 체내로 유입되지 않도록 해준다. 점막층에 위치한 림프는 체내에서 1차적 면역방어를 담당한다. 상피세포는 빠르게 교체되는데 보통 4~5일마다 새로운 세포로 대체된다.

점막하층은 결합조직과 지방층으로 구성되는데, 혈관, 신경 및 소화효소 분비에 필요한

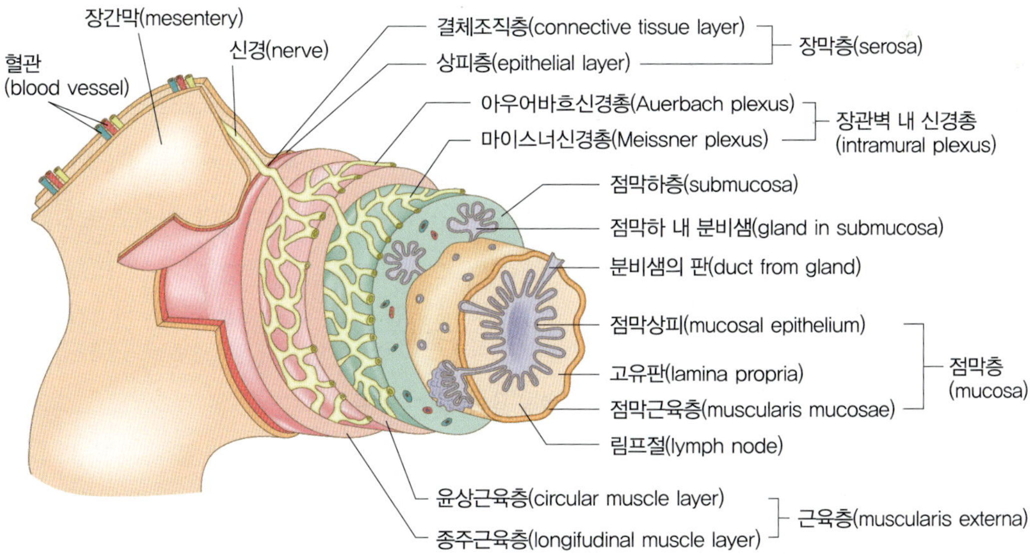

그림 3-1 소화관의 단면구조

조직들이 포함되어 있다. 근육층은 2개의 층으로 구성되어 있는데, 안쪽에 윤상근, 바깥쪽에 종주근이 위치하는 구조로 되어 있다. 장막층은 단층편평상피simple squamous epithelium와 소량의 결합조직으로 이루어져 있다.

위장관 내에는 자율신경이 그물망처럼 분포하고 있는데, 아우어바흐신경총Auerbach plexus(근육층간신경총myenteric plexus), 마이스너신경총Meissner plexus(점막하신경총submucosal plexus)의 두 종류가 있다. 이들은 위장관의 운동과 분비를 조절하는 역할을 한다.

2) 구강, 인두 및 식도

구강은 치아 및 근육운동에 의해 섭취한 음식물을 기계적으로 분쇄하고, 이를 타액과 잘 혼합하여 소화액이 작용할 수 있도록 해준다. 하루 1~1.5L 정도의 타액이 분비되는데, 수분, 전해질, 효소(프티알린, 아밀라아제, 라이소자임) 및 점액으로 구성되어 있으며, 약산성(pH 5.45~6.06)이다. 타액은 구강 내에서 윤활유 역할 및 구강 내 점막을 보호하는 역할을 하며 미생물 번식 억제, 구강 내 위생 및 당질의 가수분해에도 일부 관여한다.

저작을 통해 형성된 식괴bolus는 인두를 거쳐 식도로 이동한다. 상부식도괄약근upper esophageal sphincter은 호흡과정에서 식도와 위로 공기가 유입되는 것을 막아주고, 하부식도괄약근lower esophageal sphincter은 위 내용물이 식도로 역류하는 것을 방지해 주는데, 연하 시에만 열린다. 식도에서는 소량의 점액이 분비된다.

3) 위

위는 섭취한 음식물을 저장하고, 위액을 분비하여 위 내용물을 화학적으로 처리하며, 음식물을 기계적으로 분쇄한다. 섭취한 단백질의 화학적 분해가 시작되며, 섭취한 음식물이 유미즙chyme으로 전환된다.

위는 분문부cardiac region, 위저부fundus, 위체부body of stomach, 전정부antrum, 유문부pyloric region로 분류된다(그림 3-2). 유문관 끝에는 유문괄약근이 있어 위배출gastric emptying 속도를 조절하고 십이지장 내용물이 위로 역류하는 것을 방지해준다.

공복 시 위의 표면에는 길게 주름이 형성되어 있다. 위표면 점막층에 움푹 파인 곳을 위오목gastric pit이라고 하는데, 고유판에 존재하는 위샘gastric gland이 위오목의 기저부에 분포하고 있다(그림 3-3).

위의 표면은 단층원주상피simple columnar epithelium로 되어 있고, 표면의 점액세포에서는

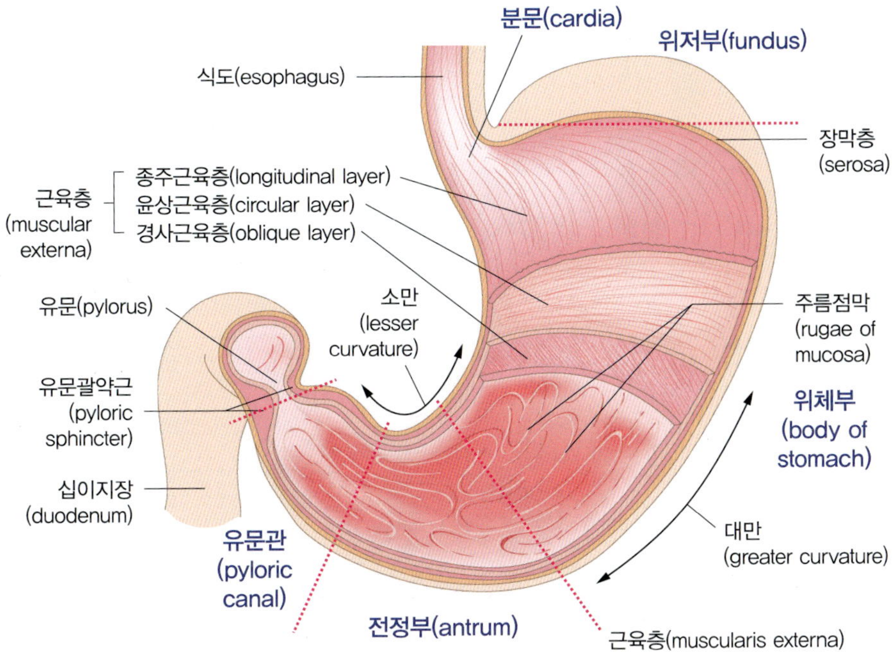

그림 3-2 위의 구조

점액을 분비하여 위의 자기소화를 방지해준다. 위체부와 위저부에 존재하는 위기저샘 fundic gland은 주세포chief cell, 벽세포parietal cell, 경부점액세포mucous neck cell, 장 내분비세포 enteroendocrine cell, APUD cell 등으로 구성되어 있다. 하루 2L 정도의 위액이 분비되는데, 위기저샘의 가장 깊숙한 부위에 존재하는 주세포에서는 펩시노겐, 레닌rennin, 위 리파아제 gastric lipase 등의 효소를 분비한다. 위기저샘의 중간부위에 존재하는 벽세포는 산분비세포oxyntic cell이라고도 하는데, 염산과 내적인자intrinsic factor를 분비한다. 주세포와 벽세포의 80%는 위체부와 위저부에, 20% 정도는 위의 원위부에 존재한다. 펩시노겐은 염산에 의해 펩신으로 활성화된다. 경부점액세포는 위기저샘의 가장 얕은 부분에 존재하며, 점액을 분비한다. 장 내분비세포인 G세포는 유문동에 밀집되어 있으며, 소화기호르몬인 가스트린을 분비한다.

점막하층에는 분비샘이 존재하지 않는다. 근육층은 위장관의 다른 부위와 달리 안쪽 경사근육층, 중간 윤상근육층, 바깥쪽 종주근육층의 세 층으로 이루어져 있다.

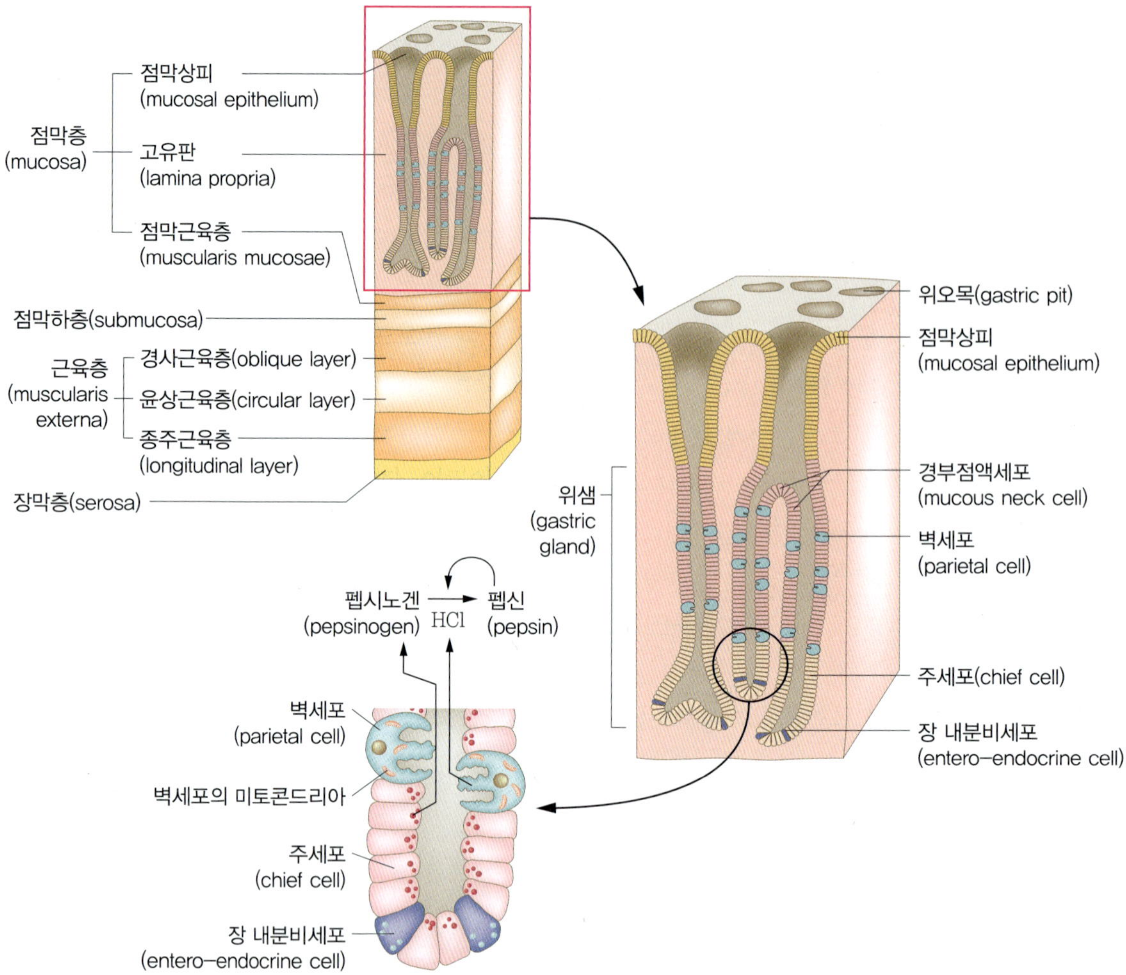

그림 3-3 위오목(gastric pit)

4) 소장

소장은 십이지장, 공장, 회장으로 구분되며, 십이지장의 파터팽대부ampulla of Vater에는 총담관, 췌장관이 연결되어 있는데, 주위에는 오디Odii 괄약근이 있어 필요에 따라 담즙이나 췌장액을 십이지장으로 분비할 수 있는 구조로 되어 있다. 십이지장의 점막하층에는 부루너Brunner샘이 있어 십이지장액을 분비한다. 십이지장액은 진한 알칼리성 점액으로서, 위에서 유입된 위산으로부터 소장점막을 보호하는 역할을 한다.

소장 점막은 단층원주상피로 되어 있다. 공장과 회장 점막은 내강 쪽으로 무수히 많은

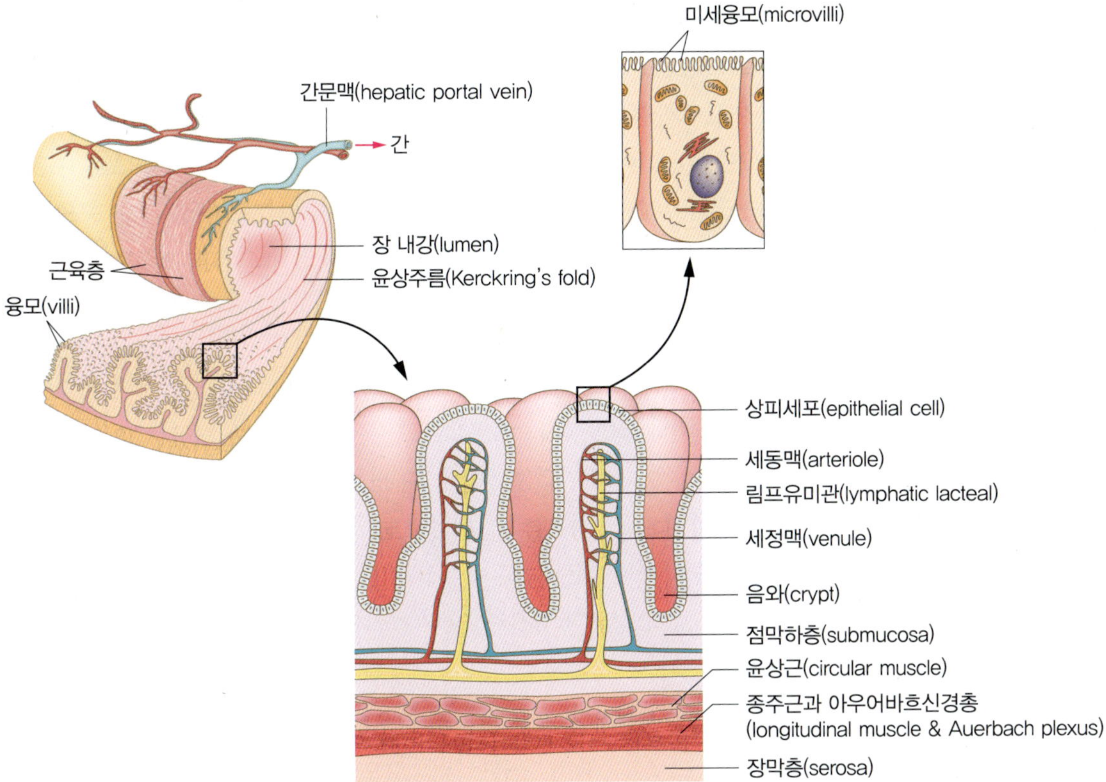

그림 3-4 소장 표면과 융모구조

윤상주름이 형성되어 있으며, 점막의 단층원주상피세포는 고유판과 함께 돌출하여 융모를 형성한다. 융모 표면은 미세융모로 덮여 '솔 가장자리brush border'를 이루고 있다. 표면 상피에는 점액분비세포인 술잔세포goblet cell가 존재한다. 융모와 융모사이의 홈을 음와crypt라고 하는데, 공장, 회장의 음와에는 소장샘인 리버퀸샘Lieberkuhn crypt이 분포한다. 리버퀸샘에는 술잔세포, 미분화세포, 호산성 과립세포paneth cell, 장 내분비세포가 존재한다. 미분화세포로부터 소장점막세포가 형성되어 융모의 끝 쪽으로 이동하는데, 소장 점막세포의 평균수명은 2~5일 정도이다. 소장샘에서는 하루 2L 정도의 장액이 분비되는데, 주로 물과 점액으로 구성되어 있으며 알칼리성이다. 또한 소장 점막 표면에서 소화효소(펩티다제, 이당류분해효소 등)가 분비된다. 장액뿐 아니라, 췌장액, 담낭액 등의 주변기관에서 나오는 분비액이 소장으로 들어온다. 소장 점막의 장 내분비세포에서는 세크레틴, 콜레시스토키닌을 비롯한 다양한 소화기호르몬이 분비된다.

회장 점막에는 림프소절이 형성되어 있는데, 이들 림프소절이 20~30개가 모여 집합림프소절Peyer's patches을 형성하기도 한다. 소장 원위부로 갈수록 술잔세포 수가 증가하고, 윤상주름과 융모수가 감소하며, 림프조직이 증가한다.

5) 대장

대장의 주요 기능은 수분, 전해질, 일부 비타민의 재흡수 및 대변의 생성과 저장이다. 소장에 문제가 있어 흡수가 이루어지지 못하면 결장의 흡수 능력이 증가하여 적응이 이루어지기도 한다. 유미즙이 회장에서 대장으로 들어올 때에는 액상이지만 결장을 따라 이동하는 동안 물이 재흡수되어 보통의 대변 상태로 된다.

대장은 맹장cecum, 결장colon, 직장rectum으로 구성된다. 회장과 맹장의 연결부위에는 회맹판ileocecal valve라고 하는 괄약근이 존재하여 대장의 내용물이 소장으로 역류하는 것을 방지한다. 대장에는 융모와 윤상주름은 없으나, 장샘intestinal gland은 있다. 원주상피세포, 술잔세포 및 장 내분비세포로 구성되어 있으며, 술잔세포가 상당히 많은 것이 특징인데, 이 세포에서는 점액이 분비된다.

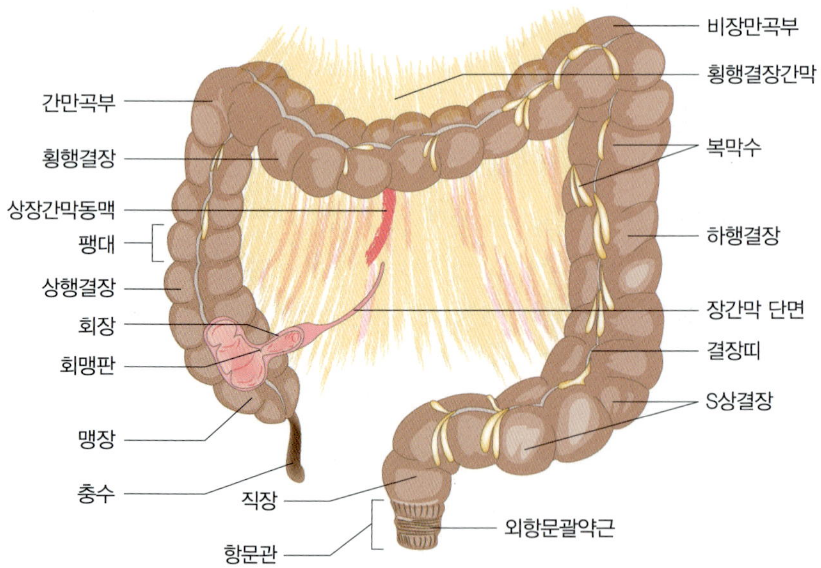

그림 3-5 대장의 구조적 특징

알/아/두/기

위장관호르몬과 신경펩티드

● 가스트린gastrin

- G세포(위 점막)에서 분비
- 분비 자극요인: 가스트린 유리펩티드(gastrin-releasing peptide), 단백질, 아미노산, 커피, 알코올, 칼슘, 위의 팽창, 미주신경 자극, 위 점막과 HCl 접촉
- 기능
  - 산 분비, 췌장의 중탄산염 · 소화효소 분비, 담낭 수축, 위 · 장 운동, 인슐린 분비, 위산분비샘 점막성장, 췌장 성장, 회맹판 이완 촉진
  - 위배출 저해

● 세크레틴secretin

- S세포(십이지장 점막)에서 분비
- 분비 자극요인: 십이지장 내에 산(acid) 존재
- 기능
  - 췌장의 중탄산염 · 소화효소 분비, 담낭 수축, 인슐린 분비, 췌장의 성장 촉진
  - 산분비, 위배출, 위운동, 장운동, 점막 성장 저해

● 콜레시스토키닌cholecystokinin, CCK

- I세포(십이지장 근위부 점막)에서 분비
- 분비 자극요인: 십이지장에 영양소, 특히 지방의 존재(단백질은 지방만큼 영향을 미치지 못함)
- 기능
  - 산 분비, 췌장의 중탄산염 · 소화효소 분비, 담낭 수축, 장운동, 인슐린 분비, 점막 성장, 췌장의 성장 촉진
  - 위배출, 위운동 저해

● 포도당의존 인슐린친화성펩티드glucose-dependent insulinotropic peptide

- 위억제펩티드라고도 함(gastric inhibitory peptide, GIP)
- K세포(십이지장 및 공장 점막)에서 분비
- 분비 자극요인: 포도당, 아미노산, 지방산 interdigestive state(식사와 식사 사이)
- 기능
  - 인슐린 분비 촉진
  - 위배출, 위운동 저해

● 글루카곤양 펩티드glucagon-like peptide, GLP

- 십이지장에서 분비
- 분비 자극요인: 식품의 존재, 혈당
- 기능
  - 인슐린 분비 촉진
  - 장 운동 저해

● 소마토스타틴somatostatin

- D세포(위, 소장 점막)에서 분비
- 분비 자극요인: 염산, 기계적 자극, 카제인, 지방, 포도당, 유리지방산
- 기능: 인슐린, 글루카곤, 가스트린, 세크레틴, GIP, VIP 분비저해

● 혈관작용장펩티드vasoactive intestinal polypeptide, VIP

- 장 신경계(소장 상부 및 대장)에서 분비
- 분비 자극요인: 소화관에 식품 존재 시
- 기능
  - 장 수축의 긴장도 감소촉진
  - 장 운동 저해

● 모틸린motilin

- M세포(십이지장 및 공장 점막)에서 분비
- 분비 자극요인: interdigestive state
- 기능: 식사와 식사 사이의 위운동 촉진

● 뉴로텐신neurotensin

- N세포(공장 및 회장 점막)에서 분비
- 분비 자극요인: 음식물 소화 시
- 기능
  - 췌장액 및 담즙 분비, 대장운동 촉진
  - 위산 분비, 위운동, 공장과 회장의 운동 저해

대장부위별로 구조에 차이가 있다. 맹장과 결장은 바깥 근육층에 종주근이 고르게 분포되어 있지 않고 외측으로 모여 3개의 띠를 형성하고 있는데, 이를 결장띠(결장뉴)taenia coli라고 한다. 결장띠가 수축할 때 대장의 길이가 짧아지면서 윤상근이 일정한 거리를 두고 수축하게 되는데, 수축하지 않은 곳에 불룩한 주머니 모양의 팽대haustra가 형성된다. 충수의 점막층 및 점막하층에는 림프조직이 잘 발달되어 있다. 상피조직은 직장과 항문의 경계부에서 단층원주상피에서 중층편평상피로 변한다.

결장에는 존재하는 많은 종류의 세균에 의해 식이섬유 등의 소화되지 않은 물질이 발효되어 단쇄지방산과 젖산이 생성된다. 발효과정에서 만들어진 에너지 일부는 세균의 생존을 위해 사용되지만, 결장에서 사용되거나 흡수되어 인체 다른 부위에서 사용되기도 한다.

2. 위장관의 운동

위장관 내에 이루어지는 운동은 위장관의 입 · 출구를 제외하고는 모두 위장관 평활근에 의해 이루어진다. 위장관에서 이루어지는 운동은 추진성 연동운동propulsive peristalsis movement, 비추진성 연동운동nonpropulsive peristalsis movement, 분절운동segmentation movement, 긴장성 수축tonic contraction으로 구분할 수 있으며, 위장관 운동은 여러 요인들에 의해 조절된다.

1) 위장관 운동의 조절

(1) 근원성 조절myogenic control

내장 평활근은 골격근과 달리 흥분파가 근육 자체에서 시작하여 스스로 규칙적인 수축을 할 수 있다. 내장 평활근에서 시작되는 자발적인 규칙적이고 탈분극 현상rhythmic spontaneous depolarization을 서파slow wave라고 한다. 서파는 근육층의 종주근과 윤상근 사이에 위치한 카할 간질세포interstitial cells of Cajal라고 부르는 박동조율기pacemaker에 의해 생긴다. 그러나 서파만으로 수축이 이루어지는 것이 아니고, 가시전압spike potential이 중첩되어 나타날 때 평활근 수축이 일어난다(그림 3-6).

위장관의 자발적 수축 빈도는 서파의 빈도에 따라 결정되는데, 서파 빈도는 부위에 따라 다르다. 사람의 경우 위에서는 3회/분, 십이지장에서는 12회/분, 그리고 하부 소장으로 갈수록 감소되어 회장에서는 9회/분의 빈도로 발생한다. 서파의 빈도와 진폭은 위장관 벽의

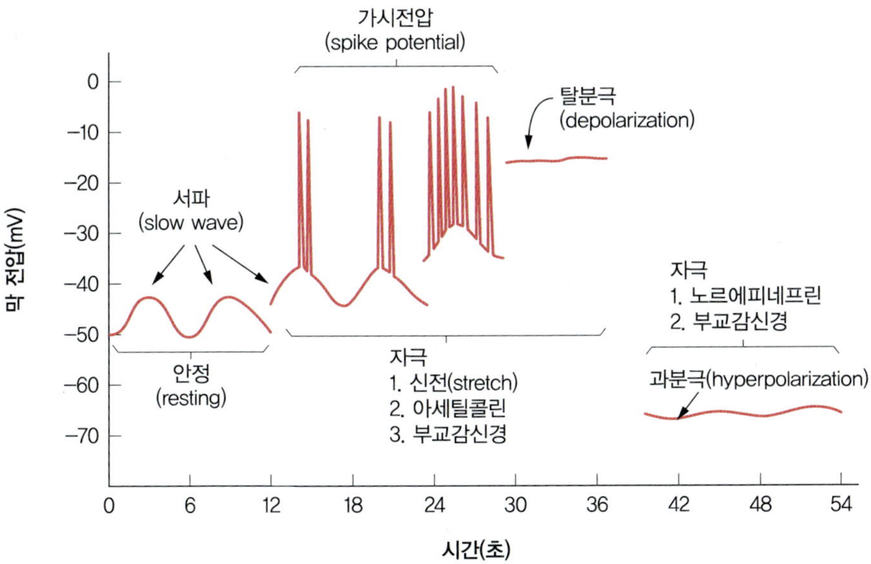

그림 3-6 소장 평활근의 막 전압

신경총, 자율신경, 신경전달물질, 펩티드, 위장관호르몬 등에 영향을 받는다.

(2) 신경성 조절

① 장 신경계

장 신경계enteric nervous system는 위장관 벽에 존재하는 아우어바흐신경총과 마이스너신경총으로 구성된다. 아우어바흐신경총은 전체 위장관을 따라 연결되어 있으며, 종주근과 윤상근 사이에 위치하고, 위장관 전체의 연동운동에 관여한다. 마이스너신경총은 점막하층에 존재하며 위장관 각 부분의 기능 조절에 관여하는데, 국소적 위장관 운동, 위장관의 분비 등에 관여한다. 아우어바흐신경총과 마이스너신경총에 존재하는 뉴런의 활동은 국소적 영향, 자율신경계, 연결 섬유 등에 의해 조절된다.

위장관에는 기계적 수용기mechanoreceptor와 화학적 수용기chemoreceptor가 존재하는데, 기계적 수용기는 위장관의 팽창 등을 감지하고 화학적 수용기는 삼투압, pH, 단백질 및 지방 소화산물을 감지한다. 이 두 수용기는 벽내신경총intramural plexus의 신경절세포에 직접 신호를 전달하거나 위장관의 자율신경계에 영향을 미칠 수 있다.

② 자율신경계

위장관에는 부교감신경과 교감신경 섬유가 풍부하게 분포하고 있으며, 위장관 운동 및 분비 기능에 상당한 영향을 미친다. 연수medulla oblongata에서 시작하는 미주신경의 절전섬유

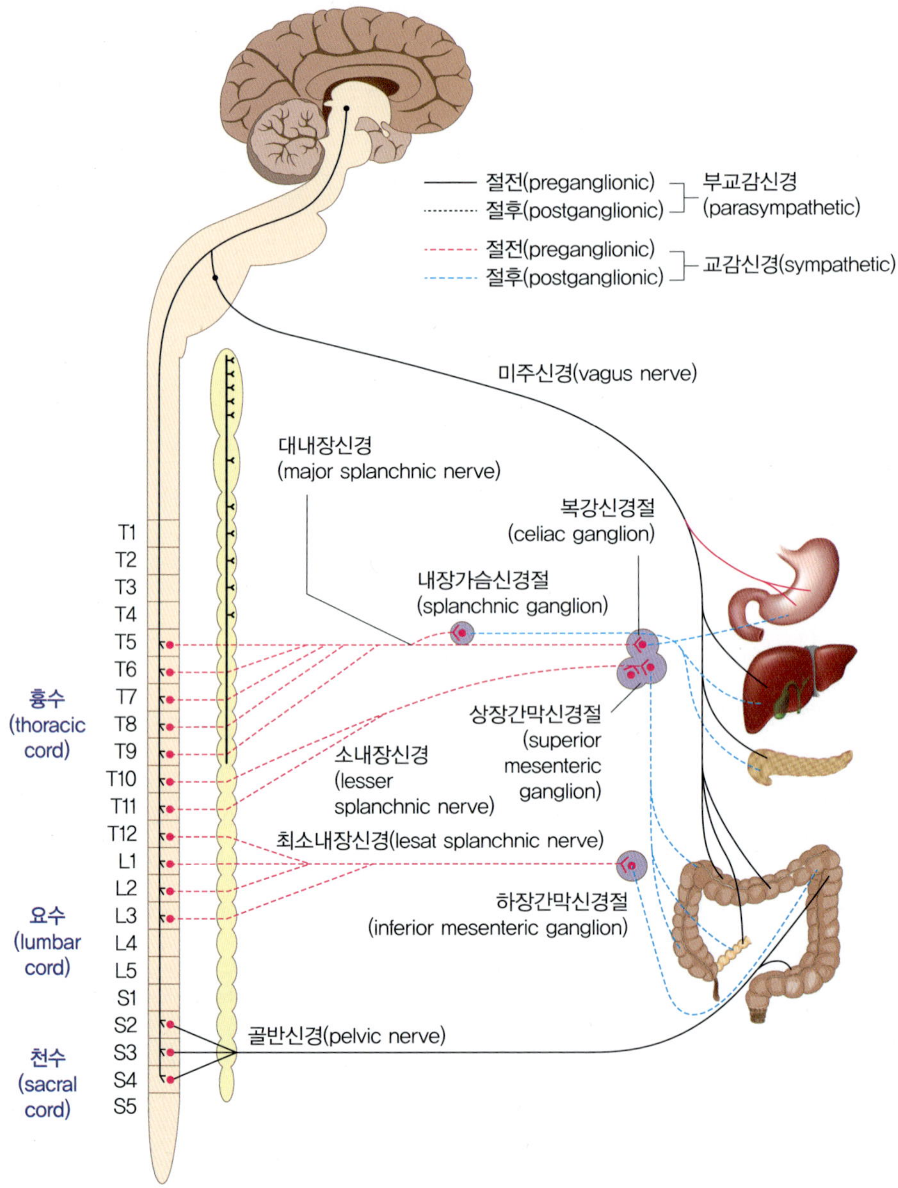

그림 3-7 위장관의 자율신경분포

preganglionic fiber는 식도, 위, 소장 및 대장 근위부, 간, 담낭, 췌장에 분포하며, 천수에서 시작되는 절전섬유는 S상 결장, 직장 및 항문 부위에 분포한다. 절전섬유의 신경전달물질은 아세틸콜린이며, 이는 신경절 세포막에 존재하는 니코틴 수용체와 결합한다. 아세틸콜린은 절후신경postganglionic fiber 말단에서도 전달물질로 작용한다. 일반적으로 부교감신경은 장 신경계를 자극하고 소화 · 흡수를 촉진시킨다.

소화관에 분포하는 교감신경 절전섬유는 흉수와 요수에서 시작한다. 복강신경절에서 시냅스를 이룬 후 식도, 위, 십이지장, 간, 췌장에, 상장간막신경절에서 시냅스를 이룬 후 소장, 대장 상부에, 하장간막신경절에서 시냅스를 이룬 후 하부결장과 항문에 분포한다(그림 3-7). 교감신경의 절전섬유에서는 아세틸콜린이, 절후섬유에서는 노르아드레날린이 유리된다. 교감신경은 점액분비정도를 조절하고, 위장관운동을 감소시키며, 괄약근의 기능을 향상시키면서, 위장관으로의 혈류유입을 감소시킨다.

(3) 호르몬성 조절

위장관 점막과 상피세포 사이에 존재하는 위장관의 내분비세포는 각기 고유한 호르몬을 분비한다. 대부분의 위장관 내분비세포들은 위장과 내강에 접하고 있으므로 장관 내용물로부터 정보를 받고, 이 정보를 호르몬을 통해 표적기관에 전달하여 위장관의 운동 및 분비를 조절한다.

2) 연하 및 식도 운동

연하는 '삼키다'라는 뜻으로 구강에 있는 음식이 인두에서 식도로 이동하는 과정을 말한다. 정상적인 연하작용을 위해서는 안면근육, 입술, 혀, 인두, 식도의 기능이 정상적이어야 하며, 구강, 인두, 식도의 여러 근육에 의한 일련의 움직임이 순차적으로 조화롭게 이루어져야 한다. 연하과정이 구강에서는 수의적으로 이루어지지만 인두에 이르러서는 불수의적으로 진행된다. 연하과정은 크게 구강단계, 인두단계, 식도단계로 구분할 수 있다(그림 3-8).

삼키는 작용은 5개의 두개신경cranial nerves(제5삼차신경the 5th trigeminal nerve, 제7안면신경the 7th facial nerve, 설인신경glossopharyngeal nerve, 제10미주신경the 10th vagal nerve, 제12설하신경the 12th hypoglossal nerve)에 의해 조절되는데, 이들 신경에 손상이 있으면 연하곤란이 발생할 수 있다.

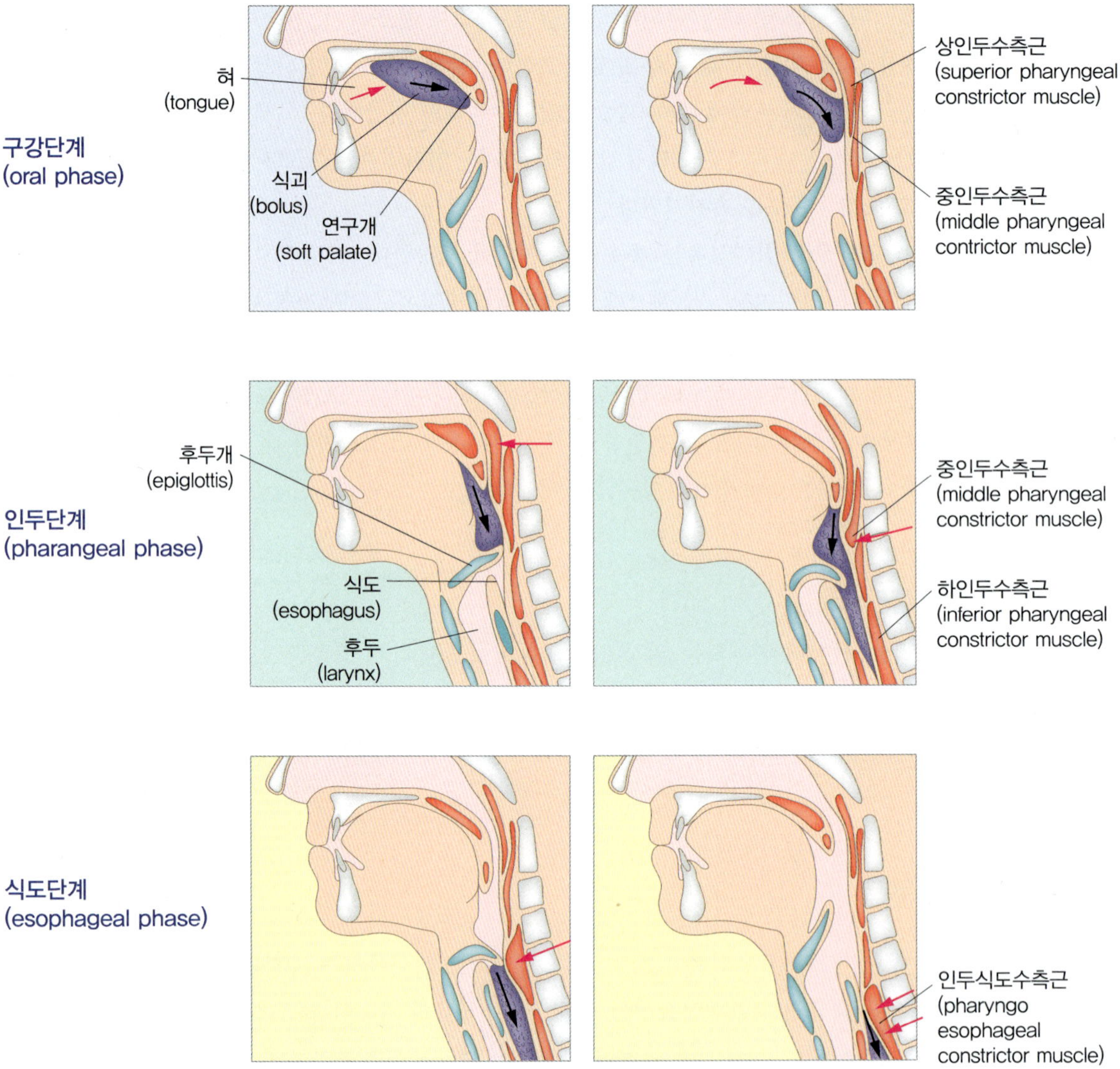
구강단계
(oral phase)
혀
(tongue)
식괴
(bolus)
연구개
(soft palate)
상인두수축근
(superior pharyngeal
constrictor muscle)
중인두수축근
(middle pharyngeal
contrictor muscle)
인두단계
(pharangeal phase)
후두개
(epiglottis)
식도
(esophagus)
후두
(larynx)
중인두수축근
(middle pharyngeal
constrictor muscle)
하인두수축근
(inferior pharyngeal
constrictor muscle)
식도단계
(esophageal phase)
인두식도수축근
(pharyngo
esophageal
constrictor muscle)

그림 3-8 연하과정

알 / 아 / 두 / 기

연하과정의 단계

● 구강단계

혀, 치아, 턱을 이용하여 입안으로 들어온 음식물을 저작하고 덩어리 형태(bolus)로 모아 구강 앞쪽에서 뒤쪽으로 이동하기 시작하는 구강 내 조작(oral preparation)과 혀를 이용하여 음식물 덩어리를 인두의 뒷부분으로 밀어내는 구강통과(oral transit)가 이루어지는 단계이다. 정상인의 경우 구강통과시간은 1초 이내이다.

● 인두단계

음식물 덩어리가 인두를 통해 식도의 상부 괄약근으로 이동하는 단계로서, 음식물 덩어리가 인두에 도착하면 불수의적 반사활동이 시작된다. 정상인의 인두통과시간은 약 1초 정도이다. 이 단계에서는 호흡이 일시적으로 중지되고 혀의 앞부분이 올라가서 음식물 덩어리가 다시 구강 내로 역류하는 것을 방지하며, 연구개가 상승하여 인두벽과 만나 음식물 덩어리가 비강 내로 들어가지 않도록 한다. 구강과 비강으로의 통로가 폐쇄되면 인두 내 압력이 증가되어 음식물 덩어리가 인두를 통과하여 식도로 진행하는 것이 용이해진다. 또한 후두개가 후방으로 기울어지면서 후두입구가 폐쇄되어 음식물이 기도로 들어가는 것을 방지해준다.

● 식도단계

식도로 들어온 음식물을 계속 위로 내려보내는 단계로, 정상인의 경우 식도통과시간이 6~10초 정도이다. 이 단계에서는 상승되었던 후두가 다시 제자리로 돌아오며 중지되었던 호흡이 재개된다. 음식물이 식도로 들어가면 중력과 함께 연동운동(진행방향의 평활근이 이완하고 반대방향의 평활근이 수축)에 의해 식도를 통과하게 된다. 상부식도괄약근이 수축하여 음식물이 인두 및 호흡기계로 역류되는 것을 방지하는데, 연하과정 중에는 이완된다.

3) 위의 운동

위에서 이루어지는 근육운동을 통해 위의 저장, 음식물의 혼합과 으깨기가 행해지고, 위의 내용물이 십이지장으로 배출된다.

(1) 저장

위 근위부의 주요 기능은 음식물의 저장이다. 저장 기능은 음식물이 인두와 식도를 통과하면 위저부가 확장되는 수용성 이완^receptive relaxation^과 위 내로 음식물이 들어와 위 내 압력이 약간 증가했을 때 위저부가 확장되는 순응성 이완^adaptive relaxation^에 의해 가능해진다.

(2) 혼합과 추진

위에 음식물이 차면 위벽 중간부위에서 서파가 시작되어 위 전정부로 전달된다. 서파에 의해 이루어지는 연동운동은 추진propulsion뿐만 아니라 혼합mixing작용에 중요한 역할을 한다. 늦은 속도의 긴장성 수축이 지속적인 압력을 가하면 음식물은 천천히 유문부로 이동한다. 그러나 위배출이 이루어지는 시기를 제외하고는 유문괄약근이 수축되어 위 내용물의 진행을 막으므로, 전정부의 내용물이 다시 상부 쪽으로 되돌아가게 된다. 이러한 역추진repropulsion은 위 내용물의 혼합 및 분쇄에 중요한 역할을 한다. 연동운동을 통해 위 내에서 음식물 덩어리가 위액과 잘 혼합되어 유동성 있는 유미즙chyme 상태로 된다.

(3) 위배출

위 전정부에서 이루어지는 강력한 연동성 수축에 의해 위 내용물이 십이지장으로 배출된다. 위배출gastric emptying은 위 내용물이 완전히 액화된 이후에 이루어지며 위배출 속도는 위 내에 있는 음식물의 용량, 유미즙의 상태, 십이지장의 작용, 소화기호르몬, 자율신경, 정서상태 등 다양한 요인에 영향을 받는다.

(4) 공복기 수축

음식물을 섭취하지 않아 위가 비었을 때에는 율동적(20초 정도의 간격), 혹은 비율동적(12~180초 간격)으로 30~45분간 수축이 지속된다. 그 후 30분~2시간 정도 수축이 중단되었다가 다시 수축이 반복되는 것을 공복기 수축hunger contraction이라고 하며, 식후 12~24시간이 경과해도 음식물을 섭취하지 않으면 위통이 생기는데, 이를 공복통증hunger pain이라고 한다.

4) 소장의 운동

소장에서 이루어지는 운동은 다음과 같다.

(1) 연동운동

소장의 모든 부위에서 연동운동peristalsis이 일어나는데, 간헐적인 추진성 연동운동과 서파의 위상차에 의해 소장 내용물이 서서히 아래쪽으로 이동한다. 평균속도는 1~4cm/분

정도로, 소장 근위부에서 약간 빠르고 원위부에서는 약간 느리게 이동한다. 간혹 한 번에 25cm 정도까지 이동하는 경우도 있는데, 이를 급속연동peristaltic rush이라고 한다. 심한 화학적 자극 등이 있어서 장의 흥분상태가 고조될 때 나타난다.

(2) 분절운동

분절운동segmentation은 비추진성 혼합운동nonpropulsive mixing movement이다. 윤상근들이 어느 정도의 간격을 두고 동시에 수축을 하면 장 내의 내용물들이 소시지 모양으로 나누어지고, 얼마 후 수축하지 않았던 부위의 윤상근들이 수축을 하면 소화액과 유미즙이 섞이게 된다. 이 과정을 통해 유미즙과 소화액이 잘 혼합되어 소화액에 의한 가수분해가 용이해지며, 장점막과 충분히 접촉을 하여 흡수가 용이해진다.

(3) 융모운동

융모운동villi movement은 소장에서만 일어나는 현상으로 소장의 융모에 있는 근육조직에 의해 융모의 길이가 변화되거나 전후좌후로 움직여 소화작용을 돕고, 소화산물이 쉽게 흡수될 수 있도록 해준다.

(4) 회맹판

회장의 연동파가 회맹판에 도달하면 회맹판이 조금씩 열리면서 소장 내용물이 맹장으로 조금씩 이동한다. 소장 내용물이 소장에 오래 머물러서 소화·흡수가 충분히 이루어질 수 있도록 해주며, 대장 내용물이 소장으로 역류하여 소장이 오염되는 것을 방지한다.

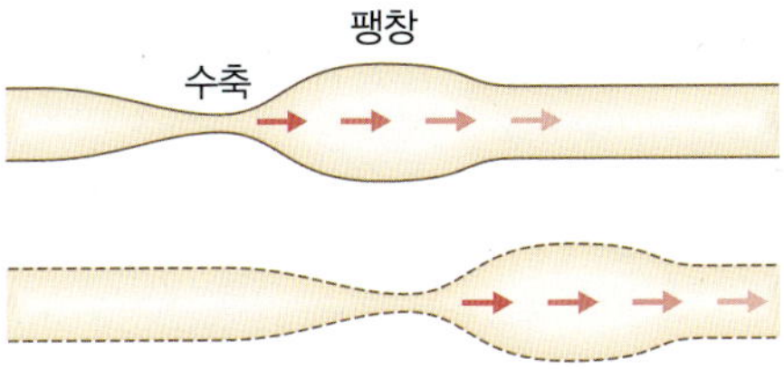

연동운동(peristalsis)

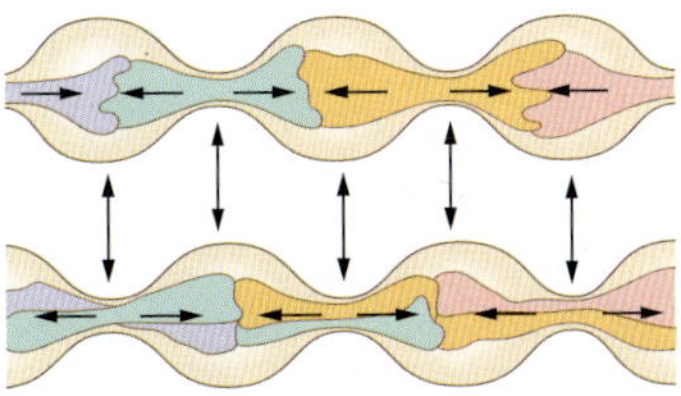

분절운동(segmentation)

그림 3-9 연동운동과 분절운동

5) 대장의 운동과 배변

대장에서 이루어지는 운동은 다음과 같다.

(1) 팽대수축haustra contraction

맹장과 결장 바깥 근육층에 존재하는 결장뉴가 수축하여 팽대를 형성하는 것을 말하는데, 맹장과 상행결장에서 흔히 나타난다. 소장에서의 분절운동과 같이 장의 내용물이 잘 혼합되어 대장에서 흡수가 잘 이루어질 수 있도록 해준다.

(2) 집단운동

집단운동mass movement은 대장의 추진성 운동으로 하루 3~4회 일어나며, 주로 횡행결장과 하행결장에서 나타난다. 위대장반사gastrocolic reflex, 십이지장대장반사duodenocolic reflex에 의해 이루어지는데 식사 후 위나 십이지장에 내용물이 차면 반사적으로 결장의 윤상근과 종주근이 강하게 수축한다. 근육이 수축하면 결장 팽대가 소실되고, 상행결장과 횡행결장의 내용물이 일시에 하행결장, S상결장 및 직장으로 이동하게 된다.

(3) 배변

평상시 직장은 비어 있으나 집단운동에 의해 결장에 있던 변이 직장으로 이동하면 직장이 확장되고, 직장 내압이 상승한다. 직장 벽의 압력 수용체pressure receptor가 이를 감지하여 배변중추로 보내면 배변중추에서는 대뇌피질을 통해 변의를 유발시키고, 부교감신경을 통해 결장과 직장에서 강한 수축이 일어나도록 한다. 직장의 강한 수축파가 내항문괄약근에 도달하면 불수의근인 내항문괄약근이 이완된다. 대뇌피질에서 수의근인 외항문괄약근을 이완시키고 복근을 수축시키면 배변이 촉진된다. 정상적인 경우 배변의 수의적 조절이 가능하다.

3. 소화와 흡수

소장 점막은 크기가 큰 입자들이 통과할 수 없으므로 섭취한 음식물은 소화과정을 거쳐 소화액 내, 그리고 소장 상피세포에 있는 효소들에 의해 가수분해되어 흡수 가능한 작은 분자로 만들어져야 한다. 탄수화물, 단백질 및 지방의 소화 · 흡수과정은 다음과 같다.

1) 탄수화물

탄수화물 소화는 구강에서 시작된다. 췌장액에 함유된 아밀라아제에 의해 말타아제, 이소말타아제 등의 이당류나 α-덱스트린 등으로 분해된 후, 소장 점막에서 분비되는 락타아제, α-덱스트리나아제, 수크라아제, 글루코시다아제 등의 효소에 의해 단당류로 분해된다. 포도당, 갈락토오즈는 소장상피세포 관강막luminal membrane에 있는 Na-glucose co-transporter를 이용하여 농도차에 역행하여 소장세포 내로 이동하며, 과당은 촉진확산 방식으로 흡수된다. 소장세포 내로 들어온 단당류는 기저막에 있는 운송체인 GLUT-2를 이용하여 모세혈관 내로 이동한다.

2) 단백질

단백질의 소화는 위에서 시작되는데 펩신에 의해 이루어진다. 펩신에 의해 일차적으로 분해된 후 췌장액에 포함된 트립신, 키모트립신, 카르복시펩티다아제, 엘라스타아제 등의 단백질분해효소에 의한 가수분해가 이루어진다. 소장 점막에서 분비되는 아미노펩티다아제, 디펩티다아제 등은 펩티드를 아미노산으로 분해한다. 십이지장 점막에서 분비되는 엔테로키나아제는 췌장에서 불활성형으로 분비된 단백질분해효소의 활성화에 관여한다.

가수분해된 단백질은 펩티드, 디펩티드dipeptide, 트라이펩티드tripeptide 또는 아미노산 상태로 흡수되는데, 대부분 포도당과 마찬가지로 Na co-transporter를 이용하여 흡수된다. 일부 아미노산은 촉진확산 방식으로 흡수된다. 소장세포 내로 들어온 펩티드는 세포 내 펩티다아제intracellular peptidase에 의해 아미노산으로 분해된다. 소장세포 내의 아미노산은 확산이나 Na-비의존적 운송방식으로 소장세포 기저막을 통과하여 모세혈관 내로 이동한다. 일부 아미노산은 기저막 통과를 위해 능동적 운송 시스템이 필요하다.

3) 지방

지방의 소화 · 흡수는 탄수화물, 단백질보다 복잡한 과정을 거친다. 소량의 지방은 타액 또는 위액에 포함된 리파아제에 의해 위에서 일부 소화가 이루어지지만, 소장에서 소화과정이 중요하다. 지방이 소화되기 위해서는 우선 유화가 이루어져야 한다. 위에서의 교반agitation을 통해 일부가 유화되기도 하지만 대부분은 십이지장에서 담즙에 의해 유화가 이루어진다. 유화된 후 췌장액의 리파아제가 작용하여 중성지방이 지방산과 2-모노글리세라이드로 가수분해된다. 소장 점막에서 리파아제가 분비되기는 하지만 그 작용은 미미하다.

담즙산은 지방을 유화시켜 표면이 넓어지게 하여 리파아제가 잘 작용할 수 있도록 해주며, 분해산물인 지방산은 담즙산과 결합하여 장에서 흡수되기 쉬운 수용성 형태가 된다. 담즙산염은 지방산, 모노글리세라이드, 콜레스테롤, 인지질 등과 함께 응집되어 미셀micelle을 형성한다. 미셀이 소장을 따라 이동하는 동안 미셀 내의 지방산, 모노글리세라이

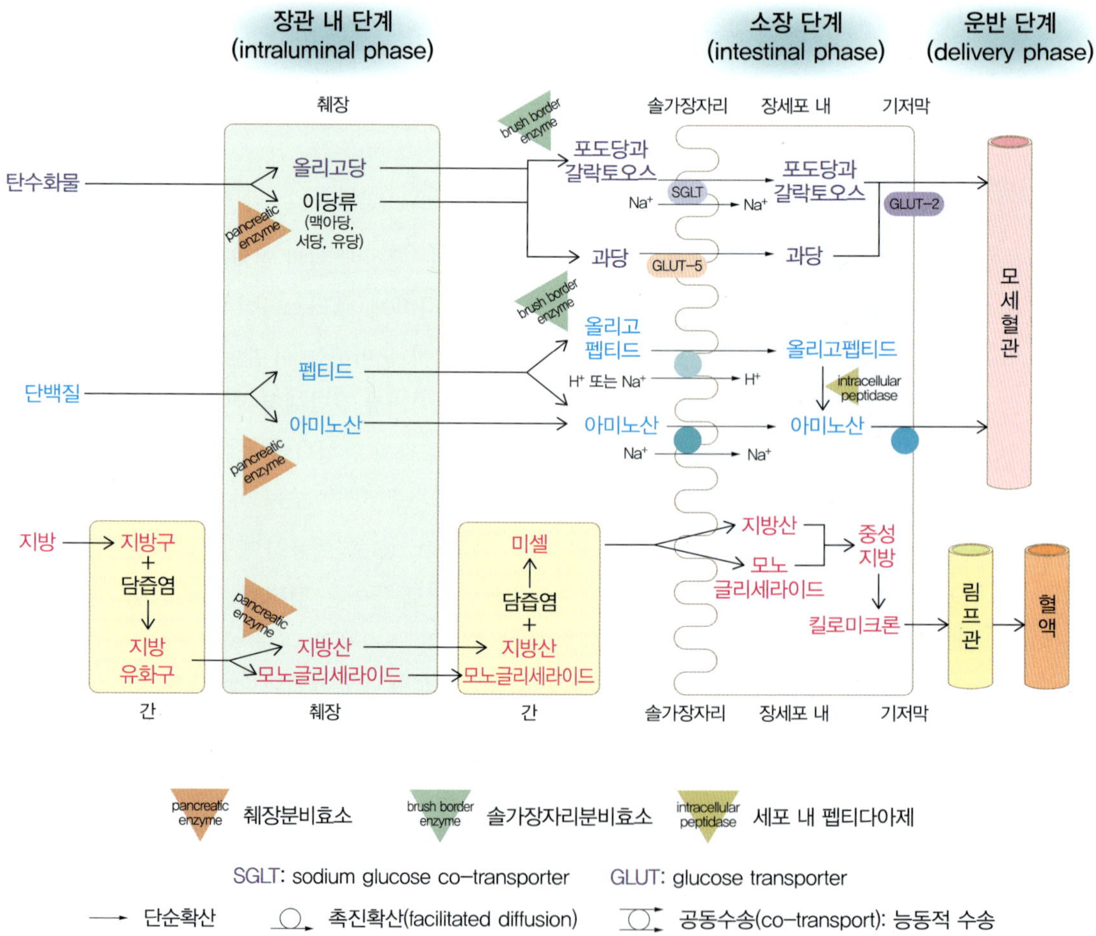

그림 3-10 영양소의 소화와 흡수

드, 콜레스테롤, 인지질 등이 재빨리 소장점막을 통해 흡수된다. 이때 담즙은 흡수되지 않고 다시 장관 내에서 새로운 미셀을 형성하는데 관여한다. 흡수된 지방산과 모노글리세라이드는 소장세포 내에서 다시 중성지방으로 재합성되고, 이후 킬로미크론을 형성한다. 킬로미크론은 모세혈관을 통과하지 못하며, 융모에 있는 유미관을 통해 림프관으로 이동한다.

4. 위장관질환의 주요 증상

식욕부진, 메스꺼움 및 구토는 다양한 질병의 주요 증상이지만, 특히 위장관질환환자의 경우 흔히 경험하는 증상들이다. 이 외에 설사, 변비, 소화불량도 위장관질환환자에서 흔히 나타나는 증상이다.

1) 식욕부진

식욕부진anorexia은 메스꺼움, 구토에 앞서 나타나는 경우가 많지만, 메스꺼움이나 구토 역시 식욕부진을 초래하는 요인이다. 식욕에는 여러 가지 요인들이 영향을 미친다. 그 중의 하나는 바로 허기인데, 허기는 공복기 수축에 의해 자극된다. 식욕은 시상하부 및 기타 식욕관련 중추에 의해 조절된다. 냄새는 식욕을 자극하거나 억제하는 데 큰 역할을 한다. 공포, 우울, 분노, 걱정 등의 정서적 요인 및 일부 약제나 질병이 있을 때에도 식욕부진이 초래될 수 있다.

2) 메스꺼움

메스꺼움nausea은 불쾌한 주관적 느낌을 말하는데, 연수의 구토중추vomiting center가 자극되어 느끼게 된다. 메스꺼움은 구토 전 혹은 구토와 동반되어 나타나는 경우가 많다. 메스꺼움을 초래하는 가장 흔한 원인은 십이지장 또는 소장 상부의 팽만이다. 수양성 타액분비watery salivation, 안면 창백, 발한, 빈맥tachycardia 등의 증상들이 동반되는 경우가 종종 있다.

3) 구토

구토vomiting는 기본적으로 위나 소장이 독성 물질에 손상 받지 않게 하는 일종의 생리적 보호기전이지만, 메스꺼움과 함께 약물치료에 대한 전신적 반응으로 나타나기도 한다. 보통은 구토에 앞서 메스꺼움을 경험한다.

구토가 이루어지기 위해서는 연수에 있는 구토중추가 자극되어야 한다. 뇌종양, 뇌혈관 성장애 등으로 두개내압이 항진되면 구토중추를 직접 압박하여 구토를 하게 되는데, 이를 중추성구토라고 한다. 말초성구토는 몇 가지 기전으로 초래될 수 있다. 교감신경 및 미주신경을 통해 구심성 자극이 구토중추로 전달되거나, 제4 뇌실저에 존재하는 화학수용체

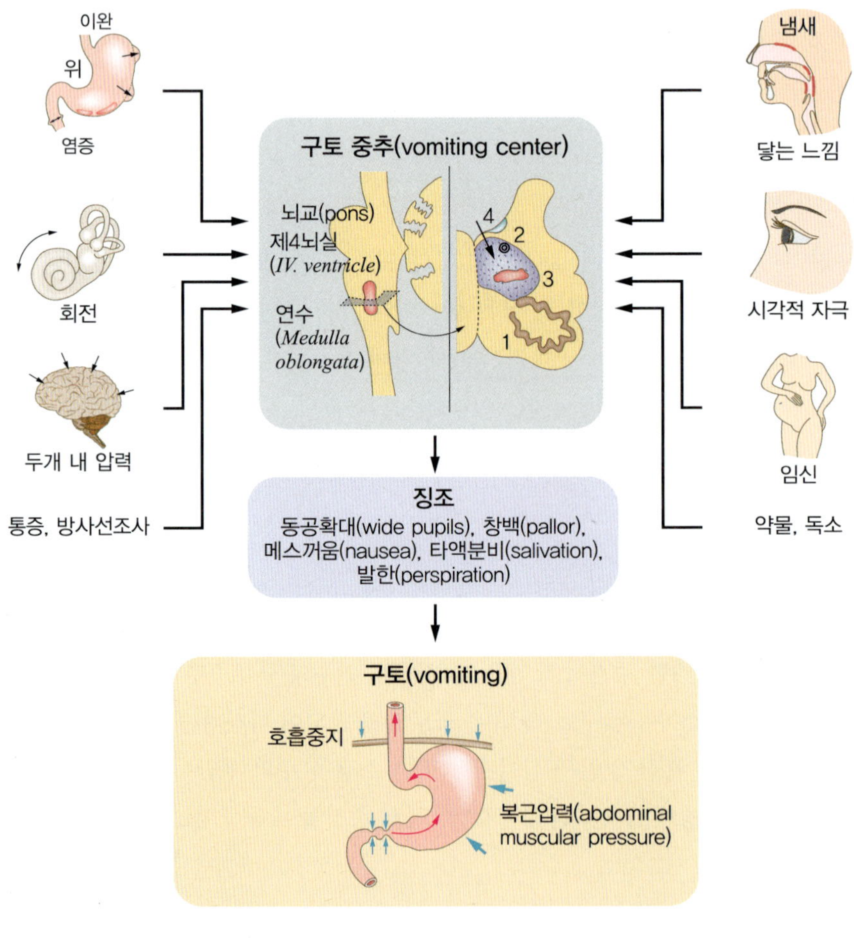

그림 3-11 구토중추

발동대chemoreceptor trigger zone, CTZ가 혈액 중의 구토유발물(알코올, 약물 등)에 의해 흥분하면 구토중추가 자극된다. 또한 강한 정신적 자극이 대뇌피질을 경유하여 구토중추를 자극할 수 있다(그림 3-11).

지속적인 구토는 영양 부족, 탈수, 전해질 손실 등을 비롯한 여러 가지 대사적 문제를 초래할 수 있다. 수소이온 손실로 대사성염기증이 초래될 수 있으며, 혈액 내 중탄산염 농도가 증가되어 저염소혈증hypochloremia이 초래될 수 있다. 구토가 심하면 대사성 산중독증이 초래되는데, 십이지장액 손실로 중탄산이온이 저하되고, 포도당 부족으로 케톤산증이 나타나며, 근육운동 증가로 젖산이 체내에 축적될 수 있다.

구토물에 담즙이 포함되어 있으면 노랗거나 녹색 빛을 띠는데, 담즙은 파터팽대부에서 십이지장으로 분비되므로, 이 부위보다 뒤쪽에서 시작되는 구토일 경우 구토물에 담즙이 포함된다. 구토물에 혈액이 섞인 토혈hematemesis의 경우 혈액 중의 단백질이 위에서 일부 소화되어 커피찌꺼기와 유사한 양상을 보인다. 토혈을 하는 경우 궤양, 암, 말로리-바이스 손상Mallory-Weiss tear을 의심해 볼 수 있고, 오물과 같거나 악취가 나는 구토물feculent emesis은 장 폐쇄가 있을 때 관찰된다. 위배출에 문제가 있을 경우 소화되지 않은 음식물을 계속 토해 내게 된다. 유문폐쇄pyloric obstruction나 위마비gastroparesis인 경우 보통 식후 1시간 이내에 구토를 하지만 심한 위정체의 경우 섭취한지 한참 지난 내용물을 토하기도 한다.

구토치료를 위해서는 원인을 해결하는 것이 중요하다. 항구토제antiemetics로는 항히스타민약물, 항콜린성약물, 항도파민성 5-HT_3 길항제antidopaminergic 5-HT_3 antagonist, NK_1 길항제 NK_1 antagonist, 일부 항우울약물antidepressant 등이 있다.

4) 설사

설사diarrhea는 묽거나 수분이 많이 섞인 변을 지나치게 자주 배변하는 것을 말한다. 서구식사를 기준으로 했을 때 성인의 경우 변의 양이 하루 200g 이상인 경우 설사를 하는 것으로 생각해 볼 수 있으나, 이 경우 가성설사pseudodiarrhea나 분변실금fecal incontinence과는 구분을 하여야 한다. 급성설사는 2주 미만의 짧은 기간에 발생하는 것이고 4주 이상 지속되는 경우는 만성설사에 해당한다. 급성설사는 90% 정도가 감염성 물질에 의한 것이고, 구토, 열, 복통이 동반되는 경우가 흔하다. 미생물에 의해 급성감염성설사가 초래될 수 있으며, 약물(표 3-1), 독성 물질, 허혈ischemia 등이 급성설사의 원인으로 작용할 수 있다(감염성장염 참고).

표 3-1 흔히 설사를 초래하는 약물

구분	약물
항생제, 항암약물	다수의 약물
소화기계 약물	마그네슘 함유 제산제, 변비약, 미소프로스톨(misoprostol), 오살라진(olsalazine), 락툴로오스(lactulose), 콜린성 약물
심혈관계 약물	강심제(digitalis), 퀴니딘(quinidine), 프로카인아미드(procainamide), 히드랄라진(hydralazine), β-차단제(β-blocker), ACE 저해제, 이뇨제, 클로피브레이트(clofibrate), 젬피브로질(gemfibrozil), 로바스타틴(lovastatin), 프로부콜(probucol)
신경정신과 약물	리튬(lithium), 플루옥세틴(fluoxetine), 알프라졸람(alprazolam), 발프로산(valproic acid), 에토숙시미드(ethosuximide), L-dopa
기타	테오필린(theophylline), 갑상선호르몬, 콜히친(colchicine), NSAIDs, 알코올

만성설사가 있을 경우 다른 심각한 질환이 있는지 확인해보아야 한다. 급성설사와는 달리 감염성이 아니며, 발생기전에 따라 몇 가지로 분류할 수 있다(표 3-2). 만성설사는 전해질 불균형, 탈수, 흡수불량, 영양불량에 영향을 줄 수 있다. 질병의 치료목적으로 시행한 담낭절제수술, 회장절제, 베리아트릭수술, 미주신경절제수술, 위저추벽성형술fundoplication 등이 만성설사의 원인이 되기도 한다.

장 내 삼투압이 지나치게 높아져 초래되는 삼투성 설사는 금식을 하면 해결된다. 반면 분비성설사는 세균감염이나 다른 기저질환으로 인해 장 내에서 수분이나 전해질의 과다 분비가 초래되어 발생하는 것으로 금식을 해도 해결되지 않는다.

지방변steatorrhea인 경우 악취가 심하고 거품이 많으며, 회색을 띤다. 변에서 붉은색의 혈흔이 보인다면, 이는 항문이나 직장 등 출혈로 인한 경우가 많다. 참고로 일반적으로 혈변hematochezia의 경우 하부 위장관 출혈이, 흑색변melena의 경우 상부 위장관 출혈이 주요 원인으로 작용하지만, 상·하부 위장관 출혈시 혈변과 흑색변이 모두 나타날 수 있다. 미량의 출혈은 잠혈occult blood검사를 통해 확인할 수 있다.

분비성설사의 경우 점액과 다량의 전해질이 포함되어 있으며, 변에 백혈구가 있다면, 장의 염증을 의심할 수 있다. 설사 시 복통과 경련 등의 임상 증후를 보이는데, 배변 후 경련이 경감된다면 결장 원위부의 문제로 인한 경우가 많다. 그러나 배변 후에도 통증과 경련이 지속된다면 소장의 문제로 인한 경우가 많다. 설사량이 많아지면 탈수, 체중 감소, 전해질, 산-염기 불균형 등을 비롯하여 경우에 따라 심각한 결과가 야기될 수 있다.

표 3-2 만성설사의 주요 원인

분류	주요 원인
분비성	• 자극성 완하제(stimulant laxative), 알코올, 기타 약물 및 독소, 담즙 등 • 원발성분비성설사(idiopathic secretory diarrhea) • 특정 세균 감염 • 장절제 · 장질환 또는 누공, 부분적 장폐색, 분변매독(fecal impaction), 애디슨병 • 일부 호르몬분비종양: 카르시노이드증후군(carcinoid syndrome) 등 • 선천적 전해질 흡수결함
삼투성	• 삼투성 완하제(Mg^{2+}, PO_4^{3-}, SO_4^{2-}) • 이당류분해효소 부족 • 흡수되지 않은 탄수화물(lactulose, sorbitol, polyethylene glycol)
지방변성	• 소화불량: 췌장부전, 세균 과다 증식, 베리아트릭수술, 간질환 등 • 흡수불량: 복강질환(celiac disease), 휘플병(Whipple's disease), 감염, 무베타지질단백혈증(abetalipoproteinemia), 허혈(ischemia) 등 • 1° 또는 2° 림프폐색
염증성	• 크론병, 만성궤양성대장염 • 교원성결장염(collageneous colitis), 림프구성결장염(lymphocytic colitis) • 면역성 점막질환: 면역결핍, 식품 알레르기, 이식편대숙주질환(host versus host disease) 등 • 감염: 침습성(invasive) 세균, 바이러스, 기생충 등에 의한 감염 • 항암 방사선 치료로 인한 위장관 손상
운동이상성	• 과민성장증후군, 내장신경근육병증(visceral neuromyopathy), 갑상선기능항진증, 위장운동촉진제, 미주신경 절제술 후(postvagotomy)

기저질환치료와 함께 수분, 전해질, 산-염기 균형을 정상화하여야 한다. 치료를 위해 수액 및 변의 점도를 조절하고 배변활동을 감소시키는 약제가 사용될 수 있다.

5) 변비

변비constipation는 임상에서 흔히 관찰할 수 있는 것으로 지속적으로 배변이 어렵고, 배변횟수가 감소하며 잔변감이 남는 것을 말한다. 정상적인 경우 최소 주 3회 이상은 배변을 하지만, 배변횟수만으로 변비를 진단하기는 어렵다. 변비환자들 중 배변횟수는 정상이지만 배변 시 과도하게 힘을 주어야 하거나 변이 단단하거나 하복부 팽만감이나 잔변감을 호소하는 경우가 많다.

표 3-3 변비의 원인

최근 발생된 변비	만성적 변비
• 결장폐색: 신생물, 대장허혈(ischemia), 게실질환 · 염증 등에 의한 협착(stricture) • 항문괄약근 연축(spasm): 치열(anal fissure), 동통성치질 • 약물	• 과민성 장질환: 변비가 주로 나타나는 유형(constipation-predominant) • 약물: 칼슘이온차단약물, 항우울제, 진통제(모르핀 등), 이뇨제, 항히스타민제, 비타민 보충제, 철, 칼슘 등의 무기질 보충제 등 • 결장의 가성폐색(pseudoobstruction): 서행변비(slow-transit constipation), 거대결장(megacolon) • 직장의 배출 기능 이상: 골반저부(pelvic floor) 기능 이상, 항문경(anoscope), 회음하강증후군(descending perineum syndrome), 직장점막돌출(rectal mucosal prolapse), 직장탈출(rectocele) • 내분비질환: 갑상선기능저하증, 고칼슘혈증 • 임신 • 정신과질환: 우울증, 식사장애, 약물 • 신경계질환: 파킨슨병, 다발성경화증 • 척추손상근육질환: 진행성전신성경화증(progressive systemic sclerosis)

만성변비는 일반적으로 식이섬유 및 수분 섭취 부족, 결장 통과 및 항문직장부위의 기능 이상으로 인해 초래된다. 이는 위장관의 신경적 이상, 특정 약물, 고령 및 위장관에 영향을 미치는 여러 전신성 질환과 관련이 있다(표 3-3). 기질적 질환 없이 변비가 나타나는 것을 기능성 변비라고 한다.

다른 기저 원인이 없는 변비의 경우 90% 이상은 수분 및 식이섬유 보충, 운동 등의 생활습관 개선을 통해 해결된다. 생활습관 개선으로 해결되지 않는 경우 완하제를 사용할 수 있다. 완하제로는 변의 부피를 늘려주는 증량제bulking agent, 삼투성 완하제osmotic laxative, 자극성 완하제stimulant laxative, 대변연화제stool softner, 장운동 항진제, 관장제 등이 있다. 증량제나 삼투성 완하제가 다른 약물에 비해 부작용이 적고 장기간 사용이 가능하다. 다른 약물치료와 함께 프로바이오틱스probiotics를 사용하는 것이 만성변비를 개선하는 데 도움이 될 가능성이 있으나, 효과 확인을 위해서는 더 많은 임상연구가 필요한 상황이다. 기저질환이 있는 경우 기저질환의 상태에 적합한 치료가 필요하다. 위장관폐색, 거대결장, 거대직장megarectum 환자에게는 식이섬유 보충을 피해야 한다. 변비가 지속되는 경우, 이로 인해 다른 건강 문제, 질환이 초래될 수 있으므로 적절한 치료와 관리가 필요하다.

6) 소화불량

소화불량indigestion은 상복부 또는 명치 부위에 생기는 지속적 또는 재발성의 불편감과 통증을 말하는데, 위식도역류질환에서 나타나는 가슴쓰림heartburn과는 양상이 다르다. 가장 흔한 원인은 위식도역류와 기능성 소화불량이며, 이 외에 위운동 이상 및 내장과민성visceral hypersensitivity, 헬리코박터 파이로리*Helicobacter pylori* 감염, 소화성궤양, 암, 위장관 감염 등을 비롯한 다양한 위장관질환, 췌장 및 담도질환, 임신, 당뇨병, 과식, 고지방식, 알코올, 약물 등의 다양한 요인들이 원인으로 작용할 수 있다.

기질적 · 전신적 · 대사적 질환이 없이 소화불량 증상을 보이는 경우를 기능성소화불량functional dyspepsia이라고 하는데, 식후 불쾌감 · 포만감 · 상복부포만감 · 트림 · 조기 포만감 · 식후 상복부 통증 · 쓰림 등의 임상 증상을 보인다. 기능성 소화불량의 경우 생활습관 개선(금연, 금주, 규칙적인 생활과 운동, 스트레스 관리), 식사조절, 약물(위산분비억제제, 위장운동촉진제, 내장진통제, *H. pylori* 제균약물) 등의 치료를 시행한다.

5. 식도질환

1) 연하곤란

연하곤란dysphagia은 음식물이 입에서 인두, 혹은 입에서 식도로 이동하는 데 문제가 있는 것을 말한다. 심한 연하곤란은 영양 상태를 악화시키고, 흡인aspiration의 원인으로 작용하며, 삶의 질을 저하시킨다. 연하불능aphagia은 식도가 완전히 막힌 것을 의미하며, 연하통odynophagia은 연하시 통증을 의미한다. 연하장애 시 연하통이 수반되기도 하나 반드시 그런 것은 아니다. 공식증phagophobia은 연하에 대한 공포를 의미하는데, 심리적 요인이나 음식물 덩어리의 막힘, 연하통 혹은 흡인과 관련된 우려가 연하거부를 초래할 수 있다.

섭취한 음식물의 정상적인 통과는 음식물 덩어리food bolus의 크기, 연하통로의 직경, 연하수축의 온전성, 상부식도괄약근과 하부식도괄약근의 연하억제deglutitive inhibition 등에 좌우된다. 음식물 덩어리의 크기가 크거나 통로의 직경이 좁아서 발생되는 구조적 연하곤란structural dysphagia과 연하운동이나 식도괄약근의 이완에 문제가 있어 발생되는 운동성 연하곤란motor dysphagia으로 분류할 수 있다. 동일한 환자에게 2가지 이상의 기전이 복합적으로 관여하여 연하곤란이 나타날 수 있다.

구강단계에서의 연하곤란은 음식물 덩어리를 형성하거나 조절하는 데 문제가 있어 발생되는데, 음식물 덩어리를 오랫동안 입안에 물고 있거나, 입 밖으로 뱉어낼 수도 있다. 입안에서 음식물 덩어리를 잘 조절하지 못하면 음식물이 기도로 흡인되거나 비강으로 역류할 수 있다.

인두단계에서의 연하곤란은 인두에서 추진운동이 제대로 이루어지지 않거나 상부식도괄약근 폐색으로 인도에 음식물 덩어리가 머무르는 것과 관련이 있다. 구인두성 연하곤란oropharyngeal dysphagia은 신경계, 근육 및 구조적 문제, 의인성iatrogenic, 감염성, 대사적 문제가 원인으로 작용할 수 있는데, 의인성, 신경계 및 구조적 문제가 가장 흔한 원인으로 작용한다. 신경계 문제는 주로 뇌혈관질환, 파킨슨병, 근위축성 측삭경화증amyotrophic lateral sclerosis과 관련이 있다.

식도단계에서의 연하곤란은 식도내경이 좁거나 식도운동에 장애가 있어 발생될 수 있다. 식도 주변의 손상 역시 구조에 영향을 미쳐 연하곤란을 유발할 수 있는데, 점막성환Schatzki rings, 호산성식도염, 궤양성협착이 주요 요인이다. 종문근과 평활근에 문제가 있으면 식도에서의 추진운동 및 하부식도괄약근 이완에 영향을 미쳐 연하곤란이 발생될 수 있다.

연하곤란의 진단을 위해 비디오 투시 연하검사videofluoroscopic swallow study, VFSS, 식도조영검사esophagography 등의 영상검사와 식도경검사esophagoscopy, 식도내압검사manometry가 이용될 수 있다. 연하곤란의 원인 및 상태에 따라 적합한 치료를 시행한다. 연하 기능을 개선하고 안전한 연하를 통해 흡인성 폐렴의 위험 요소를 감소시키기 위해 환자에게 적합한 치료와 다학제적 접근이 필요하다. 뇌졸중 재활치료를 위한 한국형 표준 진료 지침에서는 뇌졸중 환자를 대상으로 하는 개별화된 적절한 식사 조절, 자세 변형, 보상 기법 및 회복 기법 등이 포함된 적극적인 치료 프로그램 제공을 권고하고 있다. 보상적인 기법은 연하를 효율적이게 하고 일시적으로 안전하게 삼키게 하는 기법, 회복적 기법은 운동을 통해 연하 기능의 회복을 돕는 것으로 시간의 흐름에 따라 환자들의 생리학적인 연하기능의 회복을 돕는 것을 목표로 한다.

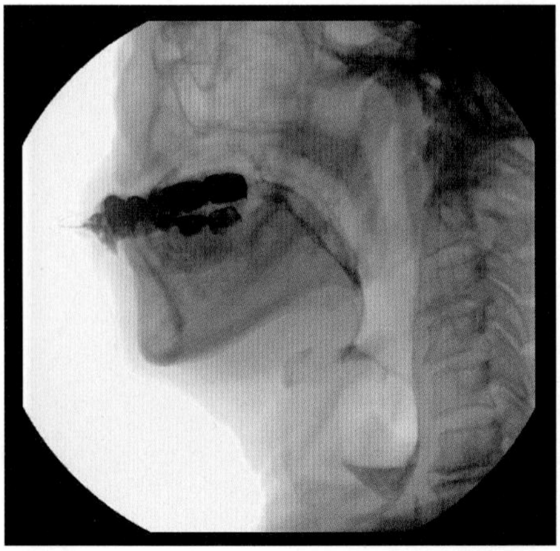

그림 3-12 비디오 투시 연하검사

2) 식도운동성질환

식도의 횡문근에 장애가 있으면 식도의 운동에 영향을 미치는데, 인두마비pharyngeal paralysis, 윤상인두근 기능 이상cricopharyngeal bar, 인두근 이물감globus pharyngeus 등이 횡문근 장애에 해당한다. 원인질환 치료와 함께 경관급식을 이용한 영양 공급이 필요하다. 윤상인두근 이완불능cricopharyngeal achalasia은 연하 시 윤상인두근의 이완이 불완전한 것을 말하는데, 음식물이 인두를 잘 통과하지 못한다. 인두 이물감은 연하곤란은 없으나 지속적으로 인두부위에 무엇인가 걸려 있는 느낌을 받는 것이다. 식도조영술 결과는 정상이나 식도내압검사에서 이상소견이 있는 경우가 있다.

(1) 식도이완불능증

식도이완불능증esophageal achalasia은 연하 시에 하부식도괄약근에 제대로 이완되지 않고 식도의 연동운동이 완전 소실되는 것을 말한다. 식도의 평활근 부위 및 하부식도괄약근을 지배하는 신경 결함이 원인이다. 20~40대에 호발하며, 연하곤란, 흉통, 역류regurgitation 등의 증상이 나타난다. 실데나필sildenafil, 풍선을 이용한 확장, 하부식도괄약근의 근육절개수술 등의 치료가 시행될 수 있다.

(2) 미만성식도경련

미만성식도경련diffuse esophageal spasm은 연하 또는 자연적으로 유발된 동시성 수축이 높은 압력으로 장기간 지속되며 반복적으로 나타나는 것을 말하는데, 억제신경inhibitory nerve의 기능 이상이나 콜린성 혹은 근원성 활동항진상태cholinergic or myogenic hyperactivity가 원인으로 작용한다. 휴식 시, 연하 시, 또는 정신적 흥분 시 흉통이 유발될 수 있으며, 연하곤란이 나타난다. 평활근이완제, 칼슘채널차단제 등의 약물, 풍선을 이용한 확장, 식도윤상근육 종절제술longitudinal myotomy 등의 치료가 시행될 수 있다.

3) 위식도역류질환

위식도역류질환gastroesophageal reflux disease, GERD은 위의 내용물이 역류되어 불편한 증상을 일으키거나 합병증(식도염, 천식, 흡인폐렴, 인후염, 소화기 협착, 바레트식도, 궤양, 출혈 등)을 유발하는 질환이다. 어느 정도의 위식도역류는 정상이지만 역류가 과다하거나 역류

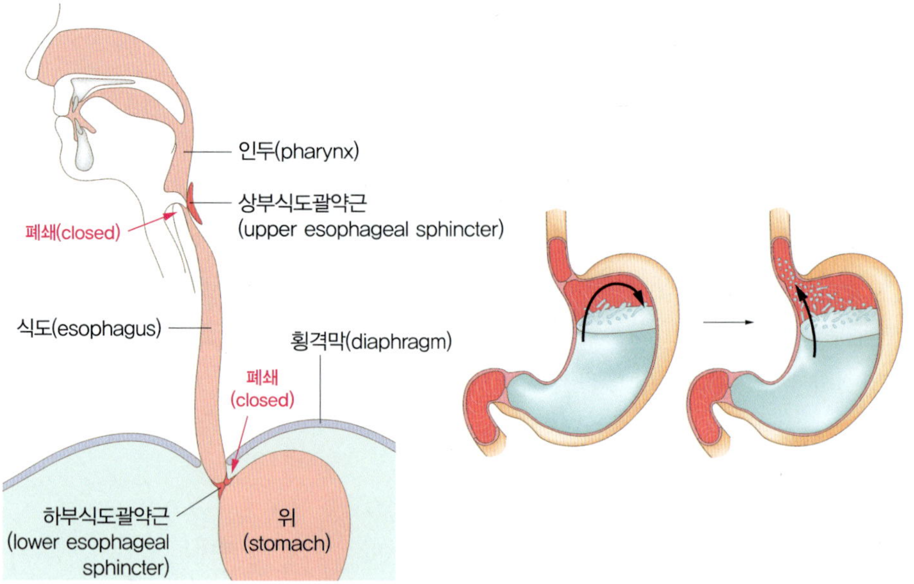

그림 3-13 식도괄약근

된 위액이 잘 제거되지 못하면 식도 점막에 자극을 주어 식도염이 발생할 수 있다.

위식도역류에는 3가지 기전(식도하부괄약근의 일시적 이완, 하부식도괄약근의 압력저하, 식도-위 연결부위의 해부학적 이상)이 관여한다. 식도열공탈장hiatal hernia이 없는 경우 하부식도괄약근의 일시적 이완이 가장 큰 원인이지만(90% 이상) 여러 가지 복합적인 기전이 관여하기도 한다. 복부비만, 임신, 위산과다분비, 위배출지연, 식도의 연동운동 이상, 폭음·폭식이 위식도역류를 악화시키는 경향이 있다. 정상적인 경우 위산이 역류되면 식도의 연동운동을 통해 역류된 내용물을 위로 보내고, 타액에 함유된 중탄산염을 이용하여 남은 산을 제거하게 된다. 식도의 연동운동 저하나 타액분비부족은 식도 내 위산 제거를 지연시키는 결과를 초래한다. 식도 점막의 위산에 대한 방어능력 감소도 위산에 의한 손

바레트식도(Barrett's esophagus)

식도의 편평상피세포가 원주상피세포로 대치되어 장 점막화된 것을 말한다. 미란성 식도염의 치유기에 계속 위산에 노출되면 발생되며, 식도말단부에 많이 발생한다. 바레트식도환자의 2~5%가 선암(adenocarcinoma)으로 이행되는데, 바레트식도의 예방을 위해서는 역류성 식도염을 적극적으로 치료해야 한다. 바레트식도가 있는 경우 주기적인 추적관찰이 필요하다.

상을 유발하는 한 요인이 될 수 있다. 위액은 식도상피를 손상시킬 수 있지만, 위산과다분비가 식도염을 유발하는 주요 요인은 아니다.

가슴쓰림과 산역류가 위식도역류질환의 전형적 증상이다. 흔치 않으나 연하곤란과 흉통이 나타나기도 한다. 인두, 입, 코 등으로 역류함에 따라 만성기침, 쉰 목소리, 기관지수축, 인두염, 후두염, 기관지염, 흡인성폐렴, 부비동염, 치아우식 등의 증상이 나타날 수 있다. 반복적인 폐흡인은 폐렴, 폐섬유화, 천식, 만성폐쇄성폐질환을 일으키거나 악화시킬 수 있다. 고형식을 먹었을 때 연하곤란 증상이 있다면 협착이 있음을 시사한다. 식도궤양으로 출혈증상이 나타날 수 있다.

진단을 위해 병력, 조영술, 식도 pH 검사, 내시경 점막조직 생검, 번스타인 검사Bernstein test(낮은 농도의 염산을 투여하여 증상악화 여부 확인), 식도내압검사 등이 이용될 수 있다. 치료를 위해 생활습관 개선과 함께 H_2 수용체 길항제H_2 receptor antagonist, 양성자펌프억제제proton pump inhibitor, PPI, GABA 작용제 등의 약물치료가 많이 이용되지만, 호전되지 않는 경우 외과적 치료(위저부주름술 등)가 시도되기도 한다. 생활습관 개선방법으로는 첫째, 악화시키는 음식 회피(커피, 술, 초콜릿, 고지방식 등), 둘째, 가슴쓰림 증상을 유발하는 음식 회피(매운 음식, 감귤류 과일, 탄산음료 등), 셋째, 하부 식도에 위산노출을 감소시키는 생활 습관 관리(체중감량, 금연, 금주, 머리쪽 침상 올리기, 식후 2~3시간 경과 후 취침하기) 등이 있다.

4) 식도염

식도염esophagitis은 발생 원인에 따라 몇 가지로 분류할 수 있다.

감염성식도염은 바이러스, 세균, 칸디다 등에 의해 발생한다. 만성염증성질환환자나 항암약물치료를 받는 환자 이외에 면역능이 저하된 환자나 장기이식 후 면역억제치료를 받는 환자에서도 발생할 수 있다. 면역 기능이 정상인 사람의 경우 감염성식도염이 흔하지 않으나 단순헤르페스바이러스herpes simplex virus와 칸디다알비칸스*Candida albicans*가 주된 감염원이다. 연하통이 특징적인 증상이며, 이외 연하곤란, 흉통, 출혈 등의 증상도 흔히 나타난다. 감염원인에 따라 적절한 약물치료를 시행한다.

약제에 의한 식도염은 주요 원인이 항생제이며, 이 외 NSAIDs를 비롯한 여러 약물인 알렌드로네이트alendronate, 파미드로네이트pamidronate, KCl, 퀴니딘quinidine, 테오필린theophylline, 스테로이드, 황산제일철 알프레놀롤ferrous sulfate alprenolol, 아스코르빈산 등에 의해 유발될 수 있다. 흉통, 연하통, 연하곤란 등의 증상이 나타난다. 치료를 위해 원인이 되는 약물 복용을 중단하며, 많은 양의 물과 함께 알약을 삼키는 것이 예방에 도움이 된다.

부식성식도염corrosive esophagitis은 강알칼리, 강산, 세제, 락스 등이 원인이며, 화상, 흉통, 구역, 연하곤란, 침흘림, 흡인 등이 나타날 수 있고 심하면 천공, 출혈, 사망 등이 초래될 수 있다. 치유되면서 대개는 협착이 생긴다. 초기에는 정맥을 통한 수액공급, 진통제 등의 지지적 치료supportive treatment를 시행하며, 협착 발생 시 확장, 또는 수술적 치료를 한다.

호산구성식도염eosinophilic esophagitis은 소아 및 젊은 성인에서 많이 나타나는데, 식품 알레르기, 에오탁신-3eotaxin-3가 관여한다. 연하곤란, 흉골하작열감 등이 나타나며, 치료를 위해 원인 음식의 섭취를 제한하고, 필요한 약물치료를 수행한다.

이 외에 흉부종양치료를 위해 방사선치료를 하는 환자에서 식도염이 흔히 발생되는데, 방사선 조사량이 많거나 방사선 민감성 약물을 병용하는 경우 발생 위험이 높아진다. 급성단계에서는 통증감소를 위한 치료를 하고, 방사선조사에 의한 손상을 감소시키기 위해 인도메타신indomethacin 등의 약물치료가 시행될 수 있다.

5) 구조적 식도질환

(1) 식도게실

식도게실diverticulum은 선천적 결함이나 염증으로 발생되는 식도벽의 주머니이다. 발생위치에 따라 경부게실Zenker's diverticulum, 식도중간부게실midesophageal diverticulum, 횡격막 상부게실epiphrenic diverticulum로 분류된다. 경부게실이 가장 많은데, 상부식도괄약근의 탄성 저하가 원인이다. 게실 내로 음식이 축적되어 식도를 따라 이루어지는 음식물의 이동이 방해되며 자극, 염증, 식도벽의 반흔조직을 발생시키고 음식물의 역류와 기도로의 흡인을 초래하기도 한다. 연하곤란, 구취, 만성적 기침, 쉰 목소리 등의 증상이 나타나며, 식도벽에 궤양이 생겨 출혈이 일어날 수도 있다.

(2) 식도열공탈장

식도열공탈장hiatal hernia은 위의 일부가 식도열공을 통해 흉강으로 탈장된 것을 말한다. 식도열공탈장은 크게 미끄럼틈새탈장sliding hiatal hernia과 식도곁탈장paraesophageal hernia으로 분류된다. 미끄럼틈새탈장은 위식도접합부와 위 기저부가 횡경막 위쪽으로 빠져 나간 것으

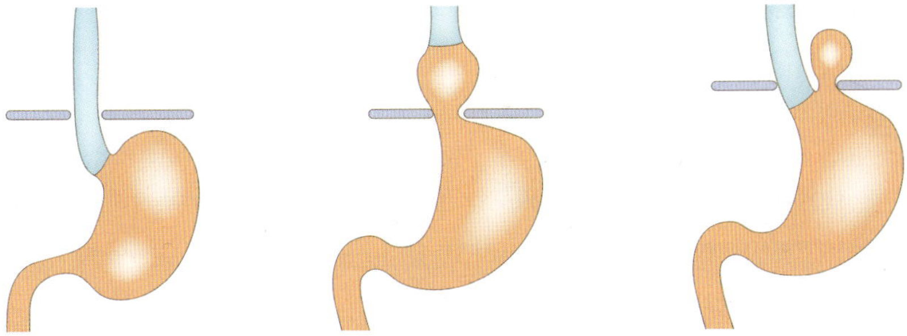

그림 3-14 식도열공탈장

로, 가장 흔한 유형이며 나이가 들수록 많이 발생한다(그림 3-14). 크기가 작으면 대부분 무증상이지만, 역류성 식도염을 일으킬 수도 있다. 식도곁탈장은 위식도연결부의 위치는 정상이고, 위의 일부가 위식도연결부 옆의 틈새로 탈장된 것을 말한다. 식후 불쾌감, 통증, 메스꺼움, 구토 등의 증상을 보이며, 위의 천공, 미란erosion, 궤양, 출혈 등이 초래될 수 있다.

짧은 식도, 약한 횡경막, 복압 증가 등은 식도열공탈장의 발생위험을 높인다. 탈장부위에 생성된 주머니에 음식물이 쌓이고 통로를 막아 점막염증, 식도역류, 연하곤란을 초래할 수 있다.

(3) 식도의 기계적 외상

식도파열esophageal rupture은 외상, 또는 내시경조작 등에 의해 초래될 수 있으며, 심한 메스꺼움과 구토로 인한 식도내압의 상승, 식도질환 등도 원인으로 작용할 수 있다. 심한 흉통, 호흡곤란, 열 등의 증상이 있으며 목에서 피하기종이 만져지기도 한다. 가능한 빨리 수술을 통해 치료한다.

말로리-바이스 증후군Mallory-Weiss syndrome은 심한 구토, 구역질, 기침 등으로 식도 점막이 손상된 것으로 과음 후 및 알코올 중독자에서 흔히 볼 수 있다. 위식도 접합부 바로 아랫 부분의 위점막이 손상되는 경우가 가장 많고 하부식도가 손상되기도 한다. 식도염이나 식도열공탈장이 동반되는 경우가 많으며, 대부분 저절로 지혈이 되는데, 출혈이 지속될 경우 내시경적 지혈술이나, 바소프레신 치료, 혈관색전술angiographic embolization, 풍선탐폰

치료balloon tamponade를 시행한다.

(4) 식도암

우리나라에서는 아직 식도암 중 편평세포암squamous cell carcinoma이 차지하는 비율이 높으나, 최근 선암adenocarcinoma의 발생이 증가하고 있다. 구미에서도 식도선암의 증가가 새로운 문제로 대두되고 있다.

편평상피세포암은 식도 중간 1/3 부위에 많이 발생하며, 감소 추세에 있다. 흡연, 음주, 발암물질(질소화합물, 아편, 곰팡이 독소 등), 물리적 요인에 의한 점막손상(뜨거운 음료 등)이 주요 원인이다. 선암은 바레트식도과 관련이 있으며, 대부분 식도 하부 1/3 부위에서 많이 발생된다. 위식도역류, 식도열공탈장, 비만, 열량 및 지방 과다섭취 등이 주요 요인이며, 흡연과 음주의 영향은 편평상피세포암에 비해서는 적다. 대부분의 경우 초기에는 무증상이어서 조기 발견이 어렵고, 연하곤란 등의 증상은 암이 상당히 진행된 후에 나타난다.

6. 위질환

1) 위염

위염gastritis은 조직학적으로 위 점막의 염증 소견이 확인된 것을 말하며, 흔히 급성위염과 만성위염으로 구분한다. 이외 림프구성위염lymphocytic gastritis, 호산구성위염eosinophilic gastritis, 육아종성위염granulomatous gastritis 등이 있으나 흔치 않다.

(1) 급성위염

급성출혈성위염acute haemorrhagic gastritis 또는 미란성위염erosive gastritis이라고 한다. 급성위염의 원인은 표 3-4와 같다. 원인에 따라 증상이 다르게 나타날 수 있는데 증상이 없는 경우도 많다. 소량의 위출혈, 상복부 통증, 메스꺼움 · 구토 등이 나타나기도 하며, 감염으로 인해 발생되는 열, 설사가 동반될 수 있다. 진단을 위해 내시경, 조직생검 등의 방법이 이용된다. 일반적으로 특별한 치료는 필요하지 않으나 양성자펌프억제제, H_2수용체 길항제,

표 3-4 급성위염의 원인

원인	특징
*H. pylori*의 급성감염	치료를 하지 않을 경우 만성위염으로 진행
H. pylori 이외의 급성 적감염	*H. pylori* 이외의 세균(*Streptococcus, Staphylococcus, Proteus, E. coli, Haemophilus*)
	헬리코박터 헤일마니(*Helicobacter heilmannii*)
	미코박테리아(mycobacteria), 매독균(syphilitic), 바이러스, 기생충, 곰팡이
기타	비스테로이드성 항염증약물(NSAIDs), 아스피린, 알코올, 담즙산, 췌장효소, 심한 외상, 대수술, 간 · 신장 · 호흡기 부전, 쇼크, 광범위한 화상, 심한 감염, 패혈증 등

제산제, 수크랄페이트sucralfate, 에카베트나트륨ecabet sodium 등의 약물이 예방과 치료를 위해 사용될 수 있다. 특정 감염의 경우에는 항균제 치료가 필요할 수 있다.

(2) 만성위염

만성위염 시에는 조직학적으로 주로 림프구와 혈장세포로 이루어진 염증성 세포들이 점막에 침윤되어 있는 것을 확인할 수 있다. 위점막 위축으로 분비선의 소실이 동반되는 것이 특징이다. 만성위축성위염은 3가지로 구분할 수 있다.

Type A는 자기면역성 위염으로 위체부와 위기저부에 많이 나타난다. 위 근위부의 산 분비가 이루어지는 부위가 침범되며, Type B에 비해 드물고, 악성빈혈과 관련이 있다. 벽세포가 파괴되어 위산분비와 내적인자 분비가 감소하며, 전정부의 점막은 보존되므로 혈액 내 가스트린은 증가한다. Type B는 H. pylori 감염과 관련이 있으며 전정부가 주로 침범되지만, 진행되면 위체부와 위기저부도 침범이 가능하다. 위축성위염이 진행되면 소마토스타틴, 가스트린 및 위산 분비가 감소한다. Type B는 조직학적 소견에 따라 표재성위염superficial gastritis, 위축성위염atrophic gastritis, 위위축gastric atrophy, 장피화생성위염metaplastic gastritis으로 분류할 수 있다.

만성위염의 경우 특별한 치료는 필요 없으나, 염증으로 인한 문제가 발생 시에는 이에 대한 치료가 필요하다.

미란성위염(erosive gastritis)

'미란(erosion)'이란 피부 또는 점막의 표층이 결손된 상태를 말한다. 미란성위염이란 위장 점막 상피가 침식으로 된 상태로 심각한 염증이 동반되지는 않으나, 출혈, 궤양 등을 초래할 수 있다.

표재성위염(superficial gastritis)

만성위염의 일종으로, 염증성 변화가 점막 표층에 국한된 상태를 말한다.

위축성위염(atrophic gastritis)

위점막에 만성적인 염증이 계속되면서 위점막이 위축되고 위선조직이 소실되는 형태의 위염을 말한다. 위축성위염은 장피화생성위염으로 진행될 수 있다. 위선조직이 소실됨에 따라 위의 정상적인 분비 기능에 문제가 초래된다.

장피화생성위염, 화생성위염(metaplastic gastritis)

장의 점막상피와 유사하게 위점막이 대체되는 것을 장피화생(intestinal metaplasia)라고 하며, 술잔세포(goblet cell)가 나타나는 것이 특징이다. 위점막상피가 초기에는 소장과 유사하게 변하지만 나중에는 대장상피와 유사해진다. 위축성위염이 진행되어 나타나며, 노령자에게 많고, 위암과 관련이 있다.

2) 소화성궤양

소화성궤양peptic ulcer에는 위궤양과 십이지장궤양이 모두 포함된다. 궤양은 점막이 5mm 이상, 점막하 부위까지 손상된 것을 의미한다. 위산과 펩신은 소화성궤양을 악화시키는 인자이다. 가스트린, 아세틸콜린, 하스타민, 심리적 자극, 커피 등은 위산분비를 자극하고, 위 · 십이지장 내의 산, 소마토스타틴, 세크레틴, 프로스타글란딘, GIP, VIP EGF는 위산 분비를 억제한다. 점액, 점막 상피의 방어벽, 점막하층의 방어벽은 점막 방어 기능을 갖추고

표 3-5 소화성궤양의 원인

원인	특징
흔한 원인	*H. pylori*, NSAIDs, 스트레스
드문 원인	• 산 과다분비: 가스트린종(gastrinoma), 비만세포(mast cell) · 호염기구 증가, 전정부 G세포의 기능항진 · 과다 증식 • 기타 감염(*H. pylori* 제외): HSV-Ⅰ형(herpes simplex virus type Ⅰ), 거대세포바이러스(cytomegalovirus), 헬리코박터 헤일마니(*Helicobacter heilmannii*) • 십이지장 폐색: 선천성 교륜(congenital band), 윤상췌장(annular pancreas) • 혈류부족: 크랙코카인에 대한 천공(Crack cocaine-associated perforation) • 방사선치료, 항암약물치료, 기타 약물 • 기타: 크론병, 사르코이드증(sarcoidosis) 침윤성질환, 위허혈

알/아/두/기

소화성궤양

● *H. pylori*와 소화성궤양

*H. pylori*는 위의 상피세포 표면과 점액층의 밑부분에 존재하며 점막은 잘 침범하지 않는다. 일단 감염되면 저절로 소실되지 않으므로, *H. pylori*에 감염된 소화성 궤양환자, 낮은 단계의 B세포림프종(low grade B-cell lymphoma), 조기위암을 내시경적으로 절제한 환자는 제균치료를 받아야 한다. 위 점막과 십이지장점막 중 위상피화생(gastric metaplasia) 부위에 잘 분포한다. *H. pylori*가 십이지장궤양을 일으키는 기전은 다음의 3가지로 설명할 수 있다.

- 위전정부의 *H. pylori* 감염은 소마토스타틴을 생산하는 D세포를 감소시키는데, 소마토스타틴이 감소하면 가스트린 분비가 증가하고 위산분비가 증가한다.
- 십이지장의 중탄산염 분비를 감소시킨다.
- 십이지장의 위상피화생에 부착되어 십이지장염 또는 십이지장궤양을 유발한다.

● 약물과 소화성궤양

NSAIDs와 아스피린은 고리산소화효소(cyclooxygenase, COX-1)과 COX-2를 모두 억제하는데, 이로 인해 프로스타글란딘 합성이 저해되어 위점막 보호 기능에 이상을 초래하여 위점막이 손상될 수 있다. 또한 이들 약물은 직접적으로 점막 상피세포를 손상시키고, 수소이온과 펩신의 점막투과를 증가시킨다. 이 외에 스테로이드, 알코올, 비스포스포네이트(bisphosphonate), 클로피도그렐(clopidogrel), 미코페놀레이트 모페틸(mycophenolate mofetil), 콜히친(colchicine), 페닐부타존(phenylbutazone), 톨부타미드(tobutamide), 크랙코카인(crack cocaine), KCl 등도 궤양의 위험을 높인다.

있다. 소화성의 주요 원인은 *H. pylori*와 NSAIDs이지만 이 외의 원인들이 점점 증가하고 있다(표 3-5)

흡연은 궤양 발생의 위험을 높이고, 치유속도를 느리게 하면서, 치료에 대한 반응도 낮추며 합병증 및 재발 위험을 높이는 것으로 알려졌으나 기전은 확인되지 않았다. 만성폐질환, 간경변, 만성신부전, 신장이식 등은 소화성궤양 발생과 관련이 많은 편이다.

(1) 위궤양

위궤양gastric ulcer은 전정부에 많이 발생하며, 소만부에도 발생하나 위기저부에는 잘 생기지 않는다. *H. pylori*에 의한 위궤양은 대부분 위전정부의 위염이 동반되어 있으나, NSAIDs에 의한 위궤양은 만성위염이 동반되어 있지 않다.

H. pylori 감염과 NSAIDs가 주요 요인이지만, 위점막의 방어능력 결함도 위궤양 발생에

관여한다. 위산분비는 정상이거나 감소된 상태이며, 일부 경우에는 위배출시간이 증가되어 있다. 십이지장 내용물인 담즙, 리소레시틴lysolecithin, 췌장효소 등이 역류되어 위점막 손상을 일으킬 수 있을 것으로 생각된다.

십이지장궤양에 비해 전형적인 증상을 보이지 않는데, 증상이 없는 경우도 많다. 상복부 통증은 식후 30분~1시간에 발생하며, 음식물을 먹으면 통증이 더 커진다. 십이지장궤양에 비해 메스꺼움과 체중 감소가 더 흔하며, 출혈이 나타나기도 한다. 십이지장궤양에 비해 위궤양은 치료속도가 늦다.

(2) 십이지장궤양

십이지장궤양duodenal ulcer은 대부분 위의 유문부과 가까운 위치에서 발생하며, 위궤양에 비해 위산분비가 증가되어 있는 경우가 많다. 공복시 가스트린 수준은 정상이나 단백질 섭취 시에는 가스트린 분비가 더 많고, 분비된 가스트린에 대한 위산분비반응도 크다. 또한 십이지장의 중탄산염 분비가 감소되어 있다. 일부의 경우에는 위배출 속도가 증가되어 있는데, 이는 십이지장이 위산에 더 많이 노출되게 만든다.

임상 증상으로 명치 · 상복부 통증이 나타나는데, 대개 식후 1.5~3시간에 발생하며, 음식이나 제산제에 의해 증상이 완화된다. 통증이 음식이나 제산제로 호전되지 않고 등 쪽으로 뻗쳐나가는 양상을 보이기도 하고, 천공, 위 출구의 폐쇄gastric outlet obstruction 등이 나타나기도 한다, 위 출구가 막히면 음식 섭취 시 통증이 악화되고, 메스꺼움과 구토, 진탕음succussion splash이 나타난다. 상복부 압통, 후구부궤양postbulbar ulcer, 출혈 등이 나타나기도 한다.

(3) 소화성궤양의 치료

내과적 치료의 목적은 증상을 완화시키고, 궤양의 치유를 촉진하며, 합병증과 재발을 방지하는 것이다. *H. pylori* 제균치료, 위산중화 · 억제제, 점막보호 · 증강제 등의 약물치료와 생활습관 개선 및 식사조절 등을 통해 치료한다. 위산 중화 및 억제를 위해 제산제antacid, H_2수용체 길항제, 양성자펌프억제제 등이 사용된다. 점막보호 · 증강제로는 수크랄페이트sucralfate, 비스무트bismuth 함유제, 프로스타글란딘-E 아날로그 등이 있다. 레바미피드rebamipide, 에카베트나트륨ecabet sodium, 테프레논teprenone, 세트라세이트cetraxate, 소파르콘sofalcone 등은 점막의 방어인자를 증강시키는 역할을 한다.

규칙적이고 균형잡힌 식사가 권장되며, 먹었을 때 통증이 있거나 소화불량을 유발하는 음식은 피하도록 한다. 적절한 식이섬유 섭취는 궤양의 발생과 재발을 낮추는 효과가 있으며, 커피, 카페인 함유음료, 아스피린, NSAIDs은 피하도록 한다.

위장관출혈이 심하거나 천공이 있는 경우, 유문부가 막히거나 협착된 경우, 난치성궤양 refractory ulcer, 악성병변의 우려가 있는 경우에는 미주신경 절제술, 부분적 위절제수술, 유문성형술 등과 같은 수술적 치료가 시행된다.

3) 위암

위암은 주로 점막의 선조직에서 발생하는 선암adenocarcinoma으로 대부분 유문부에 발생하나 소만과 분문에도 일부 발생한다. 선암 이외에 림프조직에 발생하는 림프종, 위장관 중간엽mesenchymal에서 생기는 육종sarcoma이 있다. 우리나라에서 가장 많이 발생하는 암이다. 지역에 따라 발생률에 차이가 큰데, 위암의 발생률이 특히 높은 지역은 일본, 중국, 한국, 동부 유럽, 남미이고, 북미, 동남아시아, 아프리카 일부 지역의 발생률은 비교적 낮다.

(1) 위선암의 원인 및 위험인자

유전적 요인보다는 환경적 요인이 더 큰 역할을 한다. 일부 식이요인이 위암 발생과 관련이 있는 것으로 알려져 있다. 소금에 절인 고기·채소, 짠 음식, 질산염 및 아질산염이 많이 함유된 훈제육류, 탄 음식 등은 위암 발생 위험을 높이는 것으로 알려져 있으며, 과일과 채소의 충분한 섭취는 위암 발생 위험을 낮추는 효과가 있는 것으로 보고되었다. 식이요인 이 외에 *H. pylori* 감염, 흡연, 가족력이 있는 경우, 무염산증, 장상피화생, 위의 선종성 용종adenomatous polyp, 부분적 위절제수술(특히 Billroth II 수술 후) 등은 위암 발생과 관련이 있다. 위암은 크게 장형intestinal-type과 미만형diffuse-type으로 분류할 수 있는데, 장형의 40~50%는 *H. pylori* 감염에 의한 것으로 간주된다.

(2) 위암의 단계

위암의 병기는 표 3-6과 같이 분류할 수 있다. 조기위암early gastric cancer, EGC은 림프절 전이 여부와 관계없이, 암세포가 점막이나 점막하에 국한된 것을 말한다.

표 3-6 위암의 병기분류체계

단계	TNM[1]	특징
0	TisN0M0	림프절에서 발견 안 됨: 점막에만 국한
ⅠA	T1N0M0	림프절에서 발견 안 됨: 고유판과 점막하 침범
ⅠB	T1N1M0, T2N0M0	림프절에서 발견 안 됨: 근육층 침범
Ⅱ	T1N2M0, T2N1M0	림프절에서 발견: 근육층은 침범했으나 벽을 통과하지 않음
	T3N0M0	림프절에서 발견 안 됨: 벽 통과
ⅢA	T2N2M0, T3N1-2M0	림프절에서 발견: 근육층 침범 또는 벽 통과
ⅢB	T4N0-1M0	림프절에서 발견 안 됨: 주변조직에 밀착함
ⅢC	T4N2-3M0, T3N3M0	림프절에서 3개 이상 발견: 장막층과 인접 장기 침범 림프절에서 3개 이상 발견: 장막층과 인접 장기는 침범되지 않고 벽 통과함
Ⅳ	T4N2M0	림프절에서 발견: 주변조직에 밀착함
	T1-4N0-2M1	원격 전이됨

1) TNM(tumor, node, metastasis)

(3) 임상적 특징

위암이 있을 경우 체중 감소, 식욕부진, 허약감 등의 비특이적 증상이 나타난다. 복부불편감과 통증 등의 증상이 초기에 나타날 수 있으며, 말기에는 조기만복감, 더부룩함, 연하곤란, 메스꺼움, 구토, 토혈 등의 증상이 나타날 수 있다. 조기위암의 경우 대부분 무증상이다.

환자가 임상적인 증상이 있을 때에는 이미 진행된 위암일 가능성이 높다. 종양조직이 커지기 시작하면서 대개 상복부의 불편함을 느끼기 시작하고 약간의 구토감이 있으면서 식욕을 잃을 수 있다. 병이 진행되면서 체중이 감소하게 되고, 특히 유문부 종양의 경우에는 구토를 수반한다. 분문cardia에서 시작된 산재성 병변diffuse lesion에 의한 종양일 경우에는 연하곤란과 만복감이 주 증상이다.

(4) 진단과 치료

내시경, 조직생검 등을 통해 진단하며 치료를 위해 위절제수술을 시행한다. 위암의 진행

위절제수술

위절제수술은 암, 궤양 등의 일부 위질병의 경우 치료를 위해 시행된다. 질병 상태에 따라 절제범위(전체 또는 부분절제, 절제위치)와 수술방법이 달라진다. 수술 후에는 다양한 위절제수술 후 증후군(postgastrectomy syndrome)이 나타나며, 이는 환자의 상태에 많은 영향을 미치게 된다. 부분위절제술(subtotal gastrectomy)의 경우 미주신경절제술(vagotomy)이 함께 시행되는 경우가 많다.

구분	수술방법
Billroth Ⅰ	• 유문을 제거하고 남아 있는 위의 끝부분을 십이지장에 연결 • 유미즙과 소화효소의 혼합이 제대로 이루어지지 않음 • 역류성 위염의 위험성 높음
Billroth Ⅱ	• 위의 대만(greater curvature)을 공장 앞부분과 연결하는 방법으로, 위전정(antrum)의 하부 절제 시 종종 적용 • 십이지장 우회 • 역류성 위염의 위험성 낮음
Roux-en-Y	• 위절제후 소장 앞부분을 자르고, 식도 또는 남아 있는 위의 끝부분을 소장과 연결하며, 절단된 소장 앞부분은 소장 뒷부분과 연결하는 방법으로 위전절제수술 또는 부분절제수술 후 시행 • 십이지장 우회 • 역류성위염의 위험성 낮음

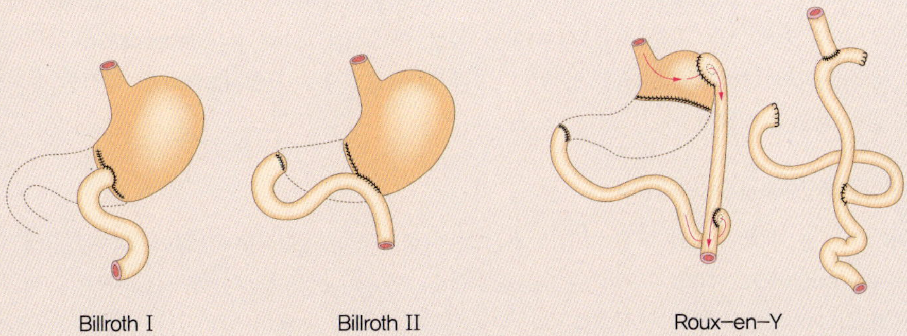

위절제수술

알 / 아 / 두 / 기

위절제수술 후 증후군

● 영양적 · 대사적 합병증

구분	설명
체중 감소	• 수술 전에 비해 평균 10% 정도 체중 감소 • 다른 임상적 문제가 없을 경우 3개월 정도 후에 안정
골질환	• 수술 후 흔히 나타나는 증상 • 위산부족으로 칼슘이 충분히 이온화되지 못함 • 수술 후 우유불내성이 나타나서 우유 및 유제품 섭취가 감소할 수 있음 • 빠른 장 통과, 지방흡수불량 등은 칼슘 흡수를 저해 • 칼슘의 주요 흡수부위인 소장 상부를 우회하기 때문으로 생각됨 • Billroth II와 Roux-en-Y 수술환자에게 많음
구리결핍	• 주요 흡수부위인 십이지장 우회 · 위산분비 부족으로 흡수 저해
빈혈	• 위절제수술 환자에서 흔히 나타남 • 철 부족: 주요 흡수부위인 십이지장 우회 · 위산분비 부족으로 흡수 저해 • 비타민 B_{12} 결핍: 내적인자(intrinsic factor) 분비 부족

● 덤핑증후군dumping syndrome

유문괄약이 제거됨에 따라, 많은 양의 음식물이 빠른 속도로 장으로 내려가면서 발생한다. 삼투압이 높은 유미즙으로 인해 혈관 내 수분이 소장강으로 이동하며, 장이 팽창되고 장의 운동이 증가하게 된다. 이로 인해 식사 도중 혹은 식후 복부 경련, 메스꺼움, 설사, 빈맥(tachycardia), 기립성 저혈압 등의 증상이 나타나게 된다(조기 증상). 또한 후기 증상으로 저혈당, 허약감, 급격한 심장발동 상승, 발한 등이 초래된다.

● 수입각증후군afferent loop syndrome

Billroth II 수술 후에는 위와 공장 사이에 소장 일부(십이지장, 공장상부)가 남아 있는데, 이를 수입각(afferent loop)이라고 한다. 이 부분은 위공장문합술(gastrojejunostomy)이 실시된 부분으로 담즙, 췌장액 및 기타 소장상부 분비액이 배출된다. 위공장문합술을 한 부분이 막히거나 수입각의 공장부분이 막히면 수입각증후군이 초래된다. 수입각의 세균 과다 증식으로 식후 복통, 복부팽만감, 설사, 지방변 및 비타민 B_{12} 부족이 나타날 수 있다. 또한 담즙 및 췌장액 배출 장애에 따른 문제가 초래될 수 있다.

● 위배출지연

위 원위부의 부분위절제수술을 받은 환자에서 위 잔여물이 남아 있는 것을 종종 관찰할 수 있다. Billroth Ⅱ나 Roux-en-Y에 비해 Billroth Ⅰ 수술 후 좀 더 자주 나타나는 것으로 보고되었다. 위 출구의 반흔이나 부종, 염증 등으로 초래될 수 있다.

● 루정체증후군Roux stasis syndrome

Roux-en-Y 수술의 주요 합병증으로서 복통, 메스꺼움, 구토 및 식후 복부팽만 등의 증상이 나타난다. 담석, 담석산통(biliary colic), 담낭염, 문합부위의 궤양 재발, 담즙역류위염(bile reflux gastritis), 역류성 식도염 등이 원인으로 작용할 수 있다.

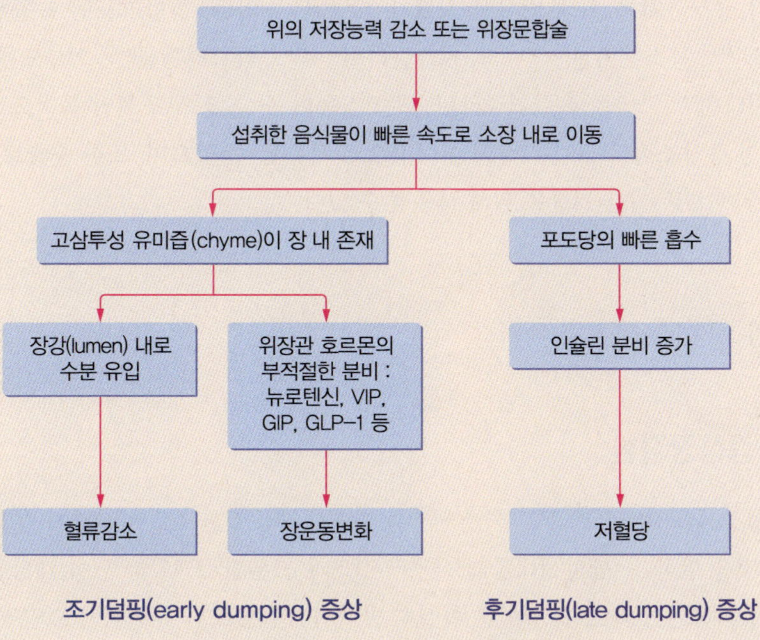

위절제수술 후 덤핑 증상의 병태생리

정도를 좀 더 정확히 판단하기 위해서 내시경적 초음파, 복부 CT검사가 시행되기도 한다. 복부 CT검사를 통해 종양조직이 주위 조직이나 림프절 등에 퍼져 있는지, 간과 복막에 암세포가 있는지 확인할 수 있다. 이 이외에도 치료 방법을 결정하기 위해 흉부단층촬영, 동위원소 뼈촬영, 자기공명영상MRI 등을 활용하기도 한다.

위암의 근본적 치료 방법은 위 절제수술이며, 주변의 림프절까지 절제하는 경우가 많다. 종양조직의 크기나 위치에 따라서 소장이나 췌장 일부를 절제할 수도 있다. 위절제술은 절제의 범위에 따라 부분절제술subtotal gastrectomy과 전절제술total gastrectomy로 나뉘는데 종양조직이 위의 아랫부분에 생긴 경우에는 아래쪽만 절제하고 위쪽 일부를 남긴 후 십이지장 및 소장에 연결하여 소화 기능을 보존할 수 있다. 그러나 위쪽에 종양이 생긴 경우에는 전체를 절제한 다음 식도와 공장을 연결하게 된다. 복강경 절제술은 조기 위암의 경우에 한해 시행되며, 통증이 적고 회복이 빠르다. 림프절 전이위험이 거의 없고 완전절제가 가능한 병변의 경우 내시경 점막절제술endoscopic mucosal resection을 시행할 수도 있다.

위암 중 가장 흔한 형태인 위선암은 방사선 치료에 대한 반응성이 적은 것으로 알려져 있으나 증상완화를 위해 방사선 치료가 시행될 수 있다. 항암약물인 5-플루오로우라실5-fluorouracil, 독소루비신doxorubicin, 시스플라틴cisplatin, 파크리탁셀paclitaxel, 도세탁셀docetaxel, 카페시타빈capecitabine, 옥살리플라틴oxaliplatin 등이 수술 후 보조적인 목적으로, 또는 수술 시행 전 종양조직의 크기를 줄이는 목적으로 사용될 수 있으며, 또한 수술로 치료가 어려운 경우에 생존 기간 연장을 위해 사용될 수 있다.

7. 장질환

1) 염증성장질환

염증성장질환inflammatory bowel disease, IBD은 면역매개성 질환으로서 장관에 만성적인 염증이 있는 것을 말한다. 궤양성대장염ulcerative colitis과 크론병Crohn's disease이 해당하는데, 두 질병은 유사하면서 다르다. 원인은 확실히 밝혀지지 않았으나 유전적인 소인이 있는 사람들에게 외부적 요인(장 내 세균총의 조성 등)과 내부적 요인(장 상피세포의 장벽 기능barrier function, 선천적 · 적응적 면역능 등)이 상호작용하여 장 점막의 기능에 만성적인 문제를 유발하는 것으로 생각된다. 여기에는 흡연, 장 내 병원성 물질enteropathogen 등의 특정한 환경적 요인이 영향을 미치는 것으로 보인다. 현재 염증성장질환은 장 내에 서식하는 미생물에 대한 부적절한 면역반응으로 생각되며, 여기에는 자가면역이 관여할 수도 있고 그렇지 않을 수도 있다. 비정상적인 면역반응으로 인해 과다분비된 사이토카인은 과도한 염증반응을 초래하여 장 점막을 손상시킨다.

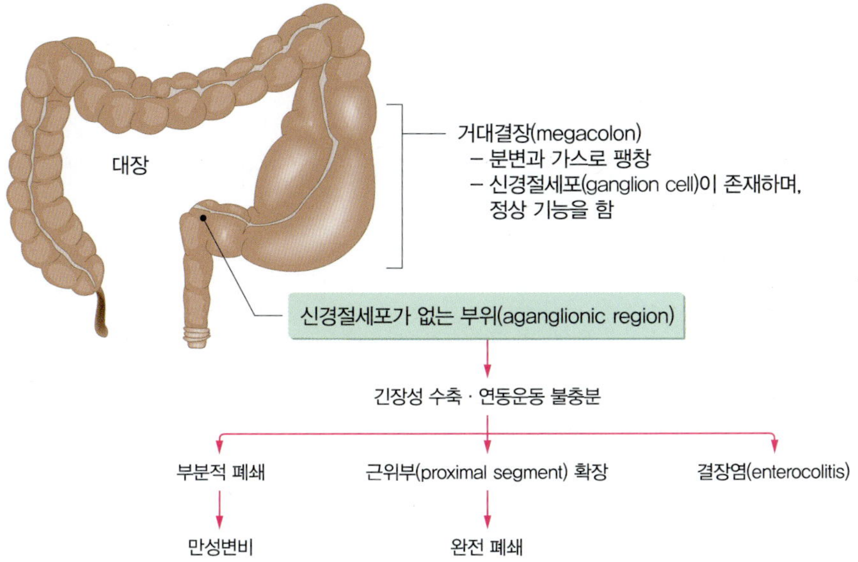

그림 3-15 거대결장

(1) 궤양성대장염의 병태생리와 증상

궤양성대장염은 염증이 점막 및 점막하 상층부에 국한되어 나타나며, 40~50%는 직장과 직장S상결장rectosigmoid에만 병변이 있으나, S상결장과 결장 전체에 병변이 퍼져 있는 경우도 있다. 궤양성대장염은 병변이 계속 연결되어 있는 것이 특징이다. 음와에 구조적 이상이 생겨 둘로 갈라지고bifid 수가 감소하며 음와의 바닥부분crypt base에 공간이 생기기도 한다. 가벼운 염증이 있는 경우 점막이 붉고 마치 사포sand paper처럼 거친 양상을 보인다. 좀 더 심해지면 출혈, 부종 및 궤양 증상이 나타난다. 전격성 질병fulminant disease 상태인 환자의 경우 독성결장염toxic colitis이나 독성거대결장toxic megacolon이 초래될 수 있다. 거대결장은 장벽이 얇아지고 점막에 심한 궤양이 생긴 것으로 경우에 따라 천공이 유발될 수도 있다(그림 3-15).

궤양성대장염의 증상으로는 설사, 혈성설사, 이급후중tenesmus, 경련성 복통 등이 있다. 심할 경우 발열, 빈맥 등의 증상이 종종 나타나며 고름과 점액이 섞인 설사를 하기도 한다. 이 외에 식욕부진, 메스꺼움, 구토, 체중 감소, 빈혈 등의 증상이 동반될 수 있다.

(2) 크론병의 병태생리와 증상

크론병은 위장관의 어느 부위에든지 병변이 나타날 수 있으나 주로 회장과 결장에 생긴다. 30~40% 정도의 환자는 병변이 소장에만 국한되어 나타나지만, 40~55% 정도는 소장과 대장에 모두 병변이 생기며, 15~25%는 결장에만 국한되어 나타나기도 한다. 회장 말

표 3-7 궤양성대장염과 크론병의 특징

구분		궤양성대장염	크론병
임상적 양상	피가 섞인 변, 점액이 섞인 변	있음	가끔
	전신적 증상, 통증	가끔	자주
	복부종괴(abdominal mass)	드묾	있음
	직장주위질환	없음	자주
	누공	없음	있음
	소장폐쇄	없음	자주
	결장폐쇄	드묾	자주
	항생제에 대한 반응	없음	있음
	수술 후 재발	없음	있음
	ANCA-양성[1)]	자주	드묾
	ASCA-양성[2)]	드묾	자주
내시경적 소견	직장보존(rectal sparing)	자주	드묾
	연속적인 병변	있음	가끔
	자갈모양	있음	없음
	생검 시 육아종(granuloma)	없음	가끔
방사선적 소견	소장의 이상, 구역성결장염(segmental colitis), 회장 말단부 이상, 비대칭성 결장염(asymmetric colotis)	없음	있음
	협착(stricture)	가끔	자주

1) ANCA(antineutrophil cytoplasm antibody)
2) ASCA(antisaccharomyces cerevisae antibody)
자료: Longo DL, Fauci AS, Kasper DL, Hauser SL, Jameson JL, Loscalzo J, Eds.(2012). Harrison's Principles of Internal Medicine, 18th ed. McGraw-Hill.

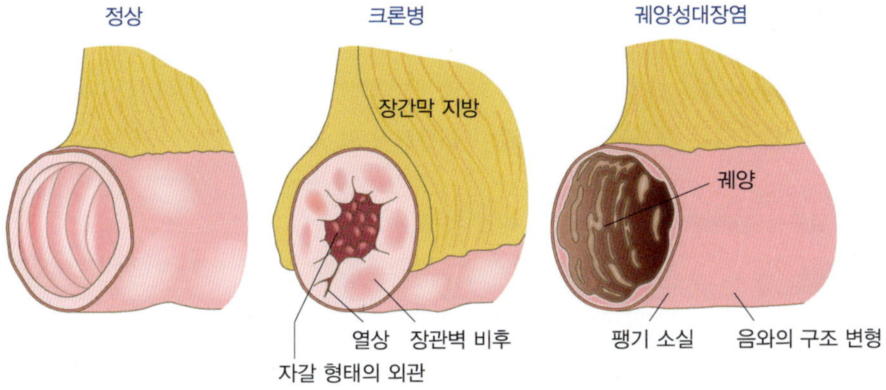

그림 3-16 궤양성대장염과 크론병

단은 병변이 가장 흔히 관찰되는 부위이다. 궤양성대장염과는 달리 직장에는 병변이 없는 경우가 많다. 또한 궤양성대장염은 직장부터 시작하여 연속적으로 병변이 나타나 결장부위에만 국한하여 병변이 생기지만 크론병은 위장관의 여러 부위에 비연속적으로 병변이 나타난다. 환자의 1/3 정도에서 항문주위 병변(치루, 치열, 농양 등)이 동반된다.

크론병은 장의 모든 층에 손상을 초래한다. 질병이 심하지 않은 경우 표재성궤양aphthous ulcer, superficial ulcer이 관찰되지만 질병이 진행되면 궤양이 서로 합쳐져 종주 궤양longitudinal ulcers으로 진행된다. 궤양 주위의 점막은 비교적 정상적이며, 궤양이 연결되면서 사이사이의 점막이 돌출되어 자갈cobblestone 모양의 소견을 보인다. 이는 점막하 비후와 점막궤양에 의해 생긴 것이다. 활동성크론병active Crohn's disease의 경우 염증과 누공이 특징적으로 나타나는데, 누공이 치유되면서 조직이 섬유화되어 협착과 장 폐색의 재발을 초래할 수 있다. 장은 현저히 비후화되고 가죽처럼 변하며, 장 내강은 좁아진다.

궤양성대장염의 경우와 마찬가지로 복통, 설사, 결리 등의 증상이 나타나는데, 궤양성대장염에 비해 변에 피가 섞이는 경우는 적으나 복통 및 복부경련이 더 심하다. 복통은 보통 배변 후 호전되는 경우가 많으며, 체중 감소, 미열 등이 동반될 수 있다, 장폐쇄가 나타날 수 있는데, 초기에는 장벽의 부종과 경련으로 간헐적 폐쇄를 보이지만 나중에는 섬유화, 협착으로 인해 장벽이 좁아져 문제가 된다. 소장에 병변이 있는 경우 영양불량, 단백질 손실성장질환의 소견을 보인다.

(3) 장관 외 증상

염증성장질환환자의 1/3 정도에서 장관 외 증상extraintestinal manifestation이 나타나는데, 직장 주위에 크론병이 있는 환자에서 가장 많이 발생한다(표 3-8).

표 3-8 염증성장질환환자에서 나타나는 장관 외 증상

구분	증상
영양 및 대사적 합병증	• 체중 및 근육량 감소, 성장지연(소아), 전해질 결핍(K, Ca, Mg, Zn) • 저알부민혈증(영양 부족, 단백질손실성장질환이 원인) • 빈혈: 철결핍성빈혈이 가장 흔하며, 크론병에서는 드물게 엽산이나 비타민B_{12}결핍성빈혈이 나타남 • 회장에 병변이 있는 경우 담즙염 부족: 지방변 및 지용성 비타민 결핍, 담즙의 결석생성 증가, 흡수 안 된 지방산이 칼슘과 결합하여 장에서의 수산흡수가 증가하여 수산결석 위험 높임
근골격계 증상	• 말초부위 관절염: 크론병에서 더 흔하며 팔다리의 큰 관절을 주로 침범 • 강직성척추염(ankylosing spondylitis): 크론병에서 더 흔함 • 천장골염(sacroilitis), 골다공증 · 골연화증
간담도계 증상	• 간 기능 이상(특히 ALP 상승): 비교적 흔함 • 지방간증(hepatosteatosis), 만성활동성간염, 간경변증 • 담낭결석: 크론병에서 더 흔하며, 회장에 병변이 있거나, 절제한 환자의 10~35%에서 발생 • 원발성경화성담관염(primary sclerosing cholangitis, PSC): 크론병에서 호발되며, PSC환자의 50~75%가 염증성장질환이 동반되어 있음 • 담관주위염(pericholangitis): 크론병에서 흔하며, PSC의 일종으로 예후는 좋음 • 담도암
피부증상	• 결절성홍반(erythema nodosum): 말초부위 관절염과 동반되는 경우가 흔함 • 괴저성농피증(pyoderma gangrenosum): 발등, 다리에 많이 나타나며, 크론병에서는 드묾 • 욕창(psoriasis) • 아프타성구강염(aphthous stomatitis): 크론병에서 흔함 • 볼 점막(buccal mucosa), 잇몸(gingiva), 질(vagina) 부위의 크론병 • 항문 주위 연성섬유종(perianal skin tags): 크론병 환자의 75~80%에서 발견
안과적 증상	포도막염(uveitis), 상공막염(episcleritis), 결막염(conjuntivitis), 홍채염(iritis)
혈전색전증	심부정맥혈전증(deep vein thrombosis, DVT), 폐색전(pulmonary embolism), 뇌졸중, 동맥색전(arterial embolism)
심폐증상	심내막염(endocarditis), 심근염(myocarditis), 심흉막염(pleuropericarditis), 간질성폐질환(interstitial lung cancer, ILD)
아밀로이드증 (amyloidosis)	오래된 염증성장질환(특히 크론병)환자에서 발생 가능

장관 외 증상 중에서 근골격계 증상이 가장 흔히 나타난다.

(4) 염증성장질환의 치료

병변의 범위, 병의 상태에 따라 치료 방법이 달라진다. 사용되는 치료약물로는 함염증약물인 5-아미노살리실산염5-aminosalicylate, 5-ASA, 스테로이드, metronidazole, ciprofloxacin 등의 항생제, 면역억제제, 생물학적 치료제 등이 있다. 5-ASA는 궤양성 대장염의 주요 치료 약물이다. 스테로이드는 염증성장질환의 관해 유도를 위해 사용하고, 관해 유지 목적으로는 사용하지 않는다.

면역억제제는 전체적 면역반응을 저해하여 결과적으로 염증성 세포 증식을 억제하는데, 아자티오프린azathioprine이나 6-메르캅토푸린mercaptopurine, 6-MP, 메토트렉세이트methotrexate, 시클로스포린cyclosporine, 타크로리무스tacrolimus 등의 약물이 해당된다. 인플릭시맙Infliximab, 아달리무맙adalimumab, 세톨리주맙certolizumab 등 TNF를 억제하는 약물 및 선택적 항유착분자selective anti-adhesion molecule와 anti-interleukin antibody 등의 다른 생물학적 치료제가 사용되기도 한다.

내과적 방법으로 치료되지 않거나 천공, 폐색, 농양 등의 급성 합병증이 있는 경우에는 수술이 시행된다.

2) 감염성장염

감염성장염infectious enterocolitis은 상당수의 미생물들은 위장관에 감염을 일으켜 설사, 복통, 궤양, 출혈 등의 다양한 증상이 초래될 수 있는데, 특히 저개발국가에서 문제가 되고 있다. 대부분의 감염은 구강-분변통로oral-fecal route를 통해 전파되는데 오염된 물이나 음식을 통해 전파되는 경우가 종종 있다.

감염성설사의 원인이 되는 병원성 미생물들은 위장관 점막에 우선 달라붙어서 장 내 정상 세균총과 경쟁하여 군락을 형성한다. 세균이 장세포에 붙는데 관여하는 특정 세포표면 단백질cell-specific protein에 따라 미치는 영향이 달라진다. 병원성 미생물에 의해 형성되는 독소로는 장독소enterotoxin, 사이토톡신, 뉴로톡신 등이 있다. 장독소는 장 점막의 분비 기전에 직접 작용하여 수양성 설사를 유발한다. 사이토톡신은 점막세포를 파괴하며, 뉴로톡신은 직접 중추 또는 말초신경계에 작용한다. 급성감염성 설사의 원인과 임상적 특징은 표 3-9와 같다.

표 3-9 급성감염성설사의 원인과 임상적 특징

원인		설사 정도	설사 양상	잠복기	구토	복통
독소생성 미생물	식품에 독소를 형성하는 세균(preformed toxin): 바실러스 세레우스(*B. cereus*), 황색포도알균(*Staph. aureus*), 클로스트리듐 퍼프린젠스(*C. perfringens*)	3~4+	수양성	1~8시간, 8~24시간	3~4+	1~2+
	장독소(enterotoxin) 형성 세균: 콜레라균(*V. cholerae*), 장독소 생성 대장균(enterotoxigenic *E coli*), 폐렴막대균(*K. pneumoniae*), 에어로모나스(*Aeromonas*)	3~4+	수양성	8~27시간	2~4+	1~2+
장응집성 (enteroadherent) 세균	장병원성 또는 장독소 생성 대장균(enteropathogenic & enterotoxigenic *E coli*), 편모충(*Giardia*), 와포자충증(cryptosporidosis), 연충류(helminths)	3~4+	수양성	1~8일	0~1+	1~3+
사이토톡신 (cytotoxin) 형성 세균	클로스트리듐디피실(*C. difficile*)	3~4+	대개 수양성 간혹 혈액 섞임	1~3일	0~1+	3~4+
	장출혈성 대장균(hemorrhagic *E. coli*)	3~4+	초기 수양성 곧바로 혈액 섞임	12~72시간	0~1+	3~4+
침습성(invasive) 미생물	가벼운 염증: 로타바이러스, 노로바이러스	1~3+	수양성	1~3일	1~3+	2~3+
	다양한 정도의 염증: 살모넬라(*Salmonella*), 캄필로박터(*Campylobacter*), 에어로모나스(*Aeromonas*), 장염비브리오균(*V. parahemoluticus*), 페스트균(*Yershinia*)	4~4+	수양성 또는 혈액 섞임	12시간~11일	0~3+	2~4+
	심한 염증: 이질균(*Shigella*), 장침입성 대장균(enteroinvasive *E coli*), 이질아메바(*Entamoeba histolytica*)	3~4+	혈액 섞임	12시간~8일	0~1+	3~4+

(1) 바이러스감염

대부분 소장의 표면상피superficial epithelium에 영향을 미치는데, 세포를 파괴하여 흡수 기능을 손상시킨다. 소장 융모는 미성숙한 소장세포로 대체되어 영양소 흡수능력은 떨어지는 반면, 음와crypt의 분비 세포는 보존되기 때문에 물과 전해질의 순분비net secretion는 증가하여 삼투성 설사가 초래된다. 로타바이러스rotavirus는 주로 6~24개월 어린이에게 문제를

알 / 아 / 두 / 기

클로스트리듐디피실*Clostridium difficile* 장염

*C. difficile*장염은 항생제 치료와 관련이 있다. *C. difficile*은 그람양성 포자생성 간균으로 정상세균총의 1~3%를 차지한다. *C. difficile*은 일반적으로 비침습성(noninvasive)이고, 장염이 유발되기 위해서는 장 내 정상 세균총이 깨지고 *C. difficile* 포자가 발아되고 세균이 과다 증식하여 독소를 형성하여야 한다.

이 독소는 장 점막에 결합하여 손상시키고 출혈, 염증, 괴사를 유발할 수 있다. 또한 단백질 합성을 방해하고 염증성 세포를 유인하고 모세혈관의 투과성을 증가시키며, 장의 연동운동을 자극한다. 광범위 항생제를 사용하면 장 내 정상 세균총을 파괴할 수 있다. 대부분의 항생제가 *C. difficile*장염을 초래할 수 있지만 그람음성세균에 작용하는 광범위 항생제가 자주 문제가 된다. 항생제치료 후 장은 감염에 취약해지고 *C. difficile*이 군락을 이루기 쉬워진다.

*C. difficile*장염은 흔히 설사가 나타나며 가끔 하복부 경련이 동반된다. 일반적으로 항생제치료 1~2주 후 증상이 시작되지만 하루에서 6주까지 차이가 크다. 대부분의 경우 전신적 증상은 없으며, 항생제치료를 중단하면 증상이 사라진다. 위막성결장염(pseudomembranous colitis)은 더 심각한 형태의 장염인데, 손상된 점막 위로 접착성의 염증성 막이 덮인 것이 특징이다. 이는 생명을 위협할 수도 있는데, 기면(lethargy), 열, 빈맥(tachycardia), 복통, 복부팽만 및 탈수 등이 급성적으로 나타날 수 있다. 결장 평활근의 긴장도가 소실되면 결장의 독성 팽창(toxic dilation)이 초래된다. 장관의 천공 예방을 위해서는 신속히 치료해야 한다.

*C. difficile*장염의 진단을 위해서는 특히 항생제 치료력을 세심하게 살펴보아야 한다. 항생제 사용과 함께 분변에 *C. difficile*이 검출되는지 확인한다. 치료방법은 즉각적으로 항생제 사용을 중단하는 것이며, 증상이 심하거나 지속될 때에는 *C. difficile*을 근절하기 위한 약물치료(metronidazole, vancomycin)가 시행될 수 있다.

일으키며, 노로바이러스norovirus는 모든 연령층에서 발생되는 비세균성 식중독성 위장염의 원인의 대부분을 차지한다. 장관 아데노바이러스enteric adenovirus 감염은 주로 어린이에서 많이 나타난다.

(2) 세균성감염

일반적으로 바이러스성 감염에 비해 더 심각한 영향을 미치는데, 세균성 장염의 합병증으로 다량의 수분손실, 장 점막 파괴, 탈수, 패혈증, 천공 등이 초래될 수 있다. 세균성 장염의 주요 원인 세균으로는 황색포도알균*Staphylococcus aureus*, 대장균*Escherichia coli*, 이질균*Shigella*, 살모넬라*Salmonella*, 캄필로박터*Campylobacter* 등이 있다. 특히 클로스트리듐디피실*Clostridium difficile*, 병원성 대장균 O157*E. coli O157:H7*에 의한 세균성 장염은 심각한 문제를 초래할 수 있다.

3) 과민성대장증후군

과민성대장증후군irritable bowel syndrome은 기질적 원인 없이 복통과 함께 배변습관에 변화가 오는 기능성 대장질환이다. 청소년기와 젊은 성인기에 호발하며, 남자보다는 여자에게 많이 발생한다. 복부 불쾌감 및 통증이 지난 3개월 동안 한 달에 3일 이상 발생되고 배변에 의한 증상완화, 배변 횟수 변화, 분변 형태 변화 중 2가지 이상이 해당하는 경우 과민성대장증후군으로 진단한다(로마 Ⅲ 기준). 대변 양상에 따라 IBS-C(변비가 주로 나타남), IBS-D(설사가 주로 나타남), IBS-M(설사와 변비가 함께 나타남), IBS-U(분류되지 않음) 등으로 분류한다. 변비와 설사가 교대로 나타나는 경우가 가장 흔하다.

과민성대장증후군의 병태생리는 복합적이며 그 기전이 확실히 밝혀지지 않았다. 위장관 운동성의 비정상 증가, 내장과민성visceral hypersensitivity, 중추신경 조절의 이상, 면역촉진 및 점막의 감염, 장 내 미생물상의 변화, 비정상적인 세로토닌 경로, 심리적 요인 등이 관계가 있는 것으로 생각된다. 또한 감염 이후에 과민성대장증후군을 보이는 경우가 있다(post-infectious IBS). 밀, 효모, 견과류, 계란, 유제품 등이 영향을 미칠 수 있으며, 상당수의 환자들이 과식, 고지방식, 유당, 과당, 소르비톨 및 기타 당 알코올, 카페인과 탄산음료를 먹었을 때 증상을 경험한다.

복통이 나타나는 위치와 정도는 다양하며, 배변 후 완화되며 정서적 스트레스나 식사에 의해 악화된다. 복부팽만감 및 가스가 차는 증상이 나타나는데, 대부분 장 내 가스 생성량은 정상이나, 생성된 가스의 운반 장애 또는 내성 저하로 인해 나타나는 것으로 보인다. 장의 근위부로 가스가 역류하면 복부 불쾌감이나 트림을 호소한다. 상부위장관 증상(소화불량, 흉골하작열감, 메스꺼움, 구토 등)이 나타나기도 한다.

치료를 위해 증상을 유발하는 식품 및 식품성분을 제한하며, 정서적 안정을 위한 치료가 필요하다. 식이섬유가 변비 또는 설사를 조절하는데 도움이 될 수 있다. 보존적 치료에 반응이 없고 증상이 지속될 때, 항콜린성 약물과 항우울약물인 선택적 세로토닌 재흡수 억제제serotonin selective reuptake inhibitor나 삼환계 항우울제tricyclic antidepressant 등이 사용될 수 있다. 또한 배변 양상에 따라 항설사약물 및 변비 조절을 위한 약물이 사용될 수 있다. 프로바이오틱스가 과민성대장증후군의 증상을 개선하는 데 도움이 될 가능성이 있으나, 효과 확인을 위해서는 더 많은 임상연구가 필요한 상황이다.

4) 게실질환

(1) 게실증

게실증diverticulosis은 소장이나 결장 표면에 외부로 돌출된 주머니가 있는 것을 말한다. 대부분 후천적으로 생기며, 소장게실은 십이지장과 공장에 많이 나타나는데, 태어날 때부터 있는 메켈게실Meckel's diverticulum은 보통 회장 말단부에서 발견되며 신생아 위장관출혈이나 폐색의 원인이 되기도 한다. 대장게실은 연령이 증가할수록 많이 발생하며, 여자보다 남자에게 많이 발생한다. 장강 내 압력intraluminal pressure 증가가 주요 요인으로 저섬유식과 관련이 있는 것으로 생각된다. 비만, 활동부족, 스테로이드, 음주, 카페인 및 흡연 등은 게실증 발생의 위험을 높일 수 있다. 선천적 혹은 노화 등에 의해 장벽intestinal wall이 약한 것도 게실 발생의 원인으로 작용한다.

대부분 증상이 없으며, 약 20% 정도에서 게실염 등의 합병증이 발생된다. 증상이 없을 경우 특별히 치료하지 않고 경과를 관찰하는데, 고섬유식사가 합병증 발생을 감소시키는 것으로 알려져 있다.

(2) 게실출혈과 게실염

게실출혈은 60세 이상에서 나타나는 혈변hematochezia의 가장 흔한 원인으로 알려져 있는데, 보통 통증은 없다. 고혈압, 동맥경화, NSAIDs 복용은 게실 출혈 발생의 위험 요인이다. 대부분 자연적으로 출혈이 멈추지만 지속되면 내시경적 지혈술을 시행하게 된다. 내시경적 지혈술로 출혈이 멈추지 않는 경우에는 드물게 혈관 색전술(embolization)이나 수술이 필요할 수 있다.

게실염diverticulitis은 게실증환자의 10~25%에서 발생하는데, 분석fecalith이 게실 내에서 염증반응을 유발하는 것이 원인으로 알려져 있다. 분석은 소화되지 않은 음식 찌꺼기와 세균이 돌처럼 단단한 덩어리를 형성한 것을 말한다. 열, 복통 등의 증상과 하복부의 압통tenderness, 백혈구증가증leukocytosis 등의 징후를 보인다.

게실염 증상이 심할 경우 금식을 하여 장이 휴식을 할 수 있도록 하고 광범위 항생제를 사용한다. 농양, 천공, 폐색 등이 있는 환자의 경우 수술이 필요할 수 있다.

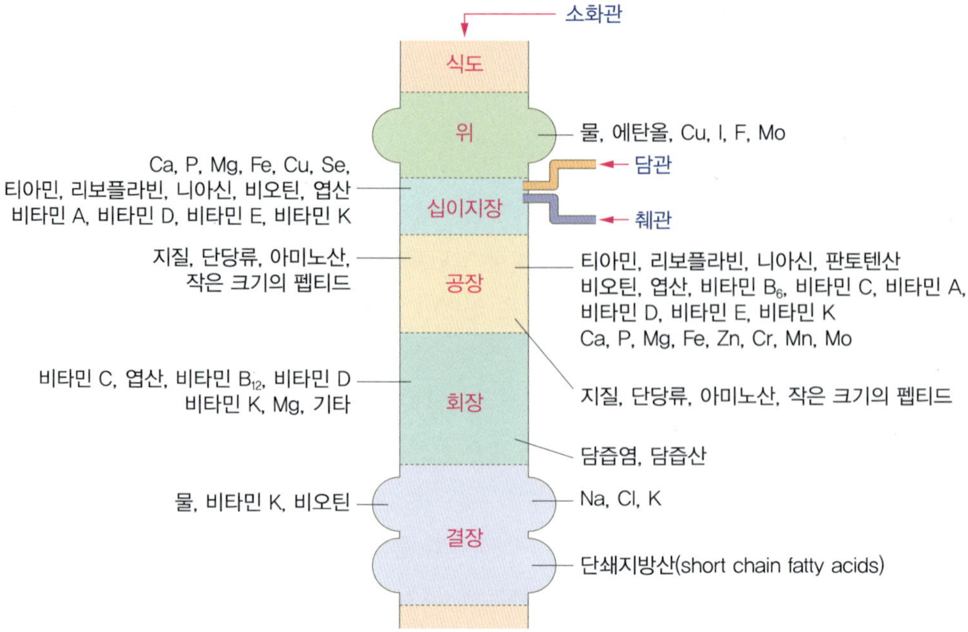

소장	근위부	지방, 철, 칼슘	탄수화물, 엽산, 기타 수용성 비타민
	중간부	단백질	
	원위부	비타민 B_{12}, 담즙염	
결장		물, 전해질(특히 맹장에서)	

그림 3-17 영양소의 주요 흡수부위

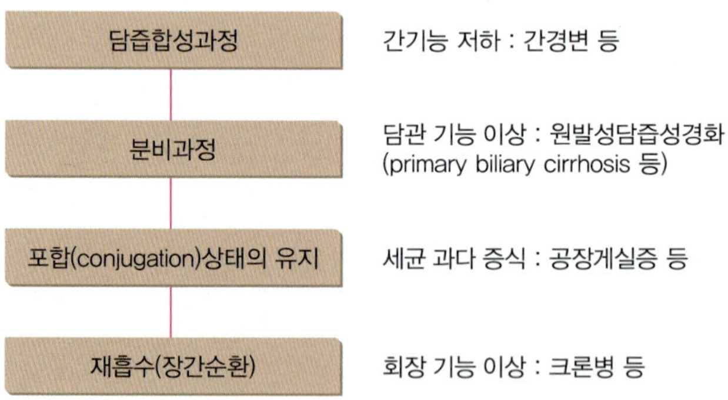

그림 3-18 담즙의 장간순환의 결함

5) 흡수장애

영양소의 주된 흡수 부위는 그림 3-17과 같다.

담즙산은 영양소 흡수에 영향을 미치는데, 십이지장 내 담즙염이 감소하면 지방 및 지용성 비타민의 흡수가 저해되고 지방변이 초래될 수 있다. 담즙 부족의 원인은 그림 3-18과 같다. 회장에서의 담즙염 흡수에 문제가 있을 경우 흡수되지 않은 담즙염이 대장 점막을 자극하여 수분과 전해질 분비를 촉진하여 설사가 유발된다. 지방 흡수불량 시 복부통증, 경련, 설사 등을 일으키며 대변에 거품이 있으면서 악취가 나고 기름기가 있다.

흡수장애의 원인은 표 3-10에서 보듯이 다양하며, 관련된 질환의 감별이 중요하다.

(1) 복강질환

복강질환celiac disease은 글루텐민감성장질환gluten sensitive enteropathy, 비열대성스푸루nontropical sprue, 복강스푸루celiac sprue, 성인복강스프루adult celiac sprue라고도 한다. 원인을 확

표 3-10 흡수장애의 원인

구분	예시
위에서의 부적절한 유화 · 혼합	위절제수술, 위장간 누공, 위유문부 연동운동 장애, 위우회수술(gastric bypass surgery)
췌장 소화효소의 결핍	만성췌장염, 췌장암
담즙염에 부족에 의한 미셀 형성장애	심한 만성간질환, 장기간의 담도폐쇄, 회장말단부 병변 · 절제, 세균 과다 증식(bacterial over growth), 가스트린종(gastrinoma), 약물(cholestyramine, neomycin, Ca carbonate) 등
소장점막의 병변	• 염증 · 침윤: 크론병, 결핵, 피부경화증(scleroderma), 아밀로이드증(amyloidosis), 림프종(lymphoma), AIDS, 방사선조사 등 • 단장증후군(short bowel syndrome) • 복강질환(celiac disease), 열대성 스프루 • 세균 과다 증식
영양소 운반장애 (lymphatic drainage 장애)	림프종, 장의 림프관확장증(lymphangiectasia), 휘플병, 결핵, 심한 울혈성심부전(congestive heart failure), 수축성 심막염(constrictive pericarditis)
미세융모막 효소의 이상	저감마글로불린혈증(hypogammaglobulinemia), 이당류분해효소 부족
내분비 질환 및 대사질환	당뇨병, 부갑상선기능저하증, 부신기능 저하, 갑상선기능항진증, 카르시노이드증후군(carcinoid syndrome)

실히 밝혀지지 않으나 환경적, 면역적, 유전적 요인이 관계하는 것으로 생각되는데, 환경적 요인으로는 글루텐의 성분인 글리아딘이 해당한다. 면역적 요인이 복강질환 발병에 중요한데, 여기에는 선천적, 후천적 면역반응이 모두 관여한다. 혈청에 IgA antigliadin, IgA antiendomysial, IgA anti-tTG antibodies 등의 항체가 존재하지만, 이들 항체가 조직손상과 직접 관련이 있는 것인지는 확실하지 않다. 백인에게 많이 발생하나 전 세계적으로 점점 증가하고 있으며, 거의 모든 환자가 HLA-DQ2(또는 DQ8) 대립인자allele를 가지고 있다. 가족력과도 관련이 있는 것을 생각된다.

글루텐 면역반응으로 다양한 사이토카인이 생성되며, 세포독성 T림프구cytotoxic T-cell가 활성화되어 염증반응이 일어나고 장세포가 손상된다. 염증과 면역반응으로 융모가 손상되면 흡수면적과 소화효소가 감소한다. 복강질환이 있는 경우 소장 근위부 점막이 넓게 손상되므로 대부분의 영양소 흡수장애가 초래된다. 제1형 당뇨병, 그레이브스병, 전신성홍반성루프스systemic lupus erythematosus, SLE, IgA결핍증, 애디슨병, 쇼그렌증후군, 다운증후군 등 다른 자가면역질환과 동반될 수 있다.

복통, 복부팽만, 지방변증, 체중 감소, 빈혈, 골다공증 등의 증상이 나타나는데, 대변은 묽거나 연하면서 양이 많고 기름기가 많으며 악취가 나는 양상을 보인다. 일부에서 포진성피부염dermatitis herpetiformis이 나타나기도 한다.

치료 방법은 글루텐 제한인데, 대부분 환자들이 글루텐을 제한하면 융모의 길이가 정상으로 회복되고 증상들이 해결된다. 글루텐 제한식에 반응을 하지 않는 난치성복강질환refractory celiac disease은 췌장기능부전, 과민성장증후군, 종양 등과 같은 동반질환이 있을 수 있으며, 본인도 모르는 상태에서 글루텐을 섭취했을 수도 있다. 글루텐 이외의 단백질(예, 콩) 제한 시 증상이 호전되는 경우도 있다.

복강질환에서 나타나는 설사는 공장점막 기능 이상으로 인한 지방변증, 공장 점막의 효소 분비 기능 이상으로 인한 유당분해효소 결핍, 회장부 이상으로 인한 담즙 흡수불량, 음와 과형성crypt hyperplasia으로 인한 내인성 수분 분비 등의 기전으로 인해 초래되는 것으로 생각된다.

(2) 유당불내증

유당불내증lactose intolerance은 유당분해효소 부족이 원인이다. 흡수되지 않은 유당이 장 내 세균에 의해 분해되어 가스와 유기산이 생성되면 복부에 가스가 차고, 복부 경련을 유발할 수 있다. 흡수되지 않은 유당과 유기산은 삼투성 설사의 원인이 된다.

다른 특별한 문제가 없는 일차성 유당불내증은 동양인에게 많다. 이차성 유당불내증은 크론병, 스프루, 휘플병, 호산구성장염, 위장관의 바이러스나 세균 감염, 지아르디아증giardiasis, 단장증후군, 영양불량 등의 질환으로 인해 소장점막에서의 유당분해효소 분비에 문제가 생겨 초래된다.

설사, 복통, 복부팽만, 가스 생성 등의 증상을 보이는데, 유당 섭취량, 위내용물의 배출속도, 소장통과속도, 대장의 보상작용이 증상의 발생 및 정도에 관여한다. 진단을 위해 수소호기검사hydrogen breath test가 시행될 수 있으며, 3주 정도 유당제한을 한 후 증상발현 여부를 보고 진단을 할 수도 있다. 치료 방법은 우유 및 유제품의 섭취를 제한하는 것이며, 유당분해효소를 보충할 수도 있다.

(3) 단장증후군

단장증후군short bowel syndrome은 소장의 많은 부위를 절제했을 때 나타나는 여러 가지 임상적인 증상을 말하며, 드물기는 하지만 선천적인 경우도 있다. 나타나는 증상의 종류와 정도는 절제한 장의 부위, 남아 있는 장의 길이, 회맹판의 상태, 결장의 절제 여부, 기저질환, 남은 장의 적응정도 등의 요인이 영향을 미친다. 십이지장 근위부, 회장원위부의 50%와 회맹판이 보존되면 소장의 40~50% 정도를 절제해도 크게 문제는 없다. 그러나 회장과 회맹판을 제거하면 소장의 30% 미만을 절제하더라도 심한 설사와 흡수장애(비타민 B_{12}, 담즙염)를 일으킬 수 있다. 회맹판이 없어지면 소장통과시간이 짧아지고, 결장의 세균이 소장으로 들어와 세균 과다 증식이 초래될 수 있다. 결장이 남아 있을 경우 설사 발생 및 장부전intestinal failure의 위험을 낮출 수 있는데, 이는 결장에서 소화되지 않은 탄수화물이 세균에 의해 발효되어 단쇄지방산이 생성되기 때문이다. 단쇄지방산은 결장에서 흡수되며, 나트륨과 물의 흡수를 촉진하고 전체적인 수분 평형을 개선해주는 데 도움이 된다. 유당불내증으로 인해 설사가 유발될 수 있는데, 이는 유당분해효소를 함유하고 있는 점막 소실로 인한 것이다.

소장 절제 후 남아 있는 장이 구조적, 기능적으로 적응을 하는데 6~12개월 정도까지 걸릴 수도 있다. 지속적으로 장을 통해 영양소를 공급하면 영양소가 장 점막과 직접 접촉하고 장관호르몬 및 췌장액 또는 담즙액이 분비되어 장이 적응을 하도록 자극하는데 도움이 된다. 따라서 정맥영양을 통해 대부분의 영양소를 공급하는 경우에도 소량씩 조기에 경장영양을 시도하는 것이 권장된다.

지방변이나 설사 이외에도 다양한 장관 외 증상이 나타날 수 있다. 결장은 정상적으로 남아 있고 소장만 절제한 환자에서 신장결석(수산칼슘 결석)이 나타나는 경우가 많은데, 이는 대장에서의 수산흡수가 증가되기 때문이다. 대장에서의 수산흡수 증가는 2가지 기전이 영향을 미칠 가능성이 있는 것으로 생각된다. 첫째는 흡수되지 못한 담즙산과 지방산이 영향을 미쳐 결장 점막의 투과성을 증가시키기 때문이고, 둘째는 지방산이 칼슘과 결합함에 따라 수용성 수산이 증가하여 많이 흡수되기 때문이다.

소장의 많은 부위를 절제한 환자의 경우에는 위산분비 증가가 나타나는 경우가 많은데, 원인이 확실히 규명되지 않았으나 소장에서의 가스트린 분해 감소와 관련이 있을 것으로 생각된다. 위산분비 증가는 십이지장의 산도를 높여 췌장 지방분해효소 활성화를 저해하고 담즙산을 침적시켜 설사와 지방변을 유발할 수 있다. 이 외에도 담즙산 부족으로 콜레스테롤 담석이 나타날 수 있으며, 다양한 영양소 결핍으로 인한 영양불량 증상이 동반될 수 있다.

치료를 위해 장의 운동을 감소시키는 아편제opiate가 사용될 수 있으며, 회맹판이 없는 경우 세균 과다 증식을 고려하여 필요한 약물치료를 한다. 위산과다분비가 문제가 될 경우 양성자펌프억제제가 사용된다. 콜레스티라민은 담즙염 결합제로서 담즙염이 대장에서 수분과 전해질 분비를 촉진시키는 것을 막아준다. Glucagon-like peptides-2 등 장관의 세포 증식을 촉진시키는 약물이 사용되기도 하며, 비타민 및 무기질 결핍을 방지하기 위해 비타민과 무기질, 특히 엽산, 비타민 B_{12}, 칼슘, 철, 마그네슘 및 아연 보충제가 사용된다. 영양소 공급을 위해 필요시 재택 정맥영양home TPN을 시행한다. 장부전 환자의 경우 장 이식 수술을 고려해 볼 수 있다.

(4) 단백질손실성장질환

단백질손실성장질환protein-losing enteropathy은 위장관질환 혹은 위장관 이외의 질환으로 저단백혈증과 부종이 초래되는 증후군이다. 단백질손실성장질환의 경우 단백뇨나 단백질 합성 결함은 동반되지 않으며, 위장관으로 과다하게 단백질이 손실되는 것이 특징이다. 위장관 점막의 궤양으로 인해 삼출액을 통해 단백질이 손실될 수 있고(궤양성대장염, 위장관의 암, 소화성궤양 등), 궤양은 없으나 점막 손상으로 장 상피의 투과성이 증가하여 단백질이 손실될 수 있다(복강질환, Menetrier's disease 등). 또한 림프관 이상이 원인으로 작용할 수 있는데, 이는 림프관질환으로 인해 일차적으로 나타날 수도 있고, 림프절

확장이나 심장질환 등으로 인해 림프관이 부분적으로 폐쇄됨에 따라 이차적으로 발생할 수도 있다.

방사선표식 단백질radiolabeled proteins을 주입한 후 대변 내 이들 단백질을 정량하는 방법이 있으나 거의 임상에서 사용되지 않는다. α1-항트립신 정량검사는 혈청 단백질 손실 정도를 확인하는데 도움이 되는데, α1-항트립신은 혈청 단백질의 4% 정도를 차지하며, 잘 분해되지 않는 특징이 있다. 이 검사방법은 위장관 단백질 손실 정도를 평가하기에는 제한이 따른다. 림프관 폐쇄에 의한 단백질손실성장질환의 경우에는 말초 림프구가 손실되므로 림프구감소증lymphopenia이 동반된다.

림프관 폐쇄에 의한 단백질손실성장질환 시 지방변 및 설사가 종종 동반되는데, 이는 장의 림프관을 통해 장 상피세포로부터 지방이 함유된 킬로미크론이 흘러나오기 때문이다. 기계적 또는 해부학적 림프관 폐쇄가 없더라도 내인성장림프관기능이상intrinsic intestinal lymphatic obstruction이 있을 수 있는데, 이를 장림프관확장증intestinal lymphangiectasia이라고 한다. 장림프관확장증환자의 경우 지방변증과 위장관을 통한 단백질 손실이 있는 것을 제외하고는 다른 흡수 기능은 정상적이다.

위장관을 통한 단백질 과다손실은 다른 질환으로 인해 이차적으로 초래되는 경우가 많으므로 기저질환 등의 원인을 해결하는 것이 중요하다. 림프관 폐쇄에 의한 단백질 손실 증가의 경우 림프관 폐쇄 상태 및 원인을 잘 확인하여야 한다. 장림프관확장증에 의한 경우 무지방식과 중쇄중성지방 보충이 치료에 이용될 수 있다.

(5) 세균과다증식증후군

세균과다증식증후군bacterial overgrowth syndrome은 대장균*E. coli*, 박테로이데스*Bacteroides* 등과 같이 결장 내에 서식하는 세균colonic-type bacteria이 소장 내에 증식된 것으로 설사, 지방변, 거대아구성빈혈 등이 복합적으로 나타난다. 세균 증식은 장의 연동운동 이상 또는 해부학적 이상으로 장 내용물이 정체되어 초래될 수 있으며, 소장과 대장이 직접 연결되어(예, 회맹판 이상) 초래될 수도 있다. 해부학적 정체를 유발하는 예로는 소장게실, 크론병으로 인한 누공 및 협착, 부분위절제수술 및 위공장문합술gastrojejunostomy 후에 생성된 십이지장 근위부의 수입각afferent loop, 장 우회intestinal bypass, 장문합술intestinal anastomosis 부위의 확장 등을 들 수 있다. 정체성장증후군stagnant bowel syndrome 또는 맹관증후군blind loop syndrome이라고도 한다.

세균 과다 증식 시 나타나는 거대아구성 빈혈은 코발라민 부족에 의한 것인데, 대부분의 세균들은 성장을 위해 코발라민이 필요하다. 지방변은 담즙 부족으로 인한 것으로 박테로이데스 등의 몇몇 세균들은 담즙산을 탈포합화deconjugation시키는데, 비포합담즙산unconjugated bile acids은 포합담즙산conjugated bile acids에 비해 빨리 흡수되기 때문에 십이지장 내 담즙산이 줄어든다. 또한 비포합담즙산의 임계미셀농도critical micelle concentration, CMC가 포합담즙산의 임계미셀농도보다 높기 때문에 미셀형성이 감소하게 된다. 지방변 없이 설사를 하는 환자도 일부 볼 수 있는데, 이는 결장 내에 서식하는 세균이 내독소을 생성하여 수분분비와 설사를 유발하기 때문으로 생각된다.

혈청 코발라민 수치 저하와 혈청 엽산수치 증가가 관찰되면 세균 과다 증식을 의심해 볼 수 있다. 공장 내용물을 뽑아내어 결장 내에 서식하는 세균을 확인하는 것이 이상적인 진단 방법이지만 거의 사용되고 있지 않다. 락툴로오스를 이용한 호기수소검사, 실링검사Schilling test가 진단에 사용될 수 있지만 임상에서는 통상적으로 이용되지 않고 있다. 임상적으로 의심되고 치료에 반응하면 세균 과다 증식으로 진단하는 경우가 많다. 기능적 정체가 원인일 경우 광범위 항생제를 이용하여 치료하고, 해부학적인 이상이 있을 경우 수술적 치료가 시행될 수 있다.

6) 허혈성장질환

위장관은 복강동맥celiac artery, 상장간막동맥superior mesenteric artery, 하장간막동맥inferior mesenteric artery을 통해 공급받는데(그림 3-19), 이들 혈관이 좁아지거나 막히면 장허혈증후군intestinal ischemic syndrome이 초래된다. 복강동맥은 위, 십이지장, 간담도, 비장 및 췌장에 혈액을 공급한다. 상장간막동맥은 소장의 대부분과 우측 대장 부위에 혈액을 공급하는데 이 부위가 가장 잘 막힌다. 하장간막동맥은 횡행결장에서 직장 부분에 혈액을 공급한다. 대장허혈이 호발하는 부위는 장의 분기점 부분이자 하행결장과 횡행결장의 연결부인 비장만곡부splenic flexure, 직장S상결장rectosigmoid colon이다.

허혈성장질환은 발생 기전이나 발생 양상에 따라 여러 가지로 분류할 수 있다. 2000년 미국소화기내과협회American Gastroenterology Association에서는 급성장간막허혈acute mesenteric ischemia, 만성장간막허혈, 허혈성결장염ischemic colitis으로 분류하였는데, 원인과 임상적 양상, 치료 방법 등을 비교하면 표 3-11과 같다.

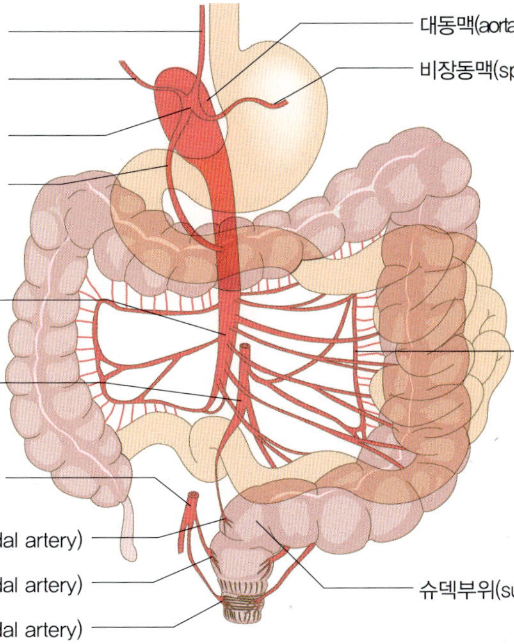

그림 3-19 위장관의 혈액공급

표 3-11 허혈성장질환의 비교

구분	급성장간막허혈	만성장간막허혈	허혈성결장염
원인	좌심방, 좌심실에서 유래한 동맥색전 등	복강과 상장간막동맥의 동맥경화	느린 혈류(혈관 폐쇄에 의한 것이 아님)
임상적 양상	급격하고 심한 중심부 복통, 쇼크, 복막염	만성적인 식후 복통, 체중 감소	급성적인 하복부 복통, 혈변
치료 방법	가능한 즉시 혈관조형술(angiography)이나 색전제거술(embolectomy) 시행	혈관조형술이나 색전제거술 시행	보존적 치료를 하며 복막염일 때만 수술

7) 장폐쇄intestinal obstruction

급성장폐쇄환자의 75%는 이전의 복부 수술로 인한 유착이나 탈장으로 인한 것이다. 수술 이외에 장벽의 내인성 손상(예, 게실염, 암종, 부분적 장염) 및 장 내강의 폐쇄luminal obstruction가 원인이 될 수 있다. 장 내강의 폐쇄는 담석이나 장중첩intussusception 등으로 초래될 수 있다. 무력장폐쇄증adynamic ileus은 교감신경부신수질계의 이상으로 인한 것으로 복막에 상해가 초래될 수 있다. 복부 수술 후에는 어느 정도 무력장폐쇄증이 나타난다. 후복막혈종retroperitoneal hematoma, 흉부질환, 하엽low lobe의 폐렴, 늑골 골절, 심근경색 등으로 무력장폐쇄증이 나타날 수 있으며, 전해질 이상, 특히 칼륨고갈 및 장 허혈이 원인으로 작용할 수 있다. 가성장폐쇄증intestinal pseudo-obstruction은 기계적 폐색처럼 보이는 만성 운동성 질환으로서, 마약 사용 시 악화된다.

폐쇄가 일어난 부위의 앞쪽이나, 폐쇄가 있는 부위에 수분과 분비액, 가스가 차서 장이 팽창한다. 소화관 내 압력 상승으로 인해 더 많은 분비물이 장 내로 유입되며, 혈관벽이 압박되어 흡수가 저해되고 장관벽에 부종이 생긴다. 장폐쇄 시 수분 및 전해질이 복강, 장벽으로 이동하여 많은 양이 손실될 수 있는데, 이에 적절히 대처하지 못하면 저혈량증, 신부전, 쇼크 등이 초래된다. 구토 동반 시 수분과 전해질 손실이 더 증가한다. 폐쇄가 지속되면 조직으로의 혈류공급이 감소되어 국소빈혈과 괴저가 초래될 수 있으며, 이는 결과적으로 신경분포의 감소 및 연동운동 정지를 유발한다. 장폐쇄시 장 내 세균의 급속한 번식을 촉진할 수 있고, 장벽의 삼투성이 증가하여 복막염이나 패혈증이 유발될 수 있다.

기계적 장폐쇄의 증상으로는 경련성복통을 들 수 있다. 통증은 질병이 진행될수록 덜해지는데, 이는 장부종으로 인해 운동성이 손상되기 때문으로 생각된다. 구토는 대장 폐쇄 시는 잘 나타나지 않으나 소장 폐쇄 시에는 거의 동반된다. 장이 완전히 폐쇄된 경우 변비가 나타나며, 가스배출도 이루어지지 않는다. 부분적 폐쇄 시 설사가 가끔 발생하며, 장 중첩의 경우를 제외하고는 혈변은 거의 나타나지 않는다. 무력장폐쇄증과 가성장폐쇄증의 경우 산통colicky pain은 없으며, 복부 팽창으로 인한 불편감을 호소한다. 설사가 나타나는 경우가 종종 있지만 그 양은 많지 않다.

진단을 위해 신체조사, 혈액검사, 영상검사(단순 X선검사, 조영검사, CT 등), 내시경검사 등이 시행되며, 비수술적 혹은 수술적 방법으로 치료한다. 기계적 폐쇄인 경우 수분과 전해질(특히 칼륨) 보충, 감압decompression을 시행하며, 교액strangulation이 의심 시 광범위 항생제를 투여한다. 완전폐쇄 시에는 수술이 필요하며, 부분폐쇄 시에는 원인질환을 고려하여 치료를 시행한다. 무력장폐쇄증의 경우 대부분 비수술적 치료와 원인질환 교정만으로도 회복된다. 만성가성장폐쇄증의 경우 특별한 치료법이 없으며, 소량의 경구영양과 함께 TPN을 시행한다. 위장관 운동성을 감소시키는 약물 사용을 피하고, 세균 과다 증식 시 항생제를 투여한다.

8) 소장 및 대장 종양

(1) 용종

용종polyp은 점막 표면에 돌출되어 나온 혹이다. 선종성용종adenomatous polyp, 과형성용종hyperplastic polyp, 소아성용종juvenile polyp으로 구분할 수 있다. 대장용종은 직장S결장에 가장 흔하다. 대부분은 무증상이며, 5% 이하에서만 잠혈이 나타난다.

선종성용종은 전암병변인데 전체 용종의 2/3~3/4 정도를 차지한다. 발견된 용종은 제거하고, 제거 후에 주기적으로 경과관찰을 시행하여야 한다. 선종성용종은 유경성pedunculated과 무경성sessile이 있는데, 융모선종villous adenoma은 대부분 무경성으로서, 관상선종tubular adenoma이나 관상융모선종tubulovillous adenoma에 비해 암 발생 빈도가 높다.

과형성용종은 대부분(75% 정도) 크기가 5mm 이하인데, 대개 증상이 없고, 대장암으로 발전되지는 않는다. 소아성용종은 소아 또는 젊은 성인에게 나타나는데, 악성화 우려가 거의 없다.

가족성용종증familial adenomatous polyposis은 결장에 수백~수천 개의 선종성용종이 발생하는 것이 특징으로 드문 질환이다. 10~35세 사이에 발생되며, 치료받지 않으면 대부분 40세 이전에 대장암이 발생한다. 종양억제유전자의 변이나 결손이 원인이며, 용종이 완전히 나타나기 전까지는 증상이 없다.

(2) 대장암

대장암colorectal cancer은 대부분 선종성용종으로부터 진행된다. 선종성용종, 이형성병변dysplastic lesions 및 암종에서는 여러 가지 분자생물학적 변화가 관찰된다. 즉 *k-ras*, *c-myc* 등의 암유전자oncogene의 과다발현, *APC*adenomatous polyposis coli gene, *DCC*deleted in colorectal cancer gene, *SMAD4* gene, *p53* gene, nm23metastasis suppressor gene 등의 암억제유전자tumor suppressor gene소실 등의 유전자 이상을 확인할 수 있다. 대장암의 주요 위험요인은 표 3-12와 같다.

대장암은 계속 증가되는 추세이며, 우측 결장암은 증가하고 직장암은 감소하는 추세이다. 간문맥을 통해 간으로 전이되는 경우가 많다. 병변 위치에 따라 임상 양상에 차이를 보인다. 우측결장암의 경우에 폐쇄 증상이나 배변 습관의 변화는 없는데, 이는 우측결장의 직경이 비교적 크고 이동하는 내용물이 비교적 액상에 가깝기 때문이다. 궤양이 흔하

표 3-12 대장암의 주요 위험요인

구분	위험요인
연령	50세 이상
식사	고열량식, 동물성 지방
체중 상태	비만
질환	염증성 장질환
과거력	대장암 또는 선종의 과거력, 여성의 경우 생식기 및 유방암
가족력	가족성용 종증후군, 유전성비용종성대장암(hereditary nonpolyposis colorectal cancer, HNPCC), 산발성대장암(sporadic colorectal cancer)
기타	*Streptococcus bovis*균혈증, 요관S상결장문합술(ureterosigmoidostomy), 흡연

며 만성적, 간헐적으로 소량의 출혈이 있는 경우가 흔하다. 환자들이 피로, 심계항진, 철결핍성빈혈 등의 증상을 보인다. 출혈이 간헐적이므로 잠혈검사 시 음성으로 나타날 수 있다. 좌측결장에 병변이 있는 경우 종양이 대변의 통과를 막아서 복부경련, 패쇄 증상, 변비 등이 나타날 수 있는데, 이는 좌측결장의 직경이 작고, 대변의 수분함량이 줄어 단단해지기 때문이다. 천공이 초래될 수도 있으며 우측결장암보다 혈변이 흔하고 대변 굵기도 감소된다. 직장S상결장암은 직장출혈에 따른 혈변^hematochezia^이 있으며, 대변 굵기가 감소하고, 배변습관에 변화가 있으면서 후증^tenesmus^, 급박한 배변^urgency^ 등의 증상을 보인다.

대장내시경검사^colonoscopy^, 잠혈검사 등이 대장암 선별검사로 이용되며, CT가 대장암의 병기결정에 이용된다. 대장암의 병기 및 예후는 표 3-13과 같다.

표 3-13 대장암의 병기

Dukes	단계	TNM	병리학적 소견
A	I	T1N0M0	점막층과 점막하층에 국한
B1	I	T2N0M0	근육층 침범
B2	II	T3N0M0	장막층 침범
C1	III	TxN1M0	부분적 림프절에 침범(1~3개)
C2	III	TxN2M0	부분적 림프절에 침범(4개 이상)
D	IV	TxNxM1	원격전이(간, 폐 등)

혈청 태아성 암항원carcinoembryonic antigen, CEA은 대장암의 진단이나 병기결정보다는 재발 등의 예후 예측에 유용하다. 대장암환자의 70% 정도에서 상승되어 있으며 대장암 특이적 표지자marker는 아니다. CEA는 위암, 췌장암, 폐암, 유방암 등에서도 증가될 수 있으며, 이 외의 암과 관련 없는 여러 상황에서도 증가될 수 있다.

대장암 치료는 수술이 원칙이다. 결장암의 경우에는 위치에 따라 결장절제술, S결장절제술이 시행되며, 직장암의 경우에는 인공항문을 만드는 장루수술ostomy이 필요할 수 있다. 보조치료로 항암화학요법, 방사선요법, 생물학적 치료 방법 등이 시행된다.

일차적 예방을 위해서는 비만예방, 지방섭취 제한, 채소 및 과일의 충분한 섭취, 절주, 금연, 규칙적인 운동 등의 생활습관 개선이 필요하다. 아스피린, NSAIDs, 엽산, 칼슘 등이 대장암 발생위험을 낮추는 데 도움이 된다는 연구결과가 있다. 이차적 예방의 목적은 악성화 되기 전, 혹은 수술적 완치가 가능한 단계에서 조기에 병변을 발견하여 치료할 수 있도록 하는 것이다. 이를 위해 여러 가이드라인들에서 대장암 직계 가족력이 있는 경우에는 40세부터, 대장암 직계 가족력이 없는 경우에는 50세부터 대장내시경 검사를 시행할 것을 권고하고 있다.

(3) 유전성비용종증대장암

유전성비용종증대장암hereditary nonpolyposis colon cancer은 린치증후군Lynch syndrome으로도 알려져 있는데 유전자의 배선돌연변이germline mutation에 의해 발생한다. *hMLH1*, *hMSH2*, *hMSH6*, *pPMS1*, *hPMS2* 등의 유전자가 관여하는데, *hMLH1*, *hMSH2*의 돌연변이가 95% 이상을 차지한다. 대장용종증polyposis coli과는 달리 대장 상부에 호발하며, 선종의 수가 적고 편평한 경우가 많다. 고위험군의 경우 20세부터 2년마다, 40세 이후에는 매년 결장경검사를 할 것을 권고하고 있다. 암 발견시 결장절제술과 회장직장문합술ileorectal anastomosis을 시행하며 수술 후 직장에서 재발할 수 있으므로 매년 직장경검사를 시행한다.

(4) 소장종양

소장은 전체 장 길이의 75%, 점막 표면의 90%를 차지하지만, 전체 소화관종양의 1~6% 정도만이 소장에서 발생한다. 소장에 종양, 특히 선암종adenocarcinoma이 적은 이유는 장 통과시간이 빨라 발암물질에 노출이 적고, 장 내 세균이 적으며 장 내 수분양이 많아 발암물질이 희석되기 때문으로 생각된다. 또한 내용물이 알칼리 상태이고, 가수분해효소와 면역

알/아/두/기

장루수술ostomy

일부 장질환의 경우 수술적 치료가 시행되는데 절제 범위와 수술방법은 환자 상태에 따라 달라진다. 결장이나 회장 절제 시 직장을 절제하면 배변을 위해 장루(stomas)를 만들게 된다. 가능하면 항문을 보존할 수 있는 수술방법을 적용하므로 직장암환자라고 해서 모두 장루수술을 하는 것은 아니다. 장루수술을 받은 환자의 경우 장루용 주머니(stoma pouch)를 이용하여 대변을 수집·처리하여야 한다. 근래에는 가능하면 다른 수술방법(ileoanal reservoir surgery, ileal pouch-anal anastomosis, continent ileostomy 등)을 적용하여 장루용 주머니를 외부에 장착하지 않을 수 있게 한다.

장루(stomas)의 위치는 변의 성상에 영향을 미친다. 결장에서 수분과 전해질이 흡수되므로 회장조루술을 한 경우 변에 수분이 많고, 결장조루술을 한 경우 이에 비해 정상적인 변에 가까운 성상을 보인다. 회장조루술의 경우 액체 배출량이 수술 후 초기에는 1,200mL에 이르고, 점차적으로 600mL 정도까지 감소한다. 회장조루술을 받은 환자는 영양문제, 특히 수분, 전해질과 관련된 문제가 동반될 위험이 큰데, 회맹판이 없는 경우에는 문제가 더 심각하다.

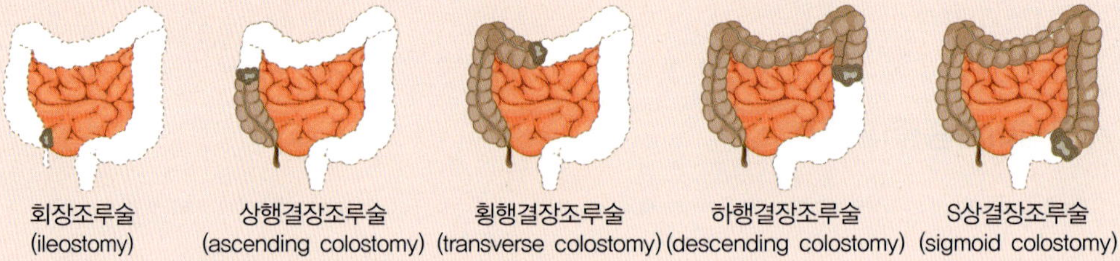

장루수술

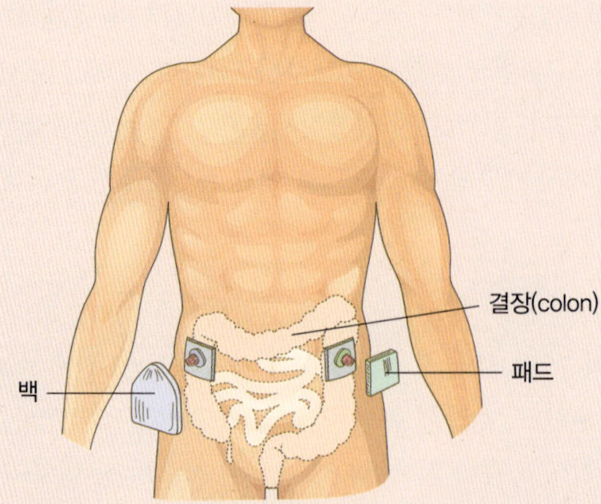

장루용 주머니

글로불린 A[IgA]가 많고, 소장점막의 세포교환주기가 짧은 것도 그 원인이다. 참고로 점막세포의 교체 주기를 보면 소장의 경우 5일 정도인데 비해 대장의 경우 305일에 이른다.

소장의 원발성 악성종양 중 선암종이 가장 많으며(50% 정도), 십이지장 말단과 공장 상부에 많이 발생한다. 림프종은 소장 악성종양의 25% 정도를 차지하며, 대부분 비호지킨성 림프종[non-Hodgkin's lymphoma]이 대부분이다. 회장에 가장 많이 발생하고 공장, 십이지장 순으로 발생한다. 수술과 항암약물 병행치료가 시행된다.

참고문헌

REFERENCE

김덕용 외(2017). 뇌졸중 재활치료를 위한 한국형 표준 진료 지침. *Brain Neurorehabil. 10(Suppl 1)*: e11.

대한영양사협회(2011). 임상영양관리지침서. 3판. 대한영양사협회.

박재준 외(2017). 크론병 치료 가이드라인 개정판. *Kor J Gastroenterol. 10(suppl 1): e11*.

서울대학교 의과대학(1997). 소화기학원론. 개정판. 서울대학교출판부.

정혜경 외(2012). 위식도역류질환 임상진료지침 개정안 2012. *Kor J Gastroenterol. 60*: 195.

최명애, 이경숙, 정재심 외 역, Gould E., Dyer M(2013). 보건의료인을 위한 병태생리학. 4판. 계축문화사.

최영아 등(2020). 대한연하장애학회 구인두 연하장애 권고안. *J Kor Dysphagia*.

최창환 외(2017). 궤양성 대장염 치료 가이드라인 개정판. *Kor J Gastroenterol. 69*: 1-28.

홍승길 역, Schmidt F(1999). 인체생리학. 고려의학.

Bolton JS, Conway wc 2nd(2011). Postgastrectomy syndromes. *Surg Clin N Am* 91: 1105.

Brunton LL, Chabner BA, Knollmann BC(2010). *Goodman & Gilman's The Pharmacological Basis of Therapeutics*. 12th ed. McGraw-Hill.

Despopoulos A(1991). *Color Atlas of Physiology*. Thieme Medical.

Gropper SS, Smith JL, Groff JL(2009). *Advanced Nutrition & Human Metabolism*. 5th ed. Cengage Learning.

Guyton AC & Hall JE(2010). *Textbook of Medical Physiology*. 10th ed. Saunders.

Katzung BG, Masters SB, Trevor AJ(2011). *Basic & Clinical Pharmacology*. 12th ed. McGraw-Hill.

Longo DL, Fauci AS, Kasper DL, Hauser SL, Jameson JL, Loscalzo J, Eds.(2012). *Harrison's Principles of Internal Medicine*. 18th ed. McGraw-Hill.

Mahan LK, Escott-Stump S, Raymond J(2011). *Krause's Food & the Nutrition Care Process*. 13th ed. Saunders.

Nelm M, Sucher KP, Lacey K, Roth SL(2016). *Nutrition Therapy & Pathophysiology*. 3nd ed, Cengage Learning.

Porth CM(2011). *Essentials of Pathophysiology*. 3rd ed. Lippincott Williams & Wilkins.

Rex DK(2017). Colorectal cancer screening: recommendations for physicians and patients from the US Multi-Society Task Force on Colorectal Cancer. *Am J Gastroenterol. 112:* 1016.

Shin JE et al(2016). Guidelines for the Diagnosis and Treatment of Chronic Functional Constipation in Korea, 2015 Revised Edition. *J Neurogastroenterol Motil. 22:* 383.

Song KH et al(2018). Clinical Practice Guidelines for Irritable Bowel Syndrome in Korea, 2017 Revised Edition. *J Neurogastroenterol Motil. 24:* 197.

Sung JJY(2015). An updated Asia Pacific Consensus Recommendations on colorectal cancer screening. *Gut. 64:* 121.

Yamada T, Alpers DH, Laine L, Kaplowitz N, Owyang C, Podwell DW(2003). *Text of Gastroenterology*. 4th ed. Lippincott Williams & Winkins.

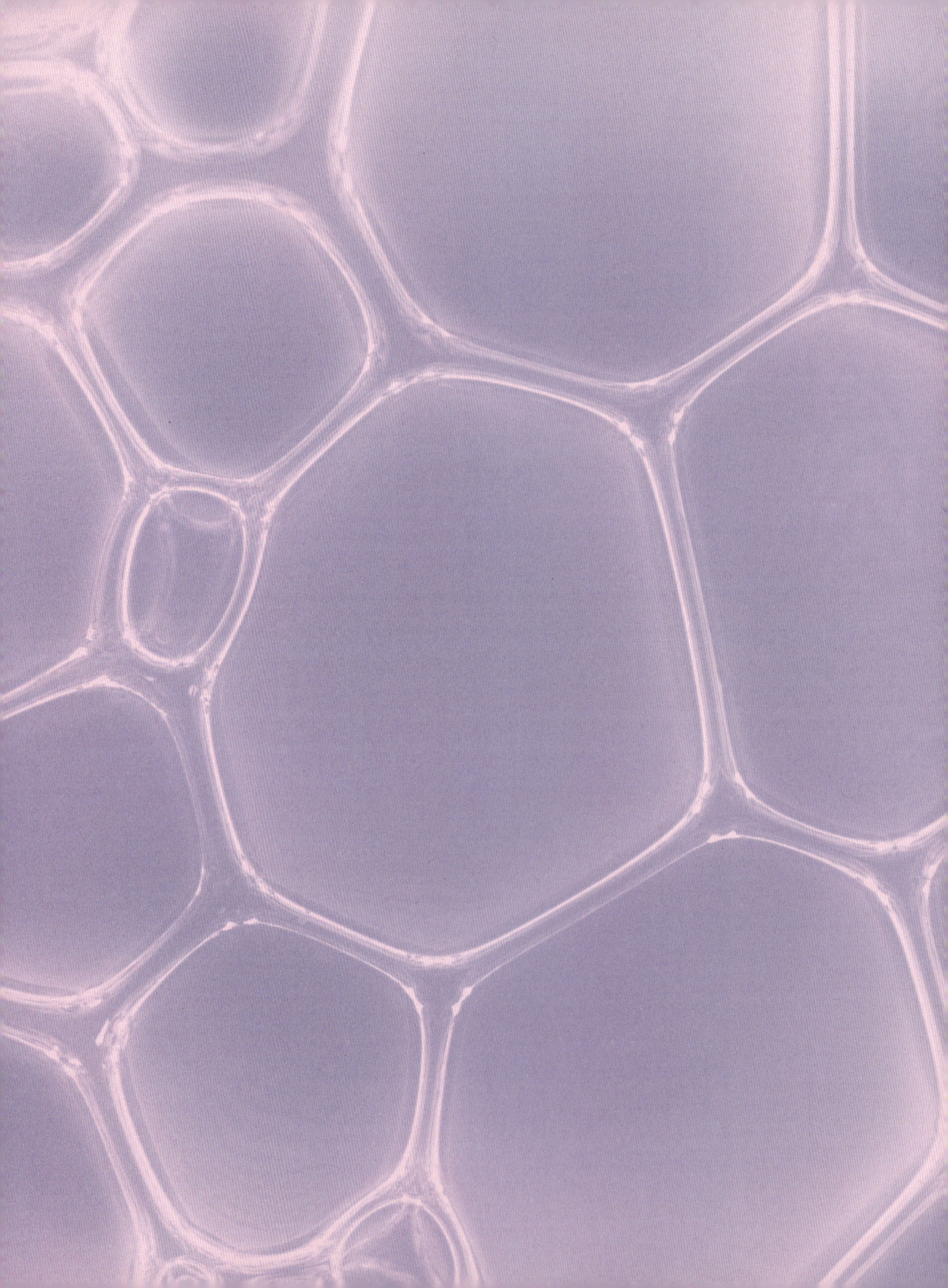

CHAPTER 04

간·담도·췌장관계질환

간 · 담도 · 췌장의 정상 구조와 기능을 이해하고, 각종 간 · 담도 · 췌장관계질환의 기전 및 나타나는 증상과 징후를 이해하여 영양치료 대상자를 평가하고 중재할 수 있는 능력을 기른다.

CHAPTER

04 간·담도·췌장관계질환

학습 목표

1 간에서의 영양소 대사에 대해 설명한다.
2 담즙의 기능과 담즙의 생성, 저장 및 분비과정을 기술한다.
3 췌장을 내분비부와 외분비부로 나누어 분비세포 종류와 분비물질을 열거한다.
4 간염 바이러스의 종류를 열거하고 각각의 감염경로와 예후를 설명한다.
5 바이러스성간염에서 간세포 손상, 간세포 재생, 염증반응의 기전에 대하여 설명한다.
6 지방성간질환의 원인과 병태생리를 설명한다.
7 간경변증을 정의하고 병태생리를 설명한다.
8 급성담낭염의 원인과 임상 증상을 열거한다.
9 급 · 만성췌장염의 원인과 임상 증상을 비교 설명한다.

간담도계 및 췌장은 위장관의 부속기관으로 분류되는 중요한 기관이다. 이들은 영양소의 소화, 흡수 및 대사 등 다양한 과정에서 중추적인 역할을 한다. 간에서 생산되어 담낭에 저장되는 담즙은 지방의 소화과정에 관여하고 췌장 역시 당질과 단백질의 소화에 필요한 효소를 생산, 분비하는 중요한 역할을 한다. 또한 간은 영양소의 유입과 흡수, 저장, 분배 등 대사적 측면에서 다양한 작용을 한다.

우리나라의 경우 간질환의 유병률이 높은데, 주요 원인으로는 간염 바이러스와 알코올에 의한 간질환이라고 추정되고 있다. 만성 간질환은 진행되어 간암이나 간경변증과 같은 심각한 병변을 초래할 수 있기 때문에 치료가 중요하다. 특히 간은 식품을 통해 섭취한 영양소의 작용에 깊이 관여하므로 간질환의 진단과 치료 시에는 영양적 측면이 강조될 필요가 있다. 이 장에서는 간 · 담도계의 병태와 더불어 간 · 담도계와 밀접하게 관련이 있는 췌장질환에 대해 다룬다.

1. 간의 구조와 기능

1) 간의 구조와 혈관계

간은 우리 몸 속 장기 중 가장 무거운 장기로 성인의 경우 무게가 약 1.5kg에 해당한다. 간의 위치는 윗면은 횡격막에, 아랫면은 위 · 십이지장 · 횡행결장 등에 접해 있으며 커다란 우엽과 얇고 작은 좌엽으로 나눠져 있고 표면이 매끈하다. 간은 간소엽hepatic lobule이라고 일컫는 기능 단위의 집합으로 암적색을 띠며 가장 복잡한 기능을 수행하는 장기 중 하나이다.

간으로 들어간 문정맥 혈액과 간동맥 혈액은 동양혈관sinusoid에서 혼합되어 중심정맥을 거쳐 간정맥이 된 후 아래 대정맥으로 합류한다. 이 모세혈관망을 만드는 혈관벽에는 쿠퍼세포Kupffer cell가 있으며 이곳에서 빌리루빈의 생성 및 생체 방어 기능이 이루어지고 있다. 특별히 간의 혈관계에는 간동맥, 간정맥 외에도 복부의 모든 소화 장기로부터 혈액을 모아오는 간문맥이 있다. 간문맥은 위, 장, 담낭, 췌장, 비장 등에 분포해 있는 혈관이 점차 합류하여 굵어진 정맥이다. 소화, 흡수된 영양분을 함유한 혈액은 간문맥에 모여 간 내로 흘러들어와 간에 필요한 혈액의 2/3를 공급한다. 즉, 간동맥과 간문맥을 통하여 혈액이 유입되고 간세포에서 대사과정을 거친 뒤 간정맥으로 나가는 것이다(그림 4-1).

2) 간의 기능

간은 인체 내에서 다양한 측면을 가진 활동성 장기 중 하나로 영양소의 대사적 기능, 해독작용, 소화 및 배설작용 등 다양한 기능을 담당한다. 따라서 간의 병변에 의해 여러 관련 작용이 영향을 받을 수 있다(표 4-1).

(1) 대사적 기능

소화, 흡수된 대부분의 영양소는 장에서 직접 간으로 전달되기 때문에 간은 당질, 지방, 단백질을 포함한 대부분의 영양소 대사과정에서 중요한 역할을 담당한다. 또한 비타민 A, D, K 등은 혈류로부터 간으로 유입된 후 간 내에 저장되거나 생화학적 대사과정을 거치게 된다(그림 4-2).

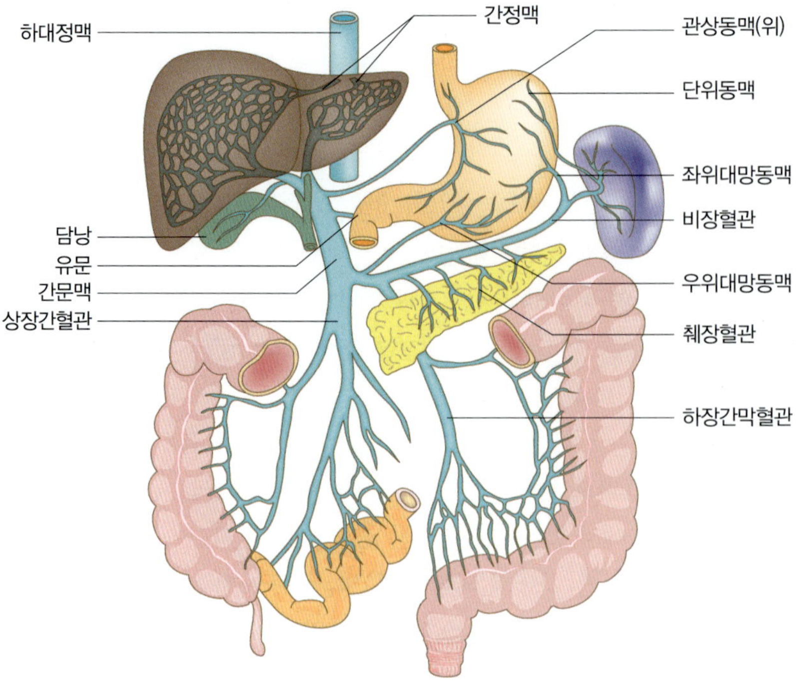

A. 문맥순환계

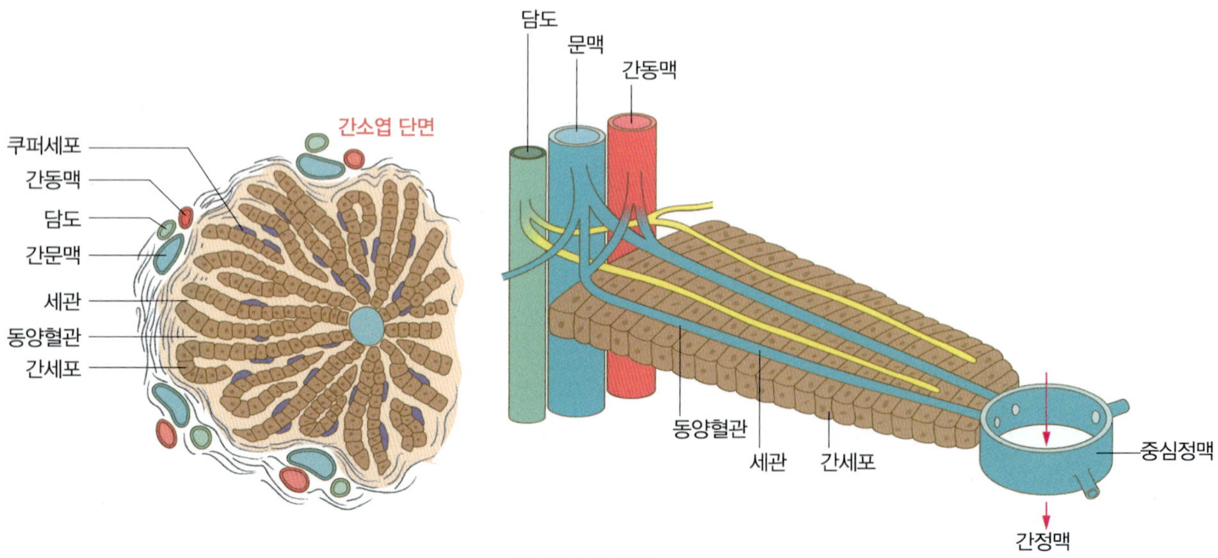

B. 간소엽 단면

그림 4-1 간의 혈관계

표 4-1 간 기능과 기능 이상의 징후

<table>
<tr><th colspan="2">기능</th><th>이상 징후</th></tr>
<tr><td colspan="2">당질 대사</td><td>글리코겐의 분해와 당신생합성 이상에 의한 저혈당증세
포도당의 저장과 유리의 기능 이상</td></tr>
<tr><td colspan="2">단백질 대사</td><td>혈중 암모니아 상승, 혈장 단백질 감소로 인한 부종, 출혈</td></tr>
<tr><td colspan="2">지방 대사</td><td>지단백 합성 저하, 간 내 콜레스테롤 농도의 항상성 결손</td></tr>
<tr><td colspan="2">비타민 및 무기질 대사</td><td>지용성 비타민의 흡수 저하 및 결핍</td></tr>
<tr><td colspan="2">담즙염 대사</td><td>지질과 지용성 비타민의 흡수불량</td></tr>
<tr><td colspan="2">빌리루빈 대사</td><td>혈중 빌리루빈 농도 상승, 황달</td></tr>
<tr><td rowspan="3">스테로이드 호르몬 관련 대사</td><td>성호르몬</td><td>성선 기능 장애(여성형유방)</td></tr>
<tr><td>글루코코르티코이드(glucocorticoid)</td><td>부신피질자극호르몬의 과도한 상승(쿠싱증후군)</td></tr>
<tr><td>알도스테론</td><td>고알도스테론혈증(고나트륨혈증, 저칼륨혈증)</td></tr>
<tr><td colspan="2">약물 대사</td><td>해독 기능 저하</td></tr>
<tr><td colspan="2">박테리아 제거능</td><td>쿠퍼세포 기능 이상에 의해 박테리아에 노출 증가</td></tr>
</table>

① 당질 대사

간은 당질 대사와 포도당 항상성에서 필수적인 역할을 담당한다. 문맥순환portal circulation을 통해 흡수된 당질은 대부분 간으로 전달된다. 간에서는 과잉된 포도당이 글리코겐으로 저장되는 글리코겐 합성과정과 글리코겐이 포도당으로 분해되는 글리코겐 분해 과정이 일어난다. 또한 공복상태나 필요량이 증가될 시 일정수준의 혈당을 유지하기 위하여 아미노산이나 젖산, 글리세롤 및 기타 트라이카복실산 회로TCA cycle의 중간대사물 기질로부터 포도당을 합성하는 포도당신생과정도 일어난다. 이러한 과정들을 통해서 포도당 섭취가 일정하지 않더라도 간외 조직으로 일정수준의 포도당 공급이 이루어진다.

② 지질 대사

지방산과 중성지방, 인지질, 콜레스테롤 및 콜레스테롤 에스테르 등의 지질은 간 중량의 5% 정도를 차지한다. 인체내 대부분의 세포들은 지방을 대사하는데, 이 중 상당부분이 간에서 일어난다. 식사로부터 공급된 지방산이나 지방조직에서 분해되어 유리된 지방산들은 간에서 β-산화과정을 통해 아세틸 CoA로 전환되고 트라이카복실산 회로를 통해 에너지를 생성하는데 생육 환경에 따라 이 과정에서 상당량의 케톤체가 생성되기도 한

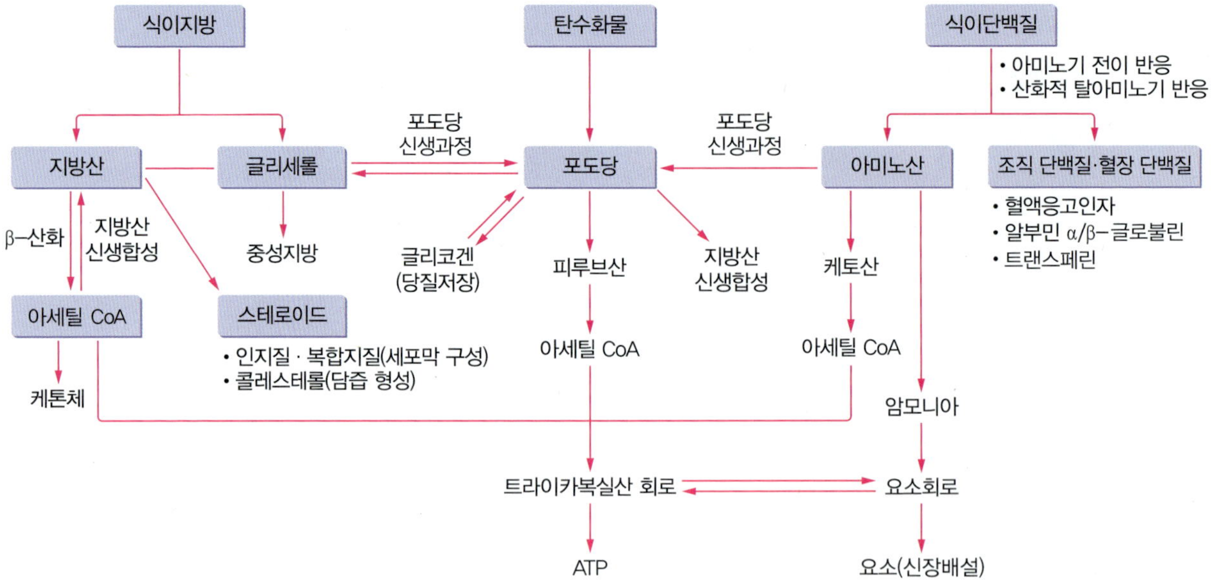

그림 4-2 간의 영양소 대사

다. 또한 간은 중성지방과 인지질, 콜레스테롤 및 지단백을 합성하는 한편 가수분해에도 관여한다.

③ 단백질 대사

간은 단백질 합성과 분해가 일어나는 중요한 부위이다. 또한 간은 혈장 단백질이나 혈액응고인자와 같은 분비 단백질뿐만 아니라 세포 내에서 요구되는 단백질을 합성한다. 단백질의 합성과 분해에는 아미노기 전이반응과 산화적 탈아미노기반응의 2가지 주요한 반응이 관여하는데, 이를 통해 비필수 아미노산과 포도당 합성에 기여하게 된다. 한편 이들 과정에서 생성되는 암모니아는 체조직에 독성을 띠는데, 간에 의해 무독성의 요소로 전환된 후 신장을 통해 배설된다.

이와 더불어 간은 피브리노겐이나 프로트롬빈 등 혈액응고인자와 알부민이나 α-글로불린, β-글로불린 등의 혈장 단백질을 합성하는 장소이다. 또한 철분 결합을 위한 트랜스페린의 주요 합성장소가 되므로 간은 혈액응고에 대한 작용과 혈액량의 조절 등에 기여하게 된다.

④ 비타민과 무기질 대사

간은 여러 비타민과 무기질의 저장과 활성 및 운송에 관여한다. 비타민 A는 간에서 저장되고 간에서 합성되는 레티놀 결합단백질에 결합된 상태로 유리된다. 또한 간에서는 카로틴이 비타민 A로 전환되고 엽산이 5-메틸테트라히드로폴산5-methyl tetrahydrofolate으로 전환되며, 비타민 D가 활성형인 25-히드록시콜레칼시페롤25-hydroxycholecalciferol로 전환된다. 간은 철분과 구리를 저장할 뿐 아니라 철분과 아연 및 구리 등을 혈류로 운송하는 단백질을 합성한다. 또한 나트륨과 칼륨, 칼슘 및 염소의 대사에 영향을 끼치는 것으로 알려져 있다.

(2) 해독작용

간세포는 암모니아를 무독성의 요소로 전환시키고 이 중 75% 정도의 요소를 신장을 통해 배설시켜서 해독작용을 한다. 또한 간은 내인성 호르몬이나 외인성 알코올, 약물 등 독성 물질의 해독작용에도 관여한다. 간은 동양혈관에 위치한 쿠퍼세포kupffer cell의 식균작용을 통해 혈액으로부터 유래한 박테리아를 제거하는 역할도 한다.

(3) 담즙의 생성

간은 식이성 지방과 지용성 비타민의 소화와 흡수에 필수적인 담즙을 생산하여 소화과정에 참여한다. 간은 하루에 600～1,200mL 정도의 담즙을 생산한다. 담즙은 수분과 담즙산염, 빌리루빈, 콜레스테롤 및 일정량의 대사산물로 구성되어 있다.

3) 간 기능 평가

간 기능의 평가를 위해서 여러 가지 생화학적 지표들이 사용되고 있다. 대표적으로 아스파트산염 전이효소aspartate transaminase, AST, GOT, 혈청 알라닌 아미노전이효소alanine transaminase, ALT, GPT 등의 간에서 생성되는 효소들의 혈청 농도를 측정하거나 빌리루빈, 알칼리성 인산화효소ALP 등을 스크리닝screening하게 된다. 간 기능의 평가 및 간질환의 진단을 위해 임상에서 일반적으로 이용되는 생화학적 검사의 종류와 평가방법은 표 4-2와 같다.

표 4-2 간질환의 임상적 평가

범주	혈청 내 평가지표		정상 범주
간세포 손상	세포질 내 효소[1]	혈청 아스파트산염 전이효소(AST, GOT)	5~40IU/mL
		혈청 알라닌 아미노전이효소(ALT, GPT)	5~35IU/mL
담즙 분비 기능	담즙 내 분비 물질[1]	총 빌리루빈	<1.0mg/dL
		유리형 빌리루빈	<0.8mg/dL
		소변 빌리루빈	0
		소변 우로빌리노겐	0~4mg/24hr
	세포막 효소[1] (모세담관의 손상 판단 지표)	혈청 알칼리성 인산분해효소(ALP)	35~150IU/mL
		혈청 γ- 글루타밀전달효소 (γ-glutamyl transpeptidase, GGT)	10~48IU/mL
간세포 기능	혈액 내 분비단백질	혈청 알부민[2]	3.5~5.5g/dL
		프로트롬빈 시간[1] (혈액응고인자: Ⅴ, Ⅶ, Ⅹ, 프로트롬빈, 피브리노겐)	11.5~14초
	간세포 대사물질	혈청 암모니아[1]	19~87 μg/dL

1) 증가 시 간질환을 암시
2) 감소 시 간질환을 암시

2. 간질환

간은 예비 기능이 좋고 재생능력이 뛰어나기 때문에 임상적으로 간질환이 관찰되는 시점에는 이미 간 기능의 약 75% 정도가 소실되었다고 볼 수 있다(표 4-7). 일반적으로 간질환은 지방간과 간염, 황달, 간경화, 알코올성간질환 및 간암으로 분류될 수 있다.

1) 지방간

지방간은 간조직에 지방이 과도하게 축적되는 것으로 정의할 수 있다. 정상적인 경우, 간의 중성지방은 초저밀도 지단백very low density lipoprotein, VLDL의 형태로 혈류에 방출된다. 지방간은 간에서의 지방합성과 혈류로 방출되는 지방량의 불균형으로 인해 야기된다.

(1) 병태생리

지방간은 간염과 함께 가장 일반적인 간질환으로 대부분 과도한 알코올 섭취에 기인한다(알코올성간질환 참고). 그 외에도 비만이나 당뇨병 또는 영양불량과도 관련이 있다(알아두기 참고). 지방간은 간비대와 함께 염증 및 피로감을 동반할 수 있으나 많은 경우에는 증상이 없다. 지방간의 진행과정은 보통 가역적이나 적절한 조치 없이 방치되는 경우 심각한 간손상으로 이어질 수 있다.

(2) 진단 및 치료

지방간이 있을 시 혈중의 간 효소수치가 상승될 수 있으며 중성지방, 콜레스테롤 및 혈당농도가 상승될 수 있다. 지방간을 진단하기 위해서는 간 기능 검사, 자기공명영상^MRI^, 컴퓨터 단층촬영^CT^ 및 초음파 검사 등을 실시하며, 확실한 진단이나 감별 진단이 필요한 경우에는 간조직검사를 시행한다. 일반적으로 지방간의 치료는 지방간 유발의 원인(예, 알코올 남용, 비만, 이상지질혈증, 당뇨병)을 조절하여 이루어진다. 약물 보조 요법으로 메타독신^metadoxine^, 베타인 글루쿠론산^betaine glucuronate^, 메티오닌^methionine^, 콜린^choline^, 항지간제^lipotropic agent^가 사용되기도 하지만, 이러한 제제의 효과가 의학적으로 확실히 증명된 것은 아니다.

비알코올성지방간염(nonalcoholic fatty liver disease, NAFLD)

비음주자에게 지방간이나 간질환이 일어나는 상황을 말하며 지방간이나 비알코올성지방간염의 형태로 나타난다. 후자는 알코올성간염과 유사하며, 간세포의 파괴, 호중구와 단핵구의 침윤, 섬유화의 진행이 수반된다. 이는 인슐린 저항성과 관련이 있으며, 그 외 제2형 당뇨병, 비만, 이상지질혈증과도 관련 있다. 이를 총체적으로 대사증후군의 양상이라고 할 수 있다. 인슐린 저항성이 있을 때 지방산의 산화 손상, 지방산의 합성이나 유입의 증가, 초저밀도지단백의 간 분비 감소 등으로 인해 간세포에서 중성지방이 축적될 수 있다. 지방이 침착된 간세포는 산화스트레스에 의해 형성된 지질 과산화물에 민감하게 반응하여 미토콘드리아와 세포막을 손상시켜 세포사멸을 일으킨다. 산화스트레스에 의해 분비된 사이토카인은 간손상과 염증반응을 일으킨다. 일반적으로 증상이 없으나 간혹 피로감과 불편함, 우측 상복부 불쾌감이 있을 수 있다. 현재 이 질환의 치료 방법은 비만 치료와 더불어 인슐린 저항성의 개선 등이 있다.

2) 간염

간염은 간에 급성 혹은 만성염증이 발생하는 것으로 간의 염증은 대부분 바이러스에 의해 발생하지만 알코올 남용이나 화학물질, 약물 독성 또는 자가면역체계 이상에 의해서도 생길 수 있다.

(1) 바이러스성간염

간염은 간세포와 친화력이 있는 A, B, C, D, E형 바이러스들에 의한 감염으로 발생한다. 이들 바이러스는 잠복기와 전파경로, 간손상에 미치는 영향 또는 보균 상태에서 간염으로 이행가능성 등에 따라 분류하게 된다.

① A형간염

A형간염은 급성바이러스성간염의 가장 일반적인 형태이다. 감염성이 높으며, 특히 위생수준과 위생시설이 열악한 국가에서 높은 전염률을 보인다.

병태생리 A형간염의 감염은 주로 소화기를 통한 바이러스의 침입으로 인해 일어난다. 바이러스는 간에서 복제되어 담즙과 함께 분비되어 대변에 축적된다. 감염된 시점으로부터 2~3주의 잠복기를 거친다. 증상은 보통 갑작스럽게 시작되며, 열, 거북함, 식욕부진, 복부의 불편함, 검은 소변, 황달을 동반한다. 6세 이하의 영유아는 대부분 증상이 나타나지 않는 반면, 6세 이상의 아동이나 성인에게는 증상이 나타난다. 70% 정도의 환자에게서 황달이 발생하고 이러한 증상은 거의 2개월 동안 지속된다. A형간염은 보통 만성적 간질환으로 이행되지는 않으며 백신을 이용한 예방이 가능하다.

진단 및 치료 A형간염은 혈청검사를 통해 진단한다. 혈청검사를 통해 HAV^hepatitis A virus^(A형간염 바이러스)에 대한 항체를 스크리닝한다. 이때 과거의 감염 여부는 면역글로불린 G의 존재여부를 통해 판단할 수 있으며, 급성감염의 여부는 면역글로불린 M의 유무를 통해 판단할 수 있다. HAV의 감염이 진행되는 경로 자체에 영향을 주는 치료법이 아직 없기 때문에 감염 시 충분한 휴식과 식이요법 외에는 특별한 조치를 취할 수 없다. 따라서 A형간염은 환경을 청결하게 유지하거나 백신 접종을 통해 감염을 예방하는 것이 가장 좋은 방법이다.

② B형간염

B형간염은 부분적으로 이중 나선 DNA를 가진 B형간염 바이러스^hepatitis B virus, HBV^에 의해

발병한다. 현재까지 세계인구의 1/3 이상인 20억 명 이상의 인구가 B형간염 바이러스에 감염된 경험이 있다고 추산되며, 이 중 3억 5천 명에서 4억 명 정도는 현재 감염된 상태라고 추정된다.

병태생리 주로 바이러스에 감염된 혈액이나 혈청이 수혈되는 경우 또는 오염된 주사바늘과의 접촉과 같은 비경구적인 경로로 체내로 침투하면 감염된다. 이 외에도 보균자와 성적인 접촉이 있을 시 바이러스가 전염될 수 있다. 바이러스에 감염된 후 증세가 나타나기까지 2~6개월 정도의 긴 잠복기를 가지며, A형간염과 비슷한 유형의 황달이 초기 증상으로 나타난다. 그러나 B형간염은 간 외의 장기에서 합병증(예, 두드러기나 발진, 관절염, 혈관신경부종)을 일으키기 때문에 A형간염보다 건강에 더 큰 문제를 야기한다. B형간염은 백신을 접종하거나 수혈 또는 장기 이식 시 대상이 되는 혈액, 장기, 조직을 미리 감별하여 예방 가능하다.

진단 및 치료 바이러스의 존재 여부를 판단하기 위해 B형간염 바이러스의 표면항원HBsAg을 검출하는 혈액검사를 시행한다. 감염 여부가 확실해지면 혈액 검사를 통한 간 기능 검사도 간염의 진행정도를 확인한다. 약물치료 시에는 인터페론 알파interferon-α나 라미부딘lamivudine을 처방한다.

③ C형간염

C형간염은 A형이나 B형간염과 비교하여 알려진 바가 적으나 전 세계 인구의 3% 정도가 C형간염의 감염자로 추정된다. C형간염은 만성간염, 간경변, 간암 발병의 가장 큰 원인이다.

병태생리 C형간염은 막이 있는 단일가닥 RNA로 이루어진 바이러스hepatitis C virus, HCV에 의해 발병한다. 이들 바이러스의 주된 감염경로는 오염된 피의 수혈이나 혈액제재를 통한 것으로, 특히 개발도상국에서 이러한 경로를 통한 감염이 빈번하게 일어난다. C형간염 바이러스 감염의 잠복기는 2~26주(평균적으로 6~12주)이고, 감염이 된 아동이나 성인의 경우 6~70% 정도는 증상이 없으나 일부는 기근, 불안, 식욕부진, 체중 감소와 같은 불특정한 병증을 보인다. 일부는 빌리루빈 생성이 증가하여 황달과 같은 증세가 나타나기도 한다. 감염자 중 소수만이 완치되고, 대부분이 만성간염으로 발전한다. C형간염 바이러스로 인한 만성C형간염의 가장 심각한 문제는 간섬유증이 악화되어 간경변, 더 나아가 간암으로까지 발전하게 된다는 점이다.

진단 및 치료 C형간염의 진단은 혈액검사를 통해 C형간염 바이러스에 대한 항체나 바이러스의 RNA를 검출하여 이루어진다. 이 밖에도 간 기능 검사도 높은 빈도로 활용되는 진단 방법이다. C형간염은 항바이러스성 물질이나 페그인터페론pegylated interferon-α, 리바비린ribavirin과 같은 약물을 투약하여 치료를 하는 것이 일반적이다. A형이나 B형간염과는 달리, C형간염 바이러스에 대한 항체는 보존되지 않기 때문에 재감염에 각별히 주의해야 한다.

(2) 만성바이러스성간염

만성간염은 만성적인 염증반응이 간에서 6개월 이상 지속되는 현상으로 정의한다. 만성바이러스성간염은 세계적으로 만성간질환, 간경변, 간암의 주된 원인이며 현재 간 장기이식의 주요한 원인이 되고 있다.

① 병태생리

간염 바이러스 중 HBV, HCV, HDV 3개만 만성간염의 원인으로 알려져 있다. 이들은 보통 감염 시기로부터 한 해에 걸쳐 서서히 간세포를 파괴하며 만성바이러스성간염의 가장 주된 원인으로 여겨지고 있다.

② 진단 및 치료

만성바이러스성간염의 상태에서는 지속적으로 혈청 내의 아미노기전이효소의 수준이 높아지기 때문에 혈청 검사를 통해 감염 유무를 확인할 수 있다. 또한 간조직 검사 시 조직학적인 특징을 가지기 때문에 만성바이러스성간염의 진단을 확실히 하기 위해 조직 생검과 임상소견을 함께 권장한다. 치료 시 대부분의 간염과 마찬가지로 안정 및 식이요법을 우선적으로 권하며 보조적인 수단으로 약물 처방을 실시한다. 약물치료는 주로 코르티코스테로이드를 단독 처방하는데, 증상에 따라 다른 약물과의 복합처방을 행하기도 한다. 그러나 6개월 이상 복약 시에는 약물에 대한 효능이 감소한다. 만성바이러스성간염의 치료가 잘 되지 않아 말기까지 진행되었을 경우 간이식을 시도한다. 일반적으로 만성간염의 원인이 C형간염인 환자보다 B형간염인 환자가 이식 성공률이 높다. 이식된 조직은 재감염이 될 수 있지만 이식 전보다는 질병의 진행이 더디다.

(3) 임상 증상

간염 시 나타나는 임상적 증상은 황달 전 단계와 황달단계, 회복단계로 나뉘고 각 시기별 임상적 증상이 구별된다. 황달 전 단계에는 일반적으로 피로감이나 식욕부진, 오심 구토 및 근육통 등을 동반하나, 어떤 경우는 임상적 증상이 나타나지 않을 수도 있다. 일단 황달 증상이 나타나면 이러한 임상적 증상은 사라지며 간 효소의 혈청 수치가 상승한다. 황달 단계로 접어들면 혈청 빌리루빈 수치가 증가한다. 담즙차단이 증가하면서 대변의 색깔은 밝아지고 소변색은 어두워지며 소양증이 동반되기도 한다. 간의 크기가 비대해져서 경미한 통증이 유발할 수 있다. 마지막으로 황달 후 회복 기간 동안에는 임상적 증상은 점차적으로 감소된다.

(4) 비바이러스성간염

바이러스를 통한 경로 외에도 화학물질이나 약물 등에 의해서도 간의 염증과 괴사가 초래될 수 있다. 독성에 의한 징후들은 바이러스성간염의 징후들과 비슷하다. 이 경우 영구적인 간손상의 위험을 줄이기 위해 몸에서 독성 화합물을 가능한 빨리 제거하여야 한다.

3) 간경변

간경변은 만성간질환의 마지막 단계로 간세포가 파괴되어 간조직의 대부분이 섬유성 조직으로 변한 상태를 의미한다. 간경변의 원인으로는 과다한 알코올 섭취나 만성적 바이러스성 간염, 혈색소 침착 등의 대사성 질환 또는 담낭, 담도질환 등을 들 수 있다. 또한 혈관 이상이나 간에 독성을 띄는 약물의 남용에 의해서도 발생할 수 있다.

(1) 원인

알코올이나 약물로 인한 간손상, 담도 폐쇄나 선천성 대사이상 또는 바이러스성간염은 간경변의 주요 원인이 된다(표 4-3). 간세포는 예비능과 재생능이 좋기 때문에 손상을 입으면 세포를 재생하고자 한다. 하지만 경화가 진행된 간은 세포의 재생 능력이 손상된다. 섬유화가 진행된 조직은 간세포의 재생을 방해하며 정상적인 간 구조를 형성할 수 없게 한다. 따라서 간세포는 결절nodule을 형성하게 되고 혈관계는 정상적인 혈류를 형성하지 못하게 된다. 이처럼 간경변을 일으키는 주요 기전은 간세포의 손상, 재생, 섬유화 진행 및 혈관계 변화로 요약될 수 있다. 정상적 간조직을 대체한 섬유성의 조직은 수축성의 밴드를 만들게 되고 이 밴드는 간 내부의 혈관 통로나 담즙관 시스템의 흐름을 방해한다. 혈관 통로에 생긴 장애는 문맥성고혈압과 그에 따른 합병증(담도폐색, 담즙의 정체, 간부전으

표 4-3 간경변의 원인

병인	병태
알코올성 간질환	산화스트레스에 의한 간손상, 쿠퍼세포(kupffer cell)의 활성에 따른 염증반응
비알코올성 간질환	지방간 인슐린저항성, 지방 과산화, 염증성 사이토카인 분비
약물로 인한 간손상	담즙 정체, 간세포 사멸(apoptosis)
바이러스성 간염	B형간염, C형간염, 자가면역성 간염
선천성 대사이상	혈색소증(hemochromatosis), 윌슨병(Wilson's disease) 갈락토오스혈증(galactosemia), 당원병(glycogen storage disease)
담도 폐쇄	담도의 손상을 야기하는 질환, 담낭 수술의 합병증, 낭포성 섬유증(cystic fibrosis)

로 이어지는 간세포의 손실)의 원인이 된다.

(2) 징후

간경변의 증세는 간비대에서부터 간부전까지 다양하게 나타난다. 그러나 종종 병이 심각하게 진행된 상태까지 아무런 증상을 보이지 않는 경우도 있다. 가장 일반적인 간경변의 징후이자 증상에는 체중 감소, 쇠약, 거식증이 있다. 변비 또는 잦은 설사 등의 위장관 질환을 동반하기도 한다. 또한 비장 종대와 황달이 관찰되며 복부팽만감과 함께 통증을 일으키는 경우도 있다. 간경변의 말기에는 문맥성고혈압과 간부전증이 나타난다. 문맥성 고혈압의 결과로 비장 종대, 복수, 간문맥 전신단락증상(식도 정맥류나 치핵, 배꼽 주변의 정맥 확장) 등이 나타난다. 다른 합병증으로는 혈액응고인자의 부족으로 인한 출혈, 비장 종대로 인한 혈소판감소증, 남성의 정소 위축으로 인한 여성형 유방 및 치골부위에 털 분포의 여성화, 거미상 혈관확장증, 수장홍반, 그리고 간성 혼수 등을 들 수 있다.

(3) 진단 및 치료

간경변 발생의 원인이 되는 질병 인자를 가진 환자 중 문맥성 고혈압의 징후가 함께 나타날 경우에는 간경화를 의심할 수 있다. 간경변은 복부 초음파나 CT촬영과 같은 영상검사를 통해 진단한다. 최근에는 역행성 췌담관조영을 통해 진단하는데, 이때 결절이 생기거나 위축된 형태의 담도가 관찰된다. 가장 확실한 것은 간의 조직검사를 통해 진단하는 것이지만 간경변증의 진단을 위하여 조직검사를 하는 경우는 매우 드물다. 간경변증이 발생하면 대부분의 경우 간 기능이 지속적으로 저하되어 합병증이 수반된다. 따라서 간경변증에 대한 치료의 최종 목표는 증상의 진행을 막아 간 기능의 저하 및 합병증의 발생을 최대한 감소시키는 데 있다. 간경변증의 발생 원인에 따라 코르티코스테로이드, 페그인터페론이나 항바이러스제 등의 약물을 사용할 수 있다. 간경변증으로 인해 합병증이 생길 경우 증상의 원인에 따른 치료를 시행하며 식이요법도 병행하도록 한다. 그러나 이와 같은 약물치료는 임시방편일 뿐이며 간이식을 통해서만 완치될 수 있다.

(4) 합병증

① 문맥성고혈압

정상적인 경우 복부의 장기들을 지나 심장으로 돌아오는 정맥혈은 대정맥에 들어가기 전 간문맥에 모여 간을 순환한다. 문맥성고혈압은 간성이전prehepatic, 이후posthepatic, 그리고 간 내부intrahepatic에서 혈액 순환이 방해받을 경우 생기는 질환으로 간문맥계에서 저항과 압력이 증가하는 것이 특징이다. 간성이전의 문맥성고혈압 유발 원인으로는 혈액 흐름을 방해하는 혈전증이나 간으로 들어가기 전에 위치한 정맥의 수축, 비장 혈액 유량의 증가를 수반한 비장 종대증상이 있다. 간성 이후의 가장 주요한 문맥성고혈압의 유발 원인은 심장 오른쪽 부위의 부전증과 간정맥의 유출로에 장애물이 있는 경우이다. 간 내부의 문맥성고혈압의 유발은 간경변에 의한 것으로, 섬유조직의 밴드 형성과 혹의 형성으로 인해 간구조의 변형이 유도되어 혈액의 흐름이 방해받아 나타난다. 문맥성고혈압의 주요한 임상 결과는 혈압의 증가와 혈관 내 장애물 주변의 혈관 확장으로 인해 발생한다. 이와 더불어, 이차적인 통로, 즉 우회로가 열리면서 간문맥의 순환과 중추문맥계의 순환이 연결된다. 문맥의 압력 증가와 우회로의 개방으로 인한 합병증에는 복수, 울혈성비장 종대와 식도정맥류로 인한 출혈이 있다(그림 4-3).

표 4-4 문맥성고혈압의 원인

분류	병태
간전성(prehepatic)	문정맥혈전증(portal vein thrombosis), 간정맥 수축, 비장비대증
간성(intrahepatic)	간경변으로 인한 간구조의 변형 및 동양혈관과 그 주변의 혈류 장애
간후성(posthepatic)	심부전증, 간정맥의 혈류 장애

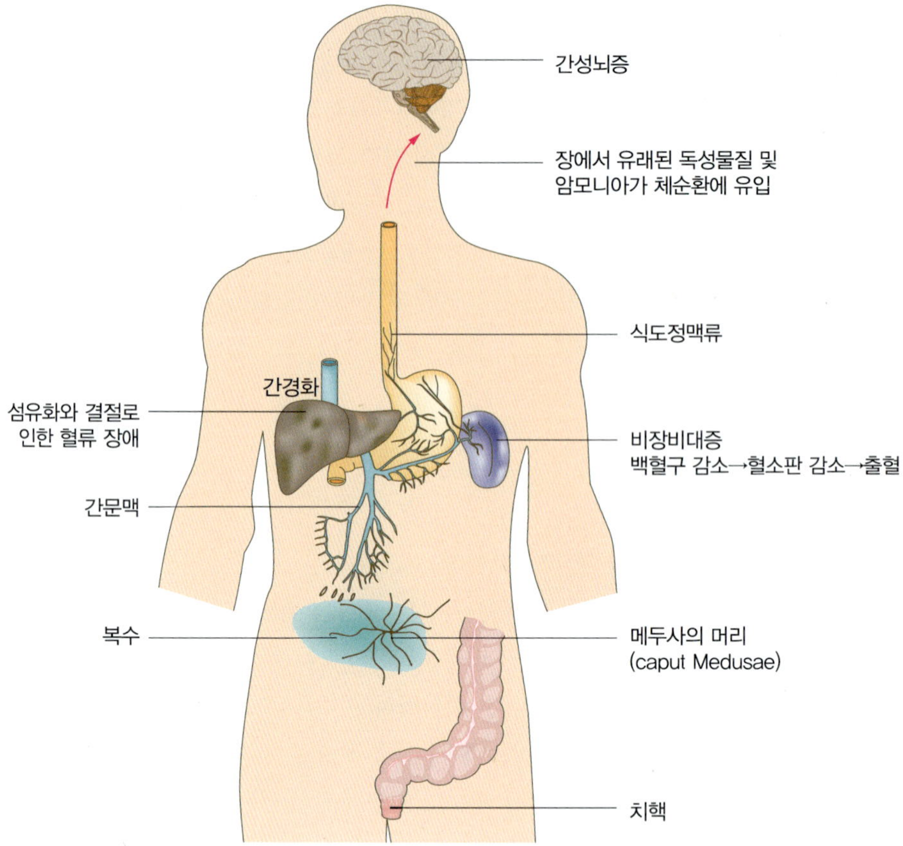

그림 4-3 문맥성고혈압의 임상 증상

복수와 비장비대증 복수는 복막강에 체액의 양이 증가된 것을 의미하며 간손상에 의한 결과이다. 문맥성 고혈압과 신장 기능의 변화로 수분의 보유가 늘어나면 정수압이 증가되고, 손상된 간의 알부민 합성이 저하됨에 따라 콜로이드질 삼투압이 감소하여 체액축적에 기여한다. 또한 문맥압의 증가로 인해 혈관의 이완을 촉진하는 인자들이 유리되는데, 이로 인해 신장의 나트륨과 수분 보유가 촉발되어 궁극적으로 수분 보유를 증가시키게 된다.

복수의 증상 및 징후는 간경화와 문맥압항진증의 마지막 단계로 복강을 팽창시키며 호흡을 방해한다. 한편, 비장은 비정맥으로의 혈액 이동으로 인해 점진적으로 확대된다. 이로 인해 비장기능항진증이 일어나고, 후속적으로 빈혈과 혈소판 감소, 백혈구수 감소를 일으킬 수 있다.

복수의 진단 및 치료는 증상이 있을 시 육안으로 관찰되기 때문에 복부둘레를 측정하는 임상적 소견에 의해 진단한다. 치료 차원에서 복수를 채취하여 분석하는데 이때 악성 종양의 유무를 검사하기도 한다. 복수의 가장 일반적인 치료법은 휴식과 함께 식이요법을 하는 것이다. 또한 체액의 보유량을 줄이기 위해 이뇨제를 처방하여 체수분을 배출하도록 유도한다. 식이 염분의 섭취는 하루 0.5~2.0g으로 제한하도록 한다. 저나트륨증세를 보일 경우 수분을 함께 제한하기도 하나 지나친 수분 제한은 역효과를 가져올 수도 있다. 알도스테론 길항제인 스피로놀락톤spironolactone은 원위 네프론distal nephron에 작용하여 칼륨의 배설을 막아 혈청 칼륨의 수준을 유지하도록 하여 삼투에 의한 항상성을 유지하도록 한다. 알부민은 체액의 삼투 유지에 주요한 요소이므로 결핍을 막기 위해 주입하기도 한다.

식도정맥류 간경화에 기인한 문맥성고혈압에 의해 식도정맥류가 발생한다. 간경화환자 중 정맥류를 진단받은 환자의 30% 정도가 2년 내에 정맥에서 출혈 증세를 보인다. 정맥류의 크기에 의해 출혈 정도가 정해지는데, 이는 만성간경화로 인한 사망의 주요 원인이 된다.

병인 및 징후를 살펴보면 간에서 정맥류가 점진적으로 폐색하므로 간문맥의 혈액은 증가하고 간문맥과 체정맥 사이에 큰 측부통로들이 발달하게 된다. 하정맥과 내장골정맥들 사이에 생성되는 측부통로는 치질을 발생시킬 수 있다. 임상적으로 가장 중요한 측부통로는 간문맥과 관상정맥을 연결하는 것으로, 식도의 점막하 조직 안에 얇은 벽의 정맥류층을 형성하며 역혈류를 일으킨다. 이러한 얇은 식도정맥류는 대체적으로 거대하고, 파괴되기

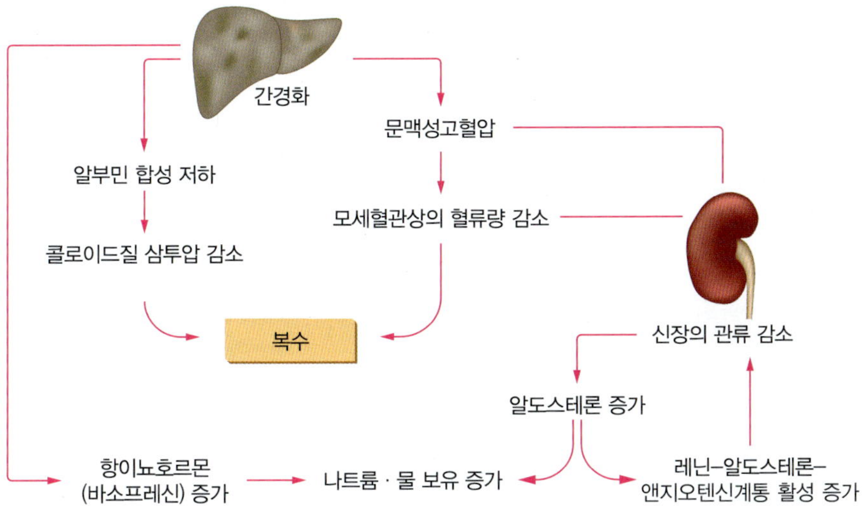

그림 4-4 복수의 생성 기전

쉬우며 때때로 치명적인 출혈을 만든다. 이와 더불어 간의 응고인자 합성 손상과 혈소판 합성 감소는 식도성 출혈의 조절을 더욱 악화시킨다. 정맥류에 의한 초기 증상은 토혈, 혈변, 직장에서의 출혈 등이 있다. 이와 같은 증상이 지속되면 빈혈이나 쇼크를 일으킬 수 있다.

만성 간질환을 가진 환자나 문맥성고혈압 증세를 보이는 환자의 대부분에서 식도정맥류를 의심해 볼 수 있다. 진단은 내시경이나 복부 CT를 통해 이루어지는데, 바륨 조영술 검사를 통한 진단이 가장 정확하다. 정맥류 출혈이 발생하면 우선적으로 수액 공급과 수혈을 적절하게 실시하여 환자의 체액양을 유지해주어야 한다. 약물치료를 통해 문맥압의 저하, 측부통로의 생성 지연, 내장 내 혈류의 감소와 같은 효과를 얻을 수 있다. 과거에는 정맥 내 출혈을 막기 위한 약물치료의 일환으로 항이뇨호르몬인 바소프레신vasopressin을 니트로글리세린nitroglycerin과 함께 정맥 주입하는 방법을 사용하였다. 그러나 장기간의 사용 시 협심증이 생기는 등의 부작용이 심하여 최근에는 소마토스타틴somatostatin 호르몬 또는 그 유도체인 초산 옥트레오티드octreotide acetate를 3~5일 정도 투여하는 것을 권장한다.

② 간성뇌증

간성뇌증은 간부전으로 인한 중추신경계의 징후를 총체적으로 나타내는 것으로 집중력 결핍부터 정신혼동, 심한 경우에는 혼수 및 경련까지의 신경장애로 이어지는 것이 특징이다. 간성뇌증의 원인은 정확히 알려져 있지 않지만 간의 해독 기능 손상으로 인해 혈류 내 암모니아가 축적되는 것을 주원인으로 들 수 있다. 이 외에도 황 함유 화합물이나 단쇄지방산, γ-아미노부티르산GABA과 같은 물질의 뇌세포 축적은 신경전달물질의 활성을 변화시킬 수 있다. 간 손상으로 인해 아미노산 대사가 변화되어, 방향족 아미노산과 측쇄아미노산의 비율이 증가하는 것 또한 신경전달물질의 기능을 변화시킬 수 있는 것으로 알려져 있다. 장 내에서 흡수되지 않은 식이단백질은 박테리아의 분해작용에 의해 상당량의 암모니아를 형성한다. 이로 인해 발생한 암모늄이온은 정상적으로는 문맥으로 퍼진 뒤 간으로

표 4-5 간성뇌증의 단계별 증상

단계	증상
1단계	혼란장애, 경미한 행동 변화
2단계	경면, 완전한 행동 변화, 정서장애
3단계	혼미, 혼란장애, 어눌한 발음, 정서장애
4단계	혼수

수송되어 대순환으로 들어가기 전 단계에서 요소로 전환된다. 그러나 간질환이 악화되는 경우, 혈액은 장에서부터 간을 우회하게 되기 때문에 암모니아가 요소로 전환될 수 없다. 결국 대순환으로 들어간 암모니아는 대뇌순환까지 직접적으로 움직여 뇌 속에 암모니아가 상당히 축적되고 부분적으로 간성뇌증을 일으키는 원인이 될 수 있다.

징후 저칼륨증, 저나트륨증, 알칼리혈증, 저산소증, 위장관 출혈, 단백질 과다 섭취, 신부전증과 같은 증상이 있을 경우 간성뇌증을 예견할 수 있다. 간부전의 진행은 간성뇌증을 만성으로 이끄는 주요한 원인이다. 간성뇌증은 증세의 정도에 따라 표 4-5와 같이 1~4단계로 나눌 수 있다.

진단 및 치료 간성뇌증 치료방법은 원인이 되는 요인들을 교정하는 것이다. 치료의 가장 첫 단계는 식이 단백질을 제한하여, 장에서 독성을 띄는 질소화합물을 생성할 가능성을 낮추는 것이다. 간성뇌증의 증상이 심한 환자는 경구를 통한 식사를 중단하고 말초나 중심부에 글루코오스와 함께 티아민thiamine이 포함된 비타민을 주사한다. 약물을 사용할 시 삼투성 이뇨제(예, 락툴로오스lactulose)를 처방하여 질소노폐물의 배설을 유도하거나 황산 네오마이신neomycin sulfate, 파로모마이신paromomycin, 반코마이신vancomycin과 같은 항생제를 처방하여 장 내 미생물군에 의한 암모니아의 생성을 억제하도록 한다.

(5) 영양소 대사의 변화

간경변(간경화)환자들은 많은 경우 단백질-열량 영양불량증을 동반하며 근육 소모wasting를 경험하게 된다. 이들에게 영양불량은 보통 여러 요인의 조합으로 일어날 수 있는데, 식욕부진이나 피로감 또는 위장관의 병증으로 인해 영양소 섭취가 감소하는 것이 일반적이다(표 4-6). 복수로 인한 조기 포만감과 염분의 제한에 의해 식욕이 저하될 수도 있다.

표 4-6 간질환 시 영양불량의 원인

원인	증상
영양소 섭취의 감소	식욕감퇴, 복수로 인한 조기 포만감, 오심 및 구토, 식이제한, 약물복용, 복부통증, 피로감
흡수불량 및 영양소 소실	담즙 부족으로 인한 지방 흡수불량, 구토, 설사, 위장관 출혈, 약물 복용
대사변화 및 영양 요구량 증가	대사항진, 감염과 염증, 부적절한 단백질 합성, 간에서의 영양소 저장과 대사의 감소

표 4-7 간질환의 임상 징후

징후	증상	
간 기능 이상	• 황달과 담즙 울체(cholestasis) • 고암모니아혈증 • 수장홍반(palmar erythema) • 성선기능저하증(hypogonadism) • 체중 감소	• 저알부민혈증 • 영양 대사장애 • 거미상 혈관확장증(spider angiomas) • 남성의 여성형유방증(gynecomastia)
간경변 및 문맥성 고혈압	• 복수 • 식도 정맥류 • 메두사의 머리	• 비장비대증 • 치질(hemorrhoids)
간부전 합병증	• 응고인자 감소로 인한 출혈 • 지방변 • 월경불순	• 남성의 여성형유방증 • 황달

이 밖에도 영양소의 흡수불량이 동반되거나 영양소의 대사가 변화되기도 한다(그림 4-5).

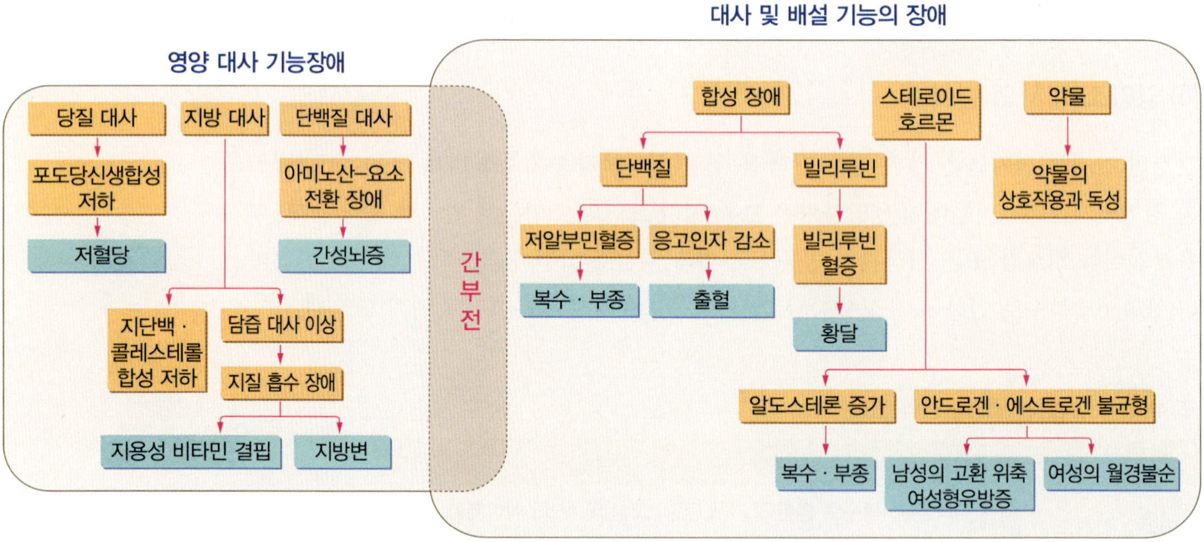

그림 4-5 심각한 간손상으로 인한 대사장애

4) 알코올성간질환

사람이 마시는 알코올의 80~90%는 간에 의하여 대사되기 때문에, 알코올의 섭취는 간질환과 밀접한 연관성을 가진다. 알코올성간질환의 종류는 알코올성지방간, 알코올성간염, 알코올성간경변증 등이고 보통은 순차적으로 동반되며 나타나지만 서로 독립적이다. 간에서 알코올은 탈수소효소ADH 체계와 과립성 에탄올 산화MEOS 체계를 거치며 대사된다. 탈수소효소 체계에서는 알코올이 가수분해효소에 의해 세포질에서 아세트알데히드로 대사된다. 10% 정도의 알코올은 간세포의 활면소포체에서 과립성 에탄올 산화 체계에 의해 대사되며 아세트알데히드를 발생시킨다. 과립성 에탄올 산화 체계에서는 아세트알데히드가 미토콘드리아에서 아세테이트와 NADH를 생산한 후 후속적으로 대사되어 아세틸 CoA를 만들어낸다.

과도한 음주에 의해 알코올 대사가 항진되어 NADH가 많아지면, 이를 이용하여 피루브산이 젖산으로 전환되는 대사가 항진되어 대사성 산중독증lactic acidosis을 유발할 수 있다. 피루브산이 젖산으로 다량 전환됨에 따라 포도당신생과정에 사용될 피루브산은 감소하게 된다. 이러한 이유로 알코올 중독자들은 공복 상태에서 저혈당 증상을 보이게 된다. 알코올 대사의 최종산물인 아세틸 CoA는 일련의 반응에 의해 간에서 케톤체로 전환되는데 NADH가 이러한 반응을 항진하며, 이는 케톤산증의 원인이 될 수 있다. 또한 알코올은 간에서 합성되는 초저밀도지단백이 미세소포로 포장되는 과정을 방해하여 간세포에서부터 초저밀도지단백의 분비를 저하시키고 결과적으로 지방간을 야기한다. 간세포 내에 과다하게 축적된 중성지방은 과산화반응에 의해 유리기를 발생시킬 수 있으므로 세포독성을 띤다. 이 유리기는 세포막을 손상시키고, 주변의 쿠퍼세포나 임파구를 자극시켜 사이토카

표 4-8 알코올성간질환의 진행과 특징

단계	특징	질환의 진행
지방간	혈류의 유리지방산 증가, 지방산 산화 감소, 중성지방 생성 증가, 지단백 방출 증가	가역
급성알코올성간염	간세포의 부분적 섬유화와 국소괴사, 호중구 침윤, 담즙 정체, 말로리 유리질 출현	가역/비가역
만성알코올성간질환	지속적인 국소괴사, 중심소엽의 중심정맥 폐쇄, 간의 구조 변형	비가역
알코올성간경변증	지속적인 국소괴사, 광범위한 섬유화, 재생성 결절 생성, 정상 구조의 소실	비가역

인 또는 세포괴사인자를 방출시키게 하고 콜라겐 합성을 유도하여 섬유화를 진행시킨다(표 4-8). 이러한 패턴은 유전적 소인이나 영양결핍 동반 유무, 음주의 양이나 기간 등 다른 요인에 의해 위험도가 결정된다.

(1) 알코올성지방간

정상적인 간에는 전체 간 무게의 2~5%에 해당하는 지방질이 함유되어 있다. 지방간은 지속적인 알코올 섭취로 인해 정상보다 많은 양의 지방이 축적된 상태를 말한다. 간세포에 지방이 축적되면 간은 비정상적으로 비대해진다. 에탄올은 지방조직의 분해를 증가시켜 간으로 운반되는 유리지방산의 양을 증가시킨다. 간세포 내에서 에탄올은 지방산의 생성을 촉진하며, 미토콘드리아에 의한 지방산 산화의 감소, 중성지방의 생성 증가, 지단백의 방출 억제와 같은 대사적 과정을 통해 지방간을 야기한다. 알코올 과다섭취뿐만 아니라 단백질 및 비타민 부족에 의한 영양실조일 때도 지방간이 발생할 수 있으며, 혈당조절이 어려운 당뇨병 환자의 경우에도 혈중 지방산이 지나치게 증가하게 되어 지방간이 발생할 위험성이 높다. 알코올성 지방간 시에는 피로감 외의 특별한 지각증상을 느끼지 못하나 간혹 식후의 복부팽만감, 변비, 식욕부진, 오심, 오른쪽 가슴 밑의 뻐근한 통증을 호소할 수 있다.

① 진단 및 치료

초음파나 CT검사, 간조직 검사를 통해 지방간을 진단한다. 혈청검사를 진단에 사용하기도 하는데, 이때 중성지방이 정상인에 비해 과도하게 증가한 것을 알 수 있다(1,500mg/dL 이상). 치료법은 철저한 금주와 함께 적절한 영양을 공급하는 것이다.

(2) 알코올성간염

알코올성간염은 알코올성지방간과 알코올성간경변의 중간단계로 염증과 간세포의 괴사가 특징이다. 알코올성간염은 황달을 일으키고 혈중 아미노기전이효소 농도가 상승하는 등 급성바이러스성간염과 유사한 증상을 나타내는 질병이다. 병리소견으로는 지방간과 함께 간세포의 손상과 간세포의 국소 괴사를 들 수 있다. 알코올성간염으로 인해 담즙정체, 호중구의 침윤, 중심정맥 및 동맥 주위의 섬유화가 진행되며 후에는 중심 정맥을 폐쇄시킨다. 괴사는 소엽의 중심부에서 일어나고 손상을 받은 세포에서는 세포질에 섬유세사 덩어리인 말로리 유리질Mallory's hyaline이 출현하는 것이 특징이다. 임상적으로는 발열, 황달, 간종대, 복수가 나타나는데, 음주를 하지 않으면 상태는 호전된다. 지속적으로 중심 정맥 및 동맥 부위가 섬유화되면 간의 기본구조를 다소 변형시킬 수 있으나 재생성결절은 관찰되지 않는다.

① 진단 및 치료

혈청검사 시 간효소 수치인 AST[GOT]가 ALT[GPT]보다 과도하게 증가한 상태를 보인다. 알코올성간염의 원인 중 하나가 영양불량이나 비타민의 결핍이므로 치료를 위해서 영양 상태의 각별한 관리가 요구된다. 특히 영양 관리에서는 비타민의 결핍을 주의해야 하는데, 티아민(비타민 B_1)을 매일 100mg을 섭취하도록 권장하며 비타민 B_{12}와 엽산이 결핍되지 않도록 꾸준히 보충해 주어야 한다. 알코올성간염에 의해 간부전이 심각해지거나 혼수가 온 환자의 경우에는 코르티코스테로이드를 처방한다.

(3) 알코올성간경변

알코올성간경변은 오랜 세월 다량의 음주를 지속한 사람에게 나타나며, 간의 지방화, 급성 및 만성알코올성간염 등을 다양한 규모로 반복한 결과이다. 초기에는 지방간이 있고 섬유화가 진행되며 소결절이 나타난다. 이로 인한 간세포의 괴사, 섬유화 및 재생은 결국 간세포의 소결절 주위를 둘러싸는 섬유성 중격을 형성한다. 알코올성간경변 환자는 보통 출혈성 식도 정맥류나 간부전 등에 의해 사망한다.

5) 간암

일반적으로 간에 발생하는 암은 간 자체에서 생기는 원발성간암과 간 이외의 조직에서 발생하는 암에서 떨어져 나온 암세포가 혈관 또는 림프관을 타고 옮겨와서 발생하는 전이성간암으로 구별된다. 간암은 간을 구성하는 여러 세포들 중 어떤 세포에서 간암이 발생하는지에 따라 다시 간세포암, 담도세포암, 간세포암과 감관세포암의 혼합형, 그리고 육종 등으로 구별된다. 우리나라에서 발생되는 간암은 대부분 간세포암이다. 간암의 초기 증상은 다른 간질환과 비슷하며, 전신에 걸쳐 증상이 나타나나 비교적 약하다. 증상은 식욕부진과 구토, 피로, 체중감소, 간 비대 등이다. 간문맥성고혈압과 비장비대도 간암의 가장 흔한 증상이다. 적혈구형성인자, 에스트로겐, 인슐린 유사물질을 생산하는 종양세포를 가지는 원발종양증후군이 주로 간암과 함께 발생한다. 조기징후가 미약하기 때문에 간암은 진행이 된 후에 진단되며 화학요법이 주된 치료방법이다.

(1) 원인

우리나라 간암의 대부분은 간세포성암hepatocellular carcinoma, HCC이며 발병 원인 중 가장 중요한 것으로는 B형 및 C형간염 바이러스 감염, 아플라톡신 B_1aflatoxin B_1 섭취, 알콜성 및 비알콜성간염 및 간경화를 들 수 있다. 특히 바이러스성간염의 경우 간경화와는 관계없이 간조직의 손상과 이에 따른 세포 과분열에 의한 것으로 여겨진다. 간염 바이러스 감염자 가운데에서도 주거지역에 따라 간암 발병률에 차이가 나는데, 이는 아플라톡신 B_1 등 추가적인 발병요인들에 대한 노출 정도가 다르기 때문이다. 우리나라에서 가장 중요한 간암 발병 원인은 B형간염 바이러스이며, C형간염 바이러스로 인한 간암 발생은 전체의 약 10% 정도를 차지한다. 간암의 원인 중 10% 정도는 알코올에 의해 기인한다.

(2) 임상 특징

① 임상 증상

간암 환자에서 가장 일반적으로 나타나는 증상으로는 상복부통증, 체중 감소, 무력감, 복부팽만감, 황달, 구토 등이 있다. 조기검진이 잘 이루어진다면 간세포성암은 증상이 심하지 않은 비교적 이른 시점에서 발견 가능하다. 그러나 간내담관intrahepatic duct이 막히면 황달이 나타나고 간문맥의 혈압 상승으로 인해 식도정맥류가 생겨 토혈증이 유발된다. 간세포성 암이 진행되면 약 20%의 환자에서 골 전이가 일어나며 그중 일부 환자는 골 통증을 느낄 수 있다.

② 신체 증상

신체 증상 중 가장 대표적인 것이 간비대증과 복수증이다. 간문맥 혈압이 상승하여 비장비대증의 원인이 되며 체중 감소 및 근육 감소가 흔히 관찰된다. 발열이 있기도 하고 만성 간질환 증상인 황달, 복부혈관 이완, 수장홍반palmar erythema, 여성형유방증, 정소위축testicular atrophy 및 말단부종도 관찰된다.

(3) 진단

혈액 검사에서 α-페토단백질α-fetoprotein이나 δ-감마카르복실프로트롬빈δ-gamma carboxyprothrombin의 농도가 높게 나오면 간암을 의심할 수 있다. 가장 먼저 비용적 측면에서 효율적인 초음파 검사를 통해 진단을 하게 된다. 미세한 종양의 추적을 위해서는 CT 스캔CT scan을 시행하게 되는데 CT 검사 결과를 보면 대개 한 개의 큰 종양, 다수의 종양 혹은 경계가 불분명한 종양 등으로 나뉘며, 침윤성 성장과 같은 특징을 가진다. 만일 영상진단을 통해 간암이 확인되면 조직생검을 할 필요는 없다. 병리학적으로 간암은 결절성nodular 또는 침윤성의 특징을 지닌다. 종양결절은 대개 타원형이고 담즙이 생성된 경우는 회녹색 빛깔을 띠게 되며 경계가 비교적 뚜렷하다. 세포 간 경계가 불분명한 종양조직은 간문맥portal vein 침윤이 관찰된다. 세포형태학적으로 간암은 섬유층판성fibrolamellar, 가선성pseudoglandular, 다형성pleomorphic 및 투명세포성clear cell의 4가지 유형으로 나뉜다.

간암의 치료 계획은 종양의 크기, 병기, 간 혈관liver vessel 포함 여부, 종양tumor capsule 존재 여부, 전이 여부, 소결절daughter nodules 존재 여부, 종양의 맥관질vascularity 등을 고려하여 구상하게 된다. 종양의 존재 여부는 MRI 검사를 통해 알 수 있다. 일반적으로 많이 사용하는 병기 판정은 CLIPCancer of the Liver Italian Program 법과 오쿠다Okuda법으로 그 내용은 표 4-9, 4-10과 같다.

표 4-9 CLIP법에 의한 간암의 병기 분류

구분		종양의 수	종양으로 대체된 간의 면적	차일드-푸 점수 (child-pugh score, 잔여간기능검사)	α-페토단백질 (α-Fetoprotein)	문맥혈전증 (portal vein thrombosis)
점수	0점	1개	<50%	A	<400ng/mL	무
	1점	2개 이상	<50%	B	>400ng/mL	유
	2점		>50%	C	–	–

CLIP 병기(=각 점수의 합산): CLIP 0–0점, CLIP 1–1점, CLIP 2–2점, CLIP 3–3점

표 4-10 오쿠다(Okuda)법에 의한 간암의 병기 분류

복수		알부민(g/L)		종양의 확장		빌리루빈(mg/dL)	
유	무	<3	>3	>50%	<50%	>3	<3
+	–	+	–	+	–	+	–

오쿠다(Okuda) 병기: 1단계– 전부(–), 2단계– 1 또는 2개의 (+), 3단계– 3 또는 4개의 (+)

(4) 치료

간암환자 치료에는 간절제술이나 간이식술과 같은 수술적 치료방법과 수술을 대신하는 국소적 치료방법인 경도관 동맥 화학색전술, 호르몬 치료, 항암 치료를 활용하고 항암제를 활용하는 전신 화학요법을 사용할 수도 있다. 일반적으로 1기와 2기 간암인 경우에는 종양제거술, 고주파 열치료, 경피적 극초단파 응고요법 등을 활용한다. 대부분의 간암환자들이 간 경화 및 기타 간질환을 함께 가지고 있으므로 간 절제술을 극도로 시행하였을 경우에 간 기능에 문제가 생길 수 있다. 따라서 남아 있는 간 기능이 어느 정도인지를 확인한 후 간부전이 생길 위험이 있는 경우에는 비수술적인 치료법을 사용해야 한다. 최근에는 정위이식[orthotopic transplantation]이 활용되어 간조직을 보존하는 데 기여하고 있다. 경도관 동맥 화학색전술은 간의 종양에 영양을 공급하는 동맥을 차단하는 것으로 정상적인 간조직은 보존하면서 종양조직을 괴사시키는 방법으로 널리 활용되고 있다. 그러나 황달, 복수, 출혈위험이 있을 때는 시술 후 합병증이 발생할 수 있으므로 증상이 호전된 후에 시행한다. 경피적 에탄올 주입법은 바늘을 통해 종양조직에 에탄올을 주입하여 괴사시키는 것으로 일반적으로 3cm 미만의 종양이 3개 이하일 때 사용한다. 고주파 열치료는 종양 부위에 고주파의 전류를 통하게 하여 조직 괴사를 일으키는 방법이다. 전신 화학요법에 사용하는 항암제로 최근 많이 사용하고 있는 것은 소라페닙[sorafenib]과 베바시주맙[bevacizumab], 엘로티닙[erlotinib]을 혼합한 약물이 있다.

간암 3기의 환자들에서는 주요 혈관이 이미 종양조직에 자리 잡고 있어 활용할 수 있는 치료방법이 제한적이다. 간경변이 일어나지 않은 환자인 경우에는 간 절제술이 가능하나 예후는 그리 좋지 않다. 종양 조직이 커서 절제 이후에도 빈번하게 재발된다. 재발 가능성이 높은 경우에는 다른 치료를 통해 종양의 크기를 줄이지 않는 한 간이식도 그리 성공적이지 않다. 간암 4기의 경우는 예후가 좋지 않고 제거술도 권장되지 않는다.

최근에는 다양한 종류의 생물학적 제제가 개발되고 있는데 표피생장인자[epidermal growth factor, EGF] 수용체 저해제, 멀티키나아제[multikinase] 저해제, mTOR[mammalian target of rapamycin] 저해제, 혈관내피성장인자[vascular endothelial growth factor, VEGF] 저해제 등의 효능이 평가되고 있고, 방사성동위원소인 ^{131}리피돌[^{131}I-lipidol], ^{131}페리틴[^{131}I-ferritin], 이트륨 마이크로스피어[^{90}Yttrium microspheres], ^{166}홀뮴[^{166}Holmium], ^{188}레늄[^{188}Rhenium] 등도 연구되고 있으며 감마나이프[gamma knife], 사이버나이프[cyber knife] 등도 활용되고 있다.

6) 담즙과 황달

(1) 담즙의 형성과 순환

① 담즙의 조성과 기능

담즙은 대부분 물이고 담즙산염, 담즙색소, 콜레스테롤, 무기염 및 지방질 등으로 구성되어 있다. 전해질로는 나트륨, 칼륨, 염소, 중탄산염bicarbonate 등을 포함한다. 담즙산은 주로 콜산cholic acid, 케노콜산chenocholic acid, 디옥시콜산deoxycholic acid, 리토콜산lithocholic acid으로 간세포의 효소작용에 의하여 콜레스테롤로 만들어진다. 담즙색소는 주로 빌리루빈이며 이들은 적혈구가 파괴될 때 나오는 혈색소에서 유래되고 담즙 고형성분의 약 5%가 된다.

담즙의 주작용은 지방질의 소화 및 흡수를 돕는 것이다. 이는 주로 담즙의 구성요소 중 콜레스테롤로부터 형성된 담즙산염의 역할에 의해 기인한 것이다. 담즙산염은 소화과정 중 식이지방을 유화시키는 데 이용되고, 지방산과 지용성비타민의 흡수를 위해 장벽으로 운반하는 미셀을 형성하며 수용성 복합체를 형성 시에 필수적이다. 이 외에도 철이나 칼슘의 흡수를 촉진하기도 한다. 장으로 유입된 담즙산염의 대략 90~95%는 능동수송과정을 통해 회장에서 문맥순환으로 재흡수된다. 문맥순환을 통해 담즙산염은 간세포로 이동하고 재활용된다. 정상적으로 담즙산염은 대변으로 배출되기 전까지 이러한 순환을 반복하는데, 이러한 담즙의 재순환을 장간순환이라고 부른다.

② 담즙의 형성과 분비

담즙의 분비는 담즙의 형성과정, 담낭에서의 저장, 농축 및 산성화 과정, 담낭에서의 담즙 배출과정으로 구분할 수 있다. 담즙은 간에서 생성되고 담즙소관과 담세관, 담관 및 담낭관의 경로를 거쳐 담낭에서 저장된다. 담낭에서 농축된 담즙은 다시 담낭관과 총담관을 따라 십이지장 내로 배출된다. 담즙 배출 시 담낭내압이 증가하고 오디괄약근(오디조임근)은 이완된다. 담즙은 쉬지 않고 만들어져 분비되고 배설된다. 담즙 분비는 밤보다는 낮에, 공복 시보다는 식후에 더 잘 일어나게 된다. 음식의 섭취는 담낭과 오디괄약근에 분포하는 미주신경을 자극하여 담낭은 수축되는 한편 괄약근은 이완되어 담즙이 십이지장으로 배출되는 것이다. 이때 십이지장점막에서 담낭을 수축시키는 콜레시스토키닌cholecystokinin, CCK이라는 호르몬이 분비되어 담낭을 수축케 하고 담즙을 배출시킨다.

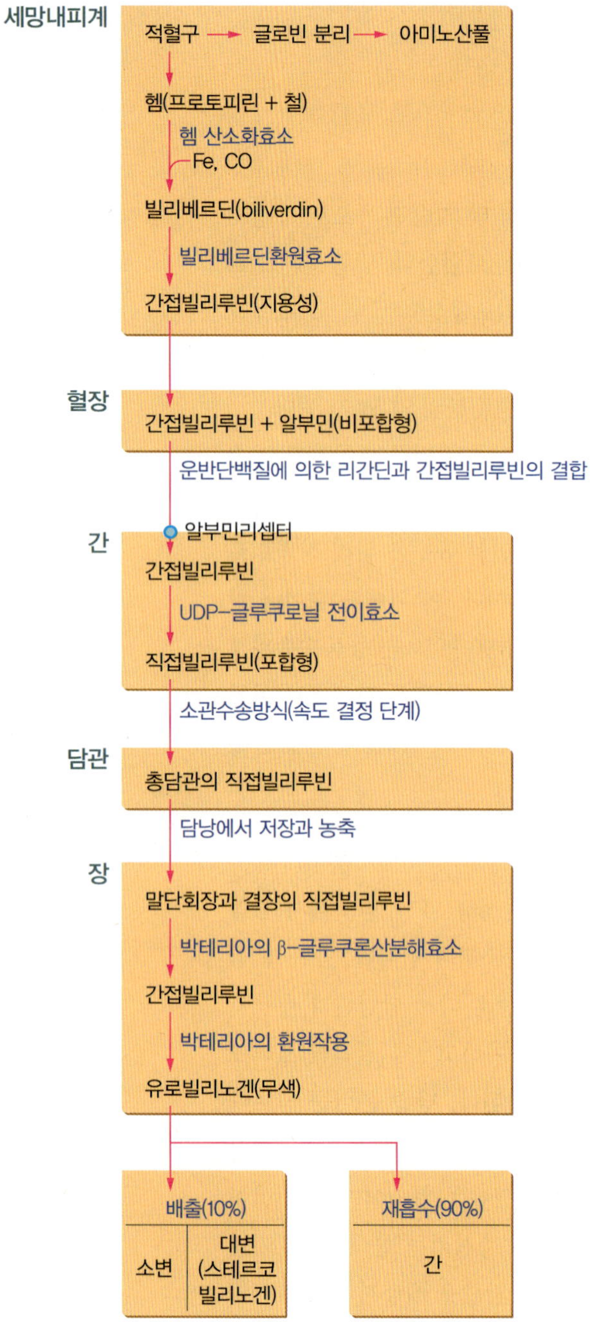

그림 4-6 빌리루빈 대사

(2) 황달

임상적으로 황달은 혈중 빌리루빈 수치가 높아지면서 피부나 다른 조직이 노란색을 띠게 되는 것이다. 빌리루빈은 담즙의 노란색을 띠게 하는 물질로 적혈구의 용혈과 헤모글로빈의 파괴에 의해 형성된다.

정상적인 혈청 빌리루빈 농도는 0.1~1.2mg/dL인데, 혈청 빌리루빈 수치가 2.0~2.5mg/dL을 상회하는 경우 황달로 진단한다.

① 빌리루빈 대사

수명이 다한 적혈구가 비장에서 파괴되면 혈중에 방출된 헤모글로빈은 전신에 산재하는 단핵구 식세포계의 세포에 의해 탐식된다. 이들 세포 내에서 헤모글로빈은 분해되어 헴과 글로빈의 형태가 된다. 마이크로솜 내 헴 산화효소는 헴을 철과 프로토포르피린protoporphyrin으로 분해시키고 프로토포르피린은 후속적으로 빌리베르딘biliverdin으로 전환된다. 빌리베르딘은 세포질에서 빌리베르딘 환원효소에 의해 지용성(간접, 비포합형)인 빌리루빈으로 전환되어 혈장으로 유리되는데 혈장에서는 알부민과 결합된 형태로 간으로 운송된다. 간에서 간접형 빌리루빈은 간세포막을 통해 흡수되고 간세포 내에서 글루쿠론산 포합을 받아 직접형 빌리루빈의 형태가 된다. 이러한 과정을 통해 가용성을 얻은 빌리루빈은 이후 모세담관으로 분비된다. 이와 같은 이유에서 황달 환자의 혈청 중에 총 빌리루빈 수치의 증가뿐만 아니라 직접형과 간접형 빌리루빈의 비율 또한 황달의 원인을 아는 데에는 중요한 임상 검사항목이다. 즉, 직접형이 높아지면 폐쇄성황달, 간접형이 높아지면 용혈성이나 간세포성황달로 생각할 수 있다.

담관으로 분비된 담즙 내 빌리루빈은 장 내 세균에 의해 재흡수되어 유로빌리노겐urobilinogen의 형태로 신장에서 배설된다. 또 대변으로는 스테르코빌리노겐stercobilinogen의 형태로 배설된다(그림 4-6).

② 황달의 분류

황달은 적혈구의 과다 파괴, 간세포에 의한 빌리루빈 유입 손상, 빌리루빈 포합의 감소 및 간소엽이나 담관에 의한 담즙 흐름 방해의 4가지가 주요 원인이다. 해부학적인 관점으로는 황달을 간전황달(용혈성황달), 간내황달(간세포성황달), 간후황달(폐색성황달) 등 3가지로 분류할 수 있다(표 4-11).

간전황달의 주된 원인은 적혈구의 과다 용혈이다. 즉, 적혈구의 용혈에 의해서 생성된 빌리루빈이 간의 제거능력을 넘어서는 과빌리루빈혈증에 의한 것을 말한다. 보통 수혈이나 선천적으로 적혈구막이 손상되었을 때 혹은 신생아의 용혈성이 원인이 된다. 신생아는 출생 2~3일 후에 종종 황달 증세를 보이는데, 이는 미성숙한 신생아의 간과 적혈구 용혈의 증가가 일시적으로 가벼운 과빌리루빈혈증을 유발하기 때문이다. 간내황달은 간이 혈액에서 빌리루빈을 제거하는 능력이 손상되었거나 간 내에서 포합형 빌리루빈을 합성하는 능력이 감소되어 발생한다. 간세포가 손상되었을 때나 간으로 유입되는 빌리루빈의 운송이 결핍되었을 때, 혹은 담즙 포합에 필요한 효소가 부족할 때 간 내 빌리루빈 포합작용이 감소된다. 간염이나 간경화는 간내황달의 가장 일반적인 원인질환이며, 이 외에도 약물복용에 의해서도 발생될 수 있다. 간내황달의 경우, 포합형 빌리루빈과 비포합형 빌리루빈이 상승되고, 소변 내 빌리루빈으로 인해 소변색이 어둡다. 또한 혈청 알칼리성 인산가수분해효소alkaline phosphatase 농도가 다소 상승한다. 폐색성황달이라고 불리는 간후황달

표 4-11 황달의 원인 및 분류

원인	분류
간전황달 (적혈구의 과다한 파괴)	용혈성 혈액 부작용, 후천성 용혈 장애 , 선천성 적혈구 장애[낫적혈구 빈혈(sickle cell anemia), 지중해성 빈혈(thalassemia), 구상적혈구증(spherocytosis)], 신생아의 용혈성 질환, 자가면역적 용혈성 빈혈
간내황달	빌리루빈의 간 내 유입 감소, 빌리루빈 포합 감소, 간세포의 손상(간염, 간경화, 간암), 약물로 인한 담즙 울체
간후황달 (담즙흐름의 장애)	담도의 구조적 이상, 담석증, 선천성 간외 담도 폐쇄, 종양으로 인한 담도 폐색

은 간세포로부터 모세담관으로 분비된 담즙이 담관을 지나서 십이지장으로 배설되는 경로가 폐색되었을 때 발생하는 황달을 말한다. 이때 혈청 내 간세포 중에서 글루쿠론산 포합을 받은 직접형 빌리루빈이 증가하게 된다. 또한 담즙의 다양한 성분 중 하나인 혈청 알칼리성 인산 가수분해효소가 혈중에서 증가한다.

③ 진단 및 치료

임상적 소견이나 혈액검사를 통해 황달의 존재 유무와, 어떤 질병에 기인한 황달인지를 확인할 수 있다. 황달은 병에 의해 생긴 증상의 하나이며, 그 자체가 질병은 아니므로 원인이 되는 질환을 예방하는 것이 중요하며 황달의 증세 완화를 위해서는 원인질환을 치료하는 것이 선행되어야 한다. 황달의 원인이 간염 바이러스(B형, C형)에 의한 간염의 경우 앞서 설명하였듯이 인터페론interferon이나, 라미부딘lamivudine 등을 이용해 치료하도록 한다. 암에 의해 황달이 발생한 경우에는 화학 요법이나 외과적인 수술 등의 부가적 치료를 실시한다. 이 외에도 원인이 되는 질환에 대한 치료법을 실시하여 황달의 완화를 꾀하도록 한다. 기존의 방식으로 치료가 어려운 경우는 간이식을 고려하도록 한다. 원인질환에 따라서 추천하는 식이요법을 다르게 한다. 일반적으로 황달이 나타나면 당질을 위주로 하는 저지방 식이를 권장하는데, 담즙 분비의 장애로 인한 지방의 소화 장애가 동반될 수 있기 때문이다.

7) 대사성간질환

(1) 철분 과부하로 인한 장애

다량의 철이 체내에 축적되어 일어나는 것으로, 간이 철에 의해 갈색을 띠게 되는 것이 특징이다. 철이 간 내에 쿠퍼세포와 간세포 내에 축적되면 세포의 괴사를 일으키고 염증과 섬유화가 유발되므로 간경변증의 원인이 된다. 혈색소증은 특발성과 이차성으로 나뉘는데, 특발성혈색소증hemochromatosis은 상염색체 열성으로 유전된다. 장에서 철의 흡수가 증가하면 철의 축적으로 인해 간세포의 파괴가 일어나고 섬유화가 진행되어 간경변증이 일어나게 된다. 이차성혈철소증hemosiderosis은 철분을 다량 섭취하였거나 수혈 및 만성용혈성빈혈이 있는 경우에 체내에 철이 축적되어 간세포의 괴사와 섬유화가 동반되고 간경변이 일어나는 것이다. 철색소증은 다른 장기의 변화에도 영향을 미치는데, 췌장이 파괴되어 당뇨병이 유발되고, 심근세포에 영향을 주어 심부전이 일으키며 피부의 갈색색소인 헤모시데린이 침착된다.

진단은 임상적 징후와 가족력 조사를 통해 이뤄진다. 혈액 검사 시 혈장 철과 트랜스페린transferrin의 포화도가 증가하거나 혈청의 페리틴ferritin이 크게 증가하는 경향을 볼 수 있다. 간조직을 짙은 청색perls prussian blue으로 염색하여 저장철의 유무와 위치를 확인하여 철분 과부하를 판단할 수 있다. 알코올이나 철의 소화 흡수가 수년에 걸쳐 과도하게 이뤄진 경우에는 이차성혈색소증의 유무를 의심해 볼 수 있다. 혈색소증은 반복적으로 정맥절개술을 하여 치료하는 것이 일반적이다. 2~3개월마다 헤마토크리트가 전혈의 37% 이하가 될 때까지 500mL(1unit) 정도를 채혈하도록 한다. 정맥절개술이 불가한 환자의 경우 피하층이나 근육에 디페록사민deferoxamine을 주사하는데, 이 약물은 철과 킬레이트chelate를 형성하며 함께 신장으로 배설되도록 한다.

(2) 윌슨병

윌슨병Wilson's disease을 가진 경우에는 구리를 담즙을 통해 배설하지 못하고 세포 내에 축적되어 세포손상이 일어난다. 구리의 세포 내 축적은 주로 리소좀에서 일어나는데 축적이 증가되면 지방간과 국소 간세포의 괴사가 일어나고 이 상태가 지속되면 대결절성간경변증이 된다. 혈중 구리의 운반은 세룰로플라스민에 의하는데, 윌슨병의 경우 세룰로플라스민의 농도가 감소한다. 만성간질환에서는 구리 운반단백질인 세룰로플라스민의 합성 감소가 이 질환의 임상적 지표가 된다. 임상병리 검사 상으로는 혈중 구리의 농도가 감소하는데, 이는 세룰로플라스민에 결합된 구리가 부족하기 때문이다. 이때 유리형의 구리 농도는 증가한다.

(3) 알파 1-항트립신결핍증

알파 1-항트립신결핍증은 상염색체의 열성유전에 의해 아동이나 청소에게 주로 발생하는 질환이다. 알파 1-항트립신은 간에 의해 주로 생산되는 단백질분해효소 저해제이다. 이 효소의 농도나 활성이 감소하면 간손상이 초래될 수 있다. 간질환이 있는 경우 소포체에서 골지체로 이 단백질 운반과 분비에 손상이 생겨 소포체에 축적된다. 알파 1-항트립신의 분비에 이상이 생겨 간에 축적되면 현미경에 의해 관찰 가능한 과립을 생성하므로 이를 통해 진단한다. 알파 1-항트립신이 간손상에 미치는 정확한 기전은 알려져 있지 않으나 소엽중심폐기종, 췌장부전증이나 간경화를 촉발시킨다. 치료는 주로 간이식을 통해 이루어진다. 알파 1-항트립신결핍증에 대한 유전자 치료가 현재 개발의 중점에 있다.

3. 담낭질환

1) 담낭의 기능

담낭은 간 밑에 위치한 배 모양의 근육 주머니로 담즙을 저장하고 농축하는 것이 주된 기능이다. 담낭에 저장된 담즙이 장으로 분비되는 것은 일반적으로 총담관common bile duct의 압력에 의해 조절된다. 담낭은 이 압력을 조절하는데, 담낭이 이완되고 담낭관의 압력이 감소될 때 담즙을 수집하고 저장한다. 반면 담낭이 수축하고 담낭관 압력이 상승되면 담즙을 십이지장으로 내보낸다. 또한 음식물에 의해서도 영향을 받는데, 소장이 비어 있을 경우에는 오디괄약근이 닫히고 총담관까지 흘러내린 담즙이 담낭관과 담낭으로 흘러들어 거기에서 저장·농축되었다가 필요할 때 쓰인다. 반면 음식물이 십이지장에 들어가면 총담관의 조임근이 열리며 담낭이 수축하여 담즙이 십이지장으로 들어가 지방의 소화를 돕는다. 이때 담낭 수축의 자극은 주로 호르몬 조절을 받게 되는데, 식이성 지방 소화산물은 위장관호르몬인 콜레시스토키닌의 분비를 촉진한다. 콜레시스토키닌은 담낭이 강한 수축을 하도록 자극을 주게 된다. 대표적인 4대 담낭질환으로는 담석증cholelithiasis, 담낭염cholecystitis, 담낭관의 염증cholangitis과 담낭관에 결석이 생기는 담낭관결석증choledocholithiasis을 들 수 있다.

2) 담석증

담석은 담즙의 농축결과로 생기는 딱딱한 덩어리로 크기와 형태가 다양하고, 담관과 담낭 및 담낭관에서 형성될 수 있다.

담석의 종류는 혼합형, 콜레스테롤형, 복합형, 색소형, 칼슘형 등 여러 가지로 나뉜다. 일반적으로 담석은 담즙의 비정상적인 구성, 담즙의 정체 및 담낭의 염증 등의 3가지 요인에 의해 형성된다. 콜레스테롤 담석은 남성보다 여성에게서 2배

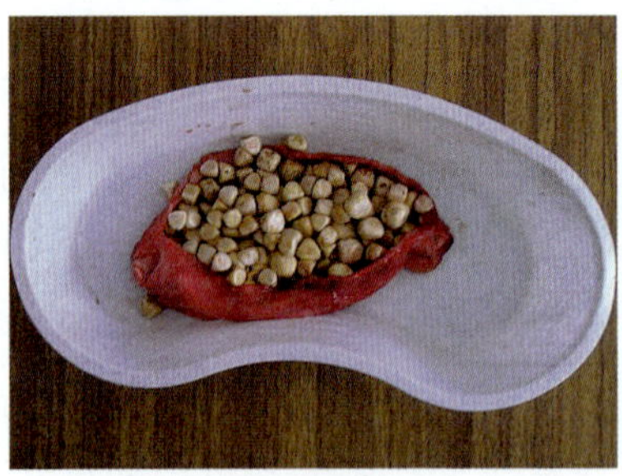

그림 4-7 콜레스테롤 담석을 보여주기 위해 절개한 담낭

표 4-12 콜레스테롤담석의 위험요인

구분	위험요인
인구학적 요인	북유럽인, 아메리카인, 아메리카 인디언, 멕시코인
나이	고령
성별	여성(경구피임약 복용, 다산)
기타	비만, 급작스런 체중 감소, 담낭 정체, 담즙산 대사의 선천성 이상, 이상지질혈증

정도 높게 나타나며 담즙 내 콜레스테롤 수치가 높은 사람들에게서 주로 발생한다(그림 4-7). 담석의 위험성을 높이는 인자는 비만, 콜레스테롤 섭취 증가, 다산, 경구피임약의 사용이나 에스트로겐제제의 사용 등이다(표 4-12). 이러한 요인들은 모두 간이 담즙 내로 콜레스테롤을 많이 배설하게 유도한다. 에스트로겐은 여성의 담즙산 합성을 감소시킨다. 클로피브레이트clofibrate와 같은 혈중 콜레스테롤 저하제는 담즙으로 콜레스테롤 배설 증가를 유도하고, 회장질환이나 장 절제수술 후 흡수불량 시에도 콜레스테롤의 용해도를 유지하는 데 필요한 담즙산염의 흡수를 방해할 수 있다. 간혹 급작스런 체중 감소 후에도 담석이 생길 수 있다. 다이어트는 콜레스테롤 배설을 증가시키고 담낭의 운동성을 감소시킬 수 있다. 이 외에도 혈중 중성지방 농도가 높으면 담석 형성 위험이 높아질 수 있다.

일반적으로 담석은 증상을 동반하지 않으나 담즙의 흐름을 막게 될 때 증상을 야기할 수 있다. 증상은 담석의 크기에 따라 달라지는데, 직경 8mm 미만의 작은 담석은 담낭관을 통과하여 소화불량이나 담석산통biliary colic을 일으킨다. 크기가 더 큰 담석은 담즙의 흐름을 막고 황달을 일으킬 수 있다. 또한 담석으로 인해 폐색된 관으로 인해 우상복부나 상복부 부분에서 갑작스럽고 극심한 통증이 발생하게 되며 통증은 오른쪽 어깨로 퍼진다. 담낭이 담석을 포함한 상태에서는 급성 또는 만성담낭염을 수반하는 경우가 많기 때문에 염증이 심한 경우에는 담낭의 천공으로부터 복막염을 일으키는 일도 있으며 췌장염과 함께 담낭암이 발생하기도 한다.

(1) 진단 및 치료

담석증은 급성과 만성의 경우 모두 초음파 검사와 같은 영상연구를 통해 진단한다. 겉으로 드러나는 증상을 관찰하기 힘들기 때문에 주의 깊은 관찰을 요한다. 담석증이 있는 환자 중 담도산통이 있을 경우 담낭적출술, 담석의 화학적 용해, 쇄석술(담낭 내에서 담석을 기계적으로 부수는 방법)의 3가지 방법을 이용하여 치료한다.

3) 담낭염

담관biliary tract은 간세포 사이의 가는 모세담관으로 시작되어 좌우 간담관, 그리고 총수담관이 되어 십이지장에서 끝나는 수지상의 시스템, 즉 담도계를 구성한다(그림 4-8). 담관과 이자관은 담췌관팽대부를 통해 십이지장과 연결되어 있다. 담도계의 역할은 결국 간세포로부터 분비된 담즙을 십이지장으로 옮기는 것이므로 담도계의 주요한 질병은 담도폐색이다.

(1) 급성담낭염

급성담낭염은 담낭의 광범위한 염증으로 보통 담낭 출구의 폐색에 의해 부수적으로 일어

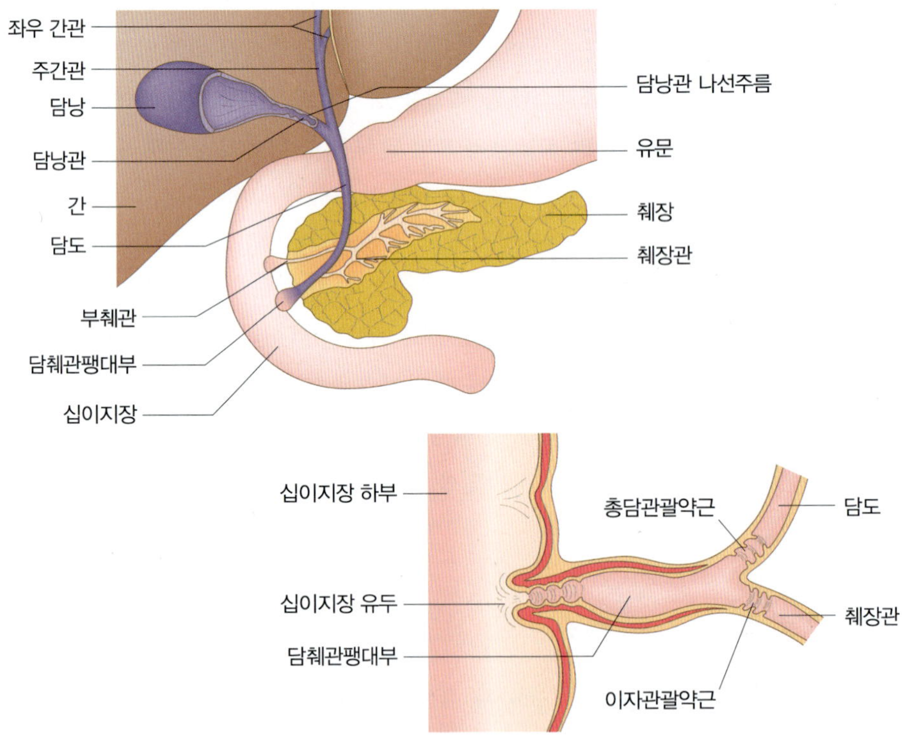

그림 4-8 담낭과 췌장
담관과 이자관의 입구는 담췌관팽대부를 통해 십이지장과 연결되어 있다.

난다. 85~90% 정도 급성담낭염의 대부분 경우는 담석이 존재하는 것과 관련이 있고, 그 외 패혈증이나 심각한 외상 혹은 담낭의 감염과도 관련이 있다. 급성결석형담낭염은 결석이 담낭관에 영향을 주어 폐색 후 염증으로 인해 발생한다. 담낭관의 폐색은 담낭 상피세포로부터 인산가수분해효소phosphatase 분비를 유도하는데, 이는 정상적인 당단백질 점액층을 파괴하게 되어 조직이 농축된 담즙산염에 노출된다. 한편 결석이 없어도 담낭관 폐색을 유발하는 요인은 담낭벽의 염증과 담즙 흐름 등이 있다. 급성결석형담낭염의 위험요인은 저혈압과 다발성장기부전을 동반하는 패혈증, 면역억제나 화상, 당뇨병, 감염 등을 들 수 있다. 급성담낭염은 보통 우측 상복부의 급작스런 통증, 식도 위의 통증과 더불어 미열과 오심, 구토 및 식욕부진을 동반한다.

① 진단 및 치료

담낭염의 진단은 개인의 병력과 신체 검사를 바탕으로 이뤄지며 영상연구법을 통해 담낭과 담도를 탐색하거나 복강에서 초음파 검사를 실시하여 확진하도록 한다. 초음파 검사를 할 경우 담석의 존재를 확인할 수 있으며 통증을 느끼는 부위를 정확하게 짚어낼 수 있다. 그러나 과도하게 많은 담석이나 두꺼워진 담낭벽에 의해 초음파 검사를 통한 관찰이 어려울 수 있다. 히드록시이미노아세트산hydroxy iminodiacetic acid, HIDA에 의한 간·담도 스캔은 담낭의 분비능을 평가하기 위해 실시되는데, 담낭염이 있을 경우 분비능이 손실된 것을 볼 수 있다. 이 외에도 CT 촬영이나 역행성 췌담관 조영이 담낭염의 진단을 위해 쓰인다. 담낭염의 치료는 환자의 임상적 증상과 상태에 의해 달라지는데, 가장 좋은 치료 방법은 초기에 수술을 하는 것이다. 과거에는 복강경 담낭절제술을 통해 수술하였으나 현재는 개복 담낭 절제술을 실시하는 추세로 전환되었다. 수술을 받을 수 없는 경우 담즙산이나 케노데옥시콜산chenodeoxycholic acid, CDCA과 같은 유기 용매를 사용하여 담석을 녹이거나 쇄석술을 통해 담석을 파쇄하여 치료한다.

(2) 만성담낭염

만성담낭염은 급성담낭염의 반복적인 발생 또는 결석에 의해 담낭이 만성적으로 손상되면 발생한다. 대부분 담석이 존재하며 다양한 범위의 만성염증이 특징이다. 만성담낭염을 동반한 담석증은 담낭염증의 갑작스런 악화, 총담관결석, 췌장염, 그리고 드물게는 담낭의 종양과 관련이 있다. 만성담낭염은 급성과 같은 진행과정을 거치지만 징후는 급성보다 가볍고 증상과 징후를 판별하는 것이 급성담낭염에 비해 더욱 모호하다. 지방음식 섭취에 대해 민감하게 반응하며 소화불량의 징후가 있고, 복통이 나타나기도 한다. 이 외에도 종종 지방 식이 후 불편함, 과다한 트림, 위 팽창, 약간 상복부 불쾌감과 같은 징후가 나타나기도 한다.

4. 췌장질환

1) 췌장생리와 기능

췌장은 80g 정도로 복부의 위쪽에 위치하는 장기이고 머리 부분은 십이지장의 바로 옆에 있으며 몸통과 꼬리는 비장까지 이어진다. 췌장에는 약 150만 개 정도의 랑게르한스섬이 있다. 섬의 중앙에 위치하는 β세포는 인슐린을 분비하는 세포로서 전체의 약 75%에 해당되며, 주위에 있는 다른 세포인 α세포, β세포, F세포에서 각각 글루카곤, 소마토스타틴, 췌장성 폴리펩티드 등을 생성한다. 췌장은 외분비선과 내분비선을 둘 다 가지고 있고 외분비선은 선포세포acinar cell로서 췌액을 분비한다.

췌장은 내분비 기능과 외분비 기능, 2가지를 수행하는 장기이다. 먼저 췌장세포는 글루카곤과 인슐린 등의 호르몬을 혈류로 방출하여 포도당 항상성을 조절하는 내분비 기능을 가진다. 췌장에서의 외분비에는 트립신과 키모트립신 등을 포함하여 식이 단백질을 분해하는 단백질 분해효소가 함유되어 있다. 췌장은 또한 당질분해효소와 지질분해효소를 분비하여 각각 당질과 중성지질을 분해한다. 췌액은 고농도의 중탄산이온을 함유하여 위로부터 넘어온 음식물의 산도를 중화시켜 염산이나 펩신에 의한 십이지장점막의 손상을 방지하고, α-아밀라아제 및 트립신과 같은 주요 소화효소를 다량 포함하기 때문에 소화 및 흡수에 결정적인 역할을 한다. 이들 소화효소는 췌장으로부터 불활성 상태로 분비되고 이어 장에서 활성화된다. 만약 이들 소화효소가 장에서 활성화된 상태로 분비된다면 췌장조직 자체를 소화시킬 수 있으며, 이는 광범위한 염증과 출혈, 괴사를 유발할 수 있기 때문에 소화효소가 불활성 상태로 분비되는 것은 병리적으로 중요하다. 이와 마찬가지로 췌장의 선포세포는 트립신 저해제를 분비하여 트립신 활성화를 방해한다. 트립신은 다른 단백질 분해효소를 활성시키는 역할을 하기 때문에 트립신 저해제는 다른 효소들이 위에서 활성화되는 것을 저해하는 역할을 하는 것이다. 췌장으로부터 외분비를 조절하는 여러 가지 요인 중 신경성 요인과 호르몬에 의한 조절이 중요하게 작용한다. 췌장액 분비에서 주요한 2가지 호르몬으로는 세크레틴secretin과 콜레시스토키닌을 들 수 있는데, 먼저 세크레틴은 십이지장 점막에 산성 유미즙, 담즙, 포도당, 지방 및 알코올 등이 접촉하면 점막 내의 세크레틴 생성세포에서 유리된다. 이후 혈류를 타고 췌장에 이르러 물과 중탄산나트륨이 풍부한 췌액을 분비하게 하고 장 내의 산을 중화하여 소화효소를 최적 pH로 조정한다. 콜레시스토키닌은 십이지장 점막에 당질, 지방, 단백질 등의 소화산물이 접촉하면 그 점막 내에서 생성되고 혈류를 통해 췌장에 이르러 소화효소가 풍부한 췌액을 분비시키고 담즙의 분비도 촉진한다.

2) 췌장염

(1) 급성췌장염

정상적으로 췌액은 췌장 내에서 불활성 상태로 존재하는데, 십이지장에 도달하여 장의 내용물과 닿으면 활성화된다. 정확한 원인은 알려져 있지 않으나 췌액이 췌관 내에서 활성화되면 자기소화에 의해 췌관을 파괴하고 주위의 조직을 손상시킨다. 이렇듯 급성췌장염은 췌장효소가 미숙하게 활성화되면서 야기되는 췌장 선포세포의 가역적인 염증과정으로 설명된다. 급성췌장염의 병태로는 부적절하게 췌장효소가 활성화되고 이로 인해 췌장조직이 자가 소화되기 때문이다. 이때 트립신이 먼저 활성화되고, 이를 통해 다양한 췌장효소가 활성화되며 결국 췌장 손상 및 강한 염증반응이 나타나게 된다. 급성 염증반응은 췌장조직 손상과 더불어 전신의 염증반응까지 일으킬 수 있고 여러 장기의 부진을 야기할 수 있다. 급성췌장염의 발병 원인으로는 대표적으로 담석이나 알코올 남용을 들 수 있다(표 4-13). 담석으로 인해 담관폐색이 일어날 경우, 췌관의 폐색 및 담즙 역류 등은 트립시노겐trypsinogen 등의 효소를 활성화시킬 수 있다. 알코올이 이 과정에서 어떻게 작용하는지는 정확히 알려져 있지 않으나, 알코올은 췌장액 분비를 강하게 촉진하고 팽대괄약근의 수축을 자극하는 것으로 알려져 있다. 급성췌장염은 또한 이상지질혈증과 고칼슘혈증, 바이러스 감염이나 이뇨제 등의 약물과도 관련이 있다.

표 4-13 췌장염의 원인

구분	병인
급성췌장염	담석, 알코올
만성췌장염	알코올, 반복적인 급성췌장염, 췌장조직의 석회화(calcification)

① 진단

급성췌장염의 진단은 징후나 증상, 임상 검사 자료, 췌장과 주변장기에 대한 영상연구를 통해 할 수 있다. 혈청 췌장 효소를 측정하는 것이 급성췌장염을 진단하는 첫째 단계이다. 혈청 리파아제lipase나 아밀라아제의 수준은 처음 12시간 동안은 감소하거나 증가하는 양상을 보이나 결국 수일에 걸쳐서 증가하게 된다. 보통 리파아제의 수준을 측정하는 것을 좀 더 정확한 진단이라고 평가한다. 또한 급성췌장염 시 혈청 아미노전이효소AST, ALT도 증가한다. 알칼리성 인산분해효소나 빌리루빈의 수치를 측정하여 담석으로 인한 담질환이나 담도폐쇄의 가능성에 대해 예측할 수 있다. 이와 같은 혈액 검사 외에도 영상연구법을 통해 진단할 수 있다. 내시경을 통한 조영술을 시행하여 상행결장 확장을 확인할 수 있으며 초음파를 통해 췌장 주변의 액체 저류, 낭종의 존재 유무 등을 진단할 수 있다. 또한 CT 촬영을 통해 췌장과 주변 장기의 상태, 췌장 괴사 유무, 췌장과 후복막의 병리적 변화의 유무를 확인할 수 있다.

② 치료

일반적으로 췌장염이 발생했을 경우 3~7일간 경구를 통한 음식의 섭취를 피하고 경비위흡인nasogastric suction이나 정맥을 통한 영양을 실시한다. 칼슘이나 마그네슘의 불균형을 방지하기 위해 조절에 각별히 신경써야 한다. 췌장염이 심해질 경우 호흡부전이나 신장부전에 의해 사망할 수 있기 때문에 기계호흡이나 혈액투석을 해야 하는 경우도 있다. 최근에는 췌장염의 치료를 위해 발병에 연관되는 요인들을 억제하는 방법을 쓰는데, 이와 관련하여 단백분해효소 억제제나 항염증 사이토카인 등을 이용하고 있다.

(2) 만성췌장염

만성췌장염은 췌장 기능의 파괴가 만성적으로 계속되며, 췌장조직이 파괴되어 점차 섬유화되고 콜라겐 섬유화가 진행되는 상태를 말한다. 급성췌장염을 야기할 수 있는 대부분의 요인들이 만성췌장염을 일으킬 수 있으나 장기적인 알코올 남용은 단연 우세한 원인이 되고 담석증이 주요 원인으로 작용할 수도 있는데, 만성췌장염 시에는 췌장 기능이 비가역적으로 된다. 그 외에도 췌관이 막히는 조건도 만성췌장염의 원인이 될 수 있다.

① 진단

만성췌장염의 진단은 병력, 신체검사, 혈액 검사에 기초한다. 조영술을 통해 췌장의 석회화 정도를 검사하여야 진단을 확정할 수 있다. 복부 초음파나 CT 촬영은 정밀한 진단이 요구될 때 실행한다. 조직검사나 세포학적인 검사는 종양의 유무를 판단할 때 필수적이다.

② 치료

만성췌장염의 치료 목표는 통증을 줄이고 외분비나 내분비의 균형을 맞추며 합병증을 관리하는 데 있다. 주로 통증을 감소시키는 데에 치료법이 집중되어 있는데, 과거에는 진통제나 장간막 신경총 차단과 같은 수술을 통해 통증을 관리하여 왔다. 현재에는 기술이 발전하여 내시경을 이용한 췌관괄약근 절개술을 시행하여 결석을 관리하거나 담도에 스텐트stent를 삽입하여 담도의 폐쇄를 막는 방법을 쓰고 있다. 그러나 이와 같이 내시경을 이용하는 방법이 불가능하다면 개복 수술을 통해 치료를 해야 한다. 이 밖에도 췌장 효소를 보충하여 만성적인 통증을 관리하는 방법도 고려되고 있으나 반응성은 낮다.

(3) 임상 증상

급성췌장염의 주요 증상은 심한 복부 통증, 오심, 구토, 발열, 부종과 저혈압과 빈맥을 동반하는 쇼크 징후 등이 일반적이다. 당질분해효소나 지질분해효소가 부종이나 염증에 의해 흐름이 방해받으면 효소들이 혈류로 방출되어 농도가 높아지게 된다. 따라서 혈청 당질 및 지질분해효소 농도는 급성췌장염을 진단하는 지표가 된다. 순환하는 효소들은 칼슘의 호르몬 조절에 영향을 주게 되고 결국 저칼슘혈증을 초래하기도 한다. 만성췌장염의 일반적 증상은 급성췌장염과 거의 유사하다. 만성췌장염에서는 결국 췌장의 내분비 및 외분비 기능이 저하되게 된다. 이에 따라 당뇨병이나 흡수불량, 지방변, 체중 감소 등이 명백해지게 된다.

3) 췌장암

췌장암은 5년 생존율이 11% 정도밖에 되지 않는 악성종양이다. 중요한 종양은 외분비 조직으로부터 발생하는 양성 종양인 낭종과 췌장암 및 내분비조직에 유래하는 악성 종양인 도세포종이다. 췌장암의 원인은 명확히 알려져 있지는 않으나 여러 위험요인이 있다. 먼저 악성종양인 췌장암은 50대 이후에 주로 발생하는데, 나이가 증가함에 따라 유병률이 증가한다. 가장 중요한 환경적 위험요인으로는 흡연을 들 수 있으며 흡연자가 비흡연자에 비해 2배 정도 유병률이 높다. 당뇨병이나 만성췌장염도 췌장암 발병과 관련이 있다고

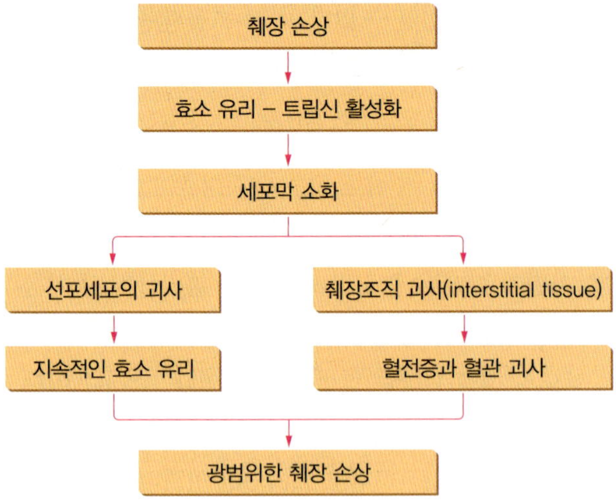

그림 4-9 췌장 손상

알려져 있다. 최근에는 췌장암의 유전적 또는 분자적 기전을 밝히는데 관심이 모아지고 있다.

휘플수술(Whipple's operation)

이탈리아 외과의사인 알렉산드로 코디벨라(Alessandro Codivilla)에 의해 고안된 수술법으로 췌십이지장절제술(pancreatoduodenectomy)이라고도 불린다. 췌장 두부에 암이 생기거나 담도, 십이지장 유두, 췌장 인근의 십이지장에 생긴 악성종양의 제거가 목적이다. 췌장 두부, 인근 십이지장과 위의 일부분, 총담관 하단부를 절제하여 남아 있는 췌장과 담관을 각각 위의 상부에 문합하여 시술한다.

참고문헌

REFERENCE

김창종, 서병세(2000). 최신 병태생리학각론. 2개정판. 신일상사.

최명애(1989). 인체의 구조와 기능. 서울대학교출판부.

Copstead LE, Banasik JL(2005). *Pathophysiology*. 3rd ed. Saunders.

Fingerhut A, Vassiliu P, Dervenis C et al(2007). What is in a word: Pancreatoduodenectomy or Pancreaticoduodenectomy?. *Surgery*. 142: 428–429.

Goljan MD, Edward EF(1998). *Pathology*. Saunders.

Odze RD et al(2004). *Surgical Pathology of the GI tract, Liver, Biliary Tract, and Pancreas*. Saunders.

Reid R et al(2005). *Pathology Illustrated*. Elsevier Science Health Science div.

그림출처

그림 4-7 © Alex Khimich(위키피디아)

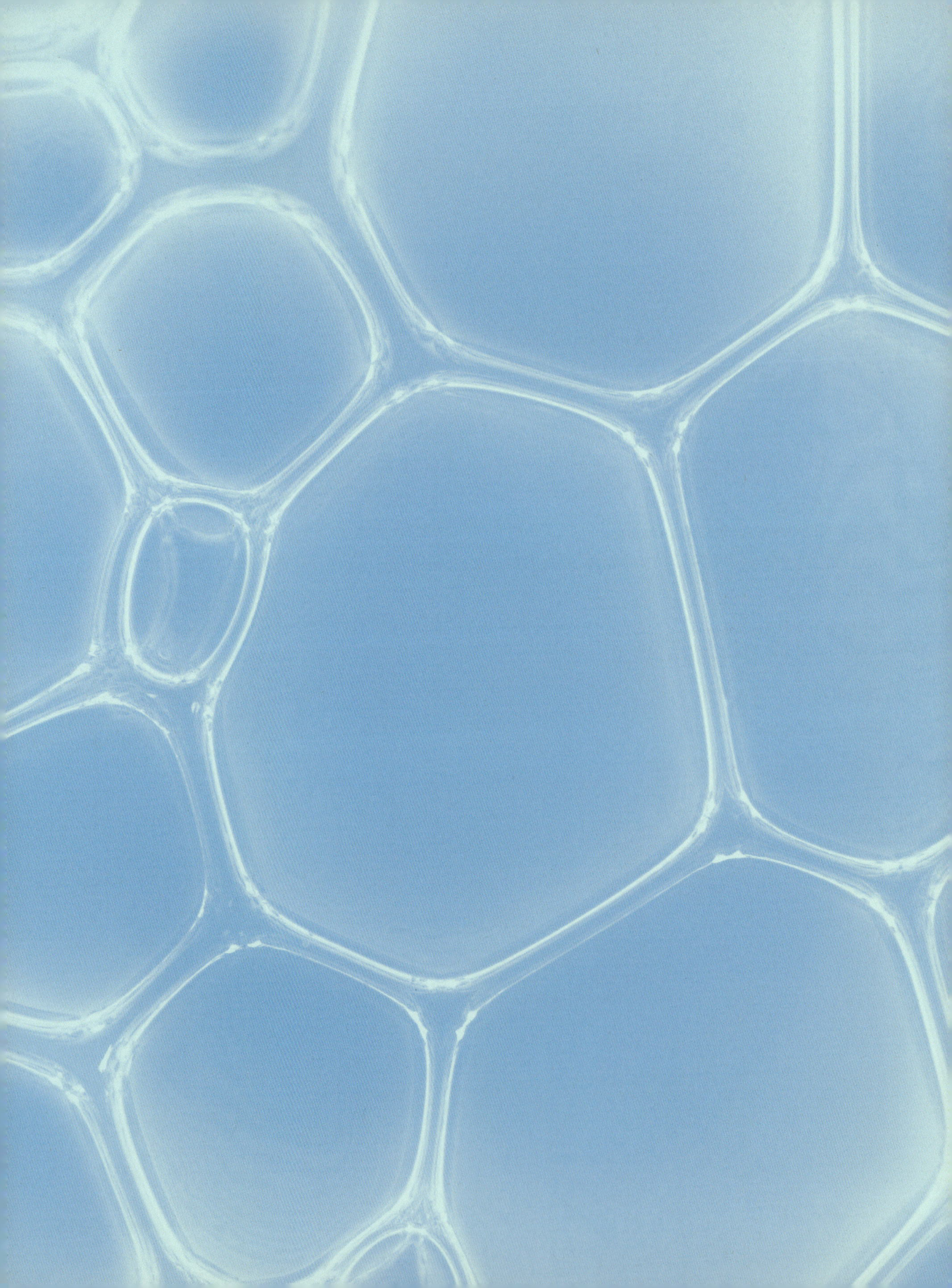

CHAPTER 05

심 · 뇌혈관계 질환

심혈관계는 산소를 비롯한 여러 가지 물질의 체내 운반에 중요한 역할을 담당하고 있다. 최근 심 · 뇌혈관계 질환의 발생 빈도뿐만 아니라 이들 질병에 의한 사망률이 계속 증가하고 있다. 따라서 이러한 질환의 발생 기전에 대한 이해와 진단 및 치료 방법에 대한 충분한 이해가 필요하다. 이 장에서는 심혈관계의 구조와 생리적 기능을 이해하고, 심 · 뇌혈관계에 발생하는 주요 질병들의 기전과 증상과 징후, 합병증 및 치료 방법을 이해하여 영양치료 대상자를 평가하고 중재할 수 있는 능력을 배양하는데 필요한 내용을 기술하였다.

CHAPTER

05 심 · 뇌혈관계질환

학습 목표

1 심장관의 구조와 기능을 기술한다.
2 혈관의 구조와 기능을 기술한다.
3 심혈관계질환의 진단검사방법을 기술한다.
4 심혈관계질환 치료에 이용되는 주요 약물을 기술한다.
5 부정맥의 병태생리를 설명한다.
6 심혈관계질환의 위험인자들을 기술한다.
7 심부전의 발병기전, 임상증상 및 치료방법을 기술한다.
8 고혈압의 병태생리와 진단기준을 기술한다.
9 고혈압의 치료지침을 기술한다.
10 이상지질혈증의 병태생리를 기술한다.
11 이상지질혈증의 종류와 진단기준 및 치료지침을 기술한다.
12 죽상경화증을 유발하는 위험인자와 발생기전을 설명한다.
13 죽상경화증의 임상 증상 및 치료지침을 기술한다.
14 허혈성심장질환의 발병기전과 임상 증상을 기술한다.
15 허혈성심장질환의 치료 방법을 기술한다.
16 심근경색의 발병기전과 임상 증상을 기술한다.
17 심근경색의 치료 방법을 기술한다.
18 말초동맥폐쇄성질환의 발병기전과 임상 증상을 기술한다.
19 허혈성뇌졸중의 병태생리와 임상 증상을 기술한다.
20 허혈성뇌졸중의 치료 방법을 기술한다.

1. 심혈관계의 구조와 기능

심장과 혈관으로 이루어지는 심혈관계의 역할은 조직으로의 혈류를 조절하여 산소, 영양소 등을 비롯하여 조직에 필요한 여러 가지 물질을 공급하고, 세포 내에서의 대사과정에서 생성된 노폐물을 회수하는 것이다. 체내 순환계circulatory system는 가스교환이 이루어질 수 있도록 하는 폐순환pulmonary circulation과 폐 이외의 조직으로 혈액이 이동하는 체순환systemic circulation으로 구분된다(그림 5-1).

1) 심장

(1) 일반적 구조

심장은 혈관을 통해 혈액을 순환시키는 펌프 역할을 하는 장기로서 1분에 평균 70회 정도

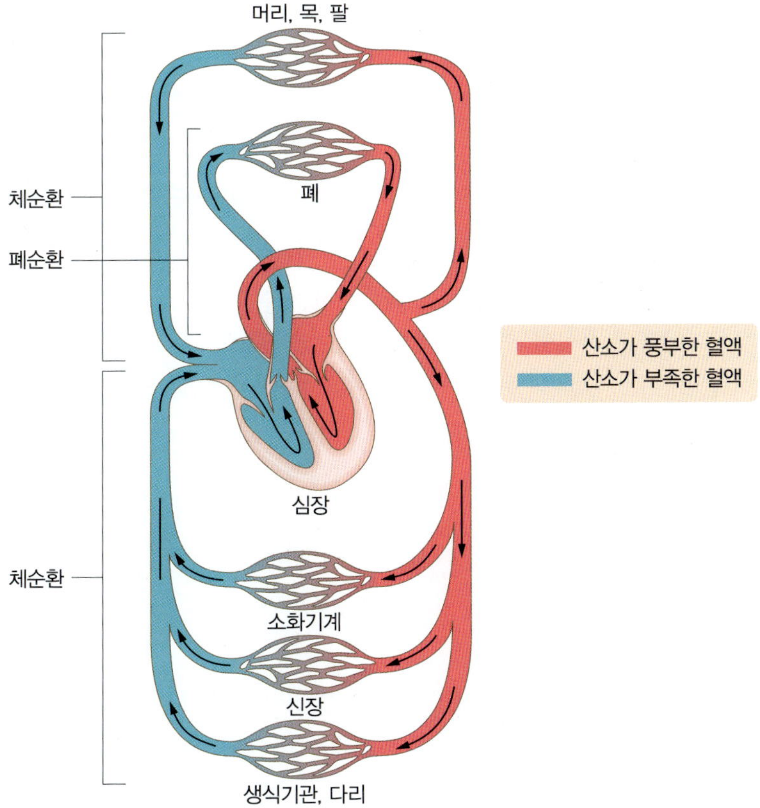

그림 5-1 체순환과 폐순환

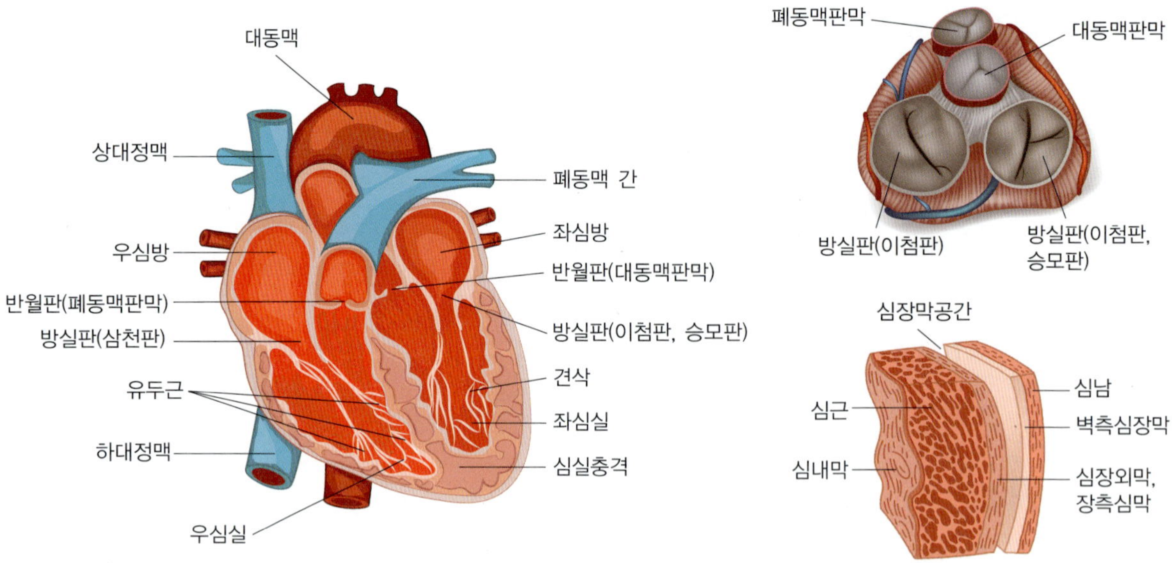

그림 5-2 심장의 구조

박동을 한다. 중격septum에 의해 좌우로 구분되어 있으며, 각각 상부와 하부로 나누어져 있다. 심장을 둘러싸고 있는 심낭pericardium은 물리적, 그리고 감염에 대한 보호장치 역할을 한다.

심장은 탄력성이 강한 심근으로 구성되어 있는데 심실의 심근벽은 심방의 심근벽보다 두껍고, 좌심실 벽이 우심실벽보다 3배 정도 두껍다. 우심실과 우심방 사이에는 삼첨판tricuspid valve, 좌심방과 좌심실 사이에는 이첨판 또는 승모판mitral valve이 있는데, 이들 방실판막atrioventricular valve은 심실이 수축할 때 혈액이 심방 쪽으로 역류하는 것을 막는다. 방실판막 이외에 2개의 반월판semilunar valve(대동맥판막aortic valve, 폐동맥판막pulmonary valve)이 있어 혈액의 역류를 방지한다. 좌심실과 대동맥 사이에 위치한 대동맥판막은 대동맥에서 좌심실로의 역류를, 우심실과 폐동맥 사이에 위치한 폐동맥판막은 폐동맥에서 우심실로의 역류를 막아준다(그림 5-2).

(2) 심장근육

심장근육층은 심내막endocardium, 심근myocardium, 심외막epicardium의 세층으로 구성되어 있다. 외막과 내막은 상피세포와 결체조직으로 이루어져 있다. 가운데 층인 심근이 심벽 두께의 75% 정도를 차지한다.

심근은 구조상 골격근과 같은 횡문근이다. 그러나 골격근에 비해 근육세포가 작고 조밀하여 다량의 미토콘드리아를 함유하고 있어서 지속적인 에너지 공급이 가능하다. 심근수축은 골격근과 유사하게 이루어지지만, 불수의적involuntary으로 이루어지며 수축기간이 길다. 또한 골격근의 경우 근섬유muscle fiber가 순차적으로 길게 배열되어 있으나, 심근은 세포들이 기계적, 전기적으로 밀접하게 연합되어 하나의 기능체syncytium로 활동할 수 있는 구조이다.

심근세포는 자율신경의 지배를 받으나 자동능automaticity이 있어서 중추신경이 차단되어도 자동적으로 수축이 가능하다.

(3) 관상동맥

심근은 지속적으로 활동하므로 많은 양의 영양소와 산소가 필요한데, 이를 관상동맥coronary artery을 통해 공급받는다. 대동맥으로부터 2개의 관상동맥(우관상동맥, 주관상동맥)이 나와서 심장을 감싸고, 주관상동맥으로부터 회선관상동맥과 좌전하행관상동맥이 뻗어 나온다(그림 5-3). 휴식 시 관상동맥으로 유입되는 혈액의 양은 총 심박출량의 4% 정도이다. 관상동맥으로 유입되는 혈액의 양은 대동맥의 압력에 의해 조절된다. 관상동맥이 막히면 심근으로 산소 공급이 중단되어 심장 조직 일부가 괴사된다.

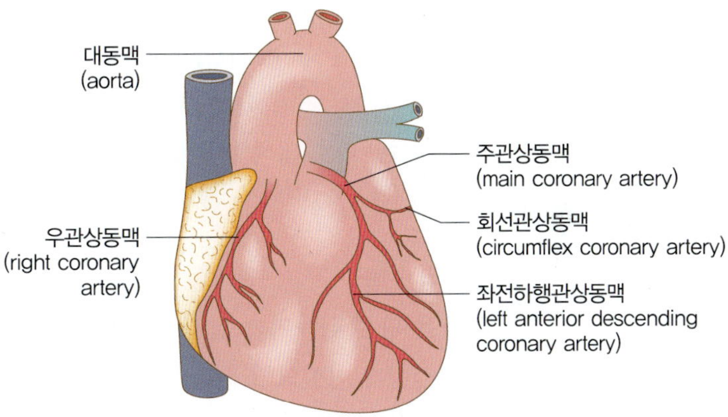

그림 5-3 관상동맥

(4) 심장의 흥분과 박동 조절

① 심장의 활동전압

심근의 활동전압action potential은 다섯 단계-phase 0(upstroke or rapid depolarization), phase 1(early repolarization), phase 2(plateau), phase 3(rapid repolarization), phase

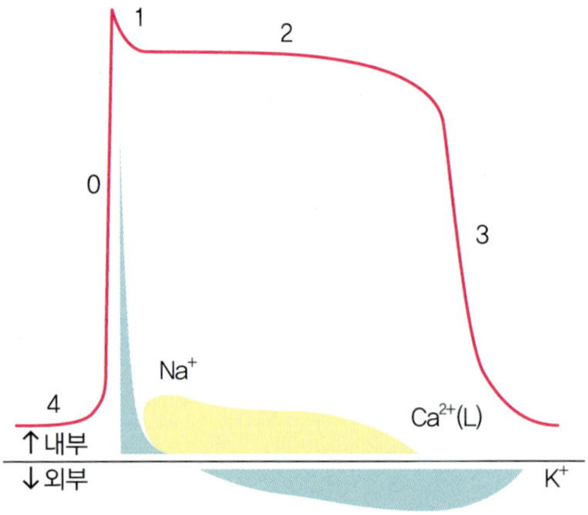

그림 5-4 심장근육의 활동전압 5단계

4(resting membrane potential)-로 구분할 수 있다(그림 5-4).

다른 근육처럼 심근도 세포 내외의 이온 농도차에 의해 안정막전압resting membrane potential이 유지된다. 심근세포의 안정막전압은 주로 K^+의 평형전압equilibrium potential에 의하며, Na^+ 펌프에 의해 유지된다.

초기의 갑작스러운 탈분극(phase 0)은 fast acting sodium channel에 의해 세포 내로의 Na^+유입이 급속히 증가되어 유발된다. 이후 K^+가 세포 밖으로 잠깐 빠져나가면서 재분극화가 이루어진다(phase 1). 다른 근육과 달리 심근의 경우 탈분극 후 전압이 바로 떨어지지 않고 유지되는 기간(phase 2)이 존재하는데, 이는 Ca^{++}의 세포 내로의 이동에 의해 이루어진다. 이 기간 동안에는 다른 자극이 발생해도 심근이 반응하지 않으므로 절대적 불응기absolute refractory period라고 한다. 이후 심근세포에서 K^+를 방출하여 안정막전압을 회복시킨다(phase 3). 이 기간에는 정상보다 큰 자극에 의해 활동전압을 일으킬 수 있으므로 상대적 불응기relative refractory period라고 한다. 상대적 불응기에 심장부위에서 전기신호가 발생하면 부정맥이 유발될 수 있다. 이후 K^+가 다시 세포 내로 들어오고, 세포 내에 있는 Na^+를 방출시켜 이온 조성을 정상적으로 회복하게 된다(phase 4).

② 흥분의 전도

심장근육은 다른 근육과는 달리 활동전압을 직접 발생시키고, 급속히 전도conduction시킬 수 있다. 심방과 심실의 조직은 기능적으로 하나의 결합체syncytium로 되어 있어서 심방이나 심실의 어느 부위에서든지 흥분이 발생하면 흥분하지 않은 주위의 세포로 전파되어 마지막 세포가 흥분을 할 때까지 계속 진행되는데, 역치 이상의 자극에 대해서 실무율형all or none law type 반응을 보인다.

대부분의 심근세포가 자극을 개시하고, 이를 전도할 수 있으나 흥분전도계conduction system라는 특수한 조직이 있어 심장박동을 효율적으로 유지시킨다. 동방결절sinoatrial node, SA node이 흥분하면, 이 자극이 방실결절atrioventricular node, AV node, 방실속(히스속)atrioventricular bundle, His bundle, 좌우 속(좌심실속, 우심실속), 푸르키니에 섬유purkinje fiber로 전

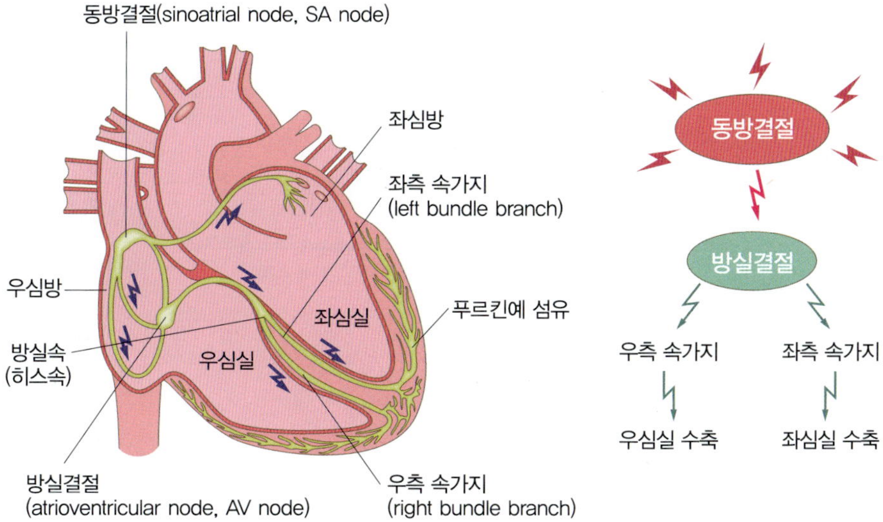

그림 5-5 심장의 흥분 전도계

달된다(그림 5-5). 방실결절이나 푸르키니에 섬유 등의 다른 세포들도 자발적으로 흥분할 수는 있으나 그 속도가 동방결절에 비해 상당히 늦으므로 정상상태에서는 동방결절이 심박조율기(향도잡이)pacemaker가 되어 심장의 박동을 조절한다.

심장은 생체에서 분리되어도 적당한 조건만 유지되면 일정한 속도로 박동을 지속하는 자동능을 보인다. 심장조직 중 외부의 자극 없이 자발적으로 흥분정보를 생성할 수 있는 것은 심박조율기인 동방결절과 전도체이다(그림 5-5).

③ 심장주기

심장주기cardiac cycle는 심장이 한번 박동하기 시작하여 다음 번 박동할 때까지 이루어지는 혈류 및 혈압과 관련된 모든 사건이다. 심장의 박동빈도는 심장주기의 빈도수를 말한다.

심장주기는 혈액이 심방에서 심실로 들어오는(ventricular filling) 이완기와, 심실에 들어온 혈액이 대동맥이나 폐동맥으로 나가는 수축기로 구분된다. 심장주기는 좌우 심장에서 동일하게 나타나며, 심실이완기, 심방수축기, 등용성isovolumetric 심실수축기, 심실수축기, 등용성 심실이완기의 순서로 발생한다. 수축기에 심실 내 압력이 증가하다가 일정 수준 이상으로 증가하면 심장은 대동맥으로 혈액을 박출시킨다(ventricular ejection). 정상적인 수축기 혈압은 100~120mmHg 정도이다. 대동맥으로 혈액을 박출한 후 심실이 이완

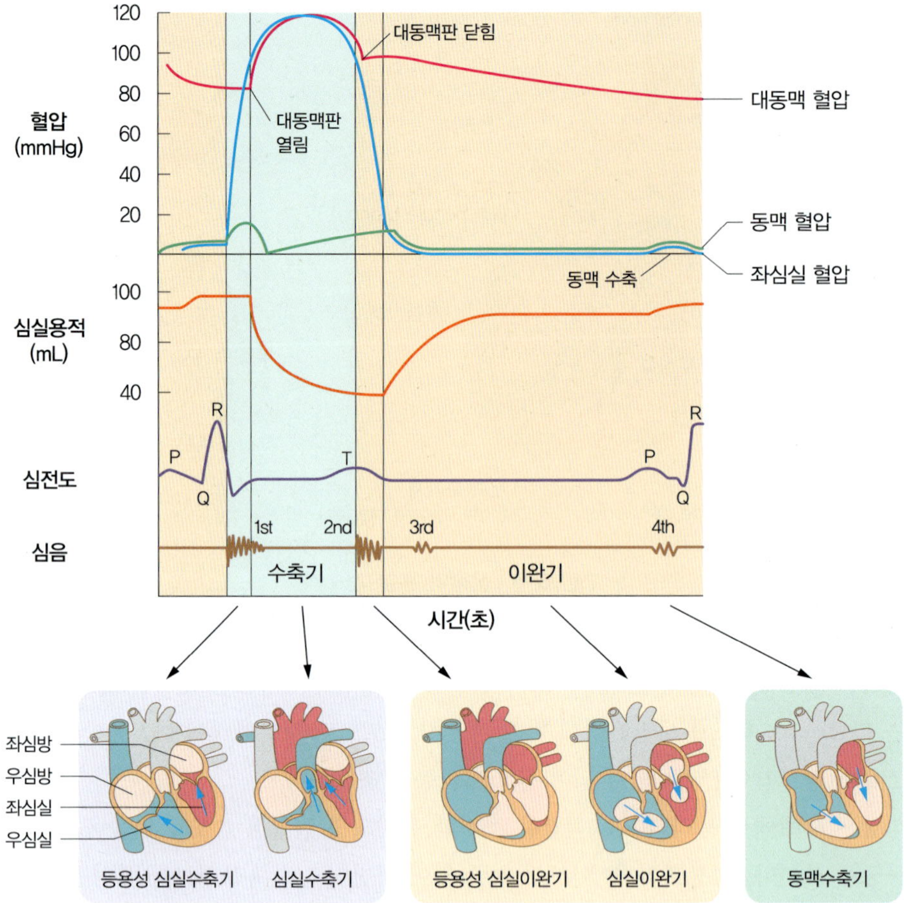

그림 5-6 심장주기에 따른 혈압과 방실판막의 변화

하면서 심실 내 압력이 점점 감소한다. 이때 심실 내의 혈액 잔류량이 가장 적어지고, 심실 내압이 대동맥 혈압보다 낮아져 대동맥 판막이 다시 닫히고 방실판막도 닫힌 상태로 심실이 확장하게 되는데, 이를 등용성 심실이완기라고 한다(그림 5-6). 안정 시 심장주기에 소요되는 시간은 0.8초 정도이다.

④ 심전도

심장에서 시작된 흥분은 퍼져나가면서 피부에서 측정할 수 있는 전기장을 형성한다. 심전도electrocardiogram, EKG, ECG는 심장의 전기적 활동을 기록한 것을 말한다. P파는 심방이 탈분극될 때 나타나고, QRS복합파는 심실의 탈분극으로 나타나는데, P파 발생 0.15초 정도 경과 후 나타난다. T파는 심실이 재분극되면서 나타난다. T파 뒤에 U파가 나타나기도 하는데, 이는 심실전도계의 재분극에 의한 것으로 생각된다.

⑤ 심장박동의 조절

심장이 1분 동안 박출하는 혈액의 총량을 심박출량cardiac output이라고 하는데, 이는 심장이 1회 박동 시 방출하는 혈액량인 심박동량stroke volume과 1분 동안의 심장이 박동하는 횟수인 심박동수heart rate에 의해 결정된다. 안정 시 심박동량은 약 70mL이며, 심박동수는 개인에 따라 차이가 있으나 70~75회 정도이다.

심박동량은 몇 가지 요인에 의해 영향을 받는다. 우선 심근 자체의 특성이 영향을 미치는데, 근섬유의 길이가 길수록 수축력이 증가하여 심박량이 많아진다. 또한 신경, 호르몬 등에 영향을 받는다. 교감심경이 홍분하면 심근의 수축·이완속도가 빨라져 심박동량이 증가하고 부교감신경이 홍분되면 심장의 수축력은 저하된다. 자율신경계 외에 칼슘, 아드레날린 등이 심박동량에 영향을 미친다.

심박동수 역시 여러 가지 요인에 영향을 받는다. 교감신경이 활성화되어 아드레날린, 노르아드레날린 분비가 증가되면 심박동수가 증가하며, 부교감신경이 활성화되어 아세틸콜린 분비가 증가하면 심박동수가 감소한다. 자율신경계 외에 중추신경계 자극 증가 시 및 압력수용기baroreceptor의 자극 감소 시에 심박동수가 증가하며, 기타 요인(체온, 투약, 카테콜아민 약물, 동맥혈 가스분압, 호르몬, 전해질 농도 변화)이 심박동수에 영향을 미친다. 연수와 뇌교에 있는 심장중추cardiac center는 교감신경과 부교감신경을 통한 심장박동 조절을 주관하는데 심장촉진중추cardioaccelerating center와 심장억제중추cardioinhibitory center가 있다.

2) 혈관

(1) 일반적 구조

동맥과 정맥 모두 혈관의 벽은 외막tunica adventitia, 중막tunica media, 내막tunica intima의 3개 층으로 구성되어 있다(그림 5-7). 내막은 가장 얇은 층으로, 혈액과 접촉하는 내면에는 한 층의 내피세포endothelium가 있고, 이를 결합조직이 둘러싸고 있으며, 그 주위를 탄성이 큰 내탄력막이 둘러싸고 있다. 동맥의 중막은 두꺼운 평활근층으로, 평활근 세포 사이사이를 탄력섬유가 포함된 결합조직이 메우고 있어 탄성과 신축성이 크다. 특히 좌심실로부터 나

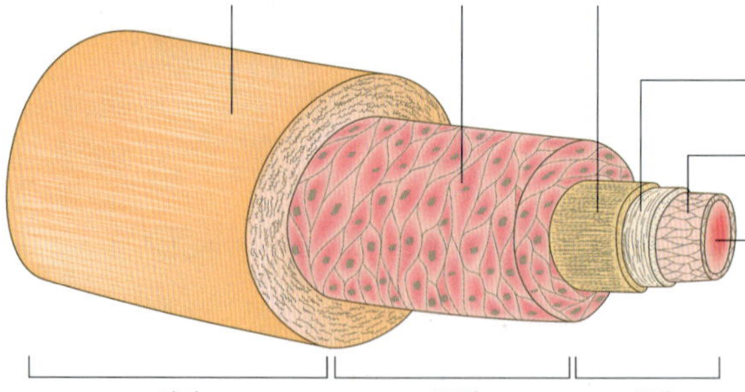

그림 5-7 혈관의 구조

온 대동맥aorta은 두껍고 탄성이 크다. 반면 정맥은 중막이 얇고 탄력성이 작다. 정맥 내부에는 혈액의 역류를 막고 심장으로 혈액이 잘 유입되도록 하기 위해 정맥 곳곳에 일방통행성 판막one-way venous valve이 있다. 외막은 중막을 싸고 있는 결합조직이다.

모세혈관은 근육층이 없고 단층의 내피세포로만 이루어져 있는 대신 곳곳에 혈관주위세포pericyte라는 수축성 세포가 붙어 있어 모세혈관을 수축시켜 혈류를 조절한다. 모세혈관벽은 혈액과 조직액 간에 물질교환이 효율적으로 일어날 수 있는 구조로 되어 있다.

(2) 동맥계

동맥계arterial system는 대동맥aorta, 동맥artery, 세동맥arteriole으로 이루어져 있다. 동맥은 중막층이 잘 발달되어 높은 압력을 유지할 수 있으므로 압력혈관pressure vessel이라고도 한다. 세동맥은 주로 평활근으로 구성되어 있어 혈액 순환 시 저항혈관resistance vessel으로 작용하는데, 모세혈관으로 혈액이 유입되는 것을 조절한다. 혈압유지를 위해 필요시 교감신경의 활성이 변화되어 혈관수축 및 이완을 자극한다.

동맥 내에서는 혈압이 높게 유지되는데, 이는 혈액이 모세혈관을 거쳐 다시 심장으로 되돌아오게 하는 원동력이 된다. 동맥압은 초기에 높았다가 체순환을 거치면서 점차 감소한다. 동맥압의 최고치는 수축기혈압systolic blood pressure이고, 최저치는 이완기혈압diastolic blood pressure이며, 수축기혈압과 이완기혈압의 차이를 맥압pulse pressure이라고 한다.

(3) 정맥계

정맥계venous system는 대정맥vena cava, 정맥vein, 세정맥venule으로 이루어져 있다. 정맥계는 압력이 낮게 유지되며 혈액이 다량 유입되어도 압력 변화가 거의 없다. 따라서 모세혈관으로부터 심장은 혈액이 되돌아가는 통로의 역할을 할 뿐만 아니라, 혈액의 저장소 역할을 하는 용량혈관capacity vessel 역할을 한다. 총 혈액량의 75% 정도는 정맥계에 존재한다.

우심방의 압력을 중심정맥압central venous pressure이라고 하는데, 정상적인 경우 중심정맥압은 0mmHg에 가깝다. 정맥과 세정맥은 얇은 벽으로 이루어져 있으며 팽창, 수축이 가능한데, 교감신경계 활성에 의해 조절된다. 정맥주변을 둘러싸고 있는 근육의 압박에 의해 심장으로 혈액 이동이 이루어지며, 이러한 작용을 정맥펌프venous pump 또는 근육펌프muscle pump라고 한다. 하지정맥leg vein과 달리 복부정맥abdominal vein 및 흉부정맥thoracic vein에는 판막이 없으며, 복강 및 흉강의 압력이 혈액 이동에 관여한다. 호흡과 관련이 있어서 호흡펌프respiratory pump라고 한다. 이 외에도 심장 근처에서의 혈류 이동은 심장 자체의 운동에 의해서도 증가된다.

(4) 미세순환계와 림프계

모세혈관은 혈액과 조직 간의 물질교환이 이루어지는 장소로서 교환혈관exchange vessel이라고도 한다. 모세혈관의 관류조절에 세동맥, 세정맥이 관여하므로, 이들은 모세혈관과 함께 미세순환계microcirculation라는 하나의 기능적 단위로 간주된다. 대부분의 경우 모세혈관이 세동맥과 직접 연결되는 것이 아니라 후세동맥metarteriole으로부터 모세혈관이 분지된다. 후세동맥은 세동맥과 세정맥이 직접 연결되는 주관thoroughfare channel 역할을 한다. 미세순환계에서의 혈류는 전모세혈관 괄약근precapillary sphincter, 모세혈관벽에 있는 수축성의 혈관주위세포 등에 의해 조절된다(그림 5-8). 모세혈관에서의 물질교환은 확산, 여과에 의해 이루어진다.

림프계lymphatic system는 간질액으로부터 과다한 수분, 단백질, 기타 고분자물질을 제거하여 혈관으로 돌려주는 역할을 한다. 림프모세관lymph capillary은 한쪽 끝이 막혀 있는 맹관으로 투과성이 매우 크며, 림프관에 연결되어 있다. 림프관 곳곳에는 판막이 있어 림프액이 한 방향으로 이동한다. 근육운동으로 발생하는 압력에 의해 이동하며, 이동 속도는 매우 느리다. 최종적으로 우림프관과 흉관을 이루어 좌우 쇄골하정맥을 통해 혈액과 합쳐져서 심장으로 이동한다.

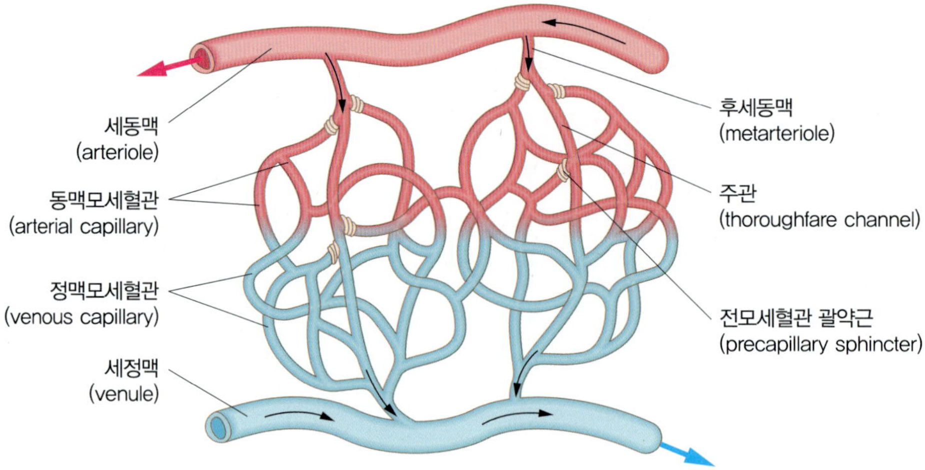

그림 5-8 모세혈관상(capillary bed)

(5) 혈류의 조절

① 국소 조절local control

일반적으로 혈류는 조직의 필요에 따라 조절되는데, 신체 조직이 자체의 혈류를 조절할 수 있는 능력을 '자동조절autoregulation'이라고 한다. 혈관의 긴장도tone 변화 및 국소조직의 요인(예, 산소, 조직대사물-칼륨, 젖산, 아데노신 등)이 혈류의 자동조절을 중재한다.

국소적 혈류 증가를 충혈hyperemia이라고 한다. 활동성충혈active hyperemia은 조직의 활동 증가로 인해 산소 농도가 감소하고 대사산물이 증가되어 세동맥 평활근이 확장되면서 나타나는 것이다. 반면 반응성충혈reactive hyperemia은 혈류를 차단했다가 다시 개통했을 때 심한 혈관 확장이 이루어지는 것을 말하는데, 이는 혈류 중단으로 인한 산소결핍과 대사산물 축적으로 인한 것이다.

이 외에 여러 가지 물질이 혈류 조절에 관여하는데, 히스타민은 혈관을 확장시키며, 프로스타글란딘은 종류에 따라 혈관을 확장시키거나 수축시킨다. 혈관 내피세포에서 만들어지는 산화질소nitric oxide, NO는 강력한 혈관확장제이며, 엔도텔린endothelin은 강력한 혈관 수축제이다.

② 체액성 조절

혈관 근육세포막에 존재하는 아드레날린성 수용체 중에서 α-수용체가 흥분하면 평활근 섬유가 수축하고 β-수용체가 흥분하면 이완한다. 노르아드레날린은 주로 α-수용체에 작용을 하며, 아드레날린은 두 종류의 수용체에 모두 작용을 한다. 대부분의 혈관에 두 수용체가 모두 존재하지만, 그 비율과 절대적인 숫자는 순환계 부위에 따라 다르다.

신장 등에서 분비되는 레닌[renin]의 작용으로 생성되는 앤지오텐신II는 강력한 혈관수축물질이며, 심장 등에서 분비되는 심방나트륨이뇨인자[atrial natriuretic factor]는 강력한 혈관 확장 물질이다. 세로토닌은 혈관수축물질로 출혈의 조절에 중요한 역할을 한다. 키닌[kinin]의 일종인 브래디키닌[bradykinin]은 세동맥 확장, 모세혈관 투과성 증가, 세동맥 평활근의 수축을 촉진한다.

③ 자율신경계에 의한 조절

주로 교감신경에 의해 이루어지며 경우에 따라 부교감신경이 관여하기도 한다. 모세혈관 이외의 모든 혈관이 신경지배를 받으나 신경지배의 강도와 기능은 기관에 따라, 그리고 혈관계의 부분에 따라 다양하다. 대부분 교감신경의 경우 절후섬유에서 분비되는 신경 전달물질은 노르아드레날린이다.

(6) 전체적인 순환 조절

신체의 혈류는 국소적 기전의 조화에 의해 순간적 상황에 적응한다. 혈류 순환의 기능적 상태는 심혈관계 여러 부위에 있는 수용체에 의해 지속적으로 감시된다. 수용체가 감지한 구심성 자극은 연수에 있는 중추에 전달된다. 이 자극은 혈관운동중추[vasomotor center]에서 심장과 혈관의 효과기 및 중추신경계의 다른 부분으로 전달되어 다양한 기전에 의해 조절이 이루어진다. 작용 시간에 따라 단기조절, 중기조절, 장기조절로 구분할 수 있다.

단기조절은 신경조절에 의해 혈관 운동을 변화시키는 것으로서, 압력수용기 반사, 화학적 수용기[chemoreceptor] 반사, 중추신경계 허혈반응[ischemic response]이 있다. 수 초 이내에 빠르게 반응을 시작하며, 지속적으로 활성화되면 사라지거나 약화된다. 중기조절기전으로는 모세혈관을 통한 액체이동, 혈관의 스트레스성 이완[stress relaxation], 레닌-앤지오텐신 기전 등이 있다. 이 기전들의 효과는 수 분이 지나야 확실히 나타나며, 수 시간이 경과된 후에야 충분히 발달된다. 장기조절기전은 혈관 내 액체의 양에 영향을 주는 과정에 기초를 두고 있다. 이와 관련 있는 기전은 레닌 용량 조절계renin volume control system, 바소프레신계vasopressin system, 알도스테론계aldosterone system이다. 연수의 혈관운동중추와 구심성·원심성 연결은 그림 5-9와 같다.

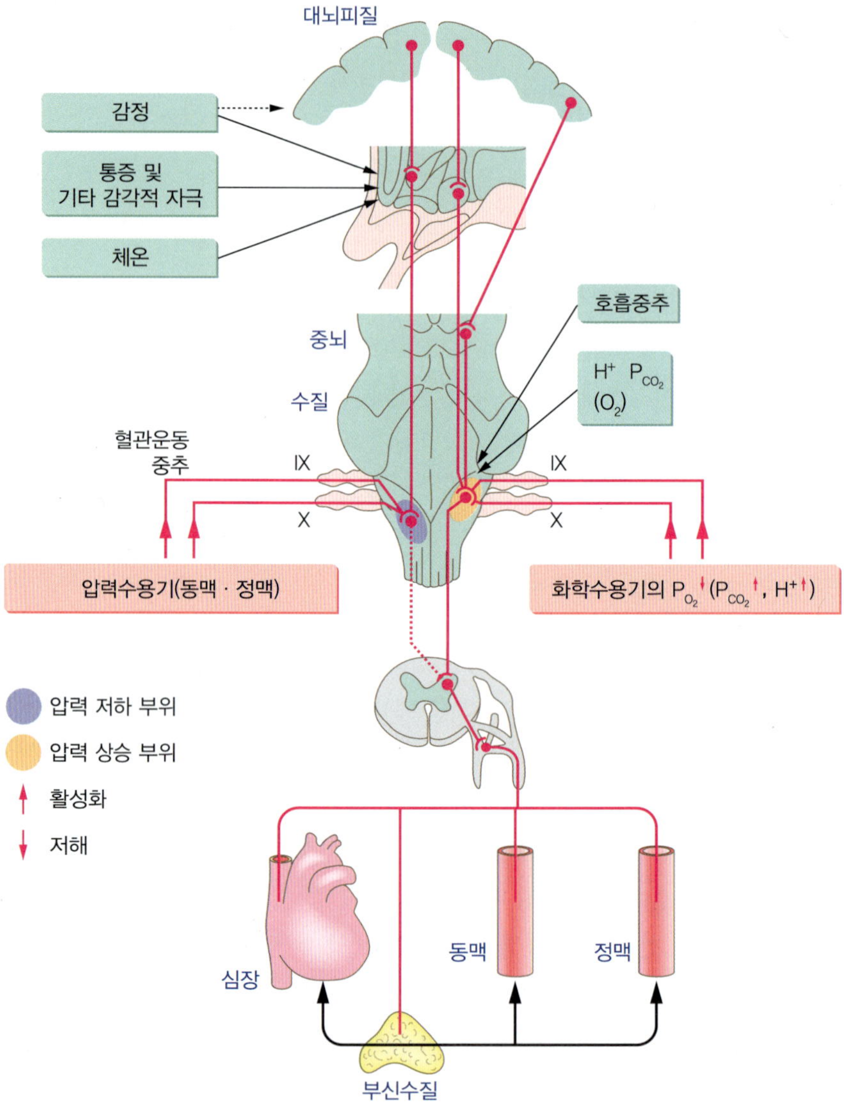

그림 5-9 연수의 혈관운동중추와 구심성 · 원심성 연결

2. 심혈관계질환의 일반적인 증상 및 진단검사방법

1) 일반적 증상

심혈관계질환환자에게 흔히 나타나는 증상으로는 호흡곤란, 흉통, 심계항진palpitation, 실신syncope, 부종, 청색증cyanosis 등이 있다. 심장질환으로 인한 호흡곤란은 운동 시 악화되는 경우가 많으며, 폐울혈pulmonary congestion과 관련이 있다. 심장질환으로 인해 나타나는 흉통의 원인 중 가장 흔한 것은 허혈성심장질환ischemic heart disease이다. 심계항진은 역류성 판막질환이나 서맥 등 1회 심박출량이 증가하는 경우에 나타나며, 부정맥의 경우 다른 증상이 없이도 심계항진이 나타날 수 있다. 뇌혈관의 혈액공급에 문제가 초래될 경우 어지러움을 느끼거나 갑자기 의식이 소실될 수 있다. 혈액이 정체되어 혈액이 심장으로 돌아오지 못하면 부종이 나타날 수 있다. 또한 순환혈액량 감소로 빈맥, 기립성저혈압 등의 증상이 나타날 수 있고, 만성적으로 심박출량이 낮은 경우에는 피곤을 호소할 수 있다.

2) 진단검사

심혈관계질환의 진단 및 모니터링을 위해 다양한 검사들이 이루어지고 있는데, 이 중 몇 가지를 알아보면 다음과 같다.

(1) 심전도

가슴과 사지의 여러 부위에서 측정한 결과를 종합한 심전도electrocardiogram, EKG, ECG 검사결과를 통해 안정 시 심장상태를 확인할 수 있으며, 부정맥, 심근경색, 협심증, 감염, 심막염pericarditis 등의 진단과 모니터링에 유용하다.

운동부하 심전도exercise EKG, treadmill test는 심전도가 정상적으로 나타나지만 심장질환이 의심되는 임상 증상을 보이는 환자에게 목표심박수에 도달하도록 운동으로 심장에 부담을 가해 심근허혈을 유발시키면서 심전도를 측정하는 방법이다. 허혈성심장질환, 부정맥 및 관상동맥폐색환자의 폐색정도 진단에 유용하다. 또한 환자의 향후 재활요법을 계획하는 데에도 중요한 자료가 된다.

홀터검사holter monitoring는 일상생활을 하면서 하루 동안의 심전도를 지속적으로 기록하여 발생하는 증상과 활동 중에 나타나는 심전도의 변화를 비교분석하는 검사이다. 가끔 나타나는 부정맥의 진단, 부정맥과 일상생활과의 관련성, 치료 효과 판정, 인공심박조율기의 기능 판정, 급성심근경색 회복기에 발생 가능한 돌연 심장사의 위험성 등을 예측할 수 있다.

(2) 심음청진

심장과 그 주위를 지나는 혈류에서 난류turbulent flow가 발생할 때 심잡음murmur이 들린다. 동맥경화와 같이 혈류가 부분적으로 막혀있는 곳을 통과하거나, 판막이상으로 역류될 때, 비정상적인 단락shunt이 있을 때, 과도한 양의 혈류가 흐를 때, 대동맥류aortic aneurysm의 경우처럼 확장된 곳으로 혈류가 들어갈 때 난류가 발생한다.

(3) 흉부 X선, 컴퓨터 단층촬영, 자기공명 영상법

단순 흉부 X선은 일반적으로 심장의 모양과 크기를 평가하고, 심혈관계질환과 관련된 폐의 소견을 확인하는데 많이 이용된다. 폐울혈은 확인할 수 있지만 협심증이나 심근경색 등의 유무를 직접적으로 알 수는 없다.

컴퓨터 단층촬영computer tomography, CT은 심낭질환, 심장종양, 심장기형, 대동맥질환(대동맥박리, 대동맥류 등) 등의 진단에 주로 이용된다. 자기공명 영상법magnetic resonance imaging, MRI은 연조직soft tissue을 잘 확인할 수 있고, 혈관과 심장 내부의 병변 발견에 유용하다. 선천성심장질환, 혈전, 종괴, 심낭 및 심근질환 등의 진단에 이용된다.

(4) 심장초음파 검사

2.5~5.0MHz의 초음파를 이용해 심장의 구조와 기능, 판막의 구조, 벽의 두께, 벽의 움직임, 혈관의 구조장애 등을 검사한다. 일반적으로 시행되는 방법은 경흉부 심초음파검사transthoracic echocardiography로 2차원 심장초음파검사2D-echocardiography, 3차원 심장초음파검사3D-echocardiography, 도플러 심장초음파검사doppler echocardiography 등이 있다. 경식도 심장초음파검사transesophageal echocardiography는 위 내시경에 부착한 초음파로 대동맥과 심방의 이상을 보는 것이다.

안정 상태에서는 정상소견을 보이는 허혈성심장질환의 진단을 위해서는 약물부하 심장초음파검사stress echocardiography가 시행할 수 있는데, 심장자극을 위한 약물로는 도부타민이 가장 많이 사용된다(dobutamine stress echocardiography).

(5) 심장 핵의학검사

심장 핵의학검사[nuclear cardiology]는 방사성 동위원소를 체내에 주입한 후 영상자료를 얻는 검사방법으로, 테크네튬99m[technetium 99m, $^{99}mT_c$], 탈륨 201[thallium 201, $^{201}T_I$]이 흔히 사용되는 동위원소이다. 테크네튬이 탈륨보다 더 강한 에너지를 내고 반감기가 짧아 영상진단에 유용하다. 심장 기능을 평가하기 위한 방법으로 equilibrium gated blood pool imaging, 일차통과검사[first pass study], exercised gated blood pool scintigraphy 등이 있다. 또한 심근관류상태[myocardial perfusion status]를 평가하기 위해 $^{201}T_I$ 심근관류주사술, 스트레스검사, $^{99}mT_c$ 세스타미비[sestamibi] 등이 시행될 수 있다. Infarct-Avid scan을 통해 심근경색을 평가할 수 있으며, 심근의 대사상태 평가를 위해 PET-CT[positron emission tomography-computed tomography]가 시행될 수 있다.

(6) 심도자와 혈관조영술

말초정맥이나 동맥을 통해 심장 내에 카테터를 삽입해서(cardiac catheterization) 혈역학적인 인자(심방 및 혈관의 압력, 심박출량, 혈류, 혈관저항, 산소포화도 등)를 측정할 수 있다. 카테터를 통해 조영제를 투입하여 혈관조영술[angiography]을 시행한다.

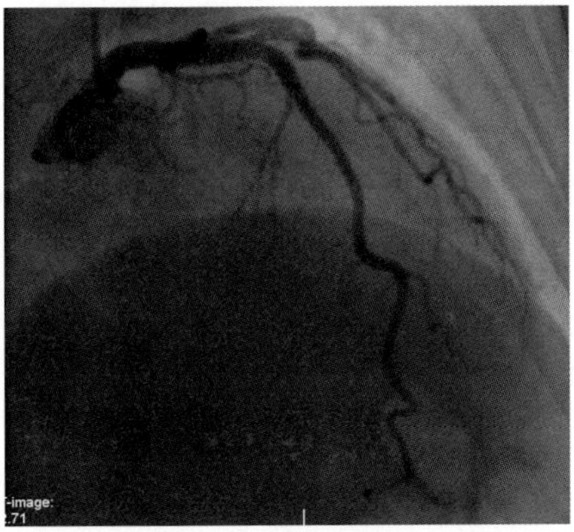

그림 5-10 관상동맥조영술

관상동맥조영술[cardiac angiography]은 관상동맥의 기형이나 협착 확인, 치료 방법 결정, 치료 후 결과 확인 등을 위해 시행될 수 있다. 좌심실 조영술[left ventriculography]을 통해 좌심실의 용적, 심박출, 국소심실운동의 이상 등을 확인할 수 있다. 또한 대동맥조영술[aortography]을 통해서 대동맥판 역류, 동맥관 개존, 대동맥류, 대동맥박리[aortic dissection] 등을 확인할 수 있다.

3. 심혈관계질환 치료에 많이 사용되는 약물

심혈관계질환 치료에 사용되는 약물들은 작용에 따라 수축촉진제, 혈관확장제, 아드레날린성 길항제, 이뇨제, 항혈전제, 항고지혈증제 등으로 분류할 수도 있다.

1) 수축촉진제

수축촉진제inotropic drugs는 심근의 수축력을 증가시키는 약물로서 주로 심부전 치료에 이용된다.

디기탈리스digitalis는 글리코시드glycoside계 약물로서 디곡신digoxin, 디기톡신digitoxin, 와베인ouabain 등이 있다. 이들은 심근의 기계적 수축력을 증가시킬 뿐만 아니라 교감신경 활성 감소 및 부교감신경 활성증가 효과가 있다. 또한 동맥과 정맥을 수축시키고, 심근의 전기적 성질을 조절하는 효과가 있다. 심실수축력 장애로 인한 심부전의 치료에 이용된다.

아드레날린성 효현제adrenergic agonist는 교감신경 수용체에 작용하는데 도파민dopamine, 도부타민dobutamine, 노르에피네프린norepinephrine, 에피네프린epinephrine, 이소프로테레놀isoproterenol 등이 있으며, 약제에 따라 작용에 차이가 있다.

포스포디에스테르가스분해효소phosphodiesterase 저해제는 포스포디에스테르가스분해효소 III의 작용을 억제하여 심근수축을 촉진하고 혈관을 확장하는 효과가 있다. 암리논amrinone, 밀리논milrinone 등이 해당한다.

칼슘감작제calcium sensitizer는 심근세포 내의 칼슘 농도를 증가시키지 않으면서 수축력을 향상시키는데 레보시멘단levosimendan이 해당한다.

2) 혈관확장제

에피네프린과 앤지오텐신II는 혈관을 수축시켜 혈압을 상승시키는데, 혈관확장제vasodilator drugs는 이 과정을 차단한다.

앤지오텐신전환효소저해제angiotensin converting enzyme inhibitor, ACE inhibitor는 앤지오텐신 II의 생성을 억제하며, 캅토프릴captopril, 에닐라프릴enalapril, 리시노프릴lisinopril 등이 있다. 앤지오텐신수용체차단제angiotensin receptor blocker, ARB는 앤지오텐신수용체를 차단하며, 로자탄losartan, 이베사탄irbesartan, 발사르탄valsartan 등이 해당한다.

직접 혈관확장제direct acting vasodilator는 혈관 평활근을 직접적으로 이완시켜 혈관을 확장시키는 약물로서, 히드랄라진hydralazine, 미녹시딜minoxidil, 니트로푸루시드 나트륨sodium nitroprusside, 디아족사이드diazoxide, 유기질산염organic nitrates 등이 있다.

칼슘통로차단제calcium channel blocker는 심근세포와 혈관 평활근세포 내로의 칼슘 유입을 저해하여 근육의 긴장도를 낮추는데, 디페닐알킬아민diphenylalkylamine계인 베라파밀verapamil, 벤조티아제핀benzothiazepine계인 딜티아젬diltiazem, 디히드록시피리딘dihydropyridine계인 니페디핀nifedipine, 암로디핀amlodipine이 있다.

3) 아드레날린성 길항제

아드레날린성 길항제adrenergic antagonist는 아드레날린성 수용체와 결합하는데, 결합하는 수용체의 종류에 따라 α-차단제α-blocker, β-차단제β-blocker로 분류된다.

β-차단제에는 심장에 주로 분포하는 β_1-수용체를 선택적으로 차단하는 약물인 아테놀롤atenolol, 베탁솔롤betaxolol, 에스몰롤esmolol, 메토프롤롤metoprolol, 아세부톨롤acebutolol이 있고, β_1-수용체와 말초혈관에 주로 분포하는 β_2-수용체에 모두 작용하는 약물인 프로프라놀롤propranolol, 나돌롤nadolol, 티몰롤timolol, 리베탈롤labetalol, 카베디롤carvedilol, 카르테올롤carteolol, 펜부톨롤penbutolol, 핀돌롤pindolol이 있다.

α-차단제에는 평활근에 존재하는 α_1-수용체에 작용하는 약물인 프라조신prazosin, 독사조신doxazosin, 테라조신terazosin 등이 있고, 신경종말의 시냅스전 뉴런presynaptic neuron에 존재하는 α_2-수용체에 작용하는 약물인 클로니딘clonidine, 구아나벤즈guanabenz, 구안파신guanfacine, 구아네티딘guanethidine, 구아나드렐guanadrel, 레세르핀reserpine이 있다. 라베탈롤과 카베디롤은 α-수용체, β-수용체에 모두 작용한다.

4) 항부정맥약물

항부정맥약물anti-arrhythmic agents은 작용 기전에 따라 class Ⅰ, class Ⅱ, class Ⅲ, class Ⅳ로 구분할 수 있다. Class Ⅰ 약물은 fast acting sodium channel을 차단하여 심장과 심실의 유효불응기effective refractory period를 연장시키고 심장의 흥분성을 감소시킨다. Class Ⅰ A 약물로는 퀴니딘quinidine, 프로카인아미드procainamide, 디소피라미드disopyramide가 있으며 class Ⅰ B 약물로는 리도카인lidocaine, 토카니드tocainide, 멕실레틴mexiletine, 페니토인phenytoin이 있고,

class I C 약물로는 플레카니드flecainide, 프로파페논propafenone, 모리시진moricizine 등이 있다. Class II 약물은 β-수용체를 차단하여 심장에 대한 교감신경계의 작용을 억제하여 자동능을 떨어뜨린다. 이 군에 속하는 약물로는 아세부톨롤, 에스몰롤, 프로프라놀롤 등이 있다. Class III 약물은 활동전위action potential 기간 또는 세포에서 전기적 충동이 머무는 시간을 연장시킨다. 아미오다론amiodarone, 브레틸리움bretylium, 소탈롤sotalol, 이부틸리드ibutilide 등이 class III 약물에 해당한다. Class IV 약물은 심근세포 내로의 칼슘 유입을 선택적으로 차단하고 방실결절에서 유효불응기를 연장시킨다. 아데노신adenosine, 도페틸리드dofetilide, 베라파밀 등이 이에 해당한다.

5) 이뇨제

이뇨제diuretics는 신장에서 수분과 나트륨 분비를 증가시키는 약물로 루프loop계 이뇨제, 티아지드thiazide계 이뇨제, 칼륨절약 이뇨제potassium sparing diuretics가 있다.

루프계 이뇨제는 헨레고리의 비후상행각thick ascending limb에 작용하는 약제로 술폰아미드sulfonamide계열인 푸로세미드furosemide(Lasix®), 부메타니드bumetanide, 토르세미드torsemide, 비술폰아미드계열인 에타크린산ethacrynic acid(edecrin®)이 있다.

티아지드계 이뇨제는 원위세뇨관에 있는 Na^+/Cl^- cotransporter의 작용을 억제한다. 루프계 이뇨제만큼 강력하지는 않지만 작용시간이 길다. 클로로디아지드chlorothiazide, 히드로클로로티아지드hydrochlorothiazide, 메톨라존metolazone, 콜로르탈리돈chlorthalidone, 인다파미드indapamide가 해당한다.

칼륨절약 이뇨제에는 집합관에서 Na^+ 재흡수와 K^+ 및 H^+ 배출을 억제하는 약제로 알도스테론 길항제aldosterone antagonist인 스피로놀락톤spironolactone이 있고 Na^+ 투과를 직접적으로 억제하는 약물인 트리암테렌triamterene, 아밀로리드amiloride 등이 있다.

6) 항혈전제

항혈전제antithrombotic drugs로는 혈소판 응집 억제제(항혈소판제)platelet aggregation inhibitors, anti-platelet agents, 항응고제anti-coagulants, 혈전용해제thrombolytics가 있다.

혈소판 응집 억제제는 혈소판의 작용을 차단하여 혈전형성을 저해하며, 주로 동맥혈전성 질환의 치료와 예방에 사용된다. 아스피린, 디피리다몰dipyridamole과 타이노피리딘thienopyridine계인 티클로피딘ticlopidine, 클로피도그렐clopidogrel이 있으며 글리코프로테인

IIb/IIIa[glycoprotein IIb/IIIa] 저해제가 있다. 글리코프로테인 IIb/IIIa 저해제는 가장 강력한 혈소판 저해제의 하나로서, 압식시맙[abvciximab], 엡티피바티드[eptifibatide], 티로피반[tirofiban]이 해당한다.

항응고제는 혈액응고 연쇄반응에 작용하여 2차적 지혈을 저해한다. 헤파린(unfractionated heparin, low molecular weight heparin)과 레피루딘[lepirudin], 비발리루딘[bivalirudin], 아르가트로반[argatroban] 등의 직접 트롬빈 억제제[direct thrombin inhibitor]와 비타민 K 저해제인 와파린[warfarin]과 디쿠마롤[dicumarol] 등이 해당한다.

혈전용해제는 혈전 내의 플라스미노겐[plasminogen]이 플라스민[plasmin]으로 활성화되어 혈전이 용해되는 과정을 촉진하는데, 알테플라아제[alteplase, tPA], 스트렙토키나아제[streptokinase], 유로키나아제[urokinase] 등이 있다.

7) 항고지혈증약물

항고지혈증약물[antihyperlipidemic drugs]은 혈청 지질수치 강하를 위해 사용되는 약물로서 HMG-CoA 환원효소 저해제[HMG-CoA reductase inhibitor]인 스타틴[statin], 니아신[nicotinic acid], 피브레이트[fibrate], 담즙산 결합제[bile acid binding resin], 오메가-3지방산 등이 있다. 스타틴은 체내에서의 콜레스테롤 생합성의 속도제한효소[rate limiting enzyme]인 HMG-CoA reductase를 억제하여 혈청 LDL-콜레스테롤 수치를 저하시킨다. 니아신은 말초조직에서 유리지방산이 유리되는 것을 방해하여 간에서의 중성지방 생성 및 혈액으로의 VLDL 분비를 억제한다. 이 약물은 혈청 HDL 수치를 높이기도 한다. 피브레이트는 과산화소체증식활성화수용체 α[peroxisome proliferator-activated receptor α, PPAR α]를 통해 혈청 지질 저하효과를 보이는 것으로 생각된다. PPAR α는 유리지방산 산화를 촉진하여 간에서의 중성지방합성을 저해하고 근육세포의 지단백리파아제[lipoprotein lipase]를 활성화하여 근육세포로의 유리지방산 유입을 증가시킨다. 담즙산 결합제는 장관에서의 담즙 재흡수과정을 차단하여 간에서의 담즙생성을 촉진시킨다. 이로 인해 체내 콜레스테롤 사용이 증가되어 혈청 콜레스테롤 수치를 낮춘다. 오메가-3지방은 올레산과 경쟁하여 세포에 더 많이 유입되며, 지방산의 β-산화를 증가시켜 유리지방산을 감소시키고, 중성지방 합성 및 VLDL 분비를 억제하는 효과가 있다.

4. 부정맥

부정맥arrhythmia은 동방결정에서 시작된 규칙적인 심박동이 아닌 모든 종류의 심율동을 일컫는데,심장박동이 비정상적으로 빠르거나 늦어지거나, 불규칙하게 이루어진다. 여러 원인에 의하여 심장 내 전기적 신호의 전달 경로나 그 주위 심장 부위에 이상이 생기면 부정맥이 발생한다.

1) 병태생리

(1) 원인과 분류

부정맥을 유발하는 원인은 크게 3가지로 구분된다. 첫째는 홍분전도계 자체의 문제로서, 동방결절기능부전, 방실결절기능부전, 비정상적인 홍분전도계, 정상적 홍분전도계 이외의 곳에서 발생되는 홍분파, 유전적 질환 등이 해당한다. 둘째는 홍분전도체에 영향을 미치는 심장의 변화로서, 심근경색 등의 허혈성심장질환, 선천적 심장이상, 심근병, 심장판막질환, 갑상선기능항진증, 약물 등이 해당한다. 마지막으로 홍분전도계에 영향을 미치는 환경의 변화로서, 심한 스트레스, 담배, 술, 카페인 등의 생활습관, 수면 부족 등이 있다.

부정맥은 서맥성부정맥bradyarrhythmia과 빈맥성부정맥tachyarrhythmia으로 분류할 수 있다. 서맥성부정맥은 크게 동기능부전sinus dysfunction 또는 방실전도장애AV conduction disorder로 인해 유발된다. 정상 심박수는 분당 60~100회인데, 서맥은 심박수가 분당 60회 미만으로 비정상적으로 느려진 상태를 말한다. 서맥성부정맥은 동방결절의 장애 또는 방실결절에서 심근섬유까지 가는 심박동 신호통로의 장애로 인해 발생한다.

빈맥성부정맥은 심박수가 분당 100회 이상으로 비정상적으로 증가했을 때 나타나는 부정맥을 말한다. 빈맥은 발열이나 급격한 혈액손실, 격렬한 운동 등에 대한 신체의 정상적인 반응이다. 그러나 빈맥성부정맥 또는 관상동맥질환, 류머티스열에 의한 판막심장병으로 인해 나타나기도 한다. 또한 갑상선기능항진증, 부신에 발생하는 종양인 갈색세포종, 폐렴 또는 폐동맥혈전 등의 폐질환과 같은 기저 질환으로 인해 발생할 수도 있다. 이 밖에도 커피, 술과 같은 음식, 담배, 에피네프린, 에페드린, 디곡신 등의 약물에 의해서도 빈맥이 유발될 수 있다.

(2) 증상

서맥성부정맥은 대부분 증상이 없지만 심박동수 저하가 심한 경우에는 심박출량이 감소되어 피로감, 어지러움, 실신 등이 초래될 수 있다. 빈맥성부정맥으로 인한 증상은 갑작스럽게 생겼다가 갑작스럽게 사라지며 박동수가 별로 빠르지 않을 때에는 아무런 증상을 느끼지 못할 수도 있다. 불안감, 메스꺼움, 구토, 다뇨 등의 증상이 나타날 수 있는데, 오래 지속되면 순환기장애로 인한 증상이 나타난다. 심박출량이 적어지면 혈압 저하, 무기력, 안면 창백, 식은 땀, 쇼크 상태 등의 증상이 나타날 수 있다. 또한 뇌의 혈액순환장애로 어지러움, 숨찬 상태, 기침 등이 나타난다. 관상동맥 질환이 있는 경우, 심근의 혈액순환장애로 인해 협심증이 발생하여, 앞가슴의 중앙부에 통증이 유발될 수도 있다.

부정맥의 증상은 부정맥의 종류 및 환자가 가지고 있는 심장 질환의 종류와 중증도에 따라 경미한 가슴 두근거림, 흉통으로부터 실신과 돌연사에 이르기까지 매우 다양하다. 심실무수축, 심실빈맥, 심실세동과 같은 악성부정맥이 발생하면 순간적으로 심장 기능이 완전히 마비되어 심장마비로 사망할 수도 있다. 일반적으로 부정맥 진단을 위해 심전도, 홀터검사, 운동부하 심전도 검사, 심장초음파 등의 검사 방법이 이용된다.

2) 치료

동방결절의 기능 이상으로 인한 서맥성부정맥 환자의 경우, 심박동 조절을 위해 심박조율기pacemaker를 이용한 치료가 필요하다. 방실결절 문제로 인한 서맥성부정맥의 경우, 방실결절장애로 인해 심박동 신호가 차단될 수 있다. 방실차단이 심할 경우에는 듀얼챔버dual-chambered pacemaker를 사용하여 치료해야 한다.

빈맥성부정맥의 치료법은 원인이나 정도에 따라 다르다. 가벼운 정도의 빈맥성부정맥의 경우 경동맥동carotid sinus을 마사지하면 증상을 완화시킬 수 있다. 또한 β-차단제, 칼슘통로차단제와 같은 약물을 통한 치료가 가능하다. 그러나 비정상적인 심장세포 부위를 파괴하는 고주파 전극도자절제술radiofrequency catheter ablation이나 정상 심장리듬으로 돌리기 위해 심장에 전기충격을 주는 전기심장율동전환기electric cardioversion 사용이 필요한 경우도 있다.

관상동맥질환으로 유발된 빈맥성부정맥은 질산염, β-차단제, 칼슘통로차단제, 아스피린 등의 약물, 관상동맥 우회로술coronary artery bypass surgery, CABG, 풍선혈관성형술balloon angioplasty로 치료할 수 있다. 또한 저지방식, 체중조절, 규칙적인 운동, 혈압과 콜레스테롤 수치의 조절, 금연 등의 생활습관 개선을 통해 심장에 대한 위험인자를 조절하면 예방할 수 있다. 약물로 인한 빈맥성부정맥은 약의 용량을 줄이거나 다른 약으로 대체하면 예방할 수 있다. 빈맥의 위험도가 높을 경우, 카페인이 함유된 음료수나 초콜릿, 술 등을 피하거나 적게 섭취하도록 한다.

5. 심부전

심부전heart failure, congestive heart failure, CHF이란 심장의 구조적 또는 기능적 이상으로 인해 조직에서 필요한 양의 혈액을 공급하지 못하거나, 비정상적으로 높은 좌심실충만압을 유지해야만 조직에 필요한 양의 혈액을 공급할 수 있는 상태를 말한다.

1) 병태생리

(1) 원인

심부전은 거의 모든 심장질환에서 발생할 수 있다. 가장 흔한 원인은 허혈성심장질환이며, 심근병증cardiomyopathy, 고혈압성 심장질환, 판막질환, 선천성심장질환 등도 주요 원인에 속한다. 심부전 환자의 75%가 고혈압이 동반되어 있다. 심근경색환자의 20% 정도가 5년 이내에 심부전으로 진행하는 것으로 알려져 있으며, 고혈압과 좌심실비대 소견이 동반되면 위험도가 크게 증가한다. 심부전은 심장 자체의 문제에서 기인하지만, 고혈압이나 호흡기질환과 같이 심장의 요구도가 증가할 때에도 발생할 수 있으며, 때로는 여러 요소들이 복합되어 발생하기도 한다.

(2) 심부전의 보상기전

심부전이 있으면 체내 조직에 필요한 혈액을 공급할 수 있도록 심박출량을 유지하기 위한 보상기전이 이루어진다. 이러한 보상기전이 초기에는 심박출량을 유지하여 증상의 발생을 지연시키는 긍정적인 영향이 있으나, 심근 수축력이 많이 감소되는 말기에는 부정적인 영향이 우세해져서 보상기전 자체가 심부전을 더욱 악화시킬 수 있다.

심부전 시 나타나는 보상기전으로는 프랭크-스탈링기전Frank-Starling mechanism, 보상성

심비대, 혈류 재분배, 신경호르몬 및 사이토카인의 변화를 들 수 있다.

① 프랭크-스탈링 기전Frank-Starling mechanism

심장 전부하(preload, 확장기말 심실용적이 최대로 증가된 상태)가 증가할수록 심근 수축력이 증가하는데, 초기에는 나트륨과 수분저류 등으로 심장 전부하를 증가시켜 심박출량을 유지하나, 진행되면 폐울혈 및 전신부종 등의 증상이 초래된다.

② 보상성 심비대compensatory hypertrophy

원심성 비대eccentric hypertrophy는 판막역류 등 혈액량 과부하가 원인으로 수축부전systolic failure시 나타난다. 심실이 현저하게 확장되며 좌심실벽이 두꺼워지고 심장무게가 증가한다. 구심성 비대concentric hypertrophy는 압력 과부하가 원인으로 죽상경화증(죽상동맥경화증) atherosclerosis, 고혈압hypertension 등과 관계가 있다. 이완부전diastolic failure 시 나타나며, 심장이 확장되지 않은 상태에서 좌심실의 벽이 현저하게 두껍고, 심실 내강은 넓어지지 않는다.

초기에는 심근량을 늘려 각 심근세포가 받는 스트레스를 줄이지만, 결국 더 이상의 증식이 어려워지면 심실이 확장되고 심실벽은 약화되어 스트레스가 더 커지게 된다.

③ 혈류 재분배

중요한 보상기전의 하나로 근육, 피부, 신장보다는 뇌, 심장 등 생명과 직결되는 장기로 혈류가 더 많이 가게 한다. 초기에는 운동 시에만 뚜렷하지만, 진행되면 평상시에도 나타난다. 신혈류 감소로 인해 수분이 축적되고, 피부혈류 감소로 인해 미열이 있으며, 근혈류 감소로 인해 피로가 나타날 수 있다.

④ 신경호르몬 및 사이토카인의 변화

교감신경계 활성화로 혈액 내 노르아드레날린이 많이 증가한다. 초기에는 심박출량이 늘어나는 효과가 있으나 나중에는 수축기동안 심실벽에 발생되는 긴장인 심장 후부하afterload를 증가시켜 부정맥이나 직접적인 심장독성을 일으키게 된다.

레닌-앤지오텐신-알도스테론계통의 활성화는 혈관수축을 통해 혈류 재분배에 관여하고 교감신경계를 활성화시킨다. 또한 엔도텔린endothelin 및 TNF-α가 증가하는데, 엔도텔린은 매우 강력한 혈관수축물질로 심장 후부하를 증가시킨다. TNF-α는 심실 기능장애를 유발한다. 심방나트륨이뇨펩티드atrial natriuretic peptide, ANP, 뇌성 나트륨이뇨펩티드brain natriuretic peptide, BNP 등의 혈관 확장물질이 증가되어 나트륨저류 및 혈관수축 완화에 유리한 작용을 하지만 그 효과는 미미하다.

(3) 증상

심부전 시 나타나는 대부분의 증상은 체액의 비정상적인 축적으로 인한 것이다. 크게 폐울혈에 의한 증상, 전신울혈에 의한 증상, 기타 증상으로 나누어 볼 수 있다.

① 폐울혈에 의한 증상

호흡곤란은 심부전의 가장 흔한 증상으로 초기에는 활동 시에만 나타나다가 나중에는 안정 시에도 발생한다. 좌위호흡orthopnea, 발작야간호흡곤란paroxysmal nocturnal dyspnea, PND, 체인스토크스 호흡Cheyne-Stokes respiration도 폐울혈과 관련되어 나타날 수 있다. 폐울혈이 진행되어 급성 폐부종이 발생되면 극심한 호흡곤란, 수포음rale, 혈담 등이 발생한다. 흉수pleural effusion도 나타날 수 있다.

② 전신울혈에 의한 증상

말초부종은 다리 등과 같이 중력을 받는 부위에 많이 나타난다. 울혈성간비대, 비장비대, 복수 등의 증상도 있다. 황달 및 간 기능 관련 효소 수치 상승도 나타날 수 있는데, 급성간울혈일수록 심하다. 전신 정맥압 증가 시 경정맥 확장이 나타날 수 있다.

③ 기타 증상

심박출량 감소로 피로, 허약함, 운동능력 감소 등이 초래될 수 있으며, 장관벽 부종 및 간울혈때문에 식욕부진, 메스꺼움, 복통, 복부팽만감 등이 나타날 수 있다.

뇌동맥에 동맥경화가 있는 노인의 경우에는 심한 심부전 시 착란, 집중력 저하, 기억장애, 두통, 불면증, 불안, 의식상태 변화 등이 발생될 수 있다. 야뇨증nocturia이 흔히 나타나며, 장기간 심한 심부전이 있을 경우에는 우울증과 성기능장애도 발생된다. 사이토카인 분비, 호흡근의 운동량 증가, 심근의 산소요구량 증가, 식욕부진, 메스꺼움, 구토, 흡수장애, 단백질손실성장질환protein losing enteropathy 등으로 인해 심장악액질cardiac cachexia이 초래될 수 있다.

이러한 증상과 함께 진찰 및 청진 시 이상 징후, 그리고 혈액검사, 흉부 X선 촬영, 심전도 등의 일반적 검사 및 심장초음파, 핵의학검사 및 심혈관조영술 결과 등을 이용하여 심부전을 진단한다.

2) 치료

심부전의 치료를 위해 비약물적 치료, 약물적 치료, 심장 이식이 시행될 수 있다. ACC/AHA American College of Cardiology/American Heart Association에서는 심부전의 중증도에 따른 치료 방법을 표 5-1과 같이 제시하고 있다.

(1) 일반적인 비약물치료

신체적, 정서적 휴식이 필요하지만 절대 안정이 필요한 것은 아니다. 격렬한 운동은 피해야 하며 중정도 수준의 운동이 도움이 된다.

나트륨 섭취를 하루 2,000mg 정도로 제한하며, 수분저류가 동반된 심부전의 경우 400mg 정도의 제한이 필요하다. 별도의 수분제한은 필요하지 않지만 저나트륨혈증인 경우 수분을 제한해야 한다. 비만한 경우는 칼로리 섭취를 줄여야 하나 심장악액질이 동반된 경우 충분한 칼로리 섭취가 필요하다.

불안감, 사회적 소외감 등의 정신적 스트레스는 심부전의 진행과 연관이 있으므로 정서적 안정을 위한 적절한 평가와 상담 및 필요한 치료가 시행되어야 한다. 복약, 식사, 응급상황 시 대처방법에 대한 교육이 필요하다. 또한 고혈압, 당뇨병, 이상지질혈증, 빈혈 등 동반질환을 치료하고, 심부전을 악화시킬 수 있는 약물(NSAIDs, COX-2 저해제 등) 사용을 자제한다.

표 5-1 심부전 증증도에 따른 치료 가이드라인

단계	구분	치료 방법
Stage A	심부전의 고위험인자가 있으나 심장자체에는 구조적 이상 또는 심부전 증상은 없는 경우	고위험인자 제거를 위한 노력(비약물요법) 초기에 ACE 저해제 사용이 도움이 될 수 있음
Stage B	심장에 구조적 이상이 있으나 심부전 증상은 없었던 경우	Stage A의 모든 방법 + β-차단제 사용을 고려
Stage C	심장에 구조적 이상이 있으면서 현재 혹은 과거에 심부전 증상이 있었던 경우	Stage A, B의 모든 방법 + 이뇨제, 디기탈리스 사용을 고려
Stage D	일반적인 심부전 치료에 반응하지 않는 심부전 증상이 있는 경우	Stage A, B, C의 모든 방법 + 심근수축촉진제의 지속적 정맥투여, 심장이식, 기계적 보조장치, 완화치료

(2) 약물 및 기타 치료

심부전환자에게 사용되는 약물로는 이뇨제, ACE 저해제, ARB, 알도스테론 길항제, β-차단제, 디기탈리스, 아드레날린성 효현제, 포스포디에스테르가수분해효소저해제, 칼슘감작제, 혈관확장제, 항응고제, 항부정맥약물 등이 있다. 환자의 상태와 약물의 특성을 고려하여 처방이 이루어진다.

심실재동기화치료cardiac resynchronization therapy, CRT는 심실활성화를 빠르게 동기화시켜 주는 방법으로 적절한 약물치료 시에도 증상이 심화되는 심부전환자에게 적용할 수 있다.

내과적 치료에 잘 반응하지 않는 중증 심부전에서 제한적으로 수술적 치료가 시행된다. 관상동맥 우회술, 판막수술, 심실재건술surgical ventricular reconstruction, 판막성형술valvuloplasty 등의 다양한 수술이 적용되고 있다. 일정 시간을 견디면 소생할 가능성이 있는 중증 불응성심부전이나 심장 이식을 기다리는 말기심부전에서는 심장 기능 유지를 위해 기계적 순환보조mechanical circulatory support가 요구된다. 심장이식술은 심부전의 장기적 예후를 호전시키는 확실한 방법이지만 널리 시행되는 데에는 제한이 있다.

6. 고혈압

1) 정의, 분류 및 진단기준

혈압이 높아지면 여러 가지 병변 및 합병증이 증가하는 것이 분명하지만 특정 혈압을 고혈압hypertension의 진단기준으로 정하는 것은 쉽지 않다. 기관마다 약간의 차이를 보이는데, 일반적으로 JNCJoint National Committee와 WHO에서 제시한 수치를 진단기준으로 사용하고 있다. JNC 8차 보고서에서는 수축기 혈압이 140mmHg 이상이거나 확장기 혈압이 90mmHg 이상인 경우를 고혈압으로 정의하였다. JNC 및 ESH/ESCEuropean Society of Hypertension/European Society of Cardiology에서는 고혈압을 다음과 같이 분류하고 있다(표 5-2).

원인질환이 밝혀져 있고 이에 의해 고혈압이 발생하는 경우를 이차성고혈압secondary hypertension이라고 하며, 원인질환이 발견되지 않는 경우를 본태성고혈압essential hypertension이라고 한다. 전체 고혈압환자의 약 95%는 본태성고혈압이다.

표 5-2 JNC 및 ESH/ESC의 고혈압 분류

기관	분류	수축기혈압 (mmHg)	이완기혈압 (mmHg)
JNC	정상(normal)	< 120 그리고	< 80
	고혈압 전단계(pre-hypertension)	120~139 또는	80~89
	고혈압 1단계(hypertension stage 1)	140~159 또는	90~99
	고혈압 2단계(hypertension stage 2)	≥160 또는	≥100
ESH/ESC	적정(optimal)	< 120	< 80
	정상(normal)	120~129	80~84
	높은 정상(high normal)	130~139	85~89
	고혈압 1단계(hypertension grade 1, mild)	140~159	90~99
	고혈압 2단계(hypertension grade 2, moderate)	160~179	100~109
	고혈압 3단계(hypertension grade 3, severe)	≥180	≥110
	고립성 수축기고혈압(isolated systolic hypertension)	≥140	< 90

* ESH/ESC의 연령에 따른 혈압 목표치: <120~129/70~79(65세 미만), <130~139/70~79(65세 이상)

자료: 1) James PA et al(2014). 2014 evidence-based guideline for the management of high blood pressure in adults: Report from the panel members appointed to the Eight Joint National Committee (JNC 8) JAMA. 311:507-20.

2) Williams B et al(2018). 2018 ESC/ESH Guidelines for the management of arterial hypertension. Eur. Heart J. 39:3021-3104.

2) 병태생리

(1) 혈압 조절

혈압 조절에는 심장, 혈관 및 신장이 관여한다. 심장은 수축압력을 통해 혈압에 직접적인 영향을 미치고, 혈관의 긴장도는 말초저항에 영향을 미치게 된다(그림 5-11, 그림 5-12). 신장은 총 혈액량을 조절하여 간접적으로 혈압조절에 관여한다. 심장이나 혈관으로 인해 혈압이 높아져도 신장에서 적절하게 총 혈액량을 조절하면 혈압을 적절하게 유지할 수 있다. 신장은 레닌-앤지오텐신-알도스테론계통을 통해 혈압을 조절한다. 신장의 구심성 세동맥afferent arteriole의 혈류량이 적어지면 사구체옆세포juxtaglomerular cell에서 레닌이 분비되어 앤지오텐시노겐을 앤지오텐신 I 으로 전환시킨다. 앤지오텐신 I 은 폐에서 앤지오텐신

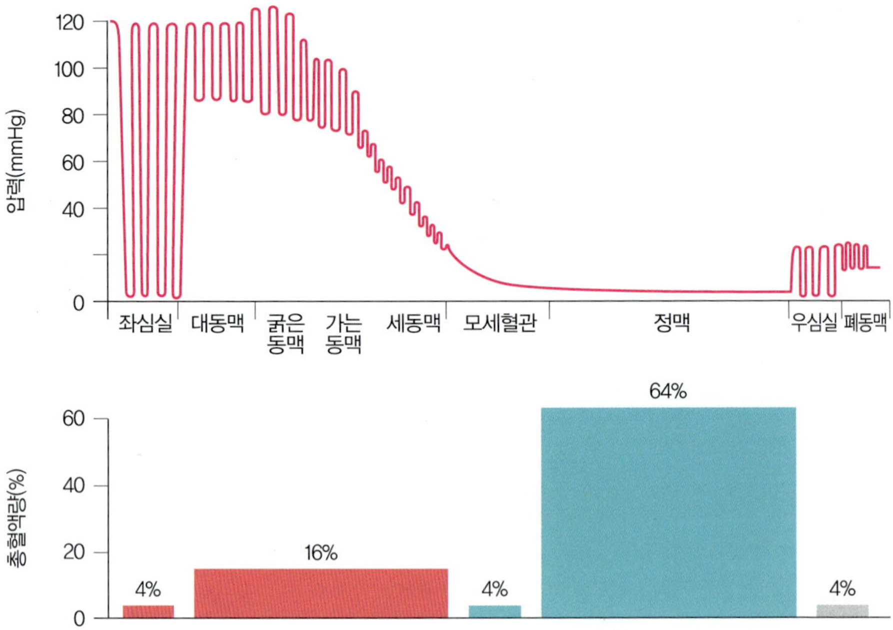

그림 5-11 혈압에 따른 심장 내 혈류량 변화

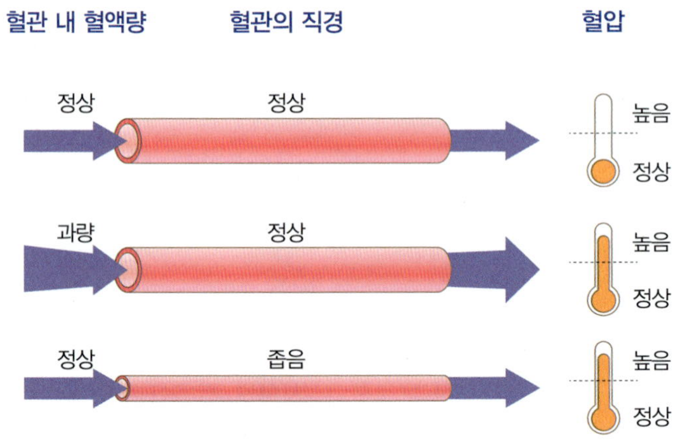

그림 5-12 혈액량, 동맥내경, 혈압의 관계

전환효소에 의해 활성형인 앤지오텐신II로 전환된다. 앤지오텐신II는 혈관수축제로 작용하는 동시에 부신피질에서 알도스테론 분비를 촉진하여 나트륨과 수분저류를 유발하여 혈압을 높인다.

정상인의 경우 나트륨 섭취가 감소되면 앤지오텐신II의 알도스테론 분비촉진 작용은 증가하고, 혈관수축 작용은 감소한다. 나트륨 섭취가 증가하면 이와 반대의 작용이 나타나는데, 이를 앤지오텐신II의 sodium-mediated modulation이라고 한다.

(2) 본태성고혈압

① 원인

본태성고혈압의 원인은 밝혀져 있지 않은데, 아마 전해질과 체액의 평형 및 혈관수축에 관여하는 다양한 인자들이 상호작용을 하여 초래되는 것으로 생각된다. 고혈압과 관련된 위험인자에는 고혈압의 가족력(본태성고혈압의 약 30~60%에서 유전적인 경향을 보임), 음주, 흡연, 고령, 운동 부족, 비만, 짜게 먹는 식습관, 스트레스 등의 환경적, 심리적 요인 등이 있다.

레닌-앤지오텐신-알도스테론계통에 문제가 있을 경우 고혈압이 초래될 수 있다. 본태성고혈압환자의 약 20% 정도는 혈중 레닌 농도가 낮다(low-renin essential hypertension). 이들에게서 관찰되는 체액 저류의 원인이 규명되지는 않았지만 앤지오텐신에 대해 부신피질이 지나치게 과민하게 반응하기 때문인 것으로 생각된다. 본태성고혈압환자의 약 25~30% 정도에서는 sodium-mediated modulation이 나타나지 않는다(non modulating essential hypertension). 약 15% 정도의 환자는 혈중 레닌 농도가 높다(high-renin essential hypertension). 이들의 경우 레닌 활성 증가로 혈압이 상승되는 것으로 생각해왔으나, 앤지오텐신을 차단 시 혈압이 떨어지는 환자들은 절반 이하이므로 다른 기전이 관여하는 것으로 생각된다.

인슐린 저항성 역시 혈압에 영향을 미치는데, 인슐린 저항성이 있으면 고인슐린혈증으로 인해 나트륨 저류 및 교감신경계가 항진되어 혈압이 상승된다. 또한 혈관 평활근이 비대해져 말초저항이 증가하고, 세포막을 통한 이온 수송이 활성화되어 혈관이나 신장조직 내 칼슘 농도가 상승된다.

약 60% 정도의 고혈압환자는 나트륨 섭취가 늘어나면 혈압이 높아지는 경향을 보인다. 비만자, 고령 환자, 흑인, 당뇨병 및 내당능장애가 있는 환자에서 더 빈번하게 나타나며, 정상혈압인 사람들에서도 일부 나타난다. 이러한 경향이 있는 사람들을 염분 민감성salt-sensitive이라고 하는데, 앤지오텐신 유전자angiotensin gene에 문제가 있는 것으로 생각되며, 유전적 경향을 보인다. 체액량 변화에 대한 신장의 대처능력이 떨어지고, 나트륨 배설조절에 문제가 있는 것으로 생각된다.

② 자연 경과

본태성고혈압은 단일 질병이라기보다는 다양한 병태생리를 가진 질환들의 집합체이므로 혈압 자체 이외의 여러 인자들이 예후에 많은 영향을 미친다. 고혈압환자에서 나타날 수 있는 증상으로는 혈압 상승 자체로 인한 증상(두통, 어지러움증, 심계항진, 발기부전)과 고혈압성 혈관질환으로 인한 증상(코피, 혈뇨, 시각장애, 일과성뇌허혈증transient cerebral ischemia, 협심증 등)이 있다. 그러나 많은 경우 증상 없이 지내다가 발견되는 경우가 많다.

방치할 경우 혈압 상승 자체, 혹은 고혈압성 혈관질환으로 인해 표적장기target organ가 손상된다. 심비대가 초래되며, 죽상경화증 동반 시 허혈성심장질환이 발생될 수 있다. 죽상동맥경화증, 복부 대동맥류, 대동맥박리 등의 혈관계 손상이 초래될 수 있고, 출혈성 뇌졸중 및 뇌경색의 위험이 높아지며, 고혈압성 뇌병증hypertensive encephalopathy이 유발될 수 있다. 신장경화증nephrosclerosis 및 신장 기능 악화, 고혈압성 망막병증 등의 위험 역시 증가된다.

치료하지 않고 고혈압을 방치하면, 시간 경과에 따라 혈압이 상승되는 경향을 보인다. 죽상경화증은 고혈압이 심해지면 더 가속적으로 진행되는 경향을 보이며, 경한 고혈압의 경우에도 치료를 받지 않고 10년을 경과하면 30%에서 죽상경화증에 의한 합병증이 초래되고, 50% 정도가 고혈압 자체에 의해 표적장기 손상이 유발된다.

(3) 이차성고혈압

대부분의 고혈압환자들은 본태성고혈압이지만, 약 5% 정도는 특정한 구조적, 기능적 이상으로 발생되는 이차성고혈압이다. 이차성고혈압의 경우 원인만 제거하면 완치될 수 있으나, 적절한 시기에 고혈압이 교정되지 않으면 심혈관계에 변화가 생겨 본태성고혈압으로 고착될 수 있다. 이차성고혈압은 신장 이상, 내분비적인 문제, 기계적 문제(대동맥축착coarctation of aorta 등), 기타 외부적 요인(경구피임제, 당질코르티코이드, 시클로스포린 A, 에리트로포이에틴, 코카인, 만성적 음주 등)이 원인으로 작용할 수 있다.

3) 치료

(1) 치료 목표 및 지침

고혈압 전단계 이상의 모든 환자에서부터 즉시 생활습관 개선이 시행되어야 한다. 혈압치료 목표는 다른 질환의 동반여부에 따라 달라진다(표 5-3).

표 5-3 혈압치료 목표

상황	수축기 혈압(mmHg)	이완기 혈압(mmHg)
합병증이 없는 고혈압	<140	<90
노인 고혈압	<140	<90
당뇨병		
심혈관질환 없음*	<140	<85
심혈관질환 있음*	<130	<80
고위험군 †	≤130	≤80
심혈관질환*	≤130	≤80
뇌졸중	<140	<90
만성콩팥병		
알부민뇨 없음	<140	<90
알부민뇨 동반됨 ‡	<140	<80

* 50세 이상의 관상동맥질환, 말초혈관질환, 대동맥질환, 심부전, 좌심실비대

† 고위험군 노인은 노인 고혈압 기준을 따름

‡ 미세알부민뇨 포함

자료: 대한고혈압학회(2018). 2018년 고혈압 진료지침. 대한고혈압학회

수축기혈압을 10~12mmHg, 이완기혈압을 5~6mmHg 낮추면 치료 5년 후 상대위험도가 울혈성심부전의 경우 12~16%, 뇌졸중의 경우 35~40%, 심부전의 경우 50% 이상 감소된다는 보고가 있다. 수축기 혈압을 5mmHg만 낮추어도 뇌졸중의 사망률을 14%, 관상동맥질환의 사망률을 9%, 총 사망률을 7% 낮출 수 있다. 또 혈압의 조절은 치매와도 관계가 있어서 고혈압환자의 혈압을 잘 조절하면 치매의 발생위험을 줄일 수 있다.

가능한 범위에서 어느 정도 수준까지 혈압을 낮추면 심뇌혈관계질환 발생위험이 줄어들 수 있다. 그러나, 혈압이 너무 낮아지면 병태생리학적으로 좋지 않은 현상이 나타날 수도 있다. 따라서, 노인, 당뇨병, 재관류가 이루어지지 않은 다발성 관상동맥질환, 심비대가 동반된 고혈압 환자에서는 이완기 혈압을 가능한 70mmHg 미만으로 낮추지 않도록 주의해야 한다고 제시하고 있다(2018 고혈압진료지침, 대한고혈압학회). JNC 8에서 제시한 고혈압 치료지침은 표 5-4와 같다.

표 5-4 혈압의 분류에 따른 관리지침

혈압의 분류	수축기 혈압 (mmHg)		이완기 혈압 (mmHg)	생활습관 수정	초기 약물요법	
					경제적 선택인지(무)	경제적 선택인지(유)[1]
정상	<120	그리고	<80	권장	권장 안 함	• 인지에 따른 약물치료[3]
고혈압 전단계	120~139	또는	80~89	실시		
1단계	140~159	또는	90~99	실시	약물요법 개시	• 인지에 따른 약물치료[3] • 필요에 따라 기타 약물치료
2단계	≥160	또는	≥100	실시	2개 약물 병용[2]	

[1]심부전, 심근경색 후, 관상동맥질환의 높은 위험범위, 당뇨병, 만성신장질환, 뇌졸중 재발 방지
[2]기립성 저혈압 발생 위험이 있는 경우 주의해서 사용
[3]당뇨병 또는 만성신장질환 환자의 경우 목표 혈압이 <130/80mmHg
자료: 대한영양사협회(2008). 임상영양관리 지침서.

(2) 생활습관 개선

생활습관 개선lifestyle modification은 혈압 강하효과가 있을 뿐만 아니라 항고혈압약물의 효능을 증가시키는 것으로 확인되었다. 대한고혈압학회에서 제시한 고혈압 관리를 위한 생활습관 개선안은 표 5-5와 같다.

비만, 특히 복부비만은 고혈압과 밀접한 관련이 있으므로 체중이 과다한 경우 식사조절과 운동을 통해 체중을 감량하고 유지하도록 한다. 운동을 하지 않는 정상 혈압인 사람들

표 5-5 고혈압관리를 위한 생활습관 개선안

생활요법	혈압 감소(수축기/이완기 혈압, mmHg)	권고사항
소금 섭취 제한	−5.1/−2.7	하루 소금 6g 이하
체중 감량	−1.1/−0.9	정상 제중 유지(BMI 18.5~24.9kg/m^2)
절주	−3.9/−2.4	하루 2잔 이하
운동	−4.9/−3.7	하루 30~50분, 1주일에 5일 이상
식사 조절	−11.4/−5.5	채식 위주의 건강한 식습관*

*건강한 식습관: 칼로리와 동물성 지방의 섭취를 줄이고 야채, 과일, 생선류, 견과류, 유제품의 섭취를 증가시키는 식사요법
자료: 대한고혈압학회(2018). 2018년 고혈압 진료지침. 대한고혈압학회.

은 운동을 하는 동일한 연령의 사람에 비해 고혈압 발병위험이 20~50%가 높다. 규칙적인 유산소 운동은 교감신경계의 긴장도를 낮추어 혈압강하 효과를 내는 것으로 생각된다.

고혈압환자의 경우 나트륨의 정상적인 배설에 문제가 있는 경우가 많으므로 나트륨 섭취 제한이 필요하다. 나트륨 제한은 항고혈압약물의 효과를 높인다. 여러 연구들에서 칼륨섭취와 혈압은 역의 상관관계가 있는 것으로 보고되었다. 칼륨은 나트륨 배설 촉진, 레닌과 앤지오텐신 분비 억제, 아드레날린성 긴장 감소, Na^+-K^+ 펌프의 활성 자극, 칼슘과 마그네슘 배설 감소 등의 다양한 기전을 통해 혈압 강하 효과를 내는 것으로 추정된다. 별도의 보충보다는 칼륨이 풍부한 채소 및 과일 섭취가 권장된다. 칼슘과 마그네슘 부족 역시 혈압조절을 어렵게 할 수 있다. 지방(특히 포화지방, 트랜스지방) 및 콜레스테롤을 제한하고 식이섬유가 풍부한 채소와 과일의 섭취를 늘리는 DASH[dietary approaches to stop hypertension] 식사는 혈압 강하 및 동맥경화성 합병증 발생을 감소시키는 데 도움이 된다.

알코올은 직접적으로 혈압을 높이고, 항고혈압약물에 대한 저항성을 증가시킨다. 카페인 섭취는 일시적으로 혈압을 높일 수 있으나, 만성적이고 지속적인 혈압상승은 보고되지 않았다. 흡연 시에는 니코틴으로 인해 혈압을 상승시키며, 고혈압 발병 위험인자로 작용한다. 또한 죽상경화증의 발병이나 다른 장기에 다양한 문제를 일으킬 수 있으므로 금연이 필요하다.

(3) 약물 치료

생활습관 개선으로 혈압이 조절되지 않으면 약물치료가 시행된다. 항고혈압약물은 이뇨제, 아드레날린 길항제, 혈관확장제, 칼슘통로차단제, ACE 저해제, ARB로 분류할 수 있다. 환자의 혈압조절상태에 따라 단독 또는 병합요법이 사용되며, 동반질환, 연령, 인종적 특성, 임신 여부 등을 고려하여 적절한 약물이 처방된다.

1~3가지 이상의 약제를 충분한 용량으로 투여해도 혈압이 140/90mmHg(노인의 경우 수축기 혈압 160mmHg) 이하로 떨어지지 않는 경우를 난치성고혈압[resistant hypertension]이라고 한다. 백의성고혈압[white coat hypertension], 부적절한 처방, 환자의 치료에 대한 낮은 순응도, 혈압을 상승시킬 수 있는 약제 복용, 이차성고혈압 등이 원인으로 작용할 수 있다. 난치성 고혈압환자 중에는 표적장기 손상이 동반된 경우가 많으므로 주의가 필요하다.

7. 이상지질혈증

이상지질혈증dyslipidemia이란 혈액 내 총콜레스테롤, LDL-콜레스테롤, 중성지방 농도가 비정상적으로 높거나, HDL-콜레스테롤 농도가 비정상적으로 낮은 상태를 말한다. 과거에는 고지혈증이라는 용어가 사용되었으나, HDL-콜레스테롤의 저하 역시 지질 대사의 문제로 포함되는 것을 고려하여 이상지질혈증이라는 용어를 사용하게 되었다.

이상지질혈증은 여러 만성질병과 직간접적으로 깊은 관련성이 있으며, 특히 심혈관계질환의 발생에 영향을 미친다. 이상지질혈증은 그 자체가 심뇌혈관계질환은 아니지만, 치료하지 않고 방치할 경우 심근경색과 뇌경색 등을 유발할 수 있으므로 주의가 필요하다.

1) 체내 지질 및 지단백 대사

식사를 통해 섭취한 지질과 체내에서 생합성된 지질은 체내의 각 기관과 조직에서 사용되고 저장되기 위해 혈장을 통하여 이동·교환된다. 소수성 지질인 중성지방, 콜레스테롤에스테르 등은 친수성인 인지질, 콜레스테롤과 아포단백apoprotein으로 둘러싸여 수용성 지단백을 구성하여 혈장 내를 이동하며, 유리지방산은 혈장 알부민과 결합하여 이동한다. 지단백 종류에 따라 함유된 지질 및 단백질의 조성과 크기가 다르다(표 5-6).

아포단백은 지단백의 구성성분일 뿐만 아니라, 지단백 대사에 관여하는 효소(리파아제 등)의 활성을 조절하고, 지단백 특이수용체의 인식부위로 작용한다. 아포단백은 간과 소장세포에서 합성된다. 아포단백A는 강한 양극성을 가져 인지질, 콜레스테롤과 같은 여러 종류의 지질들과 강하게 결합한다. 아포단백B는 B100과 B48의 2가지 형태가 있다. 소장에서 합성되는 아포단백B48은 킬로미크론의 구성성분이고, 간에서 합성되는 아포단백B100은 VLDL의 구성성분이다. 아포단백C는 간에서 합성되는데 지단백리파아제의 활성에 필수적이며, 킬로미크론, VLDL, HDLhigh density lipoprotein에 포함되어 있다. 아포단백E는 킬로미크론, VLDL, HDL에 포함되어 있으며, 수용체의 리간드로 작용한다. 그리고 아포단백(a)는 매우 중요한 죽상동맥경화의 위험인자로 알려진 지단백(a)lipoprotein(a), Lp(a)의 구성성분이다. 아포단백(a)는 플라스미노겐의 구조와 유사하여, 플라스미노겐의 혈전 용해 반응을 경쟁적으로 저해시켜 죽상동맥경화를 악화시킨다.

콜레스테롤과 지방산 형태로 장에서 흡수된 지방(외인성 지방)은 장점막에서 콜레스테롤에스테르와 중성지방으로 에스테르화된 후 아포단백B48, 인지질, 유리콜레스테롤, 아

표 5-6 주요 지단백의 특징

분획	밀도(g/mL)	지름(μm)	주요 지질	주요 아포지단백	근원
킬로미크론 (chylomicron)	<1.006	80~500	외인성 중성지방	B48, A1, A2, C1, C2, C3, E	소장
VLDL(very low density lipoprotein)	<1.006	40~80	내인성 중성지방	B100, C1, C2, C3, E	간, 소장
IDL(intermediate density lipoprotein)	1.006~1.019	24.5	콜레스테롤, 중성지방, 인지질	B100	VLDL과 킬로미크론의 분해
LDL(low density lipoprotein)	1.019~1.063	20	콜레스테롤, 인지질	B100	VLDL의 분해
HDL(high density lipoprotein)	1.063~1.21	7.5~12	지단백, 인지질	A1, A2, C1, C2, C3, D, E	간과 소장에서의 VLDL과 킬로미크론의 분해

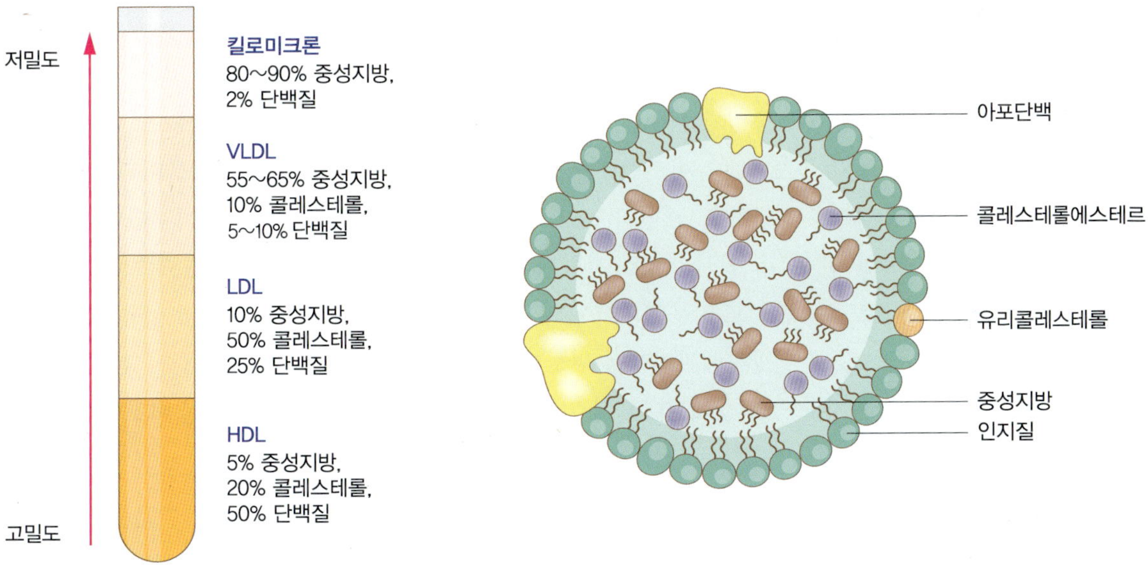

그림 5-13 지단백의 구조

포단백A와 함께 킬로미크론을 형성하여 혈액을 통해 운송되며, HDL로부터 아포단백E를 받는다. 킬로미크론은 중성지방을 조직으로 전달하고 인지질, 유리콜레스테롤, 아포단백C를 HDL로 전달한 후 킬로미크론 잔유물remnant이 된다. 킬로미크론 잔유물은 간세포의 아포단백E 수용체와 결합하여 간세포 내로 유입된다.

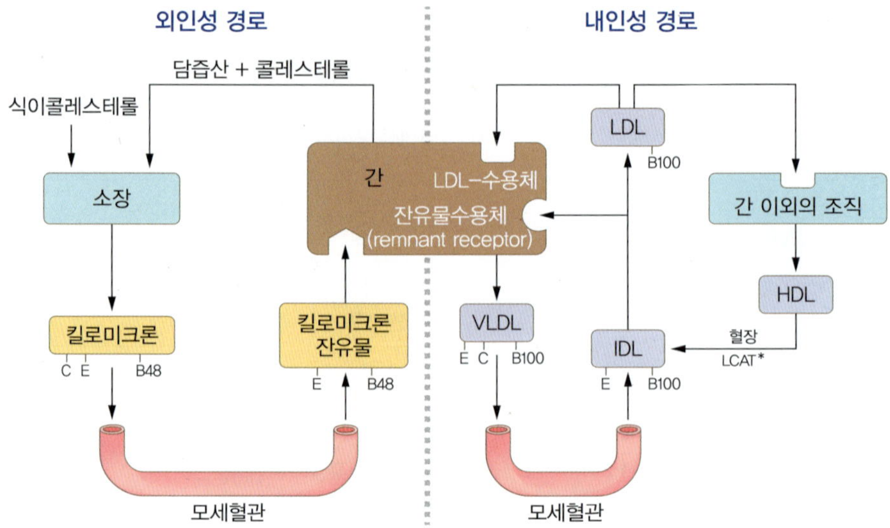

* 레시틴 콜레스테롤 아실전이효소(lecitin cholesterol acyltransferase, LCAT)

그림 5-14 지단백의 대사

간에서 합성된 중성지방(내인성 지방)은 콜레스테롤, 콜레스테롤 에스테르, 인지질, 아포단백B100, 아포단백C, 아포단백E와 함께 VLDL을 형성하여 혈중으로 분비된 후 중성지방을 조직으로 전달하고, 표면의 유리 콜레스테롤, 인지질, 아포단백C, 아포단백E를 HDL로 전달한 후 IDL을 거쳐 LDL로 전환된다. LDL은 LDL 수용체에 의해 혈중에서 제거되고 세포 내로 유입된 LDL은 분해되어 유리 콜레스테롤을 형성하여 체내에서 이용된다. HDL은 말초세포나 지방분해과정에서 만들어진 인지질, 콜레스테롤을 전달받아 간으로 운송하거나, 가지고 있는 콜레스테롤에스테르를 VLDL, LDL에 전달한다. 또한 아포단백E와 아포단백C를 킬로미크론과 VLDL로 전달한다.

2) 병태생리

LDL-콜레스테롤은 혈청 총 콜레스테롤의 60~70% 정도를 차지한다. 죽종atheroma의 주요 원인으로 작용하는 지단백(atherogenic lipoprotein)으로서, LDL-콜레스테롤을 낮추면 관상동맥질환의 위험을 감소시킬 수 있다. HDL-콜레스테롤은 혈청 총 콜레스테롤의 20~30% 정도를 차지한다. HDL-콜레스테롤 수치는 관상동맥질환 위험과 역의 상관관계를 보이며 죽상경화증atheroscleosis 발생을 예방하는 효과가 있는 것으로 알려져 있다. VLDL은 중성지방이 풍부한 지단백이지만 혈청 총 콜레스테롤의 10~15%에 해당하는 콜레스테롤이 함유되어 있다. VLDL, 특히 VLDL 잔유물VLDL remnant, IDL은 LDL과 마찬가지로 죽상경화증을 촉진시킨다. IDL은 엄격히 말하면 지단백잔유물remnant lipoprotein이지만 임상에서는 LDL에 포함시킨다. 외인성 중성지방의 운반자인 킬로미크론 역시 죽종 형성에 관여하는 것으로 생각된다. LDL-콜레스테롤이 관상동맥질환의 위험요인으로 가장 먼저 관심을 받았으나, VLDL과 HDL도 죽상경화증 발병에 중요한 역할을 하는 것으로 알려졌다.

LDL은 콜레스테롤의 주요 운반자이므로 중성지방 수치가 정상이거나 약간 높고, HDL-콜레스테롤이 정상적인 경우에는 혈청 총 콜레스테롤 수치로 LDL-콜레스테롤 수준을 확인할 수 있다. 그러나 중성지방이 높은 경우 혈청 총 콜레스테롤 수치가 LDL-콜레스테롤을 잘 반영하지 못한다. LDL-콜레스테롤 상승은 간에서의 LDL 합성이 증가하거나 간으로의 LDL 유입이 감소하여 나타날 수 있다. 포화지방, 트랜스지방 및 콜레스테롤 섭취가 많아지면 간의 LDL 수용체가 감소하여 LDL 대사에 지장을 줄 수 있는 것으로 보고되었다. LDL은 크기에 따라 분류할 수 있는데, 이중에서 크기가 작은 small dense LDL은 크기가 큰 LDL에 비해 심혈관계질환 발병 위험이 높은 것으로 알려져 있다. 동맥벽에 더 잘 침착하며, 산화 등의 변성에 더 취약하다. 중성지방이 높으면 small dense LDL이 증가한다.

혈청 중성지방 상승에는 과체중·비만, 신체활동 부족, 흡연, 알코올 과다 섭취, 고탄수화물식, 일부 질환(당뇨병, 만성신부전, 신증후군 등), 약물(protease 저해제, β-차단제, 에스트로겐 등) 및 유전적 요인이 관여하는 것으로 알려져 있다.

HDL을 증가시키는 요인으로는 운동, 적당한 알코올 섭취, 에스트로겐 투여 등이 있으며, 감소시키는 요인으로는 기아, 비만, 흡연, 고혈당, 고중성지방혈증hypertriglyceridemia, 만성신부전, 갑상선기능저하증, 간 질환 그리고 프로게스테론의 사용 등이 있다.

3) 원인 및 분류

전통적으로 혈청 지질 및 지단백 유형에 따라 이상지질혈증을 분류하여 왔으나(표 5-7), 이보다는 원인에 따라 일차성과 이차성으로 분류하고, 증가된 지질 종류에 따라 구분하는 것이 더 실제적이다.

체내 지단백 대사에 관여하는 효소, 보조인자, 운송단백질, 수용체 등과 관련된 문제가 있으면 이상지질혈증이 초래될 수 있다. 일차성 이상지질혈증은 단일유전자의 변이로 나타나기도 하지만 여러 유전자의 문제 및 복합적 요인으로 나타날 수도 있다. 표 5-8에는 증가된 지질 종류에 따라 구분한 일차성 이상지질혈증의 원인이 제시되어 있다.

일차성 저HDL 콜레스테롤혈증은 primary hypoalphalipoproteinemia, familial apoA/apoC-III deficiency/mutations, familial LCAT deficiency, fisheye disease, Tangier disease, familial HDL deficiency 등의 경우에도 나타난다.

이상지질혈증은 유전적 요인 이외의 다른 원인으로 인해 이차적으로 발생할 수도 있다. 비만(대사증후군 참조), 당뇨병(당뇨병 합병증 참조), 갑상선기능저하증, 신장질환, 간질환 등의 여러 질환이 원인으로 작용할 수 있으며, 연령, 환경요인, 식사 및 기타 생활습관 등이 이상지질혈증의 발현에 영향을 미친다. 고령층의 경우 운동, 체구성 등에 변화가 있을 뿐만 아니라, 간의 LDL 수용체의 수와 기능이 감소되므로 이상지질혈증이 유발되기 쉽다. 혈청 LDL 콜레스테롤, 중성지방 및 HDL 콜레스테롤 수치에 영향을 미치는 이차적 요인은 표 5-9와 같다.

표 5-7 지단백 유형에 따른 분류[프레드릭슨(Fredrickson)의 분류]

형태	증가되는 지단백	지질 농도		원인
		콜레스테롤	중성지방	
Type I	킬로미크론	↑	↑↑↑	지단백리파아제 결핍
Type IIa	LDL	↑↑↑	↑	LDL 수용체 이상, LDL 합성 증가
Type IIb	LDL VLDL	↑↑	↑↑	LDL 수용체 이상 VLDL, LDL 합성 증가
Type III	IDL	↑↑	↑↑	아포단백E 이상으로 간에서의 IDL 결합 저하
Type IV	VLDL	↑	↑↑	VLDL 합성 증가, VLDL 처리 장애
Type V	킬로미크론 VLDL	↑	↑↑↑	VLDL 합성 증가, 킬로미크론 및 VLDL 처리장애

표 5-8 일차성 이상지질혈증의 원인

콜레스테롤 증가	중성지방 증가	콜레스테롤과 중성지방 모두 증가
• familial hypercholesterolemia • familial defective apoB100 • polygenic hypercholesterolemia	• familial hypertriglyceridemia • LPL deficiency • apoC II deficiency • sporadic hypertriglyceridemia	• familial combined hyperlipidemia • type III hyperlipoproteinemia • familial dysbetalipoproteinemia • hepatic lipase deficiency

표 5-9 혈청 지질수치에 영향을 미치는 이차적 요인

고LDL콜레스테롤혈증	고중성지방혈증	저HDL콜레스테롤혈증
• 당뇨병 • 갑상선기능저하증 • 폐쇄성 간질환 • 만성신부전 • 신증후군 • 약물: 코르티코스테로이드, 동화스테로이드(anabolic steroid), 프로게스테론	• 비만 • 운동 부족 • 흡연 • 고탄수화물식 • 음주 • 질병: 당뇨병, 만성신부전, 신증후군 • 약물: 코르티코스테로이드, β-차단제, 에스트로겐, 레티노이드	• 비만 • 운동 부족 • 흡연 • 고탄수화물식 • 고중성지방혈증 • 질병: 당뇨병 • 약물: 코르티코스테로이드, β-차단제, 프로게스테론

4) 진단 및 평가

한국지질·동맥경화학회에서 제시하고 있는 이상지질혈증 진단기준은 표 5-10과 같다. 이상지질혈증은 심혈관계질환과 관련이 있으나, 심혈관계질환은 단일 위험요인에 의해 발병되는 것이 아니라 여러 위험요인들이 상호작용하여 발병되는 질환이므로, 혈청 지질수치와 함께 다른 위험인자에 대한 평가가 이루어져야 한다. LDL-콜레스테롤 이 외의 관상동맥질환 위험인자는 표 5-11과 같다.

5) 치료

이상지질혈증의 치료목표는 혈청 지질수치를 적절한 수준으로 유지하여 심혈관계질환의 위험을 낮추는 것이다. 표 5-12에는 위험도 분류에 따른 LDL-콜레스테롤 및 비HDL-콜레스테롤non HDL-cholesterol 조절목표치가 제시되어 있다.

LDL-콜레스테롤뿐만 아니라 다른 혈청 지질수치도 적절 수준으로 조절하여야 한다. 중성지방이 500mg/dL 이상인 경우에는 급성췌장염의 위험을 낮추기 위하여 우선 중성지방 수치를 낮추어야 한다. 중성지방이 500mg/dL 미만인 경우에는 표 5-12와 같이 위험도를 분류하여 LDL-콜레스테롤 수치를 우선 조절하고, LDL-콜레스테롤이 목표에 도달하면 비HDL-콜레스테롤을 조절한다. HDL-콜레스테롤이 낮은 경우의 치료에 대해서는 연구 결과가 미약하며, HDL-콜레스테롤을 상승시킬 방법에 한계가 있으므로 별도의 치료 목표치가 설정되어 있지 않다. 관상동맥질환자 중 더욱 위험도가 높을 것으로 추정되는 초고위

표 5-10 이상지질혈증의 진단기준

구분	기준
LDL 콜레스테롤(mg/dL)	
매우 높음	≥190
높음	160~189
경계	130~159
정상	100~129
적정	<100
총콜레스테롤(mg/dL)	
높음	≥240
경계	200~239
적정	<200
HDL 콜레스테롤(mg/dL)	
낮음	<40
높음	≥60
중성지방(mg/dL)	
매우 높음	≥500
높음	200~499
경계	150~199
적정	<150

주 1) 이상지질혈증은 총콜레스테롤 ≥240이거나 LDL-콜레스테롤 ≥ 160, 중성지방 ≥ 200, 또는 HDL-콜레스테롤 <40인 경우 중 한 가지 이상에 해당 될 때로 정의함.

2) 이상지질혈증 진단의 LDL 콜레스테롤 '높음' 기준의 경우 치료지침의 저위험군(주요 심혈관계 위험요인 1개 이하) 환자에서 약물치료 시작 권장기준으로 사용할 수 있음. 중증도 위험군의 경우 LDL 콜레스테롤 '경계' 기준을 약물치료 시작 권장기준으로 사용할 수 있음. 고위험군 환자의 경우 LDL 콜레스테롤 '정상' 기준을 약물치료 시작 권장기준으로 사용할 수 있음. 초고위험군의 경우 LDL 콜레스테롤 값에 관계없이 약물치료 시작을 권장함.

자료: 한국지질동맥경화학회(2018). 2018 이상지질혈증 치료지침. 한국지질동맥경화학회

표 5-11 LDL-콜레스테롤을 제외한 관상동맥질환의 주요 위험인자

구분	위험인자
흡연유무	흡연자
고혈압	수축기혈압 140mmHg 이상 또는 이완기혈압 90mmHg 이상 항고혈압제 복용
콜레스테롤	낮은 HDL 콜레스테롤(<40mg/dL)
연령	남자 45세 이상, 여자 55세 이상
관상동맥질환 조기 발병의 가족력	부모, 형제자매 중 남자 55세 미만, 여자 65세 미만에서 관상동맥질환이 발병한 경우

* 높은 HDL-콜레스테롤(60mg/dL 이상)은 보호인자로 간주하여 총 위험인자수에서 하나를 감하게 됨

표 5-12 위험도 분류에 따른 LDL-콜레스테롤 및 비HDL-콜레스테롤 목표치

위험도	LDL 콜레스테롤(mg/dL)	비HDL 콜레스테롤(mg/dL)
초고위험군	<70	<100
관상동맥질환		
중상경화성 허혈뇌졸중 및 일과성 뇌허혈발작		
말초동맥질환		
고위험군	<100	<130
경동맥질환[1]		
복부동맥류		
당뇨병[2]		
중등도 위험군	<130	<160
주요 위험인자[3] 2개 이상		
저위험군	<160	<190
주요 위험인자[3] 1개 이하		

[1]유의한 경동맥 협착이 확인된 경우

[2]표적장기손상 혹은 심혈관질환의 주요 위험인자를 가지고 있는 경우, 환자에 따라서 목표치를 하향조정할 수 있음

[3]연령(남 ≥45세, 여 ≥55세), 관상동맥질환 조기 발병 가족력, 고혈압, 흡연, 저HDL 콜레스테롤

자료: 한국지질동맥경화학회(2018). 2018 이상지질혈증 치료지침. 한국지질동맥경화학회

험군에 대해 LDL-콜레스테롤 70md/dL 이하로 치료 목표를 잡을 것을 고려하도록 권고하였다. 초고위험군에는 이미 심혈관질환이 있으면서 하나 이상의 심혈관계질환 위험요인(특히, 당뇨병), 심한 위험요인인 대사증후군의 요소, 급성 관상동맥증후군이 동반된 경우가 해당된다.

한국지질동맥경화학회에서 제시하는 이상지질혈증의 권고하는 생활습관 개선의 필수 구성 요소는 표 5-13과 같다.

표 5-13 이상지질혈증에서 권고되는 생활습관 개선의 요소

요소	권고 내용
식사구성	• 적정 체중을 유지할 수 있는 수준의 칼로리 섭취 • 총 지방섭취량은 총 칼로리 섭취량의 30% 이내 • 포화지방산 섭취량을 총 칼로리 섭취량의 7% 이내 • 포화지방산을 불포화지방산으로 대체하되, 오메가-6계 다가불포화지방산 섭취량은 총 에너지의 10% 이내 • 트랜스지방산 섭취 제한 • 고콜레스테롤혈증인 경우 콜레스테롤 섭취량은 하루 300mg 이내 • 총 탄수화물 섭취량은 총 칼로리 섭취량의 65% 이내, 당류 섭취는 10~20% 이내 • 식이섬유 섭취량은 25g 이상 • 알코올은 하루 1~2잔 이내 • 통곡 및 잡곡, 콩류, 채소류, 생선류가 풍부한 식사(주식으로 통곡 및 잡곡 이용; 채소류 충분히; 생선, 특히 등푸른 생선을 주 2~3회 정도 섭취; 생과일 적당량 섭취)
흡연	• 이상지질혈증 및 심혈관계질환 위험을 증가시키므로, 금연을 강력히 권고
신체활동	• 신체활동량 증가 • 중등도 강도의 유산소운동을 30분 이상 주 4~6회 규칙적으로 시행 • 저항성 운동을 주 2회 이상 규칙적으로 시행 • 다수의 위험인자 또는 심혈관계질환 보유 시 운동 시작 전에 의학적 판단 필요

자료: 한국지질동맥경화학회(2018). 2018년 이상지질혈증 치료지침. 한국지질동맥경화학회

8. 죽상경화증

죽상경화증(죽상동맥경화증)atherosclerosis은 동맥 내막에 발생하는 지방침착과 섬유조직화로 죽종이 형성되어 혈관이 좁아지는 질환을 말하며, 동맥경화증aterriosclerosis의 특징적인 한 형태이다. 죽상경화증은 혈류를 감소시켜 심장, 뇌, 말초 등에 허혈성질환ischemic disease을 일으키는 원인이 된다. 죽상경화증은 주로 혈관의 분지부위branch point에 많이 발생한다.

1) 병태생리

(1) 죽상경화증의 진행과정

죽상경화증은 진행단계에 따라 그림 5-15와 같이 6단계로 구분할 수 있다. 초기병변initial

lesion은 내막이 약간 두꺼워져 있으며, 간간히 대식세포macrophage에서 유래한 거품세포foam cell가 보이는 정도이다. 지방선조병변fatty streak lesion은 거품세포 내에 지방이 가득 차 있으며 내막비후가 더 진행된 상태이다. 거품세포들이 줄무늬를 형성하고 있다. 죽종전병변pre-atheroma intermediate lesion은 거품세포가 일부분 사멸하여 세포 외 지방 축적이 시작되어 내막 일부분에 지방으로 이루어진 풀pool이 형성되는 단계이다. 죽종병변atheroma은 세포 외 지방 축적이 더 진행되어 하나의 커다란 지방핵lipid core을 이루고 있다. 섬유죽종병변fibroatheroma은 지방핵이 더 커지면서 그 위를 뚜렷한 섬유화층이 둘러싸 지방핵과 섬유성 뚜껑fibrous cap이라는 구조를 이룬 상태이다. 복합병변complicated lesion은 섬유성 뚜껑이 파열

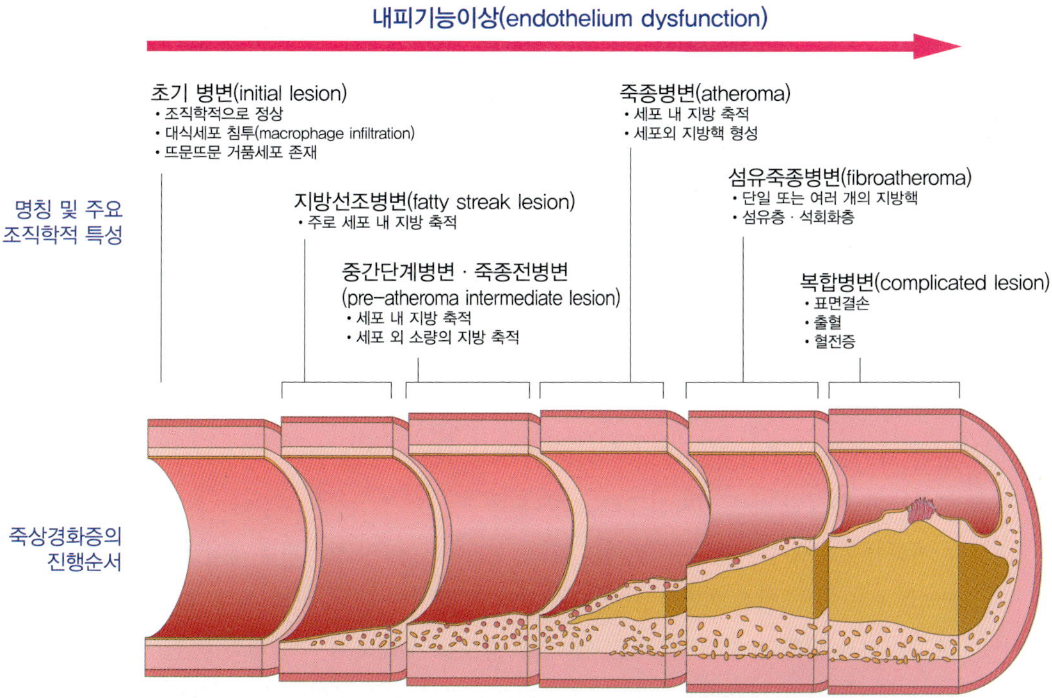

<table>
<tr><td>초기 발병</td><td>10대부터</td><td colspan="2">30대부터</td><td colspan="2">40대부터</td></tr>
<tr><td>주요 기전</td><td colspan="3">주로 지방이 추가되어 나타남</td><td>평활근과 콜라겐 증가</td><td>혈전증 그리고/또는 출혈</td></tr>
<tr><td>임상적 관련성</td><td colspan="2">임상적 증상 없음(clinical silent)</td><td colspan="3">임상적 증상이 없거나 뚜렷한 증상을 보임</td></tr>
</table>

그림 5–15 죽상경화증의 진행단계

되면서 혈관 내 혈전이 생성되거나, 죽종 내로 출혈이 되어서 급격히 혈관내경이 좁아지게 된 상태로, 임상적으로 불안정형협심증, 심근경색증 혹은 뇌경색증이 나타나게 된다. 죽종전병변 단계까지는 증상이 나타나지 않으나 죽종병변 단계부터는 심혈관 증상이 표출되며, 특히 복합병변 단계에서는 보통 응급상황이 초래된다.

(2) 죽상경화증의 개시

죽상경화증의 발생기전으로 여러 가지가 제시되고 있으나, 그 중에서 가장 광범위하게 인정을 받고 있는 것이 '손상에 대한 반응 가설response to injury hypothesis'인데, 내피세포의 물리적 손상 및 기능적 손상으로 인해 죽상경화증이 발생된다는 가설이다.

흡연, 이상지질혈증, 고혈압, 당뇨병 등의 원인으로 인해 정상적인 내피세포의 기능(장벽 역할, 항응고작용, 혈관이완작용 등)에 장애가 생겨 죽상경화증이 진행된다. 내피세포의 손상 또는 기능장애가 생기면 투과성이 증가하여 LDL이 내막으로 침투하고 세포 외 기질과 결합하기 시작한다. 내막으로 들어온 LDL은 내피세포 등에서 발생되는 산소 자유기oxygen free radical에 의해 산화(oxidized LDL)되거나 당화(glycated LDL)되는 등 변성 LDLmodified LDL을 형성한다. 변성 LDL은 화학주성작용chemotaxis을 일으켜서, 단핵구monocyte와 림프구를 내막 안으로 끌어들인다.

내막으로 들어온 단핵구는 대식세포로 분화되어, LDL 및 변성 LDL을 포식하여 거품세포를 형성한다. 거품세포는 LDL을 포식한 후 혈액으로 빠져나가 죽종 형성을 억제하는 역할을 하기도 하지만, 죽상경화증을 더 촉진시키는 역할을 한다. 거품세포가 모여 노란색 줄무늬가 형성된 것을 지방선조라고 한다.

거품세포에서 분비한 사이토카인(IL-1, TNF-α 등)은 혈소판유래성장인자platelet-derived growth factor, PDGF, 섬유모세포성장인자fibroblast growth factor, FGF 등의 성장인자 형성을 촉발하고, 그 결과 평활근 증식 및 세포 외 기질 생성을 초래하여 죽상경화증 진행이 촉진된다. 또한 거품세포가 세포자멸사apoptosis을 일으키면서 죽종 중앙에 괴사(괴사성핵necrotic core)가 생기게 하여 죽종이 터지기 쉽게 만들어 급성 증상을 초래하기도 한다.

지방선조는 1mm 내외의 편평하고 작은 병변으로 혈류장애는 일으키지 않는다. 추후 지방선조는 커져서 죽종이 되며, 여기에 섬유화가 이루어지면 죽상경화증으로 진행하게 된다.

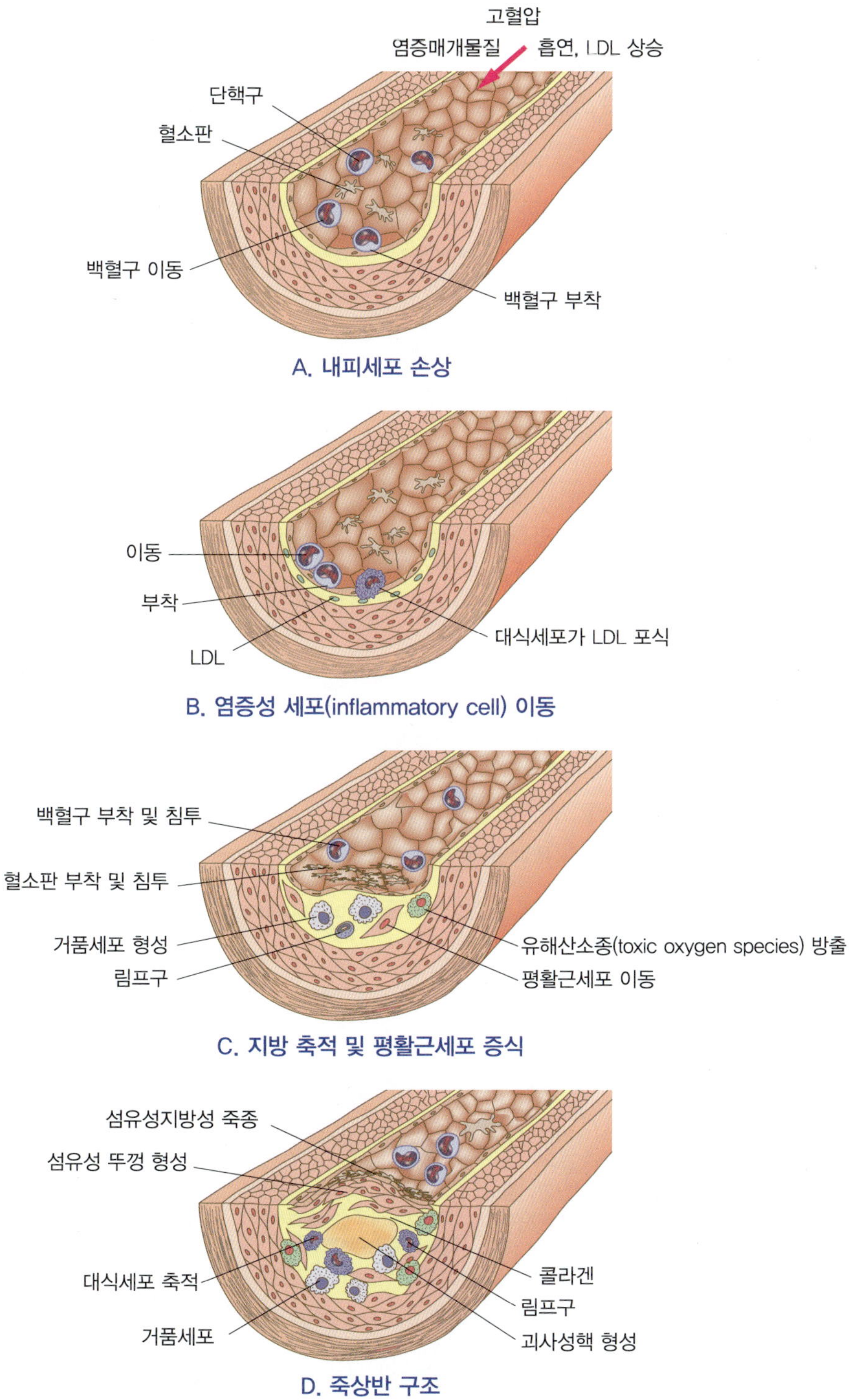

그림 5-16 죽상경화증의 진행 과정

(3) 죽상의 형성

내피세포 손상이 진행되면서 혈액 내 혈소판이 내막과 만나면, 내피세포에서는 PDGF를 분비하여 중막에 존재하는 평활근세포를 내막으로 이동시키고, 국소적으로 발현된 성장인자를 통해 증식시킨다. 또한 전환성장인자transforming growth factor는 평활근의 세포 외 기질 합성을 촉진한다. 이에 따라 죽상반atheromatous plaque이 섬유성 뚜껑과 내피세포로 덮인다. 죽상반 내부는 거품세포에서 분비된 조직인자tissue factor와 혈전을 촉발하는 세포 외 기질로 가득 차는데, 뚜껑의 미세한 틈새로 혈액이 유입되면, 미세혈전microthrombi이 생기면서 혈소판에 의해 PDGF, 헤파린분해효소heparinase가 분비된다. 이에 따라 세포 외 기질에 있는 헤파린황산염heparin sulfate이 분해되면서 평활근세포의 이동이 더욱 쉬워지고 증식도 촉진된다.

손상된 내피세포는 혈전 및 평활근을 억제하는 역할을 하지 못하며, 오히려 내피세포유

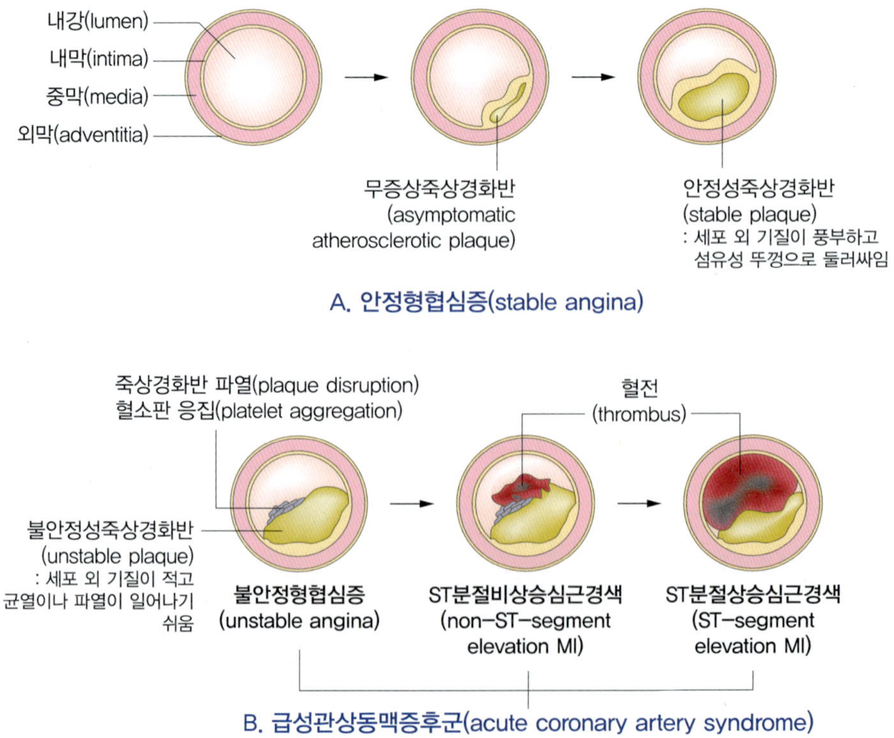

그림 5-17 플라크의 생성 과정

래이완인자endothelium-derived relaxing factor인 산화질소nitric oxide, NO 분비가 감소하고 PDGF 분비가 증가되어 죽상반 형성을 가속화시킨다. 이렇게 생긴 병변을 섬유성반fibrous plaque라고 하며, 비로소 임상적 증상이 나타난다. 죽상경화반 내에는 칼슘도 침착된다.

죽종의 개시를 촉진시키는 인자로는 포식세포phagocytic leukocyte에서 분비한 활성산소종reactive oxygen species, 고혈압, 당뇨병, Lp(a) 등이 있다. 피브리노겐fibrinogen, 플라즈미노겐활성제 저해제plasminogen activator inhibitor, PAI-1, 호모시스테인 상승 시 죽종 형성이 촉진되며 감염 및 염증 역시 죽종 형성을 촉진시키는 것으로 알려져 있다.

(4) 임상 증후

① 안정성 증후

안정성 증후stable syndrome는 섬유성 뚜껑이 커지면서 혈류를 제한하여 서서히 악화되는 진행성 증후를 말한다. 예를 들어 안정형협심증stable angina이나 다리에 오는 말초동맥폐쇄성질환peripheral arterial occlusive disease이 해당한다. 좁아진 관상동맥이나 말초동맥이 운동 시 증가되는 산소요구량을 충족시키지 못하면 가슴이나 다리에 통증이 유발된다. 혈관의 보상성 확장 및 측부순환collateral circulation이 이루어지므로, 대개 혈관의 내경이 심하게 좁아져 있는 경우에 증상이 나타난다.

② 불안정 증후

불안정 증후unstable syndrome는 불안정한 섬유성 뚜껑이 터지면서 발생되는 불안정형협심증unstable angina, 심근경색myocardial infarction, MI 등의 급성 증상을 말한다. 섬유성 뚜껑이 파열되면서 내부에 고여 있던 조직인자가 혈액과 접촉하면 혈전이 생기면서 갑자기 혈관을 막아 특징적인 안정 시 흉통이 나타난다. 혈전이 단단하게 형성되지 않으면 10~20분 후 용해되어 증상이 사라지지만 혈전이 1시간 이상 계속 혈류에 장애를 줄 경우 심근경색이 생긴다.

섬유성 뚜껑이 얇거나 내부에 콜레스테롤 에스테르가 많을 경우에는 혈류와 혈압 등의 물리적 자극에 취약해져 쉽게 파열된다. 죽상반 내부의 대식세포가 플라스미노겐활성제, 기질금속단백분해효소matrix metalloproteinase 등의 단백질분해효소를 분비하고 탐식작용을 통해 세포 외 기질을 파괴하면 섬유성 뚜껑이 얇아질 수 있다.

(5) 합병증

죽상경화증의 합병증을 요약하면 표 5-14와 같다.

표 5-14 죽상경화증의 합병증

구분	기전	예
혈관 협착 및 석회화	• 섬유성 뚜껑 증식 • 죽상반 내로의 출혈 및 미세혈전	심근경색, 다리의 파행증(claudication)
혈전(thrombus) 생성	• 섬유성 뚜껑의 궤양 및 파열 • 섬유성 뚜껑 파열에 동반된 출혈	심근경색, 불안정형협심증, 뇌경색
말초의 색전(embolism)	• 작은 크기의 죽상물질 파편이 작은 혈관을 막음	색전성뇌졸중 (embolic stroke)
혈관벽 약화	• 혈관벽에 가해지는 압력으로 인한 근세포 위축과 탄성 소실	대동맥류

2) 위험인자 및 치료

죽상경화증의 가장 강력한 위험인자는 이상지질혈증, 고혈압, 당뇨병이며, 이 외에도 조기 관상동맥질환의 가족력(직계가족 중 남자 55세, 여자 65세 이전에 발병), 연령(남자 45세, 여자 55세 이상), 남성, 생활습관(비만, 신체활동부족, 죽상경화증 유발 식사atherogenic diet), Lp(a), 호모시스테인, 프로트롬빈 인자(예, 피브리노겐), 염증성 인자proinflammatory factor, 공복혈당장애, 무증상죽상 형성subclinical atherogenesis 등이 위험인자에 해당한다. 이외에 새로운 위험인자로 VLDL 잔유물, small dense LDL, HDL_3, oxidized LDL, 경동맥 내중막 두께carotid intima medial thickness, 관상동맥의 칼슘침착, 염증(고감도 C 반응성 단백질high sensitivity C-reactive protein, hs-CRP은 관상동맥 위험 및 예후와 연관), 혈전 형성이 용이한 상태thrombogenic state 등이 연구되고 있다.

치료를 위해서는 조절 가능한 위험인자가 정상화될 수 있도록 하여야 한다. 금연, 유산소운동, 체중조절, 식사조절 등 생활습관을 개선하고 필요한 약물치료를 시행한다. 혈압, 혈당, 혈청 지질이 적정 수준으로 이루어질 수 있도록 한다.

9. 허혈성심장질환

허혈성심장질환ischemic heart disease, IHD은 심근의 산소 부족으로 인한 질환을 총칭하는 용어로 관상동맥질환이 주요 요인이다. 심근의 허혈ischemia로 산소 요구량과 공급량 간에 불균형이 발생하여, 산소 부족에 의한 가슴통증이 발생하는 질환을 협심증angina pectoris이라고 한다. 심근경색은 혈액 공급이 지속적으로 중단되어 심근이 괴사된 것을 말한다. 허혈성심장질환의 임상적 양상은 매우 다양하다.

1) 심근으로의 산소 공급

정상적인 경우 심근의 산소요구량과 관상동맥을 통한 산소 공급이 지속적으로 균형을 이루는데, 격심한 운동을 하는 경우에도 심장의 대사적 요구량 증가에 따라 심근세포로의 산소 공급이 증가된다.

심근으로의 산소 공급은 혈액의 산소 운반 능력과 관상동맥의 혈류속도에 의해 결정된다. 산소 운반 능력은 혈색소 함량과 체산소화systemic oxygenation 정도에 따라 결정된다. 빈혈이나 폐질환이 없을 경우 산소 운반 능력은 일정하다. 관상동맥의 혈류는 산소 공급과 대사요구량에 따라 조절된다. 대동맥의 이완기압력과 관상동맥혈관의 저항은 관상동맥의 혈류량을 결정하는 중요한 인자이다. 동맥의 이완기압력을 감소시키는 상황(저혈압, 대동맥판막역류 등)은 심근의 산소 공급에 이상을 초래할 수 있다. 관상동맥혈관저항은 외부적으로 관상동맥을 압박하는 힘과 내부적으로 관상동맥의 긴장도를 변화시키는 요인에 의해 역동적으로 조절된다. 혈관 긴장도를 변화시키는 내부적 요인으로는 국소적 대사산물의 축적, 내피세포유래물질, 신경분포 등이 있다(표 5-15).

표 5-15 혈관 긴장도를 변화시키는 내부적 요인

구분	설명
대사산물	ATP 대사산물인 아데노신은 강력한 혈관 확장인자로 작용함
내피세포유래물질	산화질소, 프로스타사이클린, 내피세포유래과분극인자(endothelium-derived hyperpolarizing factor, EDHF) 등은 혈관 확장인자, 엔도텔린-1(endothelin-1)은 혈관 수축인자로 작용
신경분포	α-수용체 자극은 혈관수축을, β_2-수용체 자극은 혈관확장을 일으킴

심근의 산소 수요를 결정하는 요인으로는 심실벽 부하wall stress, 심박수, 수축력 등이 있다. 심실벽 부하가 증가되는 상황(대동맥판막협착, 고혈압, 심실벽이 얇은 경우 등)에서는 심근의 산소 소모가 증가한다. 심박이 빨라지면 1분당 수축 횟수와 ATP 소모가 증가하므로 산소 요구량이 많아진다. 심근 수축력이 증가하면 산소소모가 증가된다.

2) 병태생리

(1) 발병기전

관상동맥에 형성된 죽상경화반이 혈관 내강을 좁게 하고 혈액 공급을 제한하여 심근허혈이 초래된다는 것이 전통적 견해이지만, 근래 연구에서 혈관 협소화fixed vessel narrowing와 비정상적인 긴장도가 함께 내피세포 기능에 장애를 유발하여 초래되는 것으로 알려졌다.

① 혈관 협소화

관상동맥이 좁아진 정도가 심하지 않을 경우에는 산소 요구량이 증가했을 때 원위부에 있는 저항혈관이 확장되어 혈류를 적절하게 공급할 수 있다. 그러나 혈관이 70% 이상 막히면 저항혈관이 확장되어도 최대혈류가 감소된다. 이러한 상태에서 운동 등으로 산소요구량이 증가하면 필요량의 산소를 공급하지 못해 심근허혈이 발생한다. 혈관이 90% 이상 막히면 휴식 상태에서도 허혈이 발생된다. 막히지 않은 관상동맥들과 막힌 혈관 말단 사이에 생성된 측부통로collateral channel를 통해 심근으로의 산소 공급이 이루어지지만, 심하게 막히면 운동 시 허혈을 막기에는 역부족이다.

죽상경화증이 주요 요인이지만 동맥연축arterial spasm, 혈전, 색전, 매독성대동맥염luetic aortitis, 선천성 이상 등으로 관상동맥이 좁아질 수 있다.

② 내피세포의 기능 이상

비정상적인 혈관수축 정상적인 경우 스트레스를 받는 상황에서는 관상동맥이 확장된다. 교감신경 활성화로 증가된 혈류와 전단력shearing force이 NO 등의 혈관확장인자 분비를 촉진하여 관상동맥 확장에 관여한다. 스트레스 시 분비된 카테콜아민이 교감신경 α-수용체에 직접 작용하면 혈관이 수축되지만, 이러한 혈관수축효과보다 혈관확장인자에 의한 혈관확장효과가 더 크기 때문에 혈관확장이 가능하다. 그러나 내막 기능 장애가 있을 경우 혈관확장인자 분비가 제대로 이루어지지 않기 때문에 혈관수축이 유발된다. 또한 내막 기능에 문제가 있을 경우 아데노신 등의 대사산물들의 혈관확장효과도 약화된다. 고콜레스테롤혈증, 당뇨병, 고혈압, 흡연 등 관상동맥질환 위험인자가 있는 환자의 경우 가시적인 죽상동맥경화 부위가 나타나기 전에도 내막 의존성 혈관확장기능에 문제가 있는 것으로 확인되었다.

혈소판 응집 내막세포에서 분비된 NO, 프로스타사이클린 등의 혈관확장인자들은 혈소판응집platelet aggregation을 방해하여 항혈전효과를 낸다. 내막 기능 장애 시에는 이들 물질의 분비가 감소하여 혈소판이 응집하고, 잠재적으로 위해가 있는 응고촉진제procoagulant와 혈관수축제가 분비된다.

③ 기타 원인

대동맥 관류압 감소(저혈압, 대동맥판막역류) 및 혈액의 산소 운반 능력의 현격한 저하(심한 빈혈, 저산소혈증)는 심근허혈을 유발할 수 있다. 또한 심근의 산소 요구가 급격히 증가되면 허혈상태가 유발될 수 있다. 좌심실 수축기압의 급상승, 심한 고혈압, 폐고혈압, 대동맥판막역류증, 비후성심근증hypertrophic cardiomyopathy, 갑상선기능항진증 등은 심근의 산소요구량을 증가시킨다.

(2) 임상 양상

허혈상태에서 심근의 대사는 유산소대사에서 무산소대사로 전환된다. ATP 생산감소는 심실의 수축 · 이완의 일시적 저하를 초래하며, 좌심실 이완기압력 상승으로 폐울혈과 호흡곤란이 유발된다. 또한 젖산 등의 대사물질은 말초의 통증수용체를 활성화시켜 협심증의 불편감이 초래될 수 있다. 허혈의 예후는 심근의 산소부족 및 대사산물의 축적 정도에 따라 달라진다.

① 안정형협심증

안정형협심증stable angina은 안정 상태에서 증상이 없다가 신체적 · 감정적 스트레스 시에 흉통이 일과성으로 나타나며, 안정을 취하면 다시 통증이 사라지는 형태를 말한다. 예측이 가능한 만성적인 협심증으로 흉통은 1~20분 정도 지속되며(대부분 2~5분), 왼쪽 어깨, 양팔, 등, 목, 아래턱에 방사형으로 통증이 퍼지기도 한다. 흉통 이외에 호흡곤란, 피곤, 실신 · 어지러움, 발한 등의 증상이 나타날 수 있다.

② 불안정형협심증

만성안정형협심증이 악화되어 불안정형협심증unstable angina으로 이행될 수 있다. 시간이 갈수록 증상의 빈도, 지속시간, 정도가 증가되고, 예전보다 약한 정도의 운동에도 흉통이 발생된다. 흉통의 발생을 예측할 수 없이 휴식 중에도 발생하며, 증상이 더 심하고 지속시간도 길다. 증상이 없었다가 갑자기 생길 수도 있다. 불안정형협심증은 죽상경화반이 파열되고, 이로 인해 혈전이 생겨 갑자기 관상동맥이 좁아져서 발생된다. 급성심근경색의 전구 형태로 간주되기도 한다.

③ 변이형협심증

일부 환자의 경우 뚜렷한 죽상경화병변이 없는 상태임에도 불구하고 국소적 연축으로 인해 관상동맥의 산소공급이 감소되어 협심증이 유발되는데, 이를 변이형협심증variant angina이라 한다. 연축이 일어나는 기전은 확실히 알려지지 않았으나, 내막기능부전이 있어 내피의존성 혈관확장물질(아세틸콜린, 세로토닌 등)에 이상이 있는 것으로 생각된다. 심근의 산소 수요 증가보다는 산소 공급의 일시적 감소로 허혈이 나타나기 때문에 휴식 중이나 새벽에 종종 발생한다.

④ 무증상허혈

불편감이나 통증이 없으나 운동부하심전도검사 결과상에 허혈의 증거가 자주 나타나는 경우를 무증상허혈silent ischemia이라 한다. 당뇨병환자, 비만자, 노인 등에서 나타날 수 있으며, 무증상허혈환자의 경우 심장돌연사나 급성심근경색의 발생빈도가 높다.

3) 진단 및 치료

허혈성심장질환의 진단을 위해 심전도, 운동부하 심전도, 방사성핵종[technetium 99m 또는 탈륨(thallium$_{2011}$)]을 이용한 심근관류스캔, 심초음파, 약물부하검사, 관상동맥조영술coronary arteriography 등의 검사가 시행될 수 있다.

만성허혈성심장질환의 치료목표는 협심증의 발생빈도를 줄이고 심근경색을 예방하며 생존을 연장시키는 것이다. 이를 위해서는 관상동맥질환의 발병위험을 높이는 질병(고혈압, 당뇨병, 이상지질혈증, 갑상선기능항진증, 빈혈 등) 및 악화시키는 질병(폐질환, 대동맥판막질환, 심근병증 등)에 대한 치료가 필요하다. 또한 금연, 적절한 운동, 체중 감량, 콜레스테롤 · 포화지방 섭취 제한 등의 생활습관 개선이 필요하다.

증상 조절을 위해 니트로글리세린nitroglycerin, 이소소르비드 디니트레이트isosorbide dinitrate, 이소소르비드-5-모노니트레이트 등의 유기질산염organic nitrate, β-차단제, 칼슘

관상동맥 혈관재건술coronary artery revascularization

● **경피적 관상동맥중재술**percutaneous coronary intervention, PCI

투시검사 하에서 말초동맥[주로 대퇴동맥(femoral artery), 상완동맥(brachial artery), 요골동맥(radial artery)]으로 카테터(catheter)를 삽입하여 관상동맥의 좁아진 부분에 위치하게 하여 혈관을 늘리기 위한 중재를 하는 것을 말한다. 풍선을 이용하여 협착부위를 넓히는 풍선혈관성형술(percutaneous transluminal coronary angioplasty, PTCA)과 스텐트 삽입술이 있다. 많은 경우 PTCA 후에 스텐트 삽입이 이루어진다. 이외에 여러 종류의 도구를 이용하여 죽상경화반을 제거하는 관상동맥 죽상반 제거술(coronary atherectomy)이 제한적으로 시도되고 있다. 또한 레이저, 열 등을 이용하는 방법, 관상동맥 내 혈전을 이용하는 방법 등이 다양하게 시도되고 있다.

스텐트는 금속성 소재로 만든 그물망 모양의 삽입물로서, 혈관이 좁아지지 않도록 유지해 주는 역할을 한다. 초기에는 단순 금속소재의 스텐트가 사용되었으나 근래에는 세포 증식을 방지할 수 있게 약물을 코팅한 약물방출 스텐트(drug eluting stent)가 많이 이용되고 있다. 스텐트 시술 후에 혈전 형성 예방을 위해 항혈소판 약물(aspirin, clopidegrel)을 장기간 복용해야 한다. 재협착 및 증상 재발을 막기 위해 관상혈관 내 방사선 근접치료(brachytherapy)가 시행될 수 있다.

● **관상동맥 우회이식술**coronary artery bypass graft surgery, CABG

환자의 혈관을 이용하여 막힌 관상동맥의 우회로(bypass)를 만드는 것으로 복재정맥(saphenous vein)이나 내유동맥(internal mammary artery)이 많이 사용되며, 이외 요골동맥(radial artery), 우측 위대망동맥(right gastroepiploic artery), 하복벽동맥(inferior epigastric artery) 등이 이용된다.

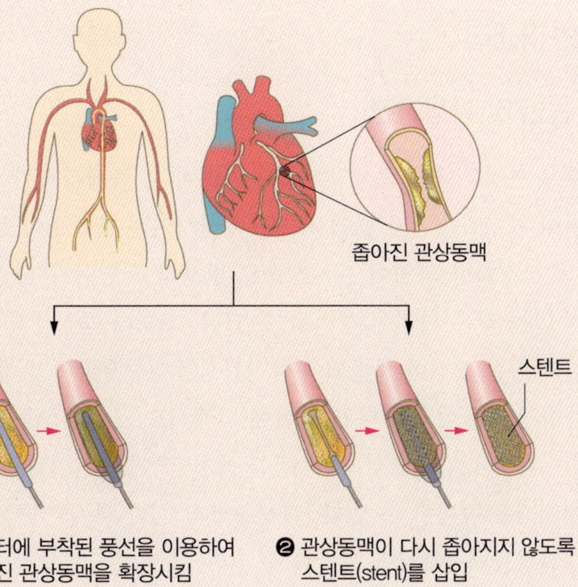

통로차단제 등의 약물치료가 시행될 수 있다. 또한 급성관상동맥증후군으로 진행을 예방하기 위해 항고지혈증약물, 항혈전약물, 항응고약물, β-차단제, ACE 저해제 등의 약물이 이용될 수 있다. 내과적 치료에 반응을 하지 않거나, 부작용 등으로 약물치료가 어려운 경우, 일부 고위험 관상동맥질환이 있는 경우 수술적 관상동맥 혈관재건술coronary artery revascularization이 시행될 수 있다.

10. 급성관상동맥증후군

급성관상동맥증후군acute coronary syndrome은 혈전에 의해 급성으로 관상동맥이 막혀서 나타나는 증후군을 말한다. 혈관이 막힌 정도와 이에 따른 심근조직의 허혈 및 괴사상태에 따라 불안정형협심증, ST분절비상승심근경색non-ST segment elevation MI, ST분절상승심근경색ST segment elevation MI으로 분류할 수 있다. 혈관이 부분적으로 막혀 있는 상태로, 심한 허혈상태이지만 심근괴사가 동반되지 않은 경우는 불안정형협심증, 심근괴사가 동반된 상태는 ST분절비상승심근경색으로 분류한다. 혈관 폐쇄가 더 진행되어 완전히 막히면, 급성관상동맥증후군의 가장 심한 형태인 ST분절상승심근경색이 초래된다.

1) 병태생리

(1) 원인 및 발생기전

대부분 관상동맥의 죽상경화증이 원인이다. 죽상경화반이 침식, 파열, 균열, 박리되면 혈소판이 활성화되면서 혈액응고를 촉진시키는 물질들이 분비된다. 그 결과 혈전이 생성된다. 죽상경화반 파열이 표재성으로 발생하고 범위가 작으면, 혈관의 내경에 크게 영향을 주지 않는 작은 혈전이 생성될 수 있다. 그러나 죽상경화반의 파열이 깊고 광범위하게 발생한다면 큰 혈전이 생성되어 급성관상동맥증후군이 발생될 수 있다.

죽상경화증 이외의 다른 요인에 의해서도 급성관상동맥증후군이 초래될 수 있다. 기계판막이나 판막감염으로 인해 생긴 색전emboli, 급성혈관염acute vasculitis에 의한 염증이 관상동맥폐색을 유발할 수 있다. 관상동맥의 심한 경직severe coronary vasospasm과 코카인 중독도 급성관상동맥증후군을 유발할 수 있다.

흡연, 비만, 고혈압, 이상지질혈증, 당뇨병, 고령, 폐경(특히 조기폐경), 성별(남성)은 급성심근경색acute myocardial infarction의 발생 위험을 증가시키는 요인이다. 불안정형협심증 역시 급성심근경색의 발생 위험을 높인다. 과격한 운동, 과로, 정신적 스트레스, 질병 수술, 혹독한 기후(혹한 등), 아침에 기상한 직후에 급성심근경색이 유발되기 쉽다.

(2) 심근의 변화

허혈 상태가 되면 심근세포는 포도당 대사가 유산소대사에서 무산소대사로 전환되고, 그 결과 ATP 생산이 급격히 감소하고 젖산이 축적되어 pH가 저하된다. ATP 감소로 Na^{+}-K^{+} ATPase가 저해되므로 세포 내 Na^{+} 농도 및 세포 외 K^{+} 농도가 상승한다. 그 결과 세포 내 부종이 초래되고, 안정막 전위변화로 부정맥이 쉽게 발생한다. 허혈로 손상된 심근세포 내에 Ca^{++} 농도가 상승하고, 이로 인해 리파아제와 프로테아제protease가 활성화되어 심근세포는 괴사에 이른다. 이러한 세포 내 대사 변화는 혈관이 막힌 지 2분 정도가 지나면 시작되며, 20분 정도가 지나면 비가역적인 세포손상이 초래될 수 있다.

심근의 세포 내 변화뿐만 아니라 심근의 기능에도 변화가 초래된다. 심근경색 시에는 심실 수축에 장애가 초래되어 심박출량이 감소하고, 심실 이완 역시 손상되어 심실 이완기말 압력이 상승한다.

심근세포가 허혈 상태에 놓이더라도 바로 괴사되지 않고 허혈 손상으로부터 가역적인 회복이 가능한 상태로 당분간 유지될 수 있는데, 이를 생존심근viable myocardium이라고 한다. 급성심근경색이 일어난 후에는 심실이 괴사된 부위와 괴사로부터 보존된 정상 부위에 모두 구조적 변화가 일어나서 괴사된 부위의 벽 두께가 얇아지고 구획이 확장된다(infarct expansion). 심실 기능 저하를 보상하기 위해 심실이 전반적으로 확장되는 과정이 진행되며, 이로 인해 심실벽에 작용하는 압력이 커지게 되는데, 확장이 심화되면 궁극적으로 심부전을 일으키고 심실부정맥에 취약하게 된다.

(3) 증상 및 진단

흉통이 주 증상으로 협심증과 비슷하지만, 심하고 더 오래 지속된다. 허약감, 발한, 메스꺼움 · 구토, 현기증, 근심 등이 동반되는 경우가 흔하다. 안면 창백, 손발 차가움, 호흡곤란, 의식상실, 혼돈, 심한 무력감, 부정맥, 말초색전증, 저혈압 등이 나타날 수도 있다. 심근경색 환자의 20~30%는 전형적인 흉통이 나타나지 않으며(silent MI), 특히 수술 직후, 당뇨병환자, 노인, 여성에게 많다.

표 5-16 일부 심근표지자

구분	설명
트로포닌(troponin)	• 심장성 트로포닌(cardiac troponin I, cTn-I): 심근에만 특이적으로 존재하는 수축성 단백질의 일종 • 혈액 내에서 안정적이고 장기적으로 상승되어 있어 진단 용이 • 심장 특이적이어서 급성심근경색과 심근 손상 등의 진단에 유용(CK-MB보다 특이성 높음)
크레아티닌 키나아제 (creatinine kinase, CK)	• 심장 비특이적(골격근 손상 시에도 상승) • CK-MB isozyme이 심장 특이성 높음
젖산탈수소효소(lactate dehydrogenase, LD)	• LD_1: 심장특이적이며, 심근경색시 total LD보다 먼저 상승함 • total LD보다 더 민감(95% 이상의 민감도 보임)

심전도검사, 혈청 심근표지자serum cardiac marker 검사, 심장영상검사cardiac imaging 등이 진단을 위해 시행될 수 있다. 혈청 심근표지자로 이용되고 있는 몇 가지 생화학검사가 표 5-16에 제시되어 있다.

이 외 미오글로빈myoglobin과 AST/ALT이 상승되나 비특이적이다. 또한 비특이적 염증반응과 관계있는 고감도 C 반응성 단백질, 적혈구 침강 속도erythrocyte sedimentation rate, ESR 다핵형 백혈구polymorphonuclear leukocyte의 상승이 나타날 수 있다.

2) 치료

허혈에 의한 심근 손상을 가능한 줄이고 합병증을 최소화하기 위해서는 즉각적인 개입이 필요하다. 허혈의 주요 원인인 혈관 내 혈전을 제거하거나 안정화시키기 위해 적절한 조치를 취하는 동시에 항허혈 효과를 얻을 수 있는 치료를 시행하여 심근의 산소 요구량과 공급량 간의 불균형을 감소시켜야 한다.

급성심근경색환자가 병원 도착 전에 사망하는 주요 원인은 심실세동ventricular fibrillation으로, 심실세동이 있을 경우 제세동defibrillation이 시행된다. 초기치료로 아스피린을 투여하며, 저산소증hypoxia이 있을 시 산소를 공급한다. 흉통조절을 위해 니트로글리세린nitroglycerin의 설하sublingual 투여, 모르핀 또는 β-차단제의 정맥투여가 시도될 수 있다.

재관류치료reperfusion therapy가 필요할 경우 환자 상태에 적합한 치료가 이루어진다. 재관류치료 방법에는 혈전용해약물을 이용한 혈전용해술thrombolysis, 일차적 경피적관상동맥

중재술, 응급 관상동맥우회로술 등이 있다.

환자상태에 따라 필요한 약물치료가 시행되는데, 항혈전약물, β-차단제, ACE 저해제, ARB 질산염nitrate(정맥투여), 마그네슘 등이 사용될 수 있다.

입원 초기(처음 12시간 동안)에는 안정을 취해야 하며, 이후 환자상태에 따라 가볍게 움직이는 것을 허용한다. 식사는 처음 4~12시간은 금식을 하거나 맑은 유동식이 권장되며, 이후 지방을 적정 수준으로 제한하고 섬유소, 칼륨, 마그네슘이 풍부하면서, 나트륨이 적은 식사가 권장된다. 환자가 조용하고 안정된 환경에서 생활할 수 있도록 하며, 불안, 흥분 등의 정서적 스트레스가 없도록 한다.

합병증으로 부정맥, 심부전, 심장성쇼크cardiac shock, 우심실경색, 심근파열myocardial rupture, 심실중격결손증ventricular septal defect, 급성승모판역류증acute mitral regurgitation, 좌심실류LV aneurysm, 흉통 재발, 심낭염pericarditis, 혈전색전증thromboembolism이 나타날 수 있으므로 적절한 조치를 취하도록 한다.

퇴원 후 1~2주 정도는 걷기를 통해 활동량을 증가시키고, 2주 이후에는 개인의 운동 허용량에 맞추어 활동량을 조절할 수 있다. 재경색의 이차 예방을 위해 항혈소판약물, ACE 저해제, ARB, β-차단제, 와파린 등의 약물치료와 함께 생활습관 개선이 필요하다.

11. 말초동맥폐쇄성질환

1) 병태생리

말초동맥폐쇄성질환peripheral arterial occlusive disease은 40세 이상 남성에서 발생되는 말초동맥이 막히는 질병 중 가장 흔한 것으로 죽상경화증이 주요 원인이다. 죽상경화반은 큰 크기 및 중간 크기의 동맥에 형성되어 점차적으로 동맥을 협착 · 폐쇄시킨다. 죽상경화반은 특히 동맥의 분지가 일어나는 부위, 혈류의 와류turbulence가 증가하는 부위, 전단력shear stress에 변화가 있는 부위에 잘 발생한다. 복부대동맥abdominal aorta, 장골동맥iliac artery, 대퇴동맥, 대퇴-슬와동맥femoral & popliteal artery, 경골동맥tibial artery, 경골-비골동맥tibial & peroneal artery을 주로 침범한다. 당뇨병 · 이상지질혈증 · 고혈압 고호모시스테인혈증hyperhomocysteinemia 환자, 흡연자에서 높은 유병률을 보인다.

동맥이 좁아져 운동 등으로 증가된 산소 요구량을 충족시키지 못해 발행된 일시적 허혈로 인해 통증, 경련, 저림, 쇠약, 피로감이 나타나는데, 이를 파행claudication이라고 한다. 파행은 휴식과 함께 산소 요구량과 공급량이 균형을 이루면 사라진다.

간헐적 파행이 가장 흔히 나타나는 증상이다. 폐쇄성 병변의 위치에 따라 파행이 일어나는 위치가 달라진다. 동맥 폐쇄가 심한 경우에는 휴식 시에도 통증이나 냉감, 저림을 호소한다. 또한 탈모, 발톱의 두꺼워짐, 창백, 폐쇄 부위 아래의 맥박 감소·소실, 근육위축 등의 증상이 나타난다. 심할 경우 궤양이나 괴저gangrene가 발생할 수 있다.

2) 치료

(1) 보존적 치료supportive care

세심한 발 관리가 필요하다. 발을 청결하게 유지하도록 하며, 외상을 방지하고, 보습 크림과 보호신발 등을 사용한다. 운동을 통해서 근육 효율을 향상시키고 걸을 수 있는 거리를 늘릴 수 있으므로 걷기(30~45분), 자전거, 수영 등의 운동을 하도록 한다.

동맥경화 위험인자를 조절하기 위해 생활습관 개선 및 필요한 치료를 시행하여야 한다. 금연과 체중조절을 위한 노력이 이루어져야 하며, 당뇨병, 고혈압, 이상지질혈증이 있는 경우 이를 적절히 치료한다.

(2) 약물 치료

관상동맥질환만큼 약물치료가 효과적이지는 않다. 실로스타졸cilostazol, 펜톡시필린pentoxifylline, 스타틴statin, 혈소판 응집 저해제, 항응고제, 혈전용해제 등이 사용되고 있으며 새로운 약물들이 연구되고 있다.

(3) 혈관재관류술

혈관재관류술revascularization은 증상이 진행하거나, 아주 심하여 일상생활에 지장을 주는 경우, 휴식 시에 통증이 있는 경우 직업상의 이유로 증상이 완전히 없어야 하는 경우 등에 실시된다. 경피적 혈관성형술percutaneous transluminal angioplasty, 스텐트 삽입, 죽상반 제거술atherectomy 등의 비수술적 방법과 대동맥양측대퇴동맥우회술aortobifemoral bypass 등의 수술적 방법이 있다.

12. 허혈성뇌졸중

뇌졸중은 뇌에 공급되는 혈류가 갑자기 감소하여 산소와 영양소 공급이 이루어지지 못해 뇌 기능에 이상이 생긴 것을 말한다. 혈전 등에 의해 뇌혈관이 폐색되어 문제가 초래된 것을 허혈성뇌졸중ischemic stroke이라고 하는데, 뇌졸중의 상당 부분을 차지한다. 뇌혈관이 파열되어 문제가 초래된 것은 출혈성뇌줄중hemorrhagic stroke이라고 한다(그림 5-18, 5-19).

허혈성뇌졸중에는 일과성허혈발작transient ischemic attack, TIA과 뇌경색cerebral infarction이 있다. 일과성허혈발작은 적절한 치료를 통해 뇌혈류가 다시 공급되어 뇌 기능이 회복되는 것을 말하며, 뇌조직이 괴사되어 회복이 불가능한 상태를 뇌경색이라고 한다.

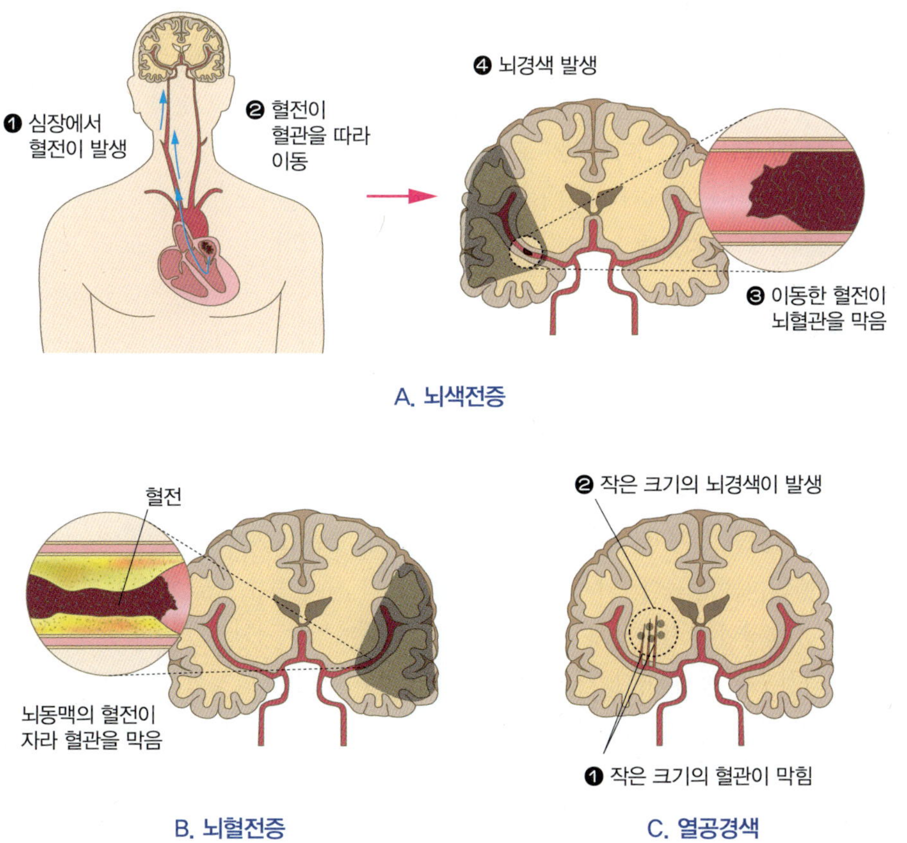

그림 5-18 허혈성뇌졸중

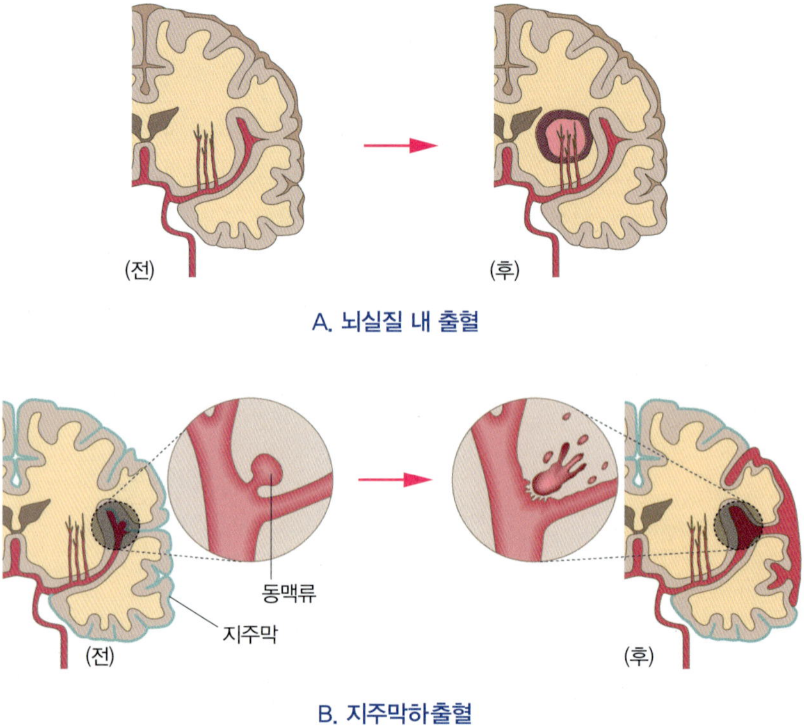

그림 5-19 출혈성뇌졸중

1) 병태생리

뇌로 통하는 혈류가 완전 중단되면 4~10분 이내에 뇌조직이 사멸되고, 1분당 뇌조직 100g 당 공급되는 혈류가 16~18mL 미만일 경우 1시간 이내에 뇌경색이 초래된다. 장기간 지속되지 않으면 1분당 뇌조직 100g 당 공급되는 혈류가 20mL 이내인 경우에는 뇌경색으로 진행되지는 않는다. 뇌세포가 많이 괴사하기 전에 혈류 공급이 재개될 경우 환자는 일시적인 증상만을 경험하게 된다.

허혈성뇌졸중은 발생하는 기전에 따라 대혈관질환에 의한 뇌경색cerebral infarction in large vessel disease, 심인성색전증에 의한 뇌경색 또는 심인성뇌경색cerebral infarction in cardiogenic embolism, 소혈관질환small vessel disease 또는 열공뇌경색lacunar infarction, 그리고 기타 드문 원인에 의해 발생하는 뇌경색, 일과성허혈발작transient ischemic attack으로 분류한다.

허혈성뇌졸중의 가장 흔한 원인은 고혈압, 당뇨병, 이상지질혈증 등으로 인해 뇌에 혈액을 공급하는 혈관에 죽상경화증(동맥경화증)이 발생하고, 이로 인해 뇌혈류가 차단되는 것이다. 그 외에 심장부정맥, 심부전 및 심근경색의 후유증 등으로 인하여 심장에서 혈전(심장이나 혈관 내에서 혈액이 응고된 상태)이 생성되고, 이 혈전이 혈류를 따라 이동하다가 뇌혈관을 막아 뇌졸중이 발생하는 경우도 있다.

허혈성뇌졸중의 경우 갑작스럽게 편측마비, 안면마비, 감각이상, 발음장애 등이 대표적으로 발생하지만, 폐색된 혈관이 뇌조직의 어느 부위에 혈류를 공급하고 있었는지에 따라 다양하게 나타난다. 운동 기능 저하 및 감각이상 이외에도 실어증이 나타나거나 갑작스런 시야장애 및 의식소실 등의 증상이 주로 나타나는 허혈성뇌졸중도 발생할 수 있다. 이러한 다양한 증상이 단일한 허혈성뇌졸중에서 모두 발생할 수도 있지만 일부의 증상만 나타나는 경우도 있다.

CT나 MRI 등의 영상 검사를 통해 출혈성 뇌졸중과 감별하고, 뇌졸중의 위치, 크기 및 폐색된 혈관의 위치를 파악하여 확진한다. 만약 증상 발생 3시간 이내에 도착한 초급성 허혈성 뇌졸중인 경우 뇌CT 또는 뇌MRI로 뇌졸중을 진단한 후 다른 검사를 거치지 않고 즉시 혈전용해술을 시도하여 막힌 혈관을 개통시킬 수 있다. 이후 심장의 병적인 증상으로 인해 발생하는 뇌경색의 여부를 알아내기 위해 심전도, 심초음파 등을 시행하고, 환자에 따라 24시간 심전도 및 24시간 혈압측정을 하기도 한다. 또한 뇌혈류를 측정하고 막혔던 혈관의 재개통 여부를 확인하기 위해 두개 내 초음파를 시행하고, 경우에 따라 경동맥 초음파를 통해 경동맥의 동맥경화증을 진단하기도 한다. 동시에 혈액검사를 통하여 적혈구증가증, 당뇨병, 이상지질혈증, 혈액응고 장애, 고호모시스테인혈증 등 다양한 뇌졸중의 원인이 있는지를 파악한다.

2) 치료

허혈성뇌졸중의 치료는 3단계로 나누어진다. 뇌졸중의 증상이 처음 나타난 후 3시간이 경과하지 않았다면 폐색된 혈관의 기능을 되살리기 위한 혈전용해술이 시도될 수 있다. 3시간 이후에 혈전용해술을 시행할 경우에는 뇌출혈의 위험이 증가하기 때문에 권장되지 않는다. 초급성기가 경과한 이후 병원에 도착한 환자의 경우 급성 합병증 발생을 막기 위한 보존적 치료를 시행하고, 혈소판 응집 억제제를 투여하여 뇌졸중의 재발을 막는 치료가 시행된다. 동시에 적극적인 재활치료를 통해 장기적으로 뇌 기능이 회복될 수 있도록 한다. 또한 뇌졸중의 원인인 고혈압, 당뇨병, 이상지질혈증, 심장부정맥 등에 대한 치료도 병

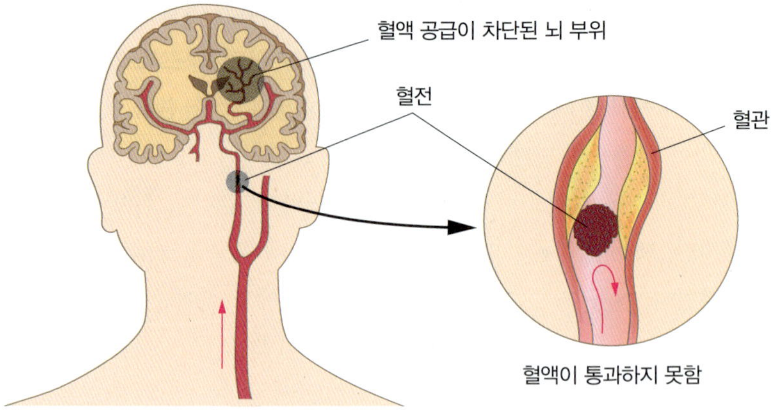

그림 5-20 뇌졸중

행되어야 한다.

허혈성뇌졸중의 경과는 뇌졸중이 침범한 뇌조직의 크기 및 뇌졸중의 발생 위치에 의해 결정된다. 일반적으로 허혈성뇌졸중의 증상은 발생 직후가 가장 심하고 이후 약 1주일 정도는 뚜렷한 호전을 보이지 않는 경우가 많다. 초기 1주일은 흡인성 폐렴, 뇌졸중의 재발 및 뇌부종 등 뇌졸중으로 인한 급성 합병증을 가장 조심해야 하는 시기이다. 따라서 초기에는 급성 합병증을 예방하기 위한 보존적 치료와 조심스러운 재활치료가 주로 이루어진다. 이 시기가 지난 후 증상의 경과가 양호하고 합병증이 발생하지 않았으면, 편측마비, 안면마비, 구음장애 등의 증상이 서서히 회복되기 시작한다. 뇌졸중으로 인해 발생한 증상은 약 3~6개월에 걸쳐 서서히 회복되는 것이 일반적이지만, 최초 증상이 심한 경우 또는 뇌졸중이 침범한 뇌조직의 크기가 큰 경우에는 뇌졸중 발생 이전 상태로 회복하기 어려운 환자도 많다. 회복이 잘 되지 않고 혼자서 걷지 못하는 환자의 경우에는 만성적인 합병증으로 정맥 내 혈전증, 요로감염, 욕창 등이 발생할 수 있다.

뇌졸중을 겪은 후 회복된 환자의 경우, 뇌졸중이 재발할 위험이 다른 사람에 비해 높은 편이다. 따라서 이 경우에도 뇌졸중의 위험인자를 적극적으로 치료해야 하며, 혈전이 생성되는 것을 막아 뇌졸중의 재발을 예방해야 한다. 일반적으로 뇌졸중에서 회복된 사람은 뇌졸중 이전에 비해 몸놀림이 느리고 둔한 편이다. 따라서 지속적인 재활치료 또는 낮은 강도의 운동을 통해 근력 및 관절 운동 범위를 유지할 필요가 있다. 식사의 경우, 고칼로리 및 고지방 음식을 피하고 채소를 충분히 섭취하도록 한다.

참고문헌

REFERENCE

대한고혈압학회(2018). 2018년 고혈압 진료지침. 대한고혈압학회.

연세대학교 의과대학 의학을 쉽게 푸는 모임(2016). 쉽게 풀어 쓴 심장학. 7판. 예당출판사

이연숙, 구재옥, 임현숙, 강영희, 권종숙(2019). 이해하기 쉬운 인체생리학. 개정판. 파워북.

최명애 , 이경숙 , 정재심 , 안경주 외 10명 역, Karin C. Vanmeter , Robert J. Hubert(2015). 보건의료인을 위한 병태생리학. 5판. 계축문화사.

한국지질동맥경화학회(2018). 이상지질혈증치료지침. 4차 개정판. 한국지질동맥경화학회.

홍승길 역, Schmidt F(1999). 인체생리학. 고려의학.

Braun CA, Anderson CM(2017). *Applied Pathophysiology: A Conceptual Approach to the Mechanisms of Disease.* Chatper 16. 3rd Edition. Wolters Kluwer.

Brunton LL, Chabner BA, Knollmann BC(2010). *Goodman & Gilman's The Pharmacological Basis of Therapeutics.* 12th ed. McGraw-Hill.

Guyton AC & Hall JE(2010). *Textbook of Medical Physiology.* 10th ed. Saunders.

James PA et al(2014). *2014 evidence-based guideline for the management of high blood pressure in adults: Report from the panel members appointed to the Eight Joint National Committee (JNC 8) JAMA.* 311:507-20.

Katzung BG, Masters SB, Trevor AJ(2011). *Basic & Clinical Pharmacology.* 12th ed. McGraw-Hill.

Longo DL, Fauci AS, Kasper DL, Hauser SL, Jameson JL, Loscalzo J, Eds.(2012). *Harrison's Principles of Internal Medicine.* 18th ed. McGraw-Hill.

Nelm M, Sucher KP, Lacey K, Roth SL(2011). *Nutrition Therapy & Pathophysiology.* 2nd ed, Wadsworth.

Porth CM(2011). *Essentials of Pathophysiology.* 3rd ed. Lippincott Williams & Wilkins. The Merck Manual for Health Care Professionals, www.merckmanuals.com/professional

Yancy CW, et al(2017). *2017 ACC/AHA/HFSA Focused Update of the 2013 ACCF/AHA Guideline for the Management of Heart Failure: A Report of the American College of Cardiology/American Heart Association Task Force on Clinical Practice Guidelines and the Heart Failure Society of America.* J Am Coll Cardiol. 70(6):776-803. doi: 10.1016/j.jacc.2017.04.025.

Williams B et al(2018). *2018 ESC/ESH Guidelines for the management of arterial hypertension. Eur.* Heart J. 39:3021-3104.

CHAPTER 06

내분비질환

호르몬을 분비하는 내분비선으로 구성되어 있는 내분비계는 인체에서 신경계와 함께 내·외적인 환경변화에 대해 여러 기관의 기능을 통합·조절하여 통일성 있고 조화된 활동이 가능하도록 해준다. 체내에는 다양한 내분비선이 존재하며, 내분비계 이상은 부족 또는 과다한 호르몬의 종류와 정도에 따라 다르게 나타난다. 이 장에서는 정상 내분비선의 기능과 형태학적 소견을 이해하고, 각 내분비선에서 발생하는 질환의 원인 및 발병기전을 이해하여 영양치료 대상자를 평가하고 중재할 수 있는 능력을 배양하는 데 필요한 내용을 기술하였다. 특히 주요 임상영양치료 대상의 하나인 당뇨병에 대해서는 좀 더 자세하게 기술하였다.

CHAPTER

06 내분비질환

학습 목표

1 호르몬의 정의와 일반적인 체내 기능 및 구조를 기술한다.
2 뇌하수체의 기능을 기술한다.
3 뇌하수체질환의 임상 증상과 기전에 대해 설명한다.
4 갑상선호르몬의 생성과 분비 과정 및 기능을 기술한다.
5 갑상선기능항진증과 갑상선기능저하증의 원인을 열거한다.
6 칼슘대사에 관여하는 호르몬을 열거하고 작용 기전을 기술한다.
7 부갑상선호르몬이 혈중 ca^{2+} 및 인산염 농도를 조절하는 기전을 기술한다.
8 부신피질의 기능을 기술한다.
9 부신피질질환의 임상 증상과 원인을 기술한다.
10 당뇨병의 진단 기준을 설명한다.
11 제1형 당뇨병의 병태생리와 치료 원칙을 설명한다.
12 제2형 당뇨병에서 인슐린 저항성과 인슐린 분비장애의 병태생리를 설명한다.
13 임신성당뇨병의 병태생리와 치료 원칙을 설명한다.
14 경구용 당뇨병약제의 약리작용에 따른 분류와 적응증을 설명한다.
15 인슐린 주사제의 작용시간에 따른 분류와 인슐린 치료의 적응증을 설명한다.
16 저혈당증의 원인과 처치법을 설명한다.
17 당뇨병성케톤산증과 고삼투압성비케톤성증후군의 병태생리를 비교한다.
18 당뇨병만성합병증의 기전을 설명한다.
19 당뇨병에서 말초신경병증 및 자율신경병증의 증상을 설명한다.
20 당뇨병성신증의 증상을 설명한다.
21 당뇨병성망막병증의 병태생리를 설명한다.
22 대사증후군의 병태생리, 진단 기준, 치료 방법을 설명한다.

1. 내분비선의 구조와 기능

1) 내분비선과 호르몬

(1) 내분비선의 정의

내분비선endocrine glands은 일종의 화학적인 메신저라고 할 수 있는 호르몬을 분비하는 기관을 통칭하는데 여러 종류의 호르몬은 각각의 내분비선에서 혈중으로 분비되어 우리 몸의 다양한 세포반응과 생리적 기능을 조절하며 개체의 생식, 성장, 발달을 조절하고 신체의 항상성 유지와 에너지 생성, 이용, 저장을 조절하는 중요한 작용을 한다. 이러한 내분비선은 하나의 독립된 장기라기보다 전신에 흩어져 있는 다양한 내분비선 조직이 기능적으로 연결되어 있는 복합체다. 하나의 내분비선에서 여러 종류의 호르몬이 분비되기도 하고 반대로 하나의 호르몬이 여러 종류의 내분비선에서 분비되기도 한다.

내분비선은 신경계와 면역계의 기능과 밀접하게 연관되어 있다. 자율신경계의 신경전달물질 중 하나인 에피네프린epinephrine은 동시에 호르몬의 역할을 하고 있으며 내분비선의 하나인 뇌하수체호르몬은 중추신경계인 시상하부의 분비인자에 의해 조절된다. 또 다른 내분비선인 부신에서 분비되는 호르몬 중 하나인 당질코르티코이드는 면역반응의 조절에 중요한 역할을 한다.

이렇듯 우리 몸 전체에 흩어져 있는 내분비선은 매우 다양하고 하나의 내분비선에서 분비되는 호르몬의 종류도 다양하다. 호르몬의 작용 기전과 신체 내 역할 역시 다양하고 서로 복잡하게 연결되어 있다. 뇌하수체, 갑상선, 부신, 췌장 등이 흔히 알려져 있는 내분비선이나 중추신경, 면역계, 소화기관, 성선, 지방조직, 골격계 등 매우 다양한 조직에서 분비되는 여러 종류의 호르몬이 우리 몸의 다양한 생리적 기능을 실제로 조절한다고 할 수 있다.

(2) 호르몬의 체내 기능

호르몬은 일반적으로 혈액과 같은 체액을 통해 분비, 이동하며 각 세포, 조직, 기관 사이의 메신저 역할을 하는 유기화합물을 일컫는데, 각각의 호르몬마다 분비되는 내분비선과 생리적 작용의 표적이 되는 세포가 정해져 있다. 그러나 하나의 호르몬이 한 가지 기능만을 하는 것은 아니다. 예를 들어, 여성의 난소에서 분비되는 호르몬인 에스트라디올estradiol은 난소, 자궁의 성숙, 시상하부, 뇌하수체와 같은 상위 내분비계에서의 성선자극호르몬, 유즙분비호르몬 분비, 유선mammary gland의 발육, 뼈의 생성과 흡수 등의 골대사 등 몸 전체의 많은 조직에서 다양한 작용을 하고 있다.

'내분비endocrine'라는 명칭은 내분비선에서 합성된 호르몬이 혈류를 타고 이동하여 멀리 떨어진 표적기관의 수용체에 결합하여 작용하는 전통적인 방식을 일컫는다. 실제로 많은 호르몬이 이러한 '내분비'방식을 통하여 이동하고 작용한다. 하지만 호르몬에 따라서 혈중으로 들어가 멀리 떨어진 장기로 이동하는 대신 인접 세포 또는 분비된 세포 자신을 표적으로 작용하기도 하는데, 인접 세포에 작용하는 방식을 '주변분비paracrine', 분비 세포 자체의 수용체에 작용하는 방식을 '자가분비autocrine' 방식이라고 부른다. 남성과 여성의 성선에서 분비되는 성호르몬이 각각의 성선에서 정자 생성과 난자 생성에 관여하는 것이 주변분비의 예이며 암세포의 증식 조절이나 췌장 β세포에서의 인슐린 분비 조절 기전 등에서 자가분비의 예를 찾을 수 있다.

우리 몸에서 호르몬은 크게 첫째, 생식과 성적 성숙, 둘째, 개체의 성장과 발달, 셋째, 세포 항상성homeostasis 유지, 넷째, 영양과 에너지 대사 조절 등에 관여한다. 일부 호르몬의 주요 작용은 표 6-1과 같다.

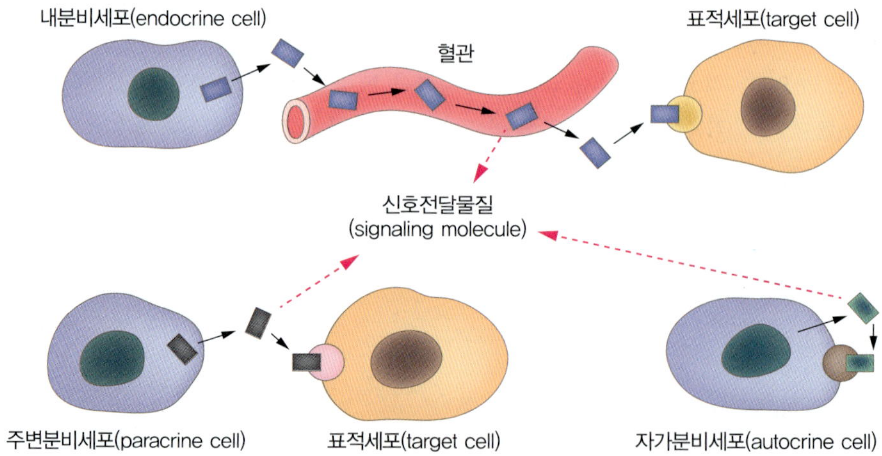

그림 6-1 내분비, 주변분비, 자가분비세포의 신호전달

표 6-1 일부 호르몬의 주요 작용

구분	호르몬		주요 작용	비고
시상하부	방출(releasing) 호르몬	부신피질자극호르몬 방출호르몬(CRH)	부신피질자극호르몬 분비 촉진	
		갑상선자극호르몬 방출호르몬(TRH)	갑상선자극호르몬 분비 촉진	
		성장호르몬 방출호르몬(GHRH)	성장호르몬 분비 촉진	
		성선자극호르몬 방출호르몬(GnRH)	성선자극호르몬 분비 촉진	
		프로락틴방출호르몬(PRH)	프로락틴 분비 촉진	
	억제(inhibiting) 호르몬	소마토스타틴	성장호르몬 분비 억제	• 소마토스타틴은 췌장 δ 세포에서도 생성
		도파민 또는 프로락틴 저해인자(PIF)	프롤락틴 분비 억제	
뇌하수체 전엽	성장호르몬(GH)		• GH와 TSH 저해 • 뼈와 근육의 성장 자극 • 세포 내로 포도당 이동, 지방조직에서의 지방산(FA) 유리 촉진, 세포 내로 아미노산(AA) 이동 촉진	• 연령 증가에 따라 분비 감소 • 잠들기 시작할 때 최고 레벨 • 생리적 효과 중 많은 부분은 IGF-1(insulin like growth factor-1)에 의해 간접적으로 발현
	부신피질자극호르몬(ACTH)		• 부신피질호르몬 합성 · 분비 자극	• 부신피질 이외에도 작용(피부 색소 증대)
	갑상선자극호르몬(TSH)		• 갑상선호르몬 합성 · 분비 자극	
	여포자극호르몬(FSH)		• 여성: 난포 성장 및 배란 자극 • 남성: 정자 생산 자극	
	황체형성호르몬(LH)		• 여성: 황체 발달, 난자 방출, 에스트로겐과 프로게스테론 생산 자극 • 남성: 테스토스테론분지, 고환의 간질조직 발달 자극	
	프로락틴		• 유선 발달 및 유즙 합성 · 분비	• 뇌하수체경(pituitary stalk) 손상 시 다른 호르몬들은 감소하나 프로락틴은 증가

(계속)

구분	호르몬	주요 작용	비고
뇌하수체 후엽	항이뇨호르몬 (ADH)	• 신장에서의 수분 재흡수 증가 • 혈관수축, 혈압 상승	• 혈액 내 삼투질 농도와 혈액량에 의해 분비 조절
	옥시토신	• 자궁 수축, 유즙 분비 촉진	• 유두흡입(nipple suction)에 의해 분비 자극 • 교감신경 활성화 시 분비 저하
부신피질	무기질 코르티코이드	• 신장에서의 Na 재흡수, K 배설 증가 • 수분 재흡수 증가	• 알도스테론이 주요 형태 • 레닌-앤지오텐신계에 의한 조절
	당질코르티코이드	• 다양한 영양소 대사에 관여 – 당신생 촉진 – 근육세포로의 아미노산 이동 억제 – 간에서의 아미노산 uptake 촉진 – 지방조직에서의 지방동원 촉진 • 항염증 효과 • 스트레스 반응에 관여	• 코티솔이 주요 형태
	부신 안드로겐	• 최소한의 내인성 안드로겐 활성(androgenic activity)에 따르나 효과는 미미함	• DHEA(dehydroepiandrostenedione)가 주요 형태 • 안드로겐은 주로 정소에서 분비되나 소량이 부신피질에서 분비
부신수질	에피네프린 노르에피네프린	• 교감신경 자극 시와 동일한 효과	• 에피네프린과 노르에피네프린은 카테콜아민 유도체 • 카테콜아민은 교감신경말단에서도 분비
갑상선 여포세포 (follicular cell)	T_3(triidothyronine), T_4(thyroxine)	• 대부분의 세포에서 화학반응 속도 증가시킴 • 산소 소비 증가, 단백질 합성 증가 • 당 이용 증가 • 지방 대사(합성 · 분해) 촉진 • 기초대사율 높임	• 혈액 내에서 티록신결합글로블린(thyroxine binding globulin), 프리알부민(prealbumin)과 결합
갑상선 C 세포	칼시토닌	• 혈액에서 뼈로 칼슘이동 촉진 – 뼈의 칼슘 축적 촉진 – 세포외액의 칼슘 농도 감소 • 조골세포(osteoblast)의 활성 증가	• 부갑상선호르몬(PTH)이 길항적으로 작용
부갑상선	부갑상선호르몬 (PTH)	• 장과 신장에서의 칼슘 흡수 증가 • 뼈로부터의 칼슘 용출 증가 • 파골세포(osteoclast) 활성화 • 체액 내 Ca^{2+}와 PO_4^{2-} 조절	• 작용에 비타민 D 필요

(계속)

구분	호르몬	주요 작용	비고
췌장 소도세포 (islet cells)	인슐린	• 근육, 간, 지방조직에서 세포 내로 포도당 이동 촉진 • 글루코겐 합성 촉진 • 단백질 합성 촉진 • 중성지방합성 및 저장 촉진	• β세포에서 생성 • 프로인슐린(proinsulin) 형태로 분비
	글루카곤	• 간에서의 글리코겐 분해 자극	• α세포에서 생성
신장	비타민 D_3(1,25-dihydroxy-cholecalciferol)	• 소장에서의 칼슘 흡수 촉진 • 뼈의 무기질화 촉진	
	에리트로포이에틴(EPO)	• 적혈구 생성 촉진	
	레닌(renin)	• 앤지오텐시노겐 활성화에 촉매	
난소	에스트로겐	• 여성 생식계, 유방 성장 및 발달 촉진, 여성의 2차 성징 발현 • 조골세포 활성 증가 • 피하지방 축적, 모발분포에 관여	
	프로게스테론	• 자궁내막, 나팔관의 분비 촉진 • 자궁수축 빈도 및 강도 감소 • 유방 발달 촉진	
정소	안드로겐	• 남성 생식계 발달 촉진 및 2차 성징 발현 • 정자 생성에 관여 • 단백질 합성 증가	• 테스토스테론이 주요 형태 • 분비된 테스토스테론 중 소량은 에스트로겐으로 전환
심장	ANP(artrial natriuretic peptide)	• 신장에서의 Na 배설 촉진, 혈압 저하	
위장관	위장분비호르몬 소장분비호르몬	• 위장관계질환 참조	

(3) 호르몬의 구조

우리 몸에는 수많은 호르몬이 존재하는데, 호르몬의 화학적 구조는 단일 아미노산부터 단백질, 지질화합물에 이르기까지 다양한데, 크게 아민 · 아미노산계 호르몬, 펩티드 · 단백질계 호르몬, 스테로이드계 호르몬의 3가지로 분류할 수 있다.

아민 · 아미노산계 호르몬에는 단일 아미노산인 티로신의 대사과정에서 만들어지는 도파민, 노르에피네프린, 에피네프린이 해당한다. 또한 모노요오드티로신monoiodotyrosine, MIT,

> **에이코사노이드(eicosanoid)와 비타민**
>
> 아라키돈산 등의 불포화지방산으로 만들어진 에이코사노이드는 체내에서 호르몬과 유사한 작용을 하는 물질의 하나이다. 주요 에이코사노이드는 프로스타글란딘, 류코트리엔(leukotrien), 트롬복산(thromboxane)이 있다. 이들은 체내 대부분의 세포에서 형성되며 혈액에서 빠른 속도로 제거되는데, 주로 주변분비와 자가분비 기전에 의해 작용하는 것으로 생각된다. 에이코사노이드 합성이 호르몬에 의해 자극되는 경우가 종종 있으며, 호르몬 작용의 중재자 역할을 한다.
>
> 체내에서 만들어지는 또 다른 호르몬 유사 물질로 비타민을 들 수 있다. 자외선에 노출 시 비타민 D가 합성되며, 비타민 A로부터 체내에서 레티노이드가 합성되는데, 비타민 D와 레티노이드는 체내에서 호르몬과 유사하게 핵수용체(nuclear receptor)를 통해 작용한다.

디요오드티로신diiodotyrosine, DIT으로부터 형성되는 갑상선호르몬 역시 이 범주에 속한다. 멜라토닌도 트립토판으로부터 만들어지는 아민·아미노산계 호르몬이다.

펩티드·단백질계 호르몬은 적게는 3개, 많게는 200개 이상의 아미노산으로 구성되는데 펩티드호르몬, 단백질호르몬, 당단백질호르몬이 있다. 부신피질자극호르몬 방출호르몬corticotropin-releasing hormone, CRH, 성장호르몬 방출호르몬growth hormone-releasing hormone, GHRH, 갑상선자극호르몬 방출호르몬thyrotropin-releasing hormone, TRH, 부신피질자극호르몬adrenocorticotropic hormone, ACTH, 여포자극호르몬follicle-stimulating hormone, FSH, 황체형성호르몬luteinizing hormone, LH, 갑상선자극호르몬, 성장호르몬, 항이뇨호르몬antidiuretic hormone, ADH, 옥시토신, 인슐린, 글루카곤, 소마토스타틴, 칼시토닌, 부갑상선호르몬 프로락틴 등이 이에 해당한다.

스테로이드호르몬은 콜레스테롤로부터 합성되며 알도스테론, 당질코르티코이드, 부신피질, 에스트로겐, 테스토스테론, 프로게스테론, 안드로스텐디온androstenedione, 1,25-디히드록시비타민 D1,25-dihydroxyvitamin D, 디히드로테스토스테론dihydrotesterone, DHT, 디히드로에피안드로스테론dehydroepiandrosterone, DHEA 등이 있다.

2) 호르몬 작용의 조절

(1) 호르몬의 작용 기전

혈중 또는 체액을 통해 표적세포에 도달한 호르몬은 특정 수용체와 결합하여 표적작용을 일으킨다. 이러한 수용체의 발현에 따라 특정 호르몬에 어떤 세포가 반응하며 세포 내에서 어떤 효과가 나타날지가 결정되는 것이다. 호르몬수용체는 세포상의 위치에 따라 크게 세포막수용체cell surface receptor, membrane receptor와 핵수용체nuclear receptor로 나눌 수 있다. 펩티드 · 단백질호르몬수용체는 세포막에, 스테로이드호르몬수용체는 핵 내에 위치한다.

펩티드 · 단백질 호르몬과 카테콜아민은 세포막을 이루고 있는 지질층을 투과할 수 없기 때문에 세포막수용체와 세포 외 영역에서 결합한 후, 해당 수용체의 세포 내 2차 전령물질 또는 세포 내 신호전달물질이 활성화되도록 한다. 이를 통해 결과적으로 핵 내 특정 유전자 발현을 활성화시킨다. 각 호르몬에 따라 세포 내 신호전달이 활성화되는 분자생물학적 기전은 다양하다. 가장 널리 분포되어 있는 세포 내 2차 전령물질은 cyclic AMPcAMP이다. 많은 종류의 펩티드 · 단백질호르몬은 세포막수용체에 결합되어 있는 세포막과 연계된 효소반응을 통해 cAMP의 생성을 증가시키고, 이를 통하여 표적세포의 반응을 촉진시킨다. 일부 세포는 호르몬 또는 신경전달물질이 세포막수용체에 결합한 후 2차 전령물질이 아닌 세포막 내의 이온채널을 개방하여 세포 내로 칼슘 등 이온의 유입을 통해 표적세포반응을 유도하는 기전으로 작용하기도 한다.

핵수용체는 갑상선호르몬, 스테로이드호르몬, 비타민 D 등의 호르몬이 작용하는 방식이다. 이들 호르몬은 세포막을 투과하여 핵 내의 수용체에 직접 결합하며 이들 수용체는 일종의 전사인자transcription factor로서 핵 내 유전자 조절단백질로 작용한다. 일부 호르몬은 세포질 내의 호르몬수용체와 결합하여 핵 내로 이동하기도 하고, 세포막수용체에 의해 활

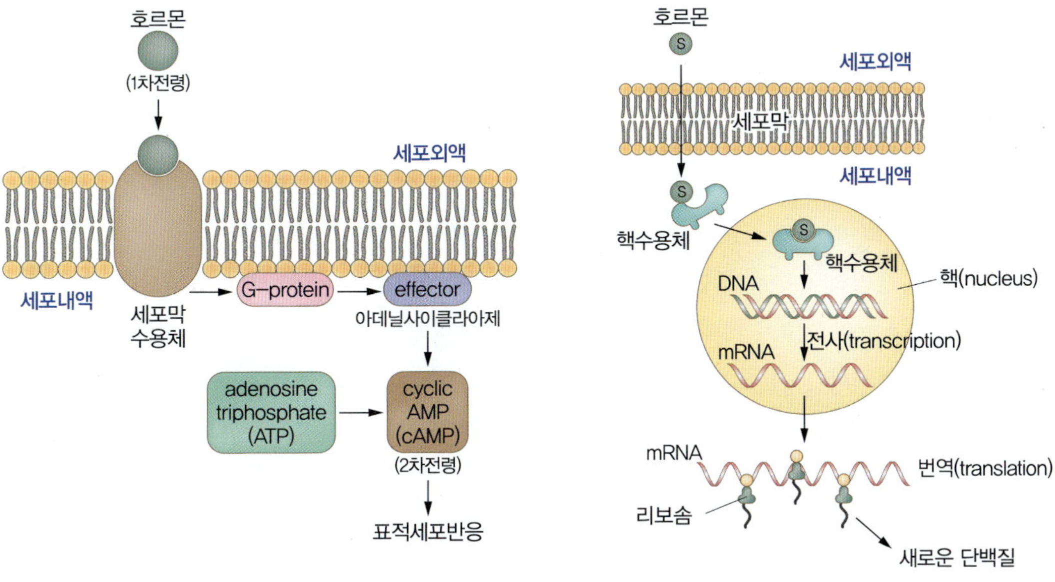

그림 6-2 세포막 수용체와 핵수용체에 의한 호르몬 작용

성화된 2차 전령물질 신호에 의해 핵 내 수용체가 활성화되는 경우도 있어 다양한 기전을 통해 핵수용체의 활성화가 일어날 수 있다. 세포 내에 존재하는 많은 종류의 핵수용체가 알려져 있으며, 아직까지 해당 리간드, 즉 수용체에 결합하는 호르몬이 밝혀지지 않은 '고아수용체orphan receptor'도 존재한다.

(2) 호르몬 분비의 조절

호르몬의 혈중 농도는 내분비선 간의 기능적인 조절네트워크에 의해 생리적 요구량에 따라 민감하게 조절된다. 호르몬의 분비 조절에는 다양한 생화학적 · 신경학적 기전이 관여한다. 뇌하수체에서 분비되는 성장호르몬이나 부신피질자극호르몬의 경우, 수면각성주기에 맞춰 24시간 간격으로 분비, 변동을 보이며 여성의 생식과 관련된 호르몬도 난소주기에 맞춰 복잡하게 변동한다.

시상하부hypothalamus와 뇌하수체pituitary는 전신에 분포한 다양한 내분비선에서의 호르몬 합성과 분비를 조절하는 중추기관이다. 뇌하수체전엽호르몬은 시상하부에서 분비되는 방출호르몬에 의해 분비가 조절된다. 뇌에 있는 시상하부는 내분비선과 자율신경계를 통합하는 역할을 하며, 이를 통하여 감정, 통증, 체온, 기타 다양한 신경학적 자극이 내분비계 신호와 연계된다. 뇌하수체 후엽 호르몬인 항이뇨호르몬과 옥시토신은 그 자체가 시상하부의 신경세포에서 생성되며 축삭돌기axon를 따라 이동하여 뇌하수체 후엽에서 분비된다. 시상하부에서 분비되는 방출호르몬의 활성도는 표적내분비선에서 분비되는 호르몬 신호와 함께 아세틸콜린, 도파민, 노르에피네프린, 세로토닌, γ-아미노부티르산γ-aminobutyric acid, GABA 등 다양한 신경전달물질과 염증성 사이토카인 등에 의해 조절된다.

다양한 호르몬의 분비를 조절하는 가장 중추적인 기전은 시상하부, 뇌하수체, 표적내분비선의 축을 중심으로 한 되먹임 기전feedback mechanism으로서 상당수의 호르몬이 이를 통해 생리적 요구량에 맞춰 혈중 농도를 유지할 수 있다. 말초내분비선에서 분비된 다양한 호르몬은 뇌하수체에서 분비되는 각각의 분비자극호르몬과 시상하부방출호르몬의 분비를 억제한다. 혈중 호르몬 농도가 감소하면 적당한 혈중 농도를 유지하기 위해 호르몬 생성을 증가시키는 방향으로 시상하부, 뇌하수체 표적내분비선의 호르몬 합성과 분비가 변하고 혈중 호르몬 농도가 필요 이상으로 증가하면 반대 방향으로 호르몬 분비가 변하는 것이다. 이러한 음성 되먹임negative feedback 기전은 갑상선호르몬, 부신피질호르몬, 성선호르몬의 조절 기전에서 두드러지게 나타난다. 일부 호르몬의 경우, 양성 되먹임positive

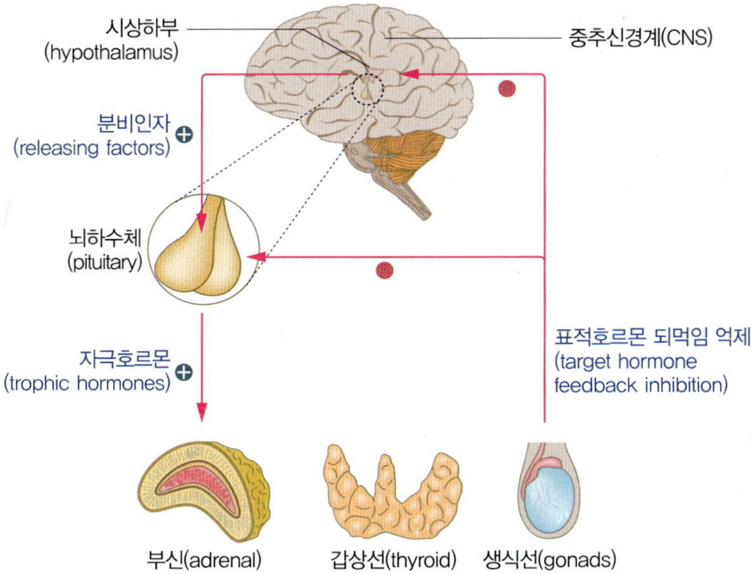

그림 6-3 시상하부-뇌하수체-표적내분비선의 되먹임

feedback 기전에 의해 조절되기도 하는데 뇌하수체에서 분비되는 황체형성호르몬은 난소에서 에스트로겐의 분비를 유도하고, 이는 황체형성호르몬의 분비를 더욱 증가시킨다. 또한 말초내분비선에서 분비되는 호르몬 농도가 아닌 해당 호르몬이 조절하는 물질의 농도에 의해 해당 호르몬의 합성, 분비가 조절되는 되먹임 기전도 존재한다. 칼슘 농도 변화에 따른 부갑상선호르몬 분비 조절, 혈중 포도당 농도 변화에 따른 인슐린 분비 조절 기전 등이 이에 속한다.

이러한 시상하부-뇌하수체-표적내분비선의 축을 중심으로 한 정상적인 되먹임 기전(그림 6-3)은 외부에서 투여된 호르몬이나 정신적 · 육체적인 스트레스, 영양 상태, 외부 온도, 기타 전신상태의 악화 등에 의해 영향을 받을 수 있으므로, 내분비선의 질병 진단 및 정상적인 내분비 기능의 평가 시에는 주의가 필요하다.

3) 내분비질환

(1) 내분비질환의 기전

내분비질환은 크게 호르몬 과다, 호르몬 결핍, 호르몬 저항성의 3가지로 분류할 수 있는

표 6-2 내분비기능 장애의 원인과 예

기능항진(hyperfunction)	기능저하(hypofunction)	호르몬 저항성(hormone resistance)
• 신생물 – 양성: 뇌하수체선종, 부갑상선기능항진증, 자율성 갑상선 결절(autonomous thyroid nodule), 자율성 부신결절(autonomous adrenal nodule), 크롬친화성 세포종(pheochromocytoma) 등 – 악성: 부신암, 갑상선 수질암 등 – 이소성(ectopic): 이소성 ACTH, SIADH 등 – 다발성내분비종양증(MEN) • 자가면역: 그레이브스병 등 • 의원성(iatrogenic): 쿠싱증후군, 저혈당 등 • 감염 · 염증: 아급성 갑상선염 등 활성화 수용체 변이(activating receptor mutation): LH, TSH, Ca^{2+}, PTH 수용체 등	• 자가면역: 하시모토 갑상선염, 제1형 당뇨병, 애디슨병 등 • 의원성: 방사선치료에 의한 뇌하수체기능저하증(hypopituitar ism), 수술에 의한 갑상선기능저하증 • 감염 · 염증 • 호르몬 변이: 성장호르몬 등 • 효소결함: 21-hydroxylase 결핍 등 • 발달 장애: 칼만(Kallmann) 증후군, 터너증후군 등 • 영양 부족: 비타민 D, 요오드 등 출혈, 경색	• 수용체 변이 – 세포막 수용체: GH, 바소프레신, LH, FSH, ACTH, GnRH, PTH, Ca^{2+} 등 – 핵수용체: 안드로겐 수용체, 갑상선호르몬 수용체, 비타민 D 수용체, 에스트로겐 수용체, 당질코르티코이드 수용체, PPAR-γ 수용체 등 • 신호전달경로 변이 • 수용체 이후(post-receptor) 문제: 제2형 당뇨병 등

데, 내분비 기능 장애의 원인은 표 6-2와 같다.

(2) 호르몬의 측정 및 검사

혈액 중 호르몬검사 결과는 특정 시점에서의 호르몬 수치에 대한 정보를 알려준다. 면역학적 분석immunoassay이 혈액 중 호르몬검사에 사용되고 있는데, 민감하고 특이적이며, 정량적 분석이 가능하다. 방사선면역측정법radioimmunoassay, RIA이 많이 사용되고 있으나, 면역방사계수측정법immunoradiometric assay, IRMA, 면역화학발광법immunocheiluminescence assay, IRMA 등의 새로운 방법들이 도입되고 있다. 대부분 혈청이나 혈장 호르몬 수치를 검사하나 일부의 경우 소변검사를 통해 유용한 정보를 얻을 수 있다. 24시간 소변 중 유리코티솔free cortisol, 17-히드록시코르티코이드17-hydroxy corticoid, 17-케토스테로이드17-ketosteroid, 바닐릴만델산vanillylmandelic acid, 메타네프린metanephrine, 카테콜아민, 5-히드록시인돌아세트산5-hydroxyindoleacetic acid, 칼슘검사가 많이 사용된다.

호르몬 정량검사 결과 수치에 대해 올바르게 해석하는 것이 중요하다. 대부분 호르몬의 경우 정상수치 범위가 넓고, 성별, 연령에 따라 차이가 있다. 호르몬 분비는 본질적으로 박동적pulsatile이며, 수면, 식사, 약물 등의 여러 요인들이 분비에 영향을 미칠 수 있으므로 이에 대한 고려가 필요하다. 한편 여러 가지 호르몬, 특히 서로 다른 축axis에 속하는 호르몬들의 기저수치를 함께 검사하면 많은 정보를 얻을 수 있다. 예를 들어 테스토스테론이 낮고 황체형성호르몬이 상승되어 있는 경우 일차성 성선 이상을 암시하지만, 2가지 모두 저하되어 있는 경우 시상하부–뇌하수체계 이상을 의심할 수 있다.

내분비에 이상이 있는 상황에서도 기저 호르몬 수치가 정상 범위 내에 있는 경우가 많은데, 이 경우 동적검사dynamic test가 도움이 된다. 여러 종류의 동적검사가 있으나, 이들은 모두 되먹임 조절의 원칙에 근거하고 있다. 억제검사suppression test는 내분비 기능 항진이 의심되는 경우에, 자극검사stimulation test는 내분비 기능 저하가 의심되는 경우에 이용된다.

2. 뇌하수체

1) 뇌하수체의 기능

뇌하수체는 전신에 분포한 다양한 내분비선 중 '거장(master gland)'이라는 별칭으로 알려질 만큼 중요한 여러 가지 호르몬을 분비하는 기관이다. 그 중 뇌하수체 전엽에서 대부분의 호르몬 분비가 이루어지고 시상하부로부터 방출 또는 억제의 신호를 받아 분비가 조절된다. 뇌하수체 호르몬은 여러 말초내분비선의 기능을 조절하는 역할을 한다.

시상하부 뇌하수체계hypothalamo-hypophyseal system는 시상thalamus 바로 밑에 위치한다. 뇌하수체의 무게는 약 0.6~0.7g이며 전엽과 후엽으로 이루어져 있다. 후엽은 신경하수체neurohypophysis라고도 하는데, 이는 시상하부의 방실핵paraventricular nucleus과 시삭상핵supraoptic nucleus에서 시작되는 신경섬유가 연결되어 있으며 발생과정은 제3뇌실바닥융기에서 기원한다. 뇌하수체 전엽과는 달리 신경뇌하수체인 후엽에서 분비하는 항이뇨호르몬이나 옥시토신은 뇌하수체 위단계인 시상하부에서 생성되므로 일반적인 뇌하수체 손상에는 영향을 받지 않는 경우가 많다. 시상하부에서 시작된 신경세포(뉴런)의 흥분은 신경섬유 말단에서 신경분비에 의해 혈액으로 직접 분비된다.

전엽은 선하수체adenohypophysis로 부르기도 하는데, 갑상선자극호르몬을 분비하는 갑상선자극세포thyrotrophs, 부신피질자극호르몬을 생산하는 부신피질자극세포corticotrophs, 성선

자극호르몬(황체형성호르몬, 여포자극호르몬)을 생산하는 성선자극세포gonadotrophs, 성장 호르몬을 분비하는 성장자극세포somatotrophs, 프로락틴을 생산하는 유선자극세포lactotrophs의 5가지 종류로 구성된다. 여기에서 분비되는 6가지 종류의 호르몬들은 각각 개체의 성장과 대사를 조절하고(성장호르몬), 갑상선의 기능을 조절하고(갑상선자극호르몬), 부신피질호르몬의 분비를 촉진하고(부신피질자극호르몬), 성선 기능(성선자극호르몬), 유방발육과 유즙생산(프로락틴) 등 다양한 작용을 한다. 뇌하수체질환의 임상 양상은 크게 이들 호르몬 작용의 항진과 부전(감소), 뇌하수체종양에 의한 호르몬 기능 이상 및 종괴 효과에 의한 증상으로 나타난다. 뇌하수체 전엽은 태생기에 라트케낭Rathke's pouch이라고 불리는 입천장 함몰에서 발생하고 이 주머니 모양의 구조는 추후 두개골 내로 들어간다. 이는 중추신경계에서 유래하지 않으며 뇌하수체 후엽과는 달리 시상하부와 직접적으로 연결되지 않는다. 그러나 시상하부와 뇌하수체 전엽은 뇌하수체 문맥계hypophyseal portal system에 의하여 연결되어 있으며 신경분비로 뇌하수체 문맥으로 분비된 시상하부의 신경호르몬은 결국 뇌하수체 전엽에 도달하여 뇌하수체전엽호르몬의 분비를 촉진 또는 억제하게 된다.

시상하부는 뇌하수체호르몬의 합성과 분비를 자극 또는 억제하는 화학적 중개물질인 신경호르몬을 분비하는데, 뇌하수체는 이러한 신경호르몬 이외에도 도파민, 신경전달물질, 신경펩티드, 아편양물질opioid 등 다양한 신호에 의해 조절된다. 일반적으로 뇌하수체 호르몬은 되먹임 억제 기능에 의해 조절된다. 표적장기호르몬이 증가하면 각각의 시상하부조절호르몬의 분비를 억제하고 뇌하수체호르몬의 분비가 감소된다. 이를 통해 혈중에 존재하는 각각의 표적장기호르몬은 생리적인 역할을 통해 적당한 농도로 엄격히 조절되게 한다.

2) 뇌하수체 전엽

뇌하수체 기능 저하는 뇌하수체에서 분비되는 호르몬 중 하나 또는 그 이상 호르몬의 분비가 결핍되어 나타나며, 뇌하수체 또는 시상하부의 장애로 발생한다. 뇌하수체 기능 저하는 뇌하수체호르몬의 종류가 다양하듯이 증상 또한 부족한 호르몬이 무엇인지에 따라 다르다. 기능 저하의 임상 양상을 파악하려면 각 호르몬의 기능을 이해하는 것이 중요하다.

(1) 성선자극호르몬

성선자극호르몬gonadotropins은 황체형성호르몬luteinizing hormone, LH과 여포자극호르몬follicle stimulating hormone, FSH의 2종류가 있는데, 성선자극호르몬 부족이 소아기에 나타나면 사춘기가 늦어지거나 성적성숙이 결핍된다. 만약 성장호르몬 분비에는 문제가 없다면 뼈의 골단epiphysis이 열려있는 채로 유지되어 장골long bone이 비정상적으로 길어지며 양팔과 제대umbilicus 이하의 길이가 길어진다. 성인 남자에서 발생한 경우에는 여성형유방gynecomastia이 나타나고 겨드랑이와 음부의 체모가 감소하고 연약한 피부, 눈과 입술 주위의 잔주름, 성욕 감퇴 등의 증상을 일으키며 불임을 초래한다. 성인 여성에서는 성욕 감소, 불규칙한 월경, 체모 감소 등의 증상이 나타나며 성선자극호르몬의 지속적인 부족 상태는 남녀 모두 골다공증의 위험인자를 초래한다.

(2) 성장호르몬

성장기에 나타나는 호르몬 결핍은 정상적인 성장의 지연과 골연령의 감소를 초래한다. 그러나 성인에서는 성장호르몬growth hormone이 결핍되더라도 외관적으로 뚜렷한 증상이 나타나지 않는다. 성인 성장호르몬결핍증adult growth hormone deficiency, AGHD의 원인은 외상, 수술, 방사선치료, 종양 등으로 시상하부나 뇌하수체 성장자극세포가 손상받아 초래되고, 체지방량 감소, 체지방(특히 복부지방) 증가, 이상지질혈증, 좌심실 기능 이상, 고혈압, 혈장 피브리노겐 상승, 뼈의 무기질 감소, 우울증 등의 증상이 있으며 심혈관계질환으로 인한 사망률이 높다. 동반 질환 치료와 함께 적절한 성장호르몬 치료를 시행한다.

(3) 프로락틴

다른 뇌하수체호르몬에 비해 프로락틴prolactin 결핍은 드물다. 시한증후군이나 뇌하수체 수술 등으로 뇌하수체에서 프로락틴을 만드는 세포인 유선자극세포lactotroph가 손실되었을 때 나타난다. 뇌하수체나 시상하부에 종양 등의 질환이 생길 경우에는 시상하부에서 분비되어 프로락틴의 생성과 분비를 억제하는 호르몬이 역할을 하지 못하므로 오히려 프로락틴의 혈중 농도는 증가한다. 프로락틴의 농도가 증가할 경우에는 비정상적인 유즙 분비(galactorrhea), 황체형성호르몬 방출호르몬luteinizing hormone releasing hormone, LHRH 생리 리듬의 손실로 인한 성호르몬 작용 감소, 무월경, 성선 기능 저하hypogonadism가 증상으로 나타난다.

뇌하수체 기능 이상의 가장 흔한 경우에 고프로락틴혈증이 나타나고 불임 여성의 약 25%에서 병인으로 발견되며 남자보다 여자에서 더 흔하다. 고프로락틴혈증이 지속되면 여성의 경우 성선자극호르몬 방출호르몬gonadotropin-releasing hormone, GnRH의 정상적인 주기가 깨지며 난자 성숙이 느려지고 여성호르몬 분비가 감소된다. 이는 성호르몬 결핍과 무월경, 불임으로 이어진다. 남성의 경우 정자 생성이 감소하며 발기불능, 불임 상태가 나타난다. 일반적으로 브로모크립틴bromocriptine과 같은 도파민 효현제agonist를 사용하면 증가된 프로락틴 분비를 감소시키고 프로락틴을 분비하는 종양의 크기를 줄일 수 있다.

(4) 갑상선자극호르몬

갑상선자극호르몬thyrotropin, TSH 결핍은 갑상선호르몬의 부족으로 이어지므로 일차성 갑상선기능저하증과 비슷한 양상으로 나타난다. 단지, 일차성 갑상선기능저하증과는 달리 혈중 갑상선자극호르몬이 감소되거나 부적절한 정상 범위로 측정되며, 피하조직의 밀랍 침착waxy infiltration이 초래되며 소아의 경우에는 정상적인 성장과 발달이 지연된다.

(5) 부신피질자극호르몬

부신피질자극호르몬ACTH 결핍 시에는 부신에서 코티솔의 분비 감소가 초래되어 부신기능저하의 증상이 나타난다. 이 경우 부신피질자극호르몬 분비 증가와 함께 동반되는 멜라닌세포자극호르몬melanocyte stimulating hormone, MSH의 분비 증가가 없으므로 일차성 부신피질호르몬 결핍인 애디슨병Addison's disease과는 달리 피부 색소 침착이 없다.

3) 뇌하수체종양

뇌하수체종양은 전체 두개 내 종양의 10~15%를 차지한다. 뇌하수체종양의 증상은 호르몬 과다 분비 또는 호르몬 분비 결핍으로 나타날 수 있다. 호르몬 결핍에 의한 뇌하수체기능저하증은 종양 팽창에 따른 압박으로 인해 주위에서 정상적으로 분비되어야 하는 호르몬이 분비되지 못하기 때문에 초래되는 것이다. 뇌하수체가 위치하는 터어키안 상부 또는 측부로 확장할 경우에는 주변 신경조직, 특히 시신경 압박에 의한 신경장애를 유발할 수 있다.

(1) 프로락틴분비세포선종

프로락틴분비세포선종prolactin cell adenoma은 뇌하수체 선종 중 가장 흔하며 대부분 20~30대 여자들에게서 호발한다. 남자보다 여자에게 더 흔한 이유는 명확치 않으나 여자의 경우 불임, 무월경, 유루증epiphora 등의 특이적인 증상으로 진단이 빨리 이루지는 영향과 함께 에스트로겐 분비의 증가가 프로락틴분비세포를 자극하는 것이 원인으로 추정된다. 남자의 경우에는 성욕 감퇴 등의 증상이 간과되기 쉬우므로 프로락틴분비세포선종이 대부분 1cm보다 큰 거대선종 상태로 발견되는 경우가 많다.

임상적인 증상은 고프로락틴혈증에 의한 증상이 흔한데 성별, 연령, 이환기간, 종양 크기에 따라 다양하다. 남자와 폐경 후 여자의 경우 주로 종양 자체에 의한 두통, 시야 장애와 함께 유루증, 성선기능저하증 등이 나타날 수 있다. 가임기 여성에서는 초경이 늦어지거나 월경 장애, 불임 등이 나타난다. 30~80%에서 유루증이 나타날 수 있으며 에스트로겐의 감소로 인해 성욕 감퇴, 성교통 등이 나타난다. 남자의 경우 혈청 프로락틴이 높은 경우 유루증이 14~33%에서 나타날 수 있고 성선 기능 저하, 성욕 감퇴, 발기불능impotence, 불임, 체모 감소가 나타난다. 장기간의 고프로락틴혈증이 지속될 경우 남녀 모두 골 소실이 나타날 수 있다.

(2) 성장호르몬분비세포선종

성장호르몬분비세포선종somatotroph adenoma에서 성장호르몬의 분비과잉이 지속되는 경우 수 년 또는 수십년 간 천천히 말단비대증으로 진행된다. 주로 20대에 발병이 시작된다. 임상증상이 서서히 발현되기 때문에 진단은 30~40대에 주로 이루어진다. 사춘기 이전에 성장호르몬 과잉이 있으면 거인증이 유발되며 사춘기 이후에는 말단비대증으로 발병한다. 피부가 두꺼워지며 입술이 두꺼워지는 등 안면 변화가 뚜렷하다. 성대비후, 부비동비후 등으로 투박하고 공명되는 목소리로 변하며 손과 손가락이 두꺼워지고 발, 발뒤꿈치가 커지고 두꺼워진다. 전두동의 확장으로 이마 돌출이 나타나며, 관절통이 생긴다. 연조직의 증가는 정중신경median nerve을 압박하며 손목굴증후군carpal tunnel syndrome을 유발한다. 성장호르몬 과다는 외형적 변화 이외에도 다음과 같은 다양한 전신 합병증을 유발한다.

① 내분비대사합병증

성장호르몬 분비 과다는 인슐린 저항성을 유발하므로 29~45%에서는 내당능장애를 보이며 10~20%에서는 당뇨병이 발생한다. 19~44%에서는 중성지방의 상승이 관찰된다.

② 호흡기계합병증

기도폐쇄로 인한 폐쇄성폐질환이 증가하며, 상기도 협착은 상기도 감염 시 급성호흡곤란을 유발한다. 많은 환자에서 폐쇄성무호흡증후군sleep apnea syndrome이 동반될 수 있다.

③ 심혈관계합병증

말단비대증환자의 경우 심혈관계합병증으로 인한 사망률이 높은데, 고혈압, 심근병증 등이 증가한다. 치료 후 성장호르몬이 정상화된 이후에도 심장의 이상은 지속될 수 있다. 고혈압이 18~41%에서 나타날 수 있는데 염분 저류, 세포외액의 증가, 레닌-앤지오텐신-알도스테론 분비의 억제가 원인이 될 수 있다.

④ 칼슘 · 골대사합병증

성장호르몬은 신장에서 α-히드록시화효소α-hydroxylase 활성을 증가시켜 활성 비타민 D의 농도를 상승시킨다. 그 결과 장에서 칼슘 흡수가 증가되고 이로 인한 고칼슘혈증이 나타난다. 말단비대증의 절반 정도에서 고인산혈증이 나타나며, 이는 성장호르몬에 의해 증가된 신세뇨관에서의 인산 재흡수 때문이다.

⑤ 신경근육계합병증

말단비대증환자의 경우 근병증의 발생으로 인해 체구가 커져도 근력은 감소한다. 척추골의 변화로 인해 신경근 압박과 신경근병증radiculopathy이 발생한다. 척추협착과 근위축, 손목굴증후군 등이 발생할 수 있다.

⑥ 대장폴립과 악성종양

대장폴립은 환자의 약 50%에서 발생하며, 대장암의 전구병변으로서 대장암 발생률도 증가할 수 있다.

(3) 부신피질자극호르몬분비세포선종

부신피질자극호르몬분비세포선종corticotroph adenoma은 부신에서의 코티솔 분비를 증가시켜 쿠싱증후군을 유발한다. 쿠싱증후군은 1931년 신경외과 의사인 쿠싱에 의해 처음으로 기술되었으며 여러 가지 병인 중에서 뇌하수체종양이나 과증식으로 인한 질환을 특별히 '쿠싱병'이라고 칭한다. 남자보다 여자에서 3~8배 정도 흔하고 주로 가임 연령에 호발한다.

쿠싱병은 뇌하수체선종의 7~9% 정도를 차지한다.

쿠싱증후군의 임상 증상은 혈액 내 코티솔 증가에 의해 나타나는데, 체중 증가, 중심성 비만, 월상안moon face, 보랏빛 선조purple striae, 쉽게 멍드는 증상, 근위부 근병증, 전신 장애 등이 해당한다. 비만이 동반되지 않는 경우도 있으나 이 경우에도 대부분 고혈압이 동반된다. 안면에는 솜털이 증가하고 여드름, 다모증, 측두부 모발 퇴행이 나타나는데 부신에서 안드로겐의 과잉 분비로 인한 것이다. 쿠싱병의 진단이 늦어져 장기간 증가된 코티솔에 노출되면 골다공증의 발생이 심해지며 척추의 압박골절이 발생할 수 있다. 골다공증은 쿠싱병이 치료되면 호전될 수 있다. 근육쇠약감은 절반 정도에서 나타나며 근위부 근병증이 심해질 경우 혼자 앉았다가 일어설 수 없게 된다. 75%의 환자에서 내당능장애가 발생하며 10~20%에서 당뇨병이 발생한다. 쿠싱병 이외에 이소성 부신피질자극호르몬 생성ectopic ACTH production으로 쿠싱증후군이 유발될 수 있는데, 유암종carcinoid tumor, 크롬친화성세포종pheochromocytoma 등의 경우에 나타날 수 있다. 그러나 쿠싱증후군은 치료 목적으로 사용한 스테로이드 등 외인성 스테로이드 투여로 인해 초래되는 경우가 가장 많다.

(4) 성선자극호르몬분비세포선종

성선자극호르몬분비세포선종gonadotroph adenoma은 수술로 제거된 뇌하수체선종 중 4.1%를 차지하며 주로 중년 남성에서 발생한다. 임상 증상은 종양이 커진 경우 나타나는 시야 장애와 두통이 있으며 그 외 2차적 성선기능저하증에 의한 성욕 감퇴와 발기불능이 발생한다. 성선자극호르몬분비세포선종은 대부분 종양이 커진 뒤에 진단되어 대부분이 거대선종이며 터어키안 상부 또는 측하부에 침윤되어 나타난다.

(5) 갑상선자극호르몬분비세포선종

뇌하수체종양에서 분비되는 갑상선자극호르몬의 증가는 갑상선 자체에서 증가된 호르몬 때문에 나타나는 일차성 갑상선기능항진과 비슷한 증상을 유발하며 갑상선자극호르몬분비세포선종thyrotroph adenoma은 이차성 갑상선기능항진증으로도 불린다. 매우 드문 질환으로 전체 뇌하수체선종의 1% 미만을 차지한다. 갑상선 기능 검사상에는 혈청 갑상선호르몬이 증가되어 있으나 동시에 갑상선자극호르몬은 정상이거나 정상 이상으로 증가되어 있다. 임상 증상은 일반적인 갑상선기능항진증과 마찬가지로 손떨림, 전신쇠약감, 체중 감소, 심계항진, 불안 등을 보이나 일차성 갑상선기능항진증의 대표적인 질환인 '그레이브스병'에서만 나타나는 안구 돌출, 그레이브스피부병증 등의 갑상선 외 증상extra-thyroid symptom은 나타나지 않으며 자가면역성 갑상선염의 증거인 항갑상선항체가 검출되지 않는 것이 특징이다.

4) 뇌하수체 후엽

(1) 항이뇨호르몬

항이뇨호르몬의 주요 작용은 수분저류 및 요 농축을 통한 항이뇨작용이다. 이 외에 혈관과 위장관의 평활근 수축, 간에서의 글리코겐 분해 촉진, 부신피질자극호르몬방출호르몬을 통한 부신피질자극호르몬 분비 촉진작용을 한다.

항이뇨호르몬 분비 조절은 몇 가지 요인에 의해 조절된다. 첫째, 삼투압에 의한 조절인데, 강력한 조절효과가 있다. 주로 시상하부 내의 삼투수용기osmoreceptor에 의해 조절되는데, 혈장 삼투압 295mOsm/kg, 혈장 나트륨 143meq/L가 되면 최대의 항이뇨효과를 낸다. 둘째는 체액량에 의한 조절로 삼투압에 의한 조절효과보다 더 강력하다. 좌심방의 신장수용기stretch receptor에서 체액량 감소를 인지하면 항이뇨호르몬 분비가 자극된다. 혈액량이 10% 이상 감소시 항이뇨호르몬 분비가 현저히 증가한다. 셋째, 혈압에 의해 조절이 이루어지는데 경동맥과 대동맥의 압력수용기baroreceptor가 이를 감지하여 항이뇨호르몬 분비를 자극하는데, 항이뇨호르몬은 높은 농도에서는 혈관수축작용을 한다. 넷째, 신경계에 의한 조절이 이루어지는데, GABA는 분비를 억제하며, 아세틸콜린, 히스타민, 브래디키닌, 앤지오텐신 II, 신경펩티드 Yneuropeptide Y는 분비를 촉진한다. 이 외에도 노화시 분비가 항진되며, 약물이 분비에 영향을 미친다. 니코틴, 모르핀, 빈크리스틴vincristine, 빈블라스틴vinblastine, 시클로포스파미드cyclophosphamide, 클로피브레이트clofibrate, 클로로아미드chloroamide, 삼환계 항우울제TCA 등은 분비를 촉진하며, 에탄올, 클로로프로마진chlorpromazine, 페니토인phenytoin, 레세르핀reserpine 및 일부 마약성 길항제narcotic antagonist 등은 분비를 억제한다. 또한 메스꺼움, 급성저혈당, 당질코르티코이드 결핍 등도 항이뇨호르몬 분비를 촉진시킨다.

(2) 요붕증

요붕증diabetes insipidus은 혈장 삼투압이 증가되어 있는데도 신장이 소변을 농축하지 못해 다량의 희석된 소변이 배출되는 것이다. 항이뇨호르몬의 분비 또는 반응이 감소되어 집합관에서의 수분 재흡수가 저하된다. 항이뇨호르몬 분비 장애가 있는 중추성요붕증central diabetes insipidus, 항이뇨호르몬에 대해 신장이 반응을 못하는 신성요붕증nephrogenic diabetes insipidus, 수분 섭취 과다로 인해 혈장 삼투압이 저하되어 이차적으로 항이뇨호르몬 분비 및 신장의 요농축이 감소된 심인성구갈증psychogenic polydipsia으로 분류할 수 있다.

다음, 다뇨(하루 50mL/kg 이상), 잦은 배뇨, 야뇨, 소변 삼투압의 감소, 혈장 삼투압의 증가, 탈수 등의 증상이 나타난다. 중추성요붕증인 경우에는 항이뇨호르몬을 보충하며, 신성요붕증의 원인질환이 있는 경우에는 이를 치료하여야 하며, 나트륨 제한, 이뇨제, 프로스타글란딘 합성억제제를 위해 비스테로이드성 항염증약물NSAIDs 등이 사용된다.

(3) 부적절(과다)항이뇨증후군

부적절(과다)항이뇨증후군syndrome of inappropriate antidiuresis, SIAD은 항이뇨호르몬부적절(과다)분비증후군syndrome of inappropriate secretion of antidiuretic hormone, SIADH이라고도 한다. 혈장 삼투압이 저하되어 있는데도 항이뇨호르몬 분비 또는 작용 이상으로 소변을 희석하지 못해 수분 저류가 발생한 상태를 말한다.

SIADH의 원인은 다음과 같다.

① 악성종양

폐암, 구강인두암, 위장관 암, 난소암, 생식비뇨기계 암(신세포암, 방광암, 전립선암, 수뇨관암) 등의 암종carcinoma이 원인으로 작용할 수 있다. 흉선종thymoma, 중피종mesothelioma, 기관지선종bronchial adenoma, 유암종carcinoid, 신경절세포종gangliocytoma, 육종sarcoma, 림프종 등이 원인이 되기도 한다.

② 폐질환

감염(폐렴, 농양, 결핵)aspergillosis, 천식, 만성폐쇄성폐질환COPD, 기관지확장증, 섬유성낭종, 기흉, 양압호흡positive pressure respiration 등이 해당한다.

③ 중추신경계 · 신경질환

감염(뇌염, 수막염, 농양)AIDS, 출혈 · 종괴(경막하출혈, 지주막하출혈, 뇌졸중, 종양, 외상, 해면상 정맥동 혈전증cavernous sinus thrombosis)이 있고 기타로 다발성경화증, 길랭-바레증후군, 섬망delirium tremens, 급성간헐성포르피리아, 정신병, 말초신경병 등이 해당한다.

④ 항이뇨호르몬 분비촉진 약물

⑤ 기타

과도한 운동, 수술, 통증, 스트레스 등으로 인한 일시적인 SIADH의 발생이 가능하다.

경미할 경우(혈청 나트륨 130~135meq/L)에는 증상이 없거나 쇠약함, 메스꺼움, 구토가 나타날 수 있으며, 심한 경우(혈청 나트륨 120meq/L 미만) 또는 급성적으로 발생한 경우에는 뇌부종에 따른 증상(불안, 과민, 혼동, 혼수, 발작 등) 및 체중 증가, 기면 등의 증상이 나타날 수 있다.

기저질환에 대한 치료와 함께 수분 섭취를 제한한다. 증상이 심한 경우에는 고장성 식염수hypertonic saline, 3%, 루프이뇨제를 투여한다. 만성적 · 지속적인 SIADH의 경우 데메클로사이클린demeclocycline, 플루드로코르티손fludrocortisone이 사용된다. 바소프레신수용체 길항제가 저나트륨혈증의 교정을 위해 사용될 수 있다.

3. 갑상선

1) 갑상선의 구조와 생리

(1) 갑상선의 발생과 구조

태생기에 갑상선은 원후두부의 기저부에서 성장하여, 태령 2개월 정도에는 차츰 목으로 내려와 갑상연골 아래쪽에 위치하게 되며, 태령 3개월부터 기능이 시작되고, 태령 5개월이 되면 거의 정상에 가까운 기능을 갖게 된다. 정상 갑상선은 좌 · 우엽과 그 사이를 연결하는 협부로 구성되어 있으며 무게는 정상적으로 15~20g, 한국인 통계는 남자 16~29g, 여자 15~26g이다. 갑상선종goiter은 갑상선이 정상보다 큰 상태를 말하며 일반적으로 한쪽 엽이 본인의 엄지보다 크면 비정상이다. 갑상선의 기본 단위를 이루는 것은 0.05~0.5mm 크기의 포도알 모양을 하고 있는 여포follicle이며 약 40개의 갑상선 여포가 모여 하나의 소엽lobule을 형성한다. 여포 안에는 교질성분colloid이 차있으며 내부에 갑상선 글로불린thyroglobulin, Tg이 꽉 차있고, 갑상선 글로불린 내에 갑상선호르몬인 티록신thyroxine, T_4과 트리요오드티로닌tri-iodothyronine, T_3이 저장되어 있다.

(2) 갑상선호르몬의 생성

① 요오드 대사

갑상선호르몬 합성의 중요한 재료가 되는 요오드는 주로 소장에서 전량이 흡수되며, 혈액 내에서는 I^-형태로 존재한다. 경구로 섭취한 요오드의 약 1/4은 갑상선으로 흡수되고, 나머지는 신장으로 배설된다. 갑상선의 요오드 저장량은 약 8mg에 이른다.

② 갑상선호르몬 T_4, T_3 생성의 생화학적 과정

- 식사를 통해 섭취한 요오드는 I^- iodide 형태로 혈액 내로 흡수된다.
- 흡수된 I^-는 능동적 수송(Na^+/I^- symporter)을 통해 갑상선 교질 내로 이동된다(trapping).
- I^-는 갑상선과산화효소thyroid peroxidase에 의해 반응성 요오드reactive iodine로 산화된다(oxidation).
- 반응성 요오드는 갑상선과산화효소에 의해 갑상선글로불린의 티로실기tyrosyl residue에 결합하여 모노요오드티로신monoiodothyronine, MIT 또는 디요오드티로신di-iodothyronine, DIT 잔기residue를 형성한다(organification).
- 갑상선글로불린 분자 내의 MIT 또는 DIT 잔기가 갑상선과산화효소에 의해 결합되어 T_4, T_3를 형성한다(coupling).
- T_4, T_3는 갑상선글로불린과 결합된 채로 교질 내에 저장되어 있다가 갑상선자극호르몬의 자극이 있으면, 갑상선글로불린이 라이소자임에 의해 제거되어 T_4, T_3가 분리된 후(proteolysis) 혈액 내로 방출된다(release).

(3) 갑상선호르몬의 운반

혈액 내 갑상선호르몬의 80%는 T_4 상태로 존재하고 나머지가 T_3로 존재한다. 혈액 내의 T_4는 갑상선에서만 만들어지지만, T_3의 경우 20%만 갑상선에서 생성되어 분비된 것이고 나머지 80%는 말초에서 5'-데이오디나제5'-deiodinase에 의해 T_4에서 T_3로 전환된 것이다. T_3는 T_4보다 역가가 약 3배 정도 강하며 세포 내에서 실질적인 갑상선호르몬의 주된 효과는 T_3에 의해 이루어지므로 5'-데이오디나제의 역할은 매우 중요하다.

'T_4에서 T_3로 말초 전환'을 억제하는 생리적 조건에는 여러 가지가 있는데, 초기 신생아, 고령, 금식, 영양실조, 전신질환, 정신적 외상, 수술 후 상태 등이 예이다. 항갑상선제 중 하나인 PTU, 스테로이드제제, β-차단제인 프로프라놀롤propranolol, 부정맥 치료제로 쓰이

는 아미오다론amiodarone 등 약제에 의해서나 ipodate, ipanoate 등의 방사선 촬영 시 이용되는 조영제 투여에 의해서도 억제될 수 있다.

갑상선호르몬은 혈액 내에서 운송단백질carrier protein에 결합하여 운반되는데, 운송단백질에 결합되어 있을 때는 조직에서 작용할 수 없다. 극히 일부분이 운송단백질에서 유리된 형태로 존재하며, 이들이 직접 조직에 작용하여 효과를 낸다. 유리 T_4는 전체 T_4의 0.03~0.05%, 유리 T_3는 전체 T_3의 0.3~0.5% 정도를 차지하며, 반감기가 T_4는 6~7일, T_3는 약 2일 정도이다. 갑상선호르몬 운송단백질 중 티록신결합글로불린thyroxine-binding globulin, TBG이 75%를 차지하며, 그 외에는 티록신결합프리알부민thyroxine-binding prealbumin, TBPA과 알부민이 각각 15%와 10%를 차지한다. 혈액 내 티록신결합글로불린이 증가 또는 감소되는 경우는 다음과 같다.

① 혈액 내 티록신결합글로불린이 증가되는 경우

임신, 신생아, 경구피임약 또는 기타 에스트로겐, 타목시펜, 감염성 혹은 만성활동성간염, 담즙성간경변biliary cirrhosis, 급성간헐성포르피리아acute intermittent porphyria, 페르페나진perphenazine, 유전적 특성

② 혈액 내 티록신결합글로불린이 감소되는 경우

남성호르몬, 단백동화스테로이드androgenic-anabolic steroid, 과량의 당질코르티코이드, 만성간질환, 심한 전신성질환, 활동성말단비대증active acromegaly, 신증nephrosis, 유전적 특성, 아스파라기나아제asparaginase

2) 갑상선호르몬의 작용 및 분비

(1) 갑상선호르몬의 작용

혈액 내의 T_3는 그대로, T_4는 세포 내에서 다시 T_3로 전환되어야 작용이 시작된다. T_3는 핵 내에 두 종류의 갑상선호르몬수용체와 결합하는데, 이 수용체들은 각각 17번 염색체에 있는 갑상선호르몬수용체 유전자thyroid hormone receptor gene인 TRα와 3번 염색체에 있는 TRβ gene에 의해 유전자 내에 코드화된 것이다. 갑상선호르몬은 세포 내의 미토콘드리아에 작용하여 산소 소비량을 증가시키면서 에너지 소비를 촉진한다.

갑상선호르몬은 신체 거의 모든 조직에서 효과를 나타내며, 특히 대사와 성장 발달에 영향을 준다. 그 외에 정신적 발달, 골격의 성장, 성적 성숙도 영향을 준다. 또한 카테콜아민

효과에 대한 시너지 작용을 하여 심박동수와 심박출량을 증가시킨다.

말초에서의 당 이용을 증가시키고, 간에서의 글리코겐 분해를 촉진시키며, 위장관에서의 포도당 흡수를 증가시킨다. 따라서 혈액 내의 갑상선호르몬이 증가되는 갑상선중독증 시에는 혈당이 올라가는 당 대사 장애가 생길 수 있다. 또한 단백질 합성과 분해를 모두 촉진시키는데, 갑상선중독증 시에는 분해가 더 증가한다. 지방조직에서 지질 분해를 촉진시키며, 카로틴의 비타민 A로 전환 과정에도 필수적이다.

(2) 갑상선호르몬 분비의 조절 기전

① 시상하부 뇌하수체 갑상선 축hypothalamus-pituitary-thyroid axis

갑상선에서 생산과 분비되는 T_4, T_3는 뇌하수체에서 정상적으로 분비되는 갑상선자극호르몬에 의해서 주로 조절된다. 갑상선자극호르몬은 뇌하수체에서 생산, 분비되며, 시상하부에서 분비되는 갑상선자극호르몬방출호르몬TRH과 소마토스타틴에 의해 조절된다.

혈액 내 유리형태의 갑상선호르몬이 감소하면 뇌하수체에서 갑상선자극호르몬의 분비가 촉진되며, 반대로 갑상선호르몬이 증가하면 갑상선자극호르몬 분비가 감소된다. 갑상선자극호르몬은 갑상선으로 요오드의 유입을 증가시키고, 갑상선호르몬의 생산과 분비를 촉진시키며, 갑상선의 성장을 자극한다. 갑상선호르몬 분비에는 일중circadian 변동이 있어서 자정 무렵에 최대에 달하였다가 차츰 감소하여 정오에 최저치에 도달한다. 그러나 이런 일중 변동은 거의 정상 범위 내에서 이루어진다.

② 무기 요오드inorganic iodide의 역할

과량의 요오드 섭취는 갑상선 내에서 요오드의 트래핑trapping, 유기화organification를 저해하고 혈액 내로 갑상선호르몬 분비를 억제한다. 그러나 이런 현상은 일시적이며 계속해서 과량을 섭취하게 되면 이탈 현상escape phenomenon에 의하여 오히려 갑상선호르몬의 생산이 많아진다. 요오드가 결핍되면 갑상선호르몬의 생산이 감소하고, 이는 뇌하수체를 자극하여 갑상선자극호르몬의 생산을 증가시킨다. 증가된 갑상선자극호르몬은 다시 갑상선 내로 요오드의 유입을 촉진시키며 갑상선의 크기도 증가시킨다.

3) 갑상선기능항진증

갑상선기능항진증hyperthyroidism이란 갑상선 자체에서 호르몬의 생산이 많아서 혈액 내 갑상선호르몬이 증가된 상태이다. 갑상선중독증이란 갑상선 자체 내에서 호르몬 생산이 많은 것 뿐만 아니라, 갑상선의 파괴에 의해 혹은 갑상선호르몬제의 과다복용 등에 의해 혈액 내 갑상선호르몬이 증가되어 여러 가지 임상 증상을 유발하는 상태를 말한다. 갑상선기능항진증의 주요 원인으로는 그레이브스병graves' disease, 독성다결절성갑성선종toxic multinodular goiter, 독성선종toxic adenoma, 영양막갑상선자극호르몬증후군trophoblastic TSH syndrome 등이 있다.

(1) 그레이브스병

그레이브스병Graves' disease은 자가면역성질환으로, 갑상선자극항체thyroid stimulating antibody에 의해 발병된다. 갑상선자극항체는 갑상선세포 표면 위의 갑상선자극호르몬수용체에 결합하여 아데닐산사이클라아제adenylyl cyclase를 활성화시켜 cyclic AMP의 생산을 증가시킨다. 이에 따라 갑상선세포 내에서의 갑상선 글로불린 합성 및 갑상선 내로의 요오드 유입이 증가되어 갑상선호르몬 생산이 증가되기 때문에 갑상선기능항진증이 유발된다. 절반 이상에서 자가면역성갑상선염의 가족력이 있으며 HLA-B35, DR3, DR5, DR8 등 HLA typing이 연관되는 것으로 보아 유전적인 원인이 관여하고 있는 것으로 보인다. 정신적 외상, 스트레스 등의 환경적인 요인이 코티솔 분비를 증가시키고 결과적으로 억제T세포suppressor T cell의 활성도를 감소시켜 자가항체autoantibody의 생성을 촉진하는 것으로 알려져 있다. 또한 세균(*Yersinia enterocolitica* 등) 혹은 바이러스(retrovirus) 감염과 관련하여, 세균세포막에 대한 항체가 갑상선자극호르몬 수용체에 대한 교체반응성항체cross reacting antibody로 작용하는 것으로 밝혀져 있다.

미만성 갑상선종diffuse goiter, 눈의 증상 및 피부증상은 그레이브스병의 주요 증상이다. 갑상선종은 대부분의 환자에게 나타나지만 1% 정도의 환자는 갑성선 크기가 정상이다. 남자의 경우 주변 근육 등으로 덮여 있어 갑상선종이 잘 발견되지 않을 수 있다. 갑상선호

갑상선자극항체(thyroid stimulating antibody, TSA)

면역글로불린 G(Ig G)로 갑상선세포막에 있는 갑상선자극호르몬 수용에 대한 항체이다. 그레이브스병의 95% 이상에서 나타나며, 갑상선을 자극하여 갑상선호르몬의 생산과 분비를 증가시킨다. TSA의 역가(titer)는 치료 경과 혹은 질병의 경과를 반영하며, 치료 후 TSA의 소실은 완치를 추정할 수 있게 해준다. 태반을 통과하여 태아에 전달되기 때문에 그레이브스병에 걸린 산모에서 태어난 아기에서 일과성으로 신생아 갑상선기능항진증(neonatal hyperthyroidism)이 생길 수 있다.

르몬 증가 및 자율신경계 과민반응으로 인해 갑상선 중독 증상들이 나타난다. 그레이브스병 환자의 경우 안구돌출증exophthalmos, 안와부위 부종periorbital edema, 상안검견축upper lid retraction, 안근마비ophthalmoplegia와 같은 특징적인 눈의 증상이 나타난다. 또한 국소성 전경골점액수종localized pretibial myxedema이 나타날 수 있다. 이는 전경골피부pretibial dermis의 섬유아세포 표면항원fibroblast surface Ag에 자가항체가 결합하는 항원-항체의 반응의 결과로 생기며, 점액성물질 축적으로 안와주위에 국소성 점액수종을 보인다.

(2) 요한바제도 현상

평소 갑상선의 기능이 정상적이었던 사람이 요오드 투여에 의해 갑상선중독증이 유발된 상태iodine-induced hyperthyroidism를 요한바제도 현상John-Basedow phenomenon이라고 한다. 요오드 결핍 지역의 풍토성갑상선종endemic goiter 혹은 요오드가 풍부한 지역의 비독성다결절성갑상선종non-toxic multinodular goiter이 있는 사람에게 생길 수 있다. 요오드 함유 약물, X선 조영제 등이 유발요인으로 작용한다. 정상적으로는 다량의 요오드를 투여 시 볼프-차이코프효과Wolff-Chaikoff effect에 의해 갑상선에서 호르몬 생산이 억제되는데, 이러한 자가조절기전에 문제가 생기면, 다량의 요오드가 호르몬 생성의 기질로 작용하여 갑상선 내에서 호르몬 생산이 증가된다.

(3) 비갑상선질환과 갑상선 기능

중환자나 만성질환자에서 전신 상태가 악화될 경우 T_3가 주로 정상의 하한선 혹은 정상 이하로 감소하고, FT_4와 TSH는 정상 범위 안에 있다. 심한 경우에 T_4까지 감소하는 경우도 있다. 비갑상선질환의 급성기에 일시적으로 나타나는 경우가 대부분이며, 말초에서 T_4로부터 T_3로의 전환 감소, 갑상선호르몬 운반단백질의 농도 변화가 주 원인이고 심한 경우에는 갑상선에서의 호르몬 생산에도 영향을 받는다. 갑상선호르몬의 투여는 필요 없으며, 비갑상선질환의 호전과 함께 정상으로 회복된다.

(4) 치료

항갑상선약물antithyroid drugs은 치료에 이용될 수 있는데 갑상선과산화효소thyroid peroxidase의 기능 억제가 주요 작용이다. 경도의 갑상선기능항진증, 젊은 연령에서 갑상선종의 크기가 작을 때, 임산부(최소량 투여), 수술 전 처치, 방사성 요오드 치료 전후에 이용된다. 부작용으로 일시적인 백혈구감소증leukopenia, 무과립증agranulocytosis, 과민성 반응, 간염 등이 나타날 수 있다. 요오드화물iodide 및 β-아드레날린차단제β-adrenergic blocker가 보조적으로 사용될 수 있다.

방사성 요오드radioiodine, radioactive iodine, 131I는 β선에 의해 갑상선 조직을 파괴하는데, 가장 효과적이며 경제적이나 부작용이 문제가 된다. 더 이상 아이를 갖지 않은 경우, 항갑상선 약물치료 후 재발하거나 부작용이 있을 때, 수술 후 갑상선중독증이 재발한 경우, 수술치료가 불가능할 때 등이 적용증이며 임신 · 수유부, 어린 소아, 심한 갑상선항진증, 급성심근경색증인 경우에는 사용해서는 안 된다. 부작용으로 갑상선기능저하증, 갑상선염이 나타날 수 있다.

수술은 치료 효과가 가장 빠른 방법인데, 젊은 연령에서 갑상선종이 매우 클 때, 독성 선종, 독성다결절성갑상선종, 악성이 의심될 때, 압박 증상이 있을 때, 항갑상선 약물치료 후 재발되거나 투여할 수 없을 때, 방사성 요오드를 투여할 수 없을 때 적용된다.

4) 갑상선기능저하증

(1) 원인

북미와 유럽의 경우에는 가장 많은 병인은 방사성 요오드 치료 또는 갑상선 수술로 인한 갑상선기능저하증hypothyroidism이다. 반면에 국내에서는 방사성 요오드 혹은 수술로 갑상선기능항진증을 치료하는 경우가 비교적 적기 때문에, 상대적으로 만성갑상선염에 의한 갑상선기능저하증의 빈도가 높다. 갑상선기능저하증은 갑상선 자체에 원인이 있는 일차성, 뇌하수체의 기능 부전으로 인한 이차성 및 시상하부의 기능 저하로 인한 삼차성으로 구분할 수 있다.

(2) 병태생리

갑상선호르몬이 결핍되면 전신의 모든 장기와 조직에서 대사과정, 산화과정 및 열합성과정이 저하된다. 갑상선기능저하증환자에서 대사과정 중 동화 작용보다 이화 작용의 감소가 더 현저하기 때문에 여러 조직에서 대사산물의 축적이 일어난다. 친수성인 히알루론산hyaluronic acid과 글리코사미노글리칸glycosaminoglycan이 조직에 축적되면 수분이 간질로 모이게 되므로 간질부종interstitial edema이 초래된다. 이러한 현상은 피부, 심근 및 골격근에서 현저하게 나타난다.

(3) 임상 증상

갑상선호르몬이 결핍되는 정도와 기간에 따라 다양한 임상적 증상이 나타날 수 있다. 무증상갑상선기능저하증subclinical hypothyroidism은 갑상선기능저하증의 증상이 없으면서 유리 T_4, 유리 T_3는 정상이고 갑상선자극호르몬은 증가되어 있는 상태를 말한다.

① 피부 및 모발관련 증상

점액수종myxedema이 나타나는데, 눈 주위의 부종, 하지의 비함몰부종non-pitting edema, 피부 조직검사 소견에서 뮤코다당류mucopolysaccharide, 히알루론산 및 콘드로이틴황산염chondroitin sulfate의 다량 침착을 볼 수 있다. 피부는 건조하며 거칠고 두꺼워지면서 혈중 카로틴의 증가로 손·발바닥이 황색을 띄기도 한다. 손톱은 얇아져 잘 부러지고, 모발이 거칠어지고 잘 부서지면서 빠지며, 눈썹은 외측부 1/3 부위에서 소실이 심하다. 모든 피부증상은 갑상선호르몬을 투여하면 회복되지만, 다소 시간이 걸린다.

② 구강 증상

후두부종으로 인하여 목이 쉽게 쉬고 말도 느려지며, 혀가 커지고 두꺼워진다.

③ 심혈관계 증상

맥박 수가 느려지고 심근 수축력이 감소된다. 심전도상 저전위 소견을 보이고 심낭삼출액이 생기며 드물게는 심부전증도 올 수 있다. 말초저항의 증가로 확장기혈압은 상승되고 심박출의 감소로 수축기혈압은 감소되어 맥압이 감소된다. 갑상선기능저하증이 장기간 지속되면 점액부종심장증myxedema heart disease이 초래될 수 있는데, 이는 조직학적으로 심근세포 사이에 뮤코단백질, 뮤코다당류 등이 침착되며, 근원섬유myofibril 문제가 생기고, 심근세포 괴사가 일어나는 등의 손상이 발생하는 것이다. 갑상선기능저하증의 치료를 위하여 갑자기 많은 양의 갑상선호르몬을 투여하면 점액부종심장myxedema heart으로 인해 회복되지 않은 심장에 과부하를 유발하여 협심증, 심부전, 심하면 심근경색증이 초래될 수 있다.

④ 조혈기관 증상

빈혈이 동반되는 수도 있으나 혈색소가 9.0g/dL 이하인 경우는 드물다. 갑상선호르몬 결핍에 의한 혈색소 합성 장애, 월경과다 및 철 흡수 장애에 의한 철결핍성빈혈, 엽산 흡수 이상으로 인한 엽산 결핍 및 비타민 B_{12} 결핍에 의한 거대적아구성빈혈이 나타날 수 있다.

⑤ 신경정신계 증상

무력감과 우울감에 빠지며, 사고 과정의 지연 및 기억력 감퇴를 느끼기도 한다. 말초 지각이상peripheral paresthesia이 흔히 나타나며, 특히 손목굴증후군이 나타나 손발이 저리다고 호소하는 경우가 흔하다. 이러한 증상들은 갑상선호르몬 치료로 쉽게 회복된다. 신경성 청각장애nerve deafness가 나타날 수 있는데, 소아의 경우 뇌의 문제로 인한 감각 cerebral origin의 장애로, 성인의 경우 신경 정도의 문제로 인해 발생될 수 있다.

⑥ 호흡기계 증상

호흡이 저하되고 고탄산혈증이 나타날 수 있다. 늑막삼출이 발생할 수 있으나, 호흡곤란이 생길 정도로 심한 경우는 드물다.

⑦ 소화기계 증상

식욕이 줄어들지만 체중은 늘어나는데, 수분축적에 의한 부종 및 조직 내 뮤코다당류 침착과도 관련이 있다. 위산분비가 감소되고 장운동이 저하되어 변비가 잘 생기며, 복수가 생길 수도 있다.

⑧ 근골격계 증상

근육동통 및 강직감이 흔하며, 건반사 이완기가 연장되는 소견을 보인다(hung-up reflex). 근조직 검사 상 근섬유에 부종소견이 있고 근섬유 사이에 점액성 침착물이 나타난다. 갑상선호르몬은 사춘기 이전의 골격계 성장 및 발육에 중요한 역할을 하므로, 갑상선기능저하증이 소아에서 발생하면 골단이형성증epiphyseal dysgenesis을 초래하여 성장 장애가 생기고, 골 연령이 역연령chronological age보다 저하된다.

⑨ 내분비 · 생식계 증상

소아의 갑상선기능저하증은 사춘기를 지연시킨다. 여성에서는 배란 장애, 월경불순이나 월경과다를 유발하는데, 이는 뇌하수체에서 황체형성호르몬 분비 감소에 기인된 것으로 생각된다. 남성에서는 핍정자증oligospermia이나 발기불능의 증상이 나타날 수 있다. 스트레스로 인해 부신피질자극호르몬 및 성장호르몬의 분비능이 감소된다. 약 40%의 환자에서는 프로락틴의 증가가 나타나며 이중 일부는 유루증이 나타난다.

⑩ 기타 대사장애

총콜레스테롤, LDL-콜레스테롤, 중성지방이 증가하고, 공복 혈당이 감소하며, 위장관 내에서 당질 흡수가 감소한다.

(4) 진단

전형적 갑상선기능저하증의 임상소견은 뚜렷하기 때문에 비교적 쉽게 진단할 수 있다. 그러나 갑상선기능저하증이 심하지 않은 경우에는 환자들이 호소하는 증상들만으로 병을 진단하기 어렵다. 따라서 환자의 진료 시 갑상선종이 있는지 유심히 관찰하고 갑상선호르몬, 갑상선자극호르몬 등을 검사하면 정확한 진단이 가능하다. 그 밖에 고콜레스테롤혈증, 건반사 이완기 연장 등이 나타나면 진단에 도움이 된다.

(5) 치료

갑상선기능저하증은 갑상선호르몬제를 적절하게 투여하여 치료한다. 경구 티록신^{T_4} 투여가 가장 널리 이용되고 있다. 용량은 표준 체중kg 당 하루 1.6㎍을 투여한다. 다른 질환이 없는 젊은 환자에서는 처음부터 필요량을 모두 투여하지만, 연령이 많거나 협심증 등의 심장병이 있는 경우에는 처음에 소량씩 투여하고(L-티록신 12.5~25㎍/일), 1~4주 간격으로 25㎍씩 증량한다. 연령이 70세 이상에서는 티록신 대사율이 감소되므로 투여량을 20% 정도 줄여야 하며, 임신 중에는 평소 투여량보다 20~50%를 증량한다. 티록신 투여 4~6주 후 다시 갑상선 기능 검사를 실시하여 갑상선자극호르몬이 정상 범위가 되도록 투여량을 조절한다.

5) 만성갑상선염

만성갑상선염chronic thyroiditis은 만성림프구성갑상선염chronic lymphocytic thyroiditis, 하시모토갑상선염Hashimoto's thyroiditis이라고도 하는데, 갑상선종을 동반한 갑상선기능저하증의 가장 흔한 원인이다.

(1) 원인 및 발병기전

자가면역성 기전에 의하여 발병하는데, 95% 이상의 환자에서 갑상선글로불린 항체와 항미소체 항체antimicrosomal antibody가 발견된다. 교질, 세포핵 성분, 갑상선호르몬 등에 대한 항체가 있다. 갑상선 조직 내에 심한 림프구 침윤과 림프 여포lymphoid follicle 및 배중심germinal center이 나타난다. 억제T세포의 양적 및 질적 결함이 있으며, HLA-DR5 혹은 HLA-DR3와 연관이 있다. 자가면역성갑상선염의 경우에는 가족력을 보인다.

(2) 유병률

유병률은 그레이브스병과 비슷하며, 매년 1,000명당 0.3~1.5명이 발병한다. 30~50대 연령에서 주로 호발하지만 전 연령층에서 발생한다. 남녀 비는 1 : 15~20으로 여성이 많다. 소아의 경우 산발성갑상선종sporadic goiter의 가장 흔한 원인이다.

(3) 임상 양상

환자 대부분의 경우 무증상의 갑상선종이 주요 요인이다. 갑상선의 크기가 너무 커져서 목이 꽉 찬 느낌, 목이 답답하거나, 삼키는데 불편감이 있어서 발견되는 수도 있으며, 갑자기 커지는 경우에는 압박증세로 호흡곤란이 오는 경우가 있으나 드물다. 갑상선이 전반적으로 대칭적 혹은 비대칭적으로 단단하거나 마치 고무나 나무를 만지는 정도로 크게 만져지며, 표면이 불규칙한 경우가 많다. 심한 경우에는 다발성 결절모양으로 만져지기도 한다.

갑상선에 염증이 발생하면 여포세포의 파괴로 인하여 일시적으로 혈중 갑상선호르몬 수치가 상승했다가(hashitoxicosis) 여포세포의 파괴가 진행되면서 서서히 갑상선 기능이 저하되게 된다. 질병초기에는 갑상선자극호르몬 상승에 따라 갑상선이 커지고 충분한 양의 갑상선호르몬이 합성되기 때문에 전체적인 갑상선 기능은 정상화된다. 절반 이상의 환자는 정상 기능인 상태에서 발견되며, 이러한 상태가 수년 이상 지속되기도 한다. 그러나 갑상선염이 지속되어 갑상선조직의 파괴가 진행되면 갑상선자극호르몬이 상승되어도, 갑상선의 호르몬 분비능이 저하되어 갑상선기능저하증에 빠지게 된다. 약 1/3의 환자는 이 상태로 발견되며, 이 시기에는 오히려 갑상선기능저하증이 주 증상이 된다.

(4) 치료

상당수의 환자는 갑상선 기능이 정상이며, 증상이 없고 갑상선의 크기도 작아서 특별한 치료가 필요 없이 경과 관찰만 하면 된다. 그러나 갑상선의 기능 저하가 동반된 경우에는 갑상선호르몬을 투여하면 갑상선 기능을 정상으로 유지시켜주고 갑상선자극호르몬 분비를 억제하여 갑상선종의 크기를 줄이거나 더 이상 커지는 것을 막을 수 있다. 갑상선호르몬 투여는 갑상선자극호르몬 수치를 정상 하한수준(0.3~1 μU/mL)으로 유지시킬 수 있는 양을 사용한다. 갑상선 기능이 정상이라도 국소 압박증세를 일으킬 정도로 크면 갑상선호르몬제를 투여하여 크기를 줄일 수 있다. 갑상선의 크기가 너무 커서 국소 압박 증상을 일으키며 갑상선호르몬 투여에 잘 반응이 되지 않는 상태에서는 수술적 치료를 고려할 수 있다.

(5) 예후

만성갑상선염이 반드시 갑상선기능저하증으로 이행되는 것은 아니지만, 일단 진단되면 주기적으로 추적 검사하여 갑상선기능저하증의 발생을 조기 발견하고 치료하여야 한다. 만성갑상선염 환자 중 일부는 갑상선악성림프종이 발생할 가능성이 있다. 치료 도중 혹은 추적 관찰 중에 갑상선종의 크기가 갑자기 커지는 경우에는 이를 의심해야 한다.

6) 갑상선암

갑상선암thyroid cancer에는 유두암papillary thyroid cancer, 여포암follicular thyroid cancer, 수질암medullary thyroid cancer, 역형성암anaplastic thyroid cancer, 림프종primary thyroid lymphoma 등이 있다. 수술은 갑상선암에 대한 가장 좋은 치료법treatment of choice이다. 갑상선 근전절제술near total thyroidectomy이 선호되며, 전이가 있거나, 전이를 잘 하는 암의 경우 전절제술total thyroidectomy이 시행된다. 수술 후 남은 갑상선조직 및 암세포 제거를 위해서 방사선 요오드 제거radioiodine ablation, RIA가 시행될 수 있다. T_4 대신 반감기가 짧은 T_3를 복용하다가(2주 정도) T_3 복용을 중단하여(2주 정도) 갑상선호르몬TSH이 상승하면 ^{131}I를 투여한다. 치료 효과를 높이기 위해서 갑상선호르몬 복용 중단 시기동안 식사를 통한 요오드 섭취를 제한해야 한다. 갑상선호르몬 복용중단 방법 대신 재조합 갑상선자극호르몬recombinent human TSH을 주사하는 방법이 사용될 수 있는데, 이 경우 갑상선호르몬의 복용을 짧은 기간 동안에만 중단하므로, 갑상선호르몬 부족으로 인해 발생하는 불편함 점을 줄일 수 있다. 방사성 요오드 치료는 저용량(30~60mCi)과 고용량(100~300mCi)으로 구분되며, 치료 목적에 따라 적합한 치료가 시행된다. 고용량 치료의 경우에는 투여한 동위원소의 방사능에 누출되어 주위 사람들에게 영향을 미칠 수 있으므로 격리병실에서 시행한다.

평생 동안 갑상선호르몬T_4을 복용하는데, 이는 갑상선호르몬 보충뿐만 아니라, TSH 분비를 억제하여 갑상선 결절의 성장을 억제하기 위한 것이다. 재발 또는 전이여부를 확인하기 위해 ^{131}I whole-body scan, 혈청 갑상선글로불린thyroglobulin, 흉부 X선X-ray 검사 등이 시행된다.

4. 부갑상선parathyroid

1) 칼슘 대사

칼슘 대사는 혈액 및 뼈의 칼슘 농도를 매우 정교하게 통제하는 몇 개의 호르몬들에 의하여 조정된다. 정상인의 혈액 내 칼슘 농도는 2.2~2.6mmol/L(8.8~10.4mg/dL)이지만 환자에 따라 미소하나마 차이가 있다. 혈액 내 칼슘은 약 50% 정도는 이온 형태로, 약 45% 정도가 단백질에 결합한 형태로 존재한다. 이온형이 생리적으로 중요하지만 측정이 어려워 흔히 임상에서는 2가지 모두가 포함된 총 칼슘으로 측정한다. 단백질 중에서도 대부분이 알부민과 결합되어 있고, 일부가 글로불린에 결합되어 있어서 혈중 단백질량의 변화는 이온형 칼슘에는 영향을 주지 않지만, 혈중 총 칼슘양에는 영향을 준다. 혈액 내 칼슘 농도 변화는 위장관, 뼈와 신장에서 조절된다. 장관 내 칼슘의 흡수는 주로 비타민 D에 의해 조절되지만, 혈액 내 칼슘의 시간별 조절에는 거의 관여치 않는다. 즉 적정량의 칼슘을 섭취하면 어떤 사람이 좀 더 많은 양의 칼슘을 섭취하여도 장 내 흡수량은 미미하게 증가하고 단지 대변으로 칼슘의 배설만 증가할 뿐이다. 뼈는 칼슘의 주요 저장 장소이며, 뼈의 석회화calcification에는 활성형 비타민 D인 1,25-디히드록시비타민 D1,25-dihydroxy vit D가 적절하게 필요하다.

(1) 칼슘 대사에 관여하는 주요 호르몬

① 부갑상선호르몬

부갑상선호르몬parathyroid hormone, PTH은 뼈에서 파골세포osteoclast 활성을 증가시키고, 원위세뇨관에서 칼슘 재흡수를 촉진시켜 혈청 칼슘 수준을 높인다. 또한 근위세뇨관에서 인산 재흡수를 억제하여 혈청 인산 수치를 높인다. 부갑상선호르몬은 신장에서 1,25-디히드록시비타민 D 합성을 촉진하여 장에서 칼슘 및 인산 흡수를 증가시킨다.

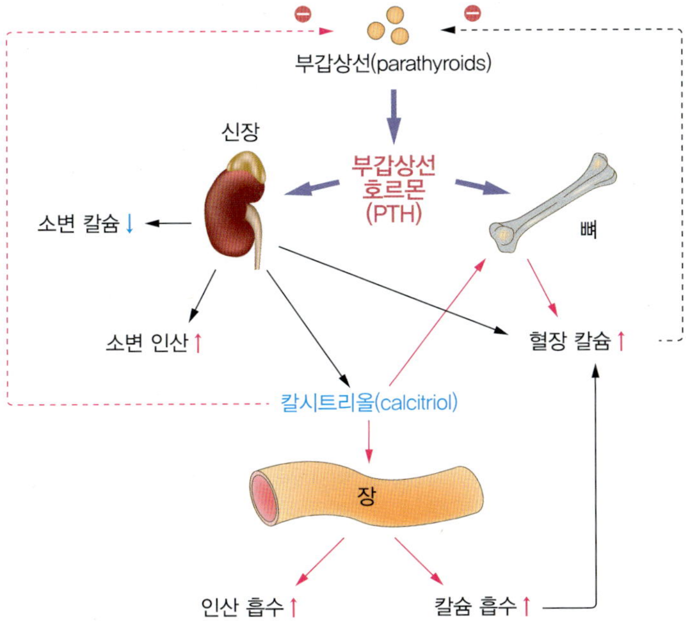

그림 6-4 칼슘항상성과 부갑상선호르몬에 의한 조절

뼈에 대한 부갑상선호르몬의 작용은 다양한데 단기적(몇 분 이내)으로는 뼈에서 칼슘 용출을 증가시키고, 장기적(몇 시간 지속)으로는 조골세포osteoblast와 파골세포를 모두 자극하여 뼈의 리모델링을 촉진한다. 따라서 부갑상선호르몬을 간헐적으로 투여할 경우에는 뼈의 순형성net bone formation이 증가하며, 지속적으로 부갑상선호르몬이 상승되는 상태에서는 파골세포에 의한 골흡수bone resorption가 증가한다.

부갑상선호르몬 분비를 자극하는 주요 요인은 혈청 칼슘이온의 농도 저하이다. 혈청 칼슘이온은 직접적으로 부갑상선에서 음성 되먹임 형태로 부갑상선호르몬을 조절하는데, 부갑상선에 있는 칼슘이온 수용체가 관여한다. 1,25-디히드록시콜레칼시페롤은 직접적으로 부갑상선에 작용하여 부갑상선호르몬 분비를 저하시키는데, 이 과정에 비타민 D 수용체가 관여한다. 증가된 혈청 인산은 혈청 칼슘을 감소시키고 1,25-디히드록시콜레칼시페롤의 형성을 억제시켜서 부갑상선호르몬의 분비를 자극시킨다. 세포 내 마그네슘 결핍이 심한 경우에는 부갑상선호르몬 분비 시에 장애가 초래된다.

저칼슘혈증, 일차성 부갑상선기능저하증, 가성부갑상선기능저하증peudohypoparathyroidism, 비타민 D 결핍, 신부전이 있을 경우 부갑상선호르몬이 증가하며, β-효현제β-agonist도 부

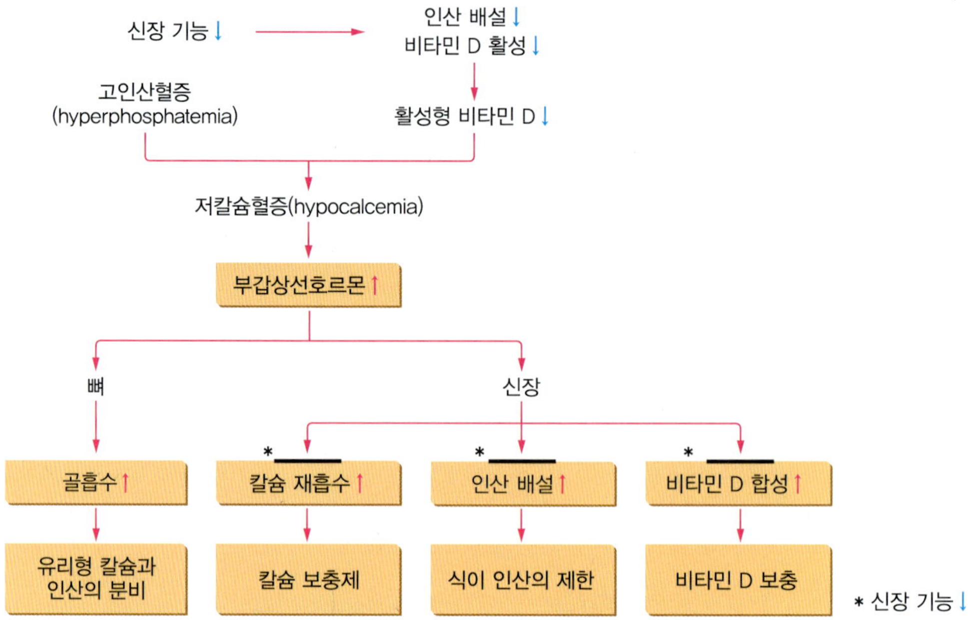

그림 6-5 체내 인산의 평형

갑상선호르몬을 증가시킨다. 반면 고칼슘혈증, 고마그네슘혈증, 저마그네슘혈증, 비타민 D 독성 등의 경우에는 부갑상선호르몬이 감소한다.

② 비타민 D

체내에 여러 형태의 비타민 D가 존재하는데(D_2~D_7), 이중 D_2, D_3가 생리적으로 중요한 역할을 한다. D_2는 식품을 통해서만 섭취되는 형태이며, D_3는 체내 합성 또는 음식물을 통해 공급 가능하다. 비타민 D는 간에서 $25(OH)_2D$로 된 후, 다시 신장으로 가서 $1,25(OH)_2D$ 또는 $24,25(OH)_2D$로 전환된다. $1,25(OH)_2D$는 활성형 비타민으로, 부갑상선호르몬, 성장호르몬 및 $1,25(OH)_2D$뿐만 아니라, 저칼슘혈증, 저인산혈증에 의해 합성이 촉진된다. $1,25(OH)_2D$는 신장 외에도 임파선 등에서도 생산될 수 있는데, 이는 유육종증sarcoidosis환자들이 흔히 고칼슘혈증을 보이는 이유 중 하나이다.

비타민 D는 장관에서 칼슘 및 인산 흡수를 촉진시키는 것이 주요 작용이며, 뼈의 리모델링, 부갑상선에서 부갑상선호르몬의 합성 및 분비를 조절하는 데 관여한다. 이러한 작용을 통해 혈청 칼슘 농도를 정상으로 유지하는 데 관여한다. 부갑상선호르몬이 상승되거나 저칼슘혈증, 저인산혈증이 있는 경우에는 비타민 D가 증가하며, 고칼슘혈증, 고인산혈증 및 1,25$(OH)_2$D가 상승되어 있는 경우에는 비타민 D가 감소한다.

③ 칼시토닌

칼시토닌calcitonin은 갑상선의 C세포 또는 소포곁세포parafollicular cell에서 생성 · 분비되는데, 이는 혈중 칼슘 농도에 직접적으로 영향을 받는다. 부갑상선호르몬의 생리적 길항제 역할을 한다. 파골세포에 의한 골흡수를 억제하고 신장에서 칼슘 재흡수를 억제하여 칼슘 청소율clearance을 증가시킨다. 그러나 인체 내에서의 생리적 역할은 제한적이다. 임상적으로 종양표지자(갑상선수질암)로 사용되거나 골다공증, 파제트병Paget disease, 악성종양에 의한 고칼슘혈증 치료 등에 이용된다.

2) 부갑상선기능항진증

(1) 원인 및 증상

일차성 부갑상선기능항진증primary hyperparathyroidism은 40~60대에 많이 발생되며, 여성에게 많다. 선종adenoma이 가장 흔한 원인이며, 과형성hyperplasia, 암 등에 의해 초래될 수 있다. 고칼슘혈증으로 인해 다양한 증상이 나타날 수 있다

골격계 관련 증상을 보면 골흡수가 증가되면서 뼈의 통증, 관절통, 골밀도가 감소하고 골절이 증가한다. 낭성섬유성골염osteitis fibrosa cystica, 골낭종bone cyst, 골수섬유화marrow fibrosis 등도 나타날 수 있다. 골격계 이외에도 중추신경계, 신경근육, 위장관계, 심혈관계, 신장 등에 다양한 증상이 나타날 수 있다.

일차성 부갑상선기능항진증의 경우 부갑상선호르몬 수치가 상승되어 있으며, 고칼슘혈증이 함께 나타난다. 다른 원인에 의해서도 고칼슘혈증이 나타날 수 있다. 악성종양에 의한 고칼슘혈증의 경우 부갑상선호르몬 관련 펩티드PTH related peptide, PTH-rP의 생산 증가에 따른 골흡수 증가, 국소적인 뼈의 파괴, 1,25$(OH)_2$D 생산 증가(B세포림프종의 경우) 등의 기전이 관여한다. 신부전도 부갑상선 기능에 영향을 미칠 수 있다. 신부전으로 인해 발생되는 이차성 부갑상선기능항진증은 혈청 칼슘 감소로 인한 것이다. 또한 만성신부전환자가 알루미늄 함유제제 복용 시에는 알루미늄 독성으로 고칼슘혈증이 나타날 수 있다. 비타민 D나 칼시트리올calcitriol 치료와 관련하여 고칼슘혈증이 나타날 수 있다.

(2) 치료

증상이 없는 50세 이상의 환자 및 수술을 원하지 않을 경우에는 내과적 치료를 시행한다. 급성으로 심각한 고칼슘혈증(150mg/dL 초과)이 발생된 경우 응급치료로 수액공급, 푸로세미드, 에타크린산ethacrynic acid 등의 루프 이뇨제, 칼시토닌, 파미드로네이트pamidronate, 졸레드로네이트zoledronate 치료, 투석 등이 시행된다. 증상 없이 경미한 고칼슘혈증(12mg/dL 이상)인 경우에는 충분한 수분 섭취만으로도 교정이 가능할 수 있다. 비스포스페이트bisphosphate가 치료에 사용될 수 있다.

증상이 있거나 50세 미만이면 수술 시행이 고려된다. 수술 후 고칼슘혈증이 나타날 수 있는데, 이는 부갑상선호르몬이 갑자기 감소됨에 따라 칼슘이 비어 있던 뼈로 빠르게 흡수되면 발생할 수 있다. 또한 수술로 인한 부갑상선기능저하증, 저마그네슘혈증, 비타민 D 부족 등이 원인으로 작용할 수 있다.

3) 부갑상선기능저하증

부갑상선기능저하증hypoparathyroidism은 다양한 원인으로 유발될 수 있다. 우선 수술을 들 수 있는데, 부갑상선절제술, 갑상선절제술, 경부근치술radical neck dissection 등이 이에 해당한다. 이 외에도 목 부위의 방사선 조사, 자가면역, 부갑상선 침습, 부갑상선 발달장애 등이 원인으로 작용할 수 있다. 부갑상선호르몬에 대한 저항성으로 인해 부갑상선기능저하증상을 보일 수 있는데, 이 경우 부갑상선호르몬은 증가되어 있다. 비타민 D 섭취 부족·흡수 저하·대사 장애, 만성신부전 및 가성부갑상선기능저하증pseudohypoparathyroidism 등이 원인이다. 가성부갑상성기능저하증은 표적기관(신장, 골격 등)에서의 부갑상선호르몬에 대한 저항성으로 인해 발생되는 것으로 부갑상선호르몬 수치는 증가되어 있는 매우 드문 질환이다.

저칼륨혈증에 의해 신경근육 관련 증상이 유발되는데 입 주위나 손·발가락 말단의 감각이상, 저림, 근육경련, 강직, 연축, 안면마비, 발작convulsion 등이 나타난다. 만성 증상은 다양한데, 기면lethargy, 정신적 변화, 추체외로 증상extrapyramidal sign 등이 있으며, 피부건조, 농가진impetigo, 포진상피부염herpetiformis, 농포성 건선pustular psoriasis 등이 나타날 수 있다. 후수정체백내장post lenticular cataract, 치아형성 장애, 손발톱이 쉽게 부서지는 증상도 만성 증상에 해당한다.

급성으로 나타난 경우에는 10% 글루콘산칼슘Ca gluconate을 정맥으로 서서히 투여한다.

강직이 소실되면 경구 칼슘 보충으로 전환하며, 비타민 D, 티아지드 이뇨제thiazide diuretics, 정맥 마그네슘 보충 등이 사용된다.

5. 부신피질adrenal corticoid

1) 당질코르티코이드와 알도스테론

(1) 당질코르티코이드

당질코르티코이드glucocorticoid는 혈당을 높이는데, 인슐린 저항성을 높이고, 포도당 이용을 저해하면서 간에서의 포도당 생성을 증가시키며 인슐린 분비를 억제한다. 또한 단백질 이화를 증가시킨다. 직접 간에 작용하여 티로신아미노전달효소tyrosine aminotransferase, 트립토판피롤라아제tryptophan pyrrolase 등의 효소합성을 촉진시키고, 대부분의 조직에서 핵산합성을 억제한다. 말초지방조직량을 감소시키는 반면, 복부 및 견갑골 사이interscapular의 지방량은 증가시킨다.

항염증작용을 하는데, 다형핵백혈구를 증가시키며 호산구와 림프구는 감소시킨다. 국소에서의 염증성 매개물, T림프구에서의 면역 인터페론 생산 및 작용을 억제한다. 대식구macrophage에서 림프구활성인자lymphocyte-activating factor, IL-1 생산 및 T림프구에서의 T세포성장인자T-cell growth factor, IL-2 생산을 억제한다. 그리고 대식구가 혈관 내피에 부착되는 것을 억제한다. 또한 신장에서의 수분배설을 촉진하고, 세포 내로 수분이동을 억제하여 수분중독을 방지하며, 고용량에서는 무기질코르티코이드와 유사하게 나트륨 재흡수와 칼륨 배설을 촉진한다.

(2) 알도스테론

알도스테론aldosterone은 신장에서의 나트륨 재흡수, 칼륨 배설 및 수분 재흡수를 증가시킨다. 알도스테론 분비는 레닌-앤지오텐신계renin-angiotensin system, RAS에 의해 주로 조절된다. 세포외액량이 감소하면 신혈류량이 감소되어 신장의 사구체옆장치juxtaglomerular apparatus, JGA에서 레닌의 합성과 분비가 촉진된다. 레닌은 앤지오텐신 II를 증가시켜서 최종적으로 알도스테론 분비가 증가한다. 칼륨이온은 레닌-앤지오텐신계와 관계없이 알도스테론 분비를 직접 촉진할 수 있으며, 사구대zona glomerulosa의 국소적 레닌-앤지오텐신계 활성화를 통해 간접적으로 알도스테론 분비를 촉진시킬 수 있다. 이 외에 부신피질호르몬, 세로토닌 등도 알도스테론 분비를 자극한다. 부신피질호르몬은 알도스테론보다는 주로 당질코르티코이드와 부신 안드로겐 분비를 조절한다. 알도스테론은 낮의 활동 시에 많이 분비되고, 밤에는 소량 분비된다.

2) 고알도스테론증

일차성 알도스테론증primary aldosteronism은 부신 자체에서 알도스테론이 과다분비되는 것이다. 양측부신과증식bilateral adrenal hyperplasia이 가장 흔한 원인이며, 알도스테론생성부신선종aldosterone-producing adrenal adenoma에 의한 경우도 많다. 부신의 악성종양에 의한 경우는 드물며, 가족성으로 발병되는 경우도 있다. 나트륨 재흡수 및 세포외액이 증가하여 고혈압(특히, 이완기)이 나타난다. 선종의 경우 저칼륨혈증이 심하게 나타나지만, 양측부신과증식에서는 혈청 칼륨 수치는 낮은 정상 수준인 경우가 대부분이다. 드물게 고나트륨혈증이 발생될 수 있다. 신장에서의 수소이온 소실, 세포 내로의 수소이온 등의 원인으로 대사성 알칼리혈증이 나타날 수 있는데, 칼륨 결핍은 이를 더 악화시킨다. 저칼륨혈증이 심할 경우 저마그네슘혈증이 동반될 수 있고, 당불내성, 소변농축 장애, 심전도 이상, 좌심실 비대 등이 나타날 수 있다. 보상적으로 심방성 나트륨이뇨 펩티드atrial natriuretic peptide, ANP가 증가하여 나트륨이뇨가 이루어지므로 체중 증가는 없는 것이 특징이지만 울혈성 심부전이나 만성신부전이 동반되면 부종이 발생될 수 있다.

심각한 저칼륨혈증이 있을 경우에는 정맥으로 칼륨을 공급한다. 스피로놀락톤spironolactone, 에플레레논eplerenone 등의 알도스테론 길항제, 기타 항고혈압약물 및 칼륨절약이뇨제가 치료에 이용되며, 염분 제한, 적정 체중 유지, 규칙적인 유산소운동이 권장된다.

이차성 알도스테론증은 부신 이외의 원인으로 레닌-앤지오텐신-알도스테론계통이 활성화되거나, 레닌 합성이 증가되어 발생된다. 고혈압, 부종, 바터증후군Bartter's syndrome 등으로 유발될 수 있다.

3) 부신기능부전

전체적인 부신기능부전adrenal insufficiency의 가장 흔한 원인은 외인성 스테로이드이다.

(1) 일차성 부신피질기능부전, 애디슨병

일차성 부신피질기능부전primary adrenocortical insufficiency, Addison's disease은 부신에서의 부신피질호르몬 분비 저하에 의한 것이다. 의원성 위축iatrogenic atrophy, 수술, 감염, 출혈성 경색, 종양의 침범 등으로 선gland이 파괴되거나, 호르몬 생산에 장애가 초래되어 발생할 수 있다. 이 외에 부신피질자극호르몬 차단항체ACTH-blocking antibody, 부신피질 수용체 유전자 변이, 선천성 부신 저형성증adrenal hypoplasia congenita 등이 원인으로 작용할 수 있다. 주 증상으로 무력함, 쇠약함, 피로, 체중 감소 등이 나타나는데, 이는 전반적인 대사 기능이 저하되고 포도당신생이 감소되기 때문이다. 부신피질자극호르몬의 증가로 멜라닌자극호르몬 분비가 자극되어 전신 피부 및 점막의 색소 과다침착이 나타난다. 알도스테론의 부족으로 동맥 저혈압이 나타날 수 있으며, 식욕부진, 체중 감소, 메스꺼움, 구토, 설사, 소화불량 등의 위장관계 증상이 나타날 수 있다. 과민해지거나 인격변화, 공복 시 저혈당 등이 동반될 수 있다. 검사 시 고칼륨혈증, 저나트륨혈증 등을 보인다. 호르몬치료(당질코르티코이드, 무기질코르티코이드)가 시행되는데, 여성의 경우 DHEA 투여도 고려된다.

(2) 이차성 부신피질기능부전

뇌하수체에서 부신피질자극호르몬이 결핍되어 발생한다. 시상하부-뇌하수체질환에 의한 뇌하수체 기능 저하 및 시상하부-뇌하수체 축의 억제로 인해 부신피질자극호르몬 분비가 감소될 수 있다. 외인성 스테로이드(의원성쿠싱증후군)가 가장 흔한 원인으로 작용한다. 외인성 스테로이드는 시상하부-뇌하수체 축을 억제하고 부신을 위축시켜 부신피질자극호르몬에 대한 부신의 반응이 감소되고, 뇌하수체에서 부신피질자극호르몬 분비도 감소한다. 임상 양상은 애디슨병과 유사하나, 색소침착이 나타나지 않으며, 알도스테론 분비는 거의 정상이어서 저나트륨혈증이나 저칼륨혈증은 잘 나타나지 않는다. 치료를 위해 당질코르티코이드를 투여하며, 무기질코르티코이드 투여는 필요하지 않은 경우가 많다.

(3) 기타

급성부신피질기능부전acute adrenocortical insufficiency 또는 부신발증adrenal crisis은 1/4 정도는 처음부터 급성적으로 발생하며, 나머지는 만성적인 부신기능부전이 갑자기 악화되어 발생한다. 스테로이드를 장기적으로 복용했던 사람이 갑자기 중단하거나, 심한 스트레스,

부신 수술 후, 부신 출혈, 뇌하수체의 갑작스런 파괴 시에 유발될 수 있다. 심한 메스꺼움, 구토와 복통, 열, 허약, 기면, 질소혈증, 빈뇨 등이 나타난다. 또한 저혈압, 쇼크, 의식저하, 나트륨 감소, 칼륨 증가, 대사성 산중독증, 저혈당 등의 증상이 나타날 수 있다.

기능성부신기능부전functional adrenal insufficiency은 외상, 수술, 패혈증, 쇼크 등의 급성 상태에서 나타나는 코티솔의 정상적인 상승(4~6개)이 나타나지 않는 것을 말한다. 저혈압, 전신 혈관의 저항 감소, 쇼크, 사망이 초래될 수 있다.

6. 당뇨병diabetes mellitus

1) 인슐린

(1) 합성 및 분비

췌도의 β세포에서 합성되며, 처음에 전전구인슐린preinsulin이 합성된 후 이로부터 전구인슐린proinsulin이 생성된다. 전구인슐린은 인슐린과 C-펩티드로 전환된다. 인슐린은 문맥을 통해 분비되며 50%는 간에서 분해된다. C-펩티드는 인슐린과 함께 과립 내에 저장되어 있다가 인슐린 분비 자극 시에 분리되는데, C-펩티드 농도는 내인성 인슐린 농도와 동일하다. 인슐린보다 간에서 분해가 느리기 때문에 인슐린 분비의 유용한 지표로 이용된다.

혈당은 인슐린분비를 조절하는 'key regulator'이다. 정맥으로 투여한 포도당보다는 경구로 섭취한 포도당이 더 인슐린 분비를 촉진한다. 또한 글루카곤유사펩티드glucagonlike peptide-1, GLP-1, 위억제펩티드gastric inhibitory peptide, GIP 등의 위장관에서 분비되는 인크레틴incretin은 인슐린 분비를 촉진한다. 이외 아미노산, 케톤 및 여러 영양소, 일부 호르몬(위장관 펩티드, 글루카곤, 성장호르몬, 코르티코스테로이드, 에스트로겐, 프로게스테론), 비만, 미주신경 자극, β-아드레날린효현제β-adrenergic agonist, 아세틸콜린, 테오필린, 술포닐우레아제 등이 분비를 자극한다. 반면 소마토스타틴, α-아드레날린성자극α-adrenergic stimulation(에피네프린, 노르에피네프린), β-차단제, 다이아족사이드diazoxide, 티아지드thiazide, 페니토인phenytoin, 콜히친colchicine, 빈블라스틴vinblastine 등은 인슐린 분비를 억제한다.

기저 상태에서의 인슐린 분비는 박동성을 띈다. 식사 등의 주요 인슐린 분비 자극 요인이 있을 때 다량 분비되는데, 기저 시에 비해 4~5배 증가하며 2~3시간 후 기저 수준으로 회복된다.

(2) 작용

인슐린의 세포막 수용체에 결합하면 티로신 키나아제tyrosine kinase 활성이 자극되면서 인산화·탈인산화의 복잡한 연속반응을 통해 인슐린의 다양한 작용이 이루어진다.

인슐린은 포도당신생 억제, 글리코겐 합성 촉진 및 분해 억제 등을 통해 간에서 포도당 생산을 감소시킨다. 간으로의 아미노산 유입을 증가시켜, 단백질 합성을 촉진시키고 분해를 억제한다. 또한 간으로의 포도당 유입을 증가시키고 지방 합성을 증가시킨다. 말초, 특히 근육 및 지방조직으로의 포도당 유입을 증가시키는데, 이는 포도당 수송체인 GLUT-4 발현과 관련이 있다. 지방조직에서 유리지방산 방출을 억제하여 간으로 유리지방산 유입을 감소시키고 중성지방 및 케톤체 형성을 줄인다. 지방조직에서 지방산 합성을 증가시키고, 지방분해를 억제한다. 혈장 칼륨 수치를 감소시키는데, 이는 근육과 간세포로 들어가는 칼륨이 증가되기 때문이다.

(3) 인슐린 길항호르몬

카테콜아민, 글루카곤, 성장호르몬, 코티솔은 인슐린과 길항작용을 하는 인슐린 길항호르몬counter-regulatory hormone이다. 카테콜아민이 가장 일찍 분비되는데, 인슐린 분비를 저해하고 글루카곤 분비를 증가시키며 포도당신생과 글리코겐 분해를 증가시킨다. 다음으로 글루카곤이 분비되는데, 간에서 포도당신생, 글리코겐 분해, 케톤 합성을 증가시킨다. 성장호르몬은 말초조직에서 포도당 이용을 저해하고 지방분해를 촉진하며, 코티솔은 포도당신생 증가, 인슐린 분비를 저해하고 글루카곤 분비를 증가시키며 포도당 이용을 저해한다.

2) 당뇨병의 분류와 진단

당뇨병은 '인슐린 분비나 인슐린 작용, 혹은 양자의 결함으로 인한 고혈당'으로 표현되는 대사성 질환이다. 만성적 고혈당은 모든 장기와 조직에 영향을 주는데, 특징적으로 눈, 신장, 심장, 그리고 신경조직과 혈관조직의 손상과 기능 장애를 초래한다.

고혈당 상태는 그 자체로 혈관 내 삼투압을 증가시켜 조직에서 혈관 내로 체액 이동을 유발하며, 이렇게 증가된 혈관 내 체액은 신장 사구체압을 증가시키고, 소변을 다량 형성하여 결과적으로 조직의 탈수상태를 유발한다. 따라서 고혈당 상태가 병적으로 지속된다면 다뇨, 다음과 함께 탈수에 의한 이차적인 체중 감소가 나타난다. 일반적으로 제1형 당뇨병환자는 급격한 증상을 호소하면서 체중 감소가 심하지만, 복합적인 원인에 의해 비교적 서서히 발생하는 제2형 당뇨병환자에서는 체중 감소가 심하지 않고, 증상 또한 미미하거나 거의 느끼지 못하는 경우도 많다.

고혈당 자체만 문제가 되는 것이 아니라, 만성적인 고혈당으로 인한 합병증이 궁극적으로 환자의 이환율과 사망률을 결정하는 중요한 인자이다. 또한, 당뇨병성 합병증을 조기에 발견하면 진행을 더디게 하고 더 심각한 증세의 합병증을 미리 예방할 수 있다는 점에서 더욱 중요성이 강조되고 있다. 완치법이 개발되지 않은 당뇨병은 결국 평생 관리의 관점에서 치료해야 하며 주요 증상을 없애고 합병증을 예방하는 것이 현실적인 목표가 된다.

(1) 당뇨병의 분류

과거에는 인슐린의 필요 여부에 따라 단순하게 인슐린의존성 및 비의존성으로 구분하던 시기도 있었다. 이러한 분류법은 당뇨병의 발병기전이 밝혀지면서 한계점이 발견되었고, 현재 세계적으로 발병기전에 따른 분류를 사용하면서 기존 분류법은 점차로 사라지고 있다. 다만, 당뇨병의 발병에는 수많은 요인이 복잡하게 관여하는데, 발병기전에 따른 분류는 이러한 다양한 요인을 세분하고 있어 하나의 분류에만 해당하지 않는 경우가 있을 수 있다. 미국당뇨병학회는 당뇨병을 크게 제1형과 제2형, 기타 특수 형태, 임신성으로 분류한다.

① 제1형 당뇨병

면역매개성 세포매개 자가면역반응으로 인하여 췌장 β세포의 파괴가 일어나는 경우 cell-mediated autoimmune destruction of the β cells of the pancreas를 면역매개성immune mediated이라고 하는데, 전체 당뇨병의 5~10% 정도에 해당한다. 소아나 청소년기에 흔히 발병하지만, 모든 연령대에서 발병할 수도 있다. 이 유형의 당뇨병환자는 비만한 경우가 드물지만, 비만하지 않다고 배제할 수는 없다. 밝혀진 면역표지자로는 췌장 소도세포 자가항체, 인슐린 자가항체, 글루탐산디카르복실라아제glutamic acid decarboxylase, GAD_{65} 자가항체, 티로신포스파타아제tyrosine phosphatase IA-2 & IA-2β 자가항체가 있다. 자가면역반응에 관여하는 몇 가지 유전적 소인이 제시되었는데, HLAhuman leukocyte antigen와 높은 연관성을 보인다. 아직 명확하지 않지만 환경적 요인도 관여하는 것으로 생각된다. 그레이브스병, 하시모토갑상선염, 애디슨병, 비열대 스프루, 중증근무력증과 같은 다른 자가면역질환의 발병 빈도가 높다. β세포의 파괴 속도는 매우 다양한데 소아·청소년기에서 빠르고 성인에서 느린 경향을 보인다. 소아 및 청소년에서 케토산혈증이 첫 증상으로 나타나는 경우도 있으나, 대체로 중등도의 파괴 시 궁극적으로 내인성 인슐린의 분비가 거의, 또는 완전히 없는 상태에까지 이르며, 혈중 C-펩티드의 농도로 β세포의 파괴 정도를 추정할 수 있다.

특발성 일부 제1형 당뇨병은 전혀 원인이 밝혀지지 않았다. 지속적인 인슐린결핍증과 반복되는 케톤산혈증을 보이나 1형에서 관찰되는 자가면역반응에 대한 증거가 없다. 매우 드물며 주로 아프리카나 아시아의 이민자 후손들에서 관찰된다. 유전적 소인이 강하게 보이나 자가면역반응의 증거가 없어서 HLA 연관성도 보이지 않는 것이 특발성idiopathic당뇨병이다.

② 제2형 당뇨병

'인슐린 저항성이 더 심하여 상대적으로 인슐린 분비가 부족해지는 경우'부터 '인슐린 부족을 우선하면서 인슐린 저항성이 함께 존재하는 경우'까지 모두 포괄한다. 서양에서는 당뇨병환자의 약 90%가 제2형 당뇨병에 속한다. 유전적인 면에서 제1형 당뇨병보다 가족성으로 발생하는 비율이 높으나, 환경 요인이 너무 다양하여 명쾌하게 밝혀지지 않았다. 다만, 환경 요인과 유전적 감수성이 합쳐져 발병하는 것은 의심할 여지가 없다.

연령 증가, 비만도 증가, 육체활동 감소 등이 발병률을 높인다. 비만은 그 자체로 인슐린 저항성을 유발한다. 많은 환자가 비만하며, 과체중이 아니더라도 복부비만이 존재하는 경우가 대부분이다. 인슐린 저항성과 함께 상대적인 인슐린 부족이 함께 존재하며, 인슐린 저항성은 체중 조절 및 약물요법으로 일정부분이 개선되나 정상으로 회복되는 경우는 드물다.

발병 초기에는 서서히 고혈당이 진행하기 때문에 전형적인 증상이 나타나기까지 수년이 경과하는 경우가 많다. 그럼에도 불구하고 고혈당에 의한 합병증의 위험도는 증가되고 있다. 케톤산혈증은 잘 발생하지 않으나, 발생한다면 주로 감염 등 다른 질환에 속발하는 경우이다.

③ 기타 특수한 형태의 당뇨병

기타 형태의 당뇨병은 어떤 특정한 상태 혹은 증후군에 의한 이차성 당뇨병 또는 그와 관련된 당뇨병을 의미한다. 이 아형은 원인에 따라 다시 세분한다. 췌장질환 또는 췌장조직의 제거에 의한 이차성 당뇨병, 말단비대증, 쿠싱증후군, 크롬친화세포종, 글루카곤종, 소마토스타틴종, 일차성 알도스테론증 등과 같은 내분비질환에 의한 이차적인 고혈당증, 특정 호르몬제를 섭취하여 유발된 고혈당증, 특정 약물(항고혈압제, 티아지드 이뇨제, 에스트로겐이 들어 있는 약, 항신경성 약품, 교감신경 자극성제제)의 복용으로 인한 이차적인 고혈당증 등이 여기에 포함된다. 이 밖에도 당뇨병(혹은 내당능장애)은 여러 유전성 증후군과 동반해서 발병하기도 한다. 유전적 원인에 의해 인슐린 수용체 이상, 수용체 수의 감소, 수용체 친화력 장애 등이 있는 경우와 다른 면역질환에 동반하여 또는 단독으로 인슐린 수용체에 대한 항체가 생긴 경우에 발생하는 당뇨병도 이 분류에 속한다.

④ 임신성당뇨병

'임신 중 당 조절 장애가 처음으로 발견되거나 발병한 것'을 의미한다. 조절되지 않은 임신성당뇨병은 산모의 주산기 사망률 증가, 태아 기형 및 사망률 증가와 연관이 있다. 임신성당뇨병은 통상 분만 후 정상 내당능 상태로 돌아가지만, 이들 중 40~60%에서는 분만 15년 내에 다시 당뇨병이 발병하는 것으로 보고되고 있다.

⑤ 당뇨병전기

경구 당부하검사 결과 2시간 혈장 포도당 농도가 140~199mg/dL일 때를 내당능장애 impaired glucose tolerance, IGT라고 하고, 공복 시 혈장 포도당 농도가 100~125mg/dL 일 때를

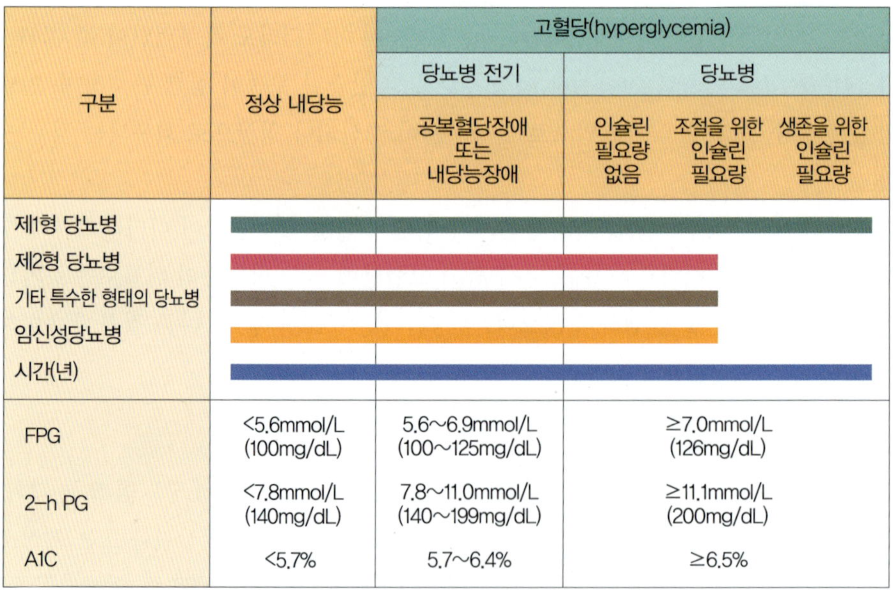

그림 6-6 혈당의 항성성과 당뇨병의 스펙트럼

공복혈당장애impaired fasting glucose, IFG라고 한다. 당뇨병이 발병하기 전 일부의 환자에서 전향적 검사를 통하여 발견되므로 당뇨병 전단계pre-diabetes라고 부른다. 일부의 경우 제2형 당뇨병으로 이행하는데, 그 기간은 사람에 따라 수년 혹은 수십 년이 걸리기도 한다. 내당능장애 환자를 대상으로 10년간 추적 조사한 결과 이들 중 10~50%에서 제2형 당뇨병이 발병하는 것으로 알려졌는데, 이러한 결과는 내당능장애환자의 상당수에서 당 대사 이상이 더욱 악화되지 않고, 경우에 따라서 내당능장애가 정상으로 환원되는 것을 시사하고 있다. 한편 임상적으로 망막병증 혹은 신증은 대단히 드물지만, 많은 연구 보고에서 사망률과 심혈관질환의 발생률이 증가하고, 심전도 이상, 고혈압, 이상지질혈증, 비만 등을 동반한 죽상동맥경화증에 대한 위험도가 증가되는 것으로 알려져 있다.

(2) 당뇨병의 진단

당뇨병의 진단 시에는 여러 검사의 적절한 이용과 올바른 해석이 필요하다. 당뇨병의 전

알/아/두/기

당뇨병 진단을 위한 혈당 기준

1997년 6월에 미국 보스턴에서 열린 제 57차 미국당뇨병학회에서는 당뇨병 진단에 적용하는 공복혈당의 기준치를 126mg/dL(7mmol/L)로 하였다. 이러한 기준의 의미는 한마디로 당뇨병을 조기에 진단하여 당뇨병성 합병증 또는 당뇨병 자체를 예방하자는 데 있다. 다음 3가지 항목 중 1가지를 만족하면 당뇨병으로 진단한다.

① 8시간 이상 금식한 후 채혈한 공복 혈장 포도당 농도가 126mg/dL 이상
② 식사와 관계없이 하루 중 어느 때 채혈한 혈청 포도당 농도가 200mg/dL 이상이면서 당뇨병의 전형적인 증상(다뇨, 다음, 체중 감소 등)이 있을 때
③ 75g 경구 당부하검사에서 2시간 혈장 포도당 농도가 200mg/dL 이상일 때

전문위원회는 위의 3가지 방법 중 공복 혈장 포도당 농도 기준을 권장하고 있다. 그 이유는 시행하기가 쉽고 편리하며, 경제적일 뿐만 아니라, 경구 당부하검사보다 재현성이 더 우수하기 때문이다. 한편 당화혈색소검사는 현재로서는 당뇨병 진단에 권장할 수 없으며, 자가혈당 측정법도 진단 방법으로는 실시할 수 없다.
2011년부터 미국당뇨병학회에서는 당화혈색소 수치가 6.5% 이상인 경우에도 당뇨병으로 진단할 수 있다고 하였으며 우리나라에서도 동일한 기준을 적용하고, 표 6-3의 4가지 항목 중 하나 이상을 만족하는 경우에는 당뇨병으로 진단한다.

표 6-3 미국당뇨병학회 당뇨병 진단 기준

항목	진단 기준	특징
당화혈색소*	≥6.5%	NGSP(National glycohemoglobin standardization program)에서 승인받고 DCCT(diabetes control and complications trial) 검사 기준에 따라 표준화된 방법으로 실험실에서 이루어져야 함
공복 혈장 포도당 수치*	126mg/dL(7.0mmol/L) 이상	공복은 최소 8시간 이상 칼로리를 섭취하지 않아야 함
경구 당부하검사에서 혈장 포도당 수치(식후 2시간)*	200mg/dL(11.1mmol/L) 이상	WHO에서 제시된 방법으로 75g의 무수화포도당을 물에 용해하여 부하해야 함
무작위 혈장 포도당 수치	200mg/dL(11.1mmol/L) 이상	고혈당 또는 고혈당 증상이 있는 환자의 경우임

* 명백한 고혈당이 없을 경우 기준 1~3의 경우 다시 검사하여 확인하여야 함

자료: American Diabetes Association(2011). Standards of Medical Care in Diabetes 2011. Diabetes Care 2011; 34:S11.

형적인 증상이나 합병증이 동반된 경우에는 진단이 용이하나, 경증 혹은 서서히 진행되는 경우, 혹은 증상이 없는 경우에는 합병증이 발생될 때까지 진단이 수년 간 지연될 수 있다. 다소 예민도에 결함이 발견되지만 당뇨병 진단에는 공복 혈당치의 상승이 중요하다. 그러나 경증의 당뇨병일 경우 공복 혈당치는 정상 범위에 있거나 의미 있는 상승치를 보이지 않고, 당부하검사나 식후 혈당치의 측정으로 이상을 확인할 수 있을 뿐이다.

당뇨병의 상태를 알아보는 특수한 검사 방법이 없는 현실이지만, 비특이적인 방법이기는 하나 공복 혈당치가 높지 않은 무증상 당뇨병의 진단 시에는 경구(포도)당부하검사가 가장 실용성 있는 검사 방법으로 인정되고 있다. 최근까지도 표준 경구 당부하검사의 방법과 해석에 대한 일치하는 의견이 없었는데, 미국의 국립당뇨병데이터그룹의 의견과 함께 이를 다소 변형한 세계보건기구의 진단 기준을 표준 방법으로 인정하고 있다. 공복 혈당 측정과 당부하검사의 결과를 해석하기에 앞서 이러한 검사에 영향을 많이 줄 수 있는 채혈 방법, 화학적 방법, 각 의료기관에 따라 다른 당뇨병 검사 방법 등에 익숙해야 한다. 또한 당부하검사는 가장 오용되기 쉬운 방법 중의 하나이고, 해석이 적절하지 못할 수 있으므로 당부하검사에 영향을 줄 수 있는 비특이적 상태를 제외시켜야 한다. 소아와 임신부는 일반 성인과는 공복 혈당 및 당부하검사의 판단 기준이 다른 것도 유념하여야 한다.

① 임신성당뇨병의 진단 기준

임신성당뇨병의 조기 진단과 적절한 치료는 주산기 이환율과 사망률을 감소시키므로 진단 시기는 매우 중요하다. 모든 임산부는 임신 진단 당시에 연령 및 비만도, 가족력 등을 고려하여 위험성에 대한 평가를 받아야 한다. 임신 진단 즉시 혈당 검사를 시행하고 고위험군인 경우에는 임신 24~28주째 재검한다. 선별 검사에서 공복 혈당치가 105mg/dL 이상이거나, 50g 경구 당부하검사 1시간째의 혈당이 140mg/dL 이상의 결과가 나온 경우는 확진을 위해 100g 경구 당부하검사의 적용대상이다. 임신 시에는 공복 혈당이 저하되고 내당능이 증가되기 때문에 임신하지 않은 일반 성인과 동일한 기준으로 진단할 수 없다. 전통적으로 오설리번O'Sullivan과 마한Mahan 등이 제시한 기준을 미국국립당뇨병데이터그룹에서 수렴하여, 임신 시 경구 당부하검사로 100g 포도당을 사용하고 공복 시 95mg/dL 이상, 당부하 후 1시간에 180mg/dL 이상, 2시간에 155mg/dL 이상, 3시간에 140mg/dL 이상 중 두 가지 이상을 만족하면 임신성 당뇨병으로 진단하여 왔다. 그러나 2010년 IADPSGThe International Association of Diabetes and Pregnancy Study Group에서는 임신 시 당뇨병의 진단 시 명백한 당뇨병과 임신성당뇨병을 나누어 진단할 것을 주장하였고, 2011년 미국당뇨병학회는 이 제안을 인정하였다. 이에 따르면 임신 초기에 일반적인 당뇨병의 진단 기준인 아래 3가지 항목 중 1가지를 만족하면 '명백한 당뇨병'으로 진단한다.

이는 비만율의 증가 등으로 젊은 가임기 여성에서 진단되지 않은 제2형 당뇨병환자가 증가하는 현실을 반영한 것이라고 할 수 있다. 이와 별도로 임신기간과 상관없이 공복 혈장 포도당이 92mg/dL 이상 126mg/dL 미만이거나, 임신 24~28주 사이에 시행한 75g 경구 당부하검사 결과에서 표 6-4의 항목 중 1가지 이상이 해당되는 경우 '임신성당뇨병'으로 진단할 수 있게 하였다.

이러한 새로운 진단 기준이 우리나라에서 인정되어 통용될지는 알 수 없으나 당뇨병의

표 6-4 임신성당뇨병의 진단 기준

항목	혈장 포도당 수치
공복 혈장 포도당	≥92mg/dL(5.1mmol/L)
당부하 1시간 후 혈장 포도당	≥180mg/dL(10.0mmol/L)
당부하 2시간 후 혈장 포도당	≥153mg/dL(8.5mmol/L)

자료: International Association of Diabetes and Pregnancy Study Groups(IADPSG) and American Diabetes Association.

진단 기준은 이렇듯 장기적인 혈관 합병증의 위험도에 대한 연구결과가 축적됨에 따라 가변적일 수도 있다.

3) 제1형 당뇨병

(1) 병태생리

제1형 당뇨병의 진행 과정은 오랜 시간에 걸쳐 지속적으로 이루어져, 현성 질환으로 나타나기까지 보통 수년 이상의 시간이 걸린다. 제1형 당뇨병의 전형적인 자연사에는 다음의 요소가 포함된다. 첫째, 오랜 기간의 불현성 시기를 가진다. 둘째, β세포의 80~90% 정도가 소실되어야 고혈당이 발생한다. 셋째, β세포의 병변은 자가면역반응에 의한다. 넷째, 자가면역에 의한 파괴 과정은 유전적으로 감수성이 있는 사람에게 발생한다.

β세포 항원에 대한 항체와 T림프구가 존재하여 면역학적 공격을 받기 시작하여도 현성 제1형 당뇨병이 발현하기까지 수년에 걸쳐 β세포의 기능이 점진적으로 손실된다. 정상 췌장은 다량의 예비능을 가지고 있어, 제1형 당뇨병의 면역표지자가 나타난 이후 췌장 소도 내 인슐린 함유량이 거의 소실될 때까지 β세포의 기능은 오랜 기간 동안 정상으로 측정된다. 이러한 불현성 시기 동안 인슐린 분비 기능 소실은 β세포 파괴로 인해 일어나는 일차적인 현상으로 생각되었다. 그러나 최근 연구에 의하면 일부만 기능적인 현상에 의한 것이며, 사이토카인이나 다른 인자들에 의한 인슐린 분비 억제가 상당부분 관여하는 것을

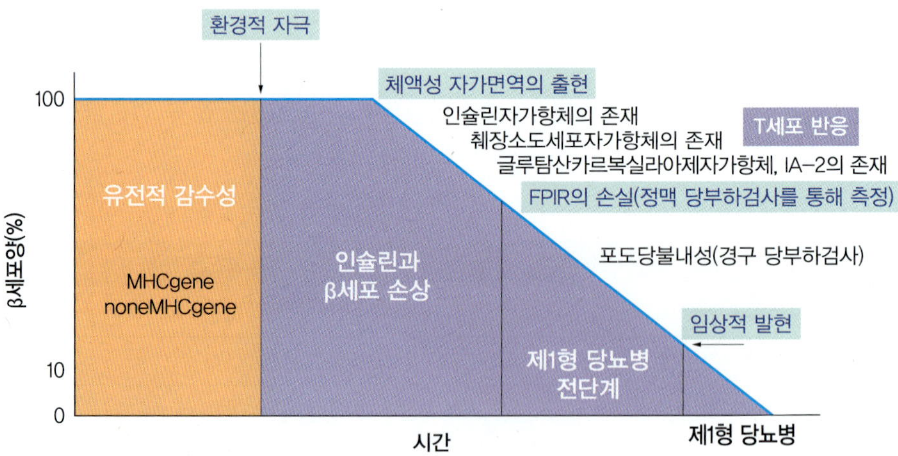

그림 6-7 제1형 당뇨병의 자연사

알게 되었다. 제1형 당뇨병의 자연사에서 중요 의문 중 하나는 당뇨병이 한번 발병되면 끝임 없이 진행하여 항상 현성 제1형 당뇨병이라는 정점에 이르는 것인지, 혹은 다양하게 호전과 악화를 반복하다가 때로는 치유될 수도 있는지 하는 것이다. 제1형 당뇨병에 대한 다양한 면역표지자가 과연 면역 발생과 β세포 파괴의 직접적 결과인지, 아니면 면역 발생과 무관한지는 완전하게 밝혀지지 않았다. 제1형 당뇨병의 자연사는 그림 6-7과 같다.

현재까지의 연구로는, 유전적인 소인이 있는 사람에서 환경 인자, 즉 바이러스나 화학독소 등의 공격을 받으면 췌장 β세포가 자가면역 기전에 의해 선택적으로 파괴되어 제1형 당뇨병이 발생된다고 알려져 있다.

① 유전학적 측면

제1형 당뇨병에 대한 감수성에는 여러 가지 유전자들이 관계하는데, 제1형 당뇨병 감수성과 관련이 있는 주요 유전자는 HLA 유전자이다. HLA 유전자 다형성polymorphism은 제1형 당뇨병이 발생되는 유전적 소인의 40~50% 정도를 차지한다. HLA는 제6번 염색체chromosome 6 단완short arm에 존재하는 유전자에 의하여 생성된다. HLA는 동종 항원성을 조절하며, 일부 면역반응과 보체계complement system의 조절에 관여하는 것으로 알려져 있다. 가족 중에 제1형 당뇨병이 있는 경우 발병위험이 10배 정도 증가되기는 하지만, 그 위험은 상대적으로 낮다. 부모 중에 제1형 당뇨병이 있는 경우 3~4%, 형제 중에 제1형 당뇨병이 있는 경우 5~15%이다.

비록 α세포, δ세포나 PP세포pancreatic polypeptide-producing cell도 β세포와 기능적, 발생학적으로 유사하지만, 이들 세포는 자가면역에 의해 파괴되지 않는다. 병적 상태가 되면 췌장소도에는 림프구가 침윤된다(췌도염insulitis). β세포가 파괴된 후 염증성 반응이 약해지고 소도가 위축되며, 대부분의 면역표지자가 사라진다. 몇몇 연구결과, 제1형 당뇨병에서 첫째, 췌장소도세포 항체, 둘째, 소도, 췌장 주위 림프절 및 전신 혈류에서의 림프구 활성화, 셋째, 소도 단백질의 자극에 의해 T세포 증식, 넷째, 췌도염이 있는 부위에서의 사이토카인cytokine 방출 등의 면역계 이상이 나타나는 것이 확인되었다. β세포는 특히 TNF-α, 인터페론-γ, 인터루킨-1 등의 사이토카인의 독성효과에 민감한 것으로 보인다. β세포 사멸의 정확한 기전을 알려지지 않았으나 산화질소nitric oxide, NO 대사물질, 세포자살apoptosis, 직접적인 $CD8^+$ T세포의 세포독성이 관련이 있을 수 있다. 소도 파괴는 소도항체보다는 T림프구에 의해 매개된다. 진단시점에서 자가면역반응을 억제하면 β세포의 파괴 속도가 느려지나, 이러한 치료가 안전한지는 확실하지 않다.

자가면역반응은 인슐린과 신경전달물질 GABA 생합성에 필요한 효소인 글루탐산디카르복실라아제glutamic acid decarboxylase, ICA-512/IA-2, β세포-특이적 아연 운반체β cell-specific Zn transporter, ZnT-8 등의 물질들이 췌장소도에서 생성하는데 영향을 미친다.

② 환경인자

환경인자는 제1형 당뇨병의 발생기전에 중요한 역할을 하는 것으로 생각된다. 이는 환경인자가 자가면역반응에 방아쇠 역할을 할 수 있기 때문이다. 예를 들면 바이러스 감염 및 독성 물질이 신체에 침투하여 췌장 β세포의 표면 항원을 면역원으로 변화시켜 면역감시세포의 활성도를 변화시킨 후 면역조절 균형을 깨뜨릴 수 있다.

소아에서 제1형 당뇨병의 발생은 계절에 따라 다르다. 즉 겨울철에 제1형 당뇨병의 발생률이 높은데, 이는 아마도 바이러스 감염 빈도가 높은 계절이므로 제1형 당뇨병의 발생이 많은 것으로 추정된다. 유행성이하선염, 콕삭키 B 바이러스 감염의 유행 및 선천성풍진의 발생률과 평행하게 제1형 당뇨병의 유병률이 의미있는 상관관계를 보이면서 변화하는 것은 제1형 당뇨병의 원인으로 바이러스가 작용한다는 사실을 시사한다. 바이러스가 간접적으로 자가면역반응을 유발시키던지 또는 직접적으로 췌장에 침입하여 반응이 유발될 수 있다.

바이러스 감염 이외에도 제1형 당뇨병을 발현시키는 환경인자로는 정신적 스트레스, 신체적 급성장, 수술 및 조직 손상 등의 신체적 스트레스 등이 거론되고 있다. 제1형 당뇨병의 발생 연력을 보면 발생 빈도에 2가지 정점이 나타나는 것을 볼 수 있다. 하나의 정점은 6~7세, 즉 초등학교를 들어가기 전후이며, 다른 하나는 사춘기 발현 전후이다. 첫 정점은 아마도 단체 생활을 하므로 바이러스 감염의 기회가 높을 수 있기 때문이며, 둘째 정점은 사춘기 전후로 신체적 급성장 등이 관여하기 때문이라고 생각된다.

동물에게 스트렙토조토신, 알록산 및 아연 킬레이트물질 등의 화학물질을 투여하면 제1형 당뇨병을 유발시킬 수 있다. 알록산은 β세포 표면에 존재하는 당수송체, 미토콘드리아에 존재하는 글루코키나제 등 여러 부위에 작용하며, 유리기free radical를 형성하여 DNA를 파괴하여 결과적으로 β세포가 파괴된다. 스트렙토조토신은 알록산과 비슷한 기전으로 제1형 당뇨병을 유발한다.

신생아기에 우유에 노출되면 제1형 당뇨병으로 발전할 수 있다는 가설이 최근 주목을 받고 있으나, 이러한 가설에 대한 논쟁은 결론이 나지 않았다. 역학 및 실험연구들에서 생애 초기에 우유단백을 섭취하지 않으면 유전적 감수성이 있는 소아와 동물의 경우에 제1

형 당뇨병을 예방할 수 있는 것으로 보고하였고, 모유 수유기간이 짧거나 우유에 대한 노출이 빠를 경우에 제1형 당뇨병과 관계된다는 임상적 증거가 제기되었다. 이러한 축적된 증거들을 토대로 최근 미국소아과학회American Academy of Pediatrics에서는 제1형 당뇨병의 위험성이 있는 어린 영아의 경우에는 우유에 대한 노출을 피하도록 권고하였다.

4) 제2형 당뇨병

(1) 병태생리

제2형 당뇨병은 고혈당, 인슐린 저항성의 증가, 그리고 상대적인 기능 장애를 특징으로 하는 질환이다. 발병 원인은 아직 명확히 밝혀져 있지 않으나, 유전적인 요인과 환경적인 요소가 함께 관여되어 발생한다고 알려져 있다. 특히 제2형 당뇨병의 병인에 대한 인종 및 인구 집단에 대한 역학 조사와 당뇨병 호발가계에 대한 조사, 그리고 일란성 쌍생아 연구 등을 활발히 진행하여 유전적인 요인이 매우 중요한 역할을 한다고 잘 알려져 있다. 그러나 정확한 유전자의 위치나 유전자의 전달 방식 등은 아직 밝혀져 있지 않은 상태이다. 이는 당뇨병이 단일 원인에 의한 질환이라기보다 여러 유전인자가 관여하는 혼합된 질병일 가능성이 크고 여러 가지 환경인자, 즉 비만, 다양한 식생활 양식 등이 관여하기 때문인 것으로 생각된다.

제2형 당뇨병에서 공통적으로 관찰되는 현상은 공복 상태에서의 고혈당과 경구 또는 정맥으로 당부하시 과도한 혈중 포도당 농도의 상승이다. 따라서 당뇨병에서 관찰되는 대사적 결함의 원인을 밝히기 위해서는 정상 상태 및 당뇨병 상태의 포도당 조절 기전을 비교하여 당뇨병에서 특징적으로 나타나는 병태생리학적 이상에 대해 이해해야 한다.

당뇨병의 병태생리는 크게 다음의 3가지 결함이 나타나거나, 최소한 부분적으로 공유하는 것으로 보이는 바, 첫째, 기저 상태와 자극에 대한 인슐린 분비의 이상, 둘째, 간에서 내인성 포도당 생성의 증가, 셋째, 말초조직에서 당 이용도의 저하를 들 수 있다. 이 3가지 병인의 상대적 중요성에 대해 현재까지도 많은 논란이 있다. 그러나 이중 1가지만 존재하는 상태에서 제2형 당뇨병이 유발되는 극단적인 상황은 매우 드물기 때문에 대부분의 인슐린 분비 기능 이상 및 저항성의 원인으로 최근 '포도당-지방 독성glucolipototoxicity'이 제시되고 있다. 이는 포도당과 유리지방산이 동시에 증가된 상황에서 인슐린 분비가 저하될 뿐 아니라, 간에서는 포도당 방출을 증가시키고 근육과 지방세포의 포도당 섭취를 감소시킨다는 개념으로, 그 자체가 근본적인 병인인지 혹은 진행을 가속화시키는 인자인지에 대해서는 연구가 필요하다.

① 정상적인 포도당 조절

공복 혈당의 유지는 혈당과 췌장의 여러 호르몬 간의 상호작용에 의해 이루어진다. 공복 상태의 포도당 생성은 간에서 글리코겐glycogen의 분해 및 포도당신생gluconeogenesis에 완전히 의존하며, 따라서 간의 포도당 생성에는 간에 저장된 글리코겐 및 포도당신생에 필요한 전구물질이 필요하다. 간에 의해 생성된 당의 약 80%는 뇌 및 그 밖의 인슐린의 작용과는 무관한 조직에서 이용되고, 나머지가 근육 및 지방과 같이 인슐린에 예민한 조직에서 이용된다. 간에서의 당 생성에는 여러 가지 호르몬과 신경제가 관여하며, 혈당 자체도 간의 당 생성을 조절하는 중요한 인자가 된다. 대표적으로 인슐린, 글루카곤 및 카테콜아민은 단시간 내에, 그리고 성장호르몬, 갑상선호르몬 및 당질코르티코이드 등은 장시간에 걸쳐 간의 당 생성에 관여한다. 그러나 당 생성에 관여하는 가장 중요하면서 대표적인 것은 인슐린과 글루카곤이다.

간은 이들 두 호르몬에 대해 매우 민감한 반응을 보여 매순간 포도당 생성이 조절된다. 혈중 인슐린 농도 감소 시에는 인슐린에 의한 간의 포도당 생성 억제 효과가 저하되고 포도당 생성이 점차로 증가하여 혈당이 상승된다. 반대로 혈중 글루카곤 농도 감소 시에는 간에서의 포도당 생성이 억제되어 점진적으로 혈당이 저하된다. 한편 혈중 포도당 농도는 인슐린과 글루카곤의 분비를 자극 또는 억제하는 중요한 매개체이다. 따라서 혈중의 포도당 농도에 따라 췌장에서 인슐린과 글루카곤의 분비가 정상적으로 이루어지면 폐쇄 되먹임 회로에 의해 혈당은 정상 수준으로 유지된다(그림 6-8). 또한 정상 혈당 유지는 말초조직의 인슐린 감수성에도 영향을 받는다. 말초에서 포도당 이용이 감소하면 공복 혈당이

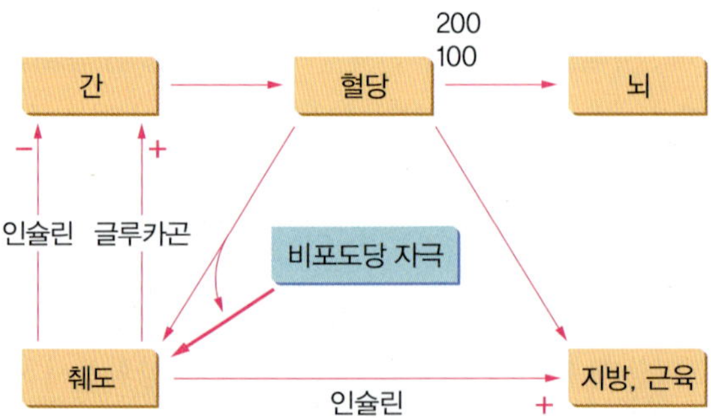

그림 6-8 정상 상태에서의 폐쇄 되먹임 회로에 의한 혈당 조절

상승되고, 이는 다시 폐쇄 되먹임 회로를 따라 췌장에서 인슐린 분비 증가와 글루카곤 분비 억제를 통하여 간에서의 당 생성을 억제하여 정상 혈당을 회복하게 된다. 그러나 이러한 변화에 대해 췌장 소도세포의 호르몬 분비가 항상 완벽한 적응을 한다고 볼 수는 없다. 따라서 인슐린에 대한 조직의 예민도 변화에 따라 새로운 평형상태에서의 혈중 포도당 농도가 결정되게 된다.

식후 혈당 변동은 췌장에서 분비되는 호르몬의 변화와 밀접하게 연관되어 있는데, 포도당, 아미노산, 위장관 호르몬 등은 인슐린과 글루카곤 분비를 조절한다. 궁극적으로 간에서 당 생성을 억제하고, 말초조직으로의 포도당 유입이 증가되어 혈당변동을 최소화하고 정상 혈당으로 빠르게 회복시킨다.

이상에서 보듯이 췌장 소도세포와 간 및 말초조직으로 이루어지는 폐쇄 되먹임 회로의 정상적인 기능이 정상 혈당의 유지에 필수적이며, 이들 중 다른 변수와의 상관성을 고려하지 않고, 어느 한 부위의 결함만을 분리하여 당뇨병의 병태생리를 논하기는 어렵다.

② 췌장 소도세포 변화

정상 성인의 췌장에는 100만 개 정도의 췌도가 존재하며, 이는 췌장 무게의 3% 정도에 해당한다. 췌도는 췌장의 실질 내에 산재해 있으며, 주로 미부[tail]에 분포한다. 크기는 50~300 μm로 다양하며, 펩티드를 분비하는 내분비세포로 이루어져 있는데, 90% 정도가 인슐린을 분비하는 β세포이다. β세포는 주변의 모세혈관으로 인슐린을 분비한다.

제2형 당뇨병에서 췌도세포, 특히 β세포의 기능 이상은 진단 시점부터 확인할 수 있는데, UKPDS[UK Prospective Diabetes Study]에서는 β세포 기능이 진단시점에 약 50% 정도가 감소되어 있으며, 이후 지속적으로 감소되는 것으로 보고되었다. 제2형 당뇨병에서 췌장 소도세포의 특징적인 기능 이상으로는 포도당 자극에 대한 역동적인 분비 양상의 소실, 초기 인슐린 분비반응의 소실, 과량의 전구인슐린 분비와 비포도당 자극에 대해 인슐린 분비를 촉진하는 포도당 상승작용의 소실 및 글루카곤 분비의 이상 등이 있다.

기저인슐린 분비 제2형 당뇨병에서 공복 시 혈장 인슐린 농도는 정상인과 비교하여 정상 혹은 더 높게 나타나는 경우가 흔히 있다. 그러나 혈당수준과 비만도를 고려한다면 당뇨병환자의 혈장 인슐린 농도는 요구량보다는 낮다고 판단할 수 있다. 즉, 혈당 상승에 대한 췌장 β세포의 반응은 감소되어 있으나, 고혈당으로 인해 증가된 것을 고려해야 하며, 당뇨병에 흔히 동반되는 비만은 근육과 지방조직의 인슐린 저항성을 유발하기 때문에 더욱 높은 혈장 인슐린 농도를 보인다.

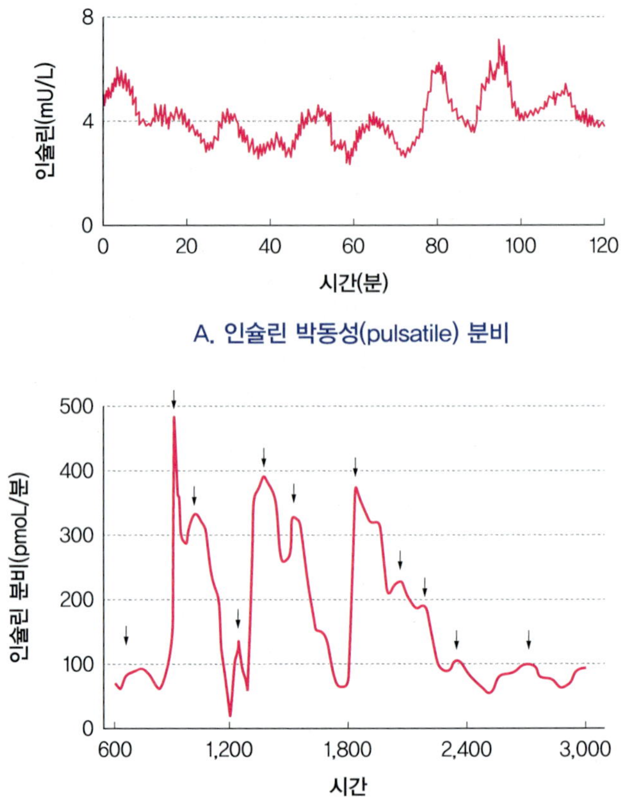

A. 인슐린 박동성(pulsatile) 분비

B. 주기적인 인슐린의 분비사이클(oscillatory)

그림 6-9 정상인에서 보이는 인슐린의 박동성 분비

공복상태의 기저인슐린 분비는 하루 종일 일정 수준을 유지하는 것이 아니라 박동성 pulsatile을 보인다. 정상인의 경우에는 5~15분 간격의 짧은 인슐린 박동성 분비와 80~150분 간격으로 나타나는 주기적인 분비 사이클oscillatory을 보인다(그림 6-9). 제2형 당뇨병환자 및 당뇨병 발병위험이 높은 사람들의 경우에는 인슐린의 박동성 분비가 소실된다. 그 기전은 확실하지 않으나 β세포 내의 인슐린 분비를 조절하는 페이스메이커로 논의되고 있다.

포도당 자극에 대한 인슐린 분비 경구 당부하검사 시 제2형 당뇨병환자는 정상인과 달리 인슐린 분비가 지연되거나 반응 정도가 과다한 경우를 흔히 볼 수 있다. 반면 초기 20분 동안의 인슐린 반응은 정상인에 비해 감소되어 있다. 정맥 당부하검사가 포도당 자극에 대한 β세포의 인슐린 분비능 관찰에는 더 유용한데, 제2형 당뇨병환자의 경우 정맥 당부하 후 급성 혹은 초기 인슐린 반응first-phase insulin response이 소실된다. 공복 혈당이 높은 환자의 경우 정맥 당부하 후 인슐린 농도가 기저수준보다 감소하는 경우도 있다. 정맥 당부하 후 첫 10분 이후의 인슐린 분비량(후기 인슐린 반응)second-phase insulin response도 역시 공복 혈당의 영향을 받는다. 공복 혈당이 200mg/dL을 넘지 않을 경우 후기 인슐린 반응은 정상이지만 비만하거나 인슐린 저항성이 동반되면 후기 인슐린 반응이 증가한다. 그러나 혈당 및 비만도가 동일한 정상인과 비교하면 후기 인슐린 반응 역시 초기 인슐린 반응과 마찬가지로 감소되어 있다. 공복 혈당이 250mg/dL을 초과하는 경우 대개 절대적 인슐린 결핍을 보이며, 후기 인슐린 반응도 감소되어 있다.

비포도당 자극에 의한 인슐린 분비 공복 혈당이 200mg/dL 미만의 제2형 당뇨병환자의 경우 포도당 이외의 인슐린 분비 자극물질(아르지닌, 글루카곤, 글루카곤유사펩티드glucagon like peptide-1, GLP-1, 이소프로테레놀, 세크레틴 및 톨부타미드 등)에 의한 초기 인슐린 반응은 비만도가 유사한 정상인과 차이가 없다. 그러나 혈당 농도를 동일하게 하여 비교하면 제2형 당뇨병환자의 초기 인슐린 반응이 현저히 감소되어 있는 것을 확인할 수 있다. 비포도당 자극에 대한 인슐린 분비에서 포도당의 조절효과를 '포도당 상승 효과'라고 하는데, 공복 혈당이 높은 제2형 당뇨병환자의 경우에는 감소된 양상을 보인다(그림 6-10).

최근 정상인에서 경구 당부하 후 비포도당 자극인 GIP-1이나 포도당의존성인슐린친화성펩티드glucose dependent insulinotropic polypeptide에 의한 인슐린 분비자극이 전체 인슐린 분비의 60% 정도를 차지하는 것으로 보고되었다. 이러한 인크레틴 효과가 당뇨병환자의 경우

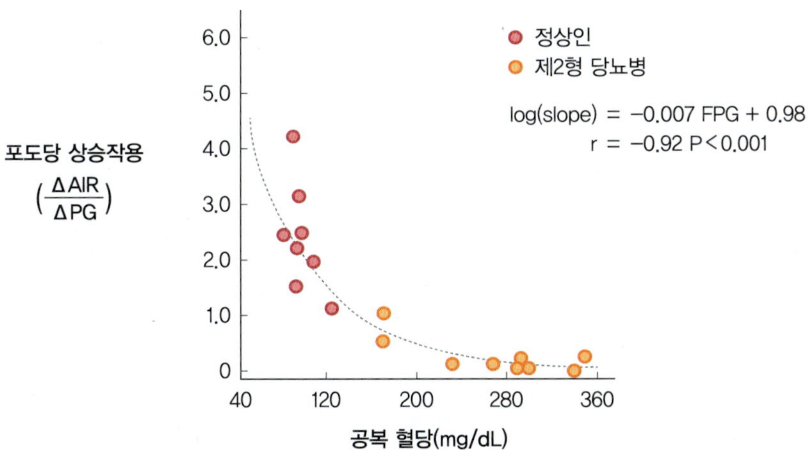

그림 6-10 공복 혈당과 포도당 상승 효과의 경사도의 관계

많이 감소되어 있다.

글루카곤 분비이상 제2형 당뇨병환자가 글루카곤 분비에 이상이 있음이 확인되었다. 정상적인 글루카곤 분비조절기전이 완전히 밝혀지지는 않았으나, 포도당 또는 인슐린, 혹은 2가지 모두에 의해 췌장 α세포가 억제되는 것으로 보인다. 혈당이 250mg/dL 미만인 제2형 당뇨병환자의 경우 일반적으로 기저상태의 글루카곤 농도는 정상 범위에 속하지만, 혈당상태를 고려한다면 비정상적으로 상승되어 있다. 또한 정맥 당부하 시 나타나는 글루카곤 분비 억제에도 장애가 있는 것으로 보인다. 글루카곤 분비를 자극하는 아미노산 투여 시에도 과도한 반응을 보인다.

③ 인슐린 및 포도당 저항성

표적조직에서의 인슐린 저항성은 제2형 당뇨병의 내당능장애에 중요 요소가 된다.

간에서의 인슐린 저항성 제2형 당뇨병환자의 기저상태에서 당 생성은 정상 또는 증가되어 있다고 알려졌으나 고혈당 상태에서 간의 당 생성이 정상적이라는 것은 실제로는 비정상적으로 증가되어 있음을 의미한다. 간에서의 당 생성 이상 정도는 공복 고혈당의 정도와 양의 상관관계를 보이므로 공복 혈당을 결정하는 중요인자가 간의 당 생성이라는 것을 알려준다.

간에서 당 생성 속도가 증가한 것은 간세포에서 인슐린과 포도당에 의해 조절되는 정상적인 당 방출 억제 기능의 장애로 인한 것이다. 제2형 당뇨병환자의 경우 간의 인슐린 감수성이 저하되어 있는데, 이는 인슐린 수용체 수의 감소에 의해 기인하는 것으로 생각된다. 그리고 제2형 당뇨병에서는 고혈당에 의해 간에서의 당 생성이 어느 정도 억제되나 그 정도가 인슐린의 감수성 저하에 따른 포도당 과다생성을 보상할 정도로 충분하지 않은 것으로 보인다. 또한 공복 시에는 간에서 당 방출에 중요한 역할을 하는 글루카곤이 당 생성과 밀접하게 관련이 있는데, 제2형 당뇨병에서는 인슐린 및 포도당에 의한 당 생산량의 50% 이상이 글루카곤에 의해 이루어진다. 한편 공복 시에 당 생성 기관인 간이 음식물을 섭취하게 되면 혈당, 인슐린 및 글루카곤의 문맥 내 농도가 변화되어 식후에는 포도당이 유입되고 글리코겐을 합성하는 기관으로 기능이 바뀐다. 제2형 당뇨병에서는 인슐린 및 포도당에 대한 간의 감수성이 저하되므로, 음식물 섭취 후 혈당 상승에 상당 부분 영향을 미치게 된다.

말초조직에서의 인슐린 저항성 정상 혈당 고인슐린 클램프법euglycemic hyperinsulinemic clamp technique을 이용한 연구에서 제2형 당뇨병환자의 경우 당 처리율glucose disposal rate이 감소된 상태로 확인되었다. 인슐린 용량-반응곡선을 이용한 분석에서 인슐린 반응성 감소는 세포막 인슐린 수용체 수의 감소와 수용체 결합 후(혹은 세포 내) 결함으로 인한 것으로 보인다. 실제 말초 인슐린 저항성의 정도를 결정하는 가장 중요한 요소는 수용체 결합 후 인슐린 작용 이상이다.

말초조직으로 들어간 포도당은 정상적으로 산화성 및 비산화성 대사를 거치는데, 이 과정은 피루브산 탈수소효소와 글리코겐 합성효소에 의해 조절된다. 말초에서의 당 이용은 인슐린 농도가 낮을 때에는 주로 산화성 대사로, 인슐린 농도가 높을 때에는 주로 비산화성 대사(글리코겐 합성)로 이루어진다. 제2형 당뇨병환자는 2가지 대사과정이 모두 저하되지만 비산화성 대사과정, 즉 포도당 저장과정의 결함이 주된 이상이다. 글리코겐 합성효소의 활성도는 인슐린에 의해 자극되는데, 인슐린 분비반응의 결함 및 인슐린 감수성 저하가 복합적으로 정상적인 효소의 활성화를 억제하는 결과를 초래한다.

포도당 저항성 인슐린 저항성과 췌도 기능 장애뿐만 아니라 인슐린 비의존성 포도당 섭취 또는 포도당 의존성 당 섭취insulin-independent glucose uptake or glucose-mediated glucose uptake가 체내 당 이용률을 결정하는 중요 요소이다. 공복 시 조직에서 이루어지는 당 섭취의 82%는 인슐린 비의존성 기전에 의해 주로 뇌로 섭취되는 것이며, 그 밖에 근육, 지방 및 기타 조직에도 섭취된다. 제2형 당뇨병환자의 경우 포도당 의존성 당 섭취가 정상인과 차이를 보인다. 포도당 유효도glucose effectiveness로 알려진 포도당 의존성 당 섭취는 간에서 당 생성을 억제하고, 근육 조직에서 당 섭취를 증가시키므로, 제2형 당뇨병에서는 고혈당의 발생에 포도당 저항성이 중요한 역할을 할 수 있다. 포도당 유효도에 장애가 초래되는 기전에 대해서는 아직 확실히 알려져 있지 않다.

5) 임신성당뇨병

(1) 병태생리

임신 중에는 태아 및 태반의 에너지 요구량이 지속적으로 증가하고, 태반에서 분비되는 호르몬의 영향으로 포도당 대사에 변화가 일어나는데, 이중에서 가장 특징적인 것은 인슐린 저항성이다.

임신 중에 발생하는 인슐린 저항성은 인체에서 발생하는 인슐린 저항성 중에 가장 심한 것으로 알려져 있다. 임신 중의 호르몬 변화와 체지방의 증가가 인슐린 저항성의 주요 원인으로 생각된다. 임신 주수에 따른 인슐린 저항성의 정도는 태반 락토겐, 프로게스테론,

프로락틴, 코티솔 등 태반호르몬의 농도 변화와 비례하며, 임신하지 않은 여성에게 이들 호르몬을 투여하면 인슐린 작용이 억제된 대사변화가 나타난다. 태반호르몬이 인슐린 저항성을 유발하는 기전은 아직 확실히 밝혀지지는 않았으나 태반호르몬이 지방분해를 촉진시켜 혈액 내 유리지방산 농도가 증가되기 때문이라는 주장이 있다. 이 외에 신체활동의 감소도 인슐린 저항성 증가에 관여할 것으로 생각된다.

정상 임신부의 경우 인슐린 감수성이 저하되어도 내당능 장애가 나타나지 않는데, 이는 임신부에서 인슐린 분비능이 증가되어 있기 때문이다. 임신부의 인슐린 분비능이 증가되는 기전은 아직 잘 알려져 있지 않으나 췌장 β세포의 수적 증가가 아니라 β세포 반응증가와 관련이 있는 것으로 생각된다. 에스트로겐과 프로게스테론은 β세포의 반응과 증식을 촉진시키는 것으로 알려져 있다.

몇몇 연구에서 임신 후반기에는 임신성당뇨병에 걸린 여성과 정상적으로 임신한 여성 간에 포도당 감수성에 차이가 없는 것으로 나타났다. 경구 포도당부하검사 결과 인슐린 반응이 임신성당뇨병인 여성의 경우 임신 전에는 정상 여성과 차이가 없었으나, 임신 초기에는 정상 임신부에 비해 감소하였고, 임신 말기에는 현저한 감소를 보였다. 따라서 인슐린 저항성보다는 인슐린 분비능 이상이 중요한 역할을 한 것으로 추측된다.

(2) 관리

임산부의 평균 혈당이 높으면 거대아의 발생률이 높아지고 주산기 합병증이 증가한다. 정상인 경우 임신 중 혈당이 다소 낮아지기 때문에 공복 혈당이 60~80mg/dL, 식후 120mg/dL을 초과하지 않는다. 대한당뇨병학회에서는 임신성당뇨병의 혈당 조절 목표를 공복 95mg/dL 이하, 식후 1시간 140mg/dL 이하, 식후 2시간 120mg/dL 이하로 권고하고 있다.

임신성당뇨병gestational diabetes mellitus의 경우 정상적인 혈당 유지뿐만 아니라 태아의 성장발달에 필요한 영양소를 공급할 수 있게 해야 한다. 케톤뇨가 발생하지 않도록 적절히 열량을 공급하고 식후 고혈당을 조절하기 위해 당질 비율을 낮춘다. 하루 식사는 3회 식사와 2~3회 간식으로 배분하며, 인슐린 치료와 혈당 변화, 식사습관 등을 고려하여 개별화하여야 한다.

임신 중 체중 증가 정도는 임신 전 체중을 고려하여 적절 수준을 유지할 수 있도록 해야 한다. 정상 체중인 경우에는 10~13kg의 체중 증가가 권장되지만, 비만인 경우 7~12kg, 저체중인 경우 14~20kg 정도의 체중 증가가 적절한 것으로 생각된다. 임신 중 규칙적으로 안전한 운동을 실시한다면 효과적으로 혈당을 조절할 수 있다. 인슐린은 사람 인슐린을 사용하며, 일부 인슐린유도체는 임신 중 사용할 수 있도록 인정받았다. 미국산부인과학회에서는 임신 중 경구혈당강하제의 사용을 권장하지 않고 있다. 그러나 최근 임신성당뇨병 치료에 글리브라이드와 메트포르민을 사용한 연구에서 안전성과 임상적 효과를 보고한 바 있어, 이 치료제의 사용이 고려될 수도 있다.

임신기간 중 당뇨병 관리 정도를 평가하기 위해 혈당검사(공복, 식후, 당화혈색소, 자가혈당 측정), 케톤뇨, 태아 초음파검사 등의 방법이 사용된다. 임신성당뇨병환자의 경우 상당수가 분만 후 시간이 지나면 당뇨병이 발생되므로 분만 후 관리도 매우 중요한다. 임신성당뇨병환자의 분만 후 측정한 인슐린 저항성은 임신성당뇨병 병력이 없는 여성에 비해 높다. 따라서 규칙적인 운동과 비만 방지를 위한 식사조절 및 주기적인 사전검사 시행을 권장한다.

6) 치료

당뇨병의 발병 후 완치는 거의 불가능하므로 증상을 개선시키고, 정상적인 생리, 대사 상태를 유지하며, 급 · 만성 합병증을 예방하는 것이 치료의 목적이다. 식사, 운동, 약물요법을 사용할 수 있으며, 췌장이나 소도이식까지도 시행될 수 있다. 합병증이 있을 때에는 이에 대한 치료가 병행되어야 하며, 당뇨병의 악화요인(감염, 스트레스, 음주, 운동 부족, 약제사용, 비만)을 찾아 제거 · 대처해야 한다.

(1) 식사요법

식사조절은 당뇨병 조절의 가장 기본적인 요소이다. 식사요법의 목표는 다음과 같다.

- 단기적으로는 고혈당과 이상지질혈증 등의 대사이상을 교정 또는 최소화하고, 장기적으로는 합병증을 예방하거나, 진행이 완화되도록 한다.
- 적절한 영양 공급을 한다.
- 비만형 당뇨병환자, 저체중형 및 영양실조형 환자의 영양과다와 불량상태를 교정하도록 한다.
- 약물요법, 운동요법 및 개개인의 생활양식과 조화를 이루어야 하며, 환자가 식사요법을 포함하여 개선된 생활양식을 유지할 수 있도록 한다.

당뇨병환자의 식사요법은 개별화되어야 하며 주요 내용을 요약하면 다음과 같다.

① 열량

환자의 나이, 성별, 체중, 활동량 등을 고려하여 적정체중을 유지할 수 있는 수준으로 열량을 공급한다. 특히 소아·청소년 및 임신·수유기 여성의 경우 추가로 요구되는 열량이 적절히 공급될 수 있도록 한다. 열량이 단시간에 편중되지 않도록 하고, 개인별로 일일생활 양식에 따라 식사별 열량의 비중을 조정한다. 총 열량 중 대량영양소의 비율은 대사적 측면, 문화적 측면을 감안하여 결정한다.

② 당질

전통적으로 단순당의 제한을 강조했다. 그러나 여러 연구에서 단순당이 복합당질에 비해 특별히 더 혈당 상승 효과가 크지 않은 것으로 확인되었다. 따라서 혈당 조절을 위해서는 당질의 종류에 신경을 쓰는 것보다는 총 당질 섭취량을 적절히 조절하는 것이 중요하다. 단지 단순당이 많이 포함된 음식의 경우 지방, 열량이 높은 경우가 많고, 일부 연구에서는 중성지방과 콜레스테롤 수치를 증가시킨다고 보고되었으므로 단순당의 과다섭취는 피하는 것이 바람직하다. 일반적으로 단순당의 섭취량은 총 열량의 10% 이내로 할 것을 권고하고 있다. 현미 등의 섬유소가 풍부한 복합당질 섭취는 혈당 및 혈청 지질 개선에 약간 도움이 되지만, 총 섭취량이 과다해지지 않도록 주의가 필요하다. 근래 당 지수glycemic index에 대한 관심이 높으나 단독으로 식사조절을 하기에는 여러 가지 제한이 따른다.

③ 지방

지방의 경우 주요 열량원일 뿐만 아니라 혈청 지질수준에 영향을 미칠 수 있으므로 과다섭취하지 않도록 주의가 필요하다. 특히 포화지방과 트랜스지방은 혈액 내 LDL-콜레스테롤 수치에 부정적인 영향을 미친다. 당뇨병환자의 경우 이상지질혈증이 동반되는 경우가 많으므로 총 지방섭취량뿐만 아니라 섭취하는 지방의 종류에도 주의를 기울일 필요가 있다. 대한당뇨병학회에서는 포화지방을 총 열량의 7% 미만, 트랜스지방의 섭취를 최소화하고 콜레스테롤의 섭취는 1일 200mg 이하로 유지할 것을 권고하고 있다.

④ 단백질

단백질 권장량은 성인의 경우 1일 체중kg 당 1.0~1.2g 수준으로, 당뇨병환자에게 권고되는 수준(총 열량의 15~20%)은 대부분의 경우 단백질 필요량을 충족시킨다. 신증이 동반된 경우 고단백식사가 신 기능을 악화시킬 수 있으므로 적정수준으로 제한해야 한다. 대한당뇨병학회에서는 단백뇨가 하루 1g 이상인 신장합병증을 동반한 경우 단백질 섭취를 체중kg당 1.0~1.2g 정도로 제한할 것을 권고하고 있다. 임신·수유기, 수술, 창상, 스트레스 시에는 증가되는 단백질 필요량을 고려하여 추가로 보충해야 한다.

⑤ 비타민과 무기질

다양한 음식물로 구성된 정상적인 식사를 하는 경우 식사를 통해 비타민과 무기질 필요량을 충족시킬 수 있다. 그러나 장기간 지나친 감량식사를 하거나 편중된 식사를 하거나, 질병, 스트레스로 정상적인 식사를 하지 못하는 경우에는 보충제 사용이 필요할 수 있다.

당뇨병환자의 경우 심혈관계질환의 위험도가 증가되어 있으므로 산화적 스트레스의 감소를 위해 항산화비타민이 부족하지 않도록 유의할 필요가 있다. 그러나 필요량 이상의 보충은 유익한 효과가 없는 것으로 보고되었다.

포도당 내성인자glucose tolerance factor로 알려진 크롬이 부족할 경우 혈당 조절에 문제가 있지만, 부족하지 않은 상태의 크롬 보충은 당 내성을 개선시키는 효과가 없다. 당뇨병환자의 경우 소변으로 소실되는 마그네슘으로 인해 혈청 마그네슘 농도가 낮은 경향이 있으나 마그네슘 보충은 저마그네슘혈증으로 확인된 경우에만 권장한다.

당뇨병 합병증의 예방을 위해서는 적절한 혈압 조절이 필요하므로 나트륨 섭취를 줄일 필요가 있다. 대한당뇨병학회에서는 1일 4,000mg, 고혈압, 신장합병증, 심혈관계질환이 동반된 경우 1일 2,000~3,000mg 이내로 제한할 것을 권고하고 있다.

⑥ 당뇨병 유형에 따른 고려사항

제1형 당뇨병환자의 경우 인슐린 작용을 고려하여 일정한 시간에 식사하거나 간식을 먹는 것이 중요하다. 또한 열량 및 당질의 배분을 일정하게 유지하여 혈당 변동을 최소화한다. 장기간 인슐린 투여를 할 경우 간혹 필요 이상의 열량을 섭취하고, 이에 맞추어 인슐린 투여량의 증가시켜 비정상적인 체중 증가가 초래를 될 수 있으므로 주의한다. 소아 당뇨병인 어린 여성 환자의 경우 신경성식욕부진anorexia nervosa, 신경성탐식증bulimia nervosa 등의 식사 장애eating disorder를 보이는 경우가 많으므로 주의해야 한다.

제2형 당뇨병환자의 경우 비만한 경우가 많은데, 칼로리 제한을 통해 체중 감소를 유도해야 한다. 체중 감소와 칼로리 제한은 인슐린 감수성 증가와 이에 따른 당 대사 개선 및 혈당 개선을 기대할 수 있다. 비만하지 않은 경우 체중과 활동량에 맞는 열량을 섭취하도록 하며, 저체중인 환자, 단백질 결핍이 의심되는 환자 및 이환기간이 오래된 환자는 양질의 단백질과 함께 적절한 열량을 공급하여 영양학적인 재활과 함께 근육량이 증가될 수 있게 한다.

(2) 운동요법

① 운동 생리

안정 상태에서 근육이 사용하는 에너지의 90%는 유리지방산을 산화시켜 얻는다. 그러나 근육이 운동을 시작하면 ATP를 사용해야 하며, 단시간 내의 ATP 공급은 포도당 산화를 통해서 가능하다. 휴식기에 있다가 운동을 시작하면 초기 15분간은 근육과 간의 글리코겐을 분해하여 에너지로 사용하나 곧 고갈되고, 지방조직에서 방출된 혈액 내 유리지방산과 간에서 신생된 포도당에 의존하게 된다.

호르몬, 순환기, 자율신경계의 변화 등이 근육의 수축과 서로 함께 생리적으로 조화를 이루게 된다. 운동을 시작하면 곧바로 체내 인슐린의 분비는 줄어들고, 글루카곤, 카테콜아민의 분비가 증가하며, 곧이어 코티솔, 성장호르몬, 갑상선호르몬, 테스토스테론 등이 증가된다. 간에서는 인슐린/글루카곤 비가 낮아져 지방산, 젖산, 알라닌 등을 이용하여 포도당을 합성 후 혈액으로 유리하여 근육에 에너지를 제공한다. 지방조직에서는 인슐린/카테콜아민 비의 증가로 지방분해가 촉진되어 다량의 지방산을 받아들여 에너지로 쓰게 된다. 순환 혈류 내의 ADP/ATP의 비율 증가로 인한 포도당 요구량 증가, 운동하는 근육의 크기 등이 작용하여 근육에서 포도당 섭취는 최대 40배까지 증가한다.

운동 후 휴식기에 피로한 근육은 인슐린의 작용으로 포도당과 글리코겐을 보충하게 되는데, 운동 전에 비해 인슐린의 감수성이 증가되어 있다. 이 효과는 단기적으로는 16시간까지 지속되고 장기간의 체력 단련을 하는 운동선수는 공복 혈당과 인슐린 수치가 모두 감소되어 있어, 이들의 경우 인슐린 감수성이 높고, 여기에 맞추어 췌장에서 인슐린이 적게 분비되고 있는 것을 알 수 있다.

② 제1형 당뇨병환자의 운동

기저인슐린분비가 절대로 부족한 상태인 제1형 당뇨병환자의 경우 운동을 시작하는 시점에 이미 근육 내 글리코겐은 고갈되어 있다. 따라서 간의 포도당 신생에 의해 새로 만들어져 혈중으로 분비되는 포도당과 지방조직에서 유리된 지방산이 주 에너지원으로 사용된다. 또한 근육세포로 들어간 포도당은 인슐린 부족에 의해 정상적으로 산화되지 못하고, 젖산 상태로 혈중으로 다시 방출되며 케톤체의 생산과 소모가 늘어난다. 근육의 에너지는 거의 유리지방산의 산화에 의존한다.

치료가 잘되지 않는 환자가 운동 시에는 포도당신생이 가속되고 혈당, 유리지방산, 케톤체 등이 증가하는데, 이는 강도가 높은 운동일수록 심하다. 또한 글루카곤, 코티솔, 카테콜아민 등도 과도하게 분비된다. 인슐린 치료를 받고 있는 환자가 예정에 없던 운동을 하면 인슐린과잉over insulinization 문제가 발생한다. 정상인의 경우 운동을 시작하면 재빨리 인슐린 분비가 줄어드는데, 인슐린 주사를 맞은 환자의 경우 이미 투입된 인슐린이 그대로 작용하게 된다. 더욱이 주사부위의 운동은 약의 흡수를 촉진시킬 수 있고, 운동 시의 인슐린 감수성이 증가된다. 이에 따라 운동 시에 활발히 일어나야 할 포도당신생이 오히려 억제되고 말초의 당 흡수는 운동으로 촉진되어 운동 중 또는 운동 직후 저혈당이 온다. 인슐린 치료 환자가 운동을 할 때에는 반드시 미리 인슐린 투여량을 감량하여야 한다.

③ 제2형 당뇨병환자의 운동

고혈당과 고인슐린혈증이 있는 제2형 당뇨병환자는 운동을 시작하더라도 즉시 인슐린 분비가 감소하지 않는다. 그러므로 상대적으로 높아진 인슐린의 작용으로 간의 당 신생이 감소되고, 근육의 당 소모는 비록 완전히 정상은 아니지만, 회복 및 증가되어 결과적으로 당 대사가 개선된다. 운동 후에는 인슐린 감수성이 증가로 인해 이득을 많이 얻는데, 비만환자는 체중 감소의 효과가 있고 저체중이거나, 근육부족 환자는 근육량을 증가시킬 수 있다. 심폐 기능이 강화되고, 지질 대사도 개선되어 대혈관합병증의 발생을 낮출 수 있다. 그리고 운동은 일상생활에 활력을 주고 삶의 질을 높일 수 있다.

(3) 경구용 약제

① 인슐린 분비 촉진제

설폰요소제 β세포에 직접 작용하여 인슐린 분비를 촉진하는 작용을 한다. 이차적으로 인슐린 저항성도 일부 개선될 수 있다. 인슐린 분비 과다에 의한 저혈당 이외에는 큰 부작용은 없다. 과거에 사용하던 클로르프로파미드chlorpropamide 약제가 항이뇨호르몬 분비를 자극하여 전해질 장애를 유발하기도 했지만 최근 사용되고 있는 약제는 부작용보다는 약제의 작용시간, 대사물질의 배설경로 등을 고려하여 선택되고 있다.

설폰요소제sulfonylurea의 약리적 작용 기전을 고려하여 볼 때 이 약제 사용 시에는 식사요법이 병행되어야 한다. 이 약제는 인슐린 기능이 유지되는 제2형 당뇨병환자에게 쓰이는데, 특히 약에 반응이 잘 나타나는 상태는 발병 연령이 40세 이후인 경우, 병의 이환기간이 5년 이하인 경우, 정상 혹은 그 이상의 체중을 유지하는 경우 및 과거에 인슐린을 사용했을 때 요구량이 일일 20단위 이하였던 경우이다. 전체 제2형 당뇨병환자 중 10~20%는 처음부터 이 약제에 반응이 없는데, 이를 1차 실패primary failure라고 하며, 약제에 반응하여 치료받던 사람도 1년에 약 5~10%는 더 이상 약제에 반응하지 않는 경우가 생기는데, 이를 2차 실패secondary failure라고 한다.

절대적 금기는 약물 알레르기 또는 부작용이 있는 경우이며, 인슐린의존형당뇨병, 임산부, 췌장성당뇨병환자의 치료에는 사용할 수 없다. 당뇨병환자가 감염, 스트레스, 수술, 상해 등이 있어 인슐린 치료가 필요한 경우에는 경구용 약물 대신에 인슐린을 사용해야 한다. 인슐린과 병합요법이 시행될 수도 있다.

메글리티니드 메글리티니드meglitinide계 약제는 술포닐우레아제이면서 인슐린 분비를 촉진시키는 약제로 근래 개발되었다. 술포닐우레아제가 췌장 β세포의 술포닐우레아 수용체와 결합하는데 비해 이 약물은 다른 KATP 채널에 선택적으로 결합하여 인슐린 분비를 촉진시킨다.

레파글리니드repaglinide는 카르바모일메틸벤조산carbamoyl methyl benzoic acid 유도체로서 메글리티니드제 중 가장 먼저 사용되기 시작했다. 이 약제는 수용체와 상호작용하는 시간이 짧아 인슐린 분비를 자극하는 효과는 적은 대신 작용개시 시간이 빠르고 말초조직에서 인슐린 효과를 증대시키는 효과가 커서 저혈당의 발생 빈도가 낮으며, 고령이거나 신부전 환자의 경우에도 안정성도 높다고 알려져 있다. 단, 술포닐우레아제와 마찬가지로 β세포가 현저히 감소하였거나 소실된 환자에는 혈당저하 효과가 없다. 최대작용시간은 복용 후 30분에서 1시간 정도이며, 간에서 분해되어 주로 담즙을 통해 배설된다.

나테글리니드nateglinide는 D-페니실라민 유도체로서 신속하게 흡수되어 단시간 작용하여, 포도당 부하 시와 유사한 초기first phase 인슐린 분비를 유도한다. 기존의 술포닐우레아제나 최근에 개발된 레파글리니드와는 다른 부위의 ATP-sensitive K^+통로와 결합하는 것으로 알려지고 있다. 작용 기전이나 적응증 및 부작용이 같은 계열의 약제인 레파글리니드와 거의 동일한 것으로 생각된다.

최근 미티글리니드mitiglinide도 사용되고 있는데, 역시 작용 기전이나 적응증 및 부작용은 기존 메글리티나드와 거의 동일한 것으로 생각된다.

② 인슐린 감작제

바이구아니드 바이구아니드biguanide계 약물은 1957년 처음 사용되기 시작하였으나,

초창기에 많이 사용되었던 펜포르민phenformin은 치명적 부작용인 젖산증lactic acidosis으로 인하여 1977년부터 대부분의 국가에서 사용이 중단되었다. 바이구아니드계 약물 중 메트포르민metformin은 젖산증의 빈도가 매우 낮으며, 비만한 당뇨병환자의 경우에는 체중 감소 효과가 있고, 비만하지 않은 당뇨병환자에서도 혈당 조절 효과가 있음이 알려지면서 널리 사용되고 있다.

메트포르민은 인슐린 분비 자극과는 무관하게 혈당을 떨어뜨리는데, 이러한 효과는 인슐린 분비가 어느 정도 유지되고 있는 경우에 나타난다. 작용 기전은 아직 완전히 밝혀지지 않았으나, 간에서 포도당신생을 감소시키고, 말초에서 인슐린 감수성을 증가시켜서 혈당을 떨어뜨린다고 알려져 있다. 부수적으로 식욕을 저하시켜 체중을 감소시키는 효과도 있으며, 치료 용량에서는 저혈당을 유발하지 않는다.

메트포르민은 약 60%가 소장에서 신속히 흡수되며, 최고 혈중 농도는 복용 1~3시간 후에 이르고, 간에서 대사되지 않는데 주로 신장을 통해서 배설된다. 메트포르민은 식사요법 및 운동요법으로 혈당이 조절되지 않는 모든 제2형 당뇨병환자에게 사용할 수 있으나, 그 중에도 비만한 당뇨병이 주요 적응증이며, 1~2개월 이상의 식사요법과 운동요법으로 혈당 조절이 안 되는 경우에 1차 치료제로서 투여할 수 있다. 또한 인슐린 분비 촉진제나 α-글루코시다아제 억제제 등과 병합요법으로 사용할 수 있다. 인슐린이 절대적으로 결핍된 경우는 적응증에 해당하지 않으며, 젖산증 발생 가능성이 높은 환자에게는 사용하면 안 된다.

메트포르민의 부작용으로는 식욕 감퇴, 오심, 구토, 설사 등의 소화기계 장애가 가장 많으며, 대개 사용 초기에 나타난다. 대략 10~30%에서 이런 소화기계 증상이 나타나지만, 대부분은 시간이 지나면 차츰 호전된다. 부작용 중 가장 심각한 것은 젖산증으로, 발생률이 극히 낮지만, 일단 발생하면 사망률이 50%를 넘으므로 주의해야 한다. 젖산증을 유발할 수 있는 가장 중요한 위험인자는 신 기능의 저하로, 신 기능이 떨어져 메트포르민이 배설되지 못하여 체내에 축적되면 젖산증을 유발한다. 이 외에도 고령, 심한 감염, 급성조직저산소증, 심폐부전, 탈수, 간 기능 부전 등이 젖산증의 위험인자가 된다. 장기복용 시에는 비타민 B_{12}와 엽산의 장 내 흡수가 감소될 수 있다. 메트포르민은 술포닐우레아제와는 달리 단독 사용 시 저혈당을 거의 일으키지 않는다.

α-글리코시다아제 억제제 소장점막의 솔가장자리brush border에 존재하는 α-글리코시다아제, 말타아제maltase, 이소말타아제isomaltse, 수크라아제sucrase 및 α-아밀라아제α-amylase를 억제하여 소장에서 복합당질 흡수를 지연시키는 약제를 α-글리코시다아제 억제제α

-glucosidase inhibitor라고 한다. 매 식사 전에 복용하며, 국내에서는 아카보스acarbose와 보글리보스voglibose가 사용되고 있다. 아카보스는 소장 융모막에서 α-글루코시다아제의 활성을 가역적으로 저해하여 다당류가 단당류로 분해되는 과정을 억제한다. 따라서 장 내에서 당질 소화 및 포도당 흡수가 지연되어 식후 급격한 혈당 상승과 인슐린 과다분비를 감소시킨다. 당질 섭취가 많은 환자에게 효과적인 것으로 생각되나, 당질 섭취가 많아지면 당질 흡수불량으로 위장에 가스가 차거나 복부팽만감, 설사와 같은 부작용이 발생할 수 있다. 이러한 부적용은 당질 섭취를 줄이면 감소되며, 혈액 내로는 잘 흡수되지 않으므로 전신적으로 심각한 부작용은 없는 것으로 알려져 있다. 보글리보스는 α-아밀라아제 저해효과는 미미하고 말타아제, 이소말타아제, 수크라아제 등의 이당류 분해효소를 더 강하게 저해하여, 장관 내 부작용이 아카보스에 비하여 적은 것으로 밝혀져 있다.

티아졸리디네디온 1980년대 들어 티아졸리디네디온thiazolidinedione, TZD 화합물인 시글리타존ciglitazone이 인슐린 저항성을 개선시키는 약물로 소개된 이후 트로글리타존troglitazone, 로시글리타존rosiglitazone, 피오글리타존pioglitazone, 엔글리타존englitazone 등의 유사화합물이 개발되었다. β세포 자극 효과는 없기 때문에 인슐린 분비는 증가시키지 않으며, 인슐린 저항성이 있는 경우 인슐린 감수성을 개선시켜 고혈당을 감소시킨다. 그러나 인슐린 감수성이 정상인 경우에는 효과가 없고, 인슐린 결핍이 심한 경우에도 혈당강하 효과가 관찰되지 않는다. 단독투여 시 저혈당이 발생하지 않는다.

TZD계 약물 중 트로글리타존은 심각한 간독성으로 사용이 금지되었고, 로시글리타존의 경우 심혈관계의 부작용이 발생하고 사망률이 증가하여 사용이 중단되었다. 현재 피오글리타존이 치료에 이용되고 있다. 식사요법 및 운동요법으로 혈당이 조절되지 않는 모든 제2형 당뇨병환자에서 사용할 수 있으며, 그 중에도 인슐린 저항성이 크다고 생각되는 경우가 주요 적응증이다.

인크레틴 당뇨병 경구치료제 중 가장 최근에 개발·연구된 약제는 인크레틴incretin이다. 인크레틴은 대부분 소장에서 분비되는 소화기호르몬으로 GLP-1, GIP가 있다. 음식 섭취 후 장에서 분비되어 β세포에서의 인슐린 합성 및 분비를 촉진하고 β세포의 재생을 촉진하는 효과가 있는 것으로 밝혀졌다. 따라서 인크레틴 유사체analogues나 인크레틴 분해 억제 약물을 투여할 경우 췌장 보호 효과와 함께 식후혈당을 조절하면서도 저혈당의 부작용이 없는 이점이 있다. 현재 GLP-1 유사체와 GLP-1 분해효소인 DPP-4dipeptidyl peptidase-4 억제제가 개발되어 당뇨병환자의 치료에 쓰이고 있다.

(4) 인슐린 치료

최근 새로운 계열의 약물들이 개발 · 소개되고 있으나, 인슐린은 여전히 가장 강력한 효과를 가진 혈당강하제이다. 그러나 인슐린 투여로 당뇨병환자의 대사장애가 완전히 정상화되지는 않는다. 현재의 통상적인 인슐린 피하투여는 생리적인 인슐린 분비를 완벽하게 재현하지 못한다. 제1형 당뇨병, 케톤산혈증 등에는 절대적 치료제이며, 혈당 조절이 안 되는 제2형 당뇨병, 임산부 및 임신성당뇨병, 비케톤성고삼투성혼수, 수술이나 감염증의 경우에는 중요한 치료제로 사용된다. 인슐린 알레르기와 같은 경우를 제외하고는 인슐린 투여 시의 특별한 금기는 없지만 일시적 고혈당이 조절된 후 식사, 운동 및 약물로 치료가 가능해졌는데도 인슐린을 계속 사용하게 되는 경우, 비만이나 과식과 같은 인슐린 저항성은 개선치 않고 전적으로 인슐린에 의존하여 혈당을 조절하는 것은 인슐린 남용에 해당한다.

① 인슐린의 종류

초속효성 인슐린 인슐린 리스프로lispro, 인슐린 아스파트aspart, 인슐린 글루리신glulisine이 초속효성 인슐린rapid acting insulin에 해당한다. 사람 인슐린의 아미노산기를 일부 변형시켜서 피하주사 시 흡수속도가 빠르다. 작용발현시간이 15~30분 정도이고 최고 농도가 높으며 최대작용시간peak action time이 30~90분, 작용지속시간이 4~6시간 정도이다. 제1형이나 제2형 당뇨병환자에게 사용한 경우 식후 혈당 상승을 효과적으로 억제하는 반면, 식전이나 야간 공복 시 발생하는 저혈당 빈도는 유의하게 감소되었다. 또한 기존 속효성 인슐린과 달리 식사 시작 직전에 주사할 수 있어 환자의 편리성과 만족도를 크게 개선시켰다. 인슐린 펌프를 이용한 지속적 피하 인슐린 주입법continuous subcutaneous insulin infusion, CSII을 사용할 경우에는 기존 속효성 인슐린 대신 사용하는 것이 적절하며, 다회 인슐린 주사법multiple daily injection, MDI을 사용하는 경우에도 속효성 인슐린을 대신하여 사용할 수 있으나, 이 경우에는 반드시 중간형 인슐린NPH이나, 지속형 인슐린을 같이 주사하여 기저 인슐린 공급을 적절하게 해주어야 한다.

속효성 인슐린 속효성 인슐린regular insulin, RI의 작용시간은 주사 후 약 30분경이며, 최대작용시간은 2~3시간, 작용지속시간은 4~6시간 정도이다. 레귤러 인슐린은 정맥투여나 인슐린펌프 치료에 사용 가능하다. 주로 식후 혈당 조절을 위해 사용되어 왔으나 최근 초속효성 인슐린의 사용이 증가하면서, 상대적으로 사용 빈도가 감소하고 있다.

중간형 인슐린 NPH 인슐린neutral protamine hagedorn insulin이 중간형 인슐린intermediate acting insulin에 해당한다. 작용 발현시간은 주사 후 30분~1시간 정도이며, 최고작용시간은 4~6

시간, 효과지속시간은 12~24시간 이내이다. 주로 기저 인슐린 분비를 대체하기 위해 주사하며, 인슐린 분비능이 어느 정도 남아 있는 환자에게 1일 1~2회 주사한다. 초속효성 인슐린 혹은 속효성 인슐린과 혼합하여 사용이 가능하다. 향후 기저 인슐린의 보충을 위해서 장기형 인슐린이 사용될 것으로 보인다.

지속형 인슐린 인슐린 글라르진glargine과 인슐린 디터미어detemir가 지속형 인슐린long acting insulin에 해당한다.

인슐린 글라르진은 인슐린 유사체로 사람 인슐린의 구조를 일부 변경시켜서 주사부위에서 흡수가 매우 완만하고 지속적으로 이루어지도록 개발한 것이다. 주사 후 서서히 작용발현을 보이며, 뚜렷한 최고 농도 없이 24시간 동안 일정한 혈중 농도를 유지하므로 기저 인슐린 공급에 매우 적합하다. 제2형 당뇨병환자에게 1일 1회 주사로, 기존에 1일 1~2회 주사하던 NPH를 대체할 수 있으며, NPH에 비해 야간 저혈당의 빈도가 감소하고, 체중 증가도 적다. 다만 pH가 낮아 다른 인슐린과 섞일 경우 침전이 일어나 약효가 없어지므로 주의가 필요하다. 따라서 다른 인슐린을 같이 주사해야 될 경우 각각 따로 주사해야만 한다. 최근 또 다른 지속형 인슐린 유사체인 인슐린 디터미어도 인슐린 글라르진과 함께 사용되고 있다.

혼합형 인슐린 중간형 인슐린과 속효성 인슐린을 다양한 농도비(중간형 : 속효성, 50 : 50, 70 : 30, 75 : 25 등)로 섞은 것이 혼합형 인슐린mixed insulin이다. 이들은 운반과 사용이 간편하며, 환자가 혼합 시 발생할 수 있는 오류를 줄일 수 있는 장점이 있다. 다만 혼합형 인슐린의 기본은 중간형 인슐린으로, 적어도 1일 2회 인슐린 주사를 하는 경우 더욱 효과를 얻을 수 있으며, 환자 특성이나 상황변화에 따라 인슐린 혼합비를 유연하게 대처할 수 없다는 것이 단점이다.

② 인슐린 치료 시에 나타나는 부작용과 문제점

저혈당 가장 많이 발생하는 부작용으로, 인슐린 투여량과 요구량의 변동으로 발생되며, 혈당 조절을 보다 완벽하게 하려고 할 때 자주 발생한다.

인슐린 알레르기 간혹 IgE 항체가 생겨 국소 또는 전신적 알레르기 현상이 생길 수 있는데, 고순도의 인슐린을 사용한 후로 거의 없어졌다.

인슐린 항체 형성 인슐린에 대한 IgG, E 등의 항체가 간혹 생겨 인슐린의 작용을 감소시키거나, 혈중 인슐린 농도 측정에 혼란을 초래한다.

인슐린 부종 혈당 조절이 불량했던 환자의 인슐린 치료 시작 후 24시간에 체액의 저류로 인해 부종이 국소 또는 전신적으로 나타날 수가 있다. 이는 고혈당 상태로 있던 기간 동안 혈중 글루카곤의 농도가 높고, 글루카곤의 나트륨이뇨 효과natriuretic effect에 적응이 되어 있다가, 인슐린 치료 후 글루카곤이 정상화되면서 체액이 저류되기 때문이다. 또한 영양재개refeeding에 따라 세포 내외의 체액 이동 등이 원인으로 작용한다. 대개 5~10일 후에 부종은 자연히 소실된다.

지방이영양증 인슐린 주사 부위의 지방조직이 반복적으로 고농도의 인슐린 주사액에 노출되었을 때 간혹 국소적으로 지방이영양증lipodystrophy이 초래될 수 있다. 또한 주사액의 불순물 등이 면역계를 자극하여 임파구 침윤과 지방분해가 생길 수도 있다.

소모기 효과 인슐린 작용이 과하여 저혈당 수준으로 혈당이 떨어질 경우에는 인슐린과 반대작용을 하는 인슐린 길항호르몬counter regulatory hormone이 분비되어, 그 반동으로 혈당이 높아지는데, 이를 소모기현상somogyi effect이라고 한다. 환자는 수면 중이어서 새벽 2~3시에 발생된 저혈당은 감지하지 못하고, 아침에 고혈당만을 알게 된다. 이러한 과정을 모르고 아침 고혈당을 조절하려고 인슐린 투여량을 더욱 늘리면 소모기 효과는 더욱 심해진다. 이때의 인슐린의 투여량과 시간 등을 바꾸어 인슐린의 최고작용 시간이 아침에 나타나도록 하고, 저혈당이 되지 않도록 조정을 해야 한다.

새벽현상 야간에 주로 분비되는 성장호르몬의 인슐린 길항 효과 및 인슐린 제거율 증가로 인해 취침 후부터 새벽에 이르기까지 인슐린의 약효가 급속히 감소하고, 이른 아침 혈당이 높아지는 수가 간혹 있는데, 이를 새벽현상dawn phenomena이라고 한다. 이 경우에는 인슐린의 투여량을 늘려야 한다. 소모기 효과와는 달리 저혈당이 선행되지 않는다.

인슐린 저항성 서구인의 경우 성인의 1일 인슐린이 200단위 이상 필요시 인슐린 저항성이 있다고 정의하지만, 동양인은 일반적으로 인슐린의 예민도가 높아 기준치가 낮을 것으로 생각된다. 환자의 인슐린 요구량 자체가 변동되지만 인슐린의 민감도(저항성)도 변동이 오는데 고혈당(당독성glucose toxicity) 개선에 따른 인슐린 수용체의 회복, 감염, 스트레스, 불량한 식사조절, 음주 및 체중 증가 등에 따른 인슐린 저항성의 증가 등을 주의 있게 관찰해야 한다.

7) 당뇨병의 급성합병증

(1) 당뇨병성케톤산증

당뇨병성케톤산증diabetic ketoacidosis, DKA은 인슐린 결핍에 의해 고혈당, 산증 및 케톤증이 유발되는 당뇨병의 급성 대사성 합병증의 하나이다. 대부분 제1형 당뇨병환자에게 나타나지만 제2형 당뇨병환자도 외상, 수술, 감염증과 같이 급성적 이화catabolism, 스트레스가 있을 경우 발생될 수 있다. 가장 중요한 유발 요인은 인슐린 주사중단과 타 질환(주로 합병증)의 발병이지만 약 20%에서는 뚜렷한 유발 인자를 찾을 수 없다. 치사율은 평균 5~10% 정도이며 65세 이상이거나 중증질환이 동반된 경우에는 예후가 나쁘다.

① 병태생리

당뇨병성케톤산증 환자의 경우 인슐린이 결핍하고, 길항호르몬(카테콜아민, 코티솔, 글루카곤, 성장호르몬)이 증가되어 있는데, 이들 호르몬의 절대치보다는 상대적 비율이 실제로 중요하다. 당뇨병환자에게 인슐린 결핍은 공복 상태를 심화시켜 간에서 포도당 생성이

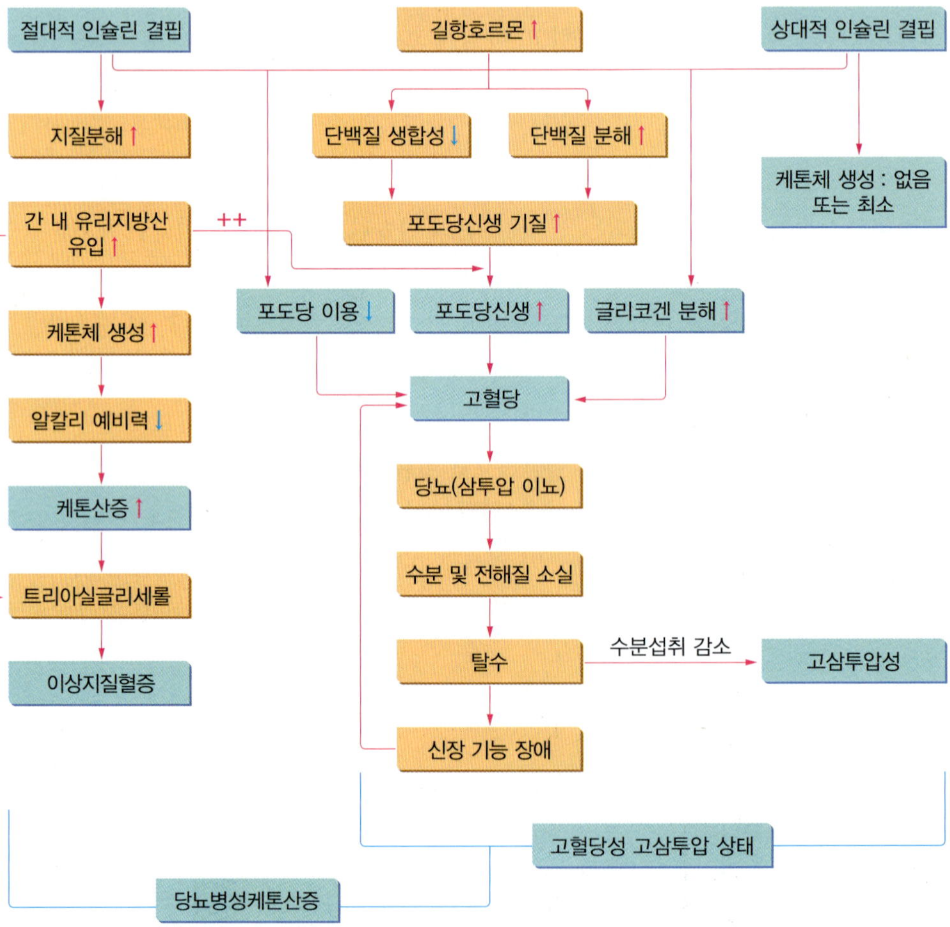

그림 6-11 당뇨병성케톤산증과 고혈당성 고삼투압상태의 발생 기전

급격히 증가되는데, 여기에는 글루카곤이 관여한다. 당뇨병성케톤산증환자의 간 내 포도당 생성은 안정된 당뇨병환자에 비해 약 2배 정도 증가하며, 말초조직에서의 포도당 이용은 약간 감소하여 결과적으로 심한 고혈당이 초래된다. 한편 고혈당에 의한 포도당 독성 때문에 말초의 포도당 이용 및 β세포의 인슐린 분비가 억제되어 고혈당을 더욱 심화시키는 악순환이 초래된다. 인슐린 결핍과 성장호르몬 및 카테콜아민 과잉은 지방조직에서 지방분해를 자극하여 간으로 유리지방산 유입을 증가시킨다. 인슐린 결핍 및 글루카곤 과잉은 지방산 산화과정의 주 조절효소인 카르니틴팔미토일전이효소carnitine palmitoyltransferase, CPT의 활성을 자극하여 케톤체로의 지방산 산화를 증가시킨다. 또한 글루카곤은 카르니틴 농도를 증가시켜 지방산 산화를 촉진한다.

당뇨병성케톤산증에서 주로 증가하는 케톤체인 β-히드록시부티르산β-hydroxybutyric acid과 아세토아세트산acetoacetic acid은 혈액 내 수소이온 농도를 급격히 증가시키고, 결과적으로 음이온차anion gap가 증가된다. 처음에는 음이온차가 증가된 상태였으나, 치료 후에는 고클로로혈성산증hyperchloremic acidosis 형태로 변화된다.

고혈당에 의한 혈장 삼투질 농도 증가로 삼투성 이뇨가 초래되어 수분이 손실된다. 혈장 Na 농도는 대개 감소하는데, 이는 고혈당에 의해 혈장이 희석되기 때문이다. 인슐린 결핍에 따른 Na^+, K^+-ATPase 활성저하, 대사성 산중독증, 고혈당, 고글루카곤혈증 등에 의해 세포내 K 손실이 증가한다. 마그네슘 및 인산염 손실도 흔히 발생한다. Na, K, Mg, P 등의 혈중 농도는 수분의 상대적 결핍, 고혈당 및 여러 조건을 감안하여 해석할 필요가 있다.

정상인은 체내의 케톤체가 생성되면 β세포가 자극되고, 인슐린이 분비되어 케톤증이 억제되나 당뇨병환자의 경우 일시에 다량의 케톤체가 형성되어 대사성 산중독증, 탈수 및 고혈당이 동반될 수 있다.

② 진단 및 임상 증상

혈당이 250mg/dL(소아의 경우 200mg/dL) 이상, 혈액 pH 7.3 미만, 혈장 중탄산염 15 meq/L 미만, 중등도의 케톤혈증(또는 케톤뇨)이 있으면 당뇨병성케톤산증으로 진단할 수 있다. 혈당 300~500mg/dL 이상, pH 7.2 이하면 심한 당뇨병성케톤산증이다. 혈청 아밀라아제가 상승하는 경우가 많은데, 복통이 동반되면 급성췌장염과 감별이 곤란하다. 이때 리파아제를 측정하면 감별이 가능하다. 임상 증상으로 식욕부진, 무력감, 다음, 다뇨, 오심, 구토, 복통이 있으며 의식 장애까지 생길 수 있다. 빈맥, 저혈압, 체온 저하, 아세톤 냄새, 쿠스마울 호흡kussmaul respiration 등이 관찰된다.

③ 치료

인슐린과 수액 투여, 칼륨, 중탄산염 및 인 보충 등을 통해 치료하며, 유발요인을 검토하여 교정하고 동반질환의 치료를 병행해야 한다. 과거에는 다량의 인슐린 투여(50U/hr)가 좋다고 생각되었으나, 현재는 수액의 적절한 투여 시에 인슐린을 소량(5~10U/hr)만 투여해도 된다고 밝혀졌다. 혈당은 시간당 75~100mg/dL의 속도로 떨어뜨리며, 200~300mg/dL가 되더라도 산증과 대사이상이 완전히 교정될 때까지 인슐린을 투여해야 하므로 포도당액을 인슐린과 병행 투여(5~10U/hr)하여 저혈당에 빠지지 않도록 하고, 에너지를 공급한다.

pH가 7.0 이하로 저하되지 않는 이상 굳이 중탄산염을 투여할 필요가 없으며, 수액 투여만으로도 고혈당과 산증의 상당 부분이 교정되므로 12시간에 걸쳐 서서히 교정해 나간다. 치료 중 환자를 금식시킬 이유는 없으며, 전신적인 상태가 식사를 할 수 있다고 판단되면 경구로 식사를 투여한다.

치료 시작 후에 중추신경계 장애가 종종 발생한다. 이는 고삼투압상태 등의 이상상황에 대하여 중추신경계가 최대한 적응을 하여 세포 내에 idiogenic 분자를 생성하는 등의 방어기전을 통해 최대한 수분을 함유하고 있게 된다. 이 때문에 치료 시작 후 투입된 수액의 일부가 중추신경계에 과다하게 축적될 수 있다. 또한 중추신경 세포는 세포 내 수소이온을 세포 외 Na과 교환하고 있는데, 산증이 빨리 교정되면 Na이 세포 내로 과다하게 유입되어 뇌부종이 발생될 수 있다(central pontine myelinolysis).

(2) 고삼투성비케톤성증후군

고혈당성고삼투성증후군hyperglycemic hyperosmolar syndrome 또는 고혈당성고삼투성비케톤성증후군hyperosmolar non-ketotic syndrome, HNKS이라고도 한다. 케톤산증에 비하여 비교적 드물며, 주로 고령의 제2형 당뇨병환자에서 점진적으로 발병하여 극심한 고혈당과 혼수를 초래한다. 치료 시에도 케톤산증과 원칙은 다르지만 실제 치료내용은 케톤산증과 유사하다. 혈전증, 파종혈관내응고disseminated intravascular coagulation, DIC, 흡인성폐렴, 뇌부종, 신부전 등이 병발할 수 있으며 대개 기존의 타 질환 등이 악화되고 환자가 고령인 관계로 예후가 나쁘다. 그러나 최근 치료 기술의 발전으로 치사율이 급격히 감소하고 있다.

① 유발요인과 원인

고삼투성비케톤성증후군이 발생되는 대부분의 환자는 조절하지 않는 상태의 가벼운 제2형 당뇨병환자이며, 대개 고령이다. 양로원 등 사회격리시설에 수용된 경우에 많이 발생한다. 설사, 이뇨제, 위장관 출혈, 화상 및 기타 병발되는 질환 등이 유발 요인으로 작용할 수 있다. 또한 갈증, 감각 둔화, 신체적 결함이나 질환 등으로 인해 충분한 양의 수분 보충을 할 수 있는 능력의 저하 등이 병인에 기여한다. 신장 농축능의 저하와 순환 혈액량의 감소가 있는 상태에서 삼투성 이뇨가 점진적으로 진행될 때 신장은 소변을 통해 전해질보다 수분을 더 많이 조기에 소실하며, 기능은 더욱 악화된다. 이에 따라 혈당을 소변으로 배출하는 통로가 핍뇨로 인하여 봉쇄되어 고혈당은 더욱 악화된다.

글루카곤/인슐린 비가 케톤산증환자와 유사하게 상승되어 있음에도 케톤산증 증상이 없는 것은 케톤산증환자에 비하여 성장호르몬과 코티솔이 낮고, 극심한 고혈당 때문에 간에서의 케톤체 형성과 지방조직에서의 지방산 유리를 억제하기 때문이다. 그러나 실제로 환자의 증상이 케톤산증까지 가지 않더라도 케톤체는 어느 정도 생성되는데, 케톤체는 중추신경계의 에너지로 먼저 쓰이게 되고, 대뇌의 당 소모마저 되지 않아 고혈당을 더욱더 악화시킨다. 결국 극심한 탈수, 고혈당, 심혈관계 허탈 및 신 기능 저하로 환자는 혼수상태가 된다.

② 진단 및 임상 증상

혈당 600mg/dL 이상, 혈장 유효삼투질 농도effective osmolality 320mOsm/L 이상이면서 심한 케톤산증 없이 탈수가 동반되어 나타났을 때 고삼투성비케톤성증후군으로 진단한다.

다음, 다뇨, 시력저하, 쇠약함, 체중 감소 등이 며칠 또는 수일간 지속되면서 탈수가 진행되어 저혈압, 빈맥, 피부탄력 저하, 전해질 이상, 다양한 신경학적 증상 등이 나타난다. 혼수의 정도는 고혈당과 고삼투압의 정도에 좌우되는데, 고삼투성 상태가 빨리 올수록 의식장애가 나타난다. 혈관폐색은 고삼투성비케톤성증후군의 가장 중요한 합병증의 하나로 장간막mesenteric 동맥폐색, 저혈류증후군low-flow syndrome, 파종혈관내응고 등으로 나타난다. 심한 저혈압, 심한 탈수로 인한 혈액농축 및 고삼투압의 농도 등이 혈류 저하를 유발한다. 혈소판의 응고현상이 흔하다. 케톤산증과 달리 소화기 증상이 적고 체온이 약간 상승되어 있다. 동반되거나 유발요인이 되는 타 질환의 증상이 존재하는 경우가 많다.

③ 치료

유발 요인이나 악화인자를 찾아 교정해야 하고 수액 및 인슐린 투여, 전해질 교정, 특히 혈청 K 수치를 정상화시키며, 합병증을 예방한다.

치료에서 가장 중요한 것은 수액을 투여하여 순환 혈액량을 유지하고 저혈압이나 쇼크 상태를 교정하는 것이다. 환자의 평균 수분 소실은 약 9L 정도이며 많을 경우 20L까지도 소실된다. 초기에 수분을 빨리 공급해야 하지만 과다 공급하지 않도록 한다. 인슐린 치료는 케톤산증 시와 유사하다. 전해질의 소실은 Na이 평균 7.0meq/kg, Cl가 평균 5.0meq/kg, K은 대략 10meq/kg 정도로 케톤산증의 경우보다 많다. Na의 혈중 농도는 고혈당에 의해 감소되므로 Na의 교정치를 확인해야 한다.

케톤산증과는 달리 고삼투성비케톤성증후군의 경우에는 치료를 받은 환자가 뇌부종 발생률이 드문 편이다. 이에 고삼투성비케톤성증후군으로 사망하는 환자에서 치명적인 뇌부종은 흔치 않으며, 과잉 치료보다는 불충분한 치료에 의해 사망하는 경우가 많으므로 신속하고 충분한 치료가 필요하다. 최근 소아 환자의 발생 빈도가 증가하고 있다.

(3) 저혈당

저혈당hypoglycemia은 대부분의 제1형 당뇨병, 그리고 많은 수의 제2형 당뇨병환자가 경험하는 합병증이며 때로는 치명적이다. 저혈당은 당뇨병환자가 정상 혈당을 유지하는데, 큰 장애가 된다. 이는 반복적인 악순환의 과정을 밟기 때문에 혈당 역조절counter-regulation의 결손, 저혈당무감지증hypoglycemic unawareness과 같은 자율신경부전의 임상증후군을 경험하게 된다. 일반적으로 혈당이 55mg/dL이고 혈당이 상승하면 저혈당 증상이 없어지는 때를 저혈당으로 정의하지만, 저혈당 증상과 생리적 반응에 대한 혈당의 역치는 매우 다양하다.

저혈당은 항당뇨병제나 알코올 등의 약물에 의해 가장 흔히 유발되지만, 인슐린종, 표적장기부전, 패혈증, 기아성쇠약, 내분비결핍질환, 비 β세포 종양, 유전성대사질환, 위수술 후 등에 의해서도 유발된다.

① 원인

인슐린 과다는 의인성iatrogenic 저혈당의 주요 요인이다. 인슐린 과다는 첫째, 인슐린 또는 경구혈당강하제의 용량이 너무 많거나, 투여시간이 부적절하거나, 인슐린의 종류 선택이 잘못된 경우, 둘째, 밤 사이의 공복, 식사 거르기 등으로 인해 체외에서 포도당 유입이 감소되거나, 셋째, 운동 등에 의해 인슐린 비의존적인 포도당 이용이 증가되거나, 넷째, 엄격한 혈당 조절이나 운동 또는 체중 감량에 의해 인슐린의 감수성이 증가되거나, 다섯째, 알코올 섭취 등에 의해 체내 포도당 생성이 감소되거나, 여섯째, 신부전에 의해 인슐린 청소

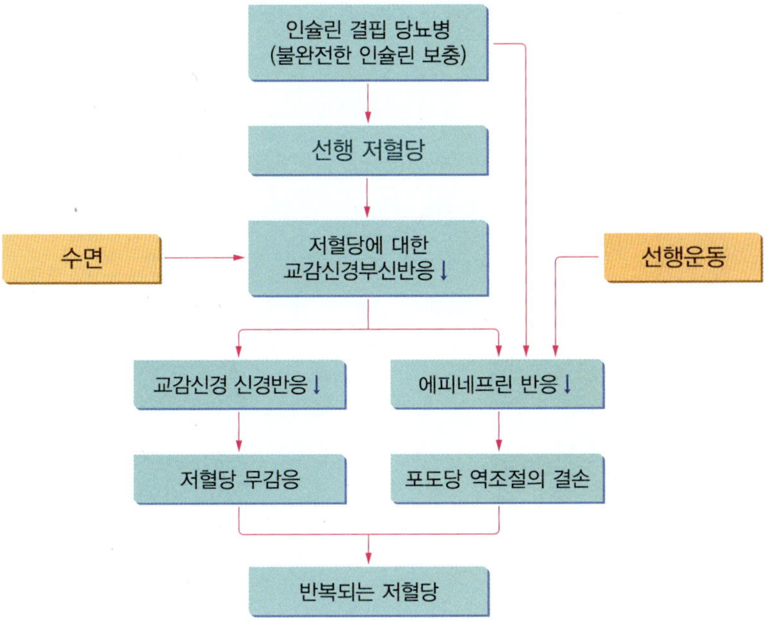

그림 6-12 당뇨병에서 저혈당에 대한 자율신경계 부전의 개념 모식도

율이 감소된 경우에 나타날 수 있다.

저혈당은 자율신경계 부전과도 관련이 있다. 저혈당 발생 시에는 길항호르몬 반응이 감소되어 포도당 생성에 이상이 생기거나, 저혈당 무감지증으로 인해 적절한 대처행동(식사 등)을 신속하게 하지 못하여 문제가 된다. 이러한 저혈당과 연관된 자율신경계 이상은 저혈당의 악순환을 유발할 수 있다(그림 6-12).

당뇨병환자의 경우 인슐린과 설폰요소제가 가장 흔한 공복저혈당의 원인이지만, 알코올 섭취 역시 흔한 저혈당의 원인 중 하나이다. 알코올은 포도당 신생을 저해하지만 글리코겐 분해를 억제하지는 않는다. 따라서 식사를 하지 않고 알코올을 섭취하는 경우처럼 저장 글리코겐이 고갈된 경우에 발생한다. 이 외에 고용량의 살리실산salicylic acid 및 펜타미딘pentamidine, 퀴닌quinine, 퀴놀론quinolone, 퀴니딘quinidine, 디소피라미드disopyramide, 시벤졸린cibenzoline, 프로프라놀롤propranolol 등의 약물들도 저혈당을 유발할 수 있다.

패혈증과 신부전도 저혈당을 자주 유발시키며, 내분비결핍질환, 비 β세포 종양 인슐린, 내인성고인슐린혈증도 드물기는 하지만 저혈당을 유발할 수 있다.

② 치료

환자가 경구 섭취가 가능한 경우에는 포도당정제, 포도당이 포함된 음료, 사탕이나 음식을 통해 포도당을 공급할 수 있다. 이론적으로 타당한 초기 포도당 투여량은 20g이다. 경구 투여가 불가능하면 정맥을 통해 투여한다. 만약 수액치료가 가능하지 않으면 글루카곤을 피하나 근육 내로 투여할 수도 있는데, 이는 글리코겐이 고갈된 환자에게는 효율적이지 못하며, 제2형 당뇨병환자의 경우에는 덜 유용할 수 있다. 이러한 치료들은 혈당을 일시적으로만 상승시키므로 적정 글리코겐이 충분해질 수 있도록 적정량의 음식을 섭취해야 한다.

저혈당이 반복적으로 나타나는 것을 방지하기 위해서 저혈당의 원인을 파악하여, 이에 대해 적절히 대응하여야 한다.

8) 당뇨병의 만성합병증

(1) 원인

당뇨병의 만성합병증은 크게 미세혈관병증microangiopathy, 대혈관병증macroangiopathy 및 신경병증neuropathy으로 나누며, 미세혈관병증으로는 당뇨병성망막병증과 신증이, 신경병증으로는 말초신경, 자율신경 또는 뇌신경 장애가, 대혈관병증으로는 죽상동맥경화증이 있다. 합병증의 병인에 대한 몇 가지 가설들이 있지만 여러 가지가 복합적이고 지속적으로 작용하여 만성합병증을 일으키는 것으로 생각된다. 일반적으로 당뇨병 조절이 불량할 경우 합병증은 더욱 자주 생기는 것으로 생각되며, 엄격한 혈당 관리가 당뇨병의 만성합병증을 예방하는 가장 기본적인 수단이다. 만성합병증의 병인은 다음과 같다.

① 기저막의 이상

혈관계에 초래되는 구조적 변화 중에서 기저막의 변화가 가장 기본적이고 중요한 문제이다. 기저막 이상은 전신의 혈관뿐만 아니라 비혈관성 기저막에도 초래되지만, 혈관계에 타격이 크며, 특히 미세혈관계는 큰 손상을 받게 된다. 대혈관병증과 미세혈관병증의 경우 전신적인 기저막 비후와 기능 이상이 점진적으로 진행되어 장기 기능이 마비되고 임상증상이 나타난다.

② 혈류 변화

당뇨병환자의 혈액 점도는 증가되어 있으며, 적혈구의 변형능력deformability이 떨어져 있어 혈관 내에서 순환 중일 때 세동맥 내에 응집aggregation되어 내피세포에 혈역동학적인 손상을 입힌다.

③ 혈소판 기능과 혈장 단백질의 이상

당뇨병환자의 혈소판은 응집유발물질에 대한 민감도가 증가되어 있고 혈소판의 수명은 정상인에 비해 단축되어 있다. 또한 섬유소원fibrinogen, 폰빌레브란트 인자von Willebrand factor 등의 응고 인자가 증가되어 있다.

④ 당화산물

세포, 세포 외 물질, 조직 등이 고혈당에 노출되면 단백질의 아미노기에 포도당이 붙어 시프염기schiff-base를 형성한 후 천천히 아마도리 생성물amadori products, sugar protein로 변형된다. 이 단계까지는 가역적이지만, 시간 · 농도 요인이 계속 가해지면 비가역적 반응이 일어나서, 혈당이 정상화되더라도 다시 회복되지 않는 당화산물(advanced non-enzymatic glycosylation end product, AGE)이 된다. 대표적인 형태가 이미다졸의 교차결합물imidazole-based cross links과 피롤의 교차결합물pyrrole-based cross-links이다.

AGE로 변형된 분자는 기능이 달라지고, 대사율이 떨어져서, 혈관 내에 축적되어 기저막 비후 및 단백질의 투과성 증가를 초래한다. 이는 혈관 변형, 탄력성 감소, 혈관벽 비후를 유도하고 대식세포와 조직세포의 수용체를 자극하여 TNF, IL-1, PDGF, IGF-1 등의 사이토카인과 collagenase, protease 등의 여러 가수분해효소 등의 분비를 증가시켜 세포의 증식과 분화 및 기질의 분비를 유도하고 조직을 소화시킨다. 또한 LDL에 붙어 혈관 벽에 침착을 증가시키고, 대식세포에 의한 청소율을 떨어뜨리며, 혈관 내피세포막을 변형시켜 응고성을 증가시키는 등의 변화가 초래된다. 또한 DNA와 핵단백도 AGE로 변형될 수 있어 기능에 변화가 오거나 돌연변이가 될 확률이 높아진다.

⑤ 폴리올 경로의 증가

폴리올은 알도스aldose나 케토스ketose가 환원되어 만들어진다. 포도당은 알도스 환원효소aldose reductase에 의해 소르비톨이 되고, 다시 소르비톨 탈수소효소sorbitol dehydrogenase에 의해 과당이 되는데 이 과정을 폴리올 경로라고 한다. 알도스 환원효소는 친화력이 낮기 때문에 정상인은 이 경로가 활성화되어 있지 않으나 당뇨병환자는 혈당이 높아 소르비톨이 많이 생긴다. 소르비톨이 세포 내에 축적이 되어 세포와 조직에 손상을 입힌다. 수정체에 축적되어 백내장의 발생에 영향을 미칠 수 있으며, 신경세포 내에도 축적되어 신경병증의 발생에 영향을 줄 수 있다. 혈관내피세포의 손상에도 소르비톨이 영향을 미친다.

(2) 심혈관계합병증

당뇨병환자의 가장 흔한 사망원인은 심혈관계질환으로 당뇨병이 없는 사람에 비해 남자의 경우 2~3배, 여자의 경우 3~5배 위험이 높다. 당뇨병환자에서 흔히 발생되는 합병증은 관상동맥질환, 뇌졸중, 말초동맥질환, 심근증, 심부전 등이다.

① 지질 대사

제1형 당뇨병의 경우 인슐린 결핍과 불량한 혈당 조절로 인해 혈청 중성지방과 apo-B 함유 지단백의 수치가 높아진다. 또한 지단백분해효소 활성이 저해되고 중성지방 청소율이 감소될 뿐 아니라 간으로 유리지방산 유입이 증가되어 간에서 중성지방 합성 및 분비가 증가된다. 또한 인슐린은 LDL 수용체를 매개로 하여 LDL 분해를 촉진하는데, 인슐린 결핍 시 이 과정이 감소되어 혈청 LDL-콜레스테롤 수치가 증가하는 경향을 보일 수 있다.

제2형 당뇨병의 경우 인슐린 저항성 및 상대적 인슐린 부족으로 인해 지질 대사의 결함이 초래된다. 가장 특징적인 이상소견은 HDL-콜레스테롤 감소, small dense LDL 및 중성지방 상승이다. 인슐린 저항상태에서는 간에서 apo-B가 과다하게 생성되고, 간으로 유입된 유리지방산으로부터 중성지방과 VLDL이 많이 합성되게 된다. 또한 인슐린 저항은 간의 지방분해효소 활성을 증가시켜 LDL과 HDL 입자의 가수분해를 유도하여 LDL 입자들을 더 작고 밀도가 높게 만들며 HDL_2의 농도는 감소시킨다.

인슐린 저항상태에서는 지방조직에 대한 인슐린의 지방분해 억제 효과가 약하기 때문에 식후 유리지방산이 증가한다. 더불어 인슐린 저항으로 LDL 수용체의 발현이 하향 조정되고 간에서 콜레스테롤 합성 및 중성지방 분비가 증가한다. 이에 따라 간수용체를 통해 흡수되는 과정에 킬로미크론과 VLDL 잔유물 사이에 경쟁이 증가하여 간으로 킬로미크론의 유입에 장애가 발생한다.

당뇨병환자에서 나타나는 이러한 지질 대사 변화는 심혈관계질환의 위험을 증가시킨다.

② 고혈압

당뇨병환자의 고혈압 유병률은 당뇨병이 아닌 사람에 비해 매우 높다. 정상적인 경우 밤동안에는 혈압이 낮아지는데, 대부분의 당뇨병환자에게는 이런 작용이 이루어지지 않는다. 이는 자율신경계 장애 및 신경계통과 신장의 혈장 부피 및 압력에 대한 감지능력 손상이 원인으로 생각되고 있다. 또한 제2형 당뇨병환자에게 흔한 비만 역시 혈압 상승 원인의 하나로 작용할 수 있는데, 비만과 관련된 고혈압은 교감신경계의 활성화와 관련이 있는 것으로 알려져 있다. 고혈당에 의해 발생되는 활성산소는 혈관에서의 일산화질소nitric oxide, NO 생성을 억제하여 혈관 확장을 방해한다. 고혈당은 혈소판 응집력 및 내피세포의 부착력을 증가시킨다. 심혈관계질환 및 기타 당뇨병 합병증의 예방을 위해서는 적극적인 혈압 조절이 필요하다.

(3) 당뇨병성망막병증

눈의 합병증으로 백내장 등 여러 가지가 올 수 있지만, 그 중 당뇨병성망막병증이 가장 문제가 되며, 성인의 실명 원인 중 1/4을 차지하고 있다. 제1형 당뇨병환자의 진단 후 3~5년까지는 망막병증이 잘 오지는 않으나, 20년이 지나면 약 50%에서 증식성망막증이 생긴다. 제2형 당뇨병환자는 진단 당시에도 20%에서 망막병증이 발견되며, 20년이 지나면 약 25%에서 망막증이 병발한다.

당뇨병이 발병되면 조기에 망막의 말단 세동맥terminal arterial에 경화증이 오고, 이 동맥에 혈행을 의존하던 혈관에서는 허혈이 초래된다. 이로 인해 모세혈관 폐쇄capillary closure, 내피 및 주변세포의 소실이 초래되고, 혈관생성인자angiogenesis factor 등이 분비되어 미세동맥류microaneurysm와 새로운 혈관이 생성된다. 또한 망막혈관의 자율조절능력autoregulation이 소실되어 안압에 적응하는 혈류조절 능력이 없어져 망막이 손상된다. 당뇨병성망막병증은 혈관 장애로 인한 망막의 병변이 망막 내에 국한되어 있는 비증식성망막병증과 망막으로부터 유리체강으로 신생혈관이 자라 들어가는 증식성망막병증으로 구분한다.

(4) 당뇨병성신증

당뇨병환자에서는 요로감염, 신유두괴사papillary necrosis, 방광병증, 중독성 신장병증toxic nephropathy 및 당뇨병성신증 등의 비뇨기계 합병증이 잘 생긴다. 당뇨병성신증은 현재 미국에서 말기신부전의 원인 중 세 번째를 차지하고 있다. 제1형 당뇨병환자의 40%에서, 제2형 환자의 5~10%에서 요독증이 생기게 된다.

① 병태생리

기전은 정확치 않으나 고혈당에 의한 단백질 변성, 혈역학적 장애, 사구체 내의 혈압 상승 등으로 사구체 간질이 팽창되고 기저막이 비후되는데, 계속 진행되어 여과 표면적이 감소하며, 국소성 및 분절성사구체경화증이 생긴다.

② 자연 경과

초기에는 사구체 비후 및 과여과hyperfiltration를 보인다. 무증상인 상태로 수년이 경과 후 미세단백뇨microalbuminuira(요중 알부민 30~300mg/24시간)가 나타나며, 계속 진행되어 거대알부민뇨macroalbuminuria 상태를 거치면서 크레아틴 청소율이 감소하고 신장 기능이 저하되어 약 20년이 지나면 말기신부전으로 이행된다. 이러한 자연 경과가 제1형 당뇨병환자에서는 비교적 전형적으로 나타나지만, 제2형 당뇨병환자에서는 이환기간이 부정확하고, 노화에 의한 신 기능 저하와 고혈압 등이 작용하여 신증의 경과에 변화가 오고 경과의 예측이 어려운 경우가 많다.

③ 치료

진행되고 있는 신증을 회복시킬 방도는 없으나 단백질 섭취 제한, 이뇨제와 앤지오텐신 전환효소 억제제, 앤지오텐신 수용체 길항제 등을 투여하여 혈압을 조절하고, 혈당 조절을 더욱 엄격히 하여 신 기능 저하 속도를 늦출 수 있다. 말기 신부전증으로 진행이 되면 혈액투석, 복막투석 및 신장 이식 등을 시행한다.

(5) 당뇨병성신경병증

당뇨병에서 신경계의 합병증은 모든 부위에 나타날 수 있지만, 주로 말초신경계를 침범한다. 가장 흔히 관찰되는 형태는 대칭적인 다발성말초신경병증이며, 신경세포와 슈반세포 대사 장애와 미세혈관 순환 장애로 인해 손상이 오는 것으로 추정하고 있다. 감각소실, 통증, 경반사neck reflex 저하, 운동소실 등의 증상이 나타날 수 있는데 증상의 종류와 정도는 다양하다. 국소적으로 갑자기 나타나는 운동신경 기능 장애는 국소적인 혈관 폐쇄에 의한 허혈성신경병증으로 생각되고 있다.

자율신경계가 침범되면 위치, 형태에 따라 다양한 증상을 보인다. 심혈관계자율신경병증의 경우 맥박수 이상, 체위성저혈압, 신장탈신경증후군 등이 나타난다. 위장관의 자율신경병증으로 식도의 운동 기능 장애, 위장의 긴장감퇴증, 당뇨병성설사, 담낭의 긴장감퇴증 등이 있다. 비뇨기계 침범 시에는 성 기능 장애, 방광 기능 장애가 나타날 수 있다. 체온조절 장애, 저혈당 무감지증hypoglycemia unawareness, 동공기능 장애 역시 나타날 수 있다.

당뇨병성신경병증의 치료에는 알도스 환원효소 억제제, 여러 가지 혈류 개선제, 비타민 및 통증 완화제 등을 투여하고 있으나 큰 효과는 없다.

(6) 당뇨병성족부병변

당뇨병성족부병변은 당뇨병환자의 발에 발생되는 모든 문제를 포괄적으로 가리키는 용어이다. 가장 대표적인 것이 족부궤양과 샤르코관절charcot joint이라고 하는 신경성퇴행성관절병증이다.

많은 당뇨병환자가 족부 절단을 하는 주요 원인은 족부궤양이다. 족부궤양의 발생 원인은 당뇨병의 혈관질환에 의한 허혈과 신경병증의 2가지이다. 신경병증에 의한 족부궤양은 엄지발가락, 발뒤꿈치, 복사뼈 등에서 발생하는데, 1차적으로는 통각과 온도감각 소실이 관여하나, 2차적으로 자율신경 저하에 의한 피부변화 및 순환 장애도 중요한 발병기전이다. 신경성퇴행성관절병증의 발생 역시 통각 상실과 자율신경 기능 장애가 원인으로 작용한다.

족부병변의 예방을 위해서는 발에 대한 주의 깊은 관찰, 보호, 위생, 청결 등의 관리를 강조해야 한다.

7. 대사증후군metabolic syndrome

일반적으로 호르몬에 '저항성'이 있다고 말할 때는 그 원인을 크게 3가지로 분류한다. 즉, 유전자 이상으로 변형된 호르몬mutant hormone이 분비되는 경우와 정상적인 호르몬이 분비되었지만, 혈액 내에서 그 호르몬과 결합하여 정상적인 호르몬의 기능을 나타내지 못하는 경우anti-hormone antibody, 정상적인 호르몬이 표적세포까지는 잘 도착했는데 세포에서 그 호르몬과 결합하는 수용체가 변형된 경우mutant receptor를 들 수 있다. 흔하지는 않지만, 인슐린에 관해서도 그와 같은 인슐린 저항성이 발견되기도 한다.

하지만 지금 서술하는 인슐린 저항성의 개념은 전혀 다르다. 정상적인 인슐린이 분비되어 혈액을 통해 표적기관(간, 근육, 지방조직 등)의 세포막 수용체에 잘 결합하였으나, 결합 후 인슐린의 역할, 즉 인슐린의 신호전달이 적정하게 이루어지지 않았다. 결국, 세포에 제대로 결합한 인슐린이 세포 내에서 고유의 작용을 발휘하지 못하는 상태가 된다. 제2형 당뇨병의 경우 초기에 인슐린 저항성이 특징적으로 나타나서 식후 혈당 증가에 따라 분비된 인슐린이 적절하게 혈당을 떨어뜨리지 못해 식후 고혈당이 초래되며, 지속적인 고인슐린혈증에도 불구하고, 고혈당이 지속되면서 공복 시 고혈당이 초래된다. 극단적인 인슐린 저항성을 보이는 제2형 당뇨병을 제외하고도 이미 당뇨병 이전에 인슐린 저항성을 보이는 사람이 많으며, 이는 동맥경화증을 포함한 심혈관질환 및 뇌졸중 발생에 중요한 인자인 것이 최근 밝혀지고 있다.

1) 인슐린 저항성과 고인슐린혈증의 원인

인슐린 저항성은 기본적으로 환경적 및 유전적 요인에 기인한다. 인슐린 저항성과 직접적으로 관련된 유전자는 아직 밝혀져 있지 않으나, 가족력 중에 당뇨병이나 고혈압, 뇌졸중, 비만, 심혈관질환 등이 있을 때 유전적 요인이 있다고 생각할 수 있다. 주요 환경적 요인으로 비만과 운동 부족을 들 수 있는데 각각 인슐린 저항성을 일으키는 원인에서 25% 정도 작용하는 것으로 알려져 있다. 스트레스, 과식, 과음 등도 중요한 환경인자로 생각된다.

2) 인슐린 저항성과 고인슐린혈증으로 인한 대사성장애

(1) 당 대사 장애

당뇨병 전 단계에서 가장 특징적으로 먼저 나타나는 것이 인슐린 저항성이다. 인슐린에 대한 감수성이 떨어지면 더 많은 양의 인슐린을 분비하여 정상 내당능을 유지하게 된다. 인슐린 저항성의 원인이 계속 지속되어 인슐린 분비능이 한계에 이르게 되면 식후 혈당 증가를 억제하지 못하게 되고, 공복 혈당이 정상 이상으로 상승되게 된다. 즉 인슐린 저항성을 극복할 만큼의 인슐린 분비가 이루어지지 않을 때 내당능장애[impaired glucose tolerance] 상태로 진행하고, 인슐린 분비가 더욱 더 부족하게 되면 계속해서 고혈당이 유지되는 당뇨병 상태로 진행된다.

(2) 이상지질혈증

인슐린 저항성으로 인해 고인슐린혈증 상태가 되면 간에서 VLDL과 중성지방의 생성 및 분비가 증가되어 혈청 중성지방이 증가하게 되는데, 특히 식후 중성지방치의 증가가 특징적으로 나타난다. 이는 식후 인슐린 농도의 증가와 연관되어 있어서 심혈관계질환의 발생에 더 중요하다고 알려져 있다.

혈청 중성지방이 증가하면 HDL이 감소하게 되는데 몇 가지 기전이 관여한다. 우선 콜레스테릴에스테르전이단백질cholesteryl ester transfer protein에 의해 콜레스테롤이 HDL에서 VLDL로 옮겨가기 때문이다. 또한 고중성지방혈증이 있거나 고혈압, 당뇨병이 있는 경우 HDL을 구성하는 단백질인 아포단백질 A-1의 분획 소모율fractional catabolic rate이 증가되는데, 특히 당뇨병의 경우 인슐린 농도가 증가할수록 소모율이 더욱 증가되어, 결과적으로 HDL 콜레스테롤이 감소된다.

LDL 콜레스테롤은 말초조직에 콜레스테롤을 공급하는 역할을 하는데, LDL 콜레스테롤 상승은 동맥경화증을 가속화시킬 수 있다. LDL 크기가 작을수록 죽상경화가 가속되는데, 인슐린 저항성을 가진 경우에는 LDL 크기가 감소되어 있음이 확인되었다.

(3) 혈역동학적 변화hemodynamic change

① 교감신경계의 활성화

안정 시 맥박수의 증가는 고혈압 발생의 중요한 전구 증상으로 알려져 있다. 고혈압환자의 경우 인슐린 감수성이 떨어져 있다. 인슐린 저항성에 의해 고인슐린혈증이 있으면 교감신경계가 활성화되어 맥박수가 증가하는 것으로 생각되나, 교감신경계 활성화의 원인은 정확히 알려져 있지 않다.

② 염분 저류

정상인이나 고혈압환자에게 모두 인슐린을 주입했을 때 신장에서 나트륨 배설이 감소할 뿐만 아니라, 나트륨 흡수가 증가되고, 결과적으로 체액 내에 염분 저류가 증가한다. 정상 내당능을 가진 고혈압환자의 근육에서 측정한 인슐린 감수성 정도와 인슐린에 의한 신장의 나트륨 저류 정도는 서로 연관성이 있다고 알려졌다. 결국, 인슐린 저항성에 의해 인슐린 농도가 높아지면 염분 배설이 감소되어 쉽게 붓거나 몸이 무겁다고 느껴질 수 있다.

③ 고혈압

인슐린 저항성이 고혈압 발생에 중요한 원인이라는 것을 다음 몇 가지 이유로 설명한다. 우선 고혈압환자는 대조군에 비해 인슐린 저항성이 있으며, 혈중 인슐린 농도도 증가되어 있다. 2차적인 원인으로 고혈압이 있는 경우에는 인슐린 저항성이 없으나, 본태성 고혈압환자에서 보이는 인슐린 저항성은 항고혈압 치료에 의해 혈압이 정상으로 유지되는 경우에도 계속 유지된다. 또한 고혈압의 가족력이 있는 직계는 정상 대조군에 비해 인슐린에 대한 감수성이 떨어져 있다. 대규모 전향적 연구에서 고인슐린혈증을 가진 경우에는 정상 인슐린 농도를 보인 군에 비해 후에 고혈압으로 진행되는 경우가 절대적으로 많은 것으로 나타났다. 그러나 일반적으로 고혈압환자라고 모두 인슐린 저항성이 있다고 할 수 없으므로 인슐린 저항성이 고혈압 발생에 영향을 미쳤을 가능성이 있는 환자군을 주의 깊게 찾아보는 것이 중요하다. 즉, 인슐린 저항성이 원인이 되어 고혈압이 생기거나 악화되었을 가능성이 있는 환자는 고혈압 치료뿐만 아니라, 인슐린 저항성을 개선시키면 혈압 조절과 함께 죽상경화증의 예방에 도움을 줄 수 있다.

④ 지혈작용의 변화

지혈작용hemostasis의 변화를 살펴보면 플라스미노겐활성억제제plasminogen activator inhibitor-1, PAI-1는 혈액 내에서 혈전이 생기고 없어지는 정상적인 과정을 억제하여 혈전증을 유발할 수 있는 물질로 알려져 있는데, 대사성증후군과 관련된 고중성지방혈증, 고혈압 및 관상동맥질환자에서 PAI-1 농도가 증가된 것을 알 수 있다. 특히 협심증을 가진 환자를 대상으로 한 대단위 연구에서 PAI-1의 혈중 농도는 인슐린 및 중성지방의 혈중 농도, 혈압전도와 높은 연관성이 있는 것으로 밝혀졌다. 또한 혈전형성에 중요한 피브리노겐도 인슐린 저항성이 있는 경우에는 증가한다고 알려져 있다.

3) 진단 기준

대사증후군의 정의는 아직 표준화되지 않았으며, 연구자마다 다른 진단 기준을 적용하고 있다. 2001년 미국콜레스테롤교육프로그램National Cholesterol Education program, NCEP–ATP III

표 6-5 대사증후군의 진단 기준

항목	진단 기준
복부비만	허리둘레–남성≥102cm(40in), 여성≥88cm(35in)
혈청 HDL_콜레스테롤	남성–40mg/dL(1mmol/L), 여성–50mg/dL(1.3mmol/L) 미만이거나, HDL 콜레스테롤 저하를 위한 약물치료를 하는 경우
기타	혈청 중성지방이 150mg/dL(1.7mmol/L) 이상이거나 지질강하를 위한 약물치료를 하는 경우, 혈압이 130/85mmHg 이상이거나 고혈압 약물치료를 하는 경우, 공복 혈당이 100mg/dL(5.6mmol/L) 이상이거나 혈당강하를 위한 약물치료를 하는 경우

Adult Treatment panel 3 가이드라인에 따르면 표 6-5의 5가지 항목 중 3가지 이상 만족할 경우 대사증후군으로 진단할 수 있으며, 허리둘레에 대해서는 인종에 따라 다른 기준을 적용한다고 제시하고 있다.

4) 인슐린 저항성의 평가

WHO가 제시한 인슐린 저항성을 평가하는 간단한 방법으로는 표 6-6 중에서 2가지 이상 있는 경우에 인슐린 저항성이 있다고 말하기도 한다.

당뇨병이나 내당능장애IGT, IFG가 있는 경우 표 6-6의 4개 항목 중에서 2개 이상이 해당하면 인슐린 저항성이 있다고 판정하며, 정상 내당능인 사람의 경우, 4개 항목 중에서 2개 이상에 해당하고, HOMA-IR index로 평가한 인슐린 저항성 평가에서 상위 1/4에 해당될 경우 인슐린 저항성이 있다고 판정한다. HOMA-IR index는 공복 혈당치와 인슐린 수치의 비, 즉 인슐린 농도/혈당 농도의 비를 의미하고 같은 혈당 농도에서 인슐린 농도가 증가되어 있으며 인슐린의 작용이 떨어져 있음을 의미한다.

좀 더 정밀하게 인슐린 저항성을 측정하는 방법으로는 정상 혈당클램프 검사hyperinsulinemic euglycemic clamp test가 있으나, 방법이 복잡하고 인력과 장비가 많이 소모되는 검사로 주로 연구 목적으로 시행되고 있다. 다소 간단한 방법으로는 인슐린 내성 검사가 있으며, 가장 간단하게 평가할 수 있는 방법은 혈중 인슐린 농도를 측정하는 것이다. 혈중 인슐린은 반감기가 짧고(2~3분), 농도는 변화가 많으며 검사상 수치의 변동 가능성이 있어서 한 번의 검사만으로 인슐린 저항성 여부를 판단하는 데는 무리가 있다.

표 6-6 인슐린 저항성 평가 기준

항목	진단 기준
고혈압	현재 고혈압약제를 복용 중이거나 수축기혈압 160mmHg 또는 이완기혈압 90mmHg 이상인 경우
이상지질혈증	중성지방 150mg/dL 이상, 그리고/또는 HDL-콜레스테롤이 남자 35mg/dL, 여자 38.5mg/dL 이하인 경우
비만	체질량지수 30kg/m^2 이상, 그리고/또는 허리-엉덩이 둘레비(waist to hip circumference ratio)가 남자 0.9, 여자 0.85 이상인 경우
미세단백뇨	소변 알부민 배설량 20㎍/분(30mg/일) 이상인 경우

5) 인슐린 저항성의 치료

일반적으로 인슐린 저항성을 개선할 수 있는 모든 방법을 동원하는 것이 중요한데, 우선 운동의 중요성을 강조해야 한다. 운동은 유산소운동으로 운동의 강도보다는 시간을 늘리는 것이 좋다. 과격하거나 경쟁적인 운동은 오히려 산화물질 분비 증가나 혈관확장에 관련된 물질분비의 장애로 인해 오히려 혈관에는 좋지 않은 것으로 알려져 있다. 과식은 인슐린 분비를 과도하게 촉진하게 되고 결과적으로 비만을 초래할 수 있다. 특히, 인슐린 저항성이 있는 경우, 특징적으로 복부비만이 가속화되기 때문에 더욱 중요하다.

당뇨병이나 고혈압이 동반된 경우에는 적절한 혈당 및 혈압관리는 무엇보다도 중요하다. 또한 인슐린 길항호르몬이 많이 분비되는 상황을 줄이는 것이 좋은데, 예를 들어 정신적 또는 육체적 스트레스는 인슐린 저항성을 유발하는 중요한 원인이 된다.

메타포민이나 티아졸리디네디온계 약물은 인슐린 저항성을 개선시킬 수 있다고 알려져 있다. 생활습관의 개선과 같은 환경적 요인의 개선에 중점을 두고 부수적으로 약물을 사용한다면 인슐린 저항성을 개선시킬 뿐만 아니라, 일차적인 치료 효과도 기대해 볼 만하다.

참고문헌

REFERENCE

대한당뇨병학회(2019). 당뇨병 진료지침. 6판. 서울메드쿠스.

대한당뇨병학회(2018). 당뇨병학. 5판. 범문에듀케이션.

American Diabetes Association(2019). Standards of medical care in diabetes 2019. ***Diabetes Care 42***:S13.

Braverman E, Utiger D(2005). ***Werner & Ingbar's the Thyroid***. 9th ed. Lippincott Williams & Wilkins.

Brent G(2008). Clinical practice: Graves' disease. *N Engl J Med 358*: 2594-2605.

Brown A, Reynolds LR, Bruemmer D(2010). Intensive glycemic control and cardiovascular disease: an update. *Nat Rev Cardiol 7*: 369-75.

Brownlee M(2001). Biochemistry and molecular cell biology of diabetic complications. *Nature 414*: 813-20.

Brunton LL, Chabner BA, Knollmann BC(2010). *Goodman & Gilman's The Pharmacological Basis of Therapeutics*. 12th ed. McGraw-Hill.

Gardner DG, Shoback D(2007). *Basic and Clinical Endocrinology*. 8th ed. McGraw-Hill.

Kronenberg HM, Melmed S, Polansky KS, Larsen PR, eds(2011). *Williams Textbook of Endocrinology*. 12th ed. Saunders Elsevier.

Longo DL, Fauci AS, Kasper DL, Hauser SL, Jameson JL, Loscalzo J(2012). *Harrison's Principles of Internal Medicine*. 18th ed. McGraw-Hill.

Molina PE(2010). *Endocrine Physiology*. 3rd ed. McGraw-Hill.

Pedersen TR, Faergeman O, Kastelein JJ, Olsson AG, Tikkanen MJ, Holme I, Larsen ML, Bendiksen FS, Lindahl C, Palmer G(2004). Design and baseline characteristics of the incremental decrease in end points through Aggressive Lipid Lowering study. *Am J Cardiol 94*: 720-4.

Rosen CJ, Compston JE, Lian JB(2008). *Primer on the Metabolic Bone Diseases and Disorders of Mineral Metabolism*. 7th ed. Wiley-Blackwell.

Smith JC(2004). Hormone replacement therapy in hypopituitarism. *Expert Opin Pharmacother 5*: 1023-31.

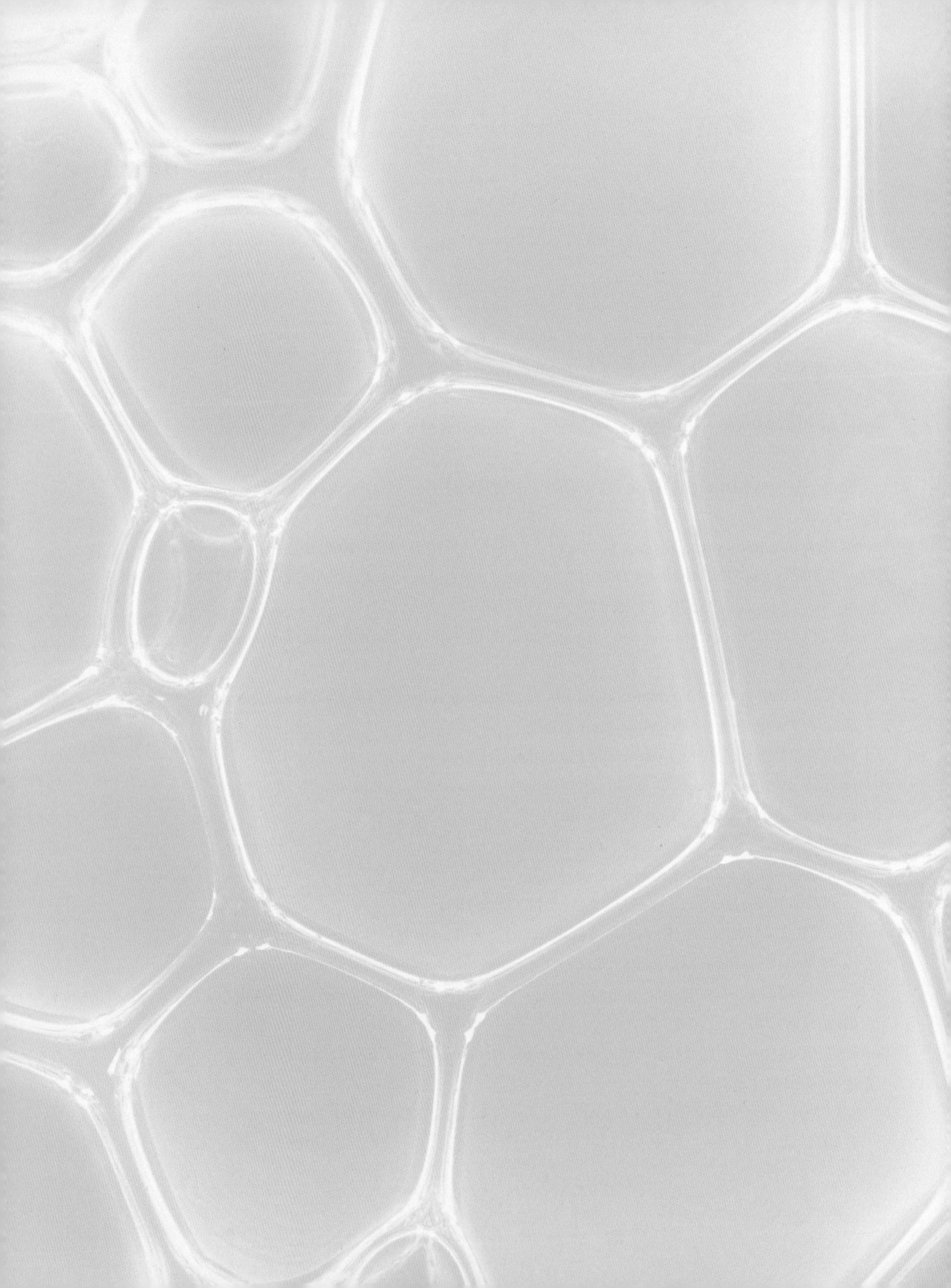

CHAPTER 07

신장질환

신장의 정상 조직학적 구조와 기능을 이해하며, 중요 신장질환의 원인 및 발병기전을 이해하여 영양치료 대상자를 평가하고 중재할 수 있는 능력을 기른다.

CHAPTER

07 신장질환

학습 목표

1 신장의 구조와 주요 기능을 기술한다.
2 신장 기능검사의 검사 종류와 정상 범위를 기술한다.
3 사구체질환을 정의하고 주요 원인을 기술한다.
4 사구체질환의 임상 증상과 치료 방법을 기술한다.
5 급성신부전을 정의하고 주요 원인을 기술한다.
6 급성신부전의 치료 방법을 기술한다.
7 만성신부전을 정의하고 주요 원인을 기술한다.
8 만성신부전의 임상 증상과 병태생리를 기술한다.
9 만성신부전에서 고식적 치료와 투석치료의 적응증을 기술한다.
10 투석치료(복막투석, 혈액투석)의 기본 원리를 기술한다.
11 신장이식 수술요법 및 이식 후 치료 방법을 기술한다.
12 신장결석의 임상 증상과 병태생리를 기술한다.

1. 신장의 구조와 기능

1) 신장의 구조

신장은 한 쌍의 후복막retroperitoneum에 위치한 장기로 강낭콩 모양이며 제12흉추와 제3요추 사이의 후복벽에 좌우로 하나씩 위치하고 있다. 오른쪽 신장은 간으로 인해 좌측보다는 약간 아래에 위치한다. 성인 신장 한 개의 무게는 120~150g이며, 길이는 11cm, 폭은 5~7.5cm, 두께는 2.5cm 정도이다. 신장은 심장에서 방출되는 혈액량의 약 20%를 공급받고 있다. 신장은 각각 약 80~120만 개의 신원nephron이 있고, 각 신원은 신장이 원활하게 기능하기 위한 최소 단위인 사구체glomerulus와 세뇨관renal tubule으로 구성되어 있다. 신원 안에서는 사구체 여과glomerular filtration, 세뇨관 재흡수tubular reabsorption 및 세뇨관 분비tubular secretion 과정을 통하여 소변이 형성된다. 신원들이 단단히 모여서 신장의 실질을 이루고 신실질은 2개로 구분된다. 신장의 외측부는 피질이며 1cm 두께의 대부분의 사구체와 근위세뇨관proximal tubule의 대부분과 원위세관distal tubule 일부를 포함하고 있다. 내측부는 수질이며 대부분이 평행하게 정렬된 헨레고리Henle's loop와 집합관collecting duct으로 구성되어 있다. 수질은 고깔 모양의 8~12개의 추체pyramids라고 불리는 구역을 형성하는데, 이들은 신우renal pelvis로 연결된다. 수질 추체의 끝은 신유두papilla라고 한다. 수질은 요를 농축시키는 데 중요한 역할을 하는데, 이 부위 세포외액의 용질 농도는 혈장에 비해 약 4배까지 높다. 신장의 혈액 공급은 신동맥을 통해서 이루어지며, 신동맥은 신장 내에서 여러 개의 수입세동맥으로 나뉘어져 사구체를 형성한다.

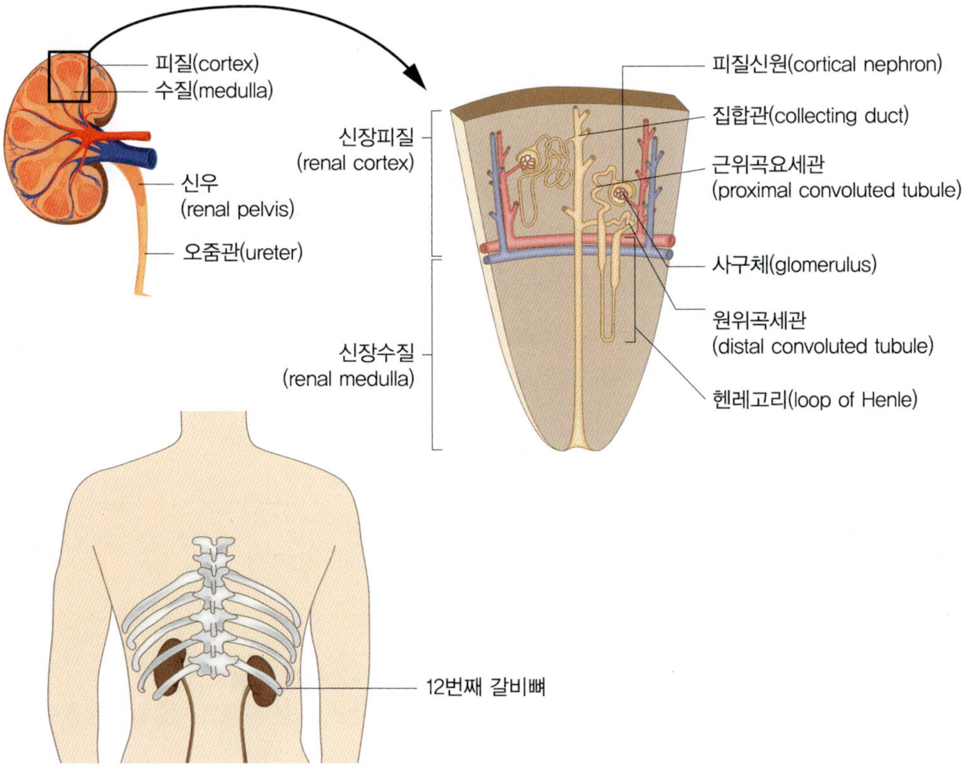

그림 7-1 신장의 구조 및 기능

2) 신장의 주요 기능

신장의 중요한 기능은 영양소 섭취와 대사 및 운동 등의 결과로 인체 내에 생성된 노폐물을 배설하는 작용과 체액의 조성이나 삼투압, 전해질 및 산-염기 균형을 조절하여 신체의 평형을 유지시키며, 체내 칼슘과 인산염의 균형 조절 및 조혈 관련 호르몬을 분비한다.

(1) 배설작용 및 체액 조절

소변의 형성은 혈장 성분이 사구체를 통하여 보먼 주머니를 통하여 150~180L/일 초여과ultrafiltration가 이루어지면서 시작된다. 혈액 세포들이나 대부분의 단백질과 같은 큰 분자들은 투과되지 못하며, 수분이나 작은 용질들은 자유롭게 투과된다. 여과된 체액은 보먼 피막Bowman's capsule에 모여서 세뇨관으로 들어가 돌아서 나가는 동안 약 99%는 재흡수되

표 7-1 세뇨관의 종류 및 기능

종류	기능
근위세관 (proximal convoluted tubule)	• 여과된 작은 용질들 대부분 흡수 • Na^+, K^+, Ca^{2+}, H_2O의 약 60%, HCO_3^-의 90% 이상 재흡수 • 사구체 여과량의 60~70%는 압력 및 삼투압 차이에 의해 재흡수(aquaporin 1 작용) • 포도당, 아미노산: Na^+-의존성 결합 운반, 능동수송을 통한 재흡수 • 유기산과 양이온 분비: 약물, 독소 체내 제거 기전
헨레고리 (loop of Henle)	• 하행(descending limb), 상행각(ascending limb), 비후상행각(thick ascending limb)으로 구성 • 여과된 NaCl의 25%, 수분의 15% 재흡수 • 수질을 농축시키고 소변을 희석하는 역할 담당 • 비후상행각: 희석분절(diluting segment), 용질 운반, Mg^{2+} 재흡수 • Na : 운반체 Na-K-2Cl cotransporter에 의한 능동적 재흡수 • 푸로세미드 이뇨제 작용 부위
원위곡세관 (distal convoluted tubule)	• 여과된 NaCl의 5% 재흡수 • 여러 호르몬의 영향에 따른 수분 및 전해질의 미세한 조절 • 티아지드계 이뇨제 작용 부위 • Ca^{2+}: PTH의 조절에 따라 능동적으로 재흡수
집합관 (collecting duct)	• K^+, Na^+, Cl^- 요농도 및 결정장력(tonicity) 양을 최종적으로 조절 • ADH의 영향에 따라 소변의 농축 정도 결정, 수분의 재흡수 증가(수분통로인 aquaporin 2의 조절) • 알도스테론: Na^+ 재흡수, K^+ 배설, 요소 재흡수

고, 1%만 체외로 배설된다(약 1.8L/일). 신장은 단백질의 대사산물인 요소, 요산, 크레아티닌 및 기타 질소 분해산물을 배설하며, 이러한 노폐물의 양을 부하량load이라고 하고 사구체의 여과력이 저하되면 혈액 내에 이 노폐물들이 축적된다. 또한 신장은 독성 물질과 약물 등의 외부 물질을 배설한다.

신체 내의 모든 세포의 환경을 일정하게 유지시키기 위해 체액의 농도를 조절하는 것은 매우 중요한 작용이다. 사구체의 여과액은 신세뇨관을 통과하는 동안 나트륨, 칼륨, 염소이온 등의 전해질 및 수소이온의 흡수, 분비 과정을 거쳐 소변으로 배설되는 물과 이온들의 양이 결정되며, 이를 통하여 체액량, 삼투압, 전해질량과 농도, 산성도 등이 조절된다(표 7-1).

(2) 혈압 조절

혈액량이나 혈압의 저하로 신동맥압이 떨어지면, 수입 세동맥의 관벽 내에 사구체 옆기관juxtaglomerular apparatus에서 혈압 상승 물질인 레닌renin이 분비된다. 레닌은 앤지오텐시노겐angiotensinogen을 앤지오텐신angiotensine으로 전환시키며, 앤지오텐신은 부신 피질에서 알도스테론의 분비를 촉진시킨다. 앤지오텐신은 강력한 혈관수축제로 염분 균형과 혈압 조절에 중요한 역할을 한다. 분비된 알도스테론은 신장의 세뇨관에서 나트륨의 재흡수를 촉진시켜 체액을 늘려 저하된 혈압을 상승시키는 역할을 하게 된다. 신장질환의 진행은 레닌-앤지오텐신-알도스테론 계통Renin-Angiotensin-Aldosterone System, RAAS의 이상 발현을 유발하여 혈압이 상승되면서 나타난다.

(3) 조혈 조절

신피질의 간질세포에서는 골수에서 적혈구의 생성을 자극하는 에리트로포이에틴erythropoietin이라는 165개의 아미노산으로 이루어진 당단백질을 생성한다. 만성신부전환자는 에리트로포이에틴의 감소로 인하여 빈혈이 발생하게 된다.

(4) 무기질 평형 유지

신장은 칼슘, 인, 그리고 비타민 D의 대사에 관여하여 무기질의 평형을 유지시킨다. 근위신세뇨관 세포에서는 25(OH)D_3가 1,25$(OH)_2D_3$으로 전환된다. 체내 칼슘과 인산염 균형조절에 중요한 역할을 하는 스테로이드 호르몬인 1,25$(OH)_2D_3$은 비타민 D의 활성형으로,

혈액 내 인이나 칼슘의 농도가 저하되어 부갑상선호르몬parathyroid hormone, PTH의 분비량이 증가될 경우에 형성되어 장에서 칼슘과 인의 흡수를 증가시킨다.

2. 신장질환 검사

신장질환의 유무는 요검사, 혈액을 이용한 생화학 검사 및 방사선 검사 등 다양한 방법을 사용하여 정확한 진단을 통해 밝혀내고 그 후 치료를 시행하게 된다.

1) 요검사

요검사는 육안이나 현미경적으로 소변 속에 존재하는 물질을 확인하는 단순하고 저렴한 방법이다. 소변의 성분과 특징은 식사, 약물, 검체의 취급 방법에 따라 달라질 수 있다. 소변검사를 통하여 요색, 요비중 및 pH를 측정하며, 요성분 중의 단백질, 당, 케톤, 적혈구, 백혈구, 상피세포와 각종 원주세포의 유무를 확인한다(표 7-2). 정상 소변은 맑은 미색이며, 약간의 냄새가 있고 pH는 4.5~8이다. 육안으로 탁한 경우에는 다량의 단백질, 혈구, 세균 및 농이 있는 것을 의미하며, 진한 경우에는 혈뇨hematuria나 과량의 빌리루빈이 포함되었거나 매우 소변이 농축되었을 때이다. 요검사 중 화학적 검사는 상대적으로 신속하게 원발성 신장질환과 전신질환에 관한 중요한 정보를 제공해주며, 현미경을 이용한 요침사 검사는 신장질환에 대한 중요한 실마리를 준다.

2) 신장 기능 검사

신장 기능의 저하 정도를 측정하기 위해서 가장 일반적으로 많이 사용되는 방법은 신장의 청소율을 반영하는 사구체 여과율glomerular filtration rate, GFR이다. 이는 혈장으로부터 특정 물질의 신장 청소율을 의미하며, 단위 시간당 그 물질이 완전히 제거될 수 있는 혈장량이다. 신장 청소율은 다음과 같이 계산된다.

$$\text{청소율}\,\boldsymbol{x}(\text{mL/분}) = \frac{\text{요}\,\boldsymbol{x}(\text{mg/dL}) \times \text{요량}(\text{mL/분})}{\text{혈장}\,\boldsymbol{x}(\text{mg/dL})}$$

$\boldsymbol{x}$는 청소되는 물질이다.

표 7-2 요검사

검사명		정상치	비정상 조건
색		미색	흰색, 빨강, 주황, 갈색, 청녹색 등 소변에 포함된 물질에 따라 색 변화
비중		1.005~1.030	• 소변의 농축 여부를 평가 • 세뇨관에서 소변을 농축시킬 수 있는 능력을 의미 • 매우 낮은 요비중(희석뇨)은 신부전(체내 수분량이 정상이라고 가정함)과 관계있음
화학적 검사	pH(산도)	4.5~8.0	당뇨병, 통풍, 감염증, 과호흡 등 체내 산염기 평형 유지 이상 시 변화
	단백뇨(proteinuria)	검출되지 않음(–)	• 정의: > 150mg/일 • 반정량적 검사(dipstick test) • 1+(30mg/dL), 2+(100mg/dL), 3+(300~500mg/dL), 4+(2,000mg/dL 이상) • 염증에 의한 사구체의 심한 손상, 사구체 투과율 증가나 세뇨관의 재흡수 이상일 때 알부민이 유출되거나 혈청 단백질이 여과액에 섞여 나옴
	당(glucose) 케톤(ketone) 빌리루빈(bilirubin)	검출되지 않음(–) 검출되지 않음(–) 검출되지 않음(–)	• 조절되지 않은 당뇨병에서 검출 • 조절되지 않은 당뇨병에서 검출 • 간염, 간경병, 황달 시 검출
	혈뇨	검출되지 않음(–)	• 사구체 모세혈관 벽의 손상이나, 세뇨관 주위 모세혈관과 같은 조직의 파괴에 의해 혈뇨 발생 • 감염, 염증 또는 요로의 종양과 연관
현미경적 검사	적혈구(RBC)	0~4	RBC≥2개/HPF(현미경 400배)
	백혈구(WBC)	0~4	• 사구체와 요도 사이의 이상에 의함 • 사구체신염, 간질성신염, 요로염증에 의함
	원주체(casts)	없음	• 세뇨관에 형성된 미세한 크기의 반투명하거나 무색의 겔, 한 개 혹은 여러 개의 세포, 세균, 단백질 등 과립원주, 지방원주, 세포원주, 세균원주 • 소변 내의 단백질이 증가하거나 pH가 낮아지면 원주 형성
	결정체(crystals)	없음	인산칼슘, 옥살산, 시스테인, 약물 등
미량알부민뇨 (microalbuminuria)		< 20mg/L	• 20~200mg/L(30~300mg/일, 20~200 μg/분) • 면역학적 방법(immunoturbidimetry, ELISA)으로 측정 • 당뇨병성 신증 초기, 고혈압 초기, 신염 초기 등 조기의 사구체 손상의 지표로 사용

GFR의 정상수치는 135~180L/일이나 98~99%는 다시 재흡수되므로 실제로 하루 만들어지는 소변량은 1~2L에 불과하다. GFR은 연령에 따라 변하여 1~2세까지는 증가하다가 이후 일정하게 유지되며, 40대부터 서서히 매년 약 1mL/분/1.73m^{2}씩 감소하여 70세의 평균 GFR은 70mL/분/1.73m^2 정도가 된다. GFR을 측정하는데 이상적인 표지자는 내부에서 일정한 속도로 혈장에 나타나고, 사구체에서 자유롭게 여과되며, 신세뇨관에서 재흡수되거나 분비되지 않으면서, 신장 외의 경로를 통해서 제거되지 않는 물질이어야 한다. 이러한 조건을 만족하는 이상적인 물질로 이눌린inulin이 있으나 GFR 측정을 위해서 환자에게 계속 혈액으로 주입해야 하는데 비용이 많이 소요되므로 실제 임상 현장에서 사용하기에는 적합하지 않다.

(1) 혈청 크레아티닌

크레아티닌은 골격근에서 발견되는 크레아틴과 크레아틴인산염phosphocreatine의 대사산물로 혈청 크레아티닌 농도는 근육량을 반영하며 안정된 상태에서는 변화가 거의 없다. 따라서 혈청 크레아티닌은 신장 기능을 측정할 수 있는 편리하고 저렴한 검사 방법으로 널리 사용되고 있다. 그림 7-2에서 보여주듯이 혈청 크레아티닌이 0.6에서 1.2mg/dL까지 상승하였다는 것은 GFR의 약 50% 감소를 반영한다는 의미이다. 그러나 혈액 내 크레아티

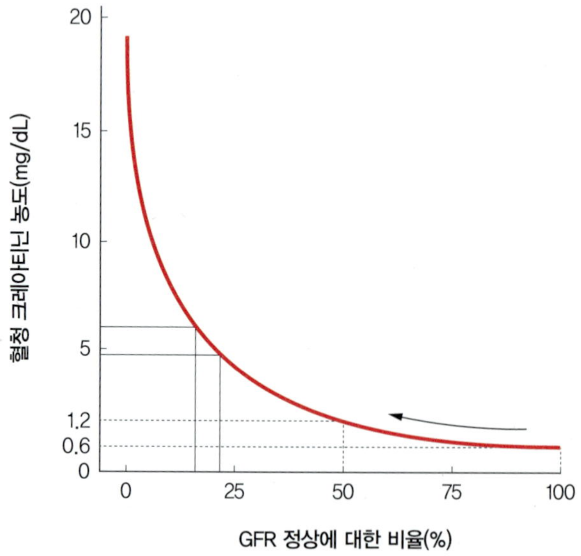

그림 7-2 혈청 크레아티닌 농도

닌 농도와 GFR 사이는 관계가 직선적이지 않기 때문에 조기 신장 기능의 이상을 반영하지 못하며, 음식이나 약물의 영향을 받을 수도 있고 체격에 따라 정상 범위가 다르다는 단점이 있다.

(2) 크레아티닌 청소율

크레아티닌은 이눌린과 같이 사구체로 자유롭게 여과되고 세뇨관에서 재흡수되지 않으나 소변으로 배설되는 크레아티닌의 10～25%는 근위세뇨관에서 분비되므로 크레아티닌 청소율은 실제 GFR보다 과대평가되며, 24시간 소변 수집이 필요하므로 번거롭고 자주 시행하기에는 곤란하다. 또한 연령이 증가함에 따라 GFR은 조금씩 감소하지만 근육량 감소, 즉 크레아티닌 생산 감소로 인해 혈장 크레아티닌은 거의 일정하게 유지되어 노인은 실제 GFR보다 크레아티닌 청소율이 높게 나타난다. 따라서 콕크로프트^Cockcroft^와 골트^Gault^는 환자의 나이와 체중을 고려하여, 혈청 크레아티닌치를 사용한 크레아티닌 청소율을 추정할 수 있는 식을 고안하였다.

$$\text{추정된 크레아티닌 청소율(Ccr)} = \frac{(140 - \text{나이}) \times (\text{IBW in kg})}{\text{Scr} \times 72}$$

이 식을 사용하여 여성의 GFR을 추정할 경우에는 0.85를 곱한다. 위의 추정식은 Ccr을 추정하는 방법이기 때문에 GFR을 과대평가할 수 있지만, 신속하고 크레아티닌만을 측정하여 계산한 공식보다는 좀 더 정확한 GFR의 근사값을 제공한다. 최근에는 위의 식보다 더 정확하게 신장 기능을 예측할 수 있는 혈청 알부민 농도 및 인종을 고려한 MDRD Study prediction equation과 간략화된 MDRD study 공식이 사용된다.

$$\text{GFR} = 170 \times [\text{Scr}]^{-0.999} \times [\text{나이}]^{-0.176} \times [0.762\ \text{여성일 경우}] \times [1.180\ \text{흑인일 경우}] \times [\text{BUN}]^{-0.170} \times [\text{알부민}]^{0.318}$$

$$\text{GFR}(\text{mL/분}/1.73\text{m}^2) = 186 \times [\text{Scr}]^{-1.154} \times [\text{나이}]^{-0.203} \times [0.742\ \text{여성일 경우}] \times [1.210\ \text{흑인일 경우}]$$

(3) 혈액요소질소/크레아티닌비^BUN/Cr^

혈액요소질소(BUN, 7～21mg/dL)는 단백질과 아미노산의 최종산물로 전신 체액량 상태

표 7-3 BUN/Cr의 변화 요인

구분	변화요인
BUN/Cr 증가(>10:1)	• 요소 생성 증가: 고단백식, 위장관 출혈, 용혈, 고열 • 패혈증(sepsis)·이화상태, 이화작용 촉진 약물(스테로이드제제) • 유효순환용적(effective circulating volume) 감소, 심부전, 복수가 동반된 간경화증, 신증후군 • 폐쇄요로증(obstructive uropathy)
BUN/Cr 감소(<10:1)	• 요소 생성 감소: 저단백 식이, 기아, 간질환(간경변) • 크레아티닌 생성 증가: 횡문근융해증(rhabdomyolysis), 심한 경련·운동 • 크레아티닌 배설 감소: 시메티딘(cimetidine), 트라이메토프림(trimethoprim) • 유효순환용적 증가: SIADH(syndrome of inappropriate secretion of antidiuretic hormone) • 투석시

를 잘 반영하며, 크레아티닌(<1.5mg/dL)은 근육에서 생성되고 항상 일정량이 발생하므로 식사와 관련성이 적어 신질환을 직접적으로 반영하는 특징을 고려하여, 혈액요소질소/크레아티닌비(BUN/Cr, 10 : 1~12 : 1)를 측정하고 신장질환을 진단한다(표 7-3).

3) 생화학 검사

신장 기능 이외에도 다양한 생화학 검사를 통하여 영양 상태, 빈혈, 신성골형성 장애, 고인산혈증 및 고칼륨혈증 등의 진단이 가능하다(표 7-4).

표 7-4 생화학 검사

검사	정상 범위	신장질환 3~4단계	비정상 결과 원인
콜레스테롤	150~200mg/dL	120~240mg/dL	• 증가: 고콜레스테롤·고지방식사, 유전성지질대사질환, 신증후군, 코르티코스테로이드 치료 • 감소: 급성감염, 기아
알부민	3.3~5.0g/dL	3.5~5.0g/dL	• 증가: 탈수, 수액 과공급 • 감소: 과수화, 만성간질환, 지방변, 영양불량, 신증후군, 감염, 화상
나트륨	136~145mEq/L	136~145mEq/L	• 증가: 탈수, 설사, 요붕증 • 감소: 수분의 과잉축적, 부적절한 이뇨제 사용, 과도한 나트륨 제한, 화상, 기아

(계속)

검사	정상 범위	신장질환 3~4단계	비정상 결과 원인
칼륨	3.5~5.0mEq/L	3.5~5.5mEq/L	• 증가: 신부전, 조직분해, 산증, 탈수, 고혈당, 변비, 감염, 소화관 출혈, 부적절한 투석 • 감소: 이뇨제, 알코올 남용, 구토, 설사, 흡수불량, 관장제 남용
칼슘	8.5~10.5mg/dL	8.4mg/dL	• 증가: 비타민 D 과잉, 골연화성질환, 부갑상선기능항진증, 탈수, 위장관 흡수 증가 • 감소: 인 수치 증가, 지방병증, 비타민 D 결핍, 흡수불량, 부갑상선기능저하증
인	2.5~4.7mg/dL	2.5~4.6mg/dL	• 증가: 비타민 D 과잉, 신부전, 부갑상선기능저하증, 마그네슘 결핍, 골질환 • 감소: 비타민 D 결핍, 인슐린과잉증, 부갑상선기능항진증, 인 결합제 과잉 복용, 과다한 식이제한, 골연화증
크레아티닌	0.7~1.5mg/dL	↑	• 증가: 급·만성신부전, 근육손상, 이화, 심근경색, 근이영양증 • 감소: 체근육의 과다 손실
BUN	4~22mg/dL	↑	• 증가: 급·만성신부전, 생물가가 낮은 단백질과 총 단백질의 과도한 섭취, 위장관 출혈, 악성종양, 이화작용(화상, 수술, 감염) • 감소: 단백질 섭취의 부족, 구토, 설사, 잦은 투석, 과수화, 흡수불량 • 사구체 여과율의 감소로 인해 단백질 대사산물인 질소 노폐물이 배출되지 않는 것을 의미함
요산	4.0~8.5mg/dL	↑	• 증가: 통풍, 신 기능 부전, 관절염, 고단백질 식사, 백혈병, 부갑상선기능저하증, 알코올의 남용 • 감소: 간부전, 살리실산염(salicylate)의 과다 사용
헤마토크리트	♂35~39% ♀34~36%	33~36%	• 증가: 탈수, 다혈구증 • 감소: 빈혈, 혈액 손실, 만성신부전, 조혈 부족
페리틴	12~300ng/mL	10~80ng/mL	• 증가: 철분 과부화, 탈수, 감염, 간질환 • 감소: 철분 결핍
헤모글로빈	12~17g/dL	11~12g/dL	• 증가: 탈수 • 감소: 과수화, 철분 결핍, 빈혈, 혈액 손실, 만성신부전 • 적혈구 생성인자 분비 감소 또는 노폐물 축적으로 인한 골수 기능 억제를 의미
CO_2	23~30mEq/L	≧22	• 증가: 대사성 산중독증 • 감소: 대사성 알칼리혈증

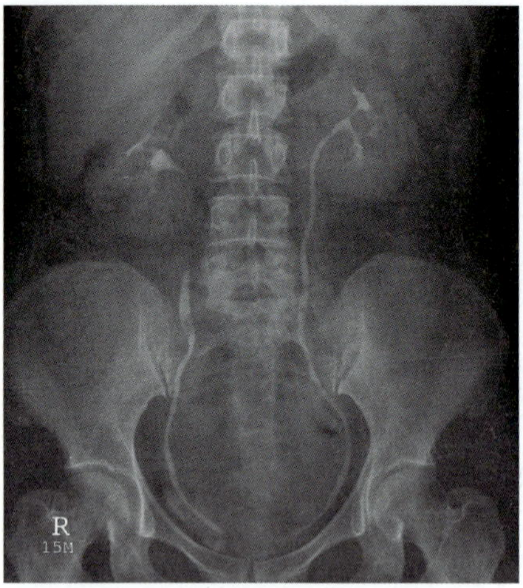

그림 7-3 신결석환자의 정맥신우조영술 결과

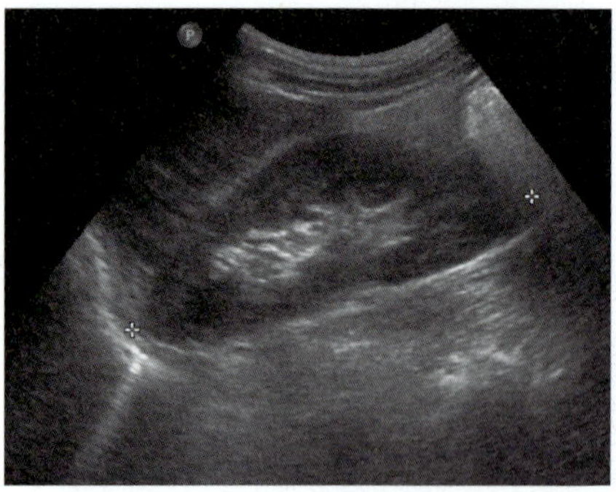

그림 7-4 신장 초음파검사 결과

4) 영상 검사

비뇨기계의 구조와 문제점을 시각적으로 파악하기 위해 영상 검사로는 단순촬영[KUB], 정맥신우조영술[intravenous pyelography, IVP](그림 7-3), 초음파검사[ultrasonography, US](그림 7-4), 컴퓨터 단층촬영[computed tomography, CT], 자기공명영상[magnetic resonance imaging, MRI], 혈관조영술[angiography] 등 다양한 방법이 있다. 단순촬영은 신장의 모양, 크기 등을 평가하는데 만성신부전 시에는 크기가 감소하고 염증 또는 폐쇄가 있는 경우에는 증가한다. 초음파검사는 방사선 및 조영제를 사용하지 않으므로 가장 쉽게 이용 가능하고, 신장의 크기 및 도플러검사[doppler echocardiography]로 신장혈관 및 신장저항계수[resistive index]를 평가할 수 있다. 정맥신우조영술은 신요로계 결석 및 방광 이상을 판별할 수 있으며, 컴퓨터 단층촬영검사는 IVP나 US에서 이상 소견 시 이용되고, 신장 주위 장기의 변화도 관찰 가능하다. 자기공명영상은 신장의 크기와 형태를 알 수 있을 뿐만 아니라 수신증과 신장의 특정 부위의 병소 진단이 가능하며, 혈관조영술은 신동맥 협착 등 혈관 평가에도 이용된다. 방광경검사[cystoscopy]는 하부 요로를 보면서 생검을 하거나 요로결석을 제거하기 위해 사용되며, 생검[biopsy]은 방광이나 신장 내 의심되는 부위를 현미경으로 검사하기 위해서 조직 표본을 얻을 때 사용한다.

3. 사구체질환

사구체는 모세혈관들의 뭉치로 혈관막은 내피세포[endothelial cell]와 기저막[basement membrane]과 이를 둘러싸고 있는 상피세포[epithelial cell]들로 이루어져 있으며, 모세혈관 사이는 사구체간질[glomerular mesangium]세포들로 채워져 있다. 기저막에는 사구체 레이스 모양의 고도로 분화된 발세포[podocyte]가 상피세포의 내층에 직접 부착되어 있다(그림 7-5).

사구체질환은 신장 자체에서 원인이 발생하는 일차성이나, 감염, 약물 및 전신질환 등의

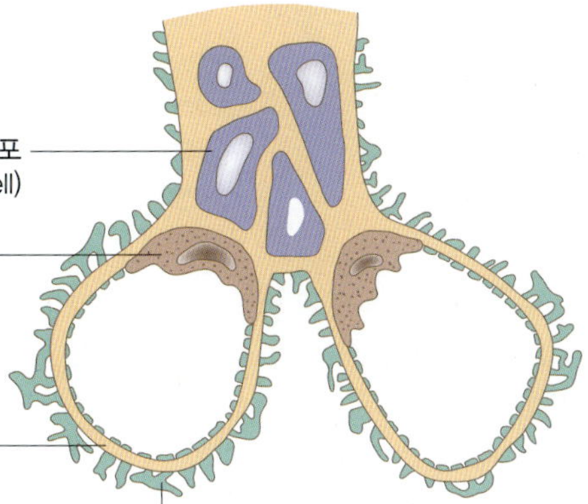

그림 7-5 정상 사구체

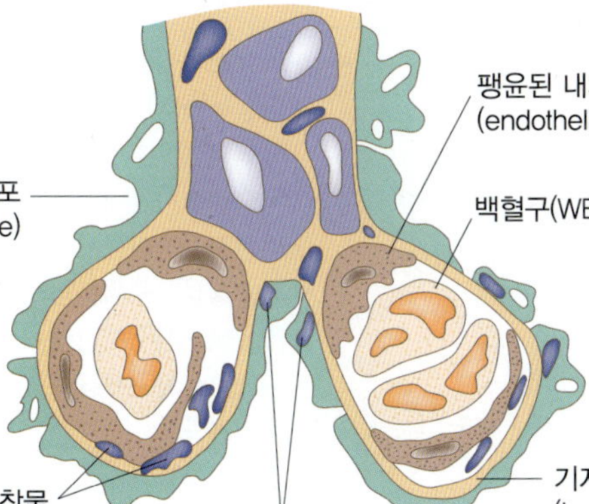

그림 7-6 면역체가 침착된 사구체

원인에 의한 이차성 면역매개성 질환이다(그림 7-6). 사구체질환은 주요 임상 양상에 따라 표 7-5와 같이 무증상성소변이상, 신증후군, 급성신염, 급속진행사구체신염으로 구분한다. 대표적인 증상으로는 모세혈관벽의 투과성 증가에 따른 단백뇨, 모세혈관 벽의 파열로 인한 혈뇨, 노폐물들의 여과 장애에 의한 고질소혈증, 소변생성의 감소로 인한 핍뇨 혹은 무뇨, 염분과 수분의 저류에 의한 부종 및 수분저류와 신장의 혈압조절 기능의 이상으로 인한 고혈압 등이 나타난다. 이러한 다양한 증상의 발현 정도는 사구체질환 손상의

표 7-5 사구체질환의 대표적인 원인질환

종류	대표적 질환
무증상 소변 이상	• 국소분절사구체경화증 • 메산지음증식성사구체신염
신염증후군	• 급성미만성증식성사구체신염 – 연쇄상구균성사구체신염 – 초점성 혹은 미만성증식성사구체신염 – IgA 신병증 – 루푸스 신염 • 막증식성사구체신염 • Fibrillary 사구체신염
급속진행사구체신염	• 반월상사구체신염 – 항기저막사구체신염 – 면역복합체사구체신염 – ANCA[1] 사구체신염
신증후군	• 미세변화신병증 • 막성 사구체신염 – 특발성(일차성), 이차성(예, 루푸스) • 국소분절사구체경화증 • 메산지음증식성사구체신염 • 막증식성사구체신염 • Fibrillary 사구체신염 • 당뇨병성사구체경화증 • 유전분증 • 경쇄침착질환

ANCA(antineutrophil cytoplasmic autoantibodies), 항중성구 세포질 자가항체

특성이나 중증도에 의하여 달라진다. 사구체질환은 환자가 어떤 임상 양상을 나타내는지를 파악한 후, 이를 바탕으로 여러 임상검사 및 필요시 신생검을 통한 병리학적 검사를 시행한 결과를 종합하여 진단하며, 이에 따른 적절한 치료를 실시한다.

1) 신염증후군

신염증후군은 혈뇨, 신기능 저하, 핍뇨(<400mL/일), 고혈압, 부종 및 신증후군 범위 이하의 단백뇨가 동반된다. 사구체의 염증 반응으로 인해 발생하며, 대표적인 원인질환으로는

연쇄상구균성 사구체신염과 IgA 신병증 및 루푸스신염 등이 있다.

신염증후군의 가장 대표적인 형태인 연쇄상구균성급성사구체신염acute poststreptococcal glomerulonephritis은 그룹 A(β 용혈성) 연쇄구균Streptococcus의 특정 균주에 의한 감염 후에 나타난다. 주로 3세에서 7세의 아동, 특히 남자 아이에게 많이 발생하며, 상기도 감염, 중이염 및 연쇄구균 인두염에 감염 후 발생되고, 감염 후 항체가 형성되는 기간인 7일에서 12일 후에 사구체신염이 나타난다. 초기 연쇄구균감염으로부터 형성되는 항연쇄구균 항체는 항원-항체 복합체를 형성하여(3형 과민반응) 사구체 모세혈관에서 보체계를 활성화시켜 사구체에 침착되고, 호중구와 단핵포식세포의 침윤으로 인하여 신장 손상이 발생한다. 모세혈관 투과성과 세포과다성hypercellularity이 증가되고 결국 일부 단백질과 많은 양의 적혈구가 여과액으로 빠져나가게 된다. 염증반응이 심하면, 울혈과 세포 증식으로 인해 신장에서 여과작용이 제대로 일어나지 못하고 사구체 여과율이 감소하여 노폐물과 수분이 체내 축적되어 부종과 핍뇨 증상이 나타나게 되며, 신장에서의 혈류 감소에 의해 레닌의 분비가 촉진되어 혈압이 상승한다.

치료 방법으로는 안정을 취하고 나트륨 섭취를 제한하여야 하며, 심한 경우에는 단백질과 수분 섭취도 줄이도록 한다. 사구체신염은 흔히 면역매개 염증성 질환이기 때문에 염증을 줄이기 위한 스테로이드glucocorticoid 사용하고 혈압을 낮추기 위해 이뇨제와 항고혈압제를 사용한다. 대부분의 경우에는 자연 치유가 되고 재발은 드물게 발생한다. 소아의 경우 1주 내에 이뇨가 발생하고, 3~4주 내에 혈청 크레아티닌도 정상화된다. 그러나 성인의 경우 약 20% 이상은 1년 후에도 단백뇨가 나오고 점진적으로 신장 여과율이 감소하는 증상을 보이므로 지속적인 추후 관리가 요구된다.

2) 급속진행사구체신염

수주에서 수개월 이내에 신장 기능이 지속적으로 급격히 감소하는 사구체질환으로 심한 급성 핍뇨와 무뇨증 및 요독증이 발생한다. 자연치유는 매우 드물며, 적절한 치료가 이루어지지 못할 경우에는 수주 내지 수개월 이내에 비가역적으로 말기신부전증으로 진행한다. 대표적인 원인질환으로는 반월상사구체신염, 굿파스처증후군Goodpasture's syndrome, 미세혈관성 다발혈관염과 루푸스 등이 있다. 굿파스처증후군은 사구체 기저막에 IgG와 C3가 선형으로 침착되며 일반적으로 폐출혈이 동반되는 급속진행사구체신염으로, 항사구체기저막anti-GBM 항체가 검출되는 질환이다. 항사구체기저막질환은 대개 급속도로 진행되며, 신기능이 회복되지 않는다.

급속진행사구체신염의 치료 방법은 혈장 교환을 통해 순환시켜서 항사구체기저막 항체를 제거하거나 투석을 실시하며, 스테로이드, 세포독성 약물 및 면역억제성 약제들을 이용한다.

3) 신증후군

신증후군은 다량의 단백뇨(>3.5g/24hr/1.73m^2), 저단백혈증(저알부민혈증), 부종, 이상지질혈증 및 지질뇨증이 특징이다. 신증후군의 주요 원인질환으로는 일차성 사구체질환인 미세변화신병증, 막성사구체신염, 국소분절사구체경화증과 이차성 사구체질환인 당뇨병과 유전분증이다. 신증후군은 사구체 모세혈관의 투과성이 증가하여 다량의 혈청 단백질, 특히 알부민이 사구체 모세혈관에서 여과되어 손실되므로 혈청 삼투압이 감소하고 속발성 전신부종과 함께 저알부민혈증이 나타난다. 부종으로 인한 혈액량 감소는 혈압 저하와 레닌, 앤지오텐신 및 알도스테론 시스템의 활성화로 이어져서 수분과 나트륨의 저류에 따라 부종이 악화된다. 또한 소변의 심한 단백질 소실로 인한 삼투압의 감소에 따른 인체 내의 보상작용으로 간에서 지단백의 합성이 증가하여 혈중 LDL-콜레스테롤과 콜레스테롤 수치가 증가한다. 이는 이상지질혈증으로 인한 동맥경화증을 유발하며 신질환의 진행을 악화시킨다. 과도하게 조직에 축적된 체액은 복수, 흉막삼출, 다리와 발의 부종을 일으키며, 동맥혈류와 모세혈관 사이에 교환작용을 저하시켜 피부 손상과 감염이 발생한다. 용혈 담당 단백질(안티트롬빈 III, 단백 S, 단백 C)의 소실로 인해 말초 혈관에서의 혈전 생성과 폐색전증이 발생하기도 한다. 또한 면역글로불린의 소실로 인해 감염이 잘되며, 체액의 감소와 활동 감소에 따라 심부정맥 혈전의 위험이 증가한다.

치료 방법으로 프레드니손prednisone과 같은 글루코코르티코이드glucocorticoid가 처방되기도 하며, 단백뇨의 치료를 위해 ACE 저해제, ARB가 사용된다. 부종의 치료는 염분 및 수분 섭취 제한과 병행하여 이뇨제가 사용되며, 일부 환자의 경우 항이상지질혈증제로 치료한다. 단백질의 섭취는 적당량을 제한하며(0.65~1g/kg/일+소변으로의 소실량), 가능한 생물가가 높은 단백질 식품을 사용한다. 또한 비타민 D의 결핍 증상이 있으면 보충이 필요하다. 신증후군은 재발하는 경향이 있기 때문에 지속적인 모니터링과 치료가 필요하다.

4. 급성신부전

급성신부전acute renal failure은 가역적인 사구체 여과율의 감소로 정의되며, 일반적으로 진단과 치료의 기준으로는 원인의 발생 장소에 따라 신전성, 신성, 그리고 신후성으로 분류된다(표 7-6). 급성신부전은 사망률이 35~65%로 매우 높지만 적절한 치료 후에 가역적으로 신장 기능의 회복이 가능하다.

1) 병태생리

(1) 신전성

신전성급성신부전을 유발하는 신관류 감소는 불충분한 체액(출혈, 탈수, 구토, 설사, 과도한 이뇨), 심근 기능 이상(심부전, 심근병증, 심장판막질환, 부정맥)으로 인한 불충분한 심박출량, 또는 전신성혈관저항률renal/systemic vascular resistance ratio 증가(패혈증에 동반된 혈관확장, 복수를 동반한 간경화, renal vasoconstriction)의 결과로 신장의 관류 감소로 발생한다. 이런 경우 기저 신장의 구조적인 손상은 일반적으로 없고, 일차적인 문제, 즉 체액 부족이나 심박출량 감소나 사구체 여과율 및 신혈류량 저하로 인해 신장에서의 나트륨과 수분의 재흡수가 증가하여 소변의 삼투질 농도osmolality가 증가하고 분획성 나트륨 이온 배설fractional excretion of sodium ion, FEna은 1% 미만으로 감소하며, BUN과 크레아티닌 수치는 상승

표 7-6 급성신부전의 원인

원인	특징
신전성 원인 (prerenal factor, 60~70%)	• 저혈압, 체액 부족 : 출혈, 화상, 감염, 이뇨제 사용 • 색전증, 혈관협착 • 심부전 : 심박출량 감소 • 간부전
신성 원인 (intrarenal factor, 25~40%)	• 세뇨관 손상 : 장시간 허혈, 신독성 약제(방사선 조영제), 식중독 • 신장 손상 : 악성 고혈압, 혈관염, 전신성홍반성낭창증, 사구체병증, 항암요법 후 요산 침착, 다발성골수종 • 신장 내 폐색 : 색전증, 감염, 악성종양, 신결석
신후성 원인 (postrenal factor, 5~10%)	• 요도 폐쇄 : 혈괴, 결석, 종양 • 방광 출입구 폐쇄 : 신경성방광, 양성전립선비대증

한다. 일반적으로 혈류량이 회복되면 신장 기능은 금방 정상화된다.

(2) 신성

허혈ischemia, 패혈증 또는 신독성 약제에 의해 발생되는 급성세뇨관괴사acute tubular necrosis, ATN는 신성급성신부전의 주요 원인이다. 세뇨관의 상피세포는 허혈 및 독성 물질의 노출에 매우 취약하여, 일부 약물(아미노글리코시드aminoglycoside 계열의 항생제, 항암제cisplatin, ifosfamide 및 조영제), 화학물질 또는 독소와 같은 물질이 신장에 유입되면 신장의 혈관 수축, 직접적인 세뇨관의 손상, 또는 세뇨관의 폐쇄obstruction가 유발되어 세뇨관 괴사가 발생한다. 근육 손상이나 화상 및 외상에 따른 괴사된 근조직에서 방출된 다량의 미오글로빈도 세뇨관에 축적되어 세뇨관 내피세포에 염증과 괴사를 일으킨다. 또한 결석, 혈전 또는 종양에 의한 물리적 폐쇄가 신장 내에서 소변의 흐름을 막고 급성신부전을 일으키기도 한다.

(3) 신후성

종양이나 전립선 비대로 인한 외부적 폐쇄나 신결석, 내인성, 외인성 결정 같은 약제들 또는 다른 물질들도 내부적 폐쇄로 인하여 신후성급성신부전이 유발된다. 요로의 급성 폐쇄로 인하여 보우만 내강space 내의 압력이 상승하면 GFR이 감소하게 되고, 이런 현상이 교정되지 않으면 결과적으로 신원이 파괴된다.

2) 증상과 증후

급성신부전의 환자의 대표적인 증상으로는 질소 노폐물의 체내 축적, 체액량, 전해질 및 산-염기의 항상성 이상 및 요량이 현저히 감소되는 핍뇨 상태나 무뇨 상태가 나타난다. 급성신부전은 임상적으로 핍뇨성(< 400mL/24hr), 비핍뇨성(> 400mL/24hr), 또는 무뇨성(< 100mL/24hr)으로 구분하며, 완전 폐쇄, 양측성신경색이나 신정맥전색증 같은 주요 혈관병변, 피질 괴사 또는 급성세뇨관 괴사가 있을 때에 주로 무뇨 증상을 보인다. 비핍뇨성 신부전은 신성급성신부전(신독소유발성급성세뇨관괴사, 급성사구체신염과 급성간질성 신염)에서 흔히 나타나고, 핍뇨는 폐쇄나 신전성고질소혈증에서 자주 발생한다. 핍뇨기에는 수분이 체내에 저류되어 얼굴과 손, 발에 부종이 나타나며, 혈중 크레아티닌이 하루에 1~2mg/dL씩 상승하여 혈중 질소 노폐물(요소, 크레아티닌)의 축적으로 고질소혈증과 요독증을 보이기도 한다.

3) 치료

급성신부전의 치료에서는 요독증, 신장 기능 소실에 따른 합병증과 더 많은 신손상을 예방하는 데 중점을 두며, 영구적인 신장 손상 및 괴사의 위험을 최소화하기 위하여 가능한 빨리 일차적인 문제를 해결하는 것이 중요하다. 신전성급성신부전의 경우는 수액 공급을 통한 혈압과 혈장량 회복을 우선적으로 하여 소실된 체액의 종류에 따라 수혈이나 생

표 7-7 급성신부전 치료의 지침

증상	상태	지침
체액 상태	정상	• 수액 섭취량을 소변 배설량에 300~500mL/일을 더하여 공급 • 나트륨 2g/일 정도 섭취
	과부하	• 수액 섭취량을 소변 배설량 이하로 공급 • 나트륨 섭취량을 2g/일 이하로 제한 • 루프작용제 투여를 고려 • 투석을 고려
	결핍	• 먼저 등장성 식염수로 체액을 회복시킨 다음 다른 수액을 처방함 • 수액 섭취량을 소변 배설량에 300~500mL/일을 더하여 공급 • 나트륨 2g/일 정도 섭취
고칼륨혈증	유	• 칼륨 급원 알아보기 • 비경구성 칼륨을 제거 • 일일 칼륨섭취량을 50mEq/일 미만으로 제한 • 칼륨 결합 수지 사용 • 투석을 고려
	무	• 칼륨 50mEq/일 정도 섭취
산혈증	유	• 산증의 원인 알아보기 • 단백질 섭취를 0.6g/kg/일로 제한하고, 칼로리는 30kcal/kg/일 공급 • 경구용 중탄산염이나 등장성 중탄산염 주사제 사용 • 투석을 고려
	무	• 단백질은 0.8g/kg/일 정도로 공급하고 칼로리는 30kcal/kg/일 공급
요독증	유	• 단백질 섭취를 0.6g/kg/일로 제한하고, 칼로리는 30kcal/kg/일 공급 • 위장관 출혈 여부를 확인 • 투석을 고려
	무	• 단백질은 0.8g/kg/일 정도로 공급하고 칼로리는 30kcal/kg/일 공급
영양상태	적절	• 정기적인 재평가를 실시
	부적절	• 단백질 30~35kcal/kg/일, 0.8~1.0g/kg/일의 균형잡힌 영양 공급 • 경구 및 비경구적 영양 지원의 필요성 평가

리식염수 등을 공급한다. 신독성 약제에 의해 발생된 신성급성신부전의 환자에게는 허혈 및 급성세뇨관 괴사를 유발한 약제를 중단하며, 신후성급성신부전환자는 도뇨관bladder catheterization을 삽입한다. 교정 가능한 원인을 우선 제거한 후 잠재적인 문제점들을 예상하며 예방하는 것과 환자의 임상 상태를 계속적으로 평가하는 것도 중요하다. 표 7-7은 급성신부전환자들의 기본적인 치료에 대한 지침이다. 신장 기능 저하로 요독증 증상이 심한 환자에게는 지속적 신대체요법continuous renal replacement therapy, CRRT이나 혈액투석을 실시한다. 영양 불량은 급성신부전환자의 생존율을 악화시키는 주 요인으로 작용하므로 환자 상태에 따른 경구적 또는 비경구적 영양 공급을 통한 지속적인 영양 관리를 실시한다.

5. 만성신부전

만성신부전chronic renal failure은 장기간에 걸쳐 점진적으로 일어나는 비가역적 질환으로 반흔조직의 형성과 기능 조직의 상실로 인한 퇴행성 변화로 발생하며 만성콩팥병의 3~5단계에 해당한다. 만성신부전의 초기에는 저하된 신장의 기능을 보완하기 위하여 손상되지 않은 신원의 여과율이 증가한 후 부족한 기능을 담당하게 되므로 특별한 증상 없이 신장질환이 진행하게 된다. 그러나 신원이 점차로 손상됨에 따라 나머지 신원들이 감당해야 할 여과량이 증가하게 되고, 결국에는 과로한 신원들이 퇴화되면서 적절한 신장 기능을 수행하지 못하고 수분과 전해질 장애 증상을 나타내게 된다.

1) 정의 및 원인

만성콩팥병chronic kidney disease, CKD은 신장 기능이 만성적, 지속적으로 감소되는 질환으로 5단계로 병기를 구분하여 환자의 진단 및 치료를 실시한다(표 7-8). 우리나라의 경우 만성신부전의 주요 3대 원인질환으로는 당뇨병, 고혈압 및 만성사구체신염이 있으며, 그 외에 신독성 약물, 결석, 종양, 자가면역질환 및 급성신부전의 과거력 등이 원인으로 작용한다. 신장은 여러 가지 요인으로 손상을 받으면 대부분의 경우 사구체 여과율이 정상으로 회복되지 못하고 점진적으로 감소하는 방향으로 비가역적으로 진행되어, 신질환의 원인이 소멸된 뒤에도 신손상은 여전히 계속되며 결국 말기신부전으로 이행된다. GFR의 감소 속도는 여러 요인에 의해 영향을 받는데, 특히 요단백의 배설이 많을수록 빠르며, 말기신부전

표 7-8 만성콩팥병의 병기

단계	정의	GFR* (mL/분/1.73m²)	빈혈(%)	고혈압(%)	조치
1	신장 손상 (GFR 정상 또는 증가)	≥90	4	40	동반질환의 진단 · 치료 진행 늦춤, 심혈관계 위험인자 감소
2	신장 손상 (경한 GFR 감소)	60~89	4	40	진행속도 평가
3	신장 손상 (중등도 GFR 감소)	30~59	7	55	합병증 평가 및 치료
4	신장 손상 (중한 GFR 감소)	15~29	29	77	신대체요법 준비
5	말기신부전 (ESRF)	15> (또는 투석)	69	>75	신대체요법

*GFR : glomerular filtration rate

자료: National Kidney Foundation(2002). NKF-K/DOQI Clinical practice guidelines for chronic kidney disease: Evaluation, Classification, and Stratification. Am J of Kidney Diseases 39(2) :pp.S7-S10

end stage renal failure, ESRF으로 급속하게 진행된다. 또한 만성콩팥병의 진행은 원인 신질환의 종류에 따라서 다르므로 사구체신염, 당뇨병과 고혈압성신병증, 다낭신장병은 세뇨관-간질성 신질환에 비해 더 빨리 진행한다. 그 외에, 인종, 남성, 당뇨병, 비만, 이상지질혈증, 흡연, 대사성 산중독증 및 인산 축적 등의 요인도 신질환 진행에 영향을 미친다.

2) 병태생리

신원의 진행성 파괴 과정에서는 사구체 모세혈관 고혈압으로 인해 비정상적으로 과다 여과된 단백질은 사구체의 수와 손상 정도에 중요한 영향을 미친다. 근위세뇨관의 내강에 축적된 단백질은 세포로 세포 내 이입endocytosis된 후 염증 반응을 일으켜 신장간질에 손상을 유발한다. 따라서 ACE 억제제나 ARB 등의 약제 사용은 사구체 투과성을 낮추고, 단백뇨를 감소시켜 여과된 단백질이 초래하는 단핵구 침윤과 세포의 간질 축적을 줄여 간질의 염증과 신질환의 진행을 억제할 수 있다. 사구체 장벽glomerular barrier을 통과해서 여과되는 보체물질도 간질에 손상을 입힐 수 있으며, 앤지오텐신 II 생성의 증가, 사구체 비후, 메산지움mesangium의 확장 및 세포 증식, 대식세포의 침윤 등도 만성콩팥병의 진행에 관여한다(그림 7-7).

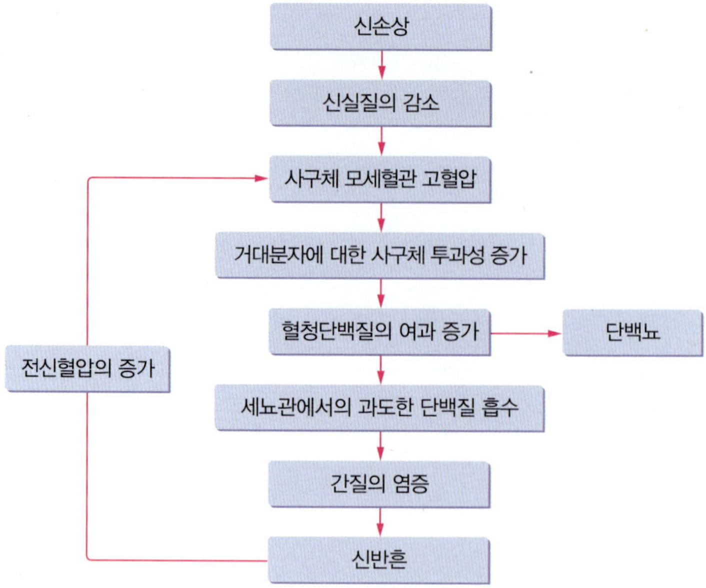

그림 7-7 진행성 신손상에 이르는 과정

3) 증상

사구체 여과율은 정상의 약 25% 이하로 떨어질 때까지는 특별한 증상은 없으며, 남아 있는 신원이 적응하여 그 기능을 증가시켜서 산염기, 체액, 전해질의 균형이 유지된다. 그러나 신실질이 더욱 소실되면 사구체의 기능이 저하됨에 따라 체액이나 전해질의 불균형, 단백질 대사산물의 체내 축적과 신장의 내분비 및 대사 기능의 장애 등 신체 각 기관에서 다양한 이상 현상으로 나타난다. 만성콩팥병의 5단계는 임상적 요독증이 발생하고, 핍뇨와 무뇨가 발생하기도 하여 투석이나 신이식 등의 신대체 요법이 필요하게 된다.

(1) 수분 및 전해질 이상

만성콩팥병에서는 나트륨의 축적에 의한 부종, 고혈압, 폐울혈 등이 발생한다. 세포막을 통한 이온 이동의 변화로 인하여 고칼륨혈증, 대사성 산중독증 등이 발생한다. GFR이 50%까지 저하될 때까지는 산염기 상태가 잘 유지되나, 이 이상 진행 단계에서는 신실질의 감소로 인한 암모니아 생산 저하에 따라 소변으로 배설되는 H^+가 감소되어 대사성 산중독증이 발생한다. 정상적으로 신장이 기능하는 상태에서는 섭취한 칼륨의 80~90%가 소변으로 배설되며, 신장 기능이 저하되도 더 많은 칼륨을 배설하기 위한 체내 보상작용이 작동하여 고칼륨혈증이 나타나지 않는다. 그러나 만성콩팥병에서는 칼륨 배설 능력이 저하되어 고칼륨혈증이 유발된다. 고인산혈증은 신장에서 비타민 D의 활성형 합성의 저하에 의해 장의 흡수 감소에 따라 혈장 Ca 농도가 저하되면서 발생하기도 하며 직접적으로 부갑상선호르몬의 분비를 자극하여 발생한다. 이는 혈관 및 심장 석회화 현상을 유발하여 심혈관계 사망률을 증가시키는 원인으로 작용하기도 한다.

(2) 신성골형성장애 · 골이영양증renal osteodystrophy, ROD

만성신부전환자의 40~90% 정도가 골격질환인 신성골형성장애chronic kidney failure-mineral bone disorder, CKD-MBD가 나타난다. 신장 기능의 저하로 인의 배설이 저하되어 고인산혈증이 발현되면, 체내에서는 이를 낮추기 위하여 부갑상선호르몬의 분비가 촉진된다. 부갑상선호르몬은 골격의 칼슘 방출, 신세뇨관의 칼슘 재흡수 및 인의 배출을 촉진하고 비타민 D의 활성화를 상승시켜 칼슘 농도를 높이는 작용을 한다. 그러나 신부전환자의 경우 신장 기능의 저하로 인하여 신세뇨관의 재흡수 작용 및 장에서의 칼슘 흡수에 필요한 비타민 D의 활성화가 제대로 이루어지지 못하여 인과 칼슘 농도의 조절이 이루어지지 않고 지속적인 부갑상선의 자극으로 인한 부갑상선기능항진증이 유발되며, 골격으로부터 칼슘 방출이 지속되므로 CKD-MBD가 유발된다.

고인산혈증, 대사성 산중독증, 저칼슘혈증, 이차성 부갑상선기능항진증, 칼시트리올calcitriol 수용체 수의 감소, 활성화 비타민 D의 혈중 농도 감소 등의 복합적인 작용으로 인하여 뼈 손상이 발생하고 진행된다. 섬유성골염osteitis fibrosa은 이차성 부갑상선기능항진증에 의해 뼈의 교체율이 증가하는 것이 특징이다. 골연화증osteomalacia은 드물게 발생하며, 주로 알루미늄 제제의 과잉 사용으로 인하여 뼈의 교체율이 감소하고 석회화되지 않은 뼈(유골)의 양이 증가하여 발생한다. 무력골증adynamic bone disease은 비타민 D의 과다복용으로 인한 부갑상선호르몬의 과도한 억제로 인하여 생기며, 칼슘에 의한 뼈의 교체율이 감소하지만 유골osteoid 생성이 증가하지 않는 특징을 보인다.

(3) 심혈관계 이상

심혈관계질환은 만성신부전환자의 주요 사망 원인으로 투석환자 사망 원인의 약 50%를 차지한다. 고혈압과 울혈성심부전이 흔하고, 주요 발병 원인은 염분과 수분의 축적으로 여겨진다. 또한 레닌-앤지오텐신계의 활성도 증가, 알도스테론의 과다 분비, 교감신경계 활성도의 증가, 프로스타글란딘 같은 혈관확장성 호르몬 생성의 감소 등이 고혈압 발병의 주요 원인이다. 심부전의 주요 원인으로 전형적인 위험인자인 고혈압, 수분과다, 이상지질혈증, 고호모시스테인혈증과 더불어 만성신부전 관련 위험인자인 빈혈, 고칼륨혈증, 저칼슘혈증 및 산증 등이 관여한다.

(4) 혈액학적 이상

만성신부전환자에서 GFR이 30mL/분 이하로 저하되면 빈혈이 나타나는데 이는 골수에서 적혈구 생성을 자극하는 에리트로포이에틴호르몬erythropoietin hormone의 생합성 감소가 주요 원인이나 만성염증 현상에 의해 철분의 이용 장애나 부갑상선기능항진증에 의한 골수의 섬유화fibrosis 등 일부는 적혈구 생성을 억제하는 요인이 원인으로 나타난다. 만성신부전환자에서 출혈이 자주 나타난다. 이는 주로 혈소판 기능 장애, 파괴 증가, 혈소판인자 III platelet factor III 감소 및 프로트롬빈의 제거 감소로 인하여 발생한다. 반상출혈, 비출혈, 위장관출혈 등이 주요 임상 양상으로 나타난다. 면역 기능의 변화는 요독증이 진행되면서 심해지며, 화학주성chemotaxis 및 포식작용phagocytosis, 림프구 및 T세포의 감소 등의 요인으로 면역 조절 이상이 발생하여 감염에 취약하게 된다.

(5) 위장관계 이상

위장관계 합병증은 만성신부전환자에서 흔하여 주로 중추신경계 이상에 의해 식욕부진, 메스꺼움, 구토, 딸꾹질 등이 발생하고 요독성 구취도 주요 증상으로 나타난다. 점막의 궤양이나 위염으로 인하여 복통이나 위장관 출혈이 나타나기도 하며 당뇨병환자에서는 위마비gastroparesis가 발생하기도 한다. 또한 섭취불량, 인슐린 저항성의 증가, 대사성 산중독증 및 염증현상의 증가, 또는 동반된 이화성 질병 등 다양한 원인으로 인하여 단백질-에너지 결핍성 영양불량 현상이 자주 나타난다.

(6) 신경계 이상

중추신경계 이상으로 초기에는 경미한 기억 및 집중력 장애, 수면 장애 등의 현상이 나타나고 중기에는 흥분성 증가로 인하여 딸꾹질, 경련, 근수축 현상이 자주 나타난다. 말기에는 경련, 혼수, 환각, 기면lethargy이 나타난다. 말초신경병증도 흔히 보이는데 주로 말단부위부터 근위부로, 즉 하지부터 증상이 먼저 나타난다. 감각이상, 작열감burning sensation, 통증 및 근력약화 증상을 보인다.

(7) 피부 증상

피부 증상으로는 주로 빈혈로 인해 창백해지며, 지혈작용hemostasis 장애로 반상출혈과 혈종이 나타나고, 칼슘인염의 침착으로 가려움증과 표피박리 현상 등이 나타난다. 또한 색소성 대사산물인 우로크롬urochrome의 침착으로 노란색 피부를 보인다.

4) 치료

진행성만성신부전 치료의 주요 목표는 GFR의 저하를 막거나 감소 속도를 늦추고, 병발증superimposed events에 의한 추가 신손상을 예방하며, 적당한 영양 상태를 유지하여 요독증의 합병증을 예방 또는 치료하는 것이다. 신장 손상을 지연시키기 위해서는 주기적으로 GFR을 측정하여 신장 기능의 감소 속도에 영향을 미치는 악화인자를 찾아 교정하여 말기신부전으로 진행되는 것을 지연시켜야 한다(표 7-9). 신장 기능의 악화요인으로는 고혈압, 단백뇨, 세포외액의 감소, 감염, 특정 약물의 사용(NSAIDs, 방사선 조영제 등), 당뇨병, 이상지질혈증, 고인산혈증 및 기저 질환의 활성화 등 다양하다. 치료를 위해 약물 사용이 필요한 경우에는 신장의 약물배설 기능이 감소되어 혈중에 축적되므로 독성 효과가 있거나 신장 자체를 손상시킬 수 있어서 신장 기능에 따라 용량 및 투여 간격을 조절하여야 한다. 요독증이 발현된 만성신부전 상태의 환자는 투석 또는 이식 형태의 신대체요법이 필요하다. 투석의 시작시기는 혈청 크레아티닌 농도보다 요독 증상의 중증도(고칼륨혈증, 대사성 산중독증, 체액과다가 조절되지 않거나, 위장관 및 신경학적 증상이 있는 경우)에 따라 결정한다.

표 7-9 만성신부전의 진행을 지연시키기 위한 치료 방법

구분	방법
치료	철저한 혈압조절(저염식 시행, 고용량의 ACE 억제제 사용, 이뇨제 사용, 비디히드로피리딘계 칼슘통로차단제 사용)
	식이 단백질 섭취 제한
	혈당 조절
	이상지질혈증 치료

알 / 아 / 두 / 기

KDIGO 가이드라인

Kidney Disease: Improving Global Outcomes(KDIGO)는 2003년 미국신장재단에 의해 설립되었으며 2013년 이후 국제적으로 실행위원회를 구성하여 자발적으로 운영되는 비영리 단체가 되었다. 현재 KDIGO는 매우 활발하게 신장질환 전반에 걸친 가이드라인을 개발하고 있다(https://kdigo.org/guidelines/).

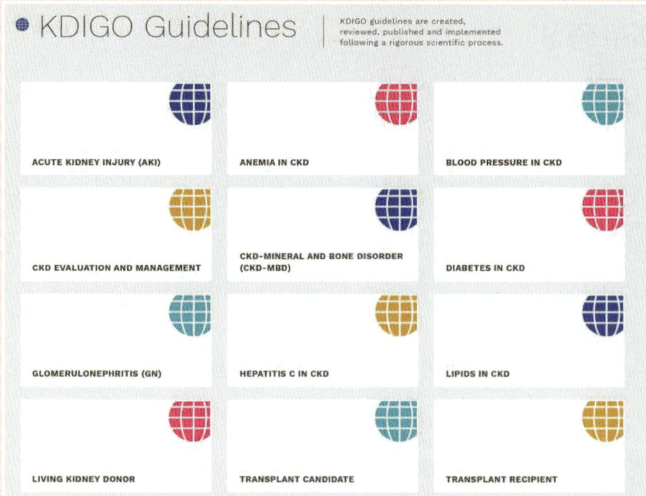

KDOQI 가이드라인

미국신장재단(National Kidney Foundation Kidney Disease Outcome Quality Initiative, NKF KDOQI)™은 1997년부터 증거 기반의 만성신장질환(CKD) 및 관련 합병증의 모든 단계에 대한 임상 가이드라인을 제공하고 있다. KDOQI 가이드라인은 기존에 시행되었던 치료 방법 및 원리를 변화시켰으며, 이를 통하여 많은 신장질환자의 삶의 개선 및 신장질환의 진단 및 치료 향상에 기여하고 있다. KDOQI는 신장질환자의 치료에 대해 다음과 같은 13개의 가이드라인을 개발하여 확산에 노력하고 있다.

MDRD 연구

만성신부전환자의 단백질 제한과 나트륨 제한의 신장질환의 진행에 미치는 효과를 평가한 MDRD(Modification of Diet in Renal Disease) 연구에 의하면 저단백식이(0.58g/kg)를 섭취한 군에서 실험 시행한 첫 4개월 동안은 GFR이 단백질을 제한하지 않은 군(1.3g/kg)에 비하여 더 빨리 감소하는 경향을 보였으나, 4개월 이후부터는 저단백식 섭취군이 비제한군에 비하여 GFR이 28% 정도 더 적게 감소하는 경향을 보이는 것으로 나타났다. 이 연구의 추적 관찰 기간이 평균 2.2년이었으므로 더 오랜 기간 단백질 조절을 시행할 경우 저단백식이 신장 기능의 손실을 지연시킬 수 있다는 가능성을 제시하였다. 또한 평균 기저 GFR이 39mL/분인 585명 환자를 3년 동안 관찰한 연구에 따르면 일반적인 혈압 목표(약 140/85mmHg, MAP 107mmHg)와 낮은 목표(약 125/75mmHg, MAP 92mmHg)로 무작위로 나누어 관찰하였을 때 단백뇨가 1g/일 미만인 군에서는 GFR 감소가 가장 느렸으나(2.8~3.0mL/분 year) 적극적 혈압 조절이 더 좋은 효과를 보이지는 않았다. 그러나 치료 전 단백뇨량이 많은 환자군에서 적극적인 혈압 조절이 신질환 진행의 지연에 효과를 보였다.

6. 혈액투석

1) 원리

혈액투석hemodialysis은 투석기의 반투막을 통해 환자의 혈액 성분과 투석액이 두 구획 사이를 확산, 초미세여과ultrafiltration 및 삼투osmosis에 의해 이동하면서 일어난다. 동맥에 이식한 단락shunt이나 카테터로부터 체외로 나온 혈액은 인조 반투과성 막을 포함한 혈액투석기를 통과하며 물질교환이 이루어진 후 다시 체내로 들어간다. 투석액은 혈액의 방향과 반대방향으로 통과한 다음 배출된다. 투석은 반투과성 막을 사이에 두고 혈액과 투석액 간의 농도 차이에 의한 확산작용에 따라 용질이 제거된다(그림 7-8). 대표적인 단백질 노폐물인 요소는 혈액으로부터 투석액 쪽으로 확산되어 혈장 내 요소 농도가 감소하게 된다. 반대로, 중탄산염은 투석액으로부터 혈액 쪽으로 확산하게 된다. 투석막을 통한 수분 이동의 정도는 초여과계수ultrafiltration coefficient로 측정된다. 경막압력transmembrane pressure이 200mmHg인 경우, 초여과계수가 2.5mL/hr/mmHg인 투석막은 시간당 0.5L의 체액, 즉 4시간 동안 2L의 체액을 제거할 수 있다. 투석 시 헤파린과 같은 항응고제가 혈액의 응고를

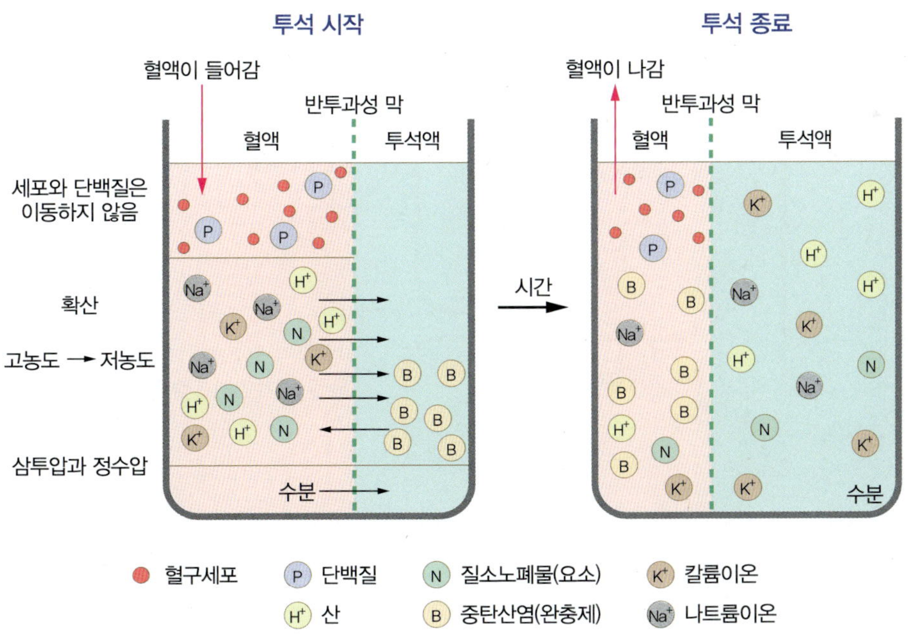

그림 7-8 혈액투석의 원리

막기 위해 투여되며, 투석과정 동안 혈액응고시간을 모니터해야 한다.

2) 방법

일반적으로 혈액투석은 일주일에 3번 시행하고 매 회 4시간이 걸린다(그림 7-9).

종래conventional의 혈액투석 방법은 저유량low flux으로 작은 크기의 막을 이용하여 용질을 제거하는 것인데, 주로 확산에 의해 물질을 제거한다. 고효율high efficiency혈액투석 방법은 작은 용질의 제거에 효율이 높은 고효율 저유량막을 이용하여 투석을 시행하고, 일반적으로 큰 표면적을 가진 막을 이용하는 방법으로 요소와 같은 물질의 제거에 효과적이다. 고유량high flux혈액투석 방법은 고유량막을 이용하여 단시간에 물질의 크기가 큰 용질(β_2-microglobulin과 같은 중분자 물질)을 제거하는 데 효율적이다. 그러나 작은 용질을 제거하는 데는 종래의 혈액투석보다 효율이 높거나 그렇지 않을 수도 있다.

혈액투석은 단시간에 급속한 혈장 용질의 조성을 변화시키고 과잉체액을 보다 빨리 제거할 수 있는 장점이 있으나 혈역학적으로 불안정한 환자에게는 저혈압, 근경련, 투석불균형증후군 등이 발생하는 단점이 있어 치료 대상자 선정에 제한이 있다.

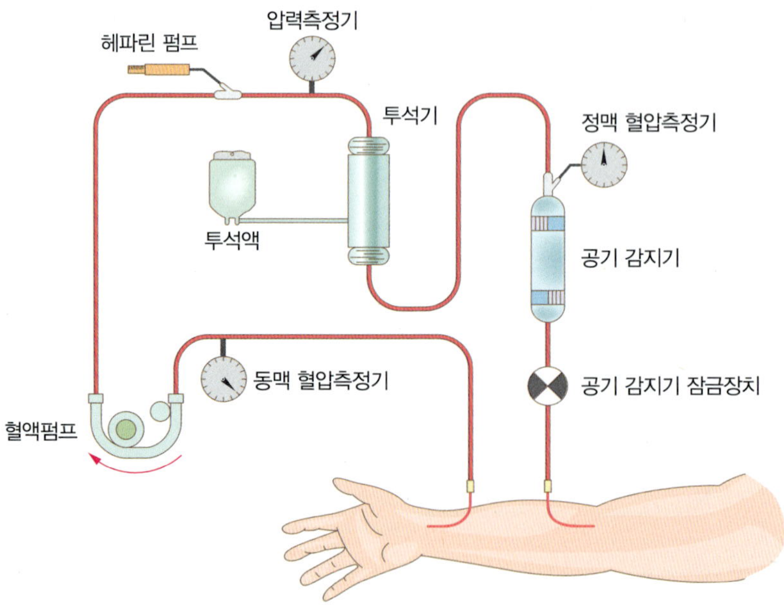

그림 7-9 혈액투석 방법

투석불균형증후군(dialysis disequilibrium syndrome)
혈액투석을 처음 시작할 때 장시간에 걸쳐 과도하게 하는 경우 혈액 중의 요소, 전해질, pH 등의 급격한 교정으로 뇌세포 내의 삼투압이 혈액보다 높아지게 되어 수분이 뇌세포 내로 이동하여 뇌부종이 발생하는 현상으로 의식저하, 혼돈 증상(confusion), 발작 등이 나타난다.

지속적 신대체요법continuous renal replacement therapy, CRRT은 확산과 대류convection에 의해 체액을 제거하는 방법으로 커다란 구멍을 가진 혈액여과막을 통해 수분이 여과액구획으로 이동하면서 물에 녹아 있는 용질을 제거한다(그림 7-10). 이 방법은 혈역학적으로 불안정하여 저혈압 위험이 있는 환자에게도 시행이 가능하며, 혈액량 조절에 효율적이므로 영양보충과 수액요법의 병행이 용이하다. 특히 중간분자량의 노폐물(헤파린, 인슐린, 미오글로빈 등)과 사이토카인의 제거에도 유리하다. 그러나 수분평형 상태를 주의 깊게 관찰하여야 하므로 중환자실 환자에게 가능하다. CRRT 방법으로는 지속적 동정맥 혈액투석여과법continuous arteriovenous hemodialysis, CAVHD과 지속적 정정맥 혈액투석여과법continuous venovenous hemodialysis, CVVHD이 있다. CAVHD는 환자의 동맥에 카테터를 연결하고 혈압에 의해 혈액이 체외로 나와 고효율high flux투석막을 이용하여 대류에 의해 용질을 제거하게 하는 방법이다. 또한 투석액은 투석액구획에서 지속적으로 흐르면서 확산에 의해 용질이 제거되므

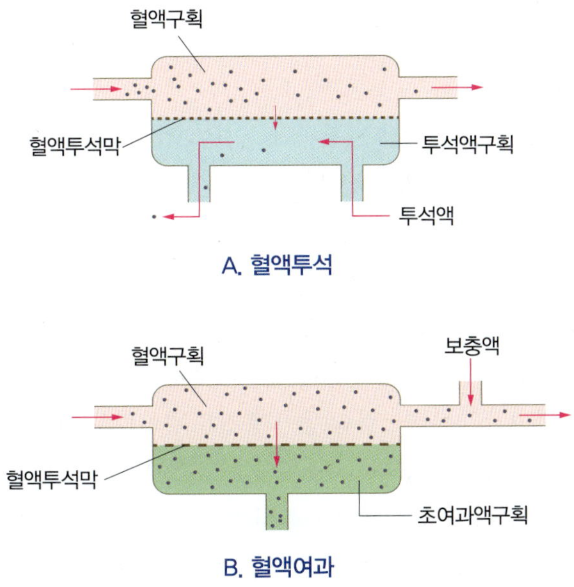

그림 7-10 혈액투석과 혈액여과를 통한 용질의 이동

알 / 아 / 두 / 기

혈액투석의 적절도 평가

환자에게 투여되는 혈액투석의 양을 정량적으로 평가하는 방법으로 KT/V와 URR(urea reduction ratio)이 있다. K는 혈액투석기의 청소율이고 T는 투석시간, V는 체내 요소의 분포용적을 나타내며, 매 투석당 KT/V값 1.2 이상을 적절 투석량으로 정하고 있다. 또한 투석에 의한 요소의 감소 정도를 평가하는 방법으로 URR도 이용되며 다음과 같이 계산하고 65% 이상이 기준치로 정해져 있다.

$$\frac{\text{투석 전 BUN} - \text{투석 후 BUN}}{\text{투석 전 BUN}} \times 100(\%)$$

로 혈액투석과 혈액여과를 병용하는 방법이다. CVVHD는 CAVHD와 유사하나 혈액펌프를 이용하여 정맥에서 다른 정맥으로 혈액을 순환하게 하므로 동맥혈관의 접근이 필요 없어 덜 위험하여 CAVHD보다 더 많이 사용되고 있다.

7. 지속성복막투석continuous ambulatory peritoneal dialysis

1) 원리

복막은 투석이 이루어지는 표면인데 혈관과 림프관이 있는 간질을 덮고 있는 한 층의 중피세포mesothelial cell로 이루어져 있다. 장측복막은 복부장기를 덮고 있으며, 벽측복막은 복강을 싸고 있다. 복막투석이란 복막을 경계로 복강 내의 투석액과 복막 모세혈관의 혈액 사이에 용질과 체액이 교환되는 것이다. 용질의 이동은 확산과 대류 및 삼투현상에 의해 이동한다. 크기가 작은 용질은 주로 확산에 의해 이동하며 투석액과 혈액 간의 용질의 농도경사에 따른다. 복막투석 동안 요소, 크레아티닌, 칼륨 등의 용질은 복막 모세혈관으로부터 복강으로 이동하고, 중탄산염, 칼슘 등의 용질은 반대방향으로 움직인다. 또한 체액의 제거는 대류에 의해서도 일어난다. 고농도의 포도당이 들어 있는 복막 투석액은 혈장에 비해 삼투압이 높으므로 체액을 초여과에 의해 제거한다. 초여과의 양은 매교환에 이용하는 투석액의 포도당 농도, 저류dwell 시간과 환자의 복막 특성에 따라 달라진다.

2) 방법

복막이동의 특성 또는 투과성에 대한 최근 지식과 용질 및 체액의 제거량에 근거하여 여러 가지 복막투석 방법이 사용되고 있다. 복막투석에는 자가투석 방법self-dialysis technique으

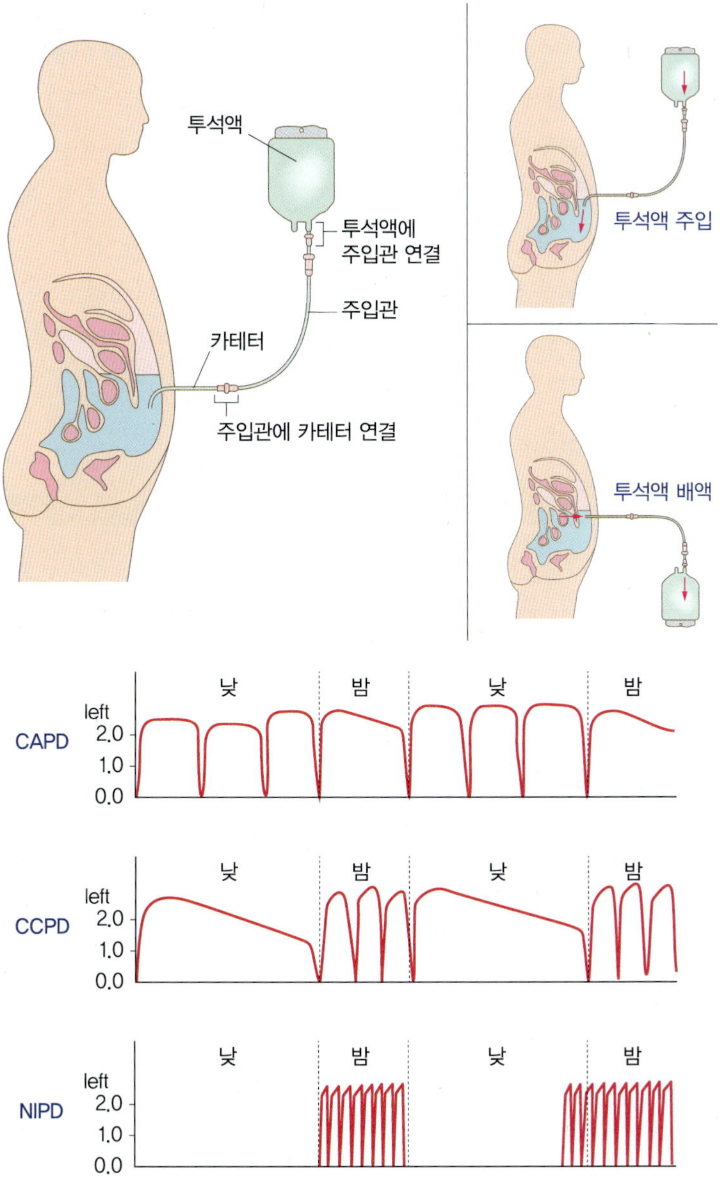

그림 7-11 복막투석 방법

로 지속성 외래복막투석continuous ambulatory PD, CAPD, 지속성 사이크러이용 복막투석continuous cyclic PD, CCPD, 야간간헐적 복막투석noctumal intermittent PD, NIPD 등이 있다. CAPD는 2L의 투석액(포도당 농도 1.5~4.25%)을 복강 내에 4~6시간 머무르게 한 후 다시 체외로 배출한다. 일반적으로 투석액은 하루 4~5회 교환한다(그림 7-11). CCPD는 자동복막투석기automated cycler를 이용하여 밤에 8~10시간 동안 8L의 투석을 하고, 낮에는 복강 내에 남아 있는 2L의 투석액을 지닌 채 생활하는 방법이다. NIPD도 자동복막투석기를 이용하나 밤에만 약 10시간 동안 투석을 하고 낮에는 복강을 비운 채로 있는 방법이다(그림 7-11).

복막투석의 장점은 혈액투석에 비하여 분자량이 큰 중간분자량 물질을 제거할 수가 있어서 요독증의 증상이 덜하고 항응고제 사용과 혈관 접근이 필요 없으며, 지속적으로 투석이 수행되어 체내의 노폐물, 전해질, 수분 등이 일정한 상태로 유지되므로 엄격한 식사 제한에서 벗어날 수 있다는 점이다. 반면에 단점으로는 단백질, 비타민, 아미노산 등의 소실 우려가 있으며 합병증으로 복막염의 발생 위험이 높고 이상지질혈증이 나타날 수

표 7-10 신질환의 영양치료 기준

구분	만성신부전	혈액투석	복막투석
단백질 (g/kg)	0.6~0.75 ≧50%HBV	≧1.2 ≧50%HBV	≧1.2~1.3 ≧50%HBV
에너지 (kcal/kg)	30~35 > 60세 35 < 60세	30~35 > 60세 35 < 60세	30~35 > 60세 35 < 60세
나트륨 (g/일)	1~3	2	2 수분균형 상태 모니터링
칼륨 (g/일)	일반적으로 고칼륨혈증이 아닌 경우 제한하지 않음	2~3 혈청 수준에 따라 조절	3~4 혈청 수준에 따라 조절
인 (mg/g단백질) (mg/일)	800~1,000mg/일, 10~12mg/g단백질 혈청 인과 부갑상선호르몬 농도 정상 유지	800~1,000mg/일 10~12mg/g단백질	800~1,000mg/일 10~12mg/g단백질
칼슘 (g/일)	DRI 정상 수준으로 혈액 농도 유지	<2.0(인결합제 포함) 정상 수준으로 혈액 농도 유지	<2.0(인결합제 포함) 정상 수준으로 혈액 농도 유지
수분 (cc/일)	일반적으로 제한하지 않음	배설량+1,000 투석간 체중 증가 제한	수분균형 유지

복막투석의 적절도 평가

투석의 적정도는 24시간 동안 사용된 투석액과 소변을 모아서 KT/V와 크레아티닌 청소율(creatinine clearance)을 측정하여 평가한다.

구분	KT/V urea	Ccr(L/주/1.73m^2)
CAPD	>2.0	>60
CCPD	>2.1	>63
NIPD	>2.2	>66

있다는 점이다. 따라서 환자의 여러 가지 요인과 질병의 상태를 고려하여 투석 방법을 선택한다.

8. 신장이식

신장이식renal transplantation은 말기신부전환자에게 투석을 대체하는 방법으로 최선의 치료책이다. 주로 사구체신염, 신우신염, 다낭성신증, 당뇨병성신증, 고혈압성신경화증 등으로 인한 만성신부전환자에게 시행된다. 이식이 성공적이면 신장 기능이 회복되어 투석을 할 필요가 없으므로 생활의 질이 향상되고 식사도 자유롭게 섭취할 수 있다. 이식여부를 결정하기 전에 병력 청취나 환자가 면역억제 치료 및 그 결과와 이식 수술에 대해 준비된 상태인지에 대한 주의 깊은 평가가 이루어져야 한다. 수술 위험도를 높이는 심한 폐질환에 대한 선별 검사가 시행되어야 하며, 비만은 이환율을 높이고 이식편 부전을 증가시킬 수 있으므로 이식 전 체중 감소를 시행한다. 당뇨병환자는 심혈관계 합병증이 흔하여 이식 수술의 위험도가 높아질 수 있으므로 신이식 전 심혈관질환의 발병 가능성에 대한 상세한 평가를 시행하여야 한다. 또한 60세 이상의 고령 환자의 경우 생리적 연령과 전반적 건강상태도 주의 깊게 고려되어야 한다. 공여자에 대한 평가는 피이식자와의 혈액형과 주조직적합 항원의 일치 정도 등을 평가한 후 신장 공여의 가부를 결정하게 된다.

1) 면역억제제

신장이식 수술 후에는 조직거부 증상을 예방하고 장기 이식 시 생존을 위해서 면역반응을 상쇄하는 면역억제제를 투여받게 된다. 항원인식, 사이토카인 생산, 사이토카인 매개 세포 활성화 및 DNA 복제에 초점을 맞춘 다양한 면역억제제들이 개발되어 사용되고 있다. 그러나 일부 약제의 경우 전해질 이상, 체중 증가 및 내당능불내증 등 부작용을 동반할 수 있으므로 정규적인 영양평가를 통하여 신장 기능의 저하를 방지하고 이식 후 영양적 위험도를 최소화하여야 한다(표 7-11).

표 7-11 면역억제제의 종류 및 부작용

약제	작용	영양 관련 부작용
아자티오프린 (azathioprine)	림프구의 분열을 억제(DNA 및 RNA의 합성 억제)	오심 · 구토(nausea & vomiting), 구내염, 식도염, 췌장염, 근육소실, 식욕감퇴
바실릭시맙 (basiliximab)	CD25 항체로 작용	오심 · 구토, 설사, 변비, 복부통증
코르티코스테로이드 (corticosteroids), 프레드니손 (prednisone)	단핵구대식세포 계통의 IL-6과 IL-1의 분비 억제, 염증 반응 억제	설사, 오심, 복부팽만, 소화관 출혈, 식욕 증가, 췌장염, 골다공증, 상처치유지연, 수분저류, 고혈당증
시클로스포린 (cyclosporin)	칼시뉴린경로(calcineurin pathway) 억제, 도움T세포에서 IL-2의 합성 억제, T세포 증식 억제	오심 · 구토, 설사, 구강 칸디다증, 치육증식증, 췌장염, 간독성, 신독성, 고칼륨혈증
뮤로모나브-CD3 (muromonab-CD3)	T세포 표면의 CD3을 파괴	오심 · 구토, 구내염, 근육소실, 말초부종, 위통증, 설사, 경련, 통증, 독감 증상
미코페놀레이트 (mycophenolate)	아자티오프린과 기전이 비슷하고 부작용은 적어 대신 주로 쓰임	소화관출혈, 오심 · 구토, 복부통증, 소화불량, 말초부종, 저인산혈증, 고콜레스테롤혈증, 고혈당증
시로리무스(sirolimus)	T세포성장인자 경로(T cell growth factor pathway) 억제, IL-2 및 다른 사이토카인의 반응 차단	이상지질혈증
타크리무스 (tacrolimus)	시클로스포린과 비슷함	오심 · 구토, 설사, 변비, 알부민뇨, 단백뇨, 혈뇨, 고 · 저칼륨혈증, 저마그네슘혈증, 고혈당증, 신독성, 식욕감퇴
림프구면역글로불린 (lymphocyte immune globulin)	IgG로 구성, T림프구 억제	오심 · 구토, 설사, 딸꾹질, 식도통증, 복부팽만, 구내염, 고혈당증

2) 이식 후 질환

이식 후 신장 기능 저하가 일어나는 거부반응은 초급성 거부반응hyperacute rejection, 급성 거부반응acute rejection, 만성 거부반응chronic rejection으로 구분된다. 초급성 거부반응은 이식 중이나 이식 후 수분에서 수시간 내에 수여자의 항체에 의해 발생하며 이식된 신장을 다시 제거하는 수술을 하게 된다. 급성 거부반응은 이식 후 일주일 후에서 2개월 사이에 발생하며, 공여자 세포에 대한 직접적인 세포독성인 T세포의 활성에 의해 일어난다. 치료 방법으로는 스테로이드 충격 요법이나 T세포의 기능을 차단하는 OKT3 등의 주사제를 사용한다. 만성 거부반응은 이식 후 수개월 이후에 발병하며 원인은 명확하지 않으나 면역학적인 원인과 허혈, 고혈압, 이상지질혈증 및 단백뇨 등 여러 요인에 따른 내피세포 손상에 의해 유발된다.

이식환자에서 악성 종양은 면역억제 치료 중인 환자의 5~6%에서 발생하며, 정상인의 100배에 달한다. 발생 위험은 투여된 면역억제제 총량과 이식 후 경과된 시간에 비례하며 가장 흔한 종양으로는 림프종lymphoma, 피부암skin cancer, 카포시육종Kaposi sarcoma 등이 있다. 또한 이식 후에는 이상지질혈증, 고칼슘혈증, 심혈관계질환 및 고혈압의 발생 가능성이 있으며, 면역억제제 투여에 따른 감염질환의 발생 위험성도 높다.

9. 신결석

1) 병태생리

결석은 주로 20~40세 연령대에서 주로 나타나며, 발생부위에 따라 요관결석, 신결석, 방광결석 및 요도결석으로 구분한다. 결석은 다양하고 복잡한 기전에 의해 생성된다. 일반적으로 결석의 생성은 여과액에 상대적으로 과도한 양의 불용성 염이 존재하거나 부족한 수분 섭취로 여과액이 심하게 농축되어 과포화supersaturation상태가 될 때 생기기 쉽다. 일단 과포화 상태에서 단단한 물질이나 파편이 생기면, 이를 핵으로 삼아서nucleation, 침착이 계속 일어나 점점 커지고 결국 거대한 덩어리를 형성하게 된다. 결석의 형성은 시트르산염citrate이나 마그네슘과 같은 저해물질의 감소에 의해서도 생긴다. 소변에 이들 물질이 충분하면, 각각 칼슘 및 수산염과 결합하여 용해성 복합체를 형성하게 되어, 결석 형성을 유발하는 칼슘 및 수산염의 과포화상태를 방지하므로 핵형성이 유발되지 않게 된다. 또한 결석은 소변의 pH의 변화나 부동immobilization에 의해서도 생성된다. 산성뇨에서는 요산결석이, 알칼리성뇨에서는 칼슘인산과 스투르바이트struvite 결석이 잘 생기며, 오랜 기간 움직임이 적으면 소변 정체로 인해 소변의 화학적 변화로 결석이 생성되기 쉽다. 결석이 있는 부위에서 소변의 정체가 생기고 조직을 자극하므로 감염이 생길 수 있으며, 신결석 및 요관결석으로 인한 폐쇄는 후방압력의 증가로 신조직의 위축, 신장의 확장 및 수신증으로 진행될 수 있다.

2) 증상 및 진단

신결석의 증상은 결석의 위치 및 크기, 요로 폐쇄의 정도 및 감염 등의 합병증 유무에 따라 다르다. 많은 환자에서 배뇨통, 빈뇨, 구역 및 구토가 동반된 산통colicky pain이 나타난다. 결석이 요관ureter을 따라 이동하면 통증 부위도 옆구리부터 상복부에서 서혜부까지 방사되어 이동한다. 신결석의 진단을 위해서는 요검사 및 요배양검사를 시행하며, 결석의 크기, 모양과 위치 등을 정확하게 평가하기 위해 IVU, 초음파, CT 등의 영상 검사를 시행한다.

3) 원인 및 치료

결석의 약 75~85%는 칼슘염으로 구성되어 있으며, 그 외 성분으로 요산, 스트루바이트struvite 및 시스틴cystin으로 구성되어 있다. 결석의 치료를 위해서는 결석의 성분과 선행요인을 규명하기 위하여 요검사가 시행되어야 한다(표 7-12). 칼슘석은 소변의 칼슘 수치가 높을 때나, 부갑상선 종양이나 부갑상선기능항진증 등의 질환에 의해 고칼슘혈증의 원인이 될 수 있다. 수산이 많이 함유된 식품(시금치, 코코아, 초콜릿, 땅콩)을 과다 섭취한 경우에도 소변의 수산염 수치가 증가되어 칼슘수산석이 생길 수 있다. 고요산혈증을 동반한 대사질환이 있는 환자의 소변이 산성일 때 요산석이 더 쉽게 생길 수 있다. 감염이 있는 경우에도 무기염이 섞인 결석이 생길 수 있는데, 이는 소변 내의 요소분해효소urease 생성균에 의해 요소urea가 암모니아와 탄산으로 가수분해되고, 생성된 암모니아는 인산과 마그네슘과 함께 침전되어 스트루바이트를 형성하게 되어, 이 결과로 생긴 파편이 결정 침착의 핵으로 작용하여 결석이 형성된다.

대부분의 결석은 자연적으로 배출되기도 하나, 요로폐쇄 증상, 발열, 자연 배출 가능성이 낮은 경우 비뇨의학적 치료를 실시한다. 비교적 크기가 크거나 아주 단단한 결석의 경

표 7-12 결석의 원인 및 치료 방법

결석 유형	원인	치료
칼슘석(75~85%) 칼슘수산석 칼슘인산석	고칼슘뇨증, 고칼슘혈증, 부동	수분 섭취 증가 염분과 단백질 제한 이뇨제 사용(thiazide)
	신세뇨관성산증 (renal tubular acidosis)	수분 섭취 증가 $NaHCO_3$ 보충
	원발성 부갑상선기능항진증	부갑상선절제술
	고옥살산뇨(hyperoxaluria)	수산염 제한 식사 마그네슘 보충
	고요산뇨증(hyperuricosuria)	푸린 제한 식사
	저구연산뇨증(hypocitruria)	구연산화칼륨 보충
요산석(5~10%)	고요산뇨증(hyperuricosuria) 푸린 섭취 과다 통풍 소변 pH 감소	푸린 제한 식사 수분 섭취 증가 알로퓨리놀(allopurinol) 투여 소변의 알칼리화
시스틴석(1%)	고시스틴뇨증(hypercystinuria)	수분 섭취 증가 염분 섭취 제한 소변의 알칼리화
감염석 (struvite, magnesium ammonium phosphate, 5~10%)	요소분해효소(urease) 생성 균에 의한 요로 감염	수분 섭취 증가 소변의 산성화 감염치료(항생제)

우 수술적 제석술lithotomy로 제거하나 체외충격파쇄석술extracorporeal shock-wave lithotripsy, ESWL이나 내시경을 통해 초음파나 레이저를 이용한 경피적 신쇄석술percutaneous nephrolithotomy, PNL로 돌을 분쇄하는 비침습적 방법이 주로 사용된다.

참고문헌

REFERENCE

Braun C, Anderson C(2017). *Applied Pathophysiology: A Conceptual Approach to the Mechanisms of Disease. 3rd ed.* Wolters Kluwer Health.

Fauci AS, Braunwald E, Kasper DL et al(2008). *Harrison's Principles of Internal Medicine*. 17th ed. McGraw-Hill.

Greenberg A, Cheung AK., Coffman TM et al(2001). *Primer on Kidney Diseases*. 3rd ed. National Kidney Foundation.

Mahan LK, Raymond JL(2017). *Krause's Food & the Nutrition Care Process*. 14th ed. Elsevier.

National Kidney Foundation(2002). K/DOQI clinical practice guidelines for chronic kidney disease: evaluation, classification, and stratification. *Am J of Kidney Diseases 39*(2): S7–S10.

Nelms M, Sucher K, Long S(2007). *Nutrition Therapy and Pathophysiology*. Thomson.

Porth CM(2011). *Essentials of Pathophysiology*. 3rd ed. Lippincott Williams & Wilkins.

CHAPTER 08

혈액질환

혈액의 성분과 기능을 이해하고, 정상 혈구의 생성 및 분화과정을 이해하여 각종 혈액질환과 림프계질환의 병태생리를 이해한다.

CHAPTER

08 혈액질환

학습 목표

1 혈액과 림프계의 성분과 각 기능을 기술한다.
2 혈액의 일반적인 기능을 열거한다.
3 조혈작용에 영향을 주는 인자를 열거한다.
4 철의 체내 분포, 흡수, 이동 및 저장에 관여하는 기전을 설명한다.
5 철의 생화학적 작용과 결핍 및 과잉 증상을 판별한다.
6 철결핍성빈혈의 주요 원인을 열거한다.
7 거대적아구성빈혈의 원인과 병태생리를 기술한다.
8 종류별 백혈병의 원인, 병태생리, 예후 및 치료를 구별한다.
9 종류별 림프종의 원인, 병태생리 및 예후를 구별한다.
10 혈액응고의 외재경로와 내재경로의 공통점과 차이를 기술한다.
11 종류별 혈소판 장애와 혈액응고 장애의 원인과 병태생리를 구별한다.

1. 혈액 성분과 조혈작용

1) 혈액의 구성 성분과 기능

체중의 약 8%를 차지하는 혈액은 생체 내에서 단독으로 작용하기보다는 다른 조직이나 기관과 연관되어 다원적으로 작용한다. 혈액을 구성하고 있는 성분은 다양하기 때문에 혈액의 기능 또한 매우 다양하다. 그림 8-1은 혈액의 성분과 주요 기능을 요약한 것이다.

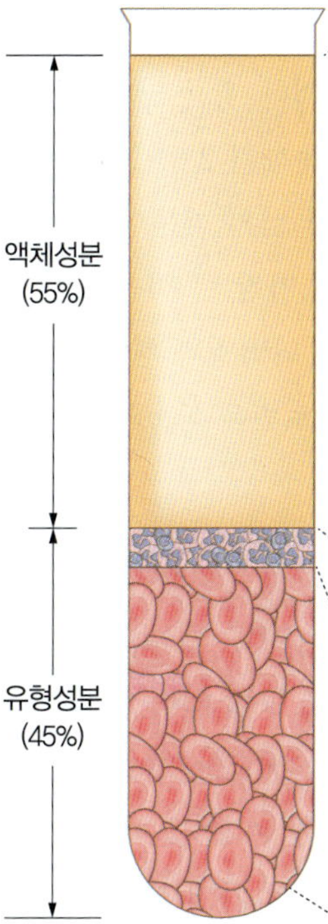

성분				주요 기능	구분
물				물질운반, 혈압과 체온조절	혈장
무기염류	Na^+, K^+, Ca^{2+}, Mg^{2+}, Cl^-, HCO_3^-, HPO_4^{2-} 등			pH와 삼투압 조절	혈장
유기물질	노폐물	요산, 요소, 크레아니틴 등		생성 장소에서 신장으로 운반	혈장
유기물질	각종 호르몬			내분비선에서 표적 기관으로 운반	혈장
유기물질	영양소	포도당(80~100mg/dL)		혈당 유지(뇌, 신경조직에 에너지 공급)	혈장
유기물질	영양소	지단백 (0.9%)	킬로미크론 VLDL, LDL, HDL	중성지방, 콜레스테롤의 운반 (생성 장소 → 저장이나 이용 장소)	혈장
유기물질	영양소	단백질 (6~8g/dL)	알부민	삼투압 유지, 체액량 조절	혈장
유기물질	영양소	단백질 (6~8g/dL)	글로불린	면역 기능, 영양소의 운반 (합성이나 흡수 장소 → 저장이나 이용 장소)	혈장
유기물질	영양소	단백질 (6~8g/dL)	피브리노겐	혈액응고(피브린으로 전환되어 작용)	혈장
백혈구	과립 백혈구		호중구	세균을 식작용으로 제거함	혈구
백혈구	과립 백혈구		호산구	알레르기반응에 관여함	혈구
백혈구	과립 백혈구		호염기구	헤파린의 혈액응고 방지	혈구
백혈구	무과립 백혈구		단핵구	식작용(조직에서 대식세포로 전환되어 작용)	혈구
백혈구	무과립 백혈구		림프구	항체 생성	혈구
혈소판				혈액응고로 지혈작용, 혈전 형성	혈구
적혈구				산소와 이산화탄소의 운반	혈구

* 항응고제 처리 없이 원심분리하면 혈장이 아닌 혈청이 분리됨(피브린이 유형성분과 엉겨 굳음).

그림 8-1 혈액의 성분과 기능

(1) 혈장

혈장plasma은 혈액의 약 55%를 차지하는 액체 성분으로 혈장 단백질을 제외한 나머지는 간질액과 성분이 거의 동일하다. 항응고제로 처리한 후 혈액을 원심분리하면 연한 노란색의 맑은 상층액이 분리되는데 이것이 혈장이다. 혈장은 90% 이상이 물이고 산소, 이산화탄소, 질소 등의 기체가 녹아 있으며 이밖에도 7%의 단백질과 그 밖의 유기물질 및 무기질이 각각 1%씩 들어 있다. 한편, 항응고제를 처리하지 않은 시험관에 채혈하여 원심분리하면, 혈장 속에 녹아 있던 혈액응고인자들이 활성화되어 혈구들이 엉겨 가라앉으므로 혈장이 아닌 피브리노겐이 제거된 혈청serum이 분리된다.

(2) 적혈구

혈액 중에서 유형성분의 대부분은 적혈구로서, 총혈액량 중 적혈구가 차지하는 용적이 헤마토크리트hematocrit이다. 적혈구의 수는 성별과 연령에 따라 달라지나 평균 남자는 500만/mm^3, 여자는 450만/mm^{3}이다. 적혈구는 직경이 7.5~8 μm이고 두께가 2.0~2.5 μm인 원판형으로 핵이 없다. 가운데가 움푹 들어간 모양이어서 표면적이 넓기 때문에 산소와 이산화탄소가 빠르게 적혈구 내외로 확산될 수 있다. 적혈구 중량의 가장 큰 비율을 차지하는 성분은 헤모글로빈으로 34%를 차지한다. 헤모글로빈은 글로빈 단백질과 헴heme으로 구성되고 헴은 프로토포르피린protoporphyrin과 철로 구성된다. 헤모글로빈은 산소와 이산화탄소의 운반과 산염기 평형에 중요한 역할을 한다.

(3) 백혈구

백혈구는 보통 세포와 같이 핵을 갖고 있으며 부정형이고, 헤모글로빈이 없어 무색이며 크기는 8~15 μm로서 적혈구보다 크다. 정상 성인의 혈액에는 약 7,500/mm^{3}개의 백혈구가 있다. 백혈구는 혈액에만 있는 것이 아니라 50% 이상이 간질액에 존재하는데 수명은 종류에 따라 수일에서 수백일이 된다. 백혈구는 적혈구나 혈소판과 마찬가지로 미분화 줄기세포인 조혈줄기세포pluripotent hematopoietic stem cell로부터 골수와 림프절에서 분화되어 호산구, 호중구, 호염기구, 단핵구 및 림프구가 된다. 림프구는 면역작용의 중심이 되는데, 종류별 림프구의 기능은 '제2장 면역 · 염증 · 감염'에서 설명하였다.

(4) 혈소판

혈소판은 골수의 거대핵세포megakaryocyte의 세포질 일부가 떨어져 나와 혈류로 방출된 불규칙한 모양의 세포 조각이다. 정상 범위는 20~30만/mm^{3}이고 평균 수명은 3~5일이다. 혈소판은 출혈 부위에 모여든 후 혈장에 녹아 있는 성분들의 작용으로 생성된 피브린에 부착하여 지혈작용을 한다.

2) 조혈작용

모든 혈구세포는 골수의 조혈줄기세포로부터 유래된 것으로 다시 2가지로 나눌 수 있다. 하나는 골수 줄기세포myeloid stem cell로서 골수에 남아 있고, 다른 하나는 림프구형성 줄기세포lymphoid stem cell로서 흉선, 림프절, 비장 및 점막과 관련된 림프조직으로 이동한다. 골수에서 조혈줄기세포로부터 새로운 적혈구가 형성되는 과정이 조혈작용이다. 조혈줄기세포로부터 적혈구 집락형성 단위erythrocyte colony forming unit, 적혈모구erythroblast 및 망상적혈구reticulocyte를 거치면서 점차 적혈구로 성숙되는 과정에서 핵이 위축되다가 완전히 소실되고, 세포 내 소기관도 분해되면서 세포의 크기가 줄어들게 된다. 망상적혈구는 DNA는 없지만 RNA는 갖고 있기 때문에 헤모글로빈을 합성할 수 있지만 적혈구로 분화되면서 헤모글로빈 합성 능력을 잃게 된다. 망상적혈구는 성숙적혈구와 달리 아직 세포질에 리보솜 등의 세포소기관이 있기 때문에 적혈구와 쉽게 구분할 수 있다. 심한 출혈때문에 적혈구 조혈작용이 왕성해지면, 혈액 내에는 망상적혈구의 수가 증가되어 전체 적혈구의 비율이 정상인의 경우 0.5～1.5%이던 것이 30%까지 증가한다.

골수에서 적혈구의 생성은 반사적으로 조절되기 때문에 정상 성인의 순환계에서 적혈구의 양은 일정하게 유지된다. 다양한 원인에 의해 조직의 산소 농도가 저하되면(저산소증hypoxia) 신장으로 유입되는 혈액의 산소 농도가 낮아지는데 이것이 신장에서 에리트로포이에틴erythropoietin의 분비를 자극한다. 에리트로포이에틴은 사이토카인 혹은 호르몬으로 분류되는데, 적혈구의 증식과 성숙을 촉진하여 골수에서 적혈구 수를 증가시키고 산소 운반 능력을 증가시키므로 저산소증을 회복하게 한다.

3) 철의 기능과 대사

(1) 철의 분포

성인 남녀는 약 3～4g의 철iron을 함유한다. 건강한 정상 성인은 철의 흡수와 배설이 평형을 이루고 있다. 체내에 존재하는 철의 약 65%는 적혈구에서 헤모글로빈의 헴 성분을 형성하는 데 사용되고, 10%는 근육의 미오글로빈 성분으로 존재한다. 나머지 25%는 조직에 저장되어 있다가 필요시에 쉽게 유리되어 이용될 수 있다. 체내에서 이용되는 철은 적혈구의 헤모글로빈이 파괴되어 철이 재흡수된 것, 저장되었던 철이 방출된 것과 장에서 흡수된 것의 3가지 급원에서 비롯된다. 이 3가지 철 중에서 헤모글로빈으로부터 재흡수된 철은 20～25mg/일 정도이고 장에서 흡수된 철은 약 1mg/일이다. 필요 이상으로 흡수되었을 때 쉽게 배설되는 영양소도 있지만 철은 한번 체내에 들어오면 좀체로 배설되지 않고 재사용된다. 따라서 철의 체내 함량은 흡수율을 통해 조절된다.

(2) 철의 흡수

철은 흡수율이 약 10%로 매우 낮다. 소장세포에서 철은 에너지 의존성 운반체인 2가금속 이동단백질divalent metal transporter, DMT1, DMT2을 통해 흡수된 후 트랜스페린transferrin과 결합하여 혈액으로 이동된다. 혈액을 따라 표적세포로 이동된 철은 기능 단백질과 결합하거나 세포대사를 조절하는데 이용되며 여분의 철은 주로 간, 비장 및 골수에 페리틴ferritin으로 저장된다. 그러나 소장세포에서 트랜스페린과 결합하지 못한 철은 소장세포가 3~5일 간격으로 교체될 때 대부분 변으로 배설된다. 소장 점막세포에 존재하는 페리틴은 철의 일시적인 저장 기능을 하여 철의 흡수율을 조절한다. 페리틴은 아포페리틴apoferritin과 철이 결합하여 이루어지는데, 체내 요구량에 따라 혈액으로 철을 보내주는 역할을 한다.

철의 흡수에 영향을 주는 요인은 외적 요인도 있지만 내적 요인이 더욱 중요하다. 그중에서 가장 큰 요인은 체내 철의 저장량과 적혈구의 형성률이다. 체내 철의 저장량이 적으면 흡수율이 증가하므로 성인 여성, 특히 빈혈인 경우는 체내 철의 저장량이 남성보다 적기 때문에 흡수율이 높다. 출혈에 의하여 혈액이 소실되거나 헌혈을 하여 체내 혈액 함량이 감소되었을 때 흡수률이 높아지고 임신기나 성장기에는 조혈작용이 증가하기 때문에 철의 흡수율이 증가한다. 철 저장량과 조혈작용이 철 흡수율에 미치는 작용은 헵시딘hepcidin이라는 철결합 단백질호르몬에 의해 조절된다. 염증반응이 있거나 비만한 경우 헵시딘 발현이 증가되는 것은 조직에 철이 축적되는 것과 관련되므로 연구가 진행 중이다.

식품으로 섭취하는 철은 헴heme형과 비헴nonheme형으로 구분된다. 헴철은 체내에서 혈액의 헤모글로빈, 근육의 미오글로빈 및 시토크롬계 효소의 성분으로 존재한다. 따라서 육류, 생선류, 가금류는 내장이나 살코기가 비헴철뿐만 아니라 헴철의 좋은 급원이다. 헴철은 흡수율이 25~40% 정도로 높고 비헴철의 흡수를 촉진한다. 비헴철은 헴을 형성하지 않지 않고 원소나 무기염의 형태로 존재한다. 곡류, 두류 등 식물성 식품의 철은 모두 비헴철이고, 동물성 식품 중에서도 우유나 달걀의 철은 비헴철이다. 비헴철은 흡수율이 5~17% 정도로 낮을 뿐 아니라 식품의 조성에 따라 흡수율이 영향을 받는다.

식물성 식품에 존재하는 대부분의 철은 2가의 철이온(제 1철, ferrous, Fe^{2+})과 3가의 철이온(제2철, ferric, Fe^{3+}) 형태로 존재한다. Fe^{3+}보다 Fe^{2+}이 더 잘 용해되고 따라서 더 잘 흡수된다. 비타민 C는 환원력이 있어서 Fe^{2+}이 Fe^{3+}으로 산화되는 것을 방지할 뿐만 아니라 Fe^{3+}으로 산화된 것을 Fe^{2+}으로 환원시켜서 철의 흡수를 돕는다. 감귤류에 많이 함유되어 있는 구연산, 요구르트나 김치의 주된 산인 젖산, 위액에 존재하는 염산을 포함한 산들

표 8-1 철 흡수에 영향을 주는 요인

구분	흡수 증진	흡수 감소
요인	• 공복 • 철 저장량의 저하(잦은 헌혈 등) • 철 필요량 증가(성장, 임신, 실혈) • 적혈구 형성의 증가	• 식사 후 • 철 저장량의 증가, 폐경 이후 • 위산 분비 저하(무산증, 위절제, 제산제) • 십이지장 점막의 손상
식품	• 육류, 가금류, 생선(MPF, 헴철) 섭취 증가 • 아미노산, 단당류, 구연산 • 비타민 C	• 피트산(현미나 통밀 등 전곡류의 속겨, 견과류) • 옥살산(시금치) • 탄닌(엽차, 커피, 견과류, 감) • 폴리페놀(차, 곡류, 적포도주 등) • EDTA(식품첨가물)

은 철의 흡수를 촉진한다. 노인에서 흔한 위축성위염과 같이 위산 분비가 저하된 경우에는 철의 흡수 불량으로 인한 빈혈이 발생할 수 있다.

식품에 함유된 피트산, 옥살산, 탄닌, 폴리페놀 등과 식품첨가물로 사용되는 EDTA는 철과 결합하여 불용성 분자를 형성하므로 철이 소장에서 흡수되지 못하고 대변으로 배설되게 한다. 비헴철은 단백질 수송체를 통해 소장 점막세포의 세포벽을 통과하여 흡수되는데 이 단백질 수송체는 철은 물론 다른 2가 양이온인 Ca^{2+}, Zn^{2+}, Mn^{2+}의 흡수에도 이용된다. 따라서 이들 무기질의 소장 내 농도가 높으면 수송체에 결합하기 위해 철과 경쟁하므로 비헴철의 흡수가 저하된다.

(3) 철의 이동, 저장 및 배설

소장 점막세포로 흡수되어 페리틴의 형태로 저장되었던 철은 혈액을 통해 온몸으로 순환하여 필요한 곳에 이동된다. 이때 소장 점막세포의 페리틴에서 떨어져 나온 철과 결합하여 혈장을 통해 철을 이동시키는 단백질은 트랜스페린이다.

철은 체내에서 유리 이온free ion으로 존재할 경우 매우 활성이 강한 촉매로 작용하여 산화 스트레스를 가중시켜서 체세포의 파괴를 초래하기 때문에 꼭 필요한 양 이외에는 단백질과 결합된 상태로 저장되어 있어야 한다. 총 철의 20% 정도가 저장 형태로 있는데, 주로 페리틴 형태로 간, 비장 및 골수에 있다. 페리틴에 저장될 수 있는 양이 차면 헤모시데린hemosiderin 형태로 저장된다.

체내로 흡수된 철은 대부분 재사용되므로 일단 체내로 흡수된 철은 거의 배설되지 않는다. 식이로 섭취한 철의 약 90%는 대변으로 배설되고 소변으로는 0.1mg/일 이하의 철만 배설된다. 대변의 철은 대부분이 흡수되지 않은 철이고, 체내에 흡수되었던 철 중에 0.3~0.5mg만이 대변을 통하여 배설되는데, 이는 소화관으로 소량의 혈액이 스며들었고, 또 극소량이기는 하나 소장 점막세포가 떨어져 나가기 때문이다. 흡수된 철의 다량이 체외로 배설되는 경우는 헌혈, 사고나 질병에 의한 비정상적인 출혈, 그리고 월경에 의한 혈액 소실 등이다. 1년에 500mL씩 4회 헌혈을 하면 1일 필요량은 성인 남성의 경우 보통 1mg 이하이던 것이 3~4mg으로 증가한다. 월경에 의한 철의 평균 소실은 0.5mg/일 정도이다.

(4) 철의 영양 상태를 나타내는 지표

체내에서 사용하고 남은 철은 우선 페리틴의 형태로서 저장 장소로 운반되기 때문에, 혈액 내의 페리틴 농도는 철 저장의 좋은 지표이다. 성인의 정상적인 혈액 페리틴 농도는 40~160 μg/L이고, 철결핍성빈혈환자의 경우는 10 μg/L 정도이다(표 8-2). 철이 결핍되면 저장되어 있던 철이 체내의 필요한 부위로 이동하여 사용된다. 저장된 철이 고갈되면 혈중 페리틴이 감소하고 철의 흡수는 증가하며 혈액 트랜스페린의 포화 정도는 감소하고 철결합능이 증가한다. 철 결핍이 더욱 진행되면 조혈작용에 지장이 생기므로 철결핍성빈혈이 생

표 8-2 철 고갈단계 및 철 영양 상태 지표

구분	정상	철 저장고의 고갈단계	조혈부족단계	임상적 빈혈단계
골수 철	2~3+	0~1+	0	0
트랜스페린 IBC*(μg/dL)	300±30	360	390	410
혈장 페리틴(μg/L)	100±60	20	10	<10
철 흡수(%)	5~10	10~15	10~20	10~20
혈장 철(μg/dL)	115±50	115	<60	<40
트랜스페린 포화도(%)	35±15	30	<15	<10
적혈구 프로토프르피린 (μg/100mL)	30	30	100	200
적혈구	정상	정상	정상	소혈구저색소

*IBC(Iron binding capacity, 철결합능)

긴다. 이 단계에서는 헤모글로빈의 생성 부족으로 인해 적혈구 내의 헤모글로빈 함량은 물론 적혈구의 수와 크기가 감소하므로 혈액의 적혈구 용적 비율인 헤마토크리트가 감소한다. 최근에는 혈장 헵시딘 농도가 철 영양 상태 측정의 유용한 도구로 대두되고 있다.

2. 빈혈

빈혈은 여러 가지 원인에 의해 혈액 중의 적혈구 또는 적혈구의 주요 성분인 헤모글로빈의 양이 정상 이하로 감소된 것으로, 산소운반이 부족해지기 때문에 조직의 무산소증을 일으킨다.

빈혈의 종류를 구분하는 방법은 여러 가지가 있다. 병태생리에 따라서는 혈액 손실, 적혈구 생성 부족, 비효율적인 혈구 생성 및 적혈구의 파괴 증가로 빈혈 종류를 나눌 수 있다(표 8-3). 그 외에도 바이러스, 박테리아, 기생충 및 곰팡이에 의한 급성 및 만성감염이나 종양 혹은 자가면역질환 또는 장기이식 후 만성 거부반응으로 빈혈이 올 수 있다. 또한 만성신장질환이나 호르몬 부족 혹은 간질환과 같은 원인질환에 의해 발생되는 빈혈도 있다. 적혈구 수명이 단축되거나, 신장에서 조혈촉진인자의 반응이 감소하거나, 혹은 염증성 사이토카인이 철 동원을 방해하는 질병에 의해 발생할 수 있다. 골수에서 대식세포가 비효율적으로 철을 이용하기 때문에 철 보유량이 높더라도 기능적인 철 결핍이 초래되기도 한다.

또한 혈액계수기 및 혈액도말검사blood smear analysis로 적혈구의 외형을 평가하여 세포 형태에 따라 빈혈의 종류를 분류할 수 있다. 빈혈의 일반적인 검사 항목은 표 8-4에 요약하였고, 그중에서 혈구 수의 정상 범위는 표 8-5에 요약하였다. 각 빈혈에 따라 특징적인 적

표 8-3 병태생리에 따른 빈혈의 종류

병태생리		종류
적혈구 손실	출혈	위장관 출혈, 월경과다
적혈구 및 헤모글로빈 생성 감소	적혈구 생성 감소	재생불량성빈혈, 백혈병
	헤모글로빈 생성 감소	철결핍성빈혈, 단백질-에너지결핍빈혈
적혈구 미성숙	골수로부터 유리되는 성숙한 적혈구 감소	거대적아구성빈혈
적혈구 파괴	용혈	낫적혈구빈혈, 유전성구상적혈구빈혈

표 8-4 빈혈 시 일반적인 검사항목

빈혈 검사의 종류	
전혈구 계산치(complete blood count, CBC)	헤모글로빈(Hb[1]), 헤마토크리트 적혈구 지수(RBC[2] index: MCV[3], MCHC[4]) 감별(differential) 백혈구 수, 혈소판 수
망상적혈구 수(reticulocyte count)	
말초혈액도말검사(peripheral blood smear)	
혈청 페리틴 농도	
대변 잠혈검사	

1) Hb(hemoglobin)
2) RBC(red blood cell)
3) MCV(mean corpuscular volume)
4) MCHC(mean corpuscular hemoglobin concentration)

혈구의 형태는 그림 8-2에서 볼 수 있다. 적혈구의 크기 및 헤모글로빈 농도에 의해서 빈혈을 구분하는데 크기에 따라서는 소혈구성microcytic빈혈, 정상적혈구 빈혈 및 대적혈구macrocytic빈혈로 구분하고, 헤모글로빈 농도에 따라서는 저색소성hypochromatic 혹은 정색소

표 8-5 전혈구 계산치(complete blood count)의 정상 범위

구분	남자	여자
헤마토크리트(Hb)	41～53%	36～46%
헤모글로빈(HB)	13.5～17.5g/100mL	12.0～16.0g/100mL
적혈구(RBC)	$4.5～5.9 \times 10^6/\mu L$	$4.0～5.2 \times 10^6/\mu L$
평균적혈구용적(MCV)	$82～93mm^3$	
백혈구(WBC)*	$4,000～11,000 \times 10^6/\mu L$	
호중구(neutrophil)	40～70%	
림프구(lymphocyte)	20～44%	
단핵구(monocyte)	2～11%	
호산구(eosinophil)	0～8%	
호염기구(basophil)	0～3%	
혈소판(platelet)	$140,000～430,000/\mu L$	

*WBC(white blood cell)

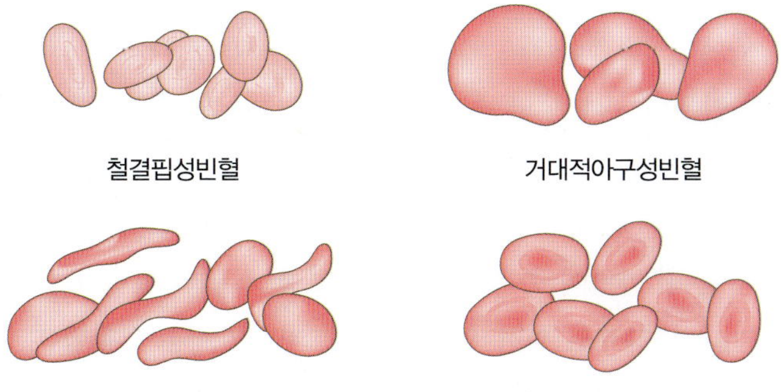

그림 8-2 빈혈의 종류에 따른 특징적인 적혈구의 형태

표 8-6 적혈구 지수의 계산식과 정상 범위

적혈구 지수	계산식	의미	정상 범위	변화요인
평균적혈구용적 (MCV)	$\frac{헤마토크리트}{적혈구\ 수}$	각 적혈구의 평균 크기	82~92mm³	철분 결핍으로 감소 엽산이나 비타민 B_{12} 결핍으로 증가
평균적혈구 헤모글로빈 농도 (MCHC)	$\frac{헤모글로빈}{헤마토크리트}$	각 적혈구의 평균 헤모글로빈 농도	320~360g/L	철분 결핍, 저색소성빈혈에서 감소 거대적아구성빈혈에서는 정상
평균적혈구 헤모글로빈(MCH)[1]	$\frac{헤모글로빈}{적혈구\ 수}$	각 적혈구의 평균 헤모글로빈 양	26~34pg	철분 결핍, 저색소성빈혈에서 감소

1) MCH(mean corpuscular hemoglobin)

성으로 구분한다. 적혈구 지수인 적혈구의 크기 및 적혈구의 헤모글로빈의 양과 농도를 구하는 계산식 및 정상 범위는 표 8-6에 요약되었다.

1) 철결핍성빈혈

철결핍성빈혈은 가장 흔한 빈혈 형태이다. 철은 적혈구 내의 헤모글로빈을 구성하는 중요한 성분으로, 철이 부족해지면 헤모글로빈의 생성과 골수에서의 적혈구 생성이 감소한다. 그 결과 폐에서 산소와 결합할 헤모글로빈이 부족해지므로 각 조직으로 산소가 충분히 공급되지 못한다. 이 종류의 빈혈은 헤모글로빈 농도가 부족한 저색소성이고 적혈구의 크기가 작은 소혈구성microcytic 빈혈이다.

(1) 원인

철결핍성빈혈의 원인은 철 필요량의 증가, 철 소실의 증가 혹은 철 섭취 부족 및 철 흡수의 감소이다. 생후 5~6개월의 유아, 사춘기, 임신기에는 새로운 조직의 형성을 위해 철 필요량이 증가한다. 특히 생후 4개월이 넘어가면 출생 시 모체로부터 받은 철 저장량이 고갈되고 모유와 조제분유는 철 함량이 충분하지 않으므로 철 결핍의 위험이 증가된다.

월경과다, 궤양이나 종양으로 인한 위장의 출혈, 비뇨기계통의 출혈은 철결핍성빈혈의 원인이 될 수 있다. 아스피린이나 다른 비스테로이드 소염제를 장기 복용하여 위점막에 출혈이 생기는 경우도 철결핍성빈혈이 생길 수 있다. 채식주의자, 빈곤층, 노약자와 같이 철 급원식품을 부족하게 섭취하는 경우뿐만 아니라 철 흡수를 방해하는 식품을 과다하게 섭취하거나 혹은 위액 분비가 모자라 위산이 부족해도 철결핍성빈혈이 생긴다. 또한 소아지방변증이나 소장을 절제한 경우에도 철 흡수 장애로 철결핍성빈혈이 나타난다.

(2) 증상

혈중 헤모글로빈 농도가 7g/100mL 이하로 감소되면 피로, 두통, 어지러움, 운동흉통 exertional dyspnea, 창백한 안색 등이 나타난다. 이는 혈액을 중요한 장기에 우선적으로 보내고 그외 활동을 줄이려고 노력하기 때문이다. 그러나 그 이상 빈혈이 지속되면 심장 부담이 늘어나 심장이 커지고, 가벼운 운동에도 숨이 차거나 호흡곤란이 오며, 심해지면 견디지 못해 심부전이 발생한다. 빈혈이 더 심해지면 손톱이 약해지고 오목하게 변하는 스푼형 손톱koilonychia, 설염, 구각염들이 나타날 수 있다. 이는 철이 혈액 생성 외에도 피부, 점막, 손발톱 등 분열이 빠른 세포에서도 중요한 영양소로 작용하기 때문이다. 그 외의 증상으로 체온 조절의 이상, 감염에 대한 저항력의 약화가 있고 흙, 얼음, 생곡식 날알, 페인트 등을 먹는 이미증(이식증)pica이 나타나기도 한다.

(3) 진단

표 8-4, 8-5, 8-6에 따라 다른 종류의 빈혈로부터 철결핍성빈혈을 확인할 수 있는데, 표 8-7은 철결핍성빈혈의 심한 정도에 따른 검사수치를 제시하였다. 철이 체내에 부족한 근본적 원인을 밝혀내기 위해, 대변 잠혈검사나 내시경으로 위나 대장의 출혈 여부를 확인하고, 여성의 경우에는 과다생리때문인지를 확인해야 할 때도 있다. 한편, 빈혈의 원인이 골수세포에서 혈구 생성에 관한 문제인지를 확인하기 위해서는 골수검사가 필요한데 이

표 8-7 철결핍성빈혈의 단계별 검사수치의 변화

항목	정상 범위	경증 빈혈	중등도 빈혈	심한 빈혈
헤모글로빈(g/100mL)	> 14(남), > 12(여)	13	10	5
평균 적혈구 용적(mm^3)	80~100	↓	↓	↓↓
평균 적혈구 헤모글로빈 농도 (g/100mL)	32~36	정상	↓	↓↓
골수 철 저장량	2~3	↓	↓↓	↓↓
혈청 철(μg/L)	50~150	정상	↓	↓↓
혈청 총 철 결합능[1](μg/100mL)	250~370	정상	↑	↑↑
혈청 페리틴(μg/L)	15(남), 10(여) 이상	↓	↓	↓↓
적혈구 프로토포르피린[2](μg/100mL)	30~50	정상	↑	↑↑

1) 총철결합능(total iron-binding capacity)
2) 프로토포르피린(protoporphyrin)

검사는 가장 나중에 시행한다.

(4) 치료

철결핍성빈혈은 이를 초래한 원인을 정확히 밝혀내는 것이 중요하다. 대개는 식이요법과 경구용 철분제제로 개선이 되는데, 메스꺼움nausea, 소화불량, 변비, 설사 등 부작용이 있을 수 있다. 심하지 않은 빈혈인 경우에는 철을 투여한 후 증상이 호전되면 헤모글로빈 농도가 3~4주 후에 1~2g/100mL 이상 상승하는 것으로 진단하고 치료한다. 정맥 내로 철분을 공급해야 하는 경우도 있는데, 이는 위장관 출혈, 월경과다 혹은 혈액투석 등으로 철분이 지속적으로 소실되어 다량의 철분이 필요할 때 혹은 경구용 철분제를 지속적으로 복용할 수 없을 때 고려된다. 수혈은 중증 빈혈(헤모글로빈 5g/100mL 이하), 심혈관계 불안정(혈압의 저하 등)을 보이는 경우, 감염이 동반된 경우, 출혈이 지속되거나 양이 많은 경우 및 즉시 치료가 필요한 경우에 시행하게 되는데, 부작용의 위험이 있다.

2) 거대적아구성빈혈

거대적아구성빈혈은 DNA 합성이 손상되어 적혈구 성숙과 분열이 억제되어 적혈구의 크기가 커지는(MCV > 100mm^3) 혈액질환이다. 골수에서 적혈구 전구세포의 생성은 정상적이다.

(1) 원인

거대적아구성빈혈은 엽산이나 비타민 B_{12}가 결핍되어 성숙한 적혈구가 부족하게 되며, 크고, 미성숙한 적혈모구erythroblast가 혈액에 나타난다. 엽산 결핍이 원인이 되는 거대적아구성빈혈이 더 흔한데 이것은 엽산이 비타민 B_{12}에 비해 생리적 반감기가 짧고, 안정성이 낮기 때문이다. 비타민 B_{12}는 코발아민cobalamin으로도 불리는데 DNA 합성과 핵의 성숙뿐만 아니라 비정상적인 지방산이 신경세포의 수초에 들어가는 것을 예방한다. 따라서 이 비타민이 부족하면 수초의 탈락을 초래하여 신경학적인 증상이 나타나는 원인이 된다. 일부 세포독성약물methotrexate, hydroxyurea 또는 항레트로바이러스 약물5-azacytidine이 거대적아구성빈혈을 야기할 수 있다.

① 단일탄소대사에서 엽산과 비타민 B_{12}의 역할

엽산tetrahydrofolate, THF은 단일탄소를 전달하는 조효소로, DNA를 구성하는 푸린의 합성에 필수적인데 이러한 엽산의 대사에 비타민 B_{12}가 필요하다(그림 8-3). 엽산은 5-메틸 THF 형태로 전환될 수 있는데 이 메틸기를 비타민 B_{12}에 옮겨 주고 이것이 다시 호모시스테인에 옮겨지면 메티오닌이 합성된다. 메티오닌은 ATP와 결합하여 S-아데노실메티오닌S-adenosylmethionine, SAM 형태로 전환되어 중요한 생체물질에 메틸기를 전달하는 역할을 한다.

② 엽산 결핍의 원인

엽산이 결핍되는 것은 섭취 부족, 불완전한 흡수와 이용, 그리고 성장, 임신 혹은 암으로 인해 필요량이 증가될 때이다. 엽산이 결핍된 식사를 하면 정상적인 체내 엽산 저장량이 2~3개월 내에 빠르게 고갈되어 빈혈이 나타난다. 엽산은 채소(특히 녹색 엽채소), 과일, 시리얼과 육류에 함유되어 있다. 주로 노인이나 알코올 중독자에서는 영양섭취 부족으로 인한 엽산 결핍이 발견된다. 복강병(만성소화장애증)celiac disease과 같은 질병 혹은 일부 간질약primidone, phenytoin, phenobarbital이나 트리암테렌triamterene과 같은 이뇨제 등 약물은 엽산의 흡수를 방해한다. 암환자의 경우 엽산 부족은 암세포에 엽산이 필요하기 때문이기도 하고, 항암화학요법에 쓰이는 메토트렉세이트methotrexate가 엽산의 유사물질analog로 엽산이 활성화되는 것을 막기 때문이다. 임신기에는 엽산의 필요량이 증가할 뿐 아니라, 입덧 때문

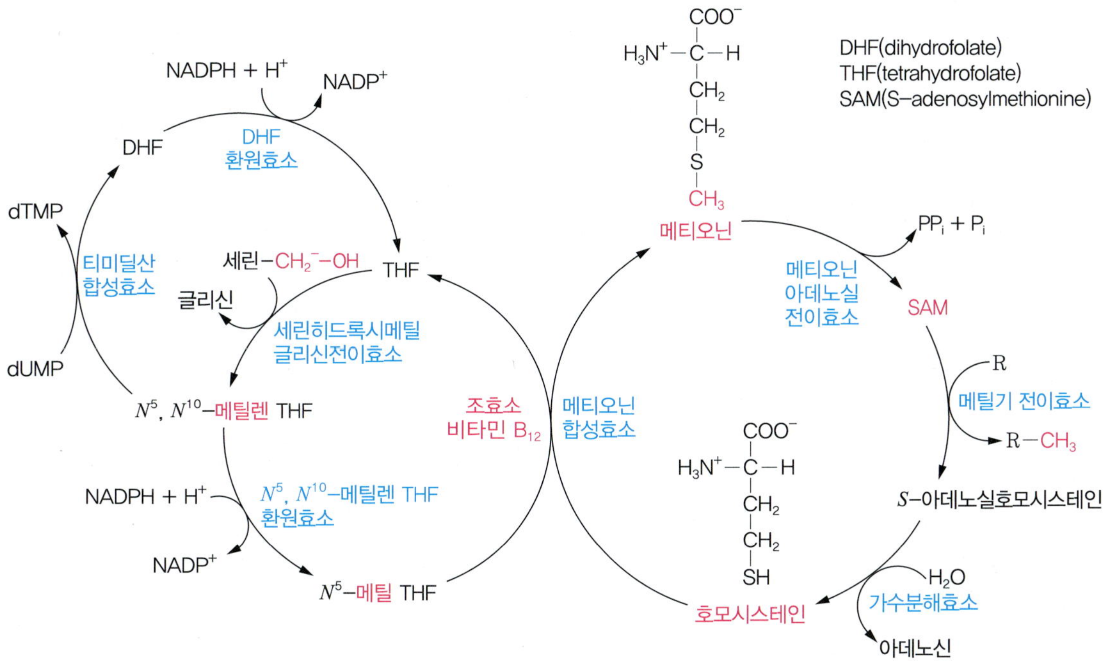

그림 8-3 엽산의 단일탄소 운반과 비타민 B_{12}의 역할

에 섭취가 부족하여 엽산 결핍을 초래할 수 있다.

③ 비타민 B_{12} 결핍의 원인

비타민 B_{12} 결핍은 섭취, 흡수 또는 이용이 부적절할 때 혹은 필요량이나 배설량이 증가될 때 발생한다. 이 비타민은 동물성 식품에 주로 함유되어 있으므로 엄격한 채식주의자의 경우 결핍되기 쉽다. 영아의 경우 출산된 직후부터 비타민 B_{12} 공급이 필요하다. 알코올 중독은 다른 B군 비타민과 함께 비타민 B_{12}의 결핍을 초래한다.

이 비타민이 흡수되기 위해서는 동물성 식품으로부터 유리된 후에 내적인자(내인자)intrinsic factor, IF에 결합하여야 한다. 내적인자는 위액에 함유된 당단백질인데 위의 벽세포parietal cell에서 분비된다. 비타민 B_{12}-내적인자 복합체를 형성하면 이 비타민은 소장 소화효소에 의한 분해 작용을 받지 않고 회장까지 이동할 수 있다. 회장에서 복합체가 점막세포의 세포막 수용체와 결합하여 내적인자와는 분리되고 소장점막세포를 거쳐 혈류로 유입된다. 혈류에서는 운반체 단백질인 트랜스코발아민transcobalamin II와 결합하여 이 비타민이 필요한 장소나 저장 장소로 이동된다.

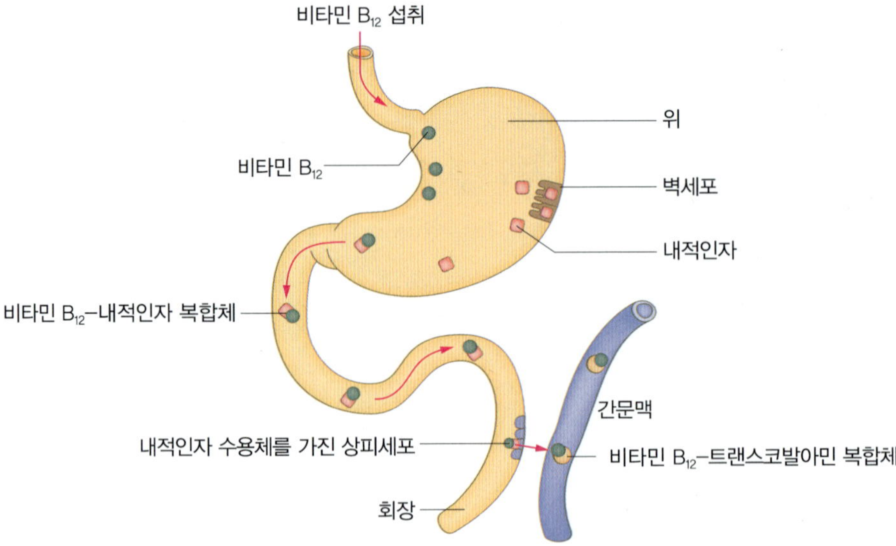

그림 8-4 비타민 B_{12}의 흡수에서 내적인자의 작용

악성빈혈pernicious anemia은 위의 점막세포를 파괴하여 만성적인 위축성위염atrophic gastritis을 초래하는 자가면역질환으로 벽세포가 소실되고 비타민 B_{12}와 내적인자의 결합을 막는 항체 생성이 특징이다. 이 밖에도 위 절제gastrectomy환자나 위액분비가 저하되는 위축성위염환자에서 이 비타민이 결핍된다. 또한 비타민 B_{12}는 회장에서 흡수되기 때문에 회장 질환이 있거나 회장절제를 한 경우에는 이 비타민의 흡수가 불충분해진다.

(2) 증상

비타민 B_{12}와 엽산의 결핍은 거대적아구성빈혈과 위장 점막세포의 변화에 따른 증상으로 대개 비슷하다. 허약하고 숨이 차며, 입과 혀가 쓰리면서, 설사와 부종 등이 나타나며 식욕감퇴와 체중 감소, 심계항진palpitation(맥박 수의 증가), 현기증, 무력감 등 일반적인 빈혈 증상과 함께 혀의 통증sore tongue, glossitis이 나타난다.

엽산 결핍으로 인한 위와 같은 증상 외에도 비타민 B_{12} 결핍에서는 손발이 저리고, 지각마비, 균형 상실 및 보행 곤란 등의 신경장애가 나타난다. 더 심해지면 편집증paranoia, 환각, 의식혼란 및 기억 상실이 나타나고 노인에서 협심증과 경미한 발목 부종이 나타나기도 한다. 신경 증상은 빈혈 증상이 없어도 나타날 수 있으며, 비타민 B_{12} 결핍과 달리 엽산

결핍에서는 신경학적 증상이 보이지 않는다. 엽산과 비타민 B_{12}의 부족은 고호모시스테인혈증hyperhomocysteinemia과 관련되며, 이는 심혈관계질환의 위험인자가 된다.

(3) 진단과 치료

자세한 병력 조사, 신체 검진과 함께 혈액검사와 말초혈액도말검사를 통해 비타민 B_{12}와 엽산 농도를 측정하여 진단하고 때로는 골수 검사를 한다. 세포질과 단백질의 증가 때문에 비정상적으로 크고 미성숙하며 모양이 비정상적인 핵이 있고 수명이 수주에 지나지 않는 거대적아구성빈혈은 엽산이나 비타민 B_{12} 결핍의 정확한 진단명이다. 엽산이나 비타민 B_{12}의 결핍으로 인한 빈혈은 모두 MCV는 증가하나 MCHC는 정상이다.

엽산 결핍의 경우 엽산 농도가 혈청에서 3ng/mL 이하이고 적혈구에서 140ng/mL 이하이며, 혈청의 비타민 B_{12} 농도 또한 약간 낮아진다. 요중 FIGLUformiminoglutamic acid 배설은 엽산 결핍 시에 상당히 증가되지만 비타민 B_{12} 결핍 시에는 아주 소량만이 배설되므로, 엽산 결핍과 비타민 B_{12} 결핍을 구별할 수 있다.

비타민 B_{12} 결핍을 확인하는 혈청 농도는 $<$200pg/mL인데, 그보다 약간 높은 200~350pg/mL이면 메틸말로닐산methylmalonyl acid 농도의 상승으로 확인할 수 있다. 실링검사Schilling test는 방사능 동위원소로 표지된 비타민 B_{12}를 섭취한 후 흡수되는 정도를 측정하여 내적인자의 결핍을 확인하는 방법이다.

거대적아구성빈혈의 치료는 엽산 섭취가 부족한 경우에는 엽산 함량이 많은 식사를 섭취하면서 하루 1~2mg의 엽산을 경구 투여하는데, 흡수 장애로 인한 엽산 결핍의 경우는 5mg 이상의 고용량이 필요할 수 있다. 엽산의 비경구적 투여는 필요하지 않다.

비타민 B_{12} 결핍이면 결핍을 일으킨 원인질환이 있는지를 찾아서 이에 대한 근본적인 치료를 해야 한다. 내적인자 없이도 비타민 B_{12}의 1%가 확산에 의해 흡수될 수 있으므로 다량을 경구 투여하여 치료하기도 한다. 그러나 흡수 장애가 있거나 결핍이 심한 경우 혹은 감염, 간질환, 요독증, 혼수, 국소적인 감각 상실이나 현저한 신경 손상이 있을 때에는 비경구적 치료가 필요하다. 치료 방법의 차이가 다소 있지만, 비타민 B_{12} 근육주사를 1,000μg/일씩 주 1~4회 투여한다. 메틸말로닐산의 혈중 농도로 치료 효과를 확인할 수 있다.

3) 재생불량성빈혈

재생불량성빈혈aplastic anemia은 골수에서 모든 세포의 모체가 되는 줄기세포를 만들지 못하여 적혈구, 백혈구, 혈소판 등 모든 혈액세포가 감소하는 범혈구감소증pancytopenia을 나타낸다. 발병 빈도는 서양에서는 연간 100만 명당 약 2명인데 우리나라에서는 2~3배 높고, 주로 15~30세 및 60세 이상에서 호발하며 남녀 비율은 같다.

(1) 원인

재생불량성빈혈의 원인은 대부분 명확히 알려져 있지 않다. 재생불량성빈혈의 원인으로 가장 흔한 것은 항암제, 클로람페니콜chloramphenicol 같은 항생제, 벤젠 등 유기용매, 살충제, 염색제 등의 화학물질과 X선, 자연방사선, 방사성 동위원소 등이 있으며, 바이러스성 간염, 단핵구증mononucleosis 등 다른 바이러스 질병의 합병증으로 발생하는 경우도 있다. 이들은 조혈작용을 직접적으로 억제하거나 면역계에 의해 생성된 항체가 자신의 줄기세포를 공격해서 파괴해 버리는 자가면역기전에 따라 조혈모세포의 장애를 유발할 수 있다. 이러한 원인물질에 노출되면 T림프구가 활성화되어 사이토카인(인터페론, 종양괴사인자 등)을 생성하게 되므로 조혈작용을 하는 줄기세포의 성장과 발달을 억제한다는 주장이 있다. 또한 선천성재생불량성빈혈도 있고, 원인을 찾을 수 없어 특발성(원인불명)idiopathic으로 분류되는 경우가 2/3나 된다.

(2) 증상

대부분의 환자에서는 증상이 서서히 발현하지만 일부는 발병 초기부터 심한 증상을 보이기도 한다. 가장 흔한 초기 증상은 혈액 내에 적혈구 감소로 인한 허약감, 피로감fatigability, 창백, 운동 시 호흡곤란 등이며 혈소판 감소로 인해 쉽게 멍들거나 잇몸 출혈, 코피, 월경과다, 점상출혈petechia, 반상출혈(멍)ecchymosis이 생길 수 있다. 호중구 수의 감소로 인한 세균감염으로 발열, 상기도 감염, 폐렴 등을 초래할 수 있다.

(3) 진단과 치료

말초혈액검사와 골수조직검사로 진단하여 경증, 중등도, 중증으로 분류한다. 말초혈액검사를 통해 모든 혈구세포가 감소한 범혈구감소증pancytopenia을 확인한다. 골수조직검사로는 골수의 세포 충실도, 즉 조혈세포의 수가 감소된 것을 확인한다.

치료 방법은 면역억제요법, 조혈모세포 이식, 사이토카인 치료 중에 선택한다. 면역억제요법으로 항흉선세포글로불린antithymocyte globulin, ATG을 이용하고, 부작용을 막기 위해 부신피질호르몬과 병용하기도 한다. 다른 기전으로 시클로스포린cyclosporine, CsA 치료도 효과적이다. 면역억제치료는 조혈모세포 이식과 비교 시 장기생존율은 비슷하지만 성공적인 조혈모세포 이식은 골수가 완치되는 반면, 면역억제치료는 재발되거나 악성화될 위험이 있다. 조혈모세포 이식hematopoietic stem cell transplantation, HSCT은 50세 이전이거나 중증으로 호중구감소증neutropenia이 심한 경우 우선적으로 선택하며 소아의 경우는 특히 효과가 좋다.

재생불량성빈혈환자는 원인이 될 수 있는 약제, 유기용매, 농약과 살충제에 노출을 피하고 세균 감염에 주의하며 감염 시에 항생제로 치료해야 한다. 또한 출혈의 위험성 때문에 근육주사와 아스피린제제의 복용을 삼가야 한다. 부족한 혈구를 보충하기 위해서 수혈이 필요하고 출혈을 최소화하기 위해서 부신피질호르몬 치료가 필요할 수도 있다.

4) 낫적혈구빈혈

낫적혈구빈혈sickle cell anemia, SCA은 헤모글로빈 단백질에 유전적 결함이 있어 적혈구가 용혈되기 때문에 생기는 빈혈이다.

(1) 원인

말라리아가 흔한 아프리카 지역과 미국의 흑인에서 많이 발병되는데 이는 낫적혈구빈혈을 일으키는 유전자가 특정 말라리아malaria 발생을 방지하는 효과가 있기 때문이라는 견해도 있다. 사람의 경우 헤모글로빈 AHbA, 헤모글로빈 A2HbA2, 헤모글로빈 FHbF 유전자가 있으며 생후 6주까지는 헤모글로빈 F가 많지만 이후 전생애기간 동안은 헤모글로빈 A가 대부분을 차지한다. sickle cell disease는 헤모글로빈 A가 유전자이상으로 헤모글로빈 SHbS로 대체되는데, 이는 헤모글로빈 분자의 점돌연변이point mutation로 인해 β사슬의 글루탐산glutamic acid이 발린valine으로 대체된 것이다. 이형접합체heterozygote는 헤모글로빈의 약 40%가 HbS이고 동형접합체homozygote는 약 80~95%가 HbS로 되어 있어서 이형접합체는 낫적혈구 성향sickle cell trait을 가지고, 동형접합체는 낫적혈구병sickle cell disease이 된다.

(2) 증상

HbS는 탈산소 상황에서 중합되어 반고체의 겔 상태가 되므로 적혈구가 딱딱해지고 형태가 일그러지며, 적혈구 막의 구조가 손상된다. HbS가 폐에서 산소화되면 정상으로 돌아오지만 탈산소화를 반복하면 영구히 낫적혈구 형태로 남게 된다. 딱딱해진 적혈구가 잘 구부러지지 않아 비장에서 조기 파괴되기 때문에 적혈구 수가 감소하고 평균 수명이 정상인의 1/6에 불과하다. 용혈로 인해 간 기능 손상, 황달, 담석 및 신장 기능의 퇴화를 초래한다. 혈장의 호모시스테인 농도가 높고 비타민 B_6 농도가 낮아진다.

낫적혈구가 내피세포에 부착되면서, 내피세포가 활성화되어 혈소판을 활성화시키고 혈액응고를 촉진하는 물질 및 염증매개인자를 방출하게 되므로 혈관이 막힌다. 따라서 일반적인 빈혈 증상 외에도 작은 혈관이 막혀서 장골, 손발, 복부에 급성의 심한 통증이 발생한다.

HbS 중합속도는 적혈구 헤모글로빈 농도에 좌우되므로, 농도 증가를 유발하는 요인은 적혈구가 구부러지는 것과 혈관 막힘을 촉진한다. 추위, 스트레스, 신체적 활동 증가exertion, 감염 및 저산소증, 탈수 혹은 산독증을 유발하는 질병 등은 이를 악화시킨다.

(3) 진단과 치료

낫적혈구빈혈이 의심되는 경우에는 출생 전에 양수검사를 통해 염색체검사로 유전형을 감별할 수 있다. 신생아는 탯줄이나 발꿈치에서 채혈하여 헤모글로빈 전기영동으로 진단하고, 아동기 이후에는 말초혈액도말검사, 헤모글로빈 용해도검사와 전기영동으로 진단한다.

주요 사망원인은 폐혈관이 급성으로 막히거나 재발되는 감염, 폐색전, 주요 장기의 경색 및 신부전 등이다. 따라서 정기검진을 통해 건강 상태를 주기적으로 확인해야 하고 합병증 발생 시 적절한 처치가 필요하다. 예방주사 특히, 인플루엔자 백신과 B형 간염 백신 접종을 완벽하게 해야 하고 폐렴을 조기에 치료해야 한다. 히드록시유레아hydroxyurea는 DNA 합성의 저해제인데 낫적혈구빈혈의 통증 발작을 줄여주고 합병증을 예방한다. 히드록시유레아는 태아형 헤모글로빈인 HbF를 증가시키고 HbS를 감소시키며, 백혈구 생성을 저해하여 항염증약물로 작용하고, 헴기를 산화시켜 일산화질소NO를 생성하므로 혈관을 확장시켜 혈소판 응집을 저해한다.

3. 적혈구증가증

적혈구증가증polycythemia은 다양한 원인에 의해 헤마토크리트가 50%를 초과할 정도로 적혈구량이 증가하는 것이다(표 8-8). 혈액량과 혈액 점도가 증가하므로 혈류가 느려지고

표 8-8 적혈구증가증의 종류와 원인

구분		원인	
상대적		적혈구 수는 불변이나 혈장의 감소	• 수분 섭취 부족 • 이뇨제 과용 • 설사 및 구토
절대적	1차성	골수에서 비정상적인 증식	• 전분화능 줄기세포(pluripotent stem cell)의 암화로 백혈구, 혈소판이 함께 상승
	2차성	저산소증에 따른 조혈작용의 증가	• 만성적 심장질환 및 폐질환

가려움, 복시, 두통의 증상이 있고, 혈전으로 인한 심근경색이나 뇌경색이 나타나거나 그로 인한 사망에 이를 수 있다.

4. 혈액응고 장애

혈액응고는 상처로 인해 혈관이 터져 출혈이 발생된 후 혈액이 엉겨 붙어 피를 멎게 하는 것이다. 상처 부위에서 혈소판과 여러 혈액응고인자들이 상호작용을 하여야 혈액응고가 되는데, 혈소판이나 혈액응고인자 중 하나라도 부족한 경우 혹은 기능에 이상이 있을 때 지혈이 되지 않아 출혈이 계속 된다.

1) 혈액응고 기전

지혈과정은 3단계로 진행되는데, 첫째는 국소적인 혈관 수축이고, 다음은 혈소판이 응집되어 느슨한 형태의 마개platelet plug를 형성하여 손상된 부위를 일시적으로 봉합하는 것이며, 마지막은 반고형 젤인 피브린의 형성에 따른 혈병(또는 혈전 플라크plaque, 피덩이blood clot)의 생성으로 혈소판 마개를 단단하게 고정하는 과정이다(그림 8-5).

혈액응고 과정의 셋째 단계는 내인성 경로와 외인성 경로에 의한 일련의 연속적인 효소반응이 일어나 수용성인 피브리노겐이 불용성의 피브린으로 전환되는 과정이다. 내인성 경로는 혈액이 콜라겐에 노출되면서 혈장 내에 존재하던 하게만인자(인자 XII)를 비롯한 여러 응고인자들이 차례로 활성화되면서 효과가 증폭된다. 외인성 경로는 혈장 내 인자가

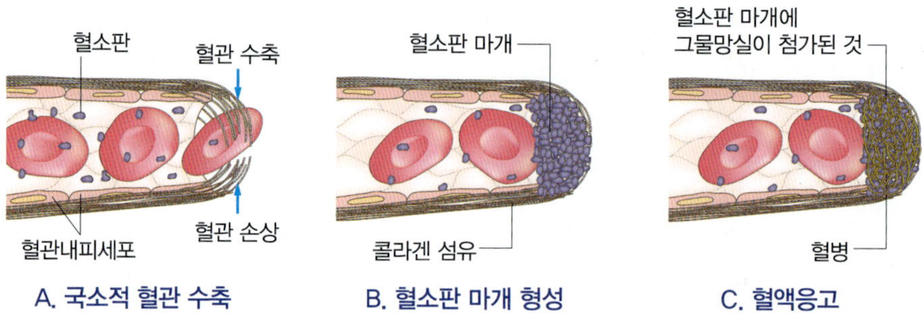

그림 8-5 혈액응고의 3단계

아닌 조직의 트롬보플라스틴이 방출되면서 시작된다. 이 내인성 경로와 외인성 경로는 스튜어트-프로워인자(인자 X)의 활성화 단계에서 합류하여, 피브리노겐 단백질을 분해하여 피브린을 형성하게 한다. 피브린은 피브린고정인자(인자 XIII)에 의해 그물망 구조가 안정화되고 그물망 구조에 적혈구를 가둬서 혈병이 된다.

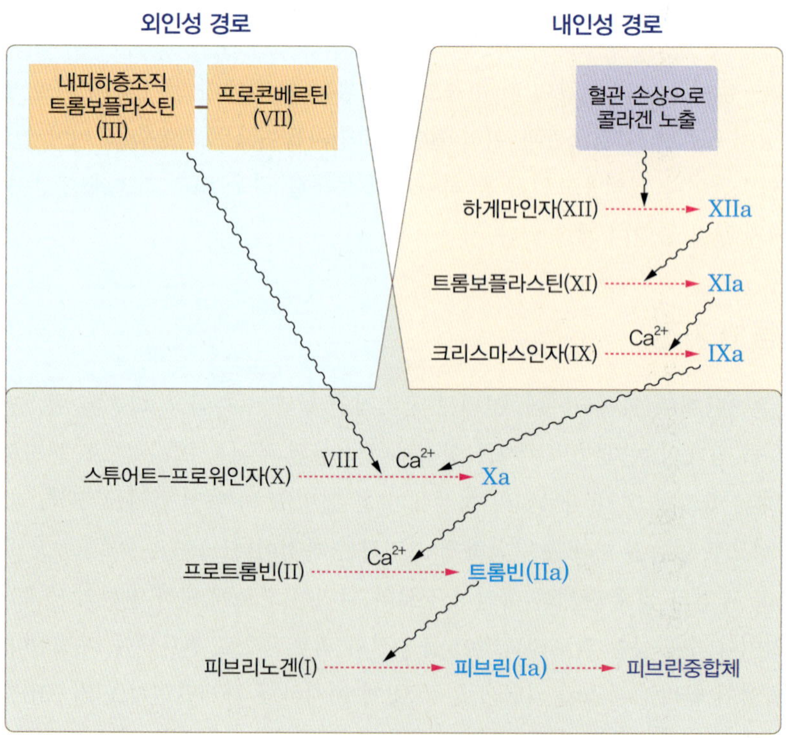

그림 8-6 혈액응고의 내인성 경로와 외인성 경로

혈소판과 내피세포는 혈액응고 기전에서 중요한 역할을 한다. 혈소판은 강력한 혈관 수축물질인 트롬복산 A_2와 세로토닌을 분비하고, 혈관 손상 부위에 부착adhesion, 응집aggregation 및 마개를 형성하도록 응고인자들이 활성화되기 위한 장소를 제공한다.

이후에 외상을 입었던 혈관이 복구되면 혈전을 제거되어야 하는데 그렇지 못할 경우 작은 혈관은 혈전 때문에 파열될 수 있다. 혈전 제거는 활성화된 응고인자 XII가 플라스민plasmin을 활성화시키고, 활성화된 플라스민이 피브린을 분해하여 이루어진다. 최종적으로 백혈구의 식작용은 혈전용해물을 제거한다.

정상 상태의 혈관 내피세포는 혈관의 이완과 수축, 혈소판의 억제와 활성화, 혈전 생성의 억제와 촉진 기능이 서로 평형을 이루고 있다. 외상에 의해 혈관벽에 손상이 생기면 혈관 수축, 혈소판 활성화 및 혈전 생성 촉진인자들의 분비 쪽이 우세해진다. 이때 혈소판 응집이 혈관의 손상된 내피를 따라 주위로 계속 퍼져 나가지 않는 이유는 손상된 내피세포와 인접한 내피세포가 프로스타사이클린prostacyclin, PGI_2을 방출하여 혈소판 응집을 강하게 억제하고, 일산화질소No를 분비하여 혈관을 확장시키고 혈소판의 부착, 활성화 및 응집을 억제하기 때문이다.

2) 혈액응고 장애의 종류

건강한 사람이라면 웬만큼 심한 상처가 아닌 한 출혈이 되더라도 10분 이내에 멎는다. 혈액응고에는 혈관, 혈소판, 혈액응고계의 조화로운 균형이 중요하다. 이들 중 한 가지 혹은 복합적인 이상이 선천적 또는 후천적으로 발생하였을 때, 작은 상처에도 몇 시간 혹은 며칠 동안 계속해서 출혈이 되고 상처 없이도 저절로 출혈이 생길 수 있다.

(1) 혈소판 장애

① 혈소판감소증

혈소판이 100,000/μL 이하로 수가 감소할 때 혈소판감소증thrombocytopenia으로 진단하는데, 20,000μL 이하로 내려가면 저절로 출혈이 일어난다. 주로 피부에 출혈이 많고, 코, 입, 위장관 및 자궁강과 같은 점막에도 출혈이 나타나기 쉽다. 피부의 출혈은 자색반병purpura이나 점상출혈petechia로 나타난다. 혈소판 감소의 원인은 생성 부족이나 지나친 파괴로 나누어볼 수 있다.

골수 기능 손상으로 혈소판의 생성이 감소하는 것은 선천성빈혈(비스코트-올드리치증후군Wiskott-Aldrich syndrome), 후천적 빈혈(재생불량성빈혈), 골수의 암세포 침윤, 혹은 방사선 치료나 항암치료로 인한 골수 기능 저하 등이 있다. HIVhuman immunodeficiency viruses나 거대세포바이러스cytomegalovirus는 거대핵세포megakaryocyte(혈소판의 전구체)의 생성을 억제한다.

혈소판을 파괴하는 약물들이 있는데, 헤파린도 그중 하나이다. 헤파린은 항응고제인데 혈소판감소증과 혈전 양쪽에 모두 관련된다. 헤파린은 헤파린 의존성 항혈소판 항체를 형성하여, 혈소판을 응집시켜서 혈류에서 제거되게 한다. 혈소판의 수명이 짧아지는 것은 자신의 혈소판이나 수혈된 혈소판에 대한 항체 때문에 생길 수 있다. 24시간 저장한 혈액에는 혈소판이 없으므로 다량의 혈액이나 혈장을 수혈받은 경우 희석에 의한 혈소판감소증이 나타난다.

혈소판 수치나 출혈 정도에 따라 치료 방법을 정하는데 특별히 치료가 필요하지 않은 경우도 있다. 부신피질호르몬이 우선 사용되고, 면역글로불린의 정맥주사가 효과적일 때도 있으나 비용이 많이 들고 1~2주만 효과가 지속된다. 비장이 항체 형성과 혈소판 파괴의 주요 장소이므로, 재발방지를 위해서나 약물에 반응하지 않은 환자의 경우에는 비장을 절제하기도 한다.

② 혈소판 기능 손상

폰빌레브란트병과 같은 유전적 응집 장애adhesion disorder나, 약물이나 질병, 체외순환을 포함한 수술 및 요독증은 혈소판 기능의 손상을 가져올 수 있다. 아스피린과 다른 비스테로이드성 항염증약nonsteroidal antiinflammatory drug, NSAIDS은 혈소판 응집에 필요한 트롬복산 A_2의 합성을 감소시킨다.

(2) 혈액응고인자 장애

혈액응고인자가 하나 이상 부족한 경우는 지혈 과정에 이상이 발생된다. 따라서 상해를 입은 후에 출혈이 생기면 혈종, 요로나 위장관의 장기적 출혈 및 커다란 멍이 생길 수 있다.

① 선천성 혈액응고장애

혈우병은 응고인자의 결핍으로 인해 나타나는 과도한 출혈 증상으로, 유전성 이상 염색체에 의해 남성에게만 발병한다. 혈우병hemophilia A는 응고인자 VIII이 결핍되어 생기는 병이고, 혈우병 B(크리스마스병Christmas disease)는 응고인자 IX의 결핍에 의해 생긴다.

폰빌레브란트병은 혈우병과 비슷한 유전성 출혈 이상으로, 한쪽 부모한테만 이상 유전자를 물려받아도 발병한다. 폰빌레브란트 인자[von Willebrand factor, vWF]라는 물질이 혈액 내에 너무 적거나 없을 때 발생하는데, 이 인자는 응고인자 VIII과 결합하는 단백질이다.

② 후천성 응고장애

많은 혈액응고인자들은 간에서 합성되므로 간질환인 경우 이들 단백질의 합성이 감소한다. 특히 인자 II, VII, X 및 프로트롬빈이 정상적으로 작용하기 위해서는 비타민 K가 필요하다. 비타민 K는 장 내 세균에 의해 생합성되므로 신생아나 광범위 항생제를 사용한 경우가 아니면 결핍증이 잘 생기지 않는다. 그러나 간이나 담낭에 질병이 생겨 담즙 생성이 저하되면, 지방뿐만 아니라 지용성 비타민인 비타민 K도 흡수가 저하되어 결핍증이 생길 수 있다. 이런 경우 비타민 K에 의한 혈액응고인자들의 활성화에 장애가 생겨 응고 장애가 초래된다.

다수의 혈액응고인자가 활성화되기 위해서는 2가 양이온인 칼슘과 결합해야 하는데, 이 때 전구물질 단백질의 글루탐산 잔기에 γ-카르복실기가 추가되어야 하고 이 과정에서 비타민 K가 작용한다.

(3) 혈관 장애

가벼운 출혈은 염증반응이나 면역 작용으로 혈관이 약해지고 손상될 때 일어날 수 있다. 이런 경우 혈소판이나 혈액응고인자가 정상인데도, 쉽게 멍이 들고 저절로 피부나 점막에 점상출혈이나 자색반이 나타난다. 괴혈병, 출혈성모세혈관확장증[hemorrhagic telangiectasia], 쿠싱병 및 노년자색반 등이 해당된다. 괴혈병은 대표적인 비타민 C 결핍증으로 비타민 C는 혈관벽을 이루는 콜라겐의 프롤린을 수산화시키는 데 환원제로 작용하므로 콜라겐의 교차결합을 위한 필수적 인자이다. 출혈성모세혈관확장증은 유전질환으로 특징적으로 혈관벽이 얇고 모세혈관과 세동맥이 확장되어 있다. 쿠싱병은 단백질을 소모하기 때문에 단백질이 혈관조직에 보충이 되지 않아 혈관벽이 약해지고, 노년자색반은 노화로 인해 콜라겐 합성이 손상된 것이다.

(4) 파종혈관내응고

파종혈관내응고[disseminated intravascular coagulation, DIC]는 과도한 출혈과 혈액응고가 전신에 나타나는 질병으로, 다양한 질병의 합병증이다.

> **출혈체질(hemorrhagic diathesis)**
> 비정상적으로 매우 쉽게 출혈이 나타나는 성향이다.

① 원인과 병태생리

단계적인 혈액응고가 과도하게 활성화되어 전신의 미세혈관에서 피브린이 축적되고 혈전이 생겨서 조직 경색이 초래되며, 좁아진 미세혈관을 통해 적혈구가 짜내지는 동안 용혈성빈혈이 유발된다. 한편, 이 결과 혈소판과 응고인자가 소모되고 플라스미노겐이 활성화되기 때문에 출혈체질을 초래한다.

파종혈관내응고를 유발하는 원인은 매우 다양한데 서로 관련성은 없다. 그 중 절반은 태반조기박리abruptio placentae, 자간전증preeclampsia이나 자간증eclampsia, 양수의 혈전과 같은 산과적 합병증이다. 괴저된 태반이나 태아조직 혹은 양수의 외인성 인자가 모체의 혈류에 들어가 파종혈관내응고를 일으키기도 한다. 저산소증, 쇼크산독증 등은 내피세포에 손상을 주고, 그람음성 박테리아 감염은 내독소를 방출하여 외인성 및 내인성 경로를 활성화하여 혈액응고를 유발한다.

② 증상과 치료

파종혈관내응고는 다양한 정도의 출혈을 초래하는데 산후 출혈과다도 여기에 해당된다. 미세혈전은 혈관을 막아서 조직의 저산소증을 유발하고 여러 장기의 괴사를 초래하여 신장, 순환 및 호흡계 부전의 원인이 된다.

원인질환을 조절하고 과도한 출혈이 문제이면 혈액응고인자를 보충하며, 과도한 응고가 문제이면 혈액응고 기전이 더 활성화되는 것을 예방한다. 혈액응고인자의 결핍을 해결하기 위해서는 신선 냉장한 혈장, 혈소판 혹은 피브리노겐을 함유한 동결제제를 수혈한다.

(5) 혈전증

상처로 생긴 출혈을 방지하기 위해 혈액응고가 필요하지만 손상되지 않은 혈관에 비정상

> **내독소(endotoxin)**
> 박테리아 세포 안에 들어 있어서 박테리아 세포막이 파괴된 이후에야 방출되는 독소로서 외독소(exotoxin)와 구별된다.

항응고제(anticoagulants)

- 아스피린: 혈소판에서 분비되는 활성인자인 트롬복산 A_2의 합성을 촉매하는 고리산소화효소(cyclooxygenase)의 작용을 억제하여 혈소판 마개 형성을 저해한다.
- 디쿠마롤(dicumarol)과 와파린(warfarin): 혈액응고인자 II, VII, IX, X의 합성에서 보조인자로 작용하는 비타민 K의 작용을 억제하여 간에서 프로트롬빈의 합성을 감소시키므로 혈액응고를 방지한다.
- 헤파린: 정상적으로 사람의 혈장에 있지만 임상적으로는 헤파린을 정맥에 투여하여 혈액응고를 방지하는데, 항트롬빈 III(antithrombin III)을 활성화시켜서 혈액을 액상으로 유지되게 한다.

적인 혈액응고가 발생하면 치명적일 수 있다. 이러한 비정상적 혈액응고의 결과에 의해 혈관 벽에 혈전thrombus이 생긴 상태를 혈전증thrombosis이라고 하며, 혈전이 탈락되어 혈액을 따라 순환하는 것을 색전embolus이라고 부른다.

① 원인

혈전증은 혈관벽(내피)이 손상되어 발생하거나(주로 동맥혈전) 혈류의 속도가 떨어질 때(주로 정맥혈전), 혹은 혈액응고가 비정상적으로 증가하여 발생한다. 정맥혈전은 질병이나 장애로 장기간 움직이지 못하는 경우 혹은 대수술을 받은 후에 생긴다. 팔다리, 특히 종아리 깊숙한 위치의 정맥에서 혈전이 생성되면 심부정맥혈전증deep vein thrombosis, DVT이 발생된다. 진성적혈구증가증polycythemia vera, PV 또는 몇 가지 암에서 혈액응고가 늘어나 혈전증이 발생되기도 한다.

② 증상 및 합병증

혈전이 생긴 위치에 따라 뇌경색, 심근경색, 망막중심동맥폐색, 폐색전증 등의 원인이 되어 실명 또는 치명적인 장애를 초래할 수 있다.

③ 치료

처음에 헤파린을 주사하고 24~48시간에 와파린을 주입한다. 고위험군에서는 예방과 재발방지를 위해 움직이지 않는 팔과 다리는 심장보다 높이 위치하게 하거나 압박 스타킹을 착용한다.

5. 백혈병

백혈병은 혈액이나 혈액을 생성하는 기관에 발생되는 악성종양 질환이다. 백혈병은 크게 급성과 만성으로 분류되고 또 다시 세포 유형에 따라 골수성과 림프구성으로 분류된다. 따라서 급성 림프구성백혈병acute lymphocytic leukemia, ALL, 만성림프구성백혈병chronic lymphocytic leukemia, CLL, 급성골수성백혈병acute myeloid leukemia, AML, 만성골수성백혈병chronic myeloid leukemia,CML이 있다. 표 8-9에 이 4가지 백혈병의 특징을 비교하였다.

1) 급성백혈병

(1) 원인

백혈병의 원인은 대개 알 수 없는 것이 많고 종류에 따라 의심되는 것이 다르다. 급성림프구성백혈병의 경우 소아에게 잘 발생하는데 소아에게서 잘 발생하는 원인은 아직 밝혀지

표 8-9 백혈병의 종류별 특징

구분	급성림프구성 백혈병	급성골수성 백혈병	만성림프구성 백혈병	만성골수성 백혈병
호발 연령	아동	성인	중년 혹은 노년	젊은 성인
백혈구 수	50%에서는 증가 그 외는 정상 혹은 감소	60%에서는 증가 그 외는 정상 혹은 감소	98%에서 증가 나머지는 정상 혹은 감소	100%에서 증가
각 백혈구	림프아세포 수의 증가	골수아세포 수의 증가	림프구 크기 감소	모든 골수성 세포들의 증가
빈혈	90% 이상에서 중증	90% 이상에서 중증	50% 정도에서 경증	80%에서 경증
혈소판	80% 이상에서 감소	90% 이상에서 감소	20~30%에서 감소	
림프절증	흔함	때때로	흔함	드묾
비장비대	60%	50%	대부분, 중등도	대부분, 중증
기타	치료하지 않으면 중추신경계 침범	중추신경계 관련 드묾	• 종종 용혈성빈혈 • 혈장 감마글로불린 감소	• 백혈구 알칼린포스파타아제 수준 감소 • 필라델피아 염색체

자료: www.merckmanuals.com

지 않았다. 급성림푸구성백혈병의 경우 다운증후군 소아에서 발생율이 더 높고 가족 내에 급성백혈병이 함께 발병하는 것으로 보아 유전적 소인이 급성백혈병의 발병과 관련있는 것으로 밝혀졌다.

(2) 병태생리

백혈병의 경우 1가지 이상의 백혈구가 통제되지 않은 채 증식되어 수많은 미성숙하고 미분화된 백혈구가 혈액에 존재한다. 분자생물학 연구를 통해 살펴보면 적어도 일부 백혈병은 정상적인 혈구의 성숙이나 조혈작용을 조절하는 유전자의 분열disruption 혹은 조절이상dysregulation을 통해 초래되는 것으로 추정된다. 한 염색체에서 다른 염색체로 유전자가 이동(자리옮김, 전위)translocation하거나 동일 염색체에 위치하지만 위아래가 뒤집히는 경우 혹은 한 염색체의 일부 유전자가 삭제되는 것 등이 백혈병의 원인으로 제안된 바 있다.

급성림프구성백혈병은 B림프구나 T림프구의 전구체인 pre-B림프구와 pre-T림프구로 구성된 신생물neoplasm이 특징인데, 85%는 pre-B림프구가 원인으로 작용한다. 급성림프구성백혈구의 80%는 백혈구 세포의 염색체가 수적으로 혹은 구조적으로 변화되어 있다.

급성골수성백혈병에서는 골수아세포가 유전적 변형을 하여 미성숙상태로 갇히게 되므로 더 이상 분화되지 못한다. 미성숙 전구세포가 골수에 축적되어 정상적인 조혈작용을 방해하고, 말초혈액을 통해 중추신경계와 폐에 침윤한다. 암세포로 변형되는 것은 여러 가지 다양한 돌연변이, 후생유전적 유전자 발현 생략, 혹은 miRNA의 비정상적인 발현과 관련된다. 이들 변수들을 함께 고려하는 것은 백혈구의 치료 예후를 예측하는 중요한 인자로, 염색체 5번 혹은 7번에 결손deletion이 있는 환자의 경우 치료 예후가 좋지 않다. 급성골수성백혈병은 골수성, 골수-단핵구성, 단핵구성, 적혈구성 및 거핵구성의 5가지 아형subtype으로 나누기도 한다.

(3) 증상

미성숙 백혈구가 과다 증식되면 다른 정상 세포의 생산이 억제된다. 그 결과 적혈구의 부

> **miRNA(microRNA)**
> 아미노산을 코딩하지 않고, 전사 혹은 전사 후 유전자 발현에서 조절 작용을 하는 작은 크기의 RNA이다.

족으로 빈혈이 유발되고 혈소판의 감소에 의해 지혈이 지연된다. 또한 골수의 과밀과 팽창으로 압력이 높아짐에 따라, 신경 압박은 뼈의 통증으로 나타난다. 악화되면 혈류를 타고 다른 장기에 침윤되어 림프절, 비장, 간, 뇌 및 다른 장기에 침윤한다. 림프조직의 울혈과 비대, 림프절질환, 비장비대splenomegaly, 간비대hepatomegaly를 초래하며 호중구감소증neutropenia으로 인한 감염이 주요 사망원인이 된다. 림프구성백혈병은 림프구와 림프구 조상progenitor이 미성숙한 채로 비장, 림프절, 중추신경계 및 다른 조직으로 침윤되는 것이 특징이다. 골수성백혈병은 골수에서의 분화와 성숙에 대한 방해작용이 모든 혈구에 미친다.

급성림프구성백혈병과 급성골수성백혈병은 기전적으로 구분되는 다른 질병이지만 증상은 유사하다.

급성단핵구성백혈병에서는 백혈병 세포가 피부, 잇몸 같은 연조직에 침윤하고, 이것이 중추신경계로 들어가면 마비, 두통, 메스꺼움, 구토, 시각신경유두부종papilledema, 경련, 혼수도 오는데 급성골수성백혈병보다 주로 급성림프구성백혈병에서 흔하다.

(4) 진단

백혈병은 혈액검사와 골수검사를 토대로 하여 말초혈관, 골수, 골수외 조직extramedullary tissue에 백혈병 세포가 존재하면 판정하며, 혈액검사상 미성숙한 모세포blast가 20퍼센트 이상 존재하는 것이 일반적이다. 골수 생검을 시행하면 백혈병의 분자학적 특성과 골수관련 정도를 평가할 수 있다.

(5) 치료

① 화학요법

급성백혈병의 치료는 주로 화학요법에 의한다. 아동기 급성림프구성백혈병의 경우 5년 생존율이 80% 이상으로 좋지만 성인의 경우 30~40% 정도이다. 급성골수성백혈병의 경우 화학요법을 통해 50%의 환자에서 관해remission 상태에 이를 수 있다. 관해란 만성질환자에서 질병의 재발 위험이 존재하지만 질병 현상이 사라진 상태를 말한다.

시각신경유두부종(papilledema)
두개골 내 압력 증가로 시각신경유두(optic disc)가 팽창되는 증상이다.

급성백혈병의 치료는 관해 유도요법induction therapy과 관해 후 치료post-remission therapy로 나눈다. 관해 유도요법은 완전 관해를 빨리 얻기 위해 실시하는 화학요법이고, 관해 후 치료는 완치 및 생존율의 향상을 위해 시행하는 치료로, 남은 백혈병 세포를 제거하여 재발을 방지하기 위한 것이다. 관해 후 치료에는 다시 공고요법consolidation therapy, 강화요법intensification therapy과 유지요법이 있다. 공고요법은 관해 직후에 실시하는 고강도의 화학요법으로 급성골수성백혈병의 예후에 중요하다. 유지요법은 저강도 화학요법으로 보통 수년간 계속 실시하는데 급성림프구성백혈병의 예후에 중요하다.

② 합병증에 대한 치료

면역저하로 인한 박테리아 및 곰팡이 감염이 있는 경우에는 각각 항생제와 항진균제를 투여하여 치료한다. 혈소판 감소에 따른 출혈은 혈소판 수치를 10,000~20,000/μL 이상으로 유지하기 위해 혈소판을 수혈하고, 출혈의 위험을 낮추기 위해 혈액주사 대신 근육주사를 이용하며, 피임약으로 월경을 억제하는 등의 치료가 필요하다. 또한 헤모글로빈 농도를 8g/100mL 이상으로 유지하기 위해 적혈구 수혈이 필요하기도 하다.

고요산혈증hyperuricemia은 푸린 뉴클레오티드의 합성 증가 및 화학요법으로 인해 백혈구가 파괴됨에 따라 푸린 뉴클레오티드의 분해가 증가되기 때문에 나타난다. 이런 경우 요산 결석이 우려되므로 알로퓨리놀allopurinol과 같은 요산 생성 억제제로 예방한다. 다른 방법이 효과가 없는 경우에는 골수 이식이나 줄기세포 이식을 고려할 수 있다.

2) 만성백혈병

(1) 원인

앞서 설명한 것처럼 백혈병의 원인은 명확하게 밝혀져 있지 않다. 특히 화학요법으로 혼합 알킬화제alkylating agents에 노출된 경우에 수년 후 백혈병이 발병하는 것으로 알려져 있으며 방사능 노출 벤젠 등이 원인으로 작용할 수 있다.

(2) 병태생리

만성백혈병은 좀 더 분화된 골수세포와 림프세포에 생긴 신생물이다. 만성림프구성백혈병의 98%에서 B세포가 암화되어 림프구가 골수에 축적되고 뒤이어 림프절과 다른 림프조직으로 퍼지며 마침내 비장과 간이 비대해진다. 혈구 발달을 조절하는 유전자 활성이 손상되어 백혈병을 유발하는 유전자 중에 가장 대표적인 것이 필라델피아 염색체이다. 염색체 9번과 22번에서 전위가 일어나는데 염색체 9번에서 ABL로 불리는 전암유전자 protooncogene 부분이 22번 염색체의 BCR breakpoint cluster region에 옮겨지면 결과적으로 BCR-ABL 융합 유전자가 생성된다. 이는 정상적인 세포의 성장과 분화를 조절하는 통제신호를 우회하게 하여, 백혈병 세포로 전환시키는 특정 단백질을 코딩한다. 필라델피아 염색체의 전위를 보이는 백혈병의 경우, 표적치료를 위한 티로신 키나아제 억제제가 최근에 개발되었다.

(3) 증상

만성림프구성백혈병은 암화된 림프구가 골수와 림프조직에 침윤되므로 면역 장애 관련 증상이 나타난다. 진행이 느린 만성림프구성백혈병은 진단 시 무증상이다가 질병이 진행되면서 림프절이 커지고 새로운 림프절로 전파된다. 진행이 빠른 종류의 만성림프구성백혈병은 림프절비대, 간·비장비대, 발열, 복통, 체중 감소, 악화되는 빈혈, 혈소판감소증 thrombocytopenia과 림프구 수의 갑작스런 증가가 나타난다. 만성림프구성백혈병에서는 면역글로불린이 감소되는데, 이 때문에 감염에 대해 저항력이 약해져 항체 형성이 되지 않고 보체 complement의 활성이 비정상적이게 된다.

(4) 진단

만성림프구성백혈병의 전형적인 진단은 림프구 수의 증가로서, 백혈구가 20,000/μL 이상이고 그중 75~95%를 림프구가 차지한다. 면역글로불린 유전자의 돌연변이 존재 여부와 CD38 표면항원과 ZAP-70 단백질의 발현 여부를 검사하여 공격성이 큰 형태인지 적은 형태인지 판단한다. 만성골수성백혈병에서는 비정상적인 필라델피아 염색체(#22)가 진단의 결정적인 표지자 역할을 하며 이를 위해 말초 혈액에 나타나는 BCR-ABL 유전자 생성물을 확인한다.

(5) 치료

만성백혈병의 치료는 예후에 따라 달라진다. 저위험성의 만성림프구성백혈병은 특별한 치료를 시행하지 않으며 이후에 백혈병과는 무관한 원인으로 사망한다. 고위험성의 만성

림프구성백혈병은 진단 시부터 복합적인 화학요법을 시행한다. 공격적인 형태의 백혈병을 지닌 젊은 환자에서는 방사선이나화학요법으로 골수세포를 파괴하거나 줄기세포를 이식한다. 만성골수성백혈병의 치료법은 빠르게 발전하고 있어, 안정적 상태에 있는 환자 다수에서 BCR-ABL 티로신 키나아제의 저해제를 사용할 경우 완전 관해가 유도된다. 그러나 궁극적인 만성백혈병의 완전한 치료법은 동종이계allogeneic 골수 이식이다.

이식(transplantation)

세포, 조직, 장기의 이식을 동일 종간에는 동종이계 이식(allogeneic transplantation or allograft, homograft), 이종 간은 이종이식(xenograft), 일란성 쌍생아 간의 이식은 동종이식(isograft), 동일 환자의 조직 사이의 이식은 자가이식(autograft)이다.

6. 림프종

림프종lymphoma은 말초 림프조직에 생긴 암으로 림프절과 림프조직의 성장이 통제되지 않는 질병이다. 그 결과, 수는 많지만 기능이 비정상적인 림프구로 인해 전신 증상이 나타난다. 호지킨림프종과Hodgkin's lymphoma, HL 비호지킨림프종non-Hodgkin's lymphoma, NHL으로 구분된다.

1) 비호지킨림프종

비호지킨림프종은 한 가지 질병이 아니고 여러 원인에 의해 림프구에 생긴 다양한 암을 총칭하는데 분류가 아직 정립되지 않았다. 대개는 림프구의 종류, 성숙 정도, 크기 및 해부학적 위치 등에 의하여 구분하며, 세포막 표면의 표지자cluster of differentiation, CD marker에 따라 분류될 수도 있고 암의 공격성 정도에 따라 분류되기도 한다.

(1) 원인

대개의 암이 그렇듯이 비호지킨림프종의 원인은 별로 알려진 것이 없지만, 면역 손상과 감염, 성인T세포백혈병-림프종 바이러스adult T-cell leukemia-lymphoma virus, 엡스타인-바 바이러스Epstein-Barr virus, C형간염 바이러스hepatitis C virus, 사람면역결핍 바이러스HIV 등이 관여하는 것으로 보인다. 또한 HIV 감염 환자나 장기 이식 후 면역억제제 치료 환자, 혹은 후천적 및 선천적 면역결핍이 있는 경우 비호지킨림프종 발병률이 높고, 만성적인 헬리코박터 피롤리의 감염은 MALT림프종Mucosa-associated lymphoid tissue lymphoma과 관련이 있다.

(2) 병태생리

비호지킨림프종은 B림프구나 T림프구가 분화하는 과정에서 악성으로 변형되는 것으로부터 발병한다. 비호지킨림프종이 림프조직의 어느 곳에서라도 진행될 수 있지만 대개는 말초 림프절에서 시작된다. 말초 림프절에서 변형된 림프구는 전신의 여러 림프조직, 특히 간, 비장, 골수에 전이될 가능성이 있다.

(3) 증상

비호지킨림프종의 증상은 질병의 종류와 단계에 따라 다르다. 진행이 느린 림프종은 통증이 없는 림프종확대, 림프절병증lymphadenopathy으로 나타나는데, 림프결절은 한 곳에만 있을 수도 있고 여러 곳에 퍼져 있을 수도 있다. 목, 후복막강retroperitoneum, 장간막mesentery과 골반pelvis에 위치하는데 진단과 함께 이 림프절을 절제한다. 골수가 관련되기도 하고 덜 심각한 림프종이 결국 좀 더 공격적인 형태의 림프종이나 백혈병으로 진행되기도 한다. 중간 정도 이상의 공격적인 림프종에서는 전신 증상, 즉 열, 수면 중 땀, 체중 감소 등이 나타나고, 혈액 중의 면역글로불린의 감소로 인해 여러 가지 감염에 취약해진다.

(4) 진단과 치료

클론형성능clonality과 계통을 판명하기 위해 림프절을 생검하여 유전표현형을 확인한다. 표현형 표지자phenotypic marker의 표면 표지자surface marker에 따라 CD20처럼 구분하기도 한다. 병기stage of disease를 정하는 것이 치료 방침을 선택할 때 중요한데, 골수검사, 혈액분석, 흉복부 컴퓨터 단층촬영computerized tomography, CT은 물론 자기 공명 영상Magnetic Resonance Imaging, MRI과 양전자방출단층촬영Positron Emission Tomography, PET도 병기를 정하기 위해 사용된다. 치료법은 조직의 형태, 병기 및 임상상태에 따라 정해진다. 하나의 림프절 혹은 한 군데에만 국한된 림프종은 국소적 방사선조사가 유일한 치료 방법이다. 대부분 림프종을 진단 시에 절제하기 때문에 복합적인 화학요법과 보조적인 방사선치료 혹은 이 둘을 병행하여 치료한다.

2) 호지킨림프종

호지킨림프종은 호지킨병Hodgkin disease, HD이라고도 불리는데 비호지킨림프종과 2가지 측면에서 구별된다. 첫째, 비호지킨림프종은 예측불허한 곳으로 전이되는 반면에, 호지킨림프종은 하나의 림프절이나 림프절 한 줄기에 발생하여 해부학적으로 인접한 림프조직으로 전이된다는 것이다. 둘째, 호지킨림프종에는 리드-슈테른베르크세포Reed-Sternberg cell라는 독특한 형태의 세포가 존재한다는 점이다. 이 세포는 크기가 큰 무정형의 단핵 암세포로서 여러 가지 인자를 분비한다.

발암물질이나 바이러스 노출, 유전적 및 면역 기전이 거론되기는 했지만 호지킨병의 원인으로 증명된 것은 아직 없다. 호지킨병으로 의심되는 증상은 발열, 한기, 수면 중 발한, 가려움증 및 체중 감소가 있다. 피로와 빈혈은 질병이 퍼졌다는 표시가 된다. 간, 비장, 폐, 소화기관 때로는 중추신경계로 전파된다. 더 진행될수록 비정상적인 림프구가 재빨리 증식하여 면역 장애, 특히 세포성 면역에 타격이 와서 감염에 대한 저항력이 낮아진다. 병소가 한 곳에 국한된 경우에는 방사선치료만 하고, 진행된 경우에는 화학요법과 병행하는데 5년 생존율은 85%로 높다.

7. 골수 이식

골수는 여러 가지 세포로 분화하는 전구체 세포를 가지므로 조혈세포뿐만 아니라 비조혈세포에 생긴 신생물, 재생불량성빈혈 및 면역결핍증의 치료를 위해서도 골수의 간세포progenitor cell를 숙주에 이식하는 것이 필요하다. 골수 이식bone marrow transplantation, BMT은 조혈모세포 이식hematopoietic stem cell transplantation, HSCT이라고도 불리며 골수 이식 수술의 원인 질병은 백혈병과 림프종이 85%를 차지하고, 나머지는 자가면역질환이나 유전적 골수부전증후군이다. 골수 이식에서 조혈모세포는 기증자의 골수 혹은 말초혈액에서 수집한다.

1) 골수 이식의 종류

조혈모세포 이식의 종류는 환자의 질병과 공여자의 상태 및 조직적합항원human histocompatibility antigen, HLA 일치 정도에 따라 정해진다. 동종조혈모세포 이식allogeneic hematopoietic cell transplantation은 환자의 조혈모세포와 조직적합항원이 일치하는 공여자로부터 조혈모세포를 기증받는 경우인데, 형제간 조혈모세포 이식과 비혈연 간 조혈모세포 이식이 있다. 조직적합항원이 일치하는 공여자를 구할 수 없거나 자가 이식 기준에 적합하지 않은 경우 유사한 가족 간의 조혈모세포를 세포처리과정을 거친 후 이식하는 가족 내 불일치 조혈모세포 이식을 시행한다. 제대혈의 조혈모세포를 이용하는 경우 조직이식 거부반응 발생이 매우 적다. 제대혈 조혈모세포 이식은 출산 후 태반과 탯줄에서 모아진 제대혈로부터 조혈모세포를 추출하는데 그 양이 매우 적어 현재는 소아에게 주로 시행된다.

자가조혈모세포 이식autologous HSCT은 환자 자신의 골수 및 말초조혈모세포를 이용하는 것이며, 환자가 관해 상태에 있을 때 말초혈액이나 골수에서 조혈모세포를 채취한 뒤 냉동 보관하였다가 환자에게 재주입한다.

2) 골수 이식의 절차

먼저 환자의 골수를 파괴하기 위하여 고용량의 면역억제 화학요법을 하는데, 화학요법을 한 후 혹은 동시에 방사선을 조사하기도 한다. 기증자의 골수에서 추출한 조혈모세포는 환자에게 중심정맥을 통해 주입한다. 화학요법 후 이식된 조혈모세포로부터 백혈구가 충분히 증식되기 전까지 감염에 매우 취약하기 때문에, 수술 후에는 환자를 무균실에 격리해야 하고 직원과 방문자는 가운, 마스크, 장갑을 착용하여야 한다. 조혈모세포의 생착이 되었더라도 바이러스 감염 등을 예방하여야 한다. 또한 혈소판이 감소되는 경우는 수혈을 통해 혈소판을 공급받아야 되고, 식품 섭취가 적절하지 않은 경우 정맥영양이나 경장영양을 시행한다.

3) 수술 후 부작용

이식수술 후에 사용되는 많은 약물들은 다양한 대사적 문제를 발생시키고 영양상태를 악화시킬 수 있다. 이식 수술 시 고용량의 면역억제 화학요법이 시행되므로 이에 따른 광범위한 독성반응이 나타날 수 있다. 면역 저하나 정상적인 장기 손상 외에도 위장 장애, 혈관 막힘, 감염, 보상기전 상실decompensation, 점막염mucositis, 궤양, 만성피로 및 권태malaise, 졸음증(기면증)lethargy 등 전반적 문제가 생기는데 이런 문제는 모두 영양 상태를 악화시키는 요인이 된다. 음의 질소평형, 근육분해의 증가, 항산화영양소의 농도가 저하되는 경우가 많으므로 신체계측이나 생화학분석을 통해 영양 상태를 모니터해야 한다.

이식편대숙주병graft-versus-host disease, GVHD이나 이식 거부 증상이 나타나면 다기관부전증multiple organ dysfunction syndrome이 일어날 수 있는 응급상황이므로, 면역억제제 외에도 항생제, 스테로이드 및 다른 약물치료가 추가로 필요하다. 메토트렉세이트methotrexate는 엽산의 대사를 방해하고, 시클로스포린cyclosporine은 마그네슘과 칼륨의 항상성을 비정상화시키며, 프레드니손prednisone은 포도당, 전해질, 수분, 아연, 칼슘, 인, 비타민 A, 비타민 D 및 비타민 C의 작용을 방해할 수 있다.

이식 실패graft failure는 골수 기능이 회복되지 않는 것인데 이때에는 성장인자와 고용량의 글루코코르티코이드 치료를 고려한다. 이 2가지 약물은 위장 장애뿐만 아니라, 체액과 전해질 불균형을 초래한다.

이식 후에는 세포 증식을 위해 영양소 필요량이 증가하는데 구강의 수포가 재발되는recurrent herpes 경우에는 구강 섭취가 더욱 어려워진다. 점막염과 위염 때문에 진통제가 사용될 수 있는데 모르핀morphine과 같은 아편제제opiate들은 식욕을 억제하고 위장 장애와 변비를 증가시킨다.

참고문헌

REFERENCE

고영규 외 역, Silverthorn DU(2006). 생리학. 라이프사이언스.

대한영양사협회(2011). 임상영양관리지침서. 3판. 대한영양사협회.

병태생리학분과학회 역, Rubin E & Reisner H ed(2011). Essentials of Rubin's Pathology. 5th ed. 군자출판사.

이명숙 외 편역, Nelms M, Sucher KP, Lacey K, Roth SL(2012). 임상영양학-임상영양사를 위한 영양치료. 양서원.

이정원 외(2011). 영양판정. 교문사.

장유경 외(2011). 임상영양관리. 도서출판 효일.

최명애 외 역, Gould E., Dyer M(2013). 보건의료인을 위한 병태생리학. 4판. 계축문화사.

Estey EH(2012). Acute myeloid leukemia: 2012 update on diagnosis, risk stratification, and management. *Am J Hematol 87*(1): 89–99.

Levi M, Ten Cate H(1999). Disseminated intravascular coagulation. *N Engl J Med 19*; 341(8): 586–92.

Mahan LK, Escott-Stump S, Raymond J(2012). *Krause's Food & the Nutrition Care Process*. 13th ed. Saunders.

Nelm M et al.(2011). *Nutrition Therapy & Pathophysiology*. 2nd ed. Wadsworth.

Porth CM(2011). *Essentials of Pathophysiology*. 3rd ed. Lippincott Williams & Wilkins.

Rossi E(2005). Hepcidin-the iron regulatory hormone. *Clin Biochem Rev 26*(3): 47-9.

Segal JB, Streiff MB, Hofmann LV, Thornton K, Bass EB(2007). Management of venous thromboembolism: a systematic review for a practice guideline. *Ann Intern Med 146*(3): 211–22.

Stuart Fox(2008). *Human Physiology*. 10th ed. McGraw Hill.

The Merck manual for health care professionals, www.merckmanuals.com/professional/hematology_and_oncology/leukemias/overview_of_leukemia.html

CHAPTER 09
신경계질환

중추신경계의 구성과 대표적 기능을 이해하고, 주요 신경계질환의 원인 및 병태생리를 이해하여 영양치료 대상자를 평가하고 중재할 수 있는 능력을 기른다.

CHAPTER

09 신경계질환

학습 목표

1 뇌와 척수의 구성과 각 기능을 기술한다.
2 간질의 원인과 병태생리를 기술한다.
3 알츠하이머치매의 원인과 병태생리를 기술한다.
4 알츠하이머치매와 다발성경색성치매를 비교한다.
5 파킨슨병의 원인 및 병태생리를 기술한다.

신경계의 질환과 장애는 600여 가지가 있는데 다양한 방식으로 영양과 상호 관련된다. 영양 섭취와 영양 상태를 악화시키는 퇴행성신경질환이 있고, 만성신경계질환의 치료에 사용되는 약물이 식품 성분과 상호작용하여 영양 상태에 심각한 영향을 줄 수 있다. 폐쇄뇌손상closed head injury은 심각한 대사 스트레스를 나타내므로 영양지원이 필요하고, 뇌나 척수의 급성 외상은 영양 섭취를 불가능하게 한다. 여기서는 퇴행성신경계질환에 대해서만 다루기로 한다.

1. 신경계의 구조와 기능

신경계는 인체에서 가장 복잡한 기관계이며 인체 모든 구성요소들 간의 작용을 통합하는 기능을 하는데, 중추신경계central nervous system, CNS와 말초신경계peripheral nervous system, PNS로 이루어져 있다. 중추신경계는 뇌brain와 척수spinal cord로 구성되며, 말초신경계는 이 중추신경계와 신체의 다른 부위 사이에서 정보를 전달한다. 말초신경계는 구심성 신경과 원심성 신경으로 이루어져 있다. 구심성 신경은 감각기에서 자극을 받아들여 중추신경계에 전달하고, 원심성 신경은 중추신경계로부터 받은 신호를 각 효과기에 전달한다.

1) 뉴런과 흥분전달

신경계는 신경전달 기능을 하는 뉴런neuron과 이 뉴런의 기능을 지원하는 다양한 신경교세포glial cell로 구성되어 있다.

(1) 뉴런

뉴런은 신경세포체soma와 여기에서 뻗어 나온 수상돌기dendrite 및 축삭axon으로 구성된다. 신경세포체는 뉴런의 성장과 물질대사를 담당하는 부위이고, 수상돌기는 다른 뉴런으로부터 정보 입력을 받아들이는 부위이다. 축삭은 활동전위action potential가 시작되는 부위인데 활동전위는 축삭 종말axon terminal 쪽으로 전도되어 다른 뉴런이나 효과기로 정보를 전달한다. 척추동물의 신경은 대부분 유수신경으로 축삭이 수초myelin로 싸여 있는데, 수초는 여러 겹의 세포막으로서 주로 인지질로 구성되며 전기적 절연체 역할을 한다.

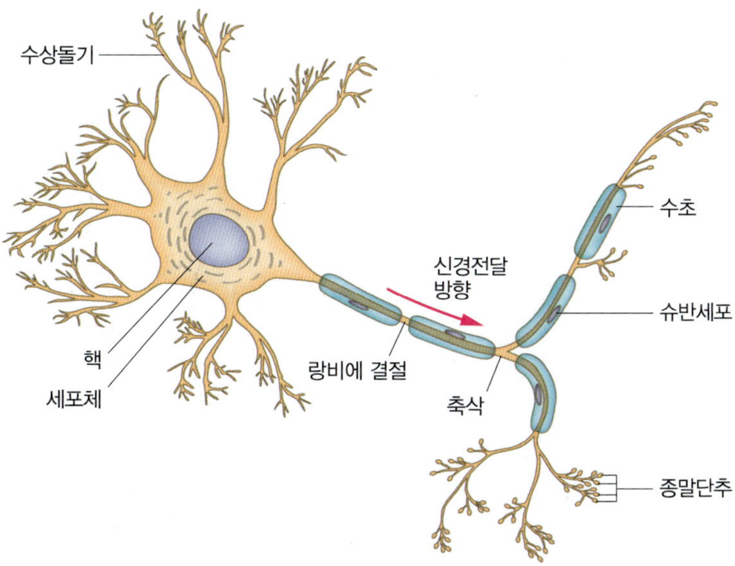

그림 9-1 뉴런과 수초의 구조

(2) 막전위와 활동전위

자극을 받지 않은 상태의 뉴런은 세포막 안쪽이 바깥쪽에 비해 -70mV를 유지하는데 이를 안정막전위resting potential라고 한다. 안정막전위를 유지하는 힘은 대체로 2가지로 설명된다. 하나는 Na^{+}-K^{+} ATPase가 $3Na^{+}$를 바깥 방향으로 이동시키는 동시에 $2K^{+}$를 안쪽으로 이동시키기 때문이고 또 하나는 안정 시에 세포막은 K^{+}에 대한 투과성이 Na^{+}에 대한 투과성보다 크기 때문이다.

자극을 받으면 세포막의 Na^{+}에 대한 투과성이 갑자기 커지므로 양이온인 Na^{+}가 세포 안쪽으로 들어오므로 안정막전위인 -70mV로부터 벗어나서 0mV 쪽 방향으로 가게 된다. 이때 역치인 -55mV에 도달하면 Na^{+}에 대한 세포막 투과성이 더욱 커지고 Na^{+}의 이동은 +30mV에 이르게 될 때까지 지속되는데, 이를 탈분극depolarization이라고 한다. 이 시점에서 K^{+}에 대한 투과성이 커지면서 양이온이 세포 밖으로 나가게 되어 세포안쪽이 안정막전위인 -70mV보다 약간 더 음전하를 띠게 되어 약간 과분극hyperpolarization에 이르게 되지만 곧 -70mV인 안정막전위를 회복repolarization한다. 이러한 탈분극, 과분극, 재분극에 이르는 일련의 과정을 활동전위라고 하는데 이것이 신경세포와 근육세포에 의해 전파되는 전기적 신호이다. 간질은 활동전위의 비정상적인 조절로 인해 흥분성 시냅스가 과도하게 자극되는 질환이다.

뉴런의 한 부분에서 활동전위가 발생하면 축삭을 따라 한 방향으로 전파되는데 이러한 현상을 흥분의 전도conduction라고 한다. 유수신경myelinated neuron에서 전기흥분은 수초로 둘러싸이지 않은 랑비에 결절을 따라 도약하듯이 빠른 속도로 전도되므로 수초가 없는 무수신경unmyelinated neuron에 비해 신경전도의 속도가 매우 빠르다. 다발성경화증multiple sclerosis은 어떤 원인에 의해 수초가 퇴화된 것이다.

(3) 시냅스

축삭을 따라 축삭 종말까지 전도된 활동전위가 다음 뉴런에 전달되려면 뉴런과 뉴런 사이의 공간인 시냅스synapse를 건너뛰어야 한다. 시냅스에서는 신경전달물질neurotransmitter이라는 화학적 신호를 통해 정보나 명령을 전달한다. 시냅스전뉴런presynaptic neuron에서 Ca^{2+}가 세포막을 통해 축삭 말단의 안쪽으로 유입되면 신경전달물질의 방출이 유발된다. 많아진 Ca^{2+}가 소포를 세포막 쪽으로 이동하게 하여, 소포와 세포막이 함께 열리면서 소포에 함유되어 있던 신경전달물질이 시냅스로 방출된다. 방출된 신경전달물질은 시냅스후뉴런

postsynaptic neuron 세포막에 있는 해당 신경전달물질에 대한 수용체receptor와 결합하여 시냅스후뉴런의 막전위를 안정막전위로부터 변화시킨다. 이후에 신경전달물질은 시냅스공간에서 분해되거나 시냅스전뉴런으로 재흡수되므로, 시냅스후뉴런의 막전위를 변화시키는 작용을 종료하게 된다.

(4) 신경전달물질

신경전달물질neurotransmitter이 시냅스후뉴런에서 세포막의 K^+에 대한 투과성을 증가시키면 과분극이 되고, Na^+에 대한 투과성을 증가시키면 탈분극이 된다. 시냅스후뉴런을 과분극시키는 신경전달물질은 억제성 신경전달물질로서 대표적으로는 γ-아미노부티르산 γ-aminobutyric acid, GABA이 있다. 시냅스후뉴런을 탈분극시키는 흥분성 신경전달물질은 아세틸콜린acetylcholine, 노르에피네프린norepinephrine, 세로토닌serotonin 등이 있다. 표 9-1은 신경계질환과 관련된 신경전달물질의 종류와 기능을 요약하였다.

아세틸콜린은 신경-근 접합부에서 신경의 활동전위를 근육에 전달한다. 축삭말단의 활동전위는 아세틸콜린을 시냅스 공간으로 방출하고 이에 따라 근형질세망sarcoplasmic reticulum에 저장되었던 Ca^{2+}가 근세포질 내로 유입되게 한다. 근세포질 내에서 Ca^{2+}는 트로포닌troponin과 결합하여 트로포미오신의 방해작용을 해소하므로 액틴과 미오신의 슬라이딩 운동을 초래하여 근수축을 유발한다. 중증근무력증myasthenia gravis은 아세틸콜린이 그 수용체와 결합하는데 결함이 있어 골격근이 수축되지 않는 운동장애이다.

표 9-1 신경계의 질환과 관련된 신경전달물질

신경전달물질	기능	결함과 질병
γ-아미노부티르산 (GABA)	• 중추신경계 저해 • 불안과 운동 조절	불안 장애, 헌팅톤병
글루탐산	• 중추신경계의 주요 흥분성 뉴런 • 학습과 기억에서 작용	기억 상실, 알츠하이머치매
노르에피네프린	• 심리적 각성, 기분변화, 수면, 학습에 중요	양극성 장애
도파민	• 자세와 운동을 조절하는 억제성 신경전달물질	파킨슨병, 정신분열증
세로토닌	• 수면, 기분, 식욕, 통증 조절	우울증
아세틸콜린	• 흥분성 신경전달물질	알츠하이머치매, 중증근무력증

신경조절물질neuromodulator은 신경전달물질처럼 직접 신경 정보를 전달하지 않지만 특정 신경전달물질의 작용을 증가 혹은 감소시킨다. 신경조절물질은 여러 가지 신경펩티드neuropeptides뿐만 아니라, 일산화질소, 이산화탄소 등이 있다.

2) 중추신경계

중추신경계는 뇌와 척수로 구성되어 통합과 반사 기능을 통해 신체를 조절한다. 뇌와 척수를 둘러싸는 피막을 뇌척수막이라고 하는데 가장 바깥쪽부터 경막dura mater, 거미막 또는 지주막arachnoid layer, 연막pia mater이 있다.

거미막과 연막 사이는 뇌척수액으로 채워져 있고, 완충작용을 하므로 외부의 충격으로부터 중추신경계를 보호한다. 박테리아성뇌수막염meningitis은 거미막하 공간의 뇌척수액에서 시작되어 뇌압을 증가시키고 발작과 의식 상실을 유발한다. 뇌척수액이 빠져나가지 못하여 축적되면 수두증hydrocephalus이 된다. 뇌척수액이 들어 있는 공간에는 모세혈관이 분포되어 있는데 혈관벽의 투과성이 매우 낮아서 대부분 분자들은 뇌 모세혈관으로부터 뇌조직으로 들어갈 수 없으므로 혈뇌장벽blood-brain barrier라고 부른다. 뇌는 대뇌, 소뇌, 간뇌 및 뇌간으로 구성되고 뇌간 아래로 척수가 연결된다.

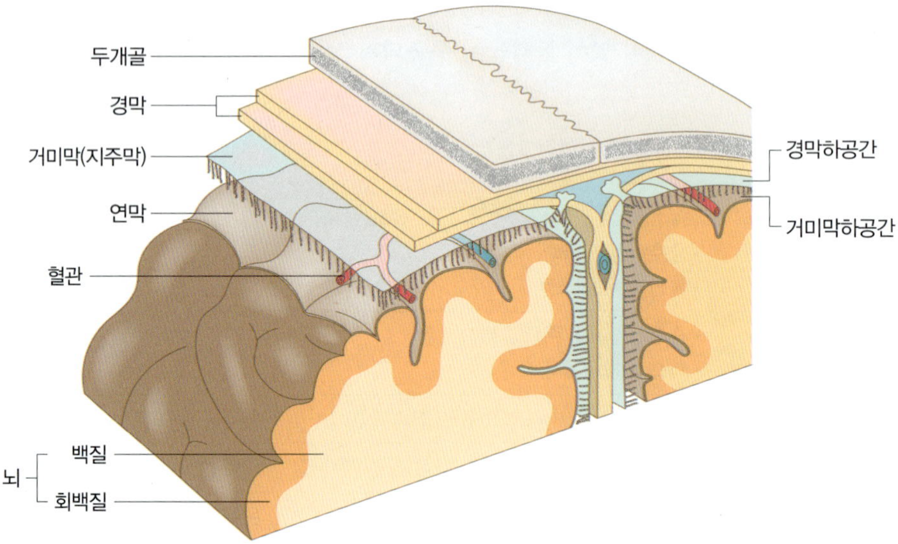

그림 9-2 뇌척수액의 위치

(1) 대뇌

대뇌는 뇌 전체 무게의 80%를 차지하며 좌우의 대뇌반구가 뇌량에 의해 연결되어 있다.

① 대뇌피질과 대뇌수질

대뇌피질은 신경세포체가 모여 있는 회백질 부분인 반면, 대뇌수질은 축삭으로 구성된 백질 부분으로서(그림 9-3) 대뇌 각 부분과 다른 중추신경을 연결해준다. 대뇌피질은 약 140억개의 신경세포로 구성되어 감각영역, 운동영역, 연합영역으로 구성되어 있다.

연합영역은 연합뉴런으로 이루어져 있어서 구심성 뉴런과 원심성 뉴런을 통합하고 신호변화의 기능을 한다. 연합뉴런은 전체 뉴런의 99%를 차지하고 중추신경계에만 있다. 연합영역은 학습, 기억, 언어, 상상, 이성 및 이해 등 고도의 정신적 기능을 수행하고, 운동 및 감각 기능을 통합하여 사물이나 상황을 인식하고 판단한다. 감각영역에서 수용된 정보를 연합영역이 지각하여, 상황을 인식하고 대처방안을 결정한 후, 원하는 움직임에 대한 명령을 운동영역으로 보내는 것이다.

대뇌피질은 신경세포들의 모양, 크기 및 분포가 달라 52개 영역으로도 나누어지는데 각 영역이 각기 다른 기능을 담당하여, 이를 기능국재^{localization}라고 한다. 한편, 대뇌피질은 해부학적으로 전두엽frontal lobe, 두정엽parietal lobe, 후두엽occipital lobe 및 측두엽temporal lobe으로 구분할 수 있다. 전두엽은 주된 운동피질로서 자발적 운동, 말하기 및 생각의 구성을 담

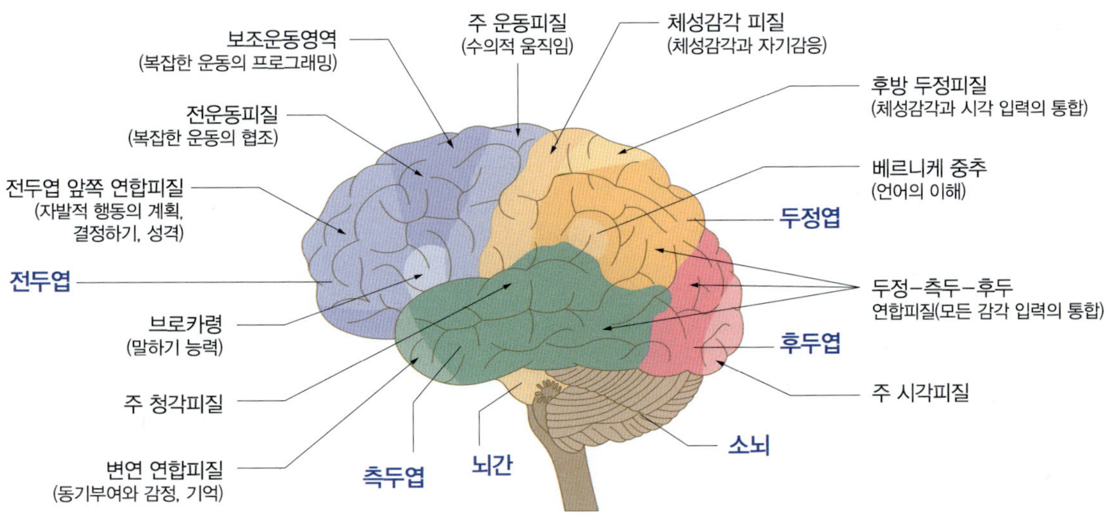

그림 9-3 대내피질의 구분

당하고 두정엽은 통각, 압각, 온도감각, 촉각과 같은 체성감각 정보를 받아들이고 처리한다. 후두엽은 일차적인 시각적 정보를 처리하고, 측두엽은 청각을 접수하며 기억과 감정 기능을 조절하는 역할을 한다.

② 기저핵

회백질인 대뇌피질 안쪽에 백질 부위인 대뇌수질이 있는데, 이 대뇌수질 안쪽에 신경핵들이 모여 생성된 회백질 덩어리를 기저핵basal nuclei이라고 부른다. 기저핵은 뇌간의 억제 기능을 하므로 대뇌피질과 다른 중추신경 사이의 운동 또는 감각을 중계하여 불필요한 운동을 억제하고 의도하는 운동을 선택하도록 한다. 신체 근육의 긴장을 억제하며, 느리고 지속적인 근육 수축을 조절하기 때문에 이 부분의 기능이 손상되면 파킨슨병, 무도병, 무정위운동증과 같은 운동과다 현상이 나타난다.

③ 변연계

변연계limbic system는 분리되어 있는 한 구조가 아니라 띠이랑(대상회)cingulate gyrus, 해마곁이랑parahippocampal gyrus 및 갈고리이랑(구상화)uncus의 연결구조 속에 들어 있는 유두체mammillary body와 편도체amygdala를 포함하는 영역이다. 변연계의 여러 부위는 중추신경계의 다른 부위와 연결되어 있어 여러 장기와 내분비선의 기능과 관련되어 있다. 변연계는 감정적 충동 중추로서 정서의 표현과 동기유발에 관여하며 학습, 기억, 각성 및 주의집중과 관련된다. 한편 변연계의 행동적 및 내분비적 반응을 나타내는 데에는 시상하부의 작용이 크다.

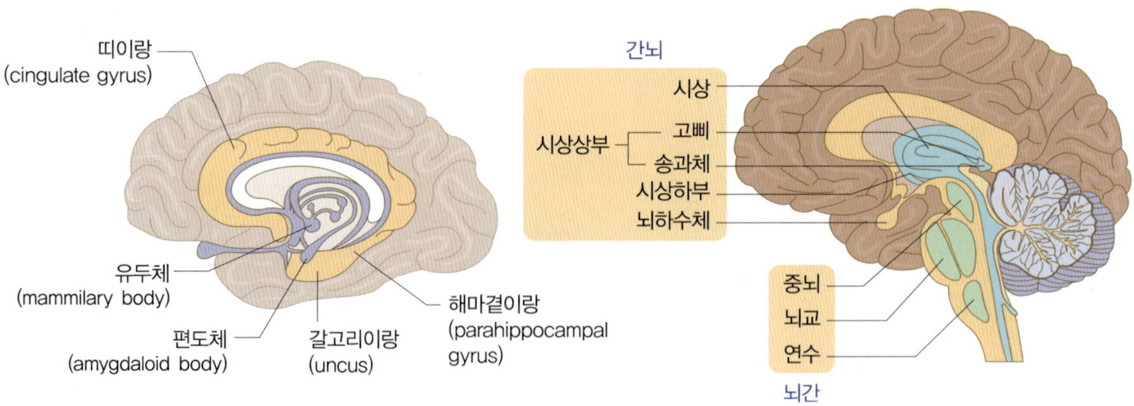

그림 9-4 변연계와 간뇌 및 뇌간

(2) 간뇌

간뇌는 뇌간의 위쪽 끝과 연결된 대뇌 안쪽에 위치하는데 시상thalamus과 시상하부hypothalamus로 구성된다. 시상은 시냅스 입력의 중계 부위로 원시 감각을 그대로 인식하고 운동 통제의 역할도 한다. 시상하부는 신체의 여러 항상성을 유지하는 중추로서 뇌하수체 전엽호르몬방출호르몬을 분비하며 뇌하수체후엽 호르몬을 생성할 뿐만 아니라 내장기능을 조절하는 자율신경계의 최고 중추이고 변연계와 함께 감정 및 정서반응을 조절한다.

(3) 소뇌

소뇌cerebellum는 뇌간의 뒤쪽 위에 붙어 있고, 대뇌의 운동영역과 신체 사이에서 중계자 역할을 하므로 행동조정, 자세조절 및 균형유지에 중요하다. 소뇌는 수의적 운동을 시작한다기보다는 각 신체 부위에서 골격근의 수축과 이완을 조절하여 움직임을 조화롭게 하고 근육의 긴장을 조절하며 평형감각 정보를 통해 자세와 평형을 유지하게 한다. 소뇌는 척수와 뇌교pons에서 오는 수많은 축삭을 통해 정보를 받는데, 이는 신체의 공간적 위치에 대한 것이고 특히 대뇌피질로부터 목적하는 의도적 움직임에 대한 정보를 받아서 전달해준다. 또한 소뇌는 어떤 종류의 학습에도 관여한다.

소뇌에 문제가 생기면 음주 시에 보행장애가 오는 것과 같은 증상이 나타난다. 유전성 또는 후천적 이유로 생긴 소뇌위축증cerebellar atrophy에서는 이러한 운동실조증이 나타난다.

(4) 뇌간

뇌간brain stem은 중뇌midbrain, 뇌교pons 및 연수medulla, medulla oblongata로 구성되어 척수와 연결되어 있다. 중뇌에는 안구운동, 청각정보, 운동조절에 관여하는 여러 핵이 있고, 일부 뇌신경이 시작된다. 중뇌에는 도파민에 대한 수용체가 있는 2가지 뉴런계가 있는데, 그 하나는 흑질부substantia nigra에서 시작되는 것으로 이 신경이 퇴화되면 파킨슨병이 된다.

뇌교는 중뇌와 연수 사이에 있는데, 일부 신경섬유는 소뇌와 연결되어 있고, 일부는 연수와 중뇌 사이를 지난다. 뇌교에는 일부 뇌신경에 관련된 핵들과 연수의 호흡중추와 협동적으로 작용하는 핵이 있다. 연수는 뇌교와 척수 사이에 위치하여 척수에서 올라오는 모든 신경과 뇌에서 내려가는 모든 신경이 지난다. 연수에는 호흡중추respiratory center, 심장중추cardiac control center 및 혈관운동중추vasomotor center가 있으며 일부 뇌신경에 축삭을 보내는 핵들이 있다.

(5) 척수

척수는 뇌의 가장 아래 부분인 연수에 연결된 중추신경으로 말초 수용기에서 받은 정보를 뇌에 전달하고, 말초 효과기로 뇌의 명령을 내려 보내는 역할을 한다. 또한 척수는 말초신경계 내의 정보를 통합하고, 반사작용을 하는 중추이므로 특정 자극에 대한 정보를 대뇌피질로 보내는 대신 자체적으로 명령을 효과기에 보내기도 한다. 척수는 척수관spinal canal 안에 들어 있는데, 좌우대칭을 이루며 회백질을 백질이 둘러싼 모양을 이룬다.

(6) 혈뇌장벽과 뇌척수액

뇌 이외의 다른 조직에서는 운동이나 식사에 따라 세포외액에서 pH나 화학물질 농도가 약간의 증감이 있을 수 있지만, 뇌에서 그런 일이 생기는 경우에는 정상적인 신경작용이 불가능하다. 아미노산은 신경전달물질로 작용할 수 있고, K^+나 Na^+ 농도의 작은 변화도 신경흥분과 흥분의 전달을 비정상적으로 변하게 할 수 있기 때문이다. 그런데, 뇌의 모세혈관은 내피세포가 밀착 결합tight junction에 의해 연결되어 있고 기저막basement membrane으로 둘러싸여 있다. 따라서 물, 이산화탄소, 산소 외의 다른 물질이 뇌조직에 출입하는 것은 철저하게 통제된다.

대부분의 친수성 물질은 뇌에 절대 들어가지 못한다. 지용성 분자는 쉽게 혈뇌장벽을 통과하므로 알코올, 니코틴, 헤로인은 신속하게 유입된다. 신생아의 뇌 모세혈관은 투과성이 성인에 비해 크기 때문에, 신생아 황달이 심한 경우 빌리루빈 색소가 뇌에 유입되어 뇌손상을 초래할 수도 있다.

2. 간질seizure disorders

발작(뇌전증)seizure, convulsion은 비정상적인 전기 작용으로 인한 뇌 기능의 간헐적인 교란이다. 이 중에 뇌의 이상에 의하여 발생하는 증상은 간질성발작epileptic seizures이고, 나머지는 비간질성발작이다. 이러한 간질성발작이 수면부족, 과음, 고열, 기타 약물 등의 특별한 유발요인이 없이 장기간에 걸쳐서 반복되면 간질epilepsy이라고 한다. 간질은 한 가지 질병명이 아니고 여러 가지 원인으로 인해 뇌에 생기는 이상 증상이다.

간질은 신경과에서 두통 다음으로 두 번째로 흔한 만성질환이다. 간질발작은 대개 잘

표 9-2 간질의 원인과 간질발작의 유발요인

원인	유발요인
• 대뇌피질이형성증(cortical dysplasia) • 해마경화증(hippocampal sclerosis) • 뇌손상(출산이나 기타 사고로 두부 외상) • 소아의 열성 경련 • 과량의 약물이나 중독성 물질의 복용 • 뇌졸중(뇌혈관이 막히거나 터진 경우) • 뇌염, 뇌의 기생충 감염, 뇌종양, 뇌혈관기형 • 뇌세포에 손상이나 이상을 초래하는 질환	• 항간질약을 거른 경우 • 음주, 수면 부족, 심신 과로 • 항간질약의 혈중 농도를 변화시키는 약물의 부작용 • 생리 전이나 생리 중(catamenial epilepsy) • 극도의 흥분, 고열 • 큰소리나 특별한 멜로디의 음악 • 반짝거리는 불빛(전자오락, 나이트클럽 등)

조절되고 있기 때문에 주위의 사람들이 모르는 경우가 많다. 우리나라 간질환자 수는 약 30~50만 명이며 1년에 약 2만 명의 환자가 새로이 발생한다. 간질은 어느 연령층에서도 나타날 수 있으나 10세 이전과 50세 이후에서 발병률이 높다.

1) 병태생리

성인기에 발작이 처음 일어나면 원인을 규명해야 한다. 2세 이전의 발작은 발달 중 손상, 출산 시 손상 혹은 대사 이상에 의한 것일 수 있다. 뇌의 신경세포에 손상을 주거나 신경세포의 정상적 기능을 방해하는 것은 모두 간질의 원인이 될 수 있다. 간질은 1가지 원인에 의한 것이라기보다는 체질, 가족력 및 뇌의 이상 등이 환경적 요인과 상호작용한 결과로 볼 수 있다. 표 9-2는 간질의 주요 원인과 함께 간질발작의 빈도를 증가시키는 요인을 요약하였다. 특히 대뇌피질이형성증은 전두엽과 두정엽간질의 흔한 원인이고, 해마경화증은 측두엽간질의 흔한 원인이다. 음악, 빛, 소리 등 특정한 자극에만 발작이 유발되는 경우를 반사성간질reflex epilepsy이라고 한다.

2) 발작 증상

간질의 증상은 간질발작의 종류에 따라 설명할 수 있는데 구별 방법은 여러 가지가 있다. 표 9-3은 대표적 간질 종류의 증상을 요약하였다. 전신발작은 병소가 대뇌반구와 뇌간에 깊숙이 위치하는 반면, 부분발작은 대뇌피질에서 발생하는 편이다. 전신발작은 의식상실이 있는 반면에, 부분발작은 의식에 변화가 없을 수도 있다.

표 9-3 간질발작의 종류별 증상*

구분		특징
부분발작	단순 부분발작	• 의식의 장애가 없이 평소와 다른 느낌이나 증상이 나타남 • 손이나 발 등 신체 일부분에 의도하지 않은 움직임과 경련이 있음 • 소리가 이상하게 들리고 사물이 이상하게 보임 • 구역질, 위가 거북한 느낌, 공포심, 어지러움
	복합 부분발작	• 멍하게 있거나 중얼거리거나 배회함 • 입맛을 쩝쩝 다시고, 만지작거림 • 이유 없이 반복하는 동작을 기억하지 못함
전신발작	압상스 발작 (소발작)	• 10초 정도 의식만 살짝 잃고, 곧 정상으로 의식 회복함 • 대화나 행동 중에 멍한 상태로 눈동자가 살짝 위로 올라감 • 어린이들에서 주로 발생하고 정신집중을 못해 학습장애를 초래할 수 있음
	강직-간대성 발작 (대발작)	• 의식을 잃고 쓰러지며 전신이 뻣뻣해지는 강직성 시기가 지나고 팔다리를 씰룩거리는 간대성 시기가 뒤따름

* 압상스(absence), 강직-간대성(tonic-clonic)

3) 진단

간질을 진단하기 위해서는 발작의 양상, 발작하기 전후 및 도중의 환자 상태, 발작 발생 시의 주변 환경, 유발요인, 출산 전부터를 포함한 과거력, 다른 질환이나 약물남용의 여부, 다른 가족의 건강상태 등에 대한 정보를 종합적으로 분석하여 비간질성 발작의 가능성을 확인하고 간질의 종류와 병소를 확인해야 한다. 간질발작을 유발하는 특별한 요인이 없고 간질과 유사한 증상을 보이는 질환(가성간질, 실신, 뇌허혈증, 자율신경계의 부전, 심장부정맥, 편두통, 저혈당 등)이 없는 상태에서, 간질파epileptiform discharge를 동반하는 간질발작이 장기간 반복적으로 발생할 때 간질로 진단한다.

간질을 진단하기 위한 가장 중요한 검사는 뇌파검사electroencephalogram로서 머리에 전극을 붙인 후 약 1시간 동안 뇌파를 기록하여 간질파 발생 여부와 발생 부위를 확인한다. 비디오 EEG는 간질의 임상 증상과 비정상적 전기활동을 관련짓는데 도움이 된다. 뇌 PET 검사는 표지된 포도당이 뇌의 각 부위에 분포된 이미지를 분석하는데, 간질의 원인 부위는 포도당 대사가 저하되므로 간질 병소를 확인할 수 있다. 간질의 원인 부위를 통과하는 혈류는 발작이 있을 때는 증가하고 발작이 없을 때는 감소하므로, 뇌 스펙트Single-photon emission computed tomography, SPECT검사도 이용된다.

> **SPECT(single-photon emission computed tomography)**
> 감마선을 이용한 핵의학 단층촬영술로서 종전의 핵의학 평면이미지와 비슷하지만 3차원 정보를 제공할 수 있다.

특히 소아에서는 다른 대사성 장애로 인해 발작이 나타날 수 있기 때문에, 발견되지 않는 신경학적 장애와 유전적 소인이 있는지를 확인하기 위한 대사검사가 필요하다. 또한 간질의 원인이 되는 대뇌피질이형성증, 뇌손상, 해마경화, 뇌종양, 뇌혈관기형 등이 있는지 확인을 위해 MRI검사가 필요하다.

4) 치료

간질의 치료는 항간질약antiepileptic drugs, AED을 투여하는 약물치료가 기본이고 케톤식이요법을 이용하기도 한다. 효과가 없는 경우에는 수술요법과 미주신경 자극 치료를 진행한다.

(1) 약물치료

항간질약의 작용은 매우 특이적이기 때문에 발작의 형태에 따라 서로 다른 약물이 효과적이다. 약물 간의 상호작용과 부가되는 부작용 때문에 가능하면 1가지 약물을 단독적으로 사용하여야 한다. 간질의 약 60~70%는 항간질약에 의하여 발작이 완전히 없어지는데 약을 충분히 복용해도 간질발작이 자주 발생하는 경우도 있다. 약물로 발작이 완전히 조절될 때에도 여러 가지 주의할 점이 있다. 약을 중단하는 것을 서서히 해야 하고, 갑자기 약물복용을 중단해서도 안 되며, 다른 질병의 치료를 위해 또 다른 약을 먹어야 하는 경우에는 약물끼리의 상호작용 여부를 주의해야 한다.

표 9-4는 항간질약의 종류와 식품성분과의 상호작용 및 부작용을 요약하였다. 흔히 나타나는 부작용으로 졸림, 어지러움, 구역질, 손 떨림, 다모증, 탈모증, 잇몸비대, 주의력 장애, 간 기능 장애 및 백혈구감소증이다. 항간질약 중에는 경구피임약과 상호작용을 하거나 임신율을 저하시키거나, 호르몬 기능에 영향을 주는 것이 있다. 임신 초기 항간질약의 복용은 선천성기형이나 주산기합병증을 유발할 수 있다. 특정 약물(카바마제핀, 페니토인, 페노바비탈, 프리미돈, 발프로인산)은 비타민 D의 대사를 방해하여 골다공증에 걸릴 위험을 증가시킨다.

표 9-4 항간질약물과 식품성분의 상호작용 및 부작용

약물[1]	식품과 상호작용에 의한 주의사항	부작용
가바펜틴(gabapentin)	제산제, 알코올과 복용 금지, 식후나 공복 중 일관적으로 복용	체중 증가, 발의 부종, 배탈
라모트리진(lamotrigine)	식후나 공복 중 일관적으로 복용, 알코올과 함께 복용 금지	배탈
레비티라세탐(levetiracetam)	알코올과 함께 복용 금지	진정 효과, 인지 효과, 어지러움
발프로익산(valproic acid)	식후나 공복 중 일관적으로 복용, 알코올과 복용 금지	배가 거북함, 메스꺼움, 체중 증가, 간독성, 혈소판 수 감소
옥스카바제핀(oxcarbazepine)	자몽주스, 알코올과 함께 복용 금지	배탈, 저나트륨혈증, 구토
조네그란(zonegran)[2]	알코올과 복용 금지	체중 감소, 배탈, 혈당과 소듐 수준 변화, 신장결석(nephrolithiasis)
카바마제핀(carbamazepine)	식후나 공복 중 일관적으로 복용, 자몽주스나 알코올과 함께 복용 금지	-
클로나제팜(clonazepam)	알코올과 함께 복용 금지	메스꺼움, 식욕 감소
토피라메이트(topiramate)	알코올과 함께 복용 금지	인지 장애, 식욕 상실, 체중 감소, 대사성산독증, 신장결석
페노바비탈(phenobarbital)	알코올과 함께 복용 금지	진정 효과, 인지 효과, 배탈, 구토, 변비
페니토인(phenytoin)	-	운동실조(ataxia), 인지장애, 부종, 잇몸 부종
펠바톨(felbatol)[2]	자몽주스, 알코올과 복용 금지	재생불량성빈혈, 간부전, 배탈, 식욕 감소, 체중 감소
프레가바인(pregabalin)	식후나 공복 중 일관적으로 복용, 알코올과 함께 복용 금지	부종, 체중 증가
프리미돈(primidone)	알코올과 함께 복용 금지	배탈, 구토, 식욕상실, 빈혈이나 혈액 이상

1) 일반약(generic drug)명을 가나다순으로 정리함
2) 일반약명이 없어 상품명(brand name)으로 표시함
자료: Nelm M et al.(2011). Nutrition Therapy & Pathophysiology. 2nd ed. Wadsworth.

(2) 간질 수술

간질수술은 대상 환자의 간질 발생 양상, 발생 부위, 목적, 동반되는 뇌질환에 따라 선택한다. 간질을 일으키는 원인이 한쪽 해마hippocampus인 내측 측두엽 간질mesial temporal epilepsy일 때 해마를 절제하고, 측두엽 간질 중에 바깥쪽 측두엽이 원인인 경우에 측두엽 외 절제

해마와 간질

해마는 새끼손가락만한 크기의 뇌조직으로 양 측두엽의 안쪽에 위치하고 있다. 고급 기능을 수행하는 신경세포가 밀집되어 있어 기억력의 중추라고 할 수 있다. 해마의 신경세포는 저산소증에 아주 민감해서 어린이의 잦은 열성 경련, 뇌염, 연탄가스 중독, 일시적인 질식으로 인해 손상을 받을 수 있다. 이러한 손상에 의해 다른 후유증이 없어도 정상적인 기억 기능이 소실될 뿐 아니라 비정상적인 전기활동이 생겨 간질발작을 일으키게 된다.

술extratemporal resection을 한다. 뇌량절제술callosotomy은 뇌에서 부분적으로 발생하는 간질파를 없애지는 못하지만 간질파가 반대쪽 반구로 넘어가 뇌 전체로 퍼지는 것을 예방할 수 있다. 병든 쪽 반구를 절제하는 대뇌반구절제술hemispherectomy도 드물지만 시행되는데, 한쪽 대뇌 반구의 전체가 손상되거나 계속적으로 손상되는 환자의 경우 선택한다.

(3) 미주신경 자극치료

미주신경 자극치료는 간질환자의 몸에 작은 전기자극기를 삽입하여 지속적으로 미주신경을 자극하여 간질발작의 빈도와 강도를 줄이는 치료이다. 효과가 뚜렷하지 않는 경우도 있고 환자 중 일부에서는 기침, 쉰 목소리, 치통, 안면 통증 등 부작용이 생길 수 있다.

(4) 식사요법

혈장 내의 케톤체의 농도가 높을 때 항경련성 효과가 증가하므로 케톤증을 유도하는 케톤식이 고안되었다. 케톤식은 저당질 · 고지질식로서 당질 섭취량이 극도로 적고 지질 섭취량은 매우 많아 총에너지 섭취량의 70～80%를 지질로부터 얻는다. 일반 식사에서는 케톤성인 지질과 항케톤성인 단백질과 당질의 비가 1 : 3 정도이지만 케톤식에서는 3 : 1～4 : 1에까지 달한다.

3. 치매

치매는 기억상실, 인지 손상을 비롯하여 언어, 운동 및 판단 능력이 상실되어 일상생활이 불가능하게 되는 상태를 이르는 일반적 용어이다. 따라서 전반적인 뇌 기능의 손상을 일으킬 수 있는 모든 질환이 치매의 원인이 될 수 있다. 알츠하이머치매Alzheimer's disease, AD는 원인 미상의 신경퇴행성 질환으로 전체 치매의 50~60%를 차지하고, 뇌의 혈액순환장애에 의한 다발성경색성치매가 20~30%를 차지하며, 나머지는 기타 원인에 의한 치매이다.

1) 알츠하이머치매

알츠하이머치매Alzheimer's disease, AD의 가장 큰 위험요인은 노화로서, 대부분이 65세 이후에 발병되므로 65세 이전에 발병된 AD는 특별히 조기발병 AD라고 따로 부른다.

(1) 원인

AD에 취약한 유전자들이 발견되고 있는데 그 중에 하나가 아포지단백질apolipoprotein E, APOE을 코딩하는 유전자이다. APOE ε4 변종이 발견되는 비율이 전체 인구집단에서는 15%인데 비해 AD환자에서는 40%이며 이 변종을 가진 사람에서 β-아밀로이드β-amyloid 대사가 변화된다. APOE가 혈중 콜레스테롤 수송에 관여하므로 심혈관질환이나 영양학적 관련성이 있을 수 있다. 또한 프레세닐린 I presenilin I, PSEN1, 프레세닐린 IIpresenilin II, PSEN2 및 아밀로이드 전구체 단백질amyloid precursor protein, APP을 코딩하는 유전자 변종도 조기발병 AD와 관련되어 있으므로 연구가 진행 중이다.

심혈관계질환, 당뇨병, 유리라디칼free radical 산화손상oxidative damage, 다운증후군 및 두부손상이 AD 발병 위험을 증가시키는 것으로 알려져 있다. 또한 납, 알루미늄, 구리 및 아연은 유리라디칼의 생성을 초래하기 때문에 AD 발병과 관련 있다는 제안도 있다. 반면에 과일, 채소, 생선 및 오메가 3 섭취 증가가 AD의 위험을 감소시킨다는 연구들이 보고되었으며 신경 생성neurogenesis이나 염증 반응을 AD 발병과 관련짓기도 한다.

(2) 병태생리

AD에서는 대뇌피질의 위축이 넓게 나타나고 뇌실이 확장된다. 뇌를 현미경으로 보면 아밀로이드판amyloid plaque과 신경원섬유매듭neurofibrillary tangles을 확인할 수 있는데, 이것이 뇌의 정상적 기능을 손상시키는 원인이다. 신경원섬유매듭은 비정상적 신경세포의 세포질에서 발견되는데 나선형으로 서로 감겨 있는 섬유상 단백질로 되어 있으며, 화학적으로나 효소에 의해 파괴되기 어렵고 신경세포가 사멸해서 없어질 때까지 계속 남아 있다.

아밀로이드와 신경원섬유매듭(amyloid plaque & neurofibrillary tangles)

아밀로이드는 일부 퇴행성질병의 조직에 축적되는 복합단백질이다. 신경원섬유매듭은 타우(tau)라는 미세소관(microtubule) 관련 단백질에 과도한 인산화가 일어나 생성되는데 서로 뭉쳐서 불용성 형태로 된다.

β-아밀로이드라는 펩티드가 축적되면 일련의 AD 증상이 시작되는데, 이 펩티드는 세포막 관통 단백질인 아밀로이드 전구체 단백질로부터 온다. 이 아밀로이드판과 매듭의 수 및 분포는 AD환자의 지적 퇴화 정도와 연관된다. 신피질neocortex 전체와 해마 및 아미그달라(변연계에 속하는 편도체)amygdala에는 전체적으로 퍼져 있고, 1차 감각 피질은 비교적 덜 침범된다. 해마는 정보를 처리하고 새로운 기억을 획득하며 옛 기억을 꺼내는 데에 중요한 역할을 하는 부위이다.

AD환자는 대뇌피질과 해마 부위에서 콜린 아세틸전환효소choline acetyltransferase의 활성이 낮아져 있는데 감소 정도는 아밀로이드판 수 및 치매의 심각도와 정량적으로 관련된다. 이 효소는 아세틸콜린의 합성에 필요한 것이고 아세틸콜린은 기억과 관련된 신경전달물질이다.

(3) 증상

집중력 감소와 건망증은 AD의 초기 증상이지만 노화에 따른 자연스러운 증상이라고 간주되기 때문에 초기 발견이 어렵다. 단기 기억이 상실되고 그런 기억상실을 부인하는 동안 AD가 점점 진행된다. AD환자는 자신의 단기 기억 상실을 부인하기 때문에 주위 사람이 보고하는 것에 의해 질병의 증상이 발견된다. 물건을 둔 곳을 잊게 되고 길을 잃게 된다. 또 약속한 것을 기억하기 어려워지면서 인성이 변화되므로 자발성이 없어져 사회적으로 위축되고 유머 감각이 없어진다.

AD가 진행되면서 인지 기능의 손상이 일어나며 언어, 공간감각 및 문제해결 능력에 필요한 고위 피질 기능의 변화가 나타난다. 극단적 착각, 통찰력 결여, 일상생활 수행 불가능, 방향감각 상실이 오고, 개인위생을 게을리 하며 쉽게 동요한다. 수면 장애, 안절부절, 방황, 의심, 공격성이 나타나 가족을 학대하게 되며, 혼자 살 수 없으므로 누군가의 보호를 받아야 된다. 말기에는 환경에 반응하지 못하고 침대에만 지내게 되어 만성쇠약과 관련된 합병증으로 사망한다.

(4) 진단

먼저 보호자와 함께 병력을 청취하고 간단한 선별검사를 통해 치매가 의심되면, 환자의 인지 능력을 연령, 학력, 성별이 같은 정상군과 비교하는 신경심리검사인 정밀검사를 하게 된다. 이 검사에서 환자의 인지 능력이 저하된 것이 확인되면 치매라고 진단할 수 있다. 기억이나 인지 기능 소실을 설명할 만한 다른 질병이 있는지 확인하고, AD 외에 다른 종류의 치매인지 확인하기 위해서 혈액검사, 뇌영상검사(MRI 등)가 필요하다. 비타민 B_{12} 결핍과 갑상선 기능 이상 혹은 전해질 불균형과 같은 대사검사가 필요할 수도 있다.

(5) 치료

현재로서 AD를 치료할 수 있는 방법은 없다. AD의 진행을 더디게 하는 약물로 콜린에스터라아제[cholinesterase] 저해제가 있는데 이것은 시냅스에서 아세틸콜린이 분해되는 것을 억제하여 아세틸콜린의 작용을 강화하는 효과가 있다. 이런 약물은 경증의 인지 장애 초기 단계에 사용되고 6~12개월 정도 병의 진행속도를 늦출 수 있다. AD를 치료하지는 않지만 기능의 손실을 지연시키기 위한 다른 약물로 N-메틸-D-아스파르테이트[N-methyl-D-aspartate] 길항제가 최근에 미국 FDA 승인을 받았는데 보다 진행된 AD환자에게 사용된다. 이 약물의 작용은 해마 뉴런의 기능에 영향을 주어 증상을 호전시키거나 아밀로이드 침착과 경색에 의한 글루탐산 흥분독성[glutamatergic excitotoxicity]을 방해하는 것이다.

β-아밀로이드가 세포막의 산화손상이나 지방 과산화 및 염증과 같은 2차 기전을 통해서 신경독성 효과를 내기 때문에 항산화제와 같은 신경보호 효과가 있는 물질이 AD 치료제로 적용되고 있다. 비타민 C와 비타민 E가 AD의 발병을 늦춘다는 역학 연구 결과도 있고, 은행[Ginkgo biloba]이 AD환자에서 적지만 유의적인 효과를 보였다는 연구도 있다.

정신병약[psychotics]이나 기분안정제[mood stabilizer]와 같은 정신작용[psychotropic] 약물이 우울증, 초조[agitation] 혹은 수면 장애를 조정하는데 사용될 수 있다. 무엇보다 환자의 보호자에 대한 지원이 필요하다. 이들은 환자의 약물 투여는 물론 비약물적 치료 및 전신 건강을 돌보기 때문이다.

2) 다발성경색성치매

다발성경색성치매의 발병률은 알츠하이머치매 다음으로 흔하고 55~70세 남자에게 호발한다. 그 원인은 뇌출혈이나 뇌경색에 의한 뇌손상이며, 고혈압, 부정맥, 심근경색, 말초혈관 장애, 이상지혈증, 당뇨병, 자가면역성맥관염vasculitis, 감염성맥관염 및 흡연이 위험인자이다. 알츠하이머치매와 다른 점은 발병이 점진적이거나 갑작스러울 수 있고 진행이 단계적이며 경색이 일어난 국소 부위에 관련된 신경학적 증상이 나타난다. 표 9-5는 알츠하이머치매와 다발성경색성치매의 증상을 비교하였다.

맥관염(vasculitis)
여러 가지 원인에 의한 염증으로 혈관이 파괴되는 장애이다.

표 9-5 알츠하이머치매와 다발성경색성치매의 비교

구분	알츠하이머치매	다발성경색성치매
발병 시기	고령에 따라 현저히 증가됨	고령에 따라 증가하나 알츠하이머치매보다 젊은 연령에서 발생함
경과	알아차리지 못하게 항상 서서히 진행됨	단계적으로 진행됨
자각 증상	없음	초기에 두통, 현기증, 불면, 우울증 등이 있음
정신 증상	현저한 인격 붕괴, 전반적 치매	말기까지 비교적 인격, 판단력, 상식 유지, 산재적인 치매
대뇌소 증상	현저하지 않음	병변 발생 부위에 따라 발생함
신경 증상	초기에는 없고 말기에 근경직이 있음	초기부터 편마비, 가성연수마비가 있음
전신질환	특이할 병증 없음	고혈압, 당뇨병, 허혈성심장병 등 동반함
병에 대한 인식	끝까지 없음	말기까지 어느 정도 보유하고 있음
감정	없음	정동실금

자료: 장유경 외(2011). 임상영양관리. 도서출판 효일.

3) 기타 치매

(1) 전측두엽치매

전측두엽치매frontotemporal dementia는 측두엽 앞쪽의 위축과 관련된 장애들을 이른다. 행동적 증상과 언어적 증상의 2가지 임상 증상이 있는데 행동적 증상은 저지할 수 없는 충동적 행동이나 무관심을 보이고 사회적으로 부적절한 행동을 하는 것이며 언어적 증상은 언어적으로 이해가 되지 않는 표현을 하는 것이다.

(2) 크로이츠펠트-야곱치매

크로이츠펠트-야곱치매Creutzfeldt-Jakob disease, CJD는 프리온prion이라는 감염성 단백질에 의한 치매로서, 퇴화가 신속하게 진행되는 치명적 질환이다. 광우병bovine spongiform encephalopathy, BSE, mad cow disease은 소나 양의 뇌와 척수에 스폰지 형태의 퇴화를 유발하는 질병인데, 이 광우병이 크로이츠펠트-야곱치매를 유발하는 것으로 믿기 때문에 CJD는 광우병의 변종이 인간에서 나타난 것으로 보기도 한다.

(3) 베르니케-코르사코프증후군

베르니케-코르사코프증후군Wernicke-Korsakoff syndrome은 만성알코올중독으로부터 발병하고 베르니케뇌병증Wernicke's encephalopathy과 코르사코프증후군Korsakoff's syndrome의 두 장애를 결합해서 부르는 이름이다. 베르니케뇌병증은 티아민의 결핍으로 당질 대사가 원활하지 않아 뇌조직의 에너지원인 글루코오스의 공급 부족때문에 급성적인 증상이 나타나는 것이다. 코르사코프증후군은 보다 만성적인 단계로 최근 기억이 생성되지 못하고 옛 기억이 손상되며, 사실과 다르게 기억하면서 환각 등의 증상이 나타난다.

(4) 헌팅톤병

헌팅톤병Huntington disease은 무도병chorea으로도 불리며 심리적 변화와 함께 치매가 만성적으로 진전되는 유전적 장애로서 HD 유전자에 생긴 삼뉴클레오티드 반복 확장trinucleotide repeat expansion에 의해 유발된다. HD 유전자는 4번 염색체에 위치하며 헌팅틴huntingtin이라는 단백질을 코딩한다. 이 병은 운동 명령을 조정하는 기저핵basal ganglia의 뉴런을 주로 손

무도병(chorea)과 삼뉴클레오티드 반복 확장(trinucleotide repeat expansion)
무도병은 얼굴 · 손 · 발 · 혀 따위가 뜻대로 되지 않고 저절로 심하게 움직여, 마치 춤을 추는 듯한 모습이 되는 신경병이다. 삼뉴클레오티드 반복 확장은 DNA 돌연변이로 인해 삼뉴클레오티드 반복 장애(trinucleotide repeat disorder)를 유발한다.

상시키기 때문에 운동 명령motor output이 증가되어 춤을 추는 듯한 움직임을 보이고 우울 증상, 인성 변화, 기억 상실, 충동 행위, 반사회적 행동이 나타난다.

4. 파킨슨병

파킨슨병은 아직 정확하게 밝혀지지 않은 어떤 원인에 의해, 퇴행성 변화가 일어나서 도파민을 분비하는 뉴런의 수가 감소되는 질환이다. 이 병은 알츠하이머치매 다음으로 흔한 신경퇴행성질환으로 주로 50세 이후에 발병하고 발병률은 점차 증가하여 85세 이후에는 4~5%에 이른다. 아시아인이나 흑인보다 백인의 경우 발병률이 더 높아 미국에서는 가장 흔한 신경계질환이며 여자보다 남자에서 훨씬 흔히 발병한다.

1) 원인

정상적인 뇌의 기능을 위해서는 흥분성 신경전달물질과 억제성 신경전달물질의 균형이 필요하다. 이 균형이 정상적일 때, 둘 이상의 근육계를 움직이는 느린 동작과 자세 및 근육 긴장이 유지된다. 파킨슨병에서는 대뇌피질 아래 깊은 곳인 기저핵의 일부분인 흑색질substantia nigra의 도파민계 신경이 파괴되어 흥분성 신경전달물질인 도파민의 생성이 감소함에 따라 억제성 신경전달물질과의 균형이 깨지면서 여러 증상이 나타난다.

흑색질(substantia nigra)과 도파민성 뉴런(dopaminergic neuron)
흑색질은 중뇌에 위치하며 보상, 중독 및 움직임의 영역에서 중요한 역할을 한다. 도파민성 뉴런은 도파민을 분비하는 뉴런이다. 특정 부위에서 도파민 활성이 비정상적으로 증감되는 것은 파킨슨병 외에도 정신분열증, 주의력결핍과잉행동장애의 원인이 된다.

뇌 흑색질의 도파민계 신경이 파괴되는 원인은 명백하지는 않지만 다양한 유전적 원인과 환경적 요인이 관련된 것으로 보인다. 전체 발병의 10% 정도는 가족력이 있는데 상대적으로 더 젊은 시기에 발병하고 증상이 서서히 진행된다. 쌍둥이나 가족 연구를 통해, 파킨슨병에 관련된 유전자가 10개 이상 발견된 바 있는데, 세포 내 산화적 스트레스로부터 유래된 독소의 영향도 거론되고 있다. 도파민이 효소적 산화나 자가산화를 거치면 과산화수소나 유리라디칼을 생성하므로 이것이 세포막 지질의 과산화와 세포 사멸을 초래할 수 있다. 또한 비정상적인 염증반응 혹은 약물 부작용이나 살충제 같은 환경오염물질 및 영양소 결핍도 파킨슨병의 원인으로 보고되기도 하였다.

2) 증상

파킨슨병은 매우 서서히 시작되고 조금씩 진행되며 초기 증상이 다른 병과 혼동되므로 오십견, 중풍, 치매 등으로 의심되다가 조기 진단을 놓치는 경우가 대부분이다. 표 9-6은 파킨슨병의 증상을 요약하였다. 초기 증상은 떨림, 강직, 서동이지만 이 3가지가 나타나기 전부터 피곤함, 무력감, 팔다리의 불쾌감, 기분이 이상하고 화가 나는 증상이 나타날 수 있다.

표 9-6 파킨슨병의 주요 증상

구분		증상
운동과 관련된 증상	진전(떨림)	안정 시 진전(쉬고 있을 때 심하고 자발적 운동 시에 감소)
	강직	몸이 뻣뻣해지고 남이 환자의 팔을 펴려고 할 때 톱니바퀴를 돌리는 것 같은 저항감을 느끼게 됨
	서동(느린 동작)	움직임이 느려져 보행 장애, 가면안(무표정, 무감정), 음량이 작아지고 발음 장애로 진행됨
	기타	자세의 불안정, 동작동결(얼어버린 것 같음), 이상운동증
운동과 무관한 증상	자율신경 이상	배뇨 장애와 변비, 성 기능 이상, 체위성 저혈압(갑자기 일어설 때 핑도는 듯한 어지러움)
	감각 이상	통증(팔다리, 허리, 목 근육), 이상감각 증상(뜨거움, 벌레가 기어가는 느낌, 심한 간지러움으로 수면을 방해함)
	정신 이상	치매, 정서 장애(우울증, 불안증)
	수면 장애	수면 중 소리를 지르거나 몸을 심하게 움직임

β-CIT[(-)2β-carbomethoxy-3β-4(iodophenyl)tropane)]

β-CIT는 재흡수 수송체에 대한 연구에 쓰이는 약물로서 뇌의 도파민 수용체와 세로토닌 수용체의 분포를 측정하고 도파민 뉴런의 파괴 정도를 측정하는 데 쓰이는 약물이다.

3) 진단

파킨슨병을 진단하기 위한 명확한 1가지 방법은 없고 병력 청취와 신경학적 검사 및 치료 약물에 대한 반응이 중요하다. 증상에 대한 진단도구인 떨림tremor, 강직rigidity, 운동불능akinesia, 자세불안정postural instability을 TRAP이라고 하여 묶기도 한다. 인지 기능, 행동, 기분, 일상생활 및 운동 기능을 포함한 진행정도의 진단에 대한 도구인 UPDRSUnified Parkinson's Disease Rating Scale가 최근에 개발되었다.

그 밖의 다른 검사법은 파킨슨병 자체를 확진하기보다는 다른 질환이나 파킨슨증후군과 구별하기 위해 보조적으로 사용된다. 특히 파킨슨유사증후군과 구별해야 하는데 MRI(뇌자기공명영상)magnetic resonance imaging이나 SPECT, 뇌 PET 촬영 등이 이용된다. 일반적인 SPECT는 파킨슨병의 진단에 큰 도움이 되지 않지만 β-CIT 화합물을 이용하여 검사하면 매우 민감하게 파킨슨병을 감지할 수 있고 병의 진행정도를 평가할 수 있다.

4) 치료

파킨슨병의 치료는 환자의 현재 증상, 연령 및 직업에 따라 맞추어야 한다. 치료는 기본적으로 주로 도파민제제를 이용하는 약물치료를 원칙으로 하고, 장기간 도파민제제를 사용하여 후기운동합병증이 발생하는 경우에는 수술적 치료 방법을 고려한다. 또한 교육과 운동과정이 포함된다.

파킨슨병 약물치료는 환자가 일상생활을 무리 없이 영위할 수 있게 하는 최소 용량의 약물을 사용하는 것인데 처음부터 과량의 약을 사용하면 약으로 인한 부작용이 빨리 나타날 수 있기 때문이다. 표 9-7은 파킨슨병에 사용되는 몇 가지 약물과 식품의 상호작용을 정리하였다. 약물 복용의 목표는 약물의 혈중 일정 농도가 유지되지 않는 시간을 최소화하면서 약물의 흡수를 최대화하는 것이다.

약물의 효과가 크지 않고 병의 진전이 심한 환자들에게는 이상운동증dyskinesia을 치료하기 위해 감마나이프를 이용하여 시상의 일부를 파괴하는 시상파괴술thalamotomy이나 기저

표 9-7 파킨슨병 치료에 사용되는 약물의 종류와 기전

구분	약물	작용 기전	부작용
도파민 전구체	레보도파제(levodopa, L-dopa)	도파민 농도를 증가시킴	메스꺼움, 구토, 식욕 저하, 미각변화, 피로
도파민 작용제(agonist)	로피니롤(ropinirole) 프라미펙솔(pramipexole)	도파민 수용체를 촉진함	메스꺼움, 속쓰림(heartburn), 구토, 변비, 잦은 배뇨, 구강 건조, 극심한 피로
탈탄산효소 저해제	카르비도파(carbidopa)	도파민의 분해를 지연함	복통, 구강 건조, 식욕 저하, 방귀, 변비, 설사
COMT* 억제제	엔타카폰(entacapone) 톨카폰(tolcapone)	도파민의 분해를 지연함	복통, 변비, 설사, 피로, 메스꺼움, 위식도역류질환, 트림
흥분성 콜린 뉴런의 억제	트리헥시페니딜(trihexyphenidyl) 벤즈트로핀(benztropine)	도파민 부족의 균형을 회복시켜 진전과 강직을 완화	변비, 코 · 구강 · 목의 건조, 메스꺼움과 구토
복합제제	시네메트(sinemet)		복통, 구강 건조, 식욕 저하, 방귀, 변비, 설사, 딸꾹질

*COMT(Catechol-O-methyltransferase)

핵의 일부를 파괴하는 담창구파괴술pallidotomy을 시행한다. 최근에는 뇌의 특정 부위에 전기 자극기를 삽입하는 심부자극술deep brain stimulation, DBS을 시술하기도 한다.

낙태된 태아의 도파민 분비 뇌세포를 환자의 뇌에 이식하거나, 신경에 영양을 공급하는 인자를 투여하는 방법도 연구 중이다.

담창구파괴술(pallidotomy)

파킨슨병이나 이상운동증(dyskinesia)을 치료하기 위해 뇌의 기저핵의 일부인 담창구(globus pallidus)에 미세한 전극을 삽입하고 80℃로 60초간 가열하여 국소적으로 작은 범위의 뇌세포를 파괴하는 방법이다.

5. 루게릭병

루게릭병Lou Gehrig's disease은 근위축성축삭경화증amyotrophic lateral sclerosis, ALS이라고도 불리며, 운동신경만이 선택적으로 퇴화되는 신경계질환으로 운동신경원질환이기도 하다. 유병률은 전세계적으로 10만 명당 2명꼴이고 발병 연령은 평균 50세이며, 여자보다 남자가 더 많이 걸린다. 점진적으로 진행되므로 첫 증상으로부터 2～5년 동안 생존한다.

1) 원인과 병태생리

파괴된 운동신경을 섬유조직이 대체하는데, 이 섬유조직은 뉴런의 기능을 할 수 없다. 중추신경계와 말초신경계 사이의 의사전달이 저하되므로 말초신경이 퇴화된다. 결국 신경이 근육 수축을 자극하는 능력이 없어지게 되므로 근육이 위축되기 시작한다. 세 군데, 즉 척수의 하부운동신경lower motor neurons, LMN, 뇌간의 운동을 관장하는 신경핵, 대뇌피질의 상부운동신경upper motor neurons, UMN 중 한 군데를 침범한다. 원인은 대체로 알려지지 않았지만 10%의 환자에서 가족력이 보인다. 가족력이 있는 ALS 발병에서 21번 염색체에 위치한 초과산화물불균등화효소 1superoxide dismutase 1, SOD1 유전자에 독성이 관련된 것으로 알려져 있다. 또는 미생물 독소에 의해 글루탐산 이온채널이 손상됐기 때문이라는 보고도 있다.

2) 증상

근력 약화 및 근위축이 특징적인 증상인데 초기에는 증상이 매우 미미하여 간과할 수 있지만, 근섬유다발수축(통제되지 않은 근섬유 연축)fasciculation과 반사항진(근육의 과다 강직)hyperreflexia이 전형적으로 나타나는 증상이다. 입천장, 인후, 혀, 목 및 어깨까지 병이 진행되어 씹고, 삼키고, 말하는 것이 불가능해지며 쉽게 사래에 걸린다. 원칙적으로 ALS는

> **운동신경(motor neurons)**
> 상부운동신경은 대뇌피질이나 뇌간에서 시작되어 운동 정보를 공통의 운동경로에 보내는 신경으로 표적 근육을 직접 자극하지 않는다. 하부운동신경은 뇌간과 척수를 근육섬유와 연결하는 운동신경으로 상부운동신경의 신경흥분을 근육에 전달한다.

운동신경세포만 유일하게 손상되므로 감각장애와 지적 기능 장애는 거의 나타나지 않는다. 장과 방광의 괄약근 기능과 눈을 움직이고 깜빡거리는 기능은 유지된다. 호흡기계 근육, 뇌신경에 진행되면 사망에 이른다. 사지의 말단 쪽 신경이 먼저 퇴화하고 중심 쪽으로 올라오며 근육으로 가는 신경이 차단되어 근육 위축을 초래한다.

3) 진단과 치료

이 병의 확진을 위한 1가지 진단 방법이 없기 때문에 다른 질병의 가능성을 배제하기 위한 검사를 해야 한다. 근전도검사electromyography와 신경전도속도검사nerve conduction velocity test, NCV, MRImagnetic resonance imaging 및 근섬유 조직검사biopsy를 한다.

이 병의 완치는 없기 때문에 증상에 따른 의학적 문제, 심각한 이동 불능, 심리사회적 문제를 완화하고 유지하는 것이 최선일 뿐이다. 근력약화 방지, 통증관리, 호흡재활, 언어재활, 의사소통 불통, 침 분비 과다, 감정 약화, 영양 상태 및 호흡기계 근육 약화의 문제를 해결하면 생존 기간을 연장할 수 있다. 글루탐산이 축적되는 것을 억제하는 항글루탐산antiglutamate 약제가 ALS 치료에 승인된 유일한 약물이다. 호모시스테인의 혈청 농도를 낮추기 위해 과량의 비타민 B_{12}를 투여하는 방법이나 엽산 및 항산화제의 사용이 연구 중이다.

6. 다발성경화증

다발성경화증multiple sclerosis은 염증에 의해 중추신경계의 수초가 선택적으로 파괴되는 질병으로 말초신경계는 영향을 받지 않는다. 서구에서는 약 1,000명당 1명꼴로 발병되고 20~40세에서 나타나며, 특히 남자보다 여성에게 흔하다.

1) 병태생리

직계 가족, 특히 일란성 쌍둥이에게 이 병이 있는 경우에는 발병 위험이 크게 증가한다. 어떤 유전자가 관여하는지 정확하지는 않으나 HLA-DR2 일배체형haplotype이 특히 취약한 것으로 추정된다. 이는 뇌, 척수 및 시신경의 수초에 생긴 염증과 탈수초 때문이다. 수초는 전기 절연체로서 탈수초가 되면 신경전도가 느려지거나 차단된다. 수초 혹은 수초를 생성하는 희소돌기아세포oligodendrocyte의 염증이 이 질병의 첫 단계이고, 후에 이 염증 부위로부터 손상이 확대되어 수초가 탈락되고 상흔이 남게 된다.

2) 증상

다발성경화증은 중추신경계의 어떤 영역이 영향을 받았는지에 따라서 시각, 말, 삼킴, 근력, 걸음걸이, 균형, 자세 및 진동감각의 이상 등 다양한 증상이 나타난다. 건강한 사람에게서 감각이상paresthesia, 시신경염, 겹쳐 보임(복시)diplopia, 주시 마비gaze paralysis 등이 나타난다. 피곤은 가장 흔한 증상 중 하나로 허약감weakness이나 우울과는 다른 저에너지 느낌이 나타나는데 운동과 일상생활의 활동이 저하되게 한다. 증상은 한 사람에게도 시간에 따라 다양하게 나타나고 진행 정도와 기간에 변화가 있을 수도 있다.

3) 진단

확진을 위한 한 가지 진단 기준은 없고 부위가 다른 중추신경계의 손상이 3개월 이상 간격을 두고 나타난다면 진단하는데, 증상이 매우 다양해서 명확한 진단이 어려운 경우가 10~15%가 된다. 환자의 임상평가와 MRI 및 뇌척수핵의 분석결과를 포함하여 진단한다. 임상적 진단에 보조적으로 MRI가 이용되는데, MRI는 민감한 진단법으로 증상이 없는 중추신경계의 수초 탈락도 측정할 수 있다. 유발전위검사evoked potential study를 사용한 전기생리학적 검사와 CT 촬영이 도움이 되고, 최근에는 뇌척수액에서 면역글로불린 GIgG 수준이 상승되었는지도 평가한다.

4) 치료

다발성경화증의 치료는 질병 진전에 따라 문제가 되는 증상을 관리하고 지연시키는 것이다. 증상이 다양하게 변하고 진전이 예측불가능하며, 또 특정 진단 방법이 없기 때문에 이 병의 진전과 치료 효과를 측정하는 것이 어렵다. 초기에는 충분한 영양 공급과 휴식과 함께 건강한 생활습관을 유지하고 물리치료를 통해서 근육 긴장을 유지할 수 있다. 과도한 피로, 신체 탈진, 감정적 스트레스, 바이러스 감염을 예방해야 하고 무엇보다 지나친 추위와 더위에 노출되지 않도록 주의해야 한다.

약물치료는 수초 탈락을 방지하거나 병의 진전을 늦추거나 증상을 치료하기 위해 사용된다. 증상의 급성기에 스테로이드를 주로 사용하는데 염증을 줄이고 신경 전도를 개선시키지만 장기적으로 사용하면 식욕항진, 체중 증가, 수분 저류, 과민 등의 부작용이 있다.

7. 운동장애

1) 중증근무력증

중증근무력증myasthenia gravis은 신경의 자극이 근육으로 제대로 전달되지 못하여 근육 수축이 잘되지 않고, 근육이 쉽게 피로해지며 마비가 나타나는 운동장애이다.

(1) 병태생리

근육이 수축하려면 운동신경으로부터 오는 자극이 근육에 전해져야 한다. 이것은 신경말단부에서 분비된 아세틸콜린acetylcholine이 근막 종판에 위치하는 아세틸콜린 수용체와 결합하여 이루어진다. 아세틸콜린 수용체에 대한 자기항체가 아세틸콜린 수용체의 기능을 차단하거나 형태를 변형 혹은 파괴하는 것이 중증근무력증의 원인인데, 자기항체가 나타나는 기전은 명확하지 않다.

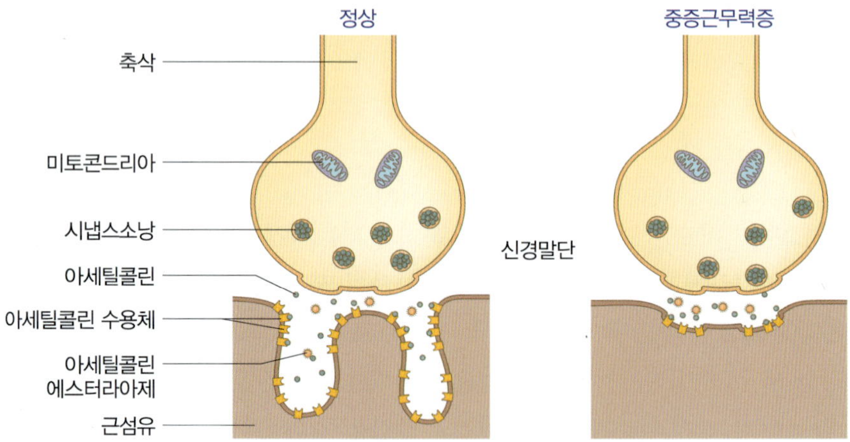

그림 9-5 중증근무력증에서 신경-근 접합부의 이상

(2) 증상

눈, 얼굴, 목 부위 근육에 증상이 가장 많이 나타나는데, 안검하수와 가벼운 안구 운동 장애가 가장 흔한 초기 증상으로 나타나며, 복시를 호소하기도 하고 침을 흘리면서 씹거나 삼키기 어려운 증상이 나타난다. 반면에 위장관 운동은 증가되기 때문에 설사가 많은데 위장관은 골격근이 아닌 내장근이므로 아세틸콜린에 의해 영향을 받지 않기 때문이다. 증상이 심해지면 전신의 골격근으로 진행되어 팔다리에 힘이 빠져 잘 넘어지게 되고 호흡근 마비까지 온다.

(3) 진단과 치료

병력과 신체검사에 의하여 진단한다. 근력 약화는 비슷한 증상을 보이는 다른 질환이 많기 때문에 증상이 경미하거나 근력 약화가 일부 근육에만 국한될 경우 다른 병이 아닌지를 확인해야 한다. 병력이나 진찰에서 중증근무력증이 의심되면 항콜린에스테라아제 약물투여 검사, 아세틸콜린 수용체에 대한 항체의 측정, 전기생리학적 검사 등 여러 가지 검사를 통해 확진한다. 신경-근 접합부에서 아세틸콜린의 분해를 감소시키는 약물을 주입하면 중증근무력증환자의 신경근육 기능이 극적으로 증가한다.

중증근무력증의 완전한 치료법은 없다. 효과적인 관리를 위해 아세틸콜린의 분해를 저해하는 항콜린에스터라아제anticholinesterase 약물이나 부신피질호르몬제와 같은 면역억제제immunosuppressive drugs를 사용한다. 혈장교환술plasmapheresis은 혈류로부터 항체를 제거하여 급성기 증상을 완화하기 위해 사용된다. 흉선이 비정상적인 중증근무력증환자의 경우 흉선이 제거되기도 하고, 줄기세포치료는 자가면역질환을 치료하기 위해 사용된다. 면역글로불린을 정맥주사하는 방법은 고가이므로 사용하기 어렵다.

2) 길랭-바레증후군

길랭-바레증후군Guillain-Barre syndrome은 원인모를 염증성 질환으로, 말초신경과 뇌신경에 광범위하게 나타나 생명을 위협하는 급성다발신경병증이다. 대부분은 병의 진행이 최고점에 이른 후에 회복되지만 폐렴이나 급성호흡부전증으로 사망할 수도 있다.

(1) 원인

원인은 아직 명백하지 않지만 면역매개로 발병하는 축삭의 퇴화에 의한 것으로 여겨진다. 환자의 2/3에서는 이 병의 증상이 있기 전에 급성인플루엔자 같은 병을 앓았거나 면역요법을 받았다가, 증상이 가라앉은 다음 수일~수주 사이에 신경염 증상으로부터 질병이 시작된다. 캄필로박터campylobacter jejuni, 거대세포 바이러스cytomegalovirus, 인간 헤르페스바이러스herpes virus, Epstein-Barr virus 및 폐렴미코플라스마mycoplasma pneumoniae 감염과 관련된다는 역학조사 결과도 있다.

(2) 증상

점차적으로 다리 힘이 약해지거나 움직이지 않아 대칭적인 이완 마비flaccid paralysis가 나타나는 것이 특징이다. 운동 기능 소실과 함께 감각이상paresthesia과 저린 느낌numbness이 동반된다. 병의 진행이 다양하고 팔과 다리에서 다르게 진행된다. 얼굴과 턱 근육부터 약해지면서 점차 하지로 진행되는 형태보다 허약과 감각이상이 하지에서부터 시작되어 점차 위로 올라오는 형태가 더 흔하다. 마비가 호흡기 근육까지 침범할 수 있고 자율신경계가 침범되면 체위성저혈압, 부정맥, 안면홍조, 비정상적 발한과 소변 정체가 나타난다. 조금만 움직여도 느껴지는 어깨, 등, 다리 등의 통증이 특징이다.

(3) 진단과 치료

최근 질병 기록을 살펴보고 신경전도속도검사nerve conduction velocity test와 척수천자spinal tap를 통한 뇌척수액검사를 하여 진단한다. 뇌척수액의 단백질 농도가 증가되는 것이 이 질병의 특징 중 하나이다. 또한 운동 약화의 원인을 파악하기 위해 MRI나 CT 촬영한다.

대개 호흡부전이나 순환기계 응급상태가 생기므로 인공호흡기를 연결하는 등의 생명유지 기능을 지원하여야 한다. 혈장분리반출술plasmapheresis과 면역글로불린 주사가 투병 기

혈장분리반출술(plasmapheresis)

혈장을 채취하여 처리한 후 다시 혈류로 주입하는 방법으로서 길랭-바레증후군뿐만 아니라, 중증근무력증, 루푸스(systemic lupus erythematosus) 및 혈전저혈소판혈증자색반병(thrombotic thrombocytopenic purpura)에 사용된다.

간을 줄이는 데에는 효과적인 것으로 밝혀졌다. 환자 중 85%는 18개월 이내에 완전 회복을 하고 나머지는 더 오래 증상이 지속되는데, 때로 신경 장애가 영구적인 경우도 있다.

참고문헌

REFERENCE

고영규 외 역, Silverthorn DU(2006). 생리학. 라이프사이언스.

대한영양사협회(2011). 임상영양관리지침서. 3판. 대한영양사협회.

병태생리학분과학회 역, Rubin E & Reisner H ed.(2011). Essentials of Rubin's Pathology. 5th ed. 군자출판사.

이명숙 외 편역, Nelms M, Sucher KP, Lacey K, Roth SL(2012). 임상영양학-임상영양사를 위한 영양치료. 양서원.

장유경 외(2011). 임상영양관리. 도서출판 효일.

최명애 외 역, Gould E., Dyer M(2013). 보건의료인을 위한 병태생리학. 4판. 계축문화사.

Mahan LK, Escott-Stump S, Raymond J(2012). *Krause's Food & the Nutrition Care Process*. 13th ed. Saunders.

Nelm M et al.(2011). *Nutrition Therapy & Pathophysiology*. 2nd ed. Wadsworth.

Perucca E(2005). Birth defects after prenatal exposure to antiepileptic drugs. *Lancet Neurol* 4(11): 781-6.

Porth CM(2011). *Essentials of Pathophysiology*. 3rd ed. Lippincott Williams & Wilkins.

Stuart Fox(2008). *Human Physiology*. 10th ed. McGraw-Hill.

삼성의료원 간질클리닉, epilepsy.samsunghospital.com

아산병원 간질클리닉, epilepsy.amc.seoul.kr

Epilepsy Foundation, www.epilepsy.com/EPILEPSY/seizure_medicines

ILAE: International League Against Epilepsy, www.ilae.org/booksales/index.cfm

The Merck manual for health care professionals, www.merckmanuals.com/professional

CHAPTER 10

호흡기계질환

건강한 사람의 경우 호흡기계에서 일어나는 가장 기본적인 현상은 세포의 대사를 위한 산소를 들이마시는 것과 노폐물을 배출하는 것이다. 단백질, 탄수화물과 지질은 산소를 사용하며 이산화탄소를 만들어 낸다. 호흡기계의 질환은 영양불량을 야기하며 호흡기 문제를 악화시킬 수 있다. 이 장에서는 호흡기계의 일반 생리와 질환의 진단, 치료 등에 대하여 살펴보고자 한다.

CHAPTER

10 호흡기계질환

학습 목표

1 호흡계통의 구조를 기술한다.
2 외호흡과 내호흡의 개념을 기술한다.
3 폐포의 표면활성물질의 생리적 역할을 기술한다.
4 폐의 가스확산 능력을 정의한다.
5 혈액의 산소 함유량, 혈액량의 산소 용량, 혈색소의 산소포화도를 정의한다.
6 호흡조절 과정을 기술한다.
7 만성폐쇄성폐질환에 속하는 폐질환을 열거하고 그 병태생리를 설명한다.
8 폐렴의 병태생리와 치료 방법을 기술한다.

1. 호흡계의 구조

1) 호흡계

외계로부터 흡입된 공기는 콧구멍에서 비강으로 들어가고 거기서 인두pharynx, 후두larynx, 기관trachea, 기관지를 거쳐 폐로 들어간다. 폐에 들어간 21%의 산소를 함유한 신선한 공기는 폐포의 벽에 있는 모세관을 통하여 정맥혈에 산소를 주고, 그 대신 탄산가스와 수분을 받아 불순한 노폐물을 함유한 공기가 되어 기도를 반대로 통과하여 외계로 배출된다. 이러한 작용을 호흡이라고 하며, 이 호흡에 관계가 있는 기관을 호흡계라고 한다.

기관은 후두에 붙어서 내려오는 파이프와 같은 것인데, 식도의 앞에서 내려오며 심장 뒤편에서 두 개의 기관지로 나뉜다. 오른쪽 기관지는 굵고 짧으며 폐문에서 3갈래로 나눠어져 오른쪽 폐의 상엽, 중엽, 하엽으로 들어간다.

이곳에서 좌우 양쪽의 기관지는 나뭇가지와 같이 점점 가늘고 많은 가지로 나눠지며 소

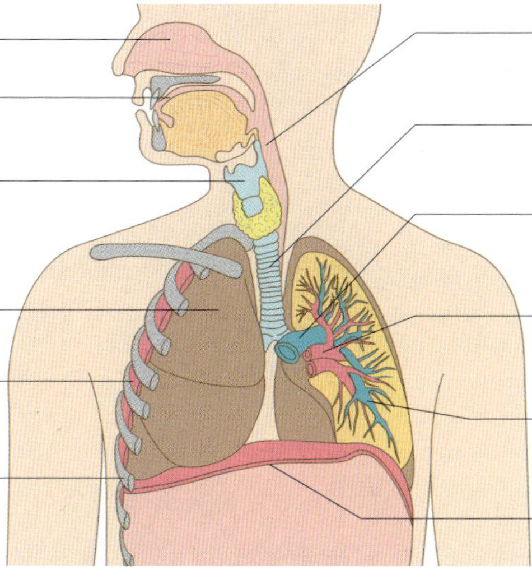

그림 10-1 호흡기를 구성하는 기관과 명칭

기관지, 모세기관지가 되어 드디어 폐포alveolar에 다다른다. 기관과 기관지의 내면에는 전모라는 부드럽고 가는 털이 밀생한 점막으로 덮여 있으며, 그 외부에는 반달모양의 기관연골이 나란히 붙어 있다. 점막에 붙어 있는 점모는 위쪽을 향해 운동을 하며, 공기와 함께 들어온 불순물과 세균을 점막에서 분비하는 점액과 혼합하여 밖으로 배출시키는 작용을 하고 있다. 가래는 이러한 과정을 통해 나오게 된다.

폐는 해면상으로 탄력을 지니고 있으며 좌우 양쪽에서 심장을 둘러싸고 횡격막diaphragm 위에 놓여 있으면서 흉강의 대부분을 차지하고 있다.

양쪽 폐의 중간지점에 폐문이 있어 기관지, 폐동맥, 폐정맥 등이 출입하고 있고 폐의 외면은 늑막으로 덮여 있다. 오른쪽 폐는 상엽, 중엽, 하엽의 세 부분으로 나뉘어 있고, 왼쪽 폐는 상엽, 하엽의 두 부분으로 구성되어 있다. 흉막pleural membrane은 폐의 표면을 덮고 있는 폐흉막, 흉곽thorax의 내면과 횡격막의 윗면을 덮고 있는 벽측흉막으로 되어 있으며, 이 두 흉막 사이에는 흉막강이 있고 소량의 액체인 흉수pleural fluid가 들어 있어 호흡할 때 내외두장의 흉막면이 서로 마찰되는 것을 방지하고 있다.

호흡respiration은 크게 외호흡과 내호흡의 2가지가 있다. 인간의 호흡운동 중 허파같은 호흡 기관에서 이루어지는 기체 교환을 외호흡이라고 한다. 외호흡은 호흡운동을 통해 공기나 수중의 산소를 체내로 받아들이고 이산화탄소를 몸 밖으로 배출하는 생명활동이다. 보통 성인의 경우 1분에 15~18회의 호흡이 이루어지며 한 번에 받아들이는 공기는 약 500mL이다. 외호흡에는 대기와 폐 사이의 기체교환 부분인 '환기ventilation'가 일어나며 공기를 들이마셔서 공기가 폐로 이동하는 '흡식inspiration'과 공기가 폐에서 나가는 '호식expiration'으로 구성되어 있다.

내호흡은 세포호흡cellular respiration이라고도 하며 세포 안에서 포도당의 해당 과정 등을 통해 나온 에너지ATP를 생성하는 과정이다. 내호흡의 과정은 해당 과정, TCA 회로, 전자 전달계의 세 과정으로 나누어 살필 수 있다.

마치 혈액이 심장의 펌프작용에 의해 심혈관계에서 흐르는 것처럼, 공기는 펌프에 의해 발생되는 압력차이에 의해 폐로 흐른다. 그 압력차는 근육의 수축을 통해 형성되며, 휴식 상태의 호흡에는 횡격막, 외늑간근과 사각근이 관여한다.

흡식inspiration은 폐 내부의 압력이 대기압보다 낮은, 즉 폐포압이 감소되어 있고, 흉곽의 공간이 넓어질 때 일어난다. 공기가 계속해서 폐포 내부로 들어오면서 압력은 증가하고, 폐 내부의 압력이 대기압과 같아질 때 멈춘다. 흡식의 말기에 도달하면 능동적인 근육 수축보다는 수동적인 탄성반동을 통한 수동적인 호식passive expiration이 일어난다.

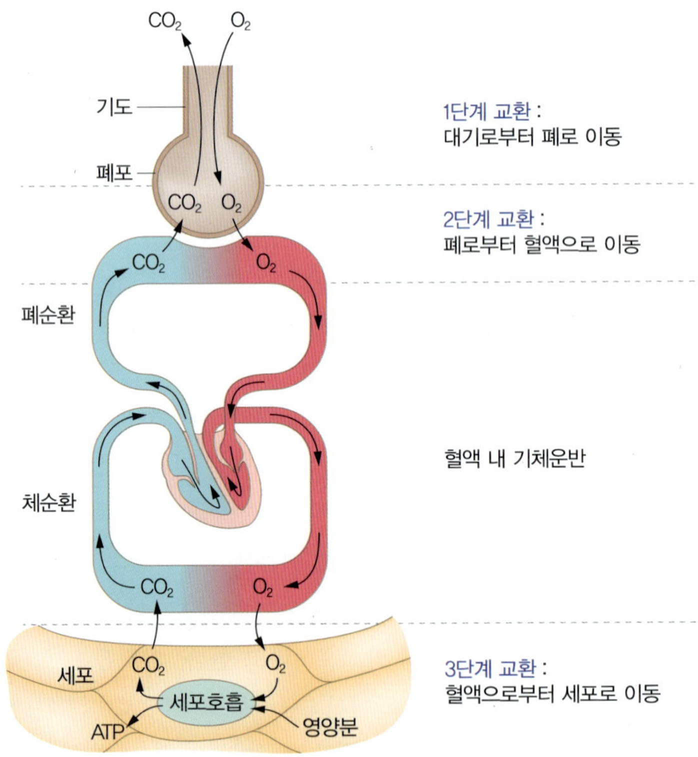

그림 10-2 외호흡과 내호흡

2) 폐순환

폐순환은 우심실로부터 저산소 혈액을 수용하는 폐동맥줄기에서 시작된다. 폐동맥 줄기는 2개의 폐동맥으로 나뉘고 각 폐에 1개씩 분지된다. 폐로부터 들어오는 산소화된 혈액은 폐정맥을 거쳐 좌심방으로 되돌아간다. 폐순환은 고유속이긴 하나 혈압은 낮다. 이는 저항이 낮기 때문인데, 이는 폐로 혈액을 흐르게 하기 위해 우심실이 강하게 혈액을 펌프질할 필요가 없기 때문이다.

3) 기체의 교환

(1) 폐포

폐조직 덩어리는 가장 작은 모세기관지에 모여 있는 폐포(오목한 용기 모양)alveolar cell들로 이루어져 있고 폐포에는 제1형 폐포세포type I alveolar cell와 제2형 폐포세포type II alveolar cell가 있다. 제1형 폐포세포는 매우 얇아 기체가 이를 통해 모세혈관으로 확산할 수 있다. 반면에 제2형 폐포세포는 폐포 표면을 덮고 있는 얕은 액체와 혼합하여 호흡 중 폐의 팽창을 용이하게 하는 표면활성제로 알려진 화학물질을 합성·분비한다. 폐포의 80~90%는 혈관으로 덮여져 있으며, 이는 신속한 기체교환 시에 반드시 필요한 특징이다.

(2) 표면활성제

표면활성제surfactant는 폐에서 표면장력을 감소시키는 화학적 물질로써 물분자들 사이의 응집력을 붕괴하여 저항을 감소시켜 준다. 즉, 호흡 시에 폐포가 찌그러지지 않고 풍선처럼 팽창된 채로 모양을 유지하도록 하는 물질이다. 이는 마치 얇은 비누막이 폐포의 안쪽을 코팅하고 있는 것과 같다고 할 수 있다. 정상적인 경우 표면활성제의 합성은 태아의 약 25주째 발달되기 시작하여 34주째 충분한 양에 도달한다. 그러나 폐포 내부에 충분한 표면활성제가 없이 일찍 태어나는 조산아의 경우 신생아호흡곤란증후군newborn respiratory distress syndrome, NRDS을 일으킨다.

(3) 기체 교환의 원리

호흡생리에서 첫 번째 교환은 기도를 통하며 상기도와 기관지는 흡입된 공기를 가온하여

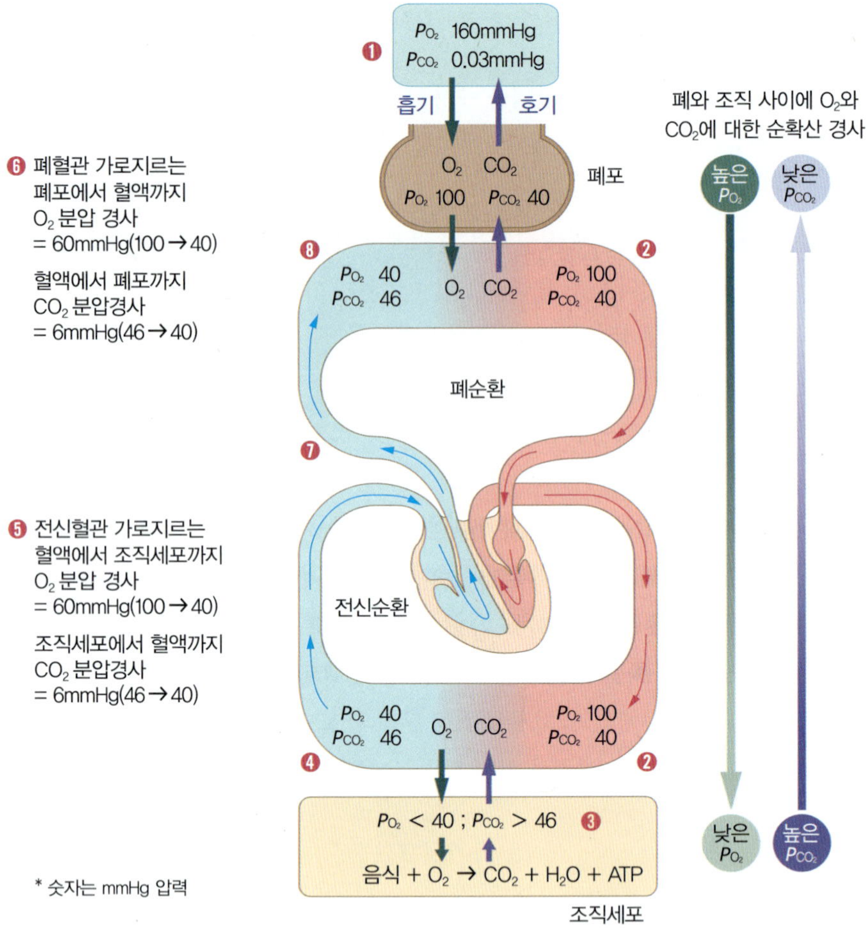

❶ 폐포 공기의 일부가 신선한 공기로 교환되기 때문에 폐포 P_{O_2}는 높고 폐포 P_{CO_2}는 낮은 상태이다.

❷ 폐에서 나가는 혈액은 상대적으로 O_2가 높고 CO_2는 낮다. 혈액은 폐를 나갔을 때와 같은 혈액-가스 구성물로 조직에 CO_2를 전달한다.

❸ O_2를 소비하고, CO_2를 생산하는 조직세포에서 O_2의 분압은 상대적으로 낮고 CO_2의 분압은 상대적으로 높다.

❹ 조직을 나가는 혈액은 상대적으로 O_2는 낮고 CO_2는 높다.

❺ 결과적으로, 조직 수준에서 기체 교환을 위한 분압 경사는 대사적 요구를 지원하기 위해 혈액에서 세포로 O_2를 공급하고 또한 혈액으로 CO_2를 유리한다.

❻ 혈액과 폐포 분압이 같아질 때까지 O_2를 혈액 안으로, CO_2를 혈액 밖으로 수동 확산시키는 폐 모세혈관 혈액과 폐포 공기 사이에 분압 경사를 이룬다.

❼ 혈액은 다시 O_2와 CO_2 교환을 위해 폐로 돌아온다.

❽ 전신 모세혈관에서 O_2를 방출하고 CO_2를 가져오므로, 폐로 들어오는 전신정맥혈은 상대적으로 O_2는 낮고 CO_2는 높다.

그림 10-3 분압 경사에 의한 산소와 이산화탄소의 교환

체온의 온도로 증가시키고 공기가 100% 습윤해질 때까지 수증기를 첨가하여 준다. 또한 이물질들을 여과하여 바이러스, 박테리아, 그리고 무기입자들이 폐포에 도달하지 못하도록 한다. 이러한 과정은 코로 공기를 흡입할 때보다 입으로 흡입되는 경우에는 효과적이지 못하여 추운 날씨에 입으로 호흡을 하면 가슴의 통증을 유발할 수도 있다. 공기의 여과는 기관과 기관지에서도 일어난다.

폐나 조직의 가스 교환은 분압차에 의한다. 그 기체 분자 교환은 분압이 높은 곳에서 낮은 방향으로 확산되어 이동한다. 폐포에서 일어나는 가스교환을 간단하게 설명하면, 폐포 내의 산소분압은 100mmHg이며, 정맥혈의 산소분압은 40mmHg이므로 60mmHg의 분압차에 의해서 산소가 폐포에서 정맥혈 속으로 확산하여 들어가게 된다. 한편 탄산가스는 정맥혈과 폐포 내에서 탄산가스 분압의 차 46–40=6mmHg에 의해서 폐포 내로 확산한다. 그림 10-3을 보면 확인할 수 있다.

4) 기체의 운반

산소는 혈액 내에서 2가지 방법을 통해 전신으로 운반되고, 용해된 형태로 운반되는 경우가 약 2% 정도이며, 헤모글로빈과 결합되어 운반되는 것은 약 98% 정도이다. 즉 혈액에 있는 산소의 대부분은 적혈구와 결합한 산화헤모글로빈 형태로 운반된다. 산화헤모글로빈이 조직에 방출하기 위해 해리될 때 헴heme에 있는 철이 환원형으로 바뀌고 이 헤모글로빈은 환원헤모글로빈(산소와 해리된 헤모글로빈)이라고 한다. 산소와 헤모글로빈은 산소의 분

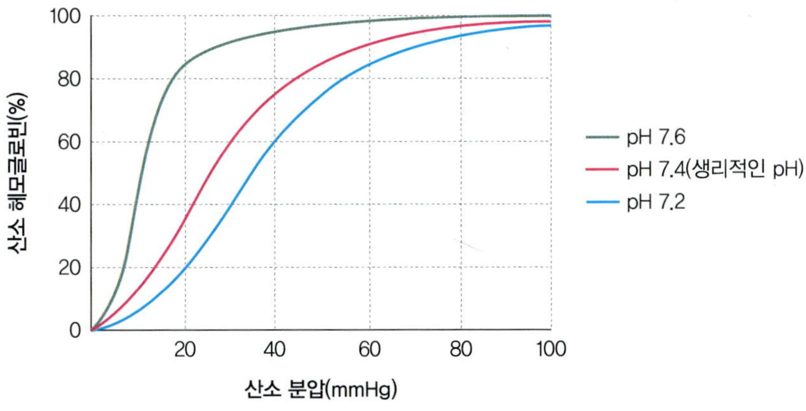

pH가 높고 CO_2가 낮으면 친화력 상승, pH가 낮고 CO_2가 높으면 친화성 감소

그림 10-4 pH 변화에 따른 산소해리 곡선의 변화

압, 헤모글로빈과 산소의 친화력, pH, CO_2의 농도 등에 따라 결합과 해리가 일어난다.

5) 폐 기능 검사

생리학자와 임상 의사들은 개인의 폐 기능을 평가하기 위해 일상적으로 호흡할 때와 최대한 노력하고 숨을 쉴 때 이동하는 공기의 양을 측정하는 폐 기능 검사pulmonary function test를 한다. 폐 기능 검사는 폐활량 측정을 기본으로 하나 폐용적, 폐확산능을 측정하는 것이 진단에 도움이 되므로 각 병원에서는 가능한대로 검사할 것을 추천한다. 폐활량 측정법은 노력성 폐활량forced vital capacity, FVC, 1초간 강제 호기량forced expiratory volume in 1 second, FEV1 및 1초간 강제 호기량의 노력성 폐활량에 대한 비FEV1 /FVC가 이용된다. 폐활량 측정법에 의한 검사 결과치를 해석하는데에는 연령, 키 및 성별을 고려하여 동일 조건을 가진 정상인의 추정 정상치와 비교하여 판독한다. 일반적으로 정상 성인의 FEV1/FVC 비율은 대략 75~80%이다. 폐활량 측정법이 가능하지 않는 경우, 노력성 호기시간이 6초 이상 길어진 경우에는 대략적으로 FEV1/FVC가 50% 미만인 것을 나타낸다.

6) 호흡의 조절

호흡의 조절은 크게 신경적 요소와 화학적 요소로 구분된다. 신경조절은 대뇌피질의 수의중추voluntary center와 뇌교, 연수에 있는 불수의중추involuntary center에 의해 조절된다. 연수의 호흡중추에서는 기본적인 호흡활동을 조절하며 뇌교의 호흡중추에서는 호흡의 리듬을 유지한다. 호흡의 화학적 조절은 혈액 내의 이산화탄소의 분압, 산소분압, 수소 농도pH에 의해 조절된다. 산소의 분압이 낮으면 환기가 증가하고 또한 동맥 이산화탄소의 분압이 증가되어도 환기가 증가되나, 반대로 H^+ 감소는 환기를 억제한다.

2. 호흡계의 주요 기능

호흡계는 여러 가지 기능이 있는데, 첫째는 대기와 혈액 사이의 기체교환으로, 조직들에 분배하기 위한 산소를 흡입하고 대사에 의해 생성된 이산화탄소 노폐물을 제거하는 일을 한다. 둘째로는 신체 pH에 대한 항상성을 조절하며 폐가 이산화탄소를 선택적으로 잔류시키거나 배출하고 몸의 pH를 변화시킬 수 있다. 셋째, 중요한 기능으로는 흡입되는 병원성 세균과 자극성 물질로부터 보호하는 것이다. 외부환경과 접촉하는 모든 상피세포와 같이 호흡상피세포는 잠재적으로 유해한 물질들이 몸으로 들어오기 전에 포착하여 파괴시키는 기전들을 잘 보유함으로써 몸을 보호하게 된다. 마지막으로는 발성에 관여하는데, 성대를 지나는 공기가 음성, 노래, 그리고 다른 형태의 의사전달에 사용되는 진동을 일으키므로 목소리를 나오게 한다.

3. 만성폐쇄성폐질환

만성폐쇄성폐질환chronic obstructive pulmonary disease, COPD은 폐활량 측정법으로 폐 기능을 검사했을 때 호기량의 감소를 보이는 만성기관지염chronic bronchitis이나 폐기종emphysema환자들을 설명하는 용어이다.

1) 병태생리

만성폐쇄성폐질환은 만성기관지염과 폐기종을 포함한 질병으로 흡연과 매연 등 유해물질에 지속적으로 노출되면서 폐에 염증이 생기면 호흡이 곤란해지는 증상을 나타난다. 만성폐쇄성폐질환(COPD)은 남성 환자 수가 여성의 3배이며, 70대 환자 수가 가장 많은 것으로 나타났다. 2018년 만성폐쇄성폐질환으로 진료받은 환자 수는 22만 3,403명이었다. 간접흡연도 호흡기증상과 COPD의 발병에 관여한다. 이 밖에 COPD의 위험인자로 알려진 요인들로는 직업성 분진(예, 석탄분진)과 화학물질(증기, 자극물질, 연기) 등이 있다. 실내외 공기 오염 또한 COPD의 위험인자이며, 특히 환기가 잘 되지 않는 주거지에서 조리와 난방으로 사용하는 유기물에너지의 연소로 인해 발생하는 실내 공기 오염도 COPD의 발생과 관련된다. 어린 시절 반복되는 호흡기 감염 병력이 있는 경우에는 최대 폐 기능 수준이 저하되고 성인이 된 후에는 폐 기능 감소와 호흡기 증상의 증가와 관련된다.

COPD가 폐기종과 만성기관지염을 포함하기는 하나 정의를 명확하게 구분해야 할 것이다. 폐기종은 가스교환면적(폐포)의 파괴로 정의되는 병리학적인 용어이지만 자주, 부적절하게 임상적으로 사용되며 또한 COPD환자에게 존재하는 여러 구조적 이상 중 하나만을 설명한 것이다. 만성기관지염은 2년 연속 매년 최소한 3개월 이상 동안 기침과 가래가 나오는 환자를 말하며 아직도 임상적 또는 역학적으로도 유용한 용어이다. 그러나 이것이 COPD환자의 이환율과 사망률에 주된 영향을 주는 기도폐쇄를 반영하지는 못한다. 따라서 기침과 객담이 기류제한의 발생 전에 나타날 수 있고 반대로 어떤 환자들은 만성적인 기침과 객담 없이도 유의한 기류제한이 발생할 수 있다는 사실을 인식하는 것이 중요하다.

2) 병기의 분류

병기의 분류는 표 10-1에 제시된 대로 4단계로 나누는데, 기준이 되는 기류제한의 정도는 폐활량 측정법에 의하여 검사되며, 이는 COPD환자의 병리적 변화의 심한 정도를 반영하고 진단 시에는 가장 중요한 검사이다. 특정 FEV1치는 (예를 들면 정상 예측치의 80% 이하) 진단 기준을 단순화하기 위한 목적으로 사용되나 이 기준치는 임상적으로 검증되지 않은 수치이다. 개개인 환자에게 미치는 COPD의 영향은 단지 기류제한 정도에 의한 것만은 아니고 증상의 심한 정도(특히 호흡곤란, 운동능력 감소)와 합병증에 의한 것이다. COPD의 치료는 주로 증상에 따라 시작되나, 기류제한 정도와 증상 발현과의 관계는 불완전하다. 따라서 병기를 분류하는 것은 실제적인 도구이면서 교육적인 도구로써, 치료방법에서도 매우 일반적인 지침의 목적을 가진 실용적인 접근법이다. 여기에서의 모든 FEV1 값은 기관지확장제 투여 후의 FEV1 값을 말한다.

표 10-1 중증도에 따른 만성폐쇄성질환의 분류

단계	특징
제0기: 위험시기	정상 폐 기능 만성 증상(기침, 가래)
제1기: 경증의 COPD	FEV/FVC > 70% FEV ≥ 80%(정상 예측치) 만성 증상(기침, 가래) 동반 혹은 비동반
제2기: 중등증의 COPD	FEV/FVC > 70% 50% ≤ FEV < 80% 만성 증상(기침, 가래) 동반 혹은 비동반
제3기: 중증의 COPD	FEV/FVC > 70% 30% ≤ FEV < 50% 만성 증상(기침, 가래) 동반 혹은 비동반
제4기: 고도중증의 COPD	FEV/FVC > 70% FEV < 30% 혹은 FEV < 50%이면서 만성호흡부전 동반

3) 치료

COPD 치료는 증상 개선, 폐 기능 감소 완화, 운동능력 향상, 합병증 예방과 치료, 급성악화 예방과 치료, 사망률 감소 등을 목표로 한다. 현재 병원에서는 COPD 증상 개선을 위해 기관지확장제, 스테로이드제제, 항생제 등으로 치료한다. 이 중 기관지확장제를 많이 사용하는데, 효과가 빠르고 부작용이 적기 때문이다. 스테로이드제제는 폐 기능이 심하게 떨어진 환자에게만 사용한다. 항생제는 예방의 의미보다는 가래가 짙은 색으로 변했을 때 사용하도록 권한다. 현재 사용하는 COPD 치료제들은 증상을 약화하는 효과는 있지만, COPD의 발생 원인인 폐염증을 치료하는 데는 한계가 있다는 것이 대체적인 지적이다.

(1) 기관지확장제

기관지확장제 치료의 효과는 폐 기능만으로 평가해서는 안되며 증상의 호전, 일상생활 능력, 운동 능력 및 증상 경감의 신속성 등을 함께 고려하여야 한다. 경한 COPD에서 기관지확장제를 정규적으로 투여하더라도 폐 기능 감소를 완화시키지는 못하며 예후도 변화시키지 못한다. 그래도 기관지확장제는 COPD 대증요법의 중심이다. 기관지확장제의 이상반응은 흔하지는 않으며, 흡입약제가 경구약제에 비해 드물게 나타나고, 투여를 중지하면 신속하게 해소된다. 흡입약제를 사용할 경우에는 약제가 효과적으로 전달되는지에 주의해야 하며 흡입기술에 대한 훈련이 필수적이다. 모든 종류의 기관지확장제는 COPD 환자의 FEV1을 현저히 증가시키지 않지만, 운동 능력은 향상시키는 것으로 알려져 있다. COPD 치료에 흔히 사용되는 기관지확장제의 종류에는 β_2-작용제, 항콜린제, 메틸산틴 methylxanthine 등이 있다.

① β_2-작용제

β_2-교감신경 수용체를 자극하여 cyclic AMP를 증가시켜서 기도평활근을 확장시키는 작용을 한다. 경구약제는 흡입약제에 비해 작용 발현시간이 느리고 부작용이 더 많다. 주된 부작용은 빈맥, 진전, 저칼륨혈증, 속성내성tachyphylaxis 등이다.

② 항콜린제

주된 작용은 기도평활근의 M3 수용체에 대한 아세틸콜린의 작용을 차단하며 현재 사용되고 있는 모든 속효성 항콜린제들은 M2 수용체까지 차단하여 전신경절접합부pre-ganglionic junction에서 신호전달을 변화시키지만 임상적으로 큰 문제는 되지 않는다. 이에 반해 지속성 티오트로피움tiotropium은 M3와 M1 수용체만 선택적으로 차단한다. 속효성 흡입 항콜린제의 기관지 확장 효과는 대개 8시간 정도로 속효성 β_2-작용제보다 오래 지속되며, 지속성 흡입 항콜린제인 티오트로피움은 24시간 이상 작용한다.

항콜린제는 안전 용량범위가 매우 넓기 때문에 문제가 될 만한 심각한 부작용은 잘 나타나지 않으며, 가장 흔히 보고되는 부작용은 구강건조증이다. 그밖에 드물게 전립선 증상, 쓴맛, 심혈관계 부작용 등이 보고되고 있으나 인과관계는 불명확하다.

③ 메틸산틴

크산틴xanthine 유도체들은 포스포디에스터라아제phosphodiesterase에 대한 비선택적 억제제로 작용하여 기관지 확장 효과가 나타나는 것으로 추측되며, 아직 논란의 여지는 있지만 기관지확장제 외의 작용도 나타나는 것으로 알려져 있다. COPD환자에서 크산틴 유도체의 작용 기간에 대한 자료는 아직 없다. 테오필린theophylline으로 치료받은 환자에서 흡기근육의 기능 변화가 보고되었지만, 그러한 현상이 동적 폐용량의 변화를 반영하는 것인지, 혹은 근육에 대한 일차적인 효과인지에 대해서는 불분명하다.

메틸산틴methylxanthine은 모든 아류의 포스포디에스터라아제효소를 비선택적으로 억제하기 때문에 독성효과의 범위가 넓다. 가장 문제가 되는 독성작용으로는 심방 및 심실부정맥(간혹 치명적), 대발작간질(예전의 간질 발작 병력과 무관하게 나타날 수 있음) 등이 보고되었다. 보다 흔하지만 중하지 않은 부작용으로는 두통, 불면, 오심, 속 쓰림 등이 보고되었는데, 이러한 부작용들은 혈청 내 테오필린의 치료 농도 범위 내에서도 나타날 수 있다. 다른 기관지확장제들과는 달리 크산틴 유도체들은 용량 초과의 위험이 높다.

(2) 부신피질호르몬제

COPD에서 경구 및 흡입 부신피질호르몬제의 효과는 기관지천식에 비해 떨어지기 때문에 부신피질 호르몬제를 적용한 치료는 특별한 적응증이 있는 경우로 제한되며, 주로 COPD의 급성악화 시에 추천한다.

① 흡입 부신피질호르몬제

흡입 부신피질호르몬제를 이용한 정규 치료가 COPD환자들에서 관찰되는 FEV1의 지속적인 감소를 개선시키지는 못하지만, 증상이 있으면서 FEV1이 50% 미만(제3기: 중증 COPD, 제4기: 고도중증 COPD)이거나, 폐 기능에 관계없이 잦은 급성악화(예, 3년에 3회 이상)가 나타나는 COPD환자들에게는 흡입 부신피질호르몬제의 정규 치료를 추천한다.

흡입 부신피질호르몬제의 정규 치료는 건강상태를 향상시키고 악화빈도를 감소시켜 주는 것으로 알려져 있으며, 일부 환자에서는 흡입 부신피질호르몬제 치료를 중지하면 다시 악화되기도 한다. 흡입 부신피질호르몬제와 지속성 β_2-작용제를 병용하면 각 약제 단독 사용 시보다 효과적이다.

흡입 부신피질호르몬제 치료는 보다 진행된 COPD환자 혹은 급성악화가 반복되는 환자에게 추천할 수 있다.

② 단기간 경구 부신피질호르몬제 치료

현재까지 알려진 많은 COPD 진료지침에서는 경구 혹은 흡입 부신피질호르몬제 장기 치료가 도움이 될 것으로 예상되는 COPD환자를 선별하기 위하여 우선 경구 부신피질호르몬제로 2주간의 단기치료를 해 볼 것을 추천하고 있다. 이러한 추천사항은 경구 부신피질호르몬제의 단기효과가 FEV1에 대한 장기효과를 예측한다는 보고와 흡입 기관지확장제에 급성 반응을 나타내지 않았던 심한 기류제한을 지닌 기관지천식 환자들이 경구 부신피질 호르몬제 단기치료 후에는 현저한 기관지확장을 보였다는 보고에 근거한 것이다.

③ 장기간 경구 부신피질호르몬제 치료

중등증 COPD부터 고도중증 COPD까지의 환자들을 대상으로 경구 부신피질호르몬제 장기치료가 FEV1 변화에 미치는 영향을 관찰한 2개의 연구가 있었지만, 실질적인 대조군이 없었고, COPD의 정의가 부정확하였기 때문에 결과의 해석 및 결론 도출에 주의가 필요하다. 전신 부신피질호르몬제 장기치료의 부작용으로 발생되는 스테로이드 유도 근질환은 진행된 COPD환자에서 근육의 약화 및 기능 감소, 호흡부전이 일어나는 원인이 된다. 따라서 COPD환자에게는 경구 부신피질호르몬제 장기치료가 도움이 된다는 근거보다는 부작용에 대한 자료가 더 풍부하므로 권장하지 않는다. 간혹 진행된 COPD환자에게 급성악화 시에 투여한 경구 부신피질호르몬제를 즉시 중단할 수가 없어서 일정 기간 유지해야 하는 경우가 있는데, 이와 같은 경우에는 가능한 저용량으로 유지하여야 한다. 어쩔 수 없이 장기간 경구 부신피질호르몬제를 투여해야 하는 경우, 특히 65세 이상의 고령자에서는 골다공증 발생 여부를 감시하면서 적절한 예방조치를 해주어야 한다.

(3) 병용요법

기관지확장제나 부신피질호르몬제 단일약제 치료만으로 증상이 호전되지 않는 COPD환자들에게는 β_2-작용제와 항콜린제, β_2-작용제와 테오필린theophylline, 항콜린제와 테오필린, 지속성 β_2-작용제와 흡입 부신피질호르몬제와 같은 서로 다른 약제들 간의 병용요법을 추천한다. 서로 다른 기전과 작용 기간을 가지는 기관지확장제를 병용하면 부작용은 거의 비슷하거나 오히려 적게 나타나면서 기관지 확장 정도를 상승시킬 수 있다. 하지만 병용요법을 해도 효과가 없으면 중지하도록 한다.

4. 폐렴

폐렴은 폐 실질의 경화를 초래하는 다양한 종류의 질환을 의미하며, 하부 호흡기도terminal bronchiole의 감염을 의미한다. 이는 폐에서 발생하는 일차성 급성감염과 조직의 저항이 감소된 다른 호흡기나 전신상태에서 오는 이차감염이 있다. 폐렴의 원인으로는 바이러스, 박테리아, 세균, 기생충 등이 있다.

1) 병태생리

서구에서 폐렴은 전체 사망 원인 중 6위로 흔하며, 감염질환 중에서는 가장 흔한 사망 원인이다. 외래환자의 경우는 사망률이 1~5% 이하로 낮지만, 입원환자의 경우는 사망률이 12%로 더 높으며, 균혈증이 동반되거나 요양시설에서 발생한 경우는 사망률이 40% 정도로 높다. 폐렴의 역학과 치료는 지속적으로 변하고 있으며, 특히 노인이나 기저질환을 가진 환자에서 증가하고 있다. 흔한 기저질환으로는 만성폐쇄성폐질환chronic obstructive pulmonary disease, COPD, 당뇨병, 신부전, 울혈성심부전, 관상동맥질환, 악성종양, 만성신경계질환, 만성간질환 등이 있다. 일반적으로 기침, 가래, 발열이 동반되면서 흉부 방사선 사진에서 폐렴과 유사한 소견이 있으면 폐렴 진단을 내리고 치료를 시작하게 된다.

폐렴은 지역사회폐렴community-acquired pneumonia, CAP과 병원감염폐렴hospital-acquired pneumonia, HAP으로 크게 분류된다. 역학적 특성, 즉 감염된 장소에 따라 주요 원인균의 차이가 있고 이로 인하여 감염균의 항균제에 대한 내성의 정도가 다르기 때문이다.

인공호흡기관련폐렴ventilator-associated pneumonia, VAP은 환자가 스스로 호흡을 하지 못하거

표 10-2 폐렴의 분류

구분	발병 원인과 진단
지역사회폐렴(CAP)	병원이 아닌 곳에서 얻은 감염으로 인해 급성폐렴이 발생한 경우
병원감염폐렴(HAP)	폐렴 발병 시점이 입원 후 3일(48~72시간) 이후인 경우
인공호흡기관련폐렴(VAP)	폐렴 발병 시점이 기관 삽관 후 3일(48~72시간) 이후인 경우
의료관련폐렴(HCAP)	다음과 같은 환자에서 폐렴이 발생한 경우 1) 최근 90일 이내에 2일 이상 입원 2) 요양원 또는 장기요양시설 거주 3) 최근 30일 이내에 경정맥 항생제 투여, 항암치료, 또는 창상치료 4) 최근 30일 이내에 병원 또는 혈액투석실 방문

나 호흡량이 부족하여, 이를 돕기 위해 후두에서 폐로 통하는 관모양의 기도(기관)에 관을 집어 넣고(기관 내 삽관endotracheal intubation) 인공호흡기를 사용하여 인위적으로 호흡을 시킬 때(기계적 환기mechanical ventilation) 이와 관련되어 발생한 폐렴을 말한다.

의료관련폐렴healthcare- associated pneumonia, HCAP은 병원에 입원하지 않았으나 광범위한 의료서비스를 받고 있는 환자들에게 발생한 폐렴을 말한다. 최근 고령화와 만성질환자의 증가 등으로 각종 보건관련 시설을 정기적으로 이용하는 인구가 크게 증가하면서 도입된 개념이다. 의료관련폐렴은 지역사회폐렴에 비하여 병원감염폐렴과 유사한 임상적 특성을 보이며 항균제에 내성을 가진 균에 의해 발생할 가능성이 높기 때문에 병원감염폐렴에 준하여 진단 및 치료를 하도록 권고된다.

병원감염폐렴의 대략적인 사망률은 30~70%이다. 그러나 병원감염폐렴에 걸린 중증 환자 대다수가 폐렴보다는 기저질환에 의해 사망한다. 사망률의 증가는 특히 녹농균pseudomonas aeruginosa 또는 아시네토박테르속acinetobacter species에 의한 균혈증 증가, 외과질환보다는 내과질환, 효과적이지 못한 항균요법과 관련이 있다.

우리나라는 폐렴구균의 페니실린penicillin 내성률이 높으며, 이들 페니실린 내성균은 에리트로마이신erythromycin을 비롯한 다른 약제에 대해서도 내성률이 높다. 이러한 사실은 지역사회폐렴을 치료하는데 필요한 항생제 선택에 영향을 미친다.

2) 진단

지역사회폐렴이 의심되는 모든 환자는 폐렴의 진단과 합병증 여부를 확인하기 위하여 가능하면 단순 흉부방사선검사를 시행하여야 한다. 지역사회폐렴으로 진단된 모든 외래환자의 경우 질환의 중증도를 신중하게 평가하여야 한다. 입원한 모든 환자에서 산소 포화도를 측정하고 전혈구 계산, 상용적인 혈액화학검사와 혈액배양검사를 시행한다. 지역사회폐렴의 초기 검사로 상용적 혈청검사는 권장되지 않지만, 폐렴구균 소변항원 측정 및 폐렴클라미디아Chlamydia Pneumoniae 폐렴 진단을 위한 혈청검사는 특이 원인균 진단을 위해 권장된다. 심한 지역사회폐렴환자에게 레기오넬라증검사를 시행하고, 일부 환자에서는 원인 진단을 위한 침습적 검사 방법을 사용하는 등의 적극적인 노력이 필요하다.

(1) 외래환자

호흡수, 혈압, 탈수여부, 의식상태 등의 신체검사를 시행하고 심장, 폐질환환자의 경우 맥박산소측정기로 산소 포화도를 측정하는 것이 입원 및 산소공급 결정에 도움이 된다.

입원이 예상되는 환자, 65세 이상 혹은 동반질환이 있는 경우에는 상용검사실 검사 시행을 고려한다(전혈구 계산, 간 기능 검사, 신장 기능 검사, 전해질 검사).

(2) 입원환자

전혈구 계산 혈액뇨질소, 혈당, 전해질, 간 기능 검사, 산소 포화도 검사를 시행한다. 질병이 심한 환자나 만성폐질환환자에서 동맥혈가스 분석을 시행한다. 15~54세의 환자에서 위험요인이 있는 경우에는 HIV 검사를 실시한다.

치료를 받기 위해 병원에 가지만 병원에서 병을 얻게 되는 경우도 있다. 병원감염폐렴은 병원에서 생기는 감염 중 요로감염에 이어 둘째로 흔하게 나타나지만 사망률이 가장 높다. 특히 인공호흡기 사용과 관련하여 중환자실에서 감염이 발생하는 경우가 많아 생명을 위협한다.

3) 치료

지역사회폐렴환자에게는 일차적으로 원인균에 근거한 경험적 치료를 시행해야 한다. 환자들은 다음과 같이 4개 군으로 나눈다.

- 심폐질환이 없고 다른 영향인자가 없는 외래치료 환자(I군)
- 만성폐쇄성폐질환이나 심부전증 등 심폐질환이 있거나 약제내성 폐렴구균 또는 그람

표 10-3 폐렴환자군에 따른 치료

<table>
<tr><th colspan="2">원인균</th><th>추천치료</th></tr>
<tr><td rowspan="6">I 군: 심폐질환이 나 영향인자가 없는 외래치료 환자</td><td>폐렴구균</td><td rowspan="6">• 새로운 마크롤라이드(macrolide)[1), 2)]
혹은
• β-락탐(β-lactam)[3)]</td></tr>
<tr><td>폐렴미코플라스마(Mycoplasma Pneumoniae)</td></tr>
<tr><td>폐렴클라미디아(Chlamydia Pneumoniae)</td></tr>
<tr><td>인플루엔자균(Haemophilus Influenzae)</td></tr>
<tr><td>바이러스</td></tr>
<tr><td>기타: 레기오넬라(Legionella spp.), 슈도모나스(Pseudomonas), 결핵균</td></tr>
<tr><td rowspan="8">II 군: 심폐질환이 나 영향인자가 있는 외래치료 환자</td><td>폐렴구균(약제 내성 폐렴구균 포함)</td><td rowspan="8">• β-락탐[4)]
+
새로운 마크롤라이드 또는 독시사이클린(doxycycline)
혹은
• 호흡기계 플루오로퀴놀론(fluoroquinolone) 단독요법[5)]</td></tr>
<tr><td>폐렴미코플라스마</td></tr>
<tr><td>폐렴클라미디아</td></tr>
<tr><td>혼합 감염(세균 + 비정형 원인균 혹은 바이러스)</td></tr>
<tr><td>인플루엔자균</td></tr>
<tr><td>장 내 그람음성세균</td></tr>
<tr><td>바이러스</td></tr>
<tr><td>기타
• 모락셀라카타랄리스(Moraxella Catarrhalis), 레기오넬라
• 슈도모나스
• 흡인(혐기성 세균), 결핵균</td></tr>
<tr><td rowspan="11">III군: 중환자실 입실이 필요하지 않은 입원환자</td><td>폐렴구균(약제내성 원인균 포함)</td><td rowspan="11">• β-락탐 정주
+
새로운 마크롤라이드 또는 독시사이클린 복용 또는 정주
혹은
• 호흡기계 플루오로퀴놀론 단독요법</td></tr>
<tr><td>인플루엔자균</td></tr>
<tr><td>폐렴미코플라스마</td></tr>
<tr><td>폐렴클라미디아</td></tr>
<tr><td>혼합감염(세균 + 비정형 병인균)</td></tr>
<tr><td>장 내 그람음성세균</td></tr>
<tr><td>흡인(혐기성 세균)</td></tr>
<tr><td>바이러스</td></tr>
<tr><td>레기오넬라</td></tr>
<tr><td>슈도모나스</td></tr>
<tr><td>기타: 결핵, 사람폐포자충(Pneumocystis jiroveci)</td></tr>
</table>

(계속)

<table>
<tr><th colspan="3">원인균</th><th>추천치료</th></tr>
<tr><td rowspan="10">IV군: 중환자실 입실이 필요한 입원 환자</td><td rowspan="9">A. 녹농균
(*Pseudomonas aeruginosa*) 감염 위험인자가 없는 환자</td><td>폐렴구균(약제 내성 원인균 포함)</td><td rowspan="9">• β-락탐
[세포탁심(cefotaxime), 세프트리악손(ceftriaxone), 암피실린(ampicillin) + 설박탐(sulbactam)]
+
아지트로마이신(azithromycin) 정주 또는 호흡기계 플루오로퀴놀론 정주</td></tr>
<tr><td>레기오넬라</td></tr>
<tr><td>슈도모나스</td></tr>
<tr><td>인플루엔자균</td></tr>
<tr><td>장 내 그람음성세균</td></tr>
<tr><td>황색포도알균(*Staphylococcus Aureus*)</td></tr>
<tr><td>폐렴미코플라스마</td></tr>
<tr><td>바이러스</td></tr>
<tr><td>기타: 폐렴클라미디아, 결핵균</td></tr>
<tr><td>B. 녹농균
감염 위험인자가 있는 환자</td><td>IV A에 해당되는 모든 균
+
녹농균</td><td>• 항 슈도모나스 β-락탐[6] 정주
+
항 슈도모나스 퀴놀론[(pseudomonas quinolone), 시프로플록사신(ciprofloxacin)]
혹은
• 항 슈도모나스 β-락탐 정주
+
아미노글리코시드(aminoglycoside) 정주
+
새로운 마크롤라이드[아지트로마이신(azithromycin)] 또는 호흡기계 플루오로퀴놀론 정주</td></tr>
</table>

1) 아지트로마이신, 클라리트로마이신(clarithromycin) 또는 록시트로마이신(roxithromycin)
2) 마크롤라이드에 대해 알레르기가 있거나 부작용이 있는 경우, 독시사이클린을 사용할 수 있음
3) 세포독심(cefpodoxime), 세프록심(cefuroxime), 고용량 아목시실린(amoxicillin)이나 아목시실린 + 클라불라네이트(clavulanate)
4) 경구제제로 세포독심, 세프록심, 고용량 아목시실린이나 아목시실린 + 클라불라네이트를 사용할 수 있고 세프트리악손(ceftriaxone) 정주 후 세포독심 복용도 가능
5) 테리트로마이신(telithromycin) 단독요법을 고려할 수 있음
6) 세페핌(cefepime), 이미페넴(imipenem), 메로페넴(meropenem)이나 피페라실린(piperacillin) + 타조박탐(tazobactam) 등 해당함

음성 장 내 세균에 대한 영향인자가 있는 외래치료 환자(II군)

- 중환자실 입실이 필요하지 않은 입원환자(III군)
- 중환자실 입실이 필요한 입원환자(IV군)
  - 녹농균에 대한 영향인자가 없는 환자
  - 녹농균에 대한 영향인자가 있는 환자

I, II, III, IV군에 속한 모든 환자는 비정형균 감염의 가능성에 대해서 치료를 받아야 하며, 이에 대해 외래환자의 경우는 경구 마크롤라이드 단독으로, 영향인자가 없는 입원환자의 경우는 정주 마크롤라이드로 치료하여야 한다. 외래환자나 중환자실 입실이 필요 없는 입원환자의 경우 β-락탐+마크롤라이드 병합요법 혹은 호흡기계 플루오로퀴놀론 단독요법으로 치료하여야 한다. 모든 입원환자의 경우, 병원에 도착한 8시간 내에 항생제 치료를 시작하여야 한다. 중환자실 입실이 필요한 입원환자의 경우, β-락탐과 마크롤라이드 혹은 호흡기계 플루오로퀴놀론의 병합요법으로 치료하여야 하며, 녹농균 감염의 위험성이 있는 경우에는 2가지의 항녹농균제제를 포함한 병합요법을 시행하여야 한다. 만약 약제내성 폐렴구균의 위험성이 있는 환자에서 β-락탐+마크롤라이드 병합요법을 시행할 경우에는 세포독심, 아목시실린+클라불라네이트, 고용량의 아목시실린, 세프록심 등의 경구약제나 세프트리악손, 세포탁심, 암피실린ampicillin+설박탐sulbactam, 고용량의 암피실린 등의 정주와 같은 선택적인 약제를 처방하여야 한다. 녹농균에 효과적인 세페핌, 이미페넴, 메로페넴이나 피페라실린+타조박탐 등의 약제들도 약제내성 폐렴구균에 효과적이기는 하나, 녹농균 감염의 위험성이 있는 환자의 치료를 위해 약제내성 폐렴구균 치료에 일차적으로 사용해서는 안 된다.

5. 급성호흡곤란증

급성호흡곤란증후군acute respiratory distress syndrome, ARDS이란 기왕의 폐질환이 없던 환자가 폐 모세혈관 및 폐포의 투과성 증가에 의해 양측 폐에 급성미만성부종이 나타나고 이로서 폐단락의 증가로 인하여 호흡곤란, 일반적인 산소 요법에 잘 반응하지 않는 저산소혈증, 폐탄성의 감소를 초래하는 심한 급성호흡부전 상태를 보일 때를 말한다. 이러한 상태가 폐성고혈압을 동반할 수는 있으나 그 원인이 좌심부전이나 폐성고혈압에 기인한 것이 아니어야 한다고 정의되어 있다. 이 정의는 1992년 미국-유럽합의회의American-European Consensus Conference에서 결정되었다.

1) 병태생리

ARDS가 처음 학회지에 보고된 후 약 40여 년간 ARDS에 대한 새로운 정의가 내려지고 발병기전에 대한 이해가 깊어지면서 진단 기준 또는 치료 방침에 대한 임상 시험들이 많이 진행되고 있는 상황임에도 불구하고, ARDS는 아직도 매우 높은 사망률을 보이고 있는 무서운 질환이다. 1994년에 ARDS에 대한 미국-유럽 호흡기학회의 정의가 발표되기 전까지는 역학조사마다 ARDS의 정의가 달랐기 때문에 발생률에 대한 정확한 평가가 어려웠으나, 최근 미국 국립보건원 주관하의 ARDS 네트워크팀에서 조사 · 발표한 결과에 따르면 미국 내에서 연간 인구 10만 명당 64명의 발생률을 보이고 있다. 사망률은 50~70%로, 특히 65세 이상, 패혈증sepsis, 다른 장기 기능부전organ dysfunction이 있을 때 사망률이 증가한다.

ARDS는 무려 60가지 이상의 원인이 알려져 있을 정도로 원인이 다양한 증후군이다. 가장 흔한 원인은 전신으로 진행된 세균 감염(패혈증, 외상성쇼크에 의한 대략 수혈 등)이나 폐 감염(바이러스, 박테리아, 곰팡이) 등의 흡인을 들 수 있다. 전신성 원인으로 인한 감염은 세균이나 신체 손상으로 화학적 물질이 혈액으로 방출되어, 이것이 폐에 도달하여 폐에서 심한 염증이 일어나 급성호흡부전증후군에 빠지는 것이다. 이외에 폐의 직접적인 손상도 원인이 될 수 있다. 예를 들면 구토를 한 후 구토한 물질을 흡입했을 때, 유독한 증기를 마셨을 때, 폐좌상(폐에 멍이 든 것과 비슷한 개념)이 원인이 될 수 있다.

급성호흡부전증후군의 증상은 대개 외상 후 24~48시간 내에 시작되는데, 대개 다음과 같은 증상을 유발한다.

- 호흡곤란이 심하게 나타난다.
- 가슴에서 휘파람 소리가 난다.
- 피부에 푸른 반점이 생긴다.
- 정신이 혼미해지거나 의식을 잃기도 한다.

이러한 증상은 원인질환과 함께 나타날 수 있다. 폐렴은 급성호흡부전증후군의 원인이 될 수 있을 뿐만 아니라 합병증으로도 나타날 수 있다. 또 급성신부전을 유발하기도 한다.

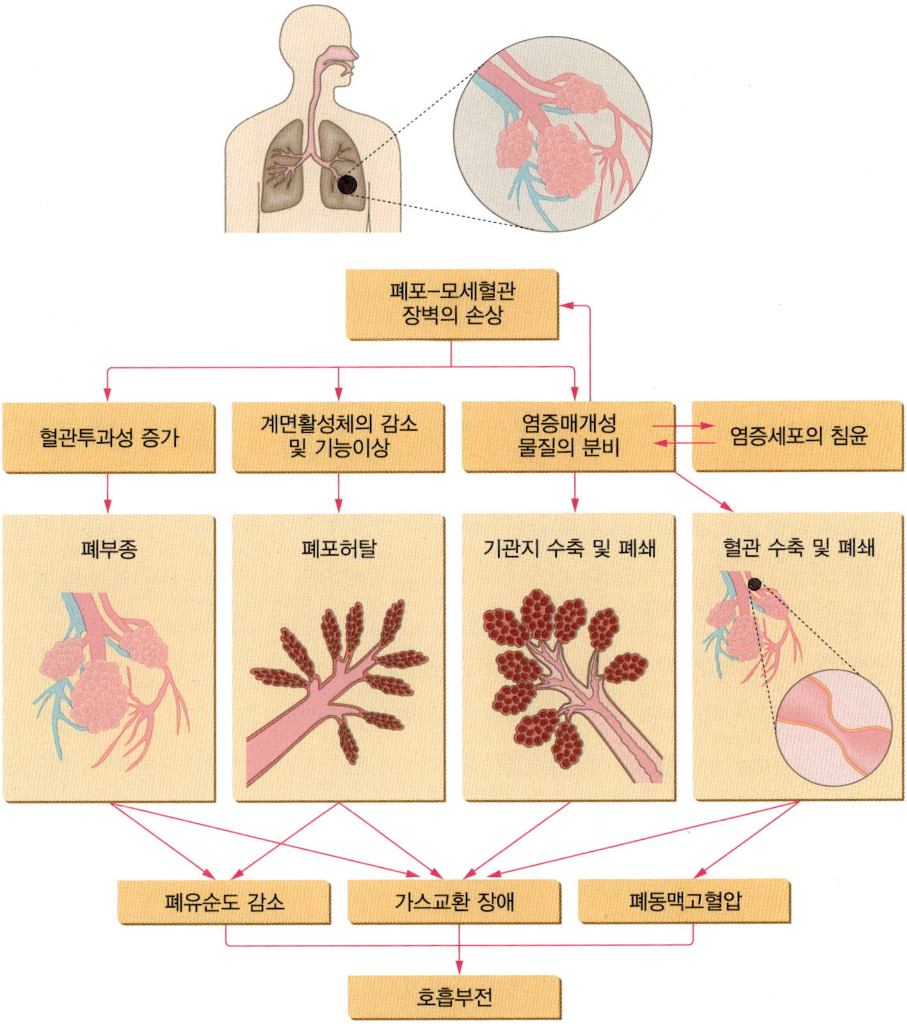

그림 10-5 급성호흡곤란증후군에서 호흡부전의 원인

2) 진단

1994년에 미국과 유럽 학자들의 합동회의에서 급성폐손상 및 급성호흡곤란증후군에 대한 새로운 정의를 제시하게 되었고, 현재까지도 가장 널리 사용되는 진단 기준이다.

급성폐손상이란 첫째, 발병시기가 수일 이내의 급성이고, 둘째, 사용된 호기말 양압에 상관없이 동맥혈 산소분압과 흡입산소분율의 비가 300 이하이고, 셋째, 단순흉부X선상 양

표 10-4 급성폐손상과 급성호흡곤란증후군의 진단 기준

진단	발병시기	동맥혈 산소분압과 흡기산소 농도비	흉부방사선 소견	폐동맥쐐기압
급성폐손상	수일 이내	≤300mmHg	양측성 침윤	≤18mmHg 또는 좌심방 고혈압의 임상 소견 없음
급성호흡곤란 증후군	수일 이내	≤200mmHg	양측성 침윤	≤18mmHg 또는 좌심방 고혈압의 임상 소견 없음

측성 폐침윤이 보이며, 넷째, 폐모세혈관쐐기압이 18mmHg 이하이거나 흉부방사선 혹은 임상검사상 좌심방압이 증가된 증거가 없는 때인데, 이상의 4가지 조건을 모두 만족시키는 경우를 말한다.

급성호흡곤란증후군이란 위에 언급한 급성폐손상의 4가지 조건을 모두 만족시키고 동맥혈 산소분압과 흡입산소분율의 비가 사용된 호기말양압에 상관없이 200 이하로 심한 경우, 즉 급성폐손상의 여러 단계 중 가장 심한 형태라고 정의하며 진단하고 있다.

급성호흡곤란증후군은 시간 경과에 따라 급성기, 증식기, 섬유화기로 분류되는데, 급성기에는 염증반응이 주된 변화로 나타나고, 증식기에는 폐포상피세포의 증식이 일어나는 시기이다. 섬유화기는 폐포에 섬유화가 발생하는 최종단계로써 기계호흡으로도 폐포에서의 가스교환이 잘 안되는 시기이다.

3) 치료

ARDS의 치료는 심폐 기능 유지를 위한 보조적인 치료, 폐손상에 대한 특이적 치료로 대별할 수 있지만, 아직까지 급성호흡곤란증후군환자의 주된 치료는 원인질환의 진단과 치료, 그리고 생리적 기능을 회복시키고 유지하는 등의 보존적 치료에 의존하고 있는 실정이다. 환자는 대부분 인공호흡기를 통해 고농도의 산소를 환자의 폐로 공급해 주어야 하므로, 중환자실에서 치료를 받게 된다. 이 외에도 폐에 차 있는 물을 줄이기 위해 이뇨제를 투여할 수 있다. 원인질환과 합병증도 치료해야 하며, 주요 장기의 상태를 계속 체크해야 한다.

(1) 치료의 원칙

- 원인질환의 발견 및 치료
- 최대한의 환기량ventilation 확보
- 혈류역학 안정hemodynamic stability 유지

환자의 수액요법은 산-염기 균형과 신장 기능 평가를 통하여 적절한 조직 관류를 유지할 수 있을 정도만 공급한다.

- 정맥혈전색전증, 위장관출혈, 원내감염 등의 합병증 예방
- 적절한 영양의 공급

카테터에 의한 감염위험성을 줄이기 위함이며 위장관 기능 개선의 목적이 있다.

(2) 기계적인 호흡보조

급성호흡곤란증후군이 진행되면서 환자의 자발호흡으로는 적절한 가스교환이 유지되지 못하므로, 인공호흡기를 이용한 기계환기를 적용해야 하는데, 이를 위해서는 기관 내 삽관이 요구된다. 기관 내 삽관을 한 후에 인공호흡기를 연결하는데, 인공호흡기의 높은 압력에 의해 강제적으로 폐포로 공기를 불어 넣어주는 방법이다.

한번 숨을 들이쉴 때 폐로 들어가는 일회호흡량tidal volume을 평상시 정상 성인의 6~7mL/kg보다 다소 낮은 일회호흡량(6mL/kg)으로 제공한다. 기계호흡을 시행하는 도중에 저산소증이 교정되지 않는 일부 환자에서 폐용적을 전폐용량까지 일시적으로 증가시켜 허탈된 폐포들 중 동원 가능한 폐포들을 최대한 개방시키는 인공호흡기 치료술을 폐포동원술이라고 하는데, 폐포동원술의 효과에 관해서는 이견이 있어 저산소증이 잘 교정되지 않는 일부 환자에게 적용되기도 한다.

(3) 약물치료

급성호흡곤란증후군의 치료에 많은 약물요법이 시행되었지만, 환자의 생존율이 늘어나는 것이 입증된 약물요법은 아직까지 알려져 있지 않으나, 계속 악화되는 일부 환자에서는 사용을 고려할 수 있다.

① 스테로이드제

급성호흡곤란증후군의 초기나 급성기에는 스테로이드 사용이 사망률을 감소시키지 않는

것으로 보고되었으며, 일부 연구에서는 오히려 기계환기 치료 기간이 늘어나고 병원 감염률과 환자 사망률이 높았다는 부정적인 결과도 있으나, 현재는 1주일간 다른 치료를 해도 호전이 없으면 사용을 고려해 본다. 스테로이드는 콜라겐 생성을 막는 성질도 있기 때문에 최근 들어 스테로이드의 섬유화 억제 효과를 이용하여 급성호흡곤란증후군의 후기 섬유증식기에 이용하려는 시도들이 이루어지고 있다. 많은 환자에서 가스교환이 호전되는 결과가 관찰되지만 일반 치료에서 호전되지 않는 중증 환자의 경우 보조 요법으로 흔히 사용되는 약물이다. 이외에도 그 밖의 항염증제제인 이부프로펜ibuprofen, 케토코나졸ketoconazole 등에 관한 연구가 진행되었으나, 어떤 것도 효과가 있다고 입증되지 않은 상태이다.

② 흡입성 폐혈관확장제

산화질소NO는 미량의 농도로 기도를 통하여 흡입하였을 때 전신 혈관에는 영향을 미치지 않으면서 선택적으로 폐혈관 확장만을 유도할 수 있는 강력한 혈관확장제로써 제2상, 제3상 임상연구에서는 흡입성 산화질소가 사망률이나 기계환기 치료기간을 줄이지는 못하여 교정되지 않는 저산소증이 지속되는 환자에게 일시적인 보조치료로 시도해 볼 수 있다고 밝혀졌다.

③ 계면활성제

급성호흡곤란증후군과 유사한 신생아호흡곤란증후군에서는 기도를 통해 계면활성제를 주입하여 치료 효과가 좋았으나, 성인, 급성호흡곤란증후군에서는 산소화나 기계환기 치료기간, 사망률 등에 차이가 없다고 밝혀져 권하지 않고 있다.

6. 결론

이 장에서는 다양한 호흡기질환을 정리하여 보았다. 폐질환이 일어나는 환경적인 요인은 주로 유해한 연기, 공기를 마시는 경우가 크고, 흡연은 가장 강력한 주요 요인이 된다. 흡연자는 만성폐쇄성폐질환으로 발전되는 비율이 15~20%로 추정되므로 직접 간접흡연의 폐해를 막을 수 있는 여러 가지 제도적인 장치가 마련되어야 할 것이다. 또한 여러 진단 방법과 치료 방법들이 개발되고 있으나 계속적인 환경오염 등으로 새로운 질병들, 특히 중증급성호흡기증후군severe acute respiratory syndrome, SARS과 같은 치사율이 10%로 높은 질환 등에 대비하기 위한 연구들도 지속되어야 할 것이다.

참고문헌

REFERENCE

권광일 외 역, Rubin E(2005). 필수 병태생리학. 3판. 군자출판사. 321-358.

대한결핵 및 호흡기학회(2000). 만성폐쇄성폐질환(COPD) 진료지침. 대한결핵 및 호흡기학회.

대한결핵 및 호흡기학회 폐렴지침위원회(2005). 성인 지역사회폐렴 진료지침. 대한결핵 및 호흡기학회 폐렴지침위원회.

최명애 외 역, Gould E., Dyer M(2013). 보건의료인을 위한 병태생리학. 4판. 계축문화사.

Barnes PJ(2000). Chronic obstructive pulmonary disease. *N Engl J Med 343*: 269-80

Bartlett JG, Breiman RF, Mandell LA, File TM, Jr(1998). Community-acquired pneumonia in adults: guidelines for management. The infectious diseases society of america. *Clin Infect Dis 26*:811-38.

Bartlett JG, Dowell SF, Mandell LA et al(2000). Practice guidelines for the management of community-acquired pneumonia in adults. Infectious diseases society of america. *Clin Infect Dis 31*: 347-82.

Doern GV, Brueggemann AB, Pierce G et al(1997). Antibiotic resistance among clinical isolates of haemophilus influenzae in the united states in 1994 and 1995 and detection of beta-lactamase-positive strains resistant to amoxicillin-clavulanate: results of a national multicenter surveillance study. *Antimicrob Agents Chemother 41*: 292-7.

Ewig S, Ruiz M, Torres A et al(1999). Pneumonia acquired in the community through drugresistant Streptococcus pneumoniae. *Am J Respir Crit Care Med 159*: 1835-42.

Garibaldi RA(1985). Epidemiology of community-acquired respiratory tract infections in adults. Incidence, etiology, and impact. *Am J Med 78*: 32-7.

Lee HB, Han HJ(2011). Healthcare-Associated Pneumonia. *Tuberc Respir Dis 70*: 105-112.

Mandell LA, Bartlett JG, Dowell SF et al(2003). Update of practice guidelines for the management of community-acquired pneumonia in immunocompetent adults. *Clin Infect Dis 37*: 1405-33.

Mandell LA, Marrie TJ, Grossman RF, Chow AW, Hyland RH and the Canadian Working Group(2000). Summary of canadian guidelines for the initial management of community-acquired pneumonia: an evidence-based update by the canadian infectious disease society and the canadian thoracic society. *Clin Infect Dis 31*: 383–421.

Michael S. NiedermanCo-chair, Lionel A. MandellCo-chair, Antonio Anzueto, John B. Bass, William A. Broughton, G. Douglas Campbell, Nathan Dean, Thomas File, Michael J. Fine, Peter A. Gross, Fernando Martinez, Thomas J. Marrie, Joseph F. Plouffe, Julio Ramirez, George A. Sarosi, Antonio Torres, Robert Wilson and Victor L. Yu(2001). Guidelines for the Management of Adults with Community-acquired Pneumonia Diagnosis, Assessment of Severity, Antimicrobial Therapy, and Prevention. *ATS Journal Volume 163*, Issue: 7 1730–1754

Niederman MS, Bass JB, Jr, Campbell GD et al(1993). Guidelines for the initial management of adults with community acquired pneumonia: diagnosis, assessment of severity, and initial antimicrobial therapy. *The American Review of Respiratory Disease*. Medical Section of the American Lung.

Samet JM(1989). Definitions and methodology in COPD research. In: Hensley M, Saunders N, eds. Clinical epidemiology of chronic obstructive pulmonary disease, 1–22. New York: Marcel Dekker.

The Lung Health Study Research Group(2000). Effect of inhaled triamcinolone on the decline in pulmonary function in chronic obstructive pulmonary disease. *N Engl J Med 343*: 1902–9.

Global initiative for chronic Obstructive Lung Disease; Global strategy for the diagnosis, management and prevention of chronic obstructive pulmonary disease. www.goldcopd.org/uploads/users/files/GOLD_Report_2013_Feb20.pdf

CHAPTER 11

종양질환

현대사회에 들어서면서 암은 인류의 생명을 위협하는 가장 중요한 질환으로 꼽히고 있다. 특히 다단계의 질병진행과정은 다양한 유전적, 환경적 요인에 의해 영향을 받고 신체 특정 부위에 제한하여 발생하지 않는 점에서 질병의 예방, 치료 및 치료 후 관리에 많은 전문성을 요한다. 이 장에서는 종양질환을 가진 환자의 치료와 질병관리에 필요한 지식을 얻기 위하여 종양질환의 발생 원인, 종양생물학 기초이론 및 종양질환자의 치료와 관련된 최근 지견에 대한 내용을 서술하였다.

CHAPTER

11 종양질환

학습 목표

1 암의 발생 기전과 원인을 기술한다.
2 암의 분류와 특성을 기술한다.
3 암의 진단방법을 기술한다.
4 암 악액질(cancer cachexia)의 기전을 설명한다.
5 우리나라 암발생의 현황 및 특성을 기술한다.
6 암치료 방법의 종류를 열거하고 특징을 설명한다.
7 암예방을 위한 건강관리 방법에 관하여 기술한다.

1. 암의 특성과 분류

암은 발생 원인이 매우 다양하고, 영향을 받는 장기의 범위가 넓으며, 암의 종류별로 병리학적 특성이 크게 달라 다른 질환에 비해 예방, 치료 및 치료 후 관리 등에서 지극히 세분화된 전문성을 요하는 질환이다. 암은 일반적으로 악성종양조직을 지칭하는데 양성종양과 달리 악성종양은 첫째, 주위의 정상적인 조직들에 침투하여 조직을 소멸시키면서 자라고, 둘째, 체내 다른 부위로 전이가 일어나며, 셋째, 발생한 조직이 정상 세포에 비해 분화가 미숙하면서, 넷째, 세포성장 속도가 빠르며, 다섯째, 영양 상태가 좋지 않은 경우에도 체조직을 분해하여 성장을 지속하는 특징이 있다.

1) 종양의 분류

일반적으로 악성종양은 크게 상피조직에서 유래하는 암종carcinoma과 간엽조직에서 유래하는 육종sarcoma으로 나뉜다. 대부분의 종양조직은 상피성이며 편평상피조직에서 유래하는 것은 편평세포암종squamous cell carcinoma, 선상상피조직에서 유래하는 것은 샘암종adenocarcinoma으로 명명한다. '암종'은 대개 유래된 조직명이나 조직학적 특징을 규정짓는 어휘 뒤에 붙여 사용하는데, 예를 들면 유방샘암종breast adenocarcinoma, 폐편평세포암종lung squamous cell carcinoma, 피부기저세포암종skin basal cell carcinoma 등으로 명명하게 된다. 종양세포가 원래 조직에 존재하던 세포와 더 이상 유사하지 않을 때, 이를 미분화세포undifferentiated cells라고 하고 다른 조직으로 전이가 일어났을 때에는 애초에 발생한 조직과 전이된 장기를 동시에 표기하여 주는 것이 원칙이다. 일부 종양조직은 미분화줄기세포적인 특징이 있어서 여러 장기의 특징을 함께 보일 수도 있는데 난소기형암종ovary teratocarcinoma 등이 이에 속한다. 조혈 시스템이나 피부에서 생성된 종양은 모두 악성으로 백혈병leukemia, 림프종lymphoma, 악성흑생종melanoma 등이 이에 해당된다.

2) 종양의 조직학적 악성등급과 종양단계 판정

종양의 조직학적 악성등급과 단계의 판정은 치료를 계획하고 치료 후 치료의 예후를 판정하기 위한 기준으로 활용될 수 있다. 암세포를 조직학적으로 관찰하여 종양의 악성등급을 판정할 때는 세포의 분화정도와 유사분열지수mitotic index를 기준으로 한다. 조직학적 등급 판정이 모든 종양에서 악성 정도를 정확하게 반영한다고 할 수는 없지만 자궁, 난소, 대장, 갑상선 등에서는 특히 악성 정도를 잘 반영한다. 조직학적 등급 분류는 보통 4등급으로 나누며 75~100% 분화된 경우 grade I, 50~75% 분화된 경우 grade II, 25~50% 분화된 경우는 grade III, 그 이하는 grade IV이다. 최근에는 분화정도와 더불어 세포의 분화활성, 주위 조직으로 침윤한 정도, 종양조직 내 혹은 주위의 stromal tissue의 양 등을 고려하여 등급을 판정하기도 한다.

종양의 단계 판정은 악성 정도 및 예후판정을 위해 등급 판정과 더불어 환자치료의 전략strategy을 결정하기 위해서 중요한 요소이다. 일반적으로 TNM 분류시스템을 사용하게 되는데, T는 원발종양primary tumor을 말하며 N은 림프절lymph node과의 연계성, M은 전이metastasis 여부를 구분한다. 단계 판정에는 임상적clinical 특성, 방사선radiographic 영상, 수술surgical 또는 병변pathologic 단계staging를 종양 특성별로 선택하여 사용하게 된다. 조직별로 사용되는 기준에는 다소 차이가 있으나 일반적으로는 아래의 방법을 활용한다.

① Stage I($T_1N_0M_0$)

1차 종양이 처음 발생한 장기에 한정되어 있고 전이가 관찰되지 않는다. 수술적인 방법에 의해 제거가 가능하고 장기 생존율은 70~90%에 이른다.

② Stage II($T_2N_1M_0$)

1차 종양이 주위 조직 및 종양에 근접한 림프선으로 번진 경우이다. 수술적인 방법으로 치료를 시도할 수 있으나 완전히 제거되지 않을 수 있고 장기 생존율은 45~55%이다.

③ Stage III($T_3N_2M_0$)

1차 종양의 크기가 크고 침윤이 일어난 상태로 종양에 근접한 림프선으로 번져 있으며 그 반경이 3cm 이상이고 주위 조직에 번져 있다. 수술만으로는 제거할 수 없어 수술 후에도 조직의 일부가 남아 있게 된다. 장기 생존율은 15~25%이다.

④ Stage IV($T_4N_3M_1$)

크기가 10cm 이상인 1차 종양이 생성되어 있으며 침윤이 일어나 있고 림프전이가 많이 일어나 있다. 1차 종양 부위에서 떨어진 곳에 2차 종양이 발견되고 장기 생존율은 5% 미만이다.

2. 암의 발생기전과 원인

1) 암의 발생기전

정상 세포는 개체의 내외부로부터 다양한 요인들이 관여하게 되며 과정과 단계를 거쳐 암세포로 변하게 되는데, 이를 암화과정carcinogenesis이라고 명명한다. 많은 경우에 정상 세포가 암세포로 진행하는 데에는 20년 이상의 시간이 소요되며 따라서 각 증례별 암 발생의 정확한 원인 규명을 하기에는 매우 어렵다. 그러나 일반적으로 암세포 및 조직의 형성은 유전적 요인이나 면역학적 요인에 의한 내인성 원인이나 다양한 환경인자의 노출에 의한 외인성 원인에 의한 것으로 밝혀진 바 있고 이들 원인이 복합적으로 여러 단계에 작용하게 된다. 따라서 이 과정에 관여하는 요인들을 규명하고, 이를 토대로 예방 및 치료 기술 개발이 이루어지고 있다.

암화과정은 크게 개시단계initiation, 촉진단계promotion, 진행단계progression로 분류된다. 개시단계란 정상 세포에 유전자 변이가 일어나면서 변이세포를 형성하는 과정으로 화학물

표 11-1 대표적인 종양억제유전자

<table>
<tr><th>종양억제유전자의 기능</th><th>유전자명</th><th>빈발 암종</th></tr>
<tr><td rowspan="12">암화과정 차단에 관여하는 유전자로 종양촉진유전자를 억제하고, 세포주기조절, 세포사멸, 세포전이 및 DNA 손상복구 등에 관여함</td><td>RB1</td><td>망막모세포종(retinoblastoma), 골육종(osteosarcoma)</td></tr>
<tr><td>APC</td><td>대장암</td></tr>
<tr><td>BRCA1</td><td>유방암, 난소암</td></tr>
<tr><td>BRCA2</td><td>유방암, 난소암</td></tr>
<tr><td>WT1</td><td>신장모세포종(nephroblastoma)</td></tr>
<tr><td>p53</td><td>육종(sarcomas), 유방암, 뇌종양</td></tr>
<tr><td>PTEN</td><td>별아교세포종(glioblastomas), 전립선암, 유방암</td></tr>
<tr><td>DCC</td><td>대장암</td></tr>
<tr><td>NF1</td><td>신경섬유모세포종(neurofibromas), 육종, 신경아교세포(Glial cell) 유래 중추신경종양(gliomas)</td></tr>
<tr><td>NF2</td><td>슈반세포(Schwann cell) 유래 신경종(Schwannomas), 거미막 유래 뇌종양(meningiomas)</td></tr>
<tr><td>VHL</td><td>혈관종(hemangiomas), 부신수질크롬친화세포종(pheochromocytoma)</td></tr>
</table>

표 11-2 대표적인 종양촉진유전자

<table>
<tr><th>종양촉진유전자의 기능 및 분류</th><th>분류</th><th>유전자명</th><th>유래 물질</th><th>빈발 암종</th></tr>
<tr><td rowspan="4">세포의 분열 및 성장에 관여하는 전암유전자(protooncogene)가 유전자 변이, 과다한 단백질 생성 및 염색체 전이 등으로 인해 종양형성유전자(oncogene)로 전환되고 세포의 과다 분열 및 성장에 관여함</td><td>성장인자</td><td>c-sis, int-2</td><td>혈소판유래성장인자(platelet-derived growth factor), 섬유모세포성장인자(fibroblast growth factor)</td><td rowspan="4">다양한 암종에 관여</td></tr>
<tr><td>성장인자 수용체</td><td>erbB, neu</td><td>표피생장인자수용체(epidermal growth factor receptor), 혈소판유래성장인자수용체(platelet-derived growth factor receptor), 혈관내피수용체(vascular endothelial receptor)</td></tr>
<tr><td>세포 내 신호전달 인자</td><td>src, ras, mos, raf/mil, ABI</td><td>Regulatory GTPases, 티로신 키나아제(tyrosine kinase), 세린·트레오닌 키나아제(serine/threonine kinase), 핵 키나아제(nuclear kinase)</td></tr>
<tr><td>핵전사 인자</td><td>myc, fos, jun, erbA, rel</td><td>DNA-binding protein, AP-1 transcription factor, 티록신 수용체(thyroxine receptor), NF-κB related factor</td></tr>
</table>

질에 대한 노출, 자외선 조사, 방사성 물질에 대한 노출, 바이러스 감염 등이 원인이 된다. 촉진단계에는 유전자 변이가 일어난 세포들이 지속적으로 분열하는 단계로 세포의 정상적인 분열과 성장조절이 이루어지지 않는 것이 특징이다. 진행단계에는 변이된 세포들이 악성종양세포로 발달하는 단계로 일단 형성된 악성종양세포는 정상 세포로 되돌아갈 수 없게 된다. 이러한 다단계의 과정에는 다수의 유전적 변이가 초래되는데, 특히 종양억제유전자tumor suppressor gene와 종양형성유전자oncogene의 변이가 암화과정을 조절할 때 밀접하게 관여하게 된다(표 11-1, 표 11-2).

(1) 개시단계

대부분의 암화과정에서 첫 번째 단계는 세포 내 유전자 변이이다. 초기에 생쥐의 피부암 모델과 간암 모델 등을 이용하여 연구한 결과에 의하면 화학물질 등 발암원에 노출되었을 때 특정 유전자 변이를 초래하는 것이 관찰되어 암 연구에 중요한 실마리를 제공하였다. 그 이후 지금까지 암화과정에 관여하는 다양한 유전자 변이에 대한 연구가 지속적으로 이루어져 왔는데, 특히 개시단계의 유전자 변이는 위에서 언급한대로 특정 화학물질, 바이러스, 자외선 및 방사선에 대한 노출에 의해 빈번하게 일어나게 된다. 이러한 자극은 DNA-adduct를 형성하고 염색체 내 염기의 위치를 바꾸며 일부 염기를 없애거나 DNA 복제 시 특정부위 염기서열의 복제 수를 늘려서 유전자 변이를 초래하게 된다. 이 외에도 최근에는 다양한 환경 요인들에 의해 염색체 내 DNA 염기서열이 변하지 않은 채 DNA 메틸화DNA methylation 또는 히스톤의 구조변화histone modification, 작은 비코드성 RNAsmall noncoding microRNAs 발현이상 등을 일으켜 유전자의 발현 변화를 유도하는 후생유전학적epigenetic 변이도 암화에 밀접히 관여하는 것으로 알려져 있다. 과거에는 위에서 언급된 다양한 유전자 발현 변화가 개시단계에만 관여하는 것으로 알려졌으나 연구결과가 축적되면서 이들 유전자 변이는 실제로 암화과정 전 단계에 관여하는 것으로 알려져 있다.

가장 잘 알려진 DNA-adduct의 예로는 니트로사민nitrosamine 등의 알킬화 발암원이 DNA 염기인 구아닌guanine의 N-7 또는 O-6와 결합하는 것으로, DNA-adduct 형성은 DNA 복제 과정 중에 해독틀 변환frame-shift 변이를 유도하거나 염기의 틀린짝 맞추기mismatching 또는 푸린purine 염기가 피리미딘pyrimidine 염기로 바뀌거나 그 반대의 현상이 발생하는 이행transition이 일어날 수 있다. 이와 같이 DNA 복제 시 발생할 수 있는 유전자 변이가 종양촉진 또는 종양억제유전자에 일어날 경우에는 특히 암화 개시에 직접적인 영향을 줄 수 있는데, 그 예로는 피부암, 간암, 폐암, 유방암의 암화과정과 밀접히 관련된 *K-ras* 전암유전자proto-oncogene 변이와 다양한 종양조직에서 관찰되는 *p53* 종양억제유전자tumor suppressor gene 변이를 들 수 있다.

이러한 특정 유전자의 변이 이외에 유전자의 염색체chromosome 내 위치가 변화되는 염색체이행에 의한 암화 개시도 발생할 수 있는데, 골수성백혈병myeloid leukemia이나 버킷림프종Burkitt lymphoma에서 관찰되는 *C-myc* 유전자가 염색체 8번 위치로부터 14번 위치로 변경되는 것이 그 예라고 할 수 있다. 또 복제수 변이copy number mutation도 발생할 수 있는데, 이는 특정 유전자가 다수 존재하면서 해당 유전자가 부호화encoding하는 단백질의 양이 많아

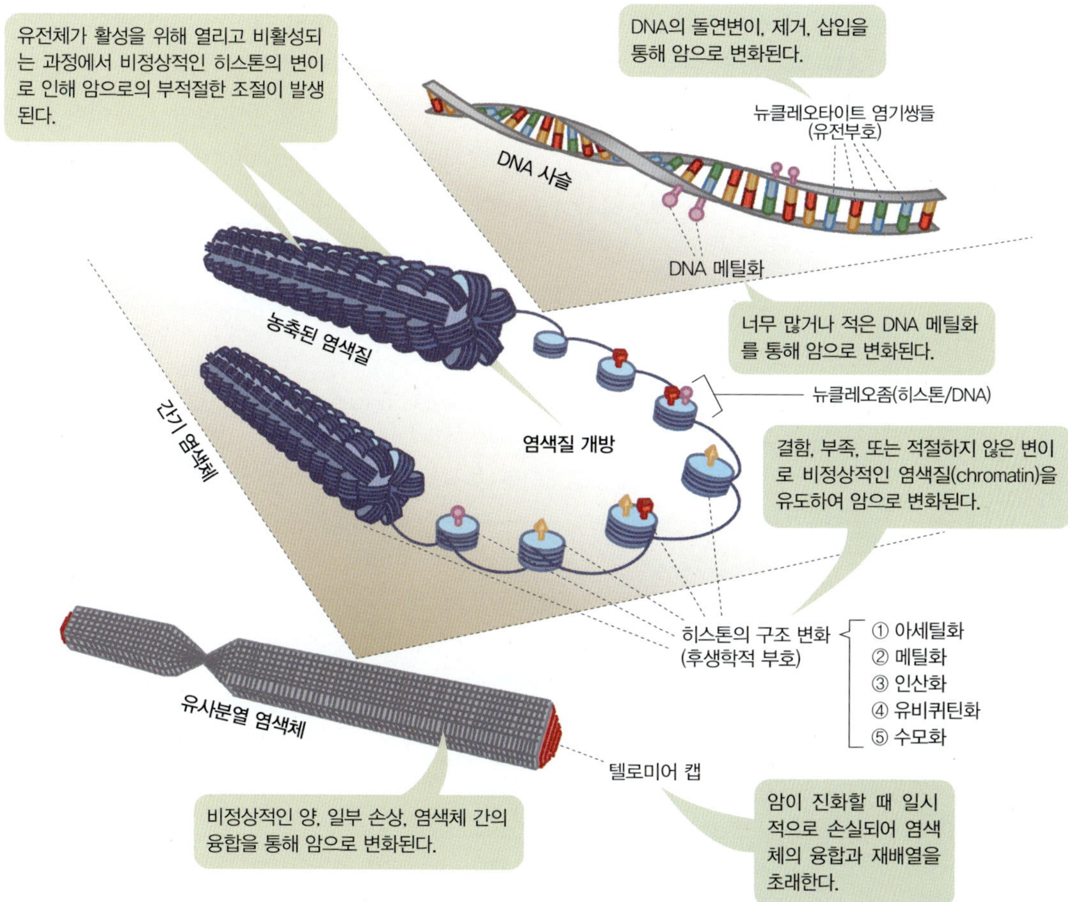

그림 11-1 유전체(genome)에서의 암 발생 유형

지는 경우도 있다. 유방암의 *HER-2/neu* 유전자는 세포성장분열에 관여하는 유전자로 해당 유전자가 다수 존재하는 경우에는 악성 정도가 높고 전이 가능성이 훨씬 더 크다.

후생학적 돌연변이epigenetic mutation는 유전자 자체의 변이 없이 유전자 발현양상의 변화를 유도하는 것으로 앞에서 언급한 DNA 메틸화 혹은 히스톤 구조변화 등이 관련된다. 이 경우에는 유전자 사일런싱gene silencing이 발생할 수 있는데, 특히 종양억제유전자에 사일런싱이 일어나는 경우에는 암화 개시가 발생하게 된다.

(2) 촉진 및 진행단계

촉진 및 진행단계에는 개시단계에 일어난 DNA 변이 이외에 추가로 DNA 변이가 유도되거나 후생유전체학적인 변화가 일어나게 된다. 암화과정이 개시에 이어 촉진 및 진행단계로 이동하는 것을 연구하는 데 아주 유용한 모델이었던 피부암 및 간암 동물모델 연구에 기초하면 암화 촉진은 암화 개시와 더불어 종양 형성에 필수적인 과정이다. 피부암 동물모델의 예를 들면(그림 11-2) 암화 개시initnation, I는 7,12-디메틸벤조에이안트라센7,12-dimethylbenz[a]anthracene, 벤조에이피렌benzo[α]pyrene 또는 우레탄urethane 등의 발암물질 단

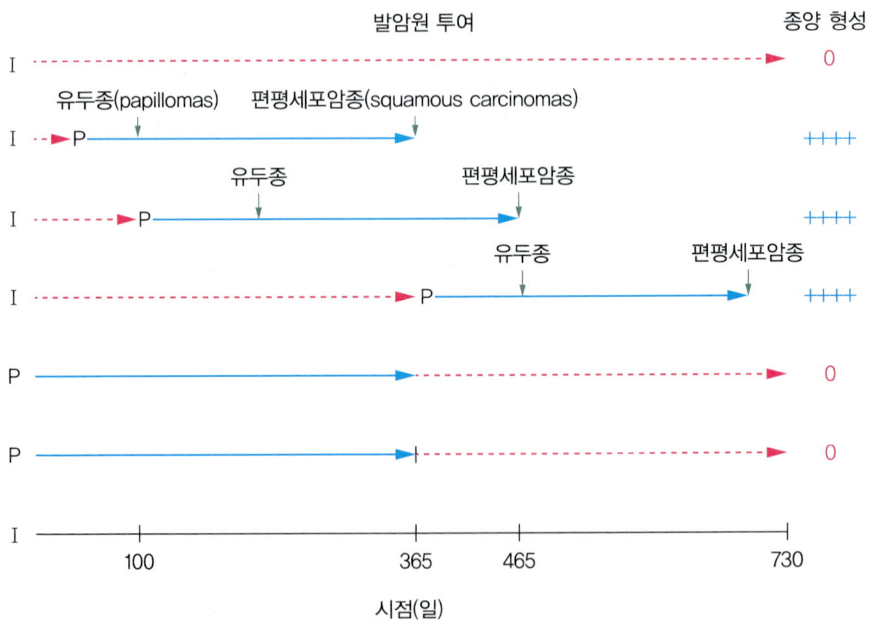

그림 11-2 피부암 모델에서의 암화 촉진 과정

회투여로 일어난 후 포볼에스테르 TPA[phorbol ester TPA] 등의 물질을 반복적으로 투여하여 암화 촉진[promotion, P]이 되면 12~20주 사이에 유두종이 생성되고 1년쯤 되면 편평상피세포 암종이 형성된다. 그림 11-2의 실선은 암화촉진 물질의 지속적인 투여를 의미하고 점선은 투여를 하지 않은 시기를 의미한다. 종양은 암화 개시와 암화 촉진을 일으킬 수 있는 두 물질에 모두 노출되었을 때만 형성됨을 알 수 있다.

촉진단계는 암화가 개시된 조직에서 국부적인 세포 분열 또는 클론확장[clonal expansion]이 계속되는 단계로 종양조직을 생성하는 진행단계의 전 단계로 정의된다. 이 단계에서는 세포의 비정상적인 분열이 관찰되는데, 그 과정에 다양한 종류의 성장촉진인자가 관여하고

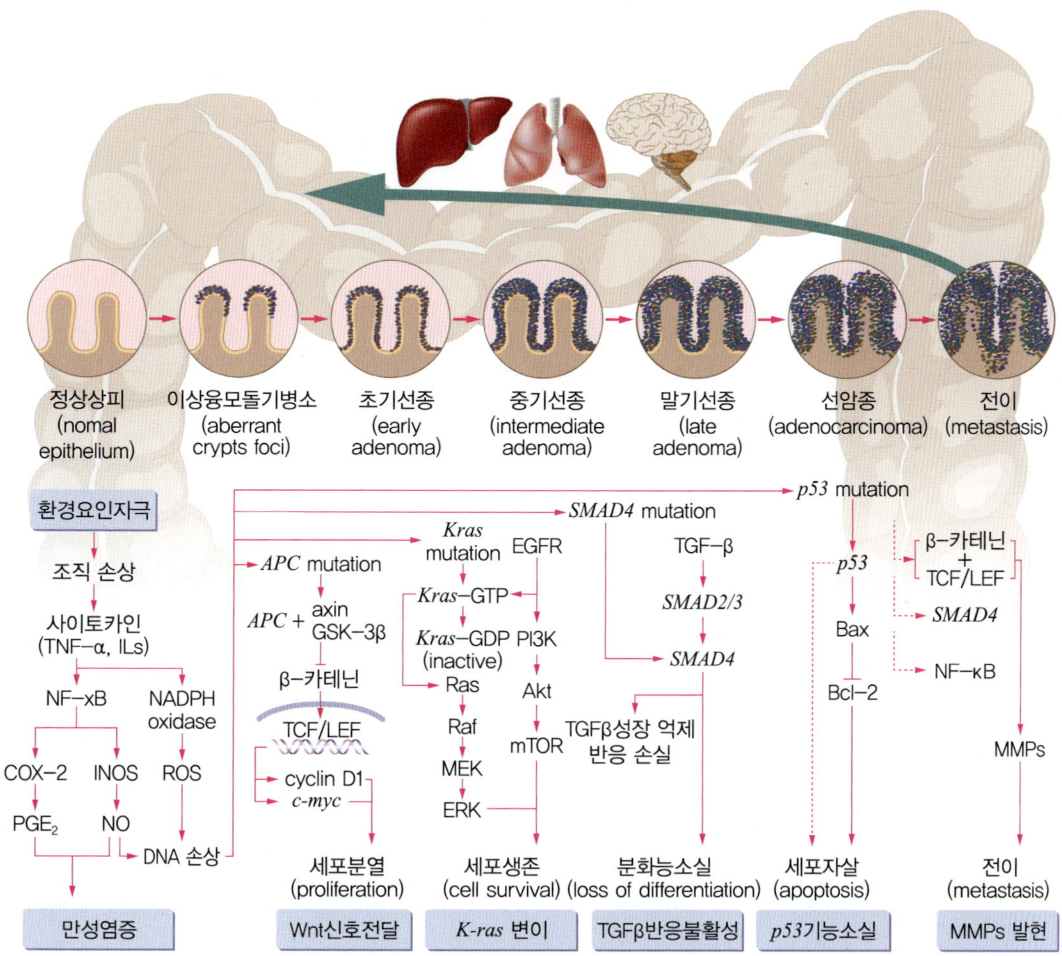

그림 11-3 대장암화와 관련된 분자생물학적 기전

세포의 주기를 조절하는 단백질 발현에 변화가 초래되면서 지속적인 세포 분열이 일어나게 된다. 뿐만 아니라 비정상적인 세포의 자살을 유도하는 과정이 정상 세포처럼 이루어지지 않아서 세포성장이 계속되는 것이 특징이다. 이런 과정을 거쳐 생겨난 양성종양조직이나 전암성병변preneoplastic lesion은 진행단계를 거치면서 악성종양으로 발전하게 되는데 이 과정에도 역시 다수의 유전자 변이가 관여하는 것으로 보인다. 암화과정의 개시, 촉진, 진행단계에서 관찰되는 유전적 요인과 성장조절 요인들이 관여하는 일련의 과정을 대장암화과정의 예를 들어 설명하면 그림 11-3과 같다.

대장암화는 대장선종에서 암종으로 발전하는 복잡한 과정이다. 박테리아, 발암물질 및 다양한 환경요인에 의한 조직손상은 염색체chromosome 불안정성과 DNA 손상을 유도한 후 만성염증반응을 일으키고 이는 비정상적인 과다세포분열을 일으켜 악성종양 형성에 관여한다. 초기 *APC* 유전자변이는 장상피세포 과다분열로 만들어지는 이상선와aberrant crypt foci를 형성한다. 초기 암종형성 과정에서는 *K-ras*, *p53*, *SMAD4* 유전자 등의 변이가 관여하고 wnt/β-카테닌 신호전달 및 EGFR/PI3K/Akt 신호전달이 참여한다.

(3) 암전이

암세포가 최초로 생성된 조직에서 일부 세포들은 림프관 또는 혈관을 따라 다른 조직으로 이동한 후 해당 조직 내 혈관으로부터의 침윤과정을 거쳐 새로운 암조직을 생성하게 되는데, 이를 암전이라고 한다(그림 11-4).

이와 같은 암전이 과정은 조직 내 혈관 형성intravasation, 이동transport, 조직 외 혈관 형성extravasation 및 전이성 집락 형성metastatic colonization 순으로 진행된다. 첫 단계인 조직 내 혈관 형성이 일어나기 위해서는 암조직으로부터 개개의 세포들이 혈관 내로 이동해야 하고 이는 암조직에서 분비하는 효소에 의해 세포를 둘러싸고 있는 기질matrix을 분해하여 이루어지게 된다. 또 마지막 단계인 집락 형성이 성공적으로 진행되기 위해서는 새로운 조직 내의 혈관 형성이 매우 중요한데, 종양조직 자체에서 분비되는 물질들에 의해 혈관 형성이 일어나게 된다. 전이를 일으키는 암세포는 다른 조직으로 이동한 후에도 본래 지니고 있던 조직학적 특징을 유지하는 것이 보통이다. 다수의 암환자의 경우 원발성암종보다는 암전이에 의해 생성된 암조직이 직접적인 사망원인이 된다. 그러나 암조직의 종류에 따라 전이 정도에는 큰 차이가 있고 원발성암종의 종류별로 전이가 발생하는 조직에도 차이가 있다(표 11-3).

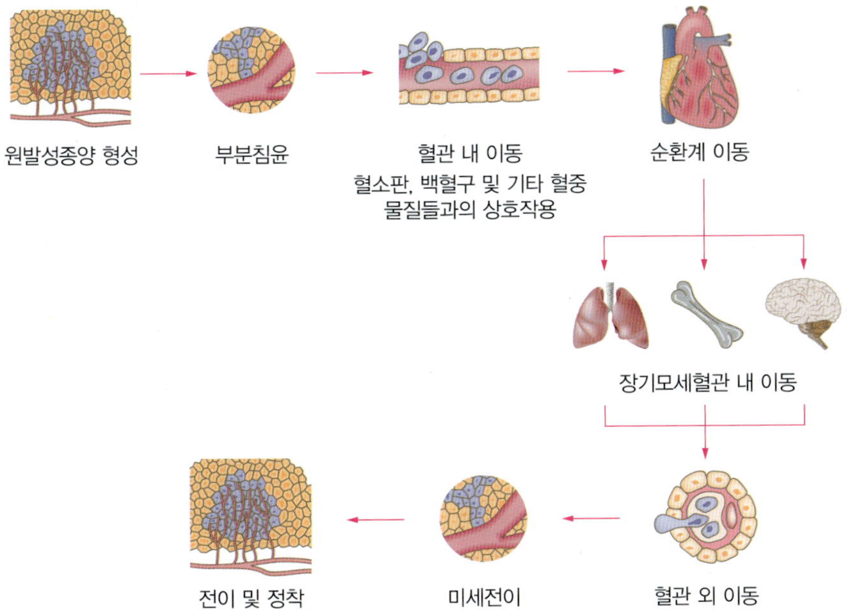

그림 11-4 침윤 및 전이과정

표 11-3 원발암 부위 별 전이 빈발 장기

원발암 장기	전이 장기
폐	골, 뇌, 간, 부신
유방	림프절, 폐, 흉막, 간, 골, 뇌, 부신, 비장, 난소
대장	간, 폐, 방광, 위
위	림프절, 간, 폐, 골
신장	폐, 간, 골
방광	직장, 대장, 전립선, 자궁, 질, 림프절, 폐, 복막, 흉막, 간, 뇌
전립선	골, 림프절
난소	복막, 근거리 림프절, 폐, 간
자궁내막	근거리 림프절, 폐, 간, 난소

자료: Ruddon RW.(2007). Cancer Biology. 4th ed. p.223. Oxford University Press Ltd.

① 림프 전이

많은 경우에 암전이는 암조직 주변 림프절로 암세포 중 일부가 이동하면서 발생하게 된다. 대개의 경우는 세포 성장에 부적절한 환경으로 인해 세포 사멸이 일어나게 되지만 일부 생존한 세포는 흉관을 거쳐 혈관으로 옮겨간다. 특히 유방암의 경우 초기 전이는 흔히 림프절에서 발생하게 되어 종양조직과 최초로 연결되는 림프절 검사를 통해 전이 유무를 흔히 판정한다.

② 혈관 전이

암세포의 혈관 전이는 혈관벽이 두꺼운 동맥혈관보다는 모세혈관이나 정맥혈관을 통해서 이루어지게 된다. 특히 많은 장기의 혈관이 간으로 연결되고 혈류는 폐를 통해 가스교환을 하게 되므로 간과 폐는 암전이가 가장 흔하게 일어나는 장기이다. 그러나 이와 관계없어도 암전이는 발생하게 되는데, 예를 들면 전립선암이나 신경세포암은 가장 흔하게 뼈로 전이되고 기관지암은 뇌로 전이되는 경우가 많다.

2) 암 발생 원인

(1) 암 발생에 관여하는 유전적 요인

암 부위별로 다소의 차이가 있지만 암조직의 생성은 개인이 타고난 유전적 요인과 환경적 요인에 의한다. 유전적 요인은 특정유전자들의 변이에 의한 것으로 이들 유전자 간 또는 이들 유전자와 환경 요인 간의 상호작용에 의해 종양 생성의 특성이 결정된다. 2003년 인간유전체사업human genome project이 종결되면서 암 발생에 관여하는 유전자에 대한 정보가 빠른 속도로 축적되고 있는데, 동일한 발암원에 노출되더라도 암이 발생할 확률은 개인차가 있고 이러한 차이를 만드는 것이 바로 유전적 요인이다. 뿐만 아니라 병리조직학적으로는 매우 유사한 종양조직을 가진 환자들 간에도 해당 조직의 성장 속도나 치료에 대한 반응성, 재발 정도에는 차이가 있는데, 이는 해당되는 생물학적인 변화과정에 관여하는 유전자들에 의해 결정된다.

종양조직의 형성은 종양촉진유전자의 과발현 또는 종양억제유전자의 발현 저하와 밀접하다. 종양촉진유전자의 발현 변화는 해당 유전자를 구성하는 염기서열의 변화에 의해 초래되는데, 이는 세포의 분열, 분화, 사멸에 관여하는 단백질들, 예를 들면 성장인자growth factors, 성장인자수용체growth factor receptors, 세포 내 신호전달물질intracellular signal transducers,

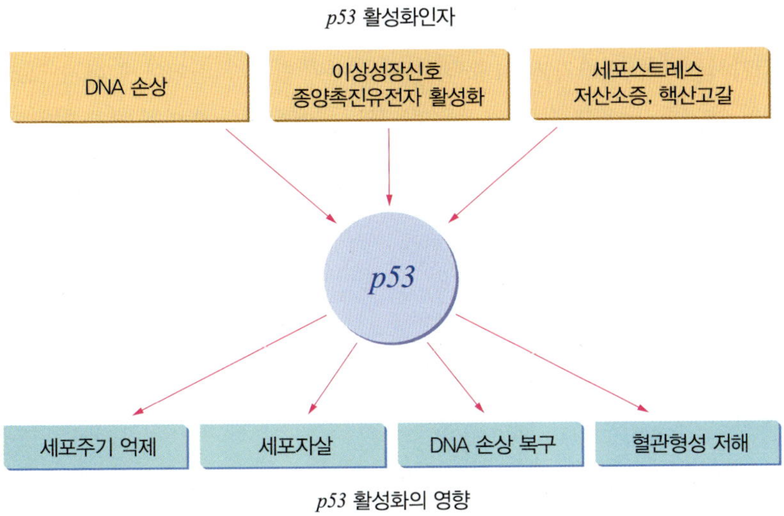

그림 11-5 *p53* 유전자의 활성화 인자 및 활성화로 인한 영향

전사인사[transcription factors]의 합성 조절을 통해 암화과정에 관여한다. 종양억제유전자는 부모로부터 물려받은 유전적 손상[germline mutation]과 그 이후에 해당 조직에서 다시 한 번 유전자 변이[somatic mutation]가 발생하게 되면서 종양생성 억제 기능을 상실하게 된다. 종양억제유전자는 표 11-1에 제시되어 있다. 가장 대표적인 것은 유방암에서 관찰되는 *BRAC 1*과 *BRAC 2*이며 해당 유전자는 모두 DNA 손상 복구에 관여한다. *p53*은 최초로 발견된 종양억제유전자로 대부분의 종양조직에서 변이가 관찰되는데, 특히 항산화 기능에 관여하는 단백질 발현 조절 등의 다양한 기능을 통해 DNA 손상을 억제하는 유전자로 잘 알려져 있다(그림 11-5).

① 마이크로RNA

마이크로 리보핵산[micro ribonucleic acid, microRNA, miRNA] 유전자는 단백질 합성을 조절하지는 않으나 단쇄[single strand] RNA를 구성하여 유전자 발현을 조절하는 기능을 수행하게 된다. 한 개의 miRNA는 mRNA 내 염기서열에 부합되는 부분과 결합하여 단백질 전사와 mRNA 분해에 영향을 주게 된다. 암화과정에서는 특히 해당 타깃이 암촉진유전자이거나 암억제유전자인 경우에 miRNA에 의한 영향을 받게 된다.

② 후생유전학적 돌연변이

암화과정에서 세포돌연변이 및 암화 진행은 유전적인 또는 후생유전학적인 변화[epigenitics]

mutation에 의한 영향을 모두 받게 된다. 후생유전학적 변화는 유전자를 구성하는 DNA의 애초 염기서열에는 변화가 없이 유전자 발현에서 변화가 일어나게 되는 것으로, 이는 DNA 메틸화, 히스톤 구조변화 또는 작은 비코드성 RNA 변화에 의해 발생하게 된다. 이러한 후생유전학적 변화는 유전자의 기능 변화 및 세포의 악성종양화에 관여하게 된다.

(2) 암 발생에 관여하는 환경적 요인

암화과정은 다양한 환경적 요인이 여러 단계에 관여하면서 진행되는 특성을 지니고 있어 질병 진행의 차단을 통한 예방책을 강구하기 위해서는 관련 요인에 대한 이해가 매우 중요하다. 암의 발생에 관여하는 대표적 환경적인 요인으로는 화학물질, 바이러스 및 박테리아, 방사선 등을 들 수 있는데, 그 종류와 암화과정에 참여하는 기전은 매우 다양하다.

① 화학적 발암원

암과 관련된 대표적인 화학적 발암원으로는 알킬화유도물질alkylating agents, 다환polycyclic 또는 헤테로환heterocyclic 방향족탄화수소화합물aromatic hydrocarbons, 방향족아민aromatic amines 및 n-니트로소화합물n-nitroso compound류 등을 들 수 있다(표 11-4). 이들 화합물은 대부분의 경우에 체내에 유입되어 시토크롬cytochrome P450 시스템에 의해 활성화된 후 세포 내의 DNA 또는 단백질과 결합하여 부가체adduct를 형성하게 되고 이로 인한 세포 돌연변이가 원인이다. 일부 화학물질은 반응성이 매우 커 활성화 과정 없이 직접 세포 구성물질과 결합하기도 한다. 특히 담배연기는 암화 개시 물질인 발암원과 촉진단계에 관여하는 물질을 모두 포함하고 있는 강력한 화학적 발암원이다. 흡연은 폐암뿐만 아니라 거의 대부분의 암에서 발암원으로 지목되고 있다. 한편 식품 섭취와 동시에 노출이 가능한 발암물질로는 땅콩이나 곡식에 번식하는 곰팡이에서 생성되는 독소인 아플라톡신 B_1aflatoxin B_1과 직화에 구운 육류와 훈연된 육류 및 생선에서 생성되는 다환탄화수소화합물polycyclic hydrocarbon, 방부첨가물인 질산염nitrate을 사용하여 가공한 육류나 염장 생선류를 섭취했을 때 체내에서 생성되는 니트로소아민 화합물 등이 있다.

한편 체내에서 정상적인 대사과정 중에 생성되는 반응성 산소종 역시 세포 DNA나 기타 세포 내 지질 및 단백질과 결합하여 세포돌연변이를 유도할 수 있다. 대표적인 예로 영양소의 산화과정 중에 생성되는 초과산화물superoxide, 과산화수소화합물hydrogen peroxide 및 히드록실래디칼hydroxyl radical 등이 있는데, 이들은 체내 산화방어효소나 항산화물질들에 의해 제거되어야 하나 생성량이 너무 많거나 방어효소의 활성이 낮은 경우, 항산화물질 농도

표 11-4 주요 화학적 발암원

발암원	물질명	유래
알킬화 소재	• 항암약물(cyclophosphamide, cisplatin, melphalan, busulfan)	화학항암요법
다환방향족탄화수소	• 벤조에이피렌(benzo[a]pyrene) • 벤즈에이안트라센(benz[a]anthracene) • 다염소바이페닐류(polychlorinated biphenyls)	담배연기, 코르타르, 훈연 가공육
방향족 아민류 및 아조염료	• *o*-아미노아조톨루엔(*o*-aminoazotoluene) • β-나프틸아민(β-naphthylamine) • 아닐린염모제(aniline dyes)	색소, 도색 유지
자연 발암물질	• 아플라톡신 B_1(aflatoxin B_1) • 빈랑나무 열매(betel nuts)	식품
니트로소아민 및 아미드류	• 나프틸아민(naphthylamine) • 4-아미노바이페닐(4-aminobiphenyl) • 소화관 내 형성된 니트로소아민	염료 보존제, 니트로산과 결합한 아민화합물
기타	• 석면 • 금속 • 살충제 • 비닐클로라이드	–

가 낮은 경우에는 제거되지 못하고 세포 손상을 일으키게 된다. 유전자에 산화적 손상이 생기면, 이를 복구하는 유전자의 발현량이 늘어나면서 손상복구기전이 활성화된다. 그러나 이들 손상복구유전자가 변이되었을 때는 그 기능을 수행하지 못해 암화과정이 개시될 수 있다. 특히 노화과정 중에는 앞서 언급한 여러 단계의 방어 기전이 원활하지 못해 생성된 반응성 산소종에 의한 영향을 더 많이 받게 되고, 따라서 암 발생의 위험률도 커지게 된다.

② 바이러스 및 박테리아

인체에서의 종양 형성에는 바이러스가 관여하는 것으로 보고되었고, 작용 기전은 크게 바이러스가 소지한 특정유전자가 인체 세포의 악성종양화에 관여하는 기전과 바이러스 감염에 의해 면역 기능이 저하되면서 종양세포의 성장이 빨라지는 기전으로 나뉠 수 있다. 종양 형성에 관여하는 바이러스에는 인간유두종바이러스human papilloma virus, HPV, B형간염바이러스hepatitis B virus, HBV 및 엡스타인-바 바이러스Epstein-Barr virus, EBV가 있다. 박테리아 중에는 헬리코박터 피롤리helicobacter pyroli, HPV와 위암의 관련성이 밝혀져 있다. HPV는 자궁경부암의 원인 바이러스이며 60여종의 HPV 중 HPV16 및 HPV18이 암과 연관된다. 약 90%의 자궁암에서 viral DNA가 발견되며 구강인두암 발생의 20% 정도도 고위험 HPV와 관련된다. HPV 감염에 의한 종양 생성 기전은 종양억제유전자인 *p53* 및 RB를 불활성화시키거나 분해하는 것으로 알려져 있는데, 최근에는 해당 바이러스에 대한 백신이 개발되어 11～26세 사이 여성은 자궁경부암 예방을 위해 접종을 권장하고 있다.

역학연구 결과들에 의하면 만성 HBV 감염은 간암과 밀접한 관련이 있는 것으로 보고되고 있는데 아프리카나 동남아시아 지역과 같이 HBV 감염률이 매우 높은 곳에는 간암 발생률도 매우 높다. 대부분의 간암에서 HBV DNA가 발견되고, 다양한 염색체 변형이 관찰되는 것이 특징이다. 특히 해당 염색체 변형은 식품에 의한 아플라톡신 감염이 높은 지역에서도 관찰되고 있어 두 요인 간에 밀접한 연관성이 있음을 알 수 있다. HBV에 장기간 감염된 사람에게서 발생하는 간암이 전 세계에서 발생하는 간암의 70～85%를 차지한다.

EBV는 일종의 헤르페스herpes 바이러스로 버킷림프종, 비인두암 및 면역 기능이 저하된 사람들에게서 발생하는 B세포림프종 등의 원인이 되는 것으로 알려져 있다.

③ 이온화 방사선

이온화 방사선 역시 화학적 발암원과 유사하게 염색체 단절, 염기위치 변화, 점돌연변이point mutation 등을 통해 DNA 변이를 유도하고 암화과정에 관여하게 된다. 치료 목적으로 활용되는 방사선의 경우도 어린이나 고농도로 사용하는 경우에는 2차 암 발생의 원인이 될 수 있다. 암 발생빈도 측면에서 가장 큰 영향을 주는 것은 240～300nm 범위에 있는 자외선인데, 가장 흔히 관찰되는 DNA 변이는 근접한 2개의 피리미딘 염기 간의 결합에 따라 형성되는 2개 환구조부탄cyclobutane dimer에 의한 것이다. 특히 조사선을 여과하는 기능이 있는 색소의 양이 적은 경우에 피부암의 발생 위험률을 높일 수 있다. 피부암 발생이 가장 많은 지역은 호주와 미국 남서부이다.

3. 암의 진단

DNA 손상 등에 의해 변이된 세포는 장기간 다단계의 진행과정을 거쳐 악성종양조직을 형성하게 되므로 조기에 발견한다면 예방이 가능한 질환이다. 뿐만 아니라 암 치료가 끝난 환자의 정기적인 암 검진은 재발 여부를 조기에 발견할 수 있도록 한다. 암 검진은 피부암이나 구강암 등의 경우는 외형적인 관찰에 의해서도 가능하고 유방암, 전립선암, 림프암, 갑상선암, 직장암 등은 촉진을 통해 발견할 수 있다. 그러나 많은 경우에 생화학적 검사, 조직학적 검사, 내시경, X선, 자기공명영상magnetic resonance imaging, MRI, 컴퓨터단층촬영computed tomography, CT, 양자방출단층촬영positron emission tomography scan, PET scan 등을 2가지 이상 동시에 활용하여 암 진단의 정확도를 높이게 된다. 최근에는 핵산의 변화 측정, 혈중 암세포나 내피세포 측정 및 오믹스 기술에 기반한 유전체, 단백체 및 대사체 프로파일링 등의 기술을 활용하기도 한다.

1) 종양표지자

전혈, 혈청, 소변 및 기타 체액에서는 종양표지물질의 감지가 가능하고, 이를 종양표지자tumor markers라고 한다. 종양표지자는 암세포의 표면에 발현하는 항원 또는 종양조직의 생성에 반응하여 정상 세포에서 분비하는 물질들을 말하며 암 부위별로 특징적인 지표들이 사용되고 있다. 그러나 이러한 종양표지자는 종양조직의 자세한 정보를 제공하지 않으므로 다른 진단방법과 혼용하는 것이 일반적이다. 가장 많이 사용하고 있는 혈청 지표의 예는 표 11-5와 같다.

최근 핵산 기반의 지표들로는 혈액이나 소변으로부터 유리 DNA를 활용하는 방법이 있는데, 이는 종양조직에서 분비하는 상당량의 암세포 DNA를 활용하여 그 변이 특성을 평가하여 진단을 내리는 방법이다. DNA 지표로 사용되는 것은 TP53 변이, RAS 변이, *APC* 변이 및 마이크로세틀라이트microsatellite 변이 등을 들 수 있다. 또한 종양에서는 조직특이적 DNA 메틸화가 발견되므로 진단을 위한 종양표지자로 활용되기도 한다. 뿐만 아니라 바이러스에 의해 발생하는 것으로 알려진 암의 경우는 혈중에서 바이러스 DNA가 감지되면 해당 종양이 발생하였거나 발생할 가능성이 크다고 볼 수 있다. 미세배열microarray 기법을 활용한 유전자의 발현 변화패턴 혹은 단백질의 발현 변화 패턴을 종양조직별로 정상조직과 비교하는 연구가 활발히 진행되면서, 이를 종양표지자로서 활용할 가능성이 점차 높아지고 있다.

한편 지금까지 임상적으로 사용해 온 종양표지자는 민감도와 조직특이적인 면에서 한계를 가지고 있었는데, 2003년 인간 유전체가 해독되면서 생명과학 분야에서는 조직 내 세포의 전체 유전자, 단백질 및 대사체의 발현 변화를 동시에 검사하는 기술을 활용하여 다수의 표지자를 선별해내는 연구가 활발히 진행되고 있다. 해당 지표들은 종양발생 위험

표 11-5 종양표지자

종양표지자	암종	분석조직	임상적 이용
ALK 유전자 재배열(ALK gene rearrangement)	비소세포성폐암, 역형성 대세포 림프종	종양	치료 결정과 예후
α-fetoprotein(AFP)	폐암, 생식세포종양	혈액	간암의 진단과 치료에 대한 반응, 생식세포종양의 중증도, 예후, 치료 반응
β-2-microglobulin	MM, CLL, 일부 림프종	혈액, 소변, 뇌척수액	예후와 치료에 대한 반응 평가
β-hCG	융모막암종, 생식세포종양	소변 또는 혈액	중증도, 예후와 치료에 대한 반응
BRCA1-BRCA2	난소암	혈액	치료 대상 결정
BCR-ABL fusion gene	CML, ALL, AML	혈액, 골수	진단 보조, 치료 반응 예측과 질병의 상태 모니터링
BRAF V600 mutations	피부흑색종, 대장암	종양	표적치료 반응예측
C-kit/CD117	위장관 기질종양(GIST), 점막흑색종	종양	진단 보조, 치료 방법 결정
CA15-3/CA27.29	유방암	혈액	치료 효과 또는 재발 평가
CA19-9	췌장암, 담낭암, 담도암, 위암	혈액	치료 효과 평가
CA-125	난소암	혈액	진단과 치료에 대한 반응, 재발 평가
Carcinoembryonic antigen(CEA)	대장암, 유방암	혈액	대장암 확산 여부, 유방암의 재발과 치료 반응 평가
Chromosomes 3,7,17,9p21	방광암	소변	재발 모니터링
Cytokeratin fragments 21-1	폐암	혈액	재발 모니터링
EGFR mutation analysis	비소세포성폐암	종양	치료 결정과 예후
Estrogen receptor(ER)/ progesterone receptor(PR)	유방암	종양	타목시펜 같은 호르몬 치료가 적정한지 결정
Fibrin/fibrinogen	방광암	소변	경과 모니터, 치료에 대한 반응 평가
HE4	난소암	혈액	경과치료에 대한 반응 평가
HER2/neu	유방암, 위암, 식도암	종양	트라스트주맙 치료 적합성 평가
KRAS mutation analysis	대장암, 비소세포성폐암	종양	표적치료 적합성 평가
Prostate-specific antigen(PSA)	전립선암	혈액	진단 보조, 치료 반응 평가, 재발 발견
Urokinase plasminogen activator(uPA) and plasminogen activator inhibitor (PAI-1)	유방암	종양	암의 공격성 판단, 치료방법결정 도움
21-gene signature (Oncotype DX)	유방암	종양	재발 위험도 평가
70-gene signature (Mammaprint)	유방암	종양	재발 위험도 평가

자료: Nelms. M., Sucher. K.P.(2020). Nutrition Therapy and Pathophysiology. 4th. P.707. Cengage.

표 11-6 대표적인 고완료량(high-throughput) 기술

구분	특징
유전체 분석	• 인간게놈지도를 기반으로 하여 전체 유전자의 염기서열을 해독하여 유전자 다형성, 복제수 변이, 이형접합소실 등을 통한 유전적 결함을 유전자 수준에서 밝힘 • 유전체서열 분석(global genome sequencing), 비교 표지염색체 분석(CGH arrays), 단일유전자변이 분석(SNP arrays) 등의 기술을 이용함
후생유전체 분석	• 염기서열의 변화 없이 일어나는 DNA 메틸화, 히스톤 변형 등의 후생적 유전자 변이를 유전체를 기반으로 하여 분석함 • DNA 메틸화 분석(DNA methylation arrays), 히스톤 변형 분석(arrays of histone modification) 등의 기술을 이용함
전사체 분석	• 유전자의 발현 변화를 유전체 수준에서 측정하는 방법으로 유전자를 대표하는 프로브(probe)와 조직에서 분리한 RNA를 기반으로 하여 분석함 • 올리고염기 또는 cDNA염기를 이용하는 유전자 발현 분석(DNA microarrays), microRNA발현 분석(miRNA arrays) 등의 기술을 이용함
단백체 분석	• 세포나 조직에 존재하는 전체 단백질(단백체) 분석을 통해 단백질의 양과 활성을 밝힘 • 이차원 전기영동법(two-dimensional electrophoresis), 말디토프 질량분석법(MALDI-TOF MS), 탠덤 질량분석법(tendom MS), 단백질 발현 분석(protein arrays), 조직단백질 발현 분석(tissue microarrays) 등의 기술을 이용함

자료: Ocak et al.(2009). Eur Respir J 34:489, Ocak S., Sos ML., Thomas RK., and Massion PP.(2002). Hight-throughput molecular analysis in lung cancer: insights into biology and potential clinical applications. Eur Respir J 34:480-506.

인자로 사용할 수 있다. 특히 질병의 예후를 평가하고, 치료에 대한 반응을 예측할 때 활용될 수 있는데 최근에 많이 사용되고 있는 고완료량 기술high-throughput technology의 예는 표 11-6과 같다.

2) 영상검사

영상검사imaging test는 X선이 초음파, 자기장 등을 활용해서 내부 구조를 관찰할 수 있도록 하는 기술이다. CT는 다중 X선 촬영자료를 컴퓨터를 활용하여 3D로 구성해서 관찰하는 것인데 초기 진단뿐만 아니라 치료 경과, 재발 검진 등에 많이 활용되고 있다. MRI는 자기장을 이용하여 내부를 관찰할 수 있도록 하는 것으로 특히 뇌, 척수 혹은 근육 등의 연조직을 검사하거나 신체의 많은 부위를 한꺼번에 검사해야 할 때 많이 사용된다.

3) 조직검사

위에서 열거한 여러 가지 방법에 의해 종양이 존재하는 것으로 의심되면 해당 조직의 일부를 취해 조직병리학적 검사를 실시하여 좀 더 구체적으로 종양에 대한 정보를 얻을 수 있다. 파파니콜로papanicolaou 도말검사는 세포형태학적으로 암세포를 판별하기 위해 널리 이용하는 방법인데, 암세포의 경우는 특히 세포 사이의 밀착 정도가 약해 세포가 조직으로부터 떨어져 나와 주변 분비 물질들과 혼재하는 양상이 있으므로 구분이 가능해진다.

조직검사biopsy는 광학적 정밀관찰을 통해 조직의 특징을 보는 방법으로 특히 치료법을 선택할 때 중요하게 활용된다. 조직은 필요에 따라 침이나 관 등을 이용하여 취하게 되는데 경우에 따라서는 수술절개를 통해 얻기도 한다. 최근에 많이 사용하고 있는 방법으로는 미세침을 이용한 흡인생검이 있는데, 특히 촉진으로 종양의 유무 확인이 가능한 갑상선, 유방, 림프절 종양 등을 확인할 때 특히 많이 사용된다.

4) 면역조직학검사

검사대상 조직이 생산해내는 특정 물질이나 조직 표면에 발현하는 물질을 종양표지자로 활용하기 위해 특정 단일클론항체와 반응시킨 후 염색 등의 방법을 통해 감지해내는 검사이다. 특히 조직검사에서 구분이 잘 되지 않는 종양 특성을 구분하는 데 유용하다. 각 항체는 조직특이성이 있기 때문에 암전이가 일어났을 때 어떤 조직에서 유래하였는지를 찾아내기 위해 면역조직학적 검사immunohistochemistry가 사용되기도 한다. 일부 항체는 종양의 특성을 파악하여 치료 수단을 결정하는 정보를 제공할 수 있는데, 예를 들면 유방암의 치료계획을 세우기 위해서 필요한 에스트로겐 수용체 및 프로게스테론 수용체 존재 여부는 면역조직학적 검사에 의해 알 수 있다. 이외에도 전립선암 진단에서는 keratin 34BE12, *p63*, α-메틸아실-coA 라세미화효소α-methylacyl-coA racemase 등을 면역조직학적 지표로 사용하는 등 종양의 진단에도 활용되고 있다.

5) 혈중 세포검사

암세포가 생성되고 조직으로 자라는 과정에서 일부 세포는 혈중으로 유리된다. 특히 영상 진단기술에 의해 종양조직을 감지할 수 없을 만큼 조직의 크기가 크지 않을 때 혈중 세포검사는 진단 및 치료 방법을 결정하는데 도움을 줄 수 있다. 가장 보편적으로 사용하는 지표로는 상피세포에는 존재하지만 혈액세포에는 없는 세포각질체cytokeratins를 들 수 있다. 단, 흐름세포측정기flow cytometry에 세포각질체의 감지 농도가 높아 적은 양의 세포각질체가 존재할 경우에는 측정되지 않을 수 있으므로 최근 암을 진단할 때 활용되고 있는 혈중 세포검사 방법의 하나인 내피세포 측정을 병행하기도 한다. 특히 암전이가 일어나면서 신생혈관이 생성되는 과정에서 혈중으로 분리되어 나오는 혈관내피세포의 양을 측정하는 방법인데, 혈관내피세포 지표는 CD34, Flk-1vascular endothelial growth factor receptor-2, VEGFR-2, CD105, VE-cadherin, CD31 등이 있다. 내피전구세포endothelial progenitor cells도 암세포가 전이되어 성장하는데 중요한 역할을 담당하는 것으로 알려지면서 최근에는 표지자인 CD34, 상피세포부착분자epithelial cell adhesion molecule, EPCAM, CXR4 및 CD133 등을 사용하기도 한다.

4. 암 악액질

암 악액질cancer cachexia은 그리스어로 kakos(나쁜), hexis(모양)을 뜻하며 종양 생성에 의해 생기는 부작용을 말하는데, 체중 감소와 영양결핍으로 이어지면서 신체활동 기능 저하, 약물치료에 대한 저항성 감소 및 생존율 감소와 밀접히 관련되나 일반적인 영양지원만으로는 회복되지 않는 특징이 있다. 암환자 중 50% 이상이 암 악액질을 경험하는데 전형적인 증상으로는 극심한 체중 감소, 식욕 감소, 만복감, 쇠약증, 빈혈, 부종 등이 있다. 췌장암 및 위암환자에서는 85%가 암 악액질이 있으며 유방암과 피부암의 경우에는 40% 정도가 해당 증상이 나타나는 것으로 보고된 바 있다. 일반적으로 암 악액질은 5% 이상의 체중 감소가

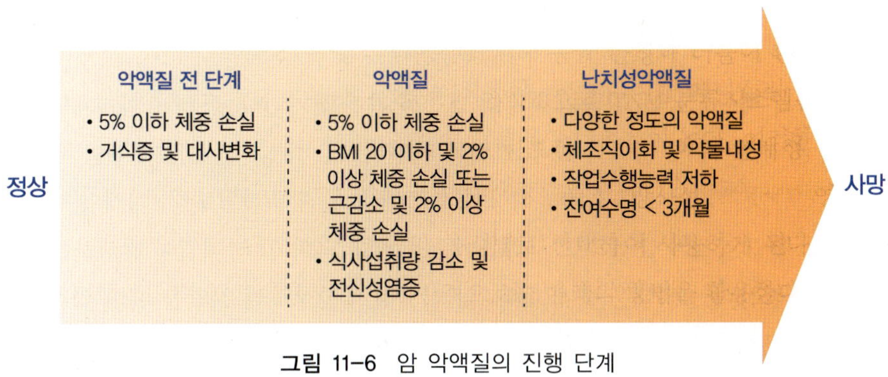

그림 11-6 암 악액질의 진행 단계

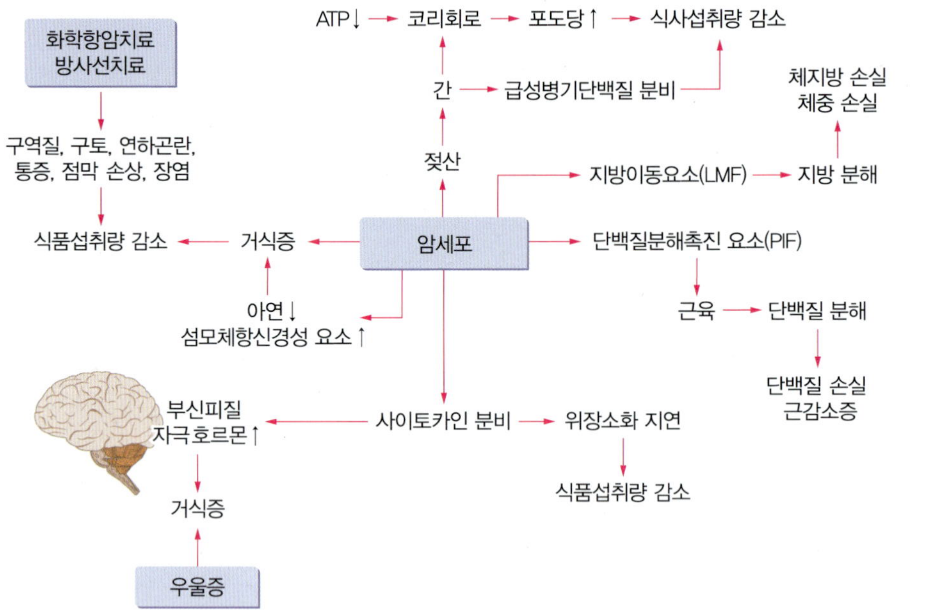

그림 11-7 암 악액질의 발생 기전

있거나 식사섭취량이 감소하고 전신성systemic 염증반응이 있을 때를 칭한다(그림 11-6).

암 악액질은 생성된 종양과 신체조직의 상호작용에 의해 발생되게 되는데(그림 11-7), 종양조직에서 분비되는 단백질이동요소protein mobilizing factor, PMF 및 지방이동요소lipid mobilizing factor, LMF에 의한 지방조직 및 근육조직 분해, 사이토카인 및 섬모체신경성요소ciliary neurotrophic factor 분비에 의한 식욕 감소, 각종 치료에 의한 식품 섭취 장애 등에 기인하게 된다.

1) 암환자의 체중 감소

많은 암환자의 체중 감소는 질병의 예후와 밀접한 관련을 가진다. 특히 소화기계암의 경우는 식품의 섭취, 소화 및 흡수와 아주 밀접한 관련되므로 대장암, 췌장암, 위암 및 구강식도암으로 진단받은 환자에게서 10% 이상의 체중 감소가 흔히 관찰된다. 대개 정상 체중에서 6% 이상 체중 감소가 초래되면 사망률이 높아지게 되며 암 악액질이 발생하는 경우에는 사망률에 직접적인 영향을 주게 된다. 암 악액질이 발생하지 않았을 때는 섭취하는 열량이 감소하면 초기에는 열량 사용효율을 높이는 적응기전이 작용하고 지속적으로 에너지 공급이 부족한 기아상태가 되면 저장된 지방조직을 분해하면서 단백질 분해를 최소화하려는 경향을 보인다. 그러나 암 악액질이 있는 환자의 경우는 기아상태에서 일어나는 에너지 사용 적응기전이 일어나지 않고 체조직 분해가 진행되면서 심한 체중 감소가 발생하게 된다. 체중 감소와 영양 결핍은 화학요법과 방사선요법에 대한 내성과 반응 정도를 약화시키고 수술에 대한 내성도 떨어뜨리게 되므로 환자의 사망률에 간접적으로 기여하게 된다.

적극적인 영양 중재는 환자의 치료 효과를 높이는 것으로 나타나 수술 전 5~7일간 경구 영양 공급을 권장하고 있으며 10% 이상의 체중 감소가 있는 환자는 적어도 10~14일간 영양 공급을 받도록 하는 것이 좋다. 암환자 대상 연구에 의하면 타 완화치료에 비해 영양 중재요법이 삶의 질 개선에 가장 많은 영향을 미치는 것으로 나타났다. 또 화학요법으로 인해 암 악액질 증상을 보이는 환자에게 에너지와 단백질이 농축된 경장영양액을 공급하면 영양 상태의 호전뿐만 아니라 삶의 질 점수 및 운동수행능력 정도를 향상시킬 수 있다.

2) 암환자에서의 영양소 대사 변화

암조직의 발생은 체내 다양한 대사 변화를 초래하는데, 특히 기아상태와 달리 식사섭취량이 감소하여도 에너지 소비효율에 변화가 없고 체단백질 전환율이 높아지며 포도당 신생합성이 증가하는 등 매우 특징적인 대사변화가 초래된다(표 11-7).

① 에너지 소비량

암환자의 영양소 대사는 건강한 사람이 굶었을 때나 영양실조일 때와는 또 다른 양상을 나타내는데 정확한 이유는 아직 밝혀지지 않고 있다. 특히 암환자의 체중, 연령, 성별, 영양상태, 암조직의 크기 등의 요인에 영향을 받게 되며, 이를 기초로 분석해 본 결과에 의하면 질병의 진행기간이 길어질수록 기초대사량이 증가하는 것으로 나타났다. 대사량의 증가가 뚜렷한 암은 피부암, 혈액암, 임파종, 폐암, 경두부암, 위암 등이다. 대개 암조직을 제거한 후에는 열량소비량이 감소하는 것으로 볼 때 기초대사량이 증가하는 원인의 일부는 암조직의 성장에 의한 것으로 보인다. 최근 연구결과에 의하면 화학요법으로 치료받고 있는 전이성유방암과 비소세포폐암non-small-cell lung cancer 환자들에게 필요량에 근거하여 에너지 공급량을 늘려준 결과 체지방 함량이 증가하는 것으로 관찰되었고 반면, 비지방조직에는 변화가 없었다.

표 11-7 암 악액질 발생과 영양소 대사 변화

구분		암 악액질
당질 대사	해당과정(glycolysis) 활성	증가
	간 포도당 신생합성	증가
	코리회로(cori cycle) 활성	증가
	인슐린 민감도	감소
단백질 대사	합성(전신, whole body)	증가
	이화(전신)	증가
	합성(골격근)	감소
	이화(골격근)	증가
	글루타민 대사	증가
지방 대사	지방분해	증가
	지방합성	다양
	혈중 유리지방산 농도	증가
	지방산 유래 염증성물질 농도	증가

자료: Nitenberg, G. & Raynard, B.(2000). Nutritional support of the cancer patients-issues and dilemmas. Crit Rev Oncol Hematol 34:137-168.

② 당질 대사

정상적인 대사과정에서는 식품섭취량이 부족할 경우에는 근육과 간의 글리코겐 분해가 먼저 일어나 필요한 에너지를 공급하고 글리코겐이 고갈되면 근육 단백질 및 지방조직 분해가 일어난다. 지방분해로 생성된 케톤체들은 에너지 공급을 통해 포도당이나 체단백질이 에너지원으로 쓰이는 것을 절약하는 역할을 하는데, 암환자의 경우에는 이러한 적응기전이 원활하지 못하여 포도당 신합성 및 단백질 분해가 지속적으로 일어나게 된다. 암환자들의 탄수화물 대사 중 특이한 것은 인슐린의 분비가 정상인데도 당내성이 떨어져 혈당치가 올라가는 것인데 이러한 현상은 TNF-α 의 분비에 의한 것으로 보인다.

특히 암환자는 신속하게 에너지를 공급하기 위해 포도당이 젖산으로 전환되었다가 다시 포도당으로 합성되는 비효율적인 대사^futile cycle^가 항진된다. 즉 체조직 및 암조직에서 생성된 젖산은 코리회로^cori cycle^를 이용하여 간에서 포도당으로 재합성되게 되는데, 이 과

정 중에 6ATP가 소모되게 되므로 결국 한 분자의 포도당으로부터 생산해내는 에너지가 38ATP 대신 2ATP에 불과하게 된다.

③ 지방 대사

암환자의 경우 인슐린 저항성이 생기면서 지방산 분해가 촉진되고 저장 지방량이 감소한다. 특히 암환자들의 주요 에너지원인 지방은 포도당을 공급한 후에도 계속 분해된다. 암환자들은 다른 질환 환자와 달리 지방산의 이용률이 현저히 높으며, 이는 체중 손실이 많이 일어나고 있는 환자들에게서 특히 두드러진다.

이러한 체지방 분해의 가속화에 기여하는 원인으로는 TNF-α, 백혈병저해요소[leukemia inhibitory factor] 및 지방이동요소[LMF]의 분비, TNF-α와 IL-1에 의한 지방분해 자극, 조직에 있는 지단백분해효소의 활성 저하 등을 들 수 있다.

④ 단백질 대사

건강한 사람은 부족한 열량원을 공급하기 위한 체단백질 분해가 매우 서서히 일어나게 되나 암환자는 이러한 조절 기전의 이상이 초래되고 그 변화는 외상이나 감염환자들의 경우와 유사하다. 대개의 환자는 섭취하는 질소량보다 배설되는 질소량이 더 많은 '음'의 질소평형 상태가 나타나고 이것은 암을 더 악화시키게 된다. 암조직의 생성과 함께 단백질 대사가 활발해지면서 근육질의 손실이 초래되는 것을 관찰하게 된다. 일반적으로 암환자의 단백질 대사에서 공통적으로 관찰되는 것은 암조직이 성장하는 만큼 근육 단백질량은 감소하는 것이다. 그러나 많은 양의 체중 손실은 지방조직 분해에 의한 것으로 보이고 근육조직 손실에 의한 체중 손실은 그에 비해 적은 것으로 나타났다. 이러한 근육단백질의 분해는 TNF-α, IL-6, 단백질이동요소[PMF] 등의 분비에 원인이 있을 것으로 보인다.

5. 우리나라 암 발생 현황 및 특성

1) 우리나라 암 발생 현황

국가암등록본부의 2019년 통계에 의하면 우리나라에서는 2017년 총 232,255명의 신규 암환자가 발생하였다. 이는 인구 10만 명당 평균 453.4명이며 남자는 478.1명, 여자는 428.6명으로 남자의 발병률이 더 높았다. 우리나라 국민들의 기대수명이 남자 80세, 여자 86세임을 감안하였을 때 기대수명까지 생존하는 경우 암에 걸릴 확률은 35.5%였으며 남자는 5명 중 2명이, 여자는 3명 중 1명이 암에 걸릴 것으로 추정되었다.

주요 암종의 발생분율을 보면 위 12.8%, 대장 12.1%, 폐 11.6%, 갑상선 11.3%, 유방 9.6%, 간 6.6%, 전립선 5.5%, 췌장 3.0%, 담낭 및 기타 담도 2.9%, 신장 2.3%, 기타 22.2%이다. 발생률이 높은 5대 암은 남자의 경우 위, 폐, 대장, 전립선, 간의 순이었고, 여자의 경우 유방, 갑상선, 대장, 위, 폐의 순이었다. 주요 암종별로 연간 변화율을 보면 그동안 남녀 전체에서 유방암, 전립선암, 췌장암, 신장암은 1999년 이후로 지속적인 발생률 증가 추세를 보이고 있으며, 반면 위암, 대장암, 갑상선암, 폐암(남자), 간암, 자궁경부암의 발생률은 최근 감소 추세를 보였다.

세계표준인구로 보정한 우리나라 암발생률은 인구 10만 명당 264.4명으로 OECD 평균인 301.1명보다 낮은 수준이었고, 우리나라의 남녀별 주요 암 발생순위는 갑상선암 제외 시 일본과는 비슷하다. 하지만, 과량의 열량 및 지방섭취, 신체활동량 부족 등이 주요 발병 요인인 암종의 발생률이 지속적으로 증가하고 있어 식생활을 포함하는 생활습관의 변화가 미치는 영향을 평가하고 이에 기초한 대책 마련이 시급한 실정이다.

2) 우리나라 암환자 생존율

우리나라의 암환자 생존율은 지난 1993년 이후 꾸준히 증가해오고 있다. 2013~17년 최근 5년간 발생한 암환자의 5년 생존율은 70.4%로, 10명 중 7명 이상은 5년 이상 생존하는 것으로 추정되었다. 남녀 전체에서 갑상선암 100.1%, 전립선암 94.1%, 유방암 93.2% 등이 높은 생존율을 보였고, 간암 35.6%, 폐암 30.2%, 담낭 및 기타 담도암 28.9%, 췌장암 12.2%는 상대적으로 낮은 생존율을 보였다. 남녀별 5년 생존율은 여자가 77.5%로 남자의 63.5%보다 높았는데, 이는 생존율이 높은 갑상선암, 유방암이 여성에서 남성보다 더 많이 발생하기 때문으로 추정된다. 갑상선암을 제외하였을 때에도 2013~2017년 발생한 암환자의 5년 생존율은 65.0%로, 1993~1995년 41.2%와 비교하여 23.8%p 향상되어 암은 더이상 불치병으로 불리고 있지 않다. 이는 조기검진 및 치료기술의 발달에 의한 것으로 보인다. 생존율이 높다는 것은 그만큼 2차 예방에 대한 필요성이 커졌다는 의미로도 해석되므로 이에 대한 대비책이 시급해 보인다.

6. 암 치료법

암환자 치료법은 크게 수술, 방사선치료, 화학항암치료의 3가지로 나뉘고 특정 암이나 조건을 가진 경우 골수 이식, 유전자맞춤치료, 암백신치료 등을 들 수 있다. 암치료는 암세포의 종류, 암의 진행 정도, 환자의 건강 상태 등 여러 가지 요인에 의해 결정되고 많은 경우에 2가지 이상의 치료법을 같이 사용하게 된다. 따라서 치료를 시작하기 전에 종양의, 외과의, 방사선의 등 전문가가 함께 치료법별로 가지는 장점과 단점, 치료를 병행했을 때 얻는 장점과 난섬을 고려하여 세부적인 치료계획을 세워야 한다. 화학항암요법은 혈관을 통해 암세포의 분열을 억제하는 작용을 하게 되는데, 이때 정상 세포에도 영향을 주게 되어 분열이 빠르게 진행되는 장 상피세포 및 두피세포 등의 분열 억제로 인해 구토 등의 장 증세와 탈모 등을 겪게 된다. 종양의 크기가 클 경우에는 화학약물치료 만으로 부족한 경우가 많아 수술이나 방사선치료를 병용해야 한다. 특히 항암치료 중에는 암조직 자체에 의한 영향뿐만 아니라 치료에 의한 부작용으로 환자의 영양 상태가 악화되므로 영양 관리가 매우 중요하다.

암치료의 첫째 목표는 암을 근절하는 것이나 일차적인 목표를 달성할 수 없을 경우 일시적 완화, 증상 경감 및 삶의 질 보존을 목표로 하게 된다. 암의 완치가 가능하다면 치료로 인한 부작용이 심하더라도 치료를 시행할 수 있으나, 완화가 목표일 경우에는 독성을 최소화하면서 필요한 치료를 시행할 수 있다.

1) 수술

수술은 종양조직을 제거하는 것으로 수술을 통한 치료를 목적으로 하거나 치료가 불가능한 경우 증상완화를 목적으로 시행한다. 특히 종양조직이 아주 큰 경우에는 종양조직의 크기를 축소하기 위한 다른 치료 방법을 보조적으로 사용하는 보조치료법adjuvant treatment과 치료의 효과를 극대화하기 위해서 항암화학요법이나 방사선요법 등을 같이 사용하는 병용치료combination treatment를 활용하게 된다. 그러나 수술로 종양조직을 제거하기 위해서는 종양조직이 주요 장기를 침범하고 있지 않으면서 크기가 비교적 작아 쉽게 제거할 수 있어야 하며, 수술 시 암세포가 이동하여 전이될 위험이 있는 경우에는 수술이 최선의 치료 방법이 아닐 수도 있다.

수술로 인해 환자의 회복에 가장 큰 장해가 남을 수 있는 부위는 음식물의 섭취 및 소화와 관련된 장기이다. 즉 두경부 및 상하부 소화기관의 절제는 환자의 영양 상태에 큰 영향을 미치게 되므로 수술 시 관련 내용을 모두 고려하여야 한다. 특히 두경부암의 경우 외관상의 변화로 인한 우울증은 환자의 삶의 의욕을 떨어뜨려 식사 섭취를 포함한 일상생활에 장애를 초래할 수 있음을 고려해야 한다.

① 두경부암

두경부의 수술은 수술부위에 따라 음식물의 저작 및 연하곤란증을 초래하거나 구강건조증, 후각 장애, 미각 장애, 언어 장애가 올 수도 있다. 특히 많은 두경부암환자는 흡연과 관련된 생활습관이 있어 진단 시 이미 저체중 상태를 보이는 경우가 많고 따라서 수술에 따른 예후도 좋지 않다. 두경부에는 림프선이 매우 밀집되어 있으므로 암전이의 위험이 커서 모든 림프선과 일부 혈관, 근육, 신경을 절제하는 근치목수술radical neck dissection을 시행하게 되는 경우가 있고 이때는 장기간의 영양 관리를 위한 세부계획을 세워야 할 필요가 있다.

② 식도암

식도암은 조기진단이 어렵고 완치율이 비교적 낮은 부위의 암으로 대개 수술과 방사선치료를 병행한다. 식도 절제는 음식물의 섭취 장애를 초래하므로 수술 직후에는 경장영양을 시행하여 환자의 영양 상태를 유지해주도록 한다. 식도 재건은 위장 조직을 이용하여 시행하며 위장 전이가 있을 경우에는 소장 조직을 활용한다.

③ 위암

최근 정기 검진자 수가 늘면서 위암을 조기에 발견하는 경우가 많아지고 있으나 초기 위암은 증상이 거의 없기 때문에 위의 상당부분을 절제해야 하는 환자도 많다. 위 절제는 섭취된 음식물이 짧은 시간 내에 소장에 도달하게 되면서 덤핑증후군dumping syndrome을 초래하게 되므로, 이에 대한 관리가 필요하다. 또 위에서 분비되는 엽산운반단백질과 염산의 양이 적어지면서 엽산, 철, 칼슘의 흡수율이 저하된다.

④ 소장 및 대장암

소장암은 드물게 발병하는 암으로 수술에 의한 소장 절제는 흔히 영양소의 소화 및 흡수 저해를 초래하고 절제 부위의 크기에 따라 부작용의 정도도 결정된다. 대장암은 최근 우리나라에서 발생률이 급속히 증가하고 있는 암으로 주로 수술과 항암화학요법을 병행하여 치료한다. 수술은 대장의 일부 또는 전체를 절제하는 시술을 시행하며 절제한 끝부분에 인공항문을 만들어 배설을 돕는다. 하행대장 부분이 절제된 경우에는 큰 문제가 없으나 상행 또는 횡행대장을 절제한 경우는 수분과 전해질의 흡수 장애가 초래될 수 있다.

⑤ 췌장암

췌장암은 진단 시에 대개 거식증이나 심한 체중 감소 등이 동반된다. 췌장의 종양은 담도 폐쇄로 인해 담즙배설을 방해하게 되어 영양소 흡수 장해가 일어나고 지방변 증상을 보인다. 췌장암 수술은 대개 췌장, 두부, 십이지장, 담도, 담낭을 동시에 제거하는 휘플Whipple 시술을 많이 사용한다. 이 경우에는 특히 위에서 음식물이 지체하는 시간이 길어지게 되어 다양한 부작용이 발생할 수 있으므로 소장관 삽입을 통한 영양 공급을 시행하게 된다.

수술은 암의 치료 이외에도 예방, 진단, 병기결정, 치료, 완화, 재활 등의 목적으로 이루어질 수 있다. 피부, 대장, 자궁경부 등의 전암병소premalignant lesion를 제거하여 암을 예방할 수 있으며, 기저질환(결장전체의 궤양성대장염 침습 등), 유전적 소인(가족성다발성 폴립증 등), 발달이상developmental abnormality으로 암 발병 위험이 높은 사람들을 대상으로 예방적 차원에서 시행될 수 있다.

2) 방사선치료

방사선치료는 방사선의 고에너지주파를 이용하여 암세포를 직접 사멸시키거나 암세포의 분열을 억제하는 치료법으로, 특히 두경부암의 치료에서 가장 많이 사용되고, 수술이 어렵거나 전이의 위험이 있는 암의 치료에 자주 이용된다. 방사선치료는 방사선을 세포 내 분자에 직접적으로 조사하여 세포를 사멸시키거나 분열을 억제하는 방법을 사용하거나 X선 X-ray 혹은 감마선γ-ray으로 조사한 후 에너지를 흡수한 체조직에서 비공유전자쌍을 형성하게 하여 간접적으로 세포에 영향을 주는 방법을 사용할 수 있다. 고에너지가 생성한 비공유전자들은 대개 세포 내 DNA 손상을 초래하여 세포 분열을 억제하고 세포 사멸을 초래한다. 또 다른 치료 방법으로 수술을 통해 암조직에 방사선을 방출할 수 있는 물질을 주입하기도 한다.

방사선으로 인한 세포 분열 억제는 분열속도가 빠른 세포에서 가장 효과가 커서 암세포에서의 효과가 정상 세포보다 더 크다. 그러나 정상 세포 중 분열속도가 비교적 빠른 장 상피세포, 골수세포, 두피세포의 사멸도 현저하게 일어나게 되고 이로 인해 소화기계 증상이나 감염, 탈모 등의 부작용이 나타나게 된다.

방사선조사는 외부에서 빔beam을 쪼이는 선상가속기linear accelerator를 사용하거나 암조직 근처의 강cavity이나 조직 자체에 방사성 물질을 주입하는 근접치료brachytherapy 혹은 코발트cobalt-60 기계를 사용한다.

가장 많이 이용되고 있는 방식은 원격치료teletherapy 또는 외부 방사선치료 방법인데, 전통적으로 2차원 방사선치료가 이용되었으나, 점차적인 기술 발달에 의해 3차원 방사선치료, 세기조절방사선치료intensity modulated radiotherapy, IMRT, 호흡동조방사선치료(4차원 방사선치료라고도 함)respiratory gated radiotherapy, RGRT, 토모치료tomography와 같은 영상유도방사선치료image guided radiotherapy, IGRT, 감마나이프, 사이버나이프, 양성자치료 등의 다양한 방법이 등장하여 치료에 이용되고 있다.

근접치료가 단독으로 시행되는 경우는 드물며, 통상적으로 원격치료 전이나 후에 시행되는 경우가 많다. 강내근접치료intracavitary brachytherapy는 특히 전립선, 난소, 뇌하수체, 청각 종양에 자주 사용되고, 혈관내근접치료intravascular brachytherapy는 간 종양이나 간 전이를 치료할 때 사용된다. 또한 방사성핵종radionuclide을 혈관으로 주입하거나 섭취하게 하는 전신적 치료systemic therapy가 있다.

최근에는 수술, 방사선치료, 항암화학치료를 적절히 조합하여 암을 치료하는 경우가 많다. 완치를 목적으로 하여 단독으로 시행되는 근치적 방사선치료는 원격 전이가 되기 이전에 적용 가능하다. 후두암, 림프종, 두경부암 및 전립선암 등의 초기에는 방사선치료가 시행되고 있다. 암이 초기인 경우에는 방사선치료만으로도 수술과 비슷한 성공률을 보이는 것으로 알려져 있다. 그러나 일단 전이가 되면 근치적 치료목적에서는 멀어지지만, 생존기간 연장 및 삶의 질 향상 등의 목적으로 방사선치료가 시행될 수 있다. 전이성뇌종양의 경우에는 종양조직으로 인한 두통이나 시력저하의 정도를 완화시키는 목적으로 방사선 조사가 시행되기도 한다. 수술이나 화학항암요법과 병행하여 암치료를 위해 사용 시 방사선치료의 적용시점과 방법은 치료효과를 극대화하고 부작용을 최소화할 수 있도록 환자에 따라 적절하게 설계한다.

방사선치료 시 암세포뿐만 아니라 정상 조직에도 손상을 미쳐 여러 가지 증상이 나타날 수 있다. 치료 후 몇 주에서 몇 개월 사이에 나타나는 급성 반응과 치료 후 몇 개월에서 십 수 년에 이르기까지 나타나는 만성 반응이 있다. 통상적인 방사선치료의 경우 2~3주째 가벼운 염증 증상이 나타나고 4~5주가 되면 좀 더 증상이 심해지고, 6~7주째 정점을 이루고 치료 종료 후 1~2개월이 되면 서서히 회복된다. 방사선 조사 부위에 따라 나타나는 증상이 다르다. 두경부의 방사선치료 시 급성 증상이 가장 심하게 나타난다. 방사선을 피부에 조사 시 피부염, 경화증, 탈모 등이 나타날 수 있으며, 방사선숙취radiotoxemia로 피로, 식욕부진, 구토 소화불량 등의 증상을 호소할 수 있다. 또한 백혈구 감소가 나타날 수 있다.

표 11-8 방사선치료 시 나타날 수 있는 증상

부위	급성 증상	만성 증상
뇌, 척수	뇌부종, 메스꺼움, 구토 등	두통, 무기력
혀, 인두, 후두, 편도, 비인두, 침샘	타액 분비 저하, 구강건조(xerostomia), 구강염, 인후염, 연하곤란, 연하통, 점막염, 미각 장애, 후각 장애 등	점막위축, 점막건조, 점막궤양, 구강건조, 침샘섬유증, 방사선골괴사증(osteoradio-necrosis), 입벌림장애(trismus), 미각 장애, 후각 장애 등
폐, 식도, 유방, 식도	연하곤란, 연하통, 피로, 가슴쓰림, 식도염 등	식도섬유증, 식도협착, 식도괴사, 협심증, 심낭염, 심장비대, 폐렴, 폐섬유증, 마른기침
위, 소장, 대장, 비뇨기계, 생식기계	메스꺼움, 구토, 설사, 복통, 가스팽만, 배뇨횟수 증가, 배뇨통, 빈뇨, 잔뇨감, 급성장염, 유당불내증 등	설사, 소화불량, 흡수불량, 만성장염, 장궤양, 장협착, 장폐색, 장천공, 장 누관, 혈뇨, 방광염

개인별 부작용의 차이가 있을 수 있어 심한 경우에는 치료를 중단하기도 한다. 환자의 영양 상태는 치료에 대한 내성에 영향을 줄 수 있으므로 치료 전과 치료 도중에 심한 영양불량 상태가 초래되지 않도록 해야 한다.

만성 증상은 기관 내 실질세포parenchymal cell의 손상에 의한 직접적인 영향 및 미세혈관microvascular 손상에 의한 간접적인 영향으로 발생된다. 만성 증상은 영구적으로 지속될 수도 있으며, 환자의 영양 상태에 영향을 미칠 수 있다. 특히 복부나 골반 부위에 방사선 조사 치료를 받은 경우에는 장염이나 장누공, 장협착 등의 심각한 부작용이 있을 수 있고 경우에 따라서는 치명적일 수 있다.

방사선치료 후에 나타나는 부작용은 총 방사선량, 분할치료 횟수, 1일 분할조사선량, 방사선치료 범위의 정도 등에 영향을 받는다. 방사선 치료 시 나타날 수 있는 증상은 표 11-8과 같다.

3) 화학항암요법

항암화학치료는 항암약물을 사용하여 암을 치료하는 것으로 전신에 퍼져 있는 암세포에 작용하는 전신적인 치료 방법이다. 항암화학치료는 첫째, 암세포를 파괴하여 다시 재발하지 못하게 하는 치료 목적, 둘째, 암의 성장 및 진행을 억제하여 생명을 연장하고 삶의 질을 향상시키기 위한 조절 목적, 셋째, 암이 상당히 진행된 경우 통증, 폐색 등과 같은 암으로 인한 증상을 완화시키기 위한 목적으로 사용될 수 있다. 이와 같은 목적을 위해 항암화학치료는 단독으로 사용되기도 하지만, 완치를 위한 적극적인 치료 방법으로 사용될 경우에는 치료의 효과를 높이기 위하여 수술이나 방사선치료와 함께 사용될 수 있다. 항암화학치료는 암의 종류 및 진행 정도, 전체적인 상태 및 다른 장기의 상태(신장, 골수, 간 기능) 등을 고려하여 결정하게 된다.

(1) 항암화학치료

보조화학요법adjuvant chemotherapy은 종양을 수술이나 방사선요법으로 제거 후, 눈에 보이지는 않지만 몸 안에 남아 있는 미세한 암세포를 제거하기 위한 목적으로 시행한다. 이를 통해 재발 감소, 질병이 없는 기간disease-free interval의 증가, 난치성종양의 경우 증상 개선 및 생존율 증가를 기대할 수 있다. 유방암, 대장암 등은 보조화학요법이 사용되는 대표적인 예이다. 이에 비해 선행보조화학요법neoadjuvant chemotherapy은 수술 또는 방사선치료 시행 전에 종양의 크기를 줄이고 미세전이micrometastatic병소를 소멸시켜 치료 효과를 극대화하기 위한 항암약물치료 방법이다. 선행보조화학요법은 항암제에 대한 감수성 파악에도 도움이 된다. 후두암, 골육종, 항문암, 방광암, 유방암 등의 경우 선행보조화학요법이 시행될 수 있다. 동시화학요법concomitant chemotherapy은 국소종양에 대하여 방사선치료와 화학요법을 동시에 시행하는 것을 말하는데, 항암화학요법 고유의 전신적 치료 효과 외에도 국소종양에 대한 방사선치료의 효과를 증강시키기 위한 목적으로 시도된다. 식도암, 폐암, 항문암 등에 사용될 수 있다.

(2) 세포독성항암제

정상 세포는 분열 증식이 조절되어 세포수와 기능을 일정하게 유지하지만, 암세포는 성장이 조절되지 않고 계속적으로 분열 증식한다. 항암제는 DNA와 RNA의 합성 및 유사분열을 방해하거나 DNA 자체에 손상을 입혀 암세포를 사멸시킨다. 항암제에는 세포 주기 중 어느 특정 주기에 있는 세포에만 작용하는 세포주기 특이약제cell-cycle-specific drug와 세포 주기에 관계없이 작용하는 세포주기 비특이약제cell-cycle-nonspecific drug가 있다. 복합화학요법combination chemotherapy은 두 가지 이상의 항암제를 병용하여 사용하는 것으로, 거의 대부분의 종양에서 이용되고 있다. 제한된 독성 범위 내에서 암세포를 최대한 없앨 수 있고, 새로운 약제 내성 세포군의 출현을 억제하거나 지연시킬 수 있다는 장점이 있다. 세포독성항암제cytotoxic antineoplastics는 세포 내에 일반적으로 존재하는 DNA나 미세소관microtubule을 표적으로 하기 때문에 암세포뿐만 아니라 정상세포에도 악영향을 미칠 수 있다.

항암제의 투여는 정맥주사, 근육 또는 피하주사, 경구복용의 방법을 통해 이루어진다. 항암제를 장기간 정맥투여 시에는 히크만 카테터hickman catheter나 케모포트chemoport 등이 사용될 수 있다. 이 외에도 암의 종류에 따라 동맥 내, 흉막강, 방광, 복부강 및 뇌척수액으로 약물 주입이 시행될 수 있다. 종류는 다음과 같다.

① 알킬화제

핵산과 공유결합을 형성하여 DNA 합성을 억제하는 작용을 하며, 세포주기에는 비특이적이다. 약물에 따라 정상기관에 미치는 독성은 차이가 있지만, 이 계열의 약물에서 나타나는 공통적인 부작용은 골수 기능 억제myelosuppression, 탈모, 성선 기능 이상gonadal dysfunction, 점막염, 폐섬유증pulmonary fibrosis 등이다. 또한 장기간 저용량을 지속적으로 사용하게 될 경우에는 이차적 골수이형성증후군myelo-dysplastic syndrome, MDS이나 백혈병이 수년 후에 나타날 수 있다. 일부 알킬화제alkylator 약물의 특성은 표 11-9와 같다.

표 11-9 일부 알킬화제의 특성

약물	작용 기전	임상적용	독성
메클로르에타민 (mechlorethamine)	DNA와 교차결합 형성	호지킨림프종, 비호지킨림프종 등	• 급성: 메스꺼움, 구토 • 만성: 말초혈액량(peripheral blood count) 감소, 심한 골수 억제(고용량), 탈모, 출혈성방광염
클로람부실 (chlorambucil)		만성림프구성백혈병, 비호지킨림프종 등	• 급성: 메스꺼움, 구토
시클로포스파미드 (cyclophosphamide)		급·만성림프구성백혈병, 호지킨병, 비호지킨림프종, 신경아세포종(neuroblastoma), 다발성골수종(multiple myeloma), 유방암, 난소암, 폐암, 빌름스종(Wilms' tumor), 자궁경부암, 고환암, 연부조직육종(soft-tissue sarcoma) 등	• 급성: 메스꺼움, 구토 • 만성: 탈모, 출혈성방광염
벤다무스틴 (bendamustine)		만성림프구성백혈병, 비호지킨림프종 등	• 급성: 메스꺼움, 구토
멜팔란(melphalan)		다발성골수종, 유방암, 난소암 등	• 급성: 메스꺼움, 구토

(계속)

약물	작용 기전	임상적용	독성
티오테파(thiotepa)	DNA와 교차결합 형성	유방암, 난소암, 표재성방광암 등	• 급성: 메스꺼움, 구토
알트레타민 (altretamine)		난소암	• 급성: 메스꺼움, 구토 • 만성: 골수 억제, 말초신경증, 감기 증상
부설판(busulfan)		만성골수성백혈병	• 급성: 메스꺼움, 구토 • 만성: 색소침착, 폐섬유증, 부신부전
테모졸로미드 (temozolomide)	DNA 메틸화	뇌암, 흑색종	• 급성: 메스꺼움, 구토, 두통, 피로 • 만성: 골수 억제, 간기능검사 수치 상승, 광민감성(photosensitivity)
프로카르바진 (procarbazine)		호지킨 및 비호지킨림프종, 뇌암	• 급성: 중추신경계, 우울 • 만성: 골수 억제, 과민반응
다카르바진 (dacarbazine)		호지킨림프종, 흑색종, 연부조직육종	• 급성: 메스꺼움, 구토 • 만성: 골수 억제, 중추신경계 독성, 신경증, 운동실조증, 기면, 혼돈
시스플라틴 (cisplatin)	DNA 사슬 사이 혹은 사슬 내 교차결합 형성	비소세포성 및 소세포성폐암(non-small cell & small cell lung cancer), 유방암, 방광암, 담낭 및 담관암, 위식도암, 두경부암, 난소암, 배아세포암(germ cell cancer)	• 급성: 메스꺼움, 구토 • 만성: 신장독성, 말초감각신경증, 이독성(ototoxicity), 신경 기능 장애
카르보플라틴 (carboplatin)		비소세포성 및 소세포성폐암유방암, 방광암, 두경부암, 난소암	• 급성: 메스꺼움, 구토 • 만성: 골수 억제, 말초신경증(드문 경우), 신장독성, 간 기능 이상
옥살리플라틴 (oxaliplatin)		대장암, 위식도암, 췌장암	• 급성: 메스꺼움, 구토, 인후두이감각증(laryngopharyngeal dysesthesias) • 만성: 골수 억제, 말초감각신경증, 설사

② 토포이소머라아제 저해제 및 항종양성 항생물질

토포이소머라아제 저해제topoisomerase inhibitors는 DNA 복제를 위해 이중나선구조를 풀어주고, 연결하는 효소의 작용을 억제하는데, 토포이소머라아제 I 저해제와 토포이소머라아제 II 저해제가 항암약물로 사용된다. 항종양성 항생물질antitumor antibiotics은 종양세포의 증식 저해 및 연명효과를 보이는 물질을 말한다. 이들은 DNA의 특정 염기쌍 사이에 끼어들어 DNA와 RNA 합성을 방해한다. 현재 항암제로 사용 중인 항생물질은 모두 토양진균인 스트렙토미세스Streptomyces에서 추출된 것으로 안트라사이클린anthracycline, 마이토마이신mitomycin, 블레오마이신bleomycin 등이 있다. 일부 토포이소머라아제 저해제의 특성은 표 11-10과 같다.

표 11-10 일부 토포이소머라아제저해제 및 항종양성 항생물질의 특성

약물	작용 기전	임상적용	독성 · 부작용
토포테칸 (topotecan)	토포이소머라아제 I의 작용 저해	소세포성폐암, 난소암	• 급성: 메스꺼움, 구토 • 만성: 골수 억제
이리노테칸 (irinotecan)		대장암, 위식도암, 비소세포성 및 소세포성 폐암	• 급성: 설사, 메스꺼움, 구토 • 만성: 설사, 골수 억제, 메스꺼움, 구토
에토포시드 (etoposide)	토포이소머라아제 II의 작용 저해	비소세포성 및 소세포성 폐암, 비호지킨림프종, 위암	• 급성: 메스꺼움, 구토, 저혈압 • 만성: 탈모, 골수 억제
독소루비신 (doxorubicin)	• 산소자유기가 DNA에 결합 • 토포이소머라아제 II의 작용 저해 • DNA 사이로 끼어듦	유방암, 호지킨 및 비호지킨림프종, 연부조직육종, 난소암, 비소세포성 및 소세포성 폐암, 갑상선암, 빌름스종, 신경아세포종	• 급성: 메스꺼움, 적색 소변(혈뇨는 아님) • 만성: 심장독성, 탈모, 골수 억제, 구내염(stomatitis)
다우노루비신 (daunorubicin)		급성골수성백혈병, 급성림프구성백혈병	
아이다루비신 (idarubicin)		급성골수성백혈병, 급성림프구성백혈병, 만성골수성백혈병	
마이토잔트론 (mitoxantrone)	DNA에 결합하여 사슬 파괴	진행된 호르몬불응성전립선암(hormone refractory prostate cancer), 비호지킨림프종(low grade), 유방암, 급성골수성백혈병	• 급성: 메스꺼움, 구토, 청색 소변, 결막, 손톱 • 만성: 심장독성, 골수 억제, 점막염, 탈모
마이토마이신 (mitomycin)	• DNA와 교차결합 형성 • 산소자유기를 생성하여 DNA 공격	표재성방광암, 위암, 유방암, 비소세포성 폐암, 두경부암(방사선치료와 병합)	• 급성: 메스꺼움, 구토 • 만성: 골수 억제, 점막염, 식욕부진, 피로, 용혈성 요독증후군(hemolytic uremic syndrome)
블레오마이신 (bleomycin)	산소자유기가 DNA에 결합	호지킨 및 비호지킨림프종, 배아세포암, 두경부암	• 급성: 알레르기반응, 열, 저혈압 • 만성: 피부독성, 폐섬유증, 점막염, 탈모

③ 항대사물질

항대사물질antimetabolite은 세포의 DNA 복제에 필요한 대사물질과 유사한 구조를 가지고 있다. 이들은 핵산을 생합성하는 효소에 정상적인 대사물질과 경쟁적으로 결합하여 세포의 증식을 방해하여 항암작용을 한다. 세포주기 중 S-phase에 특이적으로 작용한다. 일부 항대사물질 약물의 특성은 표 11-11과 같다.

표 11-11 일부 항대사물질 약물의 특성

약물	작용 기전	임상적용	독성
카페시타빈 (capecitabine)	• TS[1] 저해 • FUTP[2]에 결합하여 RNA, DNA에 들어가서 RNA processing, DNA 합성 및 기능 저해	유방암, 대장암, 위식도암, 간세포암, 췌장암	설사, 수족증후군(hand-foot syndrome), 골수 억제, 메스꺼움, 구토
5-플루오로우라실 (5-fluorouracil)		대장암, 항문암, 유방암, 위식도암, 두경부암, 간세포암	메스꺼움, 구토, 설사, 골수 억제, 신경독성
시타라빈 (cytarabine)	• DNA 사슬 연장(chain elongation), DNA 합성 · 보수 저해 • 리보뉴클리오티드환원효소(ribonucleotide reductase) 억제 • 삼인산염(triphosphate)과 결합하여 DNA로 들어옴	급성골수성백혈병, 급 · 만성 림프구성백혈병	메스꺼움, 구토, 골수 억제(호중구감소증, 혈소판감소증), 소뇌성 운동실조증(cerebellar ataxia)
젬시타빈 (gemcitabine)	• DNA 합성 · 보수 저해 • 리보뉴클리오티드환원효소 억제 • 삼인산염과 결합하여 DNA로 들어옴	췌장암, 방광암, 유방암, 비소세포성폐암, 난소암, 비호지킨림프종, 연부조직육종	메스꺼움, 구토, 설사, 골수 억제
플루다라빈 (fludarabine)	• DNA 합성 · 보수 저해 • 리보뉴클리오티드환원효소 억제 • 삼인산염과 결합하여 DNA로 들어옴 • 세포 사멸 유도	비호지킨림프종, 만성림프구성백혈병	골수 억제, 면역 억제, 열, 근육통, 관절통
클라드리빈 (cladribine)		모발성세포백혈병(hairy cell leukemia), 만성림프구성백혈병, 호지킨림프종	골수 억제, 메스꺼움, 구토, 면역 억제
6-메르캅토푸린 (6-mercaptopurine, 6-MP)	• 푸린생합성 저해 • 삼인산염과 결합하여 DNA, RNA로 들어옴	급성골수성백혈병	골수 억제, 면역 억제, 간독성
6-티오구아닌 (6-thioguanine)		급성골수성 및 림프구성백혈병	–
메토트렉세이트 (methotrexate)	• DHFR[3] 저해 • TS 저해 • 푸린생합성 저해	유방암, 두경부암, 골원성육종(osteogenic sarcoma), 일차성 중추신경계림프종, 비호지킨림프종, 방광암, 융모암(choriocarcinoma)	점막염, 설사, 골수 억제(호중구감소증, 혈소판감소증)
페메트렉시드 (pemetrexed)		중피종(mesothelioma), 비소세포성폐암	골수 억제, 피부발적, 점막염, 설사, 피로, 수족증후군

1) TS(thymidine synthase), 2) FUTP(5-fluorouridine-5'-triphosphate), 3) DHFR(dihydrofolate reductase)

④ 세포분열억제제

세포분열억제제antimitotic agent는 세포 내 미소관microtubule에 작용하여 세포주기 상 M-phase에서의 세포 분열을 억제한다. 일부 세포분열억제제 약물의 특성은 표 11-12와 같다.

⑤ 기타

아스파라기나제asparginase는 항암제로 사용되는 유일한 효소제로서 혈액 중 L-아스파라긴을 가수분해하여 단백질 합성을 급격히 저해한다.

(3) 호르몬제

스테로이드 호르몬 수용체 관련물질hormone receptor-related molecule이 암 치료제로 이용되고 있다. 이들은 몇몇 조직에서 유사 리간드cognate ligand에 결합하여 유전자 전사transcription를 변화시켜 세포 사멸apoptosis을 유도한다.

표 11-12 일부 세포분열억제제 약물의 특성

약물	작용기전	임상적용	독성
빈블라스틴 (vinblastine)	G2 후반기에 DNA 생성 차단, M기에서 세포분열 방해	호지킨 및 비호지킨림프종, 배아세포암, 유방암, 카포시육종(Kaposi's sarcoma)	• 급성: 메스꺼움, 구토 • 만성: 골수 억제, 점막염, 탈모, 항이뇨호르몬부적절분비증후군(SIADH), 혈관이상
빈크리스틴 (vincristine)		급성림프구성백혈병, 호지킨 및 비호지킨림프종, 횡문근육종(rhabdomyosarcoma), 신경아세포종, 빌름스종	• 만성: 신경독성(말초신경염), 마비성장폐색(paralytic ileus), 골수 억제, 항이뇨호르몬부적절분비증후군
빈노렐빈 (vinorelbine)		비소세포성폐암, 유방암, 난소암	• 만성: 골수 억제, 변비, 항이뇨호르몬부적절분비증후군
파클리탁셀 (paclitaxel, taxol)	미소관을 안정화하여 세포분열 방해. G2와 M단계에서 효과적임	유방암, 비소세포성폐암, 소세포성폐암, 난소암, 위식도암, 전립선암, 방광암, 두경부암	• 급성: 메스꺼움, 구토, 저혈압, 부정맥, 과민반응(hypersensitivity) • 만성: 골수 억제, 말초감각신경증
도세탁셀 (docetaxel, taxotere)		유방암, 비소세포성폐암, 전립선암, 위암, 두경부암, 난소암, 방광암	• 급성: 과민반응 • 만성: 신경독성, 수분저류, 골수 억제(호중구감소증)

① 코르티코스테로이드

프레드니손prednisone, 덱사메타손dexamethasone 등의 코르티코스테로이드corticosteroids는 림프구의 유사분열 억제 및 림프구 용해효과가 있다. 백혈병, 림프종, 다발성골수종, 뇌 및 척수 전이 등에 사용되며, 급성 독성으로는 수분저류, 고혈당, 다행감euphoria, 우울증, 저칼륨혈증 등이, 만성 독성으로는 골다공증, 면역 억제, 소화성궤양, 쿠싱 증상의 외형, 백내장 등이 나타날 수 있다.

② 성 호르몬-프로게스틴, 에스트로겐, 안드로겐

정상적으로 여성 또는 남성 호르몬의 영향을 받고 있는 장기에 발생하는 암은 성장 및 기능에 성 호르몬 조절의 영향을 받는다. 이들 호르몬에 대하여 반대작용을 나타내는 호르몬을 사용하면 암 성장을 저지할 수 있다. 에스트로겐estrogen 약물인 디에틸스틸베스트롤diethylstilbestrol, DES은 전립선암, 폐경 후 유방암 등에 사용되며 급성독성으로 메스꺼움, 구토, 수분저류, 고칼슘혈증, 자궁출혈 등이 나타날 수 있고 만성적으로 여성화, 관상동맥질환 악화 등의 문제가 초래될 수 있다. 황체호르몬 방출호르몬 작용체LHRA agonist인 류프롤라이드leuprolide, 고세렐린goserelin 등은 전립선암, 유방암 등에 사용되며, 사용 시 일시적인 작열감이 나타날 수 있다. 안드로겐androgen 약물인 플루옥시메스테론fluoxymesterone은 유방암에 사용되며 급성 독성으로 담즙울체성 황달cholestatic jaundice이, 만성 독성으로 남성화virilization 등이 나타날 수 있다. 프로게스틴progestin 약물인 메게스테롤에스테이트megestrol acetate는 유방암, 전립선암, 자궁내막암 등에 사용된다.

③ 항에스트로겐 약물

타목시펜tamoxifen, 토레미펜toremifene 등의 항에스트로겐 약물은 세포 표면의 에스트로겐 수용체에만 선택적으로 결합하는 에스트로겐 유사체이다. 유방암에 사용되는데, 에스트로겐 수용체가 발현된 종양의 경우 그렇지 않은 종양에 비해 항암효과가 10배 정도 높으며, 표적치료제로 분류되기도 한다. 급성 독성으로 메스꺼움, 수분저류, 작열감, 고칼슘혈증 등이 나타날 수 있으며, 장기간(보통 5년 이상) 사용 시 심혈관계 합병증의 발병 위험률이 다소 증가할 수 있고, 자궁내막암의 발병 위험률이 약간 증가할 수 있다.

④ 항안드로겐 약물

안드로겐 수용체 차단제인 플루타미드flutamide, 비칼루타미드bicalutamide, 니루타미드nilutamide 등은 전립선암에 이용될 수 있는데 장기 사용 시 여성형 유방gynecomastia이 나타날 수 있다.

⑤ 아로마타아제 저해제

아로마타아제는 부신에서 생성되는 안드로스텐디온androstenedione을 에스트로겐으로 전환시키는 과정에 관여하는 효소로, 특히 난소 기능이 저하된 여성의 경우에는 이것이 에스트로겐의 주된 공급원이 된다. 마이토테인Mitotane, 아미노글루테티미드aminoglutethimide 등의 아로마타아제 저해제aromatase inhibitor는 에스트로겐estrogen 수용체 양성인 폐경 후 여성의 유방암 등에 사용된다. 표적치료제로 분류하기도 한다.

(4) 표적치료제

표적치료제molecular targeted agents들은 대부분 암세포가 특징적으로 가지고 있는 분자를 표적으로 하여 치료 효과를 나타내도록 개발되었다. 분자적 표적이 되는 것은 암세포의 신호전달경로signal transduction pathway, 혈관신생angiogenesis, 세포간질matrix, 세포주기조절인자cell cycle regulator, 세포 사멸apoptosis 등이다. 현재 주요 표적치료제로 사용되고 있는 것은 신호전달경로 억제제와 신생혈관생성 억제제이다. 신호전달경로 억제제는 암세포의 성장, 분화 및 생존 시에 필요한 신호전달경로의 활성화에 중요한 효소들인 티로신 키나아제tyrosine kinase, 단백질 키나아제 Cprotein kinase C, 파르네실전달효소farnesyl transferase 등의 활성을 억제한다. 신생혈관생성 억제제angiogenesis inhibitors는 종양의 성장과 전이를 억제하기 위해 신생혈관의 형성을 억제하는 표적치료제이다. 일부 표적치료제의 특성은 표 11-13과 같다.

4) 면역치료

항암치료로 인한 정상조직의 손상에 따르는 부작용을 최대한 줄이면서 인체의 면역 기전을 이용해서 암세포를 제거하려는 치료를 말하며, 면역치료라고도 한다. 생물학적 치료biological therapy의 목표는 숙주host에 유익하게 숙주-종양의 상호작용host-tumor interaction을 조작하는 것이다. 종양은 다양한 방법으로 숙주의 면역반응을 피해나가는데, 이들 세포에서 만들어진 일부 물질은 면역반응을 변화시켜 T세포의 결함을 초래하며, 일반적인 항암치료는 숙주의 면역을 더욱 억제할 수 있다. 이러한 문제를 극복하기 위해 세포매개성 면역, 항체, 사이토카인 등의 다양한 접근법을 이용하기 위한 노력이 시도되고 있다.

표 11-13 일부 표적치료제의 특성

약물	작용기전	임상적용	독성
엘로티닙 (erlotinib)	• EGFR[1] 티로신 키나아제를 저해하여 EGFR 신호전달 방해	비소세포성폐암, 췌장암	• 급성: 설사 • 만성: 피부발적, 설사, 식욕부진, 간질성폐질환
제피티닙 (gefitinib)	• EGFR[1] 티로신 키나아제를 저해하여 EGFR 신호전달 방해	비소세포성폐암	• 급성: 저혈압, 설사 • 만성: 피부발적, 설사, 식욕부진, 간질성폐질환
이미티닙 (imatinib)	• Bcr-Abl 티로신 키나아제 및 기타 티로신 키나아제 저해	만성골수성백혈병, 위장관기질종양(gastrointestinal stromal tumor), 필라델피아염색체-양성 급성림프구성백혈병	• 급성: 메스꺼움, 구토 • 만성: 수분저류, 발목 및 안와 주위 부종, 설사, 근육통, 울혈성심부전
소라페닙 (sorafenib)	• 여러 RTK[2]를 억제하여 혈관신생, 침윤, 전이 억제	신세포암, 간세포암	• 급성: 메스꺼움, 고혈압 • 만성: 피부발적, 피로, 무력, 출혈, 저인산혈증
수니티닙 (sunitinib)	• 여러 RTK[2]를 억제하여 혈관신생, 침윤, 전이 억제	신세포암, 위장관 기질종양	• 급성: 고혈압 • 만성: 피부발적, 피로, 무력, 출혈, 심장독성
세투시맙 (cetuximab)	• EGFR와 결합하여 EGFR 신호전달 방해 • 항암화학치료 및 방사선치료에 대한 반응 향상	대장암, 두경부암, 비소세포성폐암	• 급성: 투여 시 과민반응(infusion reaction) • 만성: 피부발적, 저마그네슘혈증, 피로, 간질성폐질환
패니투무맙 (panitumumab)	• EGFR와 결합하여 EGFR 신호전달 방해 • 항암화학치료 및 방사선치료에 대한 반응 향상	대장암	• 급성: 드물게 투여 시 과민반응 • 만성: 피부발적, 저마그네슘혈증, 피로, 간질성폐질환
베바시주맙 (bevacizumab)	• VEGF[3]에 결합하여 VEGF 신호전달 방해 • 종양혈관투과성 억제 • 종양의 혈류 및 약물전달 중진	대장암, 유방암, 비소세포성폐암, 신세포암	• 급성: 고혈압, 투여 시 과민반응 • 만성: 동맥혈전색전증, 위장관천공, 상처치유 지연, 단백뇨
트라스투주맙 (trastuzumab)	• HER-2에 결합하여 신호전달 차단	유방암, 위암	심장문제, 감기증상, 부종, 체중증가, 어지러움, 심박동 이상
베무라페닙 (vemurafenib)	• $BRAF^{V600E}$에 결합하여 성장 저해	전이성 흑색종	식욕감소, 설사, 변비, 피로, 입마름, 부종, 열, 근육통

1) EGFR(epidermal growth factor receptor)
2) RTK(tyrosine kinase receptor)
3) VEGF(vascular endothelial growth factor)

(1) 세포매개성 면역

T세포가 종양세포를 침입자foreign로 인식하여 공격하게 하는 방법으로 동종이형 T세포 전달allogeneic T-cell transfer, T세포를 체외에서 증식시켜 종양 항원에 특이성을 갖게 하거나 활성화시켜 주입하는 자가수혈 T세포 주입autologous T-cell infusion, 종양백신 등이 해당한다.

(2) 항체

종양 특이항원에 반응하는 단일클론항체monoclonal antibody들이 면역치료에 이용된다. 대장암, 폐암, 췌장암, 흑색종, 백혈병, 림프종 등에서 이용되며, 대개는 항암화학약물치료와 병용 시 더 효과적이다. 독소물질, 동위원소, 약물 등에 결합되어 사용되기도 한다.

(3) 사이토카인

백혈구와 여러 관련된 세포에서 생성되는 다양한 기능을 가진 단백질을 사이토카인cytokine이라고 하는데, 조혈 작용뿐만 아니라 면역계의 조절에 많은 역할을 한다. 인터페론-α INF-α, 인터페론-β INF-β, 인터페론-γ INF-γ, 종양괴사인자-α TNF-α, 인터루킨-11 IL-11, 인터루킨-1 IL-1, 과립구 대식 세포 표면 군락 자극 인자granulocyte macrophage colony stimulating factor, GM-CSF, 과립구 군락 자극 인자granulocyte colony stimulating factor, G-CSF 등이 있다.

이 외에 비특이적 면역치료로 BCG, 레바미솔levamisole 등이 이용되기도 한다.

(4) 면역항암제

면역항암제cancer Immunotherapy는 인체 내 면역체계를 활성화시켜 면역세포가 선택적으로 암세포만을 공격하도록 유도한다. 암세포가 획득한 면역억제 또는 면역회피 기전을 극복하기 위하여 면역체계의 종양인지능력 또는 파괴능력을 회복 또는 강화시키는 약제로, 종류에는 면역관문억제제immune checkpoint inhibitors, ICPi(CTLA4 억제제, PD-1 억제제, PD-L1 억제제), 면역세포치료제, 면역바이러스치료제 등이 있다.

면역관문억제제 중 CTLA4 억제제인 이필리무맙ipilimumab는 전이성 흑색종, PD-1 억제제인 펨브롤리주맙pembrolizumab은 전이성 흑색종과 비소세포폐암, 니볼루맙nivolumab은 전이성 흑색종, 비소세포폐암, 신세포암, 호지킨림프종, 두경부편평세포암, 요로상피세포암의 치료에 사용된다. 최근에는 PD-L1 억제제인 아테졸리주맙atezolizumab이 요로상피암, 비소세포폐암 치료에 사용되고 있으며, 더발루맙durvalumab이 방광암에 사용되고 있다.

5) 유전자치료

유전자치료에 대한 관심은 높아지고 있으나 임상에서 통상적인 암치료에 사용할 수 있도록 공식적으로 승인받은 유전자치료 방법은 없다. 유전자치료는 암조직 자체 또는 환자에게 정상적인 유전자를 주입하여 이상이 있는 유전자를 직접 교정하거나 유전자가 손상되어 만들어내지 못하는 물질을 생산할 수 있도록 건강한 유전자를 주입하여 암세포가 줄어들고 사멸되도록 하는 것이다. 면역물질을 생산해내는 유전자를 주입하는 면역강화요법이 가장 많고 암세포의 세포 자멸사를 유도하는 유전자나 암 억제 유전자를 넣는 방법들이 이용되고 있다. 유전자치료가 성공하기 위한 주요한 사항은 유전자 운반체의 안전성 등과 관련된 것이다.

6) 통증 및 구토 조절 약물

암환자에서 나타나는 통증 및 구토 조절은 성공적인 암치료에 큰 영향을 미친다. 통증 조절 등에 실패할 경우 환자들이 치료를 포기하게 될 수 있으며, 삶의 질에도 큰 영향을 미치게 되므로 필요시에는 적극적인 관리가 매우 중요하다.

(1) 통증 조절

통증의 빈도는 환자에 따라 다양하다. 25~50%의 환자가 진단 시에, 33% 정도의 환자는 치료와 관련된 통증을, 75%는 질병 진행에 따른 통증을 호소한다. 통증 원인의 70% 정도는 종양 자체로 인한 것이며, 20%는 수술 또는 치료로 인한 것이며, 10% 정도는 암 자체나 암치료와는 무관한 것이다. 통증이 심할 경우 마약성 진통제opioid를 사용하게 되는데, 변비, 메스꺼움, 구토, 요폐urinary retention, 중추신경계의 문제(진정, 인지 장애), 호흡저하 등의 부작용이 나타날 수 있다. 마약성 진통제와 함께 보조 진통제가 사용되기도 한다.

(2) 메스꺼움

대부분 암환자에서 나타나는 구토는 항암화학치료가 원인이다. 치료에 사용되는 약물으로 구토의 정도를 예측할 수 있다. 항암화학치료로 인한 구토는 발생시기에 따라 급성구토acute emesis, 지연성구토delayed emesis, 예기성구토anticipatory emesis로 구분할 수 있다. 급성구토는 가장 많이 일어나는 것으로 치료 24시간 이내에 나타난다. 지연성구토는 치료 1~7일 후에 나타나는데 드문 편이다. 지연성구토가 나타나는 경우는 대부분 시스플라틴cisplatin을 사용할 때이다. 예기성구토는 항암화학치료 시작 전에 나타나는데, 항암약물을 가져올 때 보거나 냄새를 맡아 조건반사로 나타나는 것이다. 이 중 급성구토에 대한 것이 가장 많이 알려져 있는데, 자극이 연수medulla, 대뇌피질, 위장관 말초의 화학수용체chemoreceptor의 발동대trigger zone에 신호를 활성화시키면 구토중추가 자극되어 구토가 유발된다. 항구토제로 세로토닌 길항제serotonin antagonist, 5HT3, 뉴로카인수용체 길항제neurokine receptor antagonist, 덱사메타손dexamethasone, 도파민 길항제dopamine antagonist, 벤조디아제핀benzodiazepine 등이 사용될 수 있다. 세로토닌 길항제는 가장 강력한 구토 억제 작용을 하며, 급성구토에 이용되는데, 시스플라틴에 의한 구토에 가장 좋다. 덱사메타손은 다른 항구토제와 병용 시에 효과적이며 지연성구토에도 효과적이다. 벤조디아제핀은 예기성구토에 가장 효과적이다.

7) 대체보완요법

대체보완요법은 현대의학 혹은 서양의학으로 지칭되는 의술과는 별개로 그동안 사용된 다양한 종류의 의학적 기술이나 제품을 사용하여 질병을 치료하는 방법을 통칭한다. 현대의학은 주로 해부학, 생리학, 생화학, 기초과학적 지식을 기반으로 질병을 진단하여 치료하는 방법을 사용하고 객관적으로 증명된 교육과정을 통해 전문가를 양성한다. 반면 대체보완요법은 전문가를 교육하는 과정이나 관련 규제가 국가별로 매우 다양하고 많은 경우에 객관적이고 과학적인 효능입증 자료가 불완전하다. 흔히 사용되는 대체보완요법으로는 명상과 같은 심신요법, 극단적인 영양치료나 영양보조제, 천연물보조제 등을 사용하는 영양요법, 마사지 등의 신체요법, 자석이나 기타 신체자극을 이용하는 에너지요법 및 전통동양의술요법 등을 들 수 있다. 최근 '통합의학'의 개념이 발전하면서 대체보완요법의 일부와 현대의학을 접목하여 임상에 적용하는 사례가 늘고 있는데, 주로 식사요법, 운동요법, 심리상담 등 효능이 입증된 요법을 중심으로 활용범위가 넓어지고 있다. 특히 암환자들의 경우에 대체보완요법을 사용하고자 할 때는 반드시 주치의 등 전문가와 상담하는 것을 권하고 있다.

7. 암 예방

암의 예방은 크게 1차 예방과 2차 예방으로 나뉜다. 1차 예방이란 암의 발생을 원천적으로 차단하기 위한 수단을 포함하는데 일반인을 대상으로 하는 건강교육 또는 발암성이 있는 환경요인의 통제 등을 예로 들 수 있다. 이에 반해 2차 예방은 암의 조기 발견이나 암화과정 억제 등을 유도할 수 있는 보다 적극적인 예방 수단을 일컫는다. 예를 들면 암검진, 조기발견 및 효과적인 치료 수단 등이 포함된다.

암의 1차 예방에서는 특히 발암물질을 차단하고, 발암물질이 세포변이를 일으키고 연이어 종양조직으로 발전하게 되는 초기과정을 차단해야 한다. 발암 요인으로는 암 발생에 관여하는 환경적 요인에 포함되는 화학발암물질, 바이러스, 방사성 물질 등이 있으며, 이를 원천적으로 차단하여 유해물질의 생성 및 오염 감소를 위한 환경적인 대책과 바이러스 감염 및 유해물질에 대한 노출을 최소화할 수 있는 건강정책 등이 예방수단으로 제시될 수 있는데, 대표적인 예로 금연정책 등을 들 수 있다.

한편 2차 예방 수단으로 활용되고 있는 암검진은 암을 초기에 발견하고 적절한 수치를 통해 암으로 인한 사망률을 낮추는 데 크게 기여하고 있다. 우리나라에서는 2002년 이후 5대 암에 대한 국가암조기검진사업을 시행하였으며, 2019년 7월부터는 폐암을 추가하여 6대 국가암 검진으로 확대하였다(표 11-14).

유해물질 및 생체 내에서 생성되는 반응성 산소종 등에 의한 세포돌연변이를 최소화하고 암화과정을 지연시키기 위해서는 암 예방을 위한 생활습관 관리가 중요하다. 특히 역학연구 결과들을 종합해볼 때 신체활동과 식생활은 암의 발생을 30~70%까지 억제할 수 있다는 결론이 도출된 바 있다. 우리나라 보건복지부에서 발표한 국민 암예방 수칙은 다음과 같다.

- 담배를 피우지 말고, 남이 피우는 담배 연기도 피하기
- 채소와 과일을 충분하게 먹고, 다채로운 식단으로 균형 잡힌 식사하기
- 발암성 물질에 노출되지 않도록 작업장에서 안전 보건 수칙 지키기

표 11-14 국가암 조기검진 프로그램

암종	검진 대상	검진 주기	검진 방법
위암	40세 이상 성인	2년	위내시경검사 또는 위장조영검사
간암	40세 이상 성인, 고위험군[1)]	6개월	간초음파검사 + 혈청알파태아단백 검사
대장암	50세 이상 성인	1년	분변잠혈반응검사(이상소견 시 대장내시경검사 또는 대장이중조영검사)
유방암	40세 이상 여성	2년	유방촬영(의사에 의한 임상진찰 권장)
자궁경부암	30세 이상 여성	2년	자궁경부세포검사
폐암	만 54세 이상, 만 74세 이하 성인 중 폐암 발생 고위험군[2)]	2년	저선량흉부 CT

1) 간경변증이나 B형간염 바이러스 항원 또는 C형간염 바이러스 항체가 양성으로 확인된 자
2) 전 2년 내 문진표상 흡연 여부가 확인되며 30갑년[하루 평균 담배소비량(갑) × 흡연기간(년)] 이상의 흡연력을 가진 흡연자

자료: 국가암관리사업 중 국가암검진사업(https://www.ncc.re.kr/main.ncc?uri=manage01_4)

- 주 5회 이상, 하루 30분 이상, 땀이 날 정도로 걷거나 운동하기
- 자신의 체격에 맞는 건강 체중 유지하기
- 예방접종 지침에 따라 B형 간염과 자궁경부암 예방접종 받기
- 성 매개 감염병에 걸리지 않도록 안전한 성생활 하기
- 암 조기 검진 지침에 따라 검진을 빠짐없이 받기

그 외, 보다 적극적인 예방방법으로 자궁경부암의 경우 백신이 개발되어 발생원인인 인우듀종바이러스 감염을 막기 위한 예방접종을 권고하기로 한다.

참고문헌

REFERENCE

보건복지부, 국립암센터(2019). 통계로 본 암 현황.

Arends J, Bodoky G, Bozzetti F, Fearon K, Muscaritoli M, Selga G, van Bokhorst de van der Schueren MAR, von Meyenfeldt M, Aurcher G, Fietkau R, Aulbert E, Frick B, Holm M, Kneba M, Mestrom HJ, Zander A(2006). Espen guidelines on enteral nutrition: nonsurgical oncology. ***Clin Nutr 25***: 245-259.

Bauer JD, Capra S(2004). Nutrition intervention improves outcomes in patients with cancer cachexia receiving chemotherapy-a pilot study. ***Support Care Cancer 13***: 270-274.

Bertram G. Katzung, Susan B. Masters, Anthony J. Trevor.(2011). ***Basic & Clinical Pharmacology***. 12th ed. McGraw-Hill.

Bosaeus, I., Daneryd, P., & Lundholm, K(2002). Dietary intake, resting energy expenditure, weight loss and survival of cancer patinets. ***J Nutr 132***, 3465s-3466s.

Boyd JA, Barrett JC(1990). Genetic and cellular basis of multistep carcinogenesis. ***Pharmacol Ther 46***: 469-486.

Carie Braun, Cindy Anderson(2017). *Applied pathophysiology : a conceptual approach to the mechanisms of disease, 3rd.* Wolters Kluwer Health.

Dan L. Longo, Anthony S. Fauci, Dennis L. Kasper, Stephen L. Hauser, J. Larry Jameson, Joseph Loscalzo, Eds.(2012). ***Harrison's Principles of Internal Medicine***, 18th ed. McGraw-Hill.

De Wys W. D., Begg C., Lavin P. T. et al(1980). Prognostic effect of weight loss prior to chemotherapy in cancer patients. ***Am J Med 69***, 491-497.

Dine J, Gordon R, Shames Y, et al(2017). *Immune checkpoint inhibitors: An innovation in immunotherapy for the treatment and management of patients with cancer. Asia Pac J Oncol Nurs.* 4:127-135.

Farber, E., Rostein, JB and Eriksson, LC(1987). *Cancer development as a multistep process:*

Experimental studies in animals. In: Mechanisms of Environmental Carcinogenesis 2, 1–20, Barret JC(ed.) CRC Press, Boca Raton.

Ferlay J, Shin HR, Bray F et al(2010). Estimates of worldwide burden of cancer in 2008: GLOBOCAN. *Int J Cancer 127*:2893–2917.

Fredrix EW, Soeters PB, Wouters EF, Deerenberg IM, von Meyenfeldt MF, & Saris WH(1991). Effect of different tumor types on resting energy expenditure. *Cancer Res 51*: 6138-6141.

Gary D. Hammer, Stephen J. McPhee(2019). *Pathophysiology of Disease: An Introduction to Clinical Medicine, 8th.* McGraw–Hill.

(ebook : https://accessmedicine.mhmedical.com/book.aspx?bookID=2468)

Hansell DT, Davies JW, Shenkin A & Burns HJ(1986). The oxidation of body fuel stores in cancer patients. *Ann Surg 204*, 637–642.

Harvie MN, Howell A, Thatcher N, Baildam A(2005). Energy balance in patients with advanced NSCLC, metastatic melanoma and metastatic breast cancer receiving chemotherapya longitudinal study. *Br J Cancer 92*: 673–680.

Laurence L. Brunton, Bruce A. Chabner, Bjorn C. Knollmann(2010). *Goodman & Gilman's The Pharmacological Basis of Therapeutics*. 12th ed. McGraw–Hill.

Macleod K(2000). *Tumor Suppressor Genes*. Curr. Opin. Genet. Dev. 10: 81–93. Elsevier.

Marcia Nelms. Kathryn P. Sucher(2020). *Nutrition Therapy and Pathophysiology, 4th.* Cengage.

Mason JB, Choi SW(2003). *Nutritional assessment and management of the cancer patients. In F Bronner(Ed.), Nutritional aspects and clinical management of chronic disorders and diseases*, 197–224. CRC Press. Boca Ranton.

Mick R, Vokes E, Weichselbaum RR & Panje WR(1991). Prognostic factors in advanced head and neck cancer patients undergoing multimodality therapy. *Otolaryngol Head Neck Surg 105*, 62–73.

Ministry of Health, Welfare and Family Affairs/ National Cancer Center(2009). Cancer Facts & Figures 2009. Ministry of Health, Welfare and Family Affairs/ National Cancer Center.

Monitto CL, Berkowitz D, Lee KM, Pin S, Li D, Breslow M(2001). Differential gene expression in a murine model of cancer cachexia. *Am J Physiol 281*, E289–E297.

Nitenberg G, Raynard B(2000). Nutritional support of the cancer patients-issues and dilemmas. *Crit Rev Oncol Hematol 34*: 137–168.

Ocak et al(2009). Eur Respir J 34:489, Ocak S, Sos ML, Thomas RK, and Massion PP(2002). Hight-throughput molecular analysis in lung cancer: insights into biology and potential clinical applications. *Eur Respir J 34*: 480–506.

Pan MH, Lai CS, Wu JC, Ho CT(2011). Molecular mechanisms for chemoprevention of colorectal cancer by natural dietary compounds. *Mol Nutr Food Res 55*: 32–45.

Porth CM(2011). *Essentials of Pathophysiology*. 3rd ed. Lippincott Williams & Wilkins.

Ravasco P, Monteiro-Grillo I, Vidal PM, Camilo ME(2004). Cancer: disease and nutrition are key determinants of patients' quality of life. *Support Care Cancer 12*: 246–252.

Reddy AL, Fiakow PJ(1983). Papillomas induced by initiation-promotion differ from those induced by carcinogen alone. *Nature 304*: 69–71.

Rofe AM, Bourgeois CS, Coyle P, Taylor A, Abdi EA(1994). Altered insulin response to glucose in weight-losing cancer patients. *Anticancer Res 14*: 647–650.

Ruddon RW(2007). *Cancer Biology*. 4th ed, 223. Oxford University Press Ltd.

Sidransky D(2002). Emerging molecular markers of cancer. *Nature Rev Cancer 2*: 210.

Stricker TP, Kumanr V. Neoplasia. In: Kumar V, Abbas A, Fausto N, et al(2011). *Robbins And Cotran Pathologic Basis of Disease*. 8th ed, 259–330. Saunders.

Tayek JK(1992). A review of cancer cachexia and abnormal glucosmetabolism in humans with cancer. *J Am Coll Nutr 11*: 445–456.

World Cancer Research Fund/American Institute for Cancer Research(2007). *Food, Nutrition, Physical Activity and the Prevention of Cancer: a Global Perspective*. AICR.

국립암센터 국가암관리사업본부. https://www.ncc.re.kr/main.ncc?uri=manage01_4

CHAPTER 12

근골격계질환

근골격계는 외부환경에서 활동을 가능하게 하고, 인체의 형태를 유지시키며 신체의 연부를 보호, 유지하는 역할을 한다. 특히 뼈는 칼슘과 인의 저장고 역할을 하므로 이 무기질들의 체액 수준이 적정 범위 내에서 유지되도록 조절한다. 근골격계의 질환은 일상생활에서 활동을 엄격하게 제한시키기도 하며 심각한 고통과 무력감, 신체 변형을 일으키기도 한다. 더 나아가 호흡, 소화, 신경계 기능 및 영양 상태에 부정적인 영향을 준다.

CHAPTER

12 근골격계질환

학습 목표
1 근골격계의 구조와 주요 기능을 기술한다.
2 골격이 성장과 발달에 영향을 미치는 요인을 기술한다.
3 검사 종류와 진단 방법을 기술한다.
4 골다공증의 약물적 치료 방법을 기술한다.
5 관절질환의 다양한 질환을 정의한다.
6 근골격계질환의 치료약물과 영양소 상호작용을 기술한다.

1. 골격계의 구조와 기능

근골격계는 인체의 형태를 유지시키는 가장 기본적인 구조이며, 뼈, 연골, 인대, 근육, 건으로 이루어져 있다. 근골격계의 질환은 일상생활의 이동성 및 행동을 제한하고, 그로 인해 영양적으로 부정적인 영향을 줄 수 있다.

1) 뼈

이 장에서는 뼈라는 용어가 2가지 방법으로 표현된다. 첫째, 뼈는 골반, 대퇴골, 하악골과 같은 특정 신체 구조를 언급할 때 사용되는데, 이 기관들은 신경, 혈관, 지방조직, 골수, 연골과 섬유조직을 포함하는 다양한 조직 형태로 이루어져 있다. 둘째, 뼈라는 용어는 골조직bone tissue or osseous tissue을 일컬을 때 사용되기도 하는데, 골조직은 뼈의 주요 구성요소이며, 각 뼈 질량의 대부분을 이룬다. 골조직은 유기화합물을 함유한 결체조직으로, 무기화합물이 스며들어 무기질화 또는 석회화된다. 골조직 내 유기화합물 또는 단백질은 콜라겐

섬유와 프로테오글리칸proteoglycan의 기질 안에 박혀 있는 골세포도 포함한다. 단백질 콜라겐은 이 유기 기질의 90%를 차지한다. 골조직의 유기성분은 뼈의 건 중량의 1/3을 차지하며, 뼈에 어느 정도 유연성을 부여한다. 이 성분이 없다면 뼈는 약하게 될 수 있고 완전히 부서질 수도 있다. 무기inorganic 또는 무기질 성분은 약 85% 수산화인회석hydroxyapatite, 약 10% 탄산칼슘염, 미량의 마그네슘, 나트륨, 칼륨, 불소, 황, 탄산염으로 구성된다. 뼈 건중량의 2/3를 차지하는 무기성분은 뼈를 견고하게 하고 구부러짐 없이 체중을 쉽게 지지할 수 있게 한다. 이러한 무기질 성분이 부족할 때 뼈는 부드럽고 쉽게 구부러질 수 있는데, 이는 소아의 경우 구루병rickets, 성인의 경우 골연화증osteomalacia으로 알려진 상태이다.

신체의 뼈대 역할 외에 뼈는 세포외액의 칼슘과 인의 생리적인 농도를 조절하기 위한 이 무기질의 준비된 공급원이다. 성인 신체의 칼슘 함량은 1,100～2,000g 정도인데, 이 중 99%가 뼈에 분포되어 있다. 뼈에는 2가지 종류의 칼슘이 저장되어 있는데, 전체 이용 가능한 칼슘의 99%는 수산화인회석hydroxyapatite의 형태이나 쉽게 사용할 수 없고, 그 외 나머지 1%는 세포외액으로 쉽게 유출될 수 있는 형태의 칼슘이다. 또한, 성인 신체는 평균 500～800g의 인이 저장되어 있는데, 인의 85～90%는 뼈에 존재한다. 건강한 신체는 항상성 유지를 위해 혈청 내 이 무기질의 농도를 엄격히 조절한다. 정상적인 혈청 칼슘과 인 농도는 각각 9.0～10.5mg/dL와 3.0～4.5mg/dL이다. 이 두 무기질 중에서 혈청 내 칼슘의 농도가 비정상적일 때 더 위험하다. 저칼슘혈증(비정상적으로 낮은 혈청 칼슘 농도)은 신경계의 과도한 흥분을 유발할 수 있고, 근육경련, 테타니(근육강직성경련)의 원인이 된다. 수족경련carpopedal spasm은 손과 발에서 발생한 테타니증에 의한 것이고, 저칼슘혈증의 징후이다. 극심한 저칼슘혈증 시에는 후두경련, 호흡곤란, 발작이 발생할 수 있다. 반면에 고칼슘혈증은 피로, 우울증, 정신혼란, 식욕부진, 구역질, 구토와 변비를 유발할 수 있다.

(1) 골조직의 세포

골조직에는 4종류의 주요 세포가 있다.

① 골형성세포

골형성세포osteogenic cell는 조골세포로 분화될 수 있는 줄기세포이고, 새로운 조골세포를 제공하는 유일한 공급원이다. 골형성세포는 유년기와 청년기 골격계의 정상적인 성장 동안에 활성화상태이고, 성인기에는 골절과 같은 골손상과 체중이 실린 운동을 하는 동안 뼈에 가해지는 스트레스에 대한 반응으로 활성화된다.

② 골세포

골세포osteocyte는 성숙한 조골세포로서 조골세포가 합성하고 석회화시킨 골기질에 둘러싸여 있으며, 뼈 내의 세포가 대부분 골세포이다. 비록 골세포가 뼈 형성이나 흡수과정에 관여하지 않더라도 뼈에 기계적인 압력(예, 체중을 실어서 하는 운동)이 가해졌을 때 뼈가 받은 압력의 양을 모니터링하고 골표면의 조골세포에 이 정보를 전달하므로 골기질 유지에 적극적으로 관여한다. 조골세포는 스트레스에 반응하기 위해 필요한 부위의 뼈를 강하게 할 수도 있기 때문이다.

③ 조골세포

조골세포osteoblasts는 골기질의 유기물인 섬유성 단백질(콜라겐, 프로테오글리칸과 그 외 단백질)을 합성하고, 축적한 후 골기질의 석회화 또는 무기질화에 관여하는 세포이다(이 과정을 골형성 또는 무기질 침착이라고 함). 활성화된 조골세포는 새롭게 형성된 뼈의 표면에서 찾을 수 있다. 이 조골세포는 혈장으로부터 칼슘, 인, 다른 무기질을 가지고 와서, 골기질 내로 이 무기질들을 축적시켜 골기질을 단단하게 한다. 골절이나 체중이 실린 운동에 의한 스트레스에 대한 반응으로 골형성세포는 아주 빠르게 증식되고 분화되어 조골세포가 된다.

④ 파골세포

파골세포osteoclasts는 염산과 산성인산효소acid phosphatase를 분비하여 뼈를 제거하는 세포인데, 염산은 골기질의 무기질성분을 용해하고, 산성인산효소는 골기질의 콜라겐과 다른 단백질 성분을 분해한다. 이 과정은 골 재흡수 또는 무기질 재흡수로 알려져 있다. 용해된 무기질은 혈액으로 방출되고 다른 목적으로 이용된다.

(2) 골격의 성장과 발달

전 생애를 통해 골격의 뼈는 연속적으로 변하는 상태이다. 유년기와 청년기의 골격 발달에서 장골의 직선적linear이면서 완만한circumferential 성장은 가장 두드러진 특징이다. 여성의 경우 약 16～18세, 남성은 약 18～20세가 되면 성숙한 신장에 도달하게 된다. 유년기와 청년기 동안 장골의 직선적이면서 완만한 성장 이외에도 뼈는 골격에 가해진 힘에 반응하여 계속해서 크기와 모양이 변하는데, 이 과정이 뼈의 재형성remodeling이다. 예를 들어 아이들이 걷기 시작하면서 신체적인 활동이 증가하게 되면, 운동하는 근육exercising muscles이 뼈에 가하는 스트레스에 대한 반응으로 뼈 표면에 돌기ridge, 가시spine, 융기bump 등이 나타나게 된다. 또한 골 재형성은 과하거나 축적된 스트레스에 의한 미세한 골손상의 재생이나 뼈로부터 혈액으로 칼슘을 이동시켜서 혈청 칼슘 수준의 유지에도 관여한다. 앉아서 일하는 직업을 가진 사람들에 비해 물리적인 행동이나 무거운 짐을 옮기는 노동heavy manual labour에 종사하는 사람들의 뼈는 더 단단하고 뼈의 밀도와 질량이 더 높은 경향이 있다. 심지어 한 사람의 주로 쓰는 팔(오른손잡이의 경우 오른팔)의 뼈는 그렇지 않은 팔 뼈보다 더 단단하다. 골 재형성remodeling과정에서 파골세포는 별로 많이 쓰이지 않는 스트레스가 낮은 부분에서부터 뼈를 제거하고, 반면 조골세포는 많이 쓰이는 스트레스가 높은 부분에 우선적으로 새로운 뼈를 형성한다.

(3) 피질골과 소주골

골격의 뼈는 피질골cortical bone과 소주골trabecular bone이라는 서로 다른 2종류의 골조직으로 구성되어 있다. 피질골(치밀골로도 알려짐)은 육안으로 봤을 때는 빈 공간이 없이 빽빽하다. 피질골은 모든 뼈의 외부 표면, 장골(예, 대퇴골, 상완골)의 뼈대와 장골 끝 부분을 덮고 있는 외피shell를 형성한다. 반면 소주골(해면골로 알려짐)은 스펀지처럼 느슨한 조직으로 장골의 끝부분(또는 머리 부분)에 위치한다. 추골, 골반, 흉골과 견갑골은 대부분 소주골로 구성되어 있고 이들 뼈 바깥쪽에 피질골이 얇게 덮여 있다.

피질골과 소주골은 두 골조직이 골층판lamellae으로 알려진 얇은 층으로 구성되어 있기 때문에 층판골lamellar bone로 여겨진다. 피질골의 골층판은 뼈의 긴 축과 평행하면서 중심관central canal 주위에 양파처럼 동심원적으로 배열되어 있다. 동심원의 각 골층판은 골소관canaliculi에 의해 인접한 골층판과 연결되어 있다. 중심관과 그것을 둘러싼 골층판은 피질골의 기본 구조 단위인 골원osteon을 구성한다. 중심관은 횡단과 대각선으로 다른 관들과 연결되어 있는데, 이 관들은 혈관과 신경이 지나가는 통로를 제공한다.

소주골은 소주trabeculae로 불리는 판, 막대, 침골이 서로 연결되고 교차되어 마치 격자무늬처럼 생긴 틀로 구성되어 있다. 막대와 판 사이의 공간은 골수로 가득 차 있다. 막대와 판의 기질은 골층판 안에 배열되어 있지만 중심관을 둘러싼 층에는 없다. 골세포는 가까운 곳에 혈액공급원이 있기 때문에 중심관이 필요하지 않고 결과적으로 소주골에는 골원이 형성되지 않는다. 앞에서 언급한 대로, 골세포는 변형 센서strain sensor와 같은 역할을 하는데 즉, 골세포가 뼈에 가해지는 기계적인 스트레스에 대해 반응(예, 체중을 실어서 하는 운동)하여 조골세포에 신호를 보내 필요한 곳에 뼈를 형성하게 한다. 소주골의 이러한 독특한 구조는 무게가 가벼우면서도 상당한 장력과 체중을 견디는 특성을 부여한다. 피질골은 빽빽하게 밀집된 석회화 기질로 인해 소주골보다 훨씬 더 단단하다.

골격의 약 75%는 피질골로, 25%는 소주골로 구성되어 있더라도 피질골과 소주골의 상대적인 양은 뼈의 종류에 따라 매우 다양하며, 심지어 같은 뼈 내에서도 민첩함과 단단함이 필요에 따라 상당히 다양하다. 재형성 과정을 통해서 뼈는 변하는 육체적 요구와 뼈에 가해지는 스트레스에 대해 적응하고 반응할 수 있다. 매년 골격의 전체 무기질 함량의 18%가 형성되며 제거되고, 소주골에서의 교체율은 피질골보다 더 높다고 보고되었다.

2) 연골

연골은 유연하지만 단단한 결제조직인 세포와 콜라겐섬유로 구성되어 있으며, 무정형의 교질성 기질로 둘러싸여 있다. 연골은 조연골세포chondroblasts로 이루어져 있으며 이 조연골세포는 교질성 기질을 분비하여 스스로 이 기질에 둘러싸여 나중에는 소강lacunae으로 알려진 작은 구멍(강) 내에 갇히게 된다.

일단 조연골세포가 소강에 둘러싸이게 되면, 이를 연골세포chondrocytes라고 부른다. 이 기질은 콜라겐섬유, 프로테오글리칸proteoglycans이라고 알려진 당단백질복합체와 물로 이루어져 있다. 콜라겐은 섬유상 단백질로 연골, 건, 인대, 뼈와 피부의 주요 구성 성분이며, 신체를 구성하는 가장 일반적인 단백질이다. 콜라겐섬유는 단단하고 유연하며 잘 늘어나는 특성이 있는데, 연골을 구성하는 이 콜라겐섬유로 인해 연골은 형태를 갖추고 장력강도tensile strength를 갖게 된다. 프로테오글리칸은 거대 분자구조로 중심단백질핵에 수많은 다당류가 바깥쪽으로 향한 거친 털처럼 결합되어 있어 마치 시험관 세척용 브러시와 같은 모양이다. 연골의 프로테오글리칸에서 가장 일반적인 다당류는 콘드로이틴황산염chondroitin sulfate이다. 연골의 습윤중량wet weight의 65~80%는 수분으로 구성되어 있는 것으로 추정된다. 프로테오글리칸이 수분을 함유하고 있어서 연골을 유연하며, 단단하게 하고, 압축에 견딜 수 있게 한다.

연골은 바깥쪽 귀(외이), 코끝, 후두와 같은 구조의 형태를 유지시키는 구성성분이다. 또한 태아의 성장시기와 어린이의 장골이 성장하는 시기 동안 몸통 및 팔다리 골격계의 전구체이며, 성숙한 골격 내 다양한 종류의 관절에 중요한 구성요소이기도 하다. 흉곽의 갈비연골costal cartilage은 갈비뼈와 쇄골을 흉골에 단단히 이어주며, 척추의 추골 사이에서 있는 추간판의 섬유연골은 인접부위의 추골이 제한된 범위 내에서 움직일 수 있도록 해준다. 활막관절의 관절연골은 손, 발, 팔, 다리의 뼈들이 자유롭게 움직일 수 있도록 해준다. 각 관절 부위의 뼈 끝부분을 감싸고 있는 관절연골은 매끄러운 면으로 되어 있기 때문에 관절이 움직이는 동안 뼈 사이사이에 마찰을 줄여준다. 관절연골은 뼈 사이사이에 표면적을 증가시켜 뼈에 가해지는 기계적 스트레스를 없애주고 뼈에 가해지는 힘이 뼈 아래쪽으로 보내지도록 돕는다.

소아기에 골격발달동안 연골이 뼈로 전환되는 기간을 제외하고는 연골에는 혈관이 없다. 따라서 가스, 영양소, 대사산물 등은 연골 바깥쪽에 접해 있는 혈관으로 확산을 통해 이 물질들이 이동되어야 하며 연골세포는 연골의 기질 내에 갇혀 있다. 이 확산은 연골에 함유된 높은 수분 함량에 의해 가능하지만 처리 속도가 매우 느리다. 그 결과 연골세포는 대사율과 세포분화율이 낮고, 만약 상처가 나게 되면 회복 속도가 느리다. 기질이 연골세포에 의해 생성된 효소에 의해 분해되고 또 새로운 기질을 분비하면서 연골은 끊임없이 교체된다. 그러나 노년기에는 새로운 기질이 분비되는 속도가 분해되는 속도를 따라 잡지 못해서 관절연골이 계속적으로 얇아지고 골관절염의 경우에는 아예 관절연골이 없어진다.

3) 골대사와 호르몬

골대사의 유지는 매우 여러 영양소와 호르몬이 관여를 하는 매우 복잡한 과정이다. 예를 들어 칼슘과 인의 항상성 유지를 들 수 있다. 신체는 칼슘과 인의 항상성을 식사로 섭취하는 것과, 배설하는 것, 그리고 뼈로의 흡수와 유출 간의 균형을 통해 이루게 된다. 이 과정에서 코티솔, 성장호르몬, 갑상선호르몬을 포함한 몇몇 호르몬들이 관여를 하지만 주요 조절자는 부갑상선호르몬, 칼시토닌, 비타민 D이다.

부갑상선호르몬parathyroid hormone, PTH은 부갑상선에서 분비된다. 목에 위치한 갑상선의 뒤쪽 표면에 두 쌍의 부갑상선이 있다. 혈중 칼슘 농도의 변화는 위장관, 뼈와 신장에서 조절되는데, 장관 내 칼슘의 흡수는 주로 비타민 D에 의하여 조절된다. 다만 비타민 D는 혈중 칼슘 농도를 민감하게 조절하는 데는 관여하지 않는다. 즉 적정량의 칼슘을 섭취하면 어떤 사람이 좀 더 많은 칼슘을 섭취해도 장 내 흡수에는 미미한 증가만 있고 단지 대변으로 칼슘의 배설만 증가할 뿐이다.

뼈는 칼슘의 주요 저장 장소가 되고 뼈의 석회화calcification에는 적정량의 활성형 비타민

D가 필요하다. 왜냐하면 활성형 비타민 D는 뼈가 최첨단 부위calcification front에 칼슘과 인의 양이 적정량으로 유지되도록 하기 때문이다. 혈액 칼슘 농도가 낮을 때 부갑상선은 칼슘 농도를 상승시키기 위해 부갑상선호르몬을 분비한다. 부갑상선호르몬은 골소관과 골세포로부터 즉각적으로 칼슘을 유출시키며 칼슘을 지속적으로 유출하기 위해서 파골세포의 수를 증가시키고, 골 재흡수를 촉진한다. 부갑상선호르몬은 조골세포에 의한 콜라겐 합성을 억제하므로 골합성을 방해하고 신장에 의한 칼슘 재흡수를 촉진한다. 부갑상선호르몬은 신장에 의해 비타민 1,25-$(OH)_2D_3$ 합성의 마지막 단계를 촉진하고 칼슘의 소장 흡수를 향상시킨다.

칼시토닌calcitonin, thyrocalcitonin은 혈액 칼슘 농도가 비정상적으로 높을 때 갑상선의 소포곁세포parafollicular 또는 C세포에 의해 분비된다. 칼시토닌은 파골세포의 활성을 억제하고(골 재흡수 억제), 조골세포의 활성을 자극하며(골형성 자극), 칼슘과 인의 신장 재흡수를 감소시켜 혈액 칼슘 농도를 낮춘다.

비타민 D의 주요 기능은 위장관에 의해 칼슘과 인의 흡수를 촉진시키며, 신장에 의한 재흡수를 촉진시키고, 파골세포 형성을 자극하여 골 재흡수와 뼈로부터 칼슘과 인을 유출시켜 혈액의 칼슘과 인의 농도를 증가시키는 것이다. 비타민 D는 실제로는 스테로이드 호르몬이며 신체 내에서 합성되고 다른 호르몬들과 같이 기관에서 다른 기관으로 혈액에 의해 이동하는 화학적 메신저라고 할 수 있다.

비타민 D는 생리학적으로 에르고칼시페롤(비타민 D_2)ergocalciferol과 콜레칼시페롤(비타민 D_3)cholecalciferol의 2가지 형태로 존재한다. 이 두 형태는 동일한 생리활성을 나타내며, 분자 구조에서만 약간의 차이가 있다. 에르고칼시페롤과 콜레칼시페롤은 모두 식이로부터 얻을 수 있고 에르고칼시페롤은 식물 스테로이드인 에르고스테롤에 자외선이 조사되어 생성된다. 콜레칼시페롤은 사람과 고등 동물의 피부가 햇빛에 노출되었을 때 생성되는 형태인데, 전구체 분자인 7-디히드로콜레스테롤이 태양이나 인공적인 자외선램프에 의해 자외선 빛에 노출되었을 때 광화학적으로 생성된다. 비타민 D의 자연적인 공급원이 그리 많지는 않지만 어간유, 지방이 풍부한 생선살, 북극곰과 물개와 같은 수생 포유동물의 간과 지방, 비타민 D를 섭취한 암탉의 달걀 등이 있다. 북미에서는 대부분의 식이 비타민 D를 우유와 유제품, 아침 시리얼, 두유, 마가린과 같이 비타민 D가 강화된 식품으로부터 얻는다. 비타민 D는 지용성이므로 흡수 시에는 지방의 소화와 흡수에 대해 의존적이며, 반대로 지방의 소화와 흡수 기능에 문제가 있는 경우에는 비타민 D 흡수에도 문제가 있을 수 있다.

혈액 내 비타민 D 결합 단백질에 의해 비타민 D_3는 피부로부터 혈액으로 이동된다. 피부의 비타민 D 합성은 65세 사람들은 20~30세의 사람들과 비교했을 때 4배 정도 감소하므로 노인들은 실내에만 머물지 않고 자주 외출을 하여 자외선에 노출되도록 권하는 것이 바람직하다. 계절이나 하루 중의 시간, 위도와 같은 요소가 피부의 비타민 D 생성에 영향을 줄 수 있다. 연구에 의하면 위도가 높은 북미인과 유럽인은 불충분한 햇빛 노출로 인해 비타민 D 합성이 부족하다고 보고되었다.

식이로부터 섭취하거나 또는 피부에서 합성된 후 에르고칼시페롤과 콜레칼시페롤은 간과 신장에 의해 1,25-디히드록시 비타민 D(1,25-$(OH)_2D_3$)로 전환되어야만 생리적 활성형태인 비타민 D가 된다. 활성화 과정에서 첫째 단계는 간에서 발생하는데 OH기가 분자에 붙어 25(OH)D_3 형태로 된다. 25(OH)D_3는 간으로부터 신장으로 이동되고 신장에서 둘째 OH기가 붙어서 생리적으로 활성형태인 1,25$(OH)_2D_3$로 전환된다. 신장병은 이 마지막 과정을 방해하기 때문에 신부전환자들은 생리적 활성형 비타민을 공급받지 못하면 비타민D 결핍증이 걸릴 수 있다. 칼시트리올^calcitriol^은 처방전을 받아 구입할 수 있는 1,25$(OH)_2D_3$의 형태이고, 구강이나 정맥 주사로 공급될 수 있다. 의사 처방 없이 구입이 가능한 일반의약품인 비타민 D 보충제는 콜레칼시페롤과 에르고칼시페롤이 있는데, 이들은 간과 신장에 의해 생리적인 활성과정을 거쳐야 하므로 신부전환자들에게는 적절하지 않다. 1,25$(OH)_2D_3$는 활성형 비타민이고, 부갑상선호르몬, 성장호르몬 및 1,25$(OH)_2$D에 의하여 조절되는 것은 물론, 저칼슘혈증^hypocalcemia^, 저인산혈증^hypophosphatemia^에 의해서 합성이 촉진된다. 반면에 24, 25$(OH)_2D_3$는 불활성형 비타민이다.

4) 골대사 지표

골격에서는 골흡수에 의해 오래된 뼈가 제거되고 골형성에 의해 새로운 뼈가 생성되는 골교체가 지속적으로 이루어지고 있다. 생화학적 골교체 표지자^biochemical markers of bone turnover^는 골교체율을 반영하는 지표로써 골의 질을 평가할 수 있는 거의 유일한 비침습적 방법이다. 골밀도가 골대사의 정적인 지표라고 한다면 생화학적 골교체 골표지자는 동적인 지표이다.

생화학적 골교체 골표지자는 파골세포나 조골세포에서 분비되는 효소 혹은 골흡수나 골형성 과정에서 유리되는 기질 성분을 혈청이나 소변에서 측정하게 된다. 따라서 크게 골흡수 표지자와 골형성 표지자로 나눌 수 있다. 골형성 표지자로는 조골세포에서 생성되어 분비되는 골특이 알칼리성 인산분해효소bone specific alkaline phosphatase, BSALP, 오스테오칼신osteocalcin, OC, 제1형 콜라겐 합성에서 만들어지는 전구콜라겐의 연장 펩티드 등을 혈청에서 측정한다. 그러나 제1형 콜라겐은 뼈에만 존재하는 것이 아니라 피부와 같은 다른 조직에서도 만들어지기 때문에 현재 골형성 표지자로는 BSALP, OC을 가장 많이 권장한다. 골흡수 표지자는 뼈의 주 기질성분인 콜라겐의 교차결합물collagen cross-link인 피리디놀린pyridinoline, PYR과 데옥시피리디놀린deoxypyridinoline, DPD 등을 혈청에서 측정하는 방법이 있다. 또한 PYR과 DPD의 교차결합은 콜라겐섬유의 아미노 말단과 카르복시 말단에서 일어나는데, 이 부위를 측정하는 아미노말단 텔로펩티드N-telopeptide of collagen cross-link, NTX와 카르복시말단 텔로펩티드C-telopeptide of collagen cross-link, CTX 등이 있고, 이는 혈청과 소변에서 모두 측정 가능하다. 현재 골흡수 표지자로 DPD, NTX, CTX를 가장 많이 권장한다.

여러 연구에서 골표지자가 높은 경우에는 골밀도, 골다공증의 골절 위험이 약 2배 가량 증가한다고 보고되고 있으며, 골흡수 표지자가 폐경 전 여성의 참고값보다 증가되어 있는 경우에는 고관절 골절 위험이 증가한다고 알려져 있다.

5) 측정 방법

(1) 골밀도

골다공증 진단을 위해 가장 일반적으로 쓰는 방법은 골밀도 측정이다. 골밀도는 골강도의 약 70%를 담당하는데, 현재까지는 전반적인 골강도를 측정할 수 있는 정확한 방법이 없기 때문에 골밀도는 대안적 방법으로 자주 사용되고 있다. 골밀도는 이중에너지방사선흡수법Dual energy X-ray Absorptiometry, DEXA으로 가장 잘 측정되며, 측정단위는 면적당 무기질양(g/cm^2)이다. DEXA의 측정원리는 두 개의 서로 다른 에너지 수준의 X선 광선이 신체에 투영되어 X선 방사성선원 반대편의 감지기에 의해 측정되는 것이다. X선 전자기파가 신체를 투과할 때 일부 에너지는 뼈와 같이 밀도가 높은 신체 조직에 의해 흡수되는데, 흡수된 만큼의 감소량을 감쇠attenuation라고 한다. 뼈와 연조직의 밀도는 서로 다르기 때문에 X선 에너지의 흡수 정도가 다르고 두 개의 서로 다른 에너지 수준에서 뼈와 연조직 간 감쇠의 차이를 골밀도 계산에 사용한다.

(2) 종골 정량적 초음파법

종골 정량적 초음파법quantitative ultrasound of the calcaneus은 골다공증의 위험이 높은 사람을 선별하는 데 유용한 기기이며, 이 기기를 통해 골다공증 위험이 높은 것으로 나올 경우 DEXA 검사를 통해 골밀도를 심도 있게 평가한다. 종골 정량적 초음파법은 방사선을 쓰지 않아 상대적으로 사용하기 간편하며, 이동이 용이하고 비용이 저렴하면서 측정하는 데 1~2분 정도밖에 걸리지 않는다. 임상위험평가에서 사용된다면 종골 정량적 초음파법은 특히 DEXA로 추가적인 골밀도 검사를 반드시 해야 하는 골절의 위험이 높은 사람들을 선별해내는 데 아주 유용하다.

2. 골다공증

가장 흔한 골질환인 골다공증osteoporosis은 골질량의 감소, 골 미세구조의 변형, 골강도의 감소, 골절에 대한 민감성 증가, 고통스러운 병적인 상태 등의 특징을 가지고 있다. 미국 국립보건원National Institutes of Health, NIH은 골다공증을 골강도의 손상으로 인해 골절의 위험이 증가되는 질환으로 정의한다. 골강도는 골밀도bone density와 골질bone quality, 이 2가지 주요한 특성의 통합작용에 의해 결정된다. 골질은 골 구조, 골 교체율, 골 무기질화, 미세골절과 같은 골손상의 축적과 같은 요인들에 의해 영향을 받는다. 골질은 정량화하기 어렵기 때문에 임상의들은 임상적으로 적용 가능한 유일한 골질 지수로 유약골절fragility fracture의 병력이나 진단에 의존한다. 유약골절은 외상이 전혀 없거나 최소한의 외상만으로(골밀도가 정상인 경우에는 골절이 일어나지 않는 정도) 골절이 생기는 것인데, 예를 들어 골다공성고관절이 이미 유약골절이 된 후에 고관절유약골절로 인해 넘어지거나, 탁자에 부딪힌 후(건강한 사람에서는 골절을 일으키지 않을 정도의 손상)에 골절이 일어나는 경우가 다반사이다.

1) 진단

골다공증은 일반적으로 DEXA에 의해 측정된 환자의 골밀도를 T-score를 이용하여 진단한다. T-score는 환자의 골밀도가 최대골밀도를 이루는 것으로, 환자와 같은 성, 인종의 정상적인 젊고 건강한 성인의 평균 골밀도와 환자의 골밀도 간의 표준편차를 나타낸 것이다. 골다공증을 진단하기 위해 가장 많이 사용되는 기준은 세계보건기구WHO가 개발하였으며, 그 값은 T-score 2.5 이하이다. T-score가 젊은 성인의 평균 골밀도 밑으로, 1.0과 2.5 표준편차 사이일 경우 골감소증이라고 진단한다. 골감소증은 진단명이라기보다는 뼈의 무기질 밀도가 낮기는 하지만 골다공증이라고 진단할 정도로 낮은 수준은 아닌 경우일 때 사용하는 용어이다. 골절의 위험이 증가하지만 골다공증만큼 위험이 증가하는 정도는 아니다.

어떤 골격 부위에서라도 골밀도를 측정한다면 골절 위험의 예측이 가능하며, 골밀도가 낮을수록 골절의 위험은 증가하게 된다. 골밀도에서 표준편차가 1이 감소할수록 골절의 위험은 1.5~3배까지 증가하는 것으로 예측되고 있다. 임상에서는 흔히 요추lumbar spine와 고관절의 골밀도를 측정하는데, 고관절 골밀도가 고관절 골절의 위험을 예측하는 가장 좋은 지표이며 다른 부위의 골절을 예측하는데도 유용하게 사용된다. 표 12-1에 골밀도 평가를 위한 세계보건기구의 기준치를 제시하였다.

골밀도 검사를 언제 받아야 하는지에 대한 명확한 기준은 아직 확립되어 있지 않다. 다만 미국골다공증재단의 가이드라인에서 치료를 시작한 골다공증환자의 경우에는 2년마다 골밀도 측정을 권고하고 있을 뿐이며, 국내에서는 1년에 1번 골밀도 측정을 급여대상으로 인정하고 있어 치료를 받고 있는 골다공증환자의 경우 1~2년마다 골밀도를 측정하는 것을 추천한다. 그러나 정상이나 골다공증환자의 경우에 대한 명확한 지침이 현재는 없는 상태이다.

골밀도는 청소년기의 급성장기 동안(여자 청소년 11~14세, 남자 청소년 13~17세) 빠르게 증가하고 그 후에는 20~30대에 도달하는 최대골밀도까지는 느린 속도로 계속해서 증가한다. 청소년기 초기에 골밀도의 성차가 나타나기 시작하며, 여성은 남성보다 골밀도

표 12-1 정상 골밀도, 골감소증 및 골다공증 분류를 위한 WHO T-Score 기준

분류	T-Score
정상 골밀도(normal BMD)	−1.0 이상
골감소증(osteopenia)	−1.0~−2.5
골다공증(osteoporosis)	−2.5 이하
심한 골다공증(severe osteoporosis)	−2.5 이하 및 유약골절(fragility fracture)

자료: WHO(2004). WHO Scientific Group On The Assessment Of Osteoporosis At Primary Health Care Level. Summer Report. Brussels. Belgium.

가 낮아진다. 성인 여성은 남성보다 골 무기질의 손실이 먼저 시작되며 속도가 빠르다. 여성의 골 무기질 손실률은 폐경기가 가까울수록 매년 1%씩 증가하고 폐경 후 1~5년 사이는 매년 2~6%씩 증가하다가 폐경 후 10년째까지는 다시 1% 수준으로 떨어져서 남은 일생동안 그 수준을 유지하게 된다. 평균적으로 미국 여성은 남성에 비해 7~8년을 더 오래 살기 때문에 골밀도의 손실이 더 많고 그로 인해 골다공증의 발병과 골절의 위험이 더 크다. 70세 정도에 백인여성은 평균적으로 30%, 많게는 50%까지도 골 무기질이 손실된다. 50~60세 사이에는 남성의 골 무기질 손실은 매년 1% 수준이며, 남은 일생 동안 이 정도 수준을 유지하게 되는데 전체 손실률이 25% 선을 넘지는 않는다. 남성이 여성에 비해 골다공증 유병률이 낮은 다른 요인으로는 체질량과 골격의 크기가 크고 폐경기와 같은 성호르몬의 감소를 겪지 않으며 평균 수명이 짧은 것을 들 수 있다.

- 골량 = 최고골량 – 골손실양
  골량의 감소: 최고골량↓ 또는 골손실양↑, 2가지 다 존재할 때
- 최대 골량에 영향을 주는 요인들
  유전, 인종, 성별, 영양 상태, 행동, 약물 사용, 기타 다른 질환
- 골손실에 영향을 주는 요인들
  ① 연령 – 비교적 골손실의 속도가 느림(0.5%/년)
  ② 호르몬 부족 – 골손실의 속도가 빠름(2~3%/년)
  ③ 기타 – 약물, 질환, 영양 상태, 행동(활동 정도, 음주, 흡연)

2) 병태생리

골다공증은 특히 폐경기 백인여성에게서 주요한 공중보건 문제이지만, 수명이 늘어나고 전 세계 인구가 증가함에 따라 남성과 백인 이외의 인종을 포함한 모든 집단에서 골다공증의 유병률이 증가하고 있다. 골다공증이 흔히 여성질환이라고 여겨지지만 사실은 남성들에게도 중요한 의료 문제이다. 세계보건기구에 따르면 일생동안 골다공증성 골절로 고통받는 위험률은 여성이 40%, 남성이 13% 정도라고 한다. 국내에서도 최근 국민건강영양조사에 골밀도검사가 추가되면서 골다공증에 대한 광범위한 역학조사가 이루어지고 있다. 이 자료에 의하면 만 50세 이상 성인의 골다공증 유병률은 1년 사이에도 증가한 것을 알 수 있다.

인종과 민족성도 골밀도와 골절의 위험에 영향을 준다. 유아기에서부터 시작해서 그 이

후 일생을 거쳐 흑인들은 백인이나 아시아인에 비해 높은 골밀도를 가지는 경향이 있다. 고관절골절은 다른 인종에 비해 백인들에게 더 빈번하게 발생하는데 미국 백인여성의 고관절골절은 흑인여성에 비해 발생률이 3배가 더 높다고 보고되었다. 골다공증과 골절의 위험은 연령이 증가함에 따라 증가하므로 전 세계적으로 노년인구의 비율이 증가할수록 골다공증과 골절에 더욱더 큰 관심을 가져야 할 것이다. 현재 골다공증환자 수는 2050년에는 5배 이상 증가하여 16억 명이 될 것이라고 예상하고 있는데, 주된 원인은 아시아와 남미의 기대수명이 늘어났기 때문이다.

골다공증은 일차성 또는 이차성 골다공증으로 구분된다. 일차성 혹은 원발성 골다공증은 여성의 폐경으로 인한 제1형 골다공증과 남녀 모두 노화에 의해 진행되는 제2형 골다공증으로 분류하는데 다른 원인질환 없이 발생한 골다공증을 말한다. 이차성 골다공증은 질병이나 특정 약물과 같이 골다공증을 유발시키는 원인에 의해 발생한 것을 말한다. 일차성 골다공증은 이차성 골다공증보다 발생빈도가 더 높고 노년인구에서 주로 발생하는데, 이는 노화에 따른 골밀도 감소 및 골구조의 변화가 축적된 결과이다. 일차성 골다공증은 흔히 연령과 관련된 골다공증(노인성골다공증) 또는 폐경기골다공증이라고 불리는데, 이는 주로 노인이나 폐경기 여성에서 주로 나타나기 때문이다. 이차성 골다공증은 남성보다는 폐경전 여성에서 흔히 발생하는 골다공증이다. 표 12-2, 3, 4에 골다공증의 발생위험과 관련된 질환과 약물을 각각 제시하였다. 이차성 골다공증은 폐경기 여성의 골다공증환자 중 10~30%를 차지하고 남성 골다공증환자 중 2/3 정도를 차지한다.

표 12-2 골다공증의 유발 위험요인

주요 위험 요인	경미한 위험 요인
• 저하된 골 무기질 밀도	• 저하된 시력
• 성인기의 골절 경험	• 치매
• 부모나 형제 · 자매의 골절 경험	• 알코올 중독
• 여성	• 전 생애에 거친 칼슘과 비타민 D 섭취 부족
• 연령, 65세 이상	• 운동 부족
• 백인	• 허약 · 유약한 건강 상태
• 45세 이전의 폐경	• 흡연
• 폐경 전 1년 이상의 무월경	• 58kg(127lb) 이하의 체중
• 3개월 이상의 글루코코르티코이드 치료	
• 빈번한 낙상	

자료: National osteoporosis Foundation(2010), Lindsay R, Cosman F. ect.(2008), Brown JP, Josse RG(2002).

표 12-3 골다공증의 위험도를 증가시키는 질환

부위	질환
내분비	갑상선항진증(thyrotoxicosis)
	부갑상선기능항진증(hyperparathyroidism)
	쿠싱증후군(cushing syndrome)
	인슐린의존성당뇨병(insulin-dependent diabetes mellitus)
	부신위축(adrenal atrophy), 에디슨병(addison disease)
	이소성 피질자극호르몬증후군(ectopic adrenocorticotropic hormone syndrome)
	사르코이드증(sarcoidosis) 이소성 칼시트리올 생산(ectopic calcitriol production)
위	중증간질환(severe liver disease) 원발담낭관간경화증(primary biliary cirrhosis)
	위절제술(gastrectomy)
	만성소화장애증을 포함한 흡수장애증후군(malabsorption syndrome including coeliac disease)
대사와 영양	혈우병(haemophilia)
	저인산증(hypophosphatasia)
	만성신부전(chronic renal disease)
	특발고칼슘뇨(idiopathic hypercalciuria)
	혈색소증(hemochromatosis)
	불완전골형성(osteogenesis imperfecta)
	비만세포증(mastocytosis)
	아말로이드증(amyloidosis)
	지중해성빈혈(thalassaemia), 만성용혈병(chronic hemolytic disease)
	정맥영양(parenteral nutrition)
종양 형성	골수종증(myelomatosis)
	부갑상선호르몬관련펩티드의 종양 분비(tumour secretion of parathyroid hormone related peptide)
	림프종(lymphoma), 백혈병(leukaemia)
기타	만성폐쇄성폐질환(chronic obstructive pulmonary disease)
	물집표피박리증(epidermolysis bullosa)
	임신

자료: Kanis JA.(1997). Osteoporosis. Oxford: Blackwell Science.

표 12-4 골다공증의 위험을 증가시키는 약물

약물의 종류
• 글루코코르티코스테로이드(glucocorticosteroids), 부신피질자극호르몬
• 티록신(thyroxine)
• 항경련제(anticonvulsants)
• 데포-프로베라(Depo-Provera)
• 헤파린
• 리튬
• 세포독성약물(cytotoxic drugs)
• 생식샘자극호르몬 방출호르몬 작용제(gonadotropin-releasing hormone agonists)
• 알루미늄(aluminium)
• 비타민 D 독성
• 고산소혈증(hyperoxia)

자료: Kanis JA.(1997). Osteoporosis. Oxford: Blackwell Science.

골다공증의 위험과 골다공증과 관련된 골절은 다양한 요인에 의해 영향을 받는다. 유년기부터 초기 성인기를 거쳐 최대 골밀도를 이루는 동안 특히 강력한 관련이 있는 위험 요인으로는 유전적 민감성, 가족력, 여성, 백인, 폐경전 무월경, 운동 부족과 전 생애에 걸친 낮은 칼슘과 비타민 D 섭취 등이 있다. 유전자는 특히 최대골밀도와 연속적인 골절 위험의 매우 중요한 결정인자이다. 골다공증의 원인이 되는 요소들은 다음과 같다.

(1) 영양과 소화기 장애

미국은 비타민 D의 섭취 부족이 다른 나라에 비해서 많지 않다. 왜냐하면, 많은 음식물에 비타민 D가 포함되어 있기 때문인데, 이에 반해 북반부에서는 겨울 동안 태양광선의 부족, 적절한 자외선의 부족 등과 음식물 내 비타민 D 부족 등에 의해 신생아에서 구루병이 생기기 쉽고, 노년층에서는 골연화증이 생길 수 있다. 검은 반점을 많이 가지고 있는 사람일수록 7-디히드로콜레스테롤 7-dehydrocholesterol을 비타민 D로 전화시키는 기능이 둔화되기 때문에 비타민 D 부족이 쉽게 발생할 수 있다. 비타민 D 보충을 하지 않는 모유 수유를 받은 흑인 신생아에서 영양결핍성구루병이 잘 발생하는 것을 예로 들 수 있고 미주나 유럽에 거주하는 성인 인도인들이 25(OH)D_3의 수치가 낮고, 골연화증이 쉽게 발생하는 것도 볼 수 있다. 지방질의 장 내 흡수 장애도 비타민 D 및 기타 지용성 비타민의 결핍을 야기할 수 있다. 중증간질환이나 간질약을 사용하는 환자에서도 적절하게 25(OH)D_3를 생산하지 못할 수도 있다. 칼슘결핍성구루병은 주로 청소년기에서 종판end-plate의 변형을 일으키지 않으면서 외반슬genu valgum을 일으키는데, 다른 종류의 구루병이나 골연화증과는 임상 양상이 조금 다르다. 반면, 인결핍성구루병은 장기간 중심정맥영양법을 시행받은 환자, 저인투석액으로 투석하여 인을 소실하거나, 장관에서 인과 결합하는 알루미늄성 제산제를 사용하는 환자들에게 발생하게 된다.

(2) 신장 장애

신장 실질의 감소, 혹은 판코니증후군Fanconi's syndrome과 같은 신세뇨관성 장애가 있는 경우에는 1α-수산화효소1α-hydroxylase의 장애가 발생한다. 제1형 비타민 D 의존성 구루병, 혹은 가성 비타민 D 결핍증으로 명명된 1α-수산화효소의 유전적인 결핍은 희귀한 상염색체 열성 유전질환으로 생후 1년 이내에 주로 발생한다.

(3) 유전적 비타민 D 저항증

매우 심한 형태의 구루병으로 발생하며, 비타민 D 수용체 유전자에 동형접합의 결함이 있는 가족에서 나타난다. 이 질환의 환자에서는 종종 탈모증이 동반된다. 고농도의 칼슘과 인을 주입하면 골격계에는 어느 정도의 반응을 보이지만, 탈모증은 향상되지 않는다.

(4) 가족성 X 유전자 관련 저인산혈증

비타민 D 저항성 구루병이라고도 알려진 이 질환은 인 이동의 결함에 의해 발생한다. 가장 명백한 장애는 인의 신세뇨관 재흡수 감소이지만, 조골모세포 등의 기타 세포에서도 인의 이동에 장애가 있다. 세포막에 결합되어 있는 엔도펩티다아제endopeptidase라는 효소의 PEX 유전자 돌연변이가 이 질환에서 발견되었다. 이 효소는 인의 이동을 억제하는 포스파토닌phosphatonin 호르몬을 비활성화시키는 것으로 추측된다. 이 질환의 환자들은 어느 정도의 1α-수산화효소의 장애를 가지고 있으며, 칼시트리올과 인의 혼합제제로 치료해 볼 수 있지만, 정상적으로 성장할 수 없는 것으로 알려졌다.

이 질환은 유전형과 표현형이 있어 상반된 모습을 보여준다. 상염색체 우성, 열성과 더불어 X염색체 관련 유전성이 보고된다. 상염색체 우성질환은 새로운 섬유모세포성장인자Fibroblast Growth Factor, FGF의 하나인 FGF-23의 돌연변이와 연관이 있는 것으로 보고되었는데, 이 FGF-23이 포스파토닌호르몬인 것으로 생각된다. 대부분이 유전적으로 발생하지만, 매우 심한 산발성형은 사춘기에 나타나기도 한다.

(5) 종양성골연화증

심한 형태의 이 골연화증은 대부분 작고 찾기 쉽지 않은 섬유성 혹은 중간엽에서 기원한 종양으로부터 분비되는 포스파토닌phosphatonin의 생성으로 인해 발생한다. 이 종양에는 FGF-23이 발현한다. 이 종양의 수술적 제거를 통해 골연화증의 급속한 회복이 가능해진다.

(6) 저인산염증

희귀한 상염색체 열성 질환인 저인산염증은 조직비특이적인 알칼리성인산가수분해효소 alkaline phosphatase의 아효소 유전자의 돌연변이로 인해 발생한다. 임상 양상은 심각한 기형으로 인한 태내 사망으로부터 신생아기 구루병, 아동기 구루병, 성인형 골연화증 등 다양하다. 유치의 미성숙 결손과 성인의 치열 장애가 흔하다. 피리독살5인산Pyridoxal 5-phosphate과 같은 유기 복합체의 혈장 농도가 상승해 있다.

(7) 불소와 비스포스포네이트

고농도의 염화불소나 1세대 비스포스포네이트, 에티트로네이트etidronate 등과 같은 약물은 골연화증을 일으킬 수 있다. 비타민 D 보충이 충분하지 못하고 항간질제로 치료 중인 환자에서는 25(OH)D_3 농도의 감소로 골연화증이 발생할 수 있다.

낮은 골질량은 골다공증성골절의 몇 가지 원인 중 한 가지일 뿐이며, 낙상의 가능성을 증가시키는 다른 요인들에 대해서도 고려해야 한다는 사실이 매우 중요하다. 낙상의 요인으로는 시력 장애, 치매, 알코올 중독, 운동 부족, 허약, 노쇠 등이 있다. 균형과 민첩성을 저해할 가능성이 있는 약물의 복용 또한 고려해야 할 사항이며, 동시에 여러 종류의 처방된 약이나 일반의약품을 복용하는 노인의 경우 약들의 상호작용에 의해 균형과 민첩성에 영향을 줄 수 있으므로 특히 조심해야 한다. 고르지 않은 바닥, 미끄러운 바닥, 조명이 어두운 방 또는 계단, 통로를 따라 길게 늘어진 전기코드, 깔개나 카펫의 뒤집어진 가장자리, 난간이나 손잡이가 불충분한 계단 또는 욕실 등과 같은 낙상의 위험을 증가시키는 신체적 환경 조건들에 대해서도 고려해야 한다.

3) 예방 및 비약물적 치료

생의 후반기에 골다공증의 발생 위험을 감소시키기 위해서 유년기, 청소년기와 성인기 초기 동안 특정 행동의 변화를 장려하는 것은 골다공증 예방에 중요한 전략이다. 예방의 목표는 유전적으로 결정된 최대골밀도를 이룰 수 있도록 장려하며, 중년기에 탈무기질화가 시작되었을 때 골 무기질의 손실 속도를 늦추고, 전반적인 골절 사고를 줄이는 것이다. 예방전략은 전 국민을 대상으로 권장되어야 하며 안전하고 효율적이어야 한다. 그러나 몇몇 예방전략의 효율성에 관한 연구결과는 때때로 결론에 이르지 못하거나 모순적이라는 점에 주의를 해야 한다. 이는 아마도 질병의 결과와 식이 및 다른 생활양식 요인들 간의 인과관계(특히 관계가 약하거나 실험설계에 포함되지 않은 요인들에 의해 영향을 받을 때)를 밝히는 것이 매우 어렵기 때문이다. 때때로 예방적인 전략을 세우고자 하는 연구들은 때때로 결론을 내리기 어려운 특성에도 불구하고 과학계는 골다공증과 골절의 위험을 감소시키기 위한 일련의 권고안에 대해 합의에 도달하였다. 권고안에는 충분한 칼슘과 비타민 D 섭취, 체중에 의해 뼈에 자극을 주는 운동이나 근육 강화 운동, 낙상 예방, 금연과 과도한 알코올 섭취 제한 등이 포함된다.

칼슘을 보충하기 위한 칼슘 보충제를 권할 수도 있는데 가장 널리 사용되는 것으로는 탄산칼슘calcium carbonate이 함유된 보충제를 들 수 있다. 그러나 탄산칼슘은 칼슘이 잘 녹아서 흡수되기 위해서는 산이 필요하기 때문에 탄산칼슘이 포함된 보충제는 반드시 식사와 함께 복용해야 한다. 구연산 칼슘calcium citrate이 포함된 보충제는 철과 흡수 경쟁을 하지 않기 때문에 아무 때나 복용이 가능하다. 보충제에 의해 제공되는 칼슘 성분의 양은 제품에 표시되어 있으므로 반드시 검토해야 한다. 칼슘은 소량(500mg)을 하루에 두 번 이상 나누어 섭취할 때 흡수가 증가한다.

골다공증 예방을 위한 신체적 활동의 증가도 매우 중요한데, 육체적 노력이 필요한 직업이나 걷기, 조깅, 줄넘기, 계단 오르기, 고강도 에어로빅, 웨이트트레이닝 등과 같은 체중을 실어서 하는 활동weight-bearing or impact-type physical activities이나 테니스, 축구, 야구, 체조와 같은 다양한 운동을 통해 뼈에 부하가 가해지면 골밀도가 증가한다. 성장기 동안이나 사춘기 이전에 강도 있는 운동을 시작할 경우에 골밀도가 향상되는 것은 확실하며 성인 남성과 폐경 전과 후의 여성에서도 운동의 효과가 관찰되었다. 규칙적이고 적당한 강도의 운동을 꾸준히 하는 사람들은 골밀도 향상도가 훨씬 더 높은 반면, 과도한 신체 활동은 오히려 뼈 건강에 부정적인 영향을 미칠 수 있고, 특히 희발월경oligomenorrhea이나 무월경

amenorrhea이 있는 폐경 전 여성에는 더 해로운 것으로 보고되었다.

흡연은 남성과 여성에서 낮은 골밀도, 높은 골 무기질의 손실 및 골절 위험과 인과관계가 있는 것으로 나타났다. 담배 연기에 포함된 니코틴과 카듐은 직접적으로 조골세포에 독성을 나타내고 간접적으로는 칼슘의 소장 흡수를 감소시킨다. 흡연자들은 일반적으로 비흡연자와 비교하여 비타민 D 섭취와 혈청 25-히드록시 비타민 D의 농도가 낮다. 흡연자들은 체중이 적고 비활동적이며, 허약하고 만성적인 질병에 대한 유병률이 높다. 이러한 만성적 질병을 치료하기 위한 몇몇 약물들(예, 폐질환을 치료하는 글루코코르티코이드)은 뼈 건강에 간접적으로 영향을 주어 골절의 위험을 증가시킨다. 평균적으로 여성 흡연자들은 비흡연자에 비해 폐경이 1~2년 정도 일찍 시작되므로 골 소실률이 가속화되는 시기인 폐경기간이 길어지게 된다.

적정한 알코올 섭취가 뼈 건강과 골절 위험에 부정적인 영향을 미치는지에 대해서 일치된 증거는 없다. 몇몇의 연구에서는 여성의 경우 적정 알코올의 섭취는 골밀도를 증가시키며 골 소실을 감소시킨다고 제안한 반면, 과다한 알코올의 섭취는 오히려 골밀도를 감소시키고 골형성을 저해하며, 골절의 위험을 증가시키는 것과 관련이 있다고 보고되었다. 과다한 알코올 섭취는 신체로부터 칼슘과 마그네슘의 손실을 증가시키고 비타민 D뿐만 아니라 전반적인 영양 상태에 부정적인 영향을 미친다. 이외에도 알코올 섭취는 낙상과 다른 종류의 골격 외상의 위험을 증가시키므로 골절의 위험을 증가시키게 된다.

영양치료에서 영양 결핍성 혹은 흡수 장애에 따르는 구루병 및 골연화증의 경우 비타민 D를 이용한 치료가 매우 효과적이다. 초기에 대용량(50,000~100,000U/일)의 비타민 D가 필요하지만, 비타민 D가 지방에 축적되고, 과잉 용량은 지속적인 고칼슘혈증과 고칼슘뇨증을 일으킬 수 있기 때문에 과용량을 지속적으로 사용하지 않는 것이 매우 중요하다. 비타민 D의 용량을 결정하는데는 소변의 칼슘 배출을 모니터하는 것이 유용하다. 흡수 장애가 있는 환자는 통상의 용량보다 많거나, 혹은 비타민 D의 투여가 필요할 수 있다. 1α-수산화효소의 결함이 있는 환자에서는 칼시트리올로 치료할 수 있다. 종양 관련 골연화증 환자의 경우에는 종양 부위를 찾고 제거하는 것이 중요한데, 인제제와 칼시트리올의 구강 혹은 정맥 투여가 골격계 부위의 치료에 유용하게 사용될 수 있다.

비타민 D 수용체의 심각한 결함은 가장 치료하기 어려운 부분이다. 고용량의 칼슘과 인제제를 사용하여도 정상적인 성장은 거의 이루어지지 않는다. 칼슘의 정맥투여가 필요하며, 골의 무기질화에는 어느 정도 효과적이다. 마찬가지로 X 염색체 연관 저인산염증환자에서도 인을 보충하고, 칼시트리올을 투여해도 정상적으로 성장하지 않는다. 다만 골의 무기질화는 어느 정도 이루어질 수 있다. 정상 성장을 위해 성장호르몬을 투여해 볼 수도 있다. 치료 도중에 신장 기능의 저하를 예방하기 위하여 칼슘, 인, 비타민 D 대사물의 혈청 농도를 모니터하는 것이 중요하다. 현재는 저인산염증에 대한 효과적인 치료 방법은 없는 실정이다.

4) 의학적 치료

환자가 일단 골다공증으로 진단받거나 골밀도가 낮다는 검사결과를 받았다면 이 환자에 대해서 이런 상태가 일차성인지 아니면 다른 질병이나 약물에 의한 이차성인지를 평가해야 한다(표 12-5). 이 평가는 여러 가지의 기본적인 검사뿐만 아니라 철저한 병력history과 건강진단을 통해 받아야 하며 이런 과정을 통해 이차성 골다공증의 가장 일반적인 원인은 배제될 수 있다. 이차성 골다공증환자는 골다공증의 특이적인 치료를 시작하기 전에 다른 원인에 대한 치료가 먼저 이루어져야 한다. 일차성 골다공증환자나 치료받고 있는 이차성 골다공증환자는 위험요인의 교정, 식이요법, 필요하다면 약물치료를 받아야 한다. 위험요인 교정에는 금연, 과도한 알코올 섭취 통제, 적당한 운동 등이 포함되며, 식이요법에는 칼슘과 비타민 D의 충분한 섭취 및 전반적인 양호한 영양 상태 증진이 포함된다. 필요하다면 골다공증 치료를 위한 약물을 사용할 수 있으며, 골밀도가 낮은 환자의 경우에는 골다공증 예방을 위해 골밀도가 더 이상 손실되는 것을 억제할 약물을 사용해도 된다.

5) 약물치료

골다공증 예방과 치료를 위한 몇 가지 약들이 미국 식약청Food and Drug Administration, FDA과 캐나다 보건부 산하 치료제 관리 부서Health Canada's Therapeutic Products Directorate, TPD에서 승인되었다. 에스트로겐, 선택적 에스트로겐 수용체 조절인자, 비스포스포네이트bisphosphonate, 부갑상선호르몬 합성물인 테리파라티드teriparatide 등이 이에 포함된다. 그러나, 비록 골다공증 예방과 치료를 위한 약물치료를 받고 있더라도 환자들에게 칼슘과 비타민 D를 충분히 섭취하고, 금연, 규칙적인 체중이 실린 운동, 적정한 알코올을 섭취해야 한다. 모든 약들은 부작용과 약물-영양소 상호작용의 가능성을 가지고 있고 대부분의 약은 비싸다. 따라서 약물치료 시에는 잠재적인 부작용과 고비용 대비 치료 효과를 따져보아야 한다.

에스트로겐은 여성의 생식력을 촉진하는 여성호르몬의 포괄적인 용어이고, 에스트라디올, 에스트리올, 에스트론이 이에 포함되며 다양한 상표명으로 판매되고 있다. 에스트로

표 12-5 이차적 골다공증 진단을 위한 기본적인 검사

<table>
<tr><th colspan="2">검사항목</th><th>성인을 위한 정상 범위</th><th>골다공증 평가</th></tr>
<tr><td colspan="2">혈청 알부민</td><td>3.5~5.0g/dL (35~50g/L)</td><td>• 증가: 탈수
• 감소: 영양불량, 거식증, 흡수 장애, 간질환</td></tr>
<tr><td colspan="2">혈청 알칼리 인산염</td><td>30~120U/L (0.5~2.0 μKat/L)</td><td>• 증가: 병적인 새로운 뼈들의 성장(예, 파제트병)과 전이성골암을 포함하여 새로운 뼈들의 성장 활동을 하는 동안임. 골절 치유, 류머티스성관절염과 부갑상선기능항진증 유병기 동안임
• 감소: 영양불량</td></tr>
<tr><td colspan="2">혈청 총 칼슘</td><td>9.0~10.5mg/dL
(2.25~2.75mmol/L)</td><td>• 증가: 부갑상선기능항진증, 갑상선기능항진증, 전이성골암, 파제트병, 비타민 D 독성
• 감소: 부갑상선기능저하증, 흡수 장애, 구루병, 골연화증, 비타민 D 결핍</td></tr>
<tr><td rowspan="2">혈청 크레아티닌</td><td>여자</td><td>0.5~1.1mg/dL (44~97 μmol/L)</td><td rowspan="2">• 증가: 신장 기능의 저하로 인한 질환과 신장부전증, 말단비대증</td></tr>
<tr><td>남자</td><td>0.6~1.2mg/dL (53~106 μmol/L)</td></tr>
<tr><td rowspan="2">혈청 유리테스토스테론</td><td>여자</td><td>1ng/mL (3.5nmol/L)</td><td rowspan="2">남성에서 테스토스테론의 감소는 골다공증의 위험성의 증가와 관계가 있음</td></tr>
<tr><td>남자</td><td>3~10ng/mL (10~35nmol/L)</td></tr>
<tr><td colspan="2">혈청 부갑상선호르몬</td><td>10~65pg/mL (10~65ng/L)</td><td>• 증가: 부갑상선기능항진증, 저칼슘혈증, 흡수 장애, 구루병, 비타민 D 결핍
• 감소: 부갑상선기능저하증, 고칼슘혈증, 전이성골암</td></tr>
<tr><td colspan="2">혈청 인</td><td>3.0~4.5mg/dL
(0.97~1.45mmol/L)</td><td>• 증가: 부갑상선기능저하증, 말단비대증, 전이성골암, 저칼슘혈증
• 감소: 부갑상선기능항진증, 고칼슘혈증, 비타민 D 결핍, 영양불량(드물게)과 불충분한 인 식사 섭취</td></tr>
<tr><td colspan="2">혈청 갑상선자극호르몬</td><td>2~10 μU/mL (2~10mU/L)</td><td>• 증가: 주로 갑상선기능저하증(갑상선 기능 장애)
• 감소: 갑상선기능항진증과 부차적으로 갑상선 기능 저하(예, 뇌하수체, 시상하부 기능 장애 때문임)</td></tr>
<tr><td colspan="2">혈청 총 단백질</td><td>6.4~8.3g/dL (64~83g/L)</td><td>• 증가: 탈수
• 감소: 영양 부족, 거식증, 흡수 장애, 간질환</td></tr>
</table>

겐은 미국 식약청과 캐나다 보건부 TPD에 의해 폐경기 여성의 골다공증 예방과 치료제로 승인되었다. 에스트로겐은 골전환을 감소시키고 골 손실을 예방하며, 고관절, 척추와 전신체의 골밀도를 5~10% 정도 증가시키고 골절 위험을 낮추며, 폐경기 증상인 안면 홍조와 도한night sweat을 완화시키는 효과가 있다. 지난 수십 년간 호르몬 치료는 폐경기 골다공증의 예방 및 치료의 주된 약물치료 방법으로 쓰였지만 호르몬 치료의 잠재적인 위험성과 효과적인 다른 약의 유용성이 발견되어 호르몬 치료요법이 폐경기 골다공증의 가장 좋은 치료 방법인지에 대해서 의구심이 제기되고 있다.

선택적 에스트로겐 수용체 조절인자selective estrogen receptor modulators, SERMs는 에스트로겐에 반응하는 표적조직에 특이적인 효과가 있는 비호르몬 치료제이다. 골격계와 심혈관계의 에스트로겐 반응 조직에서 SERMs의 효과는 에스트로겐의 효과와 유사하면서도 유방과 자궁조직에서는 에스트로겐 유사효과가 나타나지 않는다. 랄록시펜raloxifene은 FDA와 TPD에 의해 폐경기 여성의 골다공증 예방 및 치료를 위한 약물로 승인받은 SERMs이다. 이 약물은 뼈의 에스트로겐 수용체와 결합하여 에스트로겐처럼 골밀도를 증가시키고 척추 골절 위험을 30%까지 낮춘다. 반대로 유방이나 자궁조직에서는 에스트로겐 수용체와 결합하더라도 에스트로겐 유사효과를 보이지 않기 때문에 유방통증이나 질 출혈의 부작용이 없고 유방암과 자궁암의 위험률도 증가시키지 않는다. 따라서 SERMs는 폐경기 골다공증의 예방과 치료를 위해 에스트로겐을 사용하는 것에 비해 많은 장점을 가지고 있다. 그러나 랄록시펜의 단점은 색전증의 위험을 증가시키고 폐경 증상(예, 안면홍조, 도한)에는 효과가 없으며 오히려 안면홍조를 악화시킬 수도 있다.

비스포스포네이트는 비호르몬제제로 골흡수를 감소시킨다. 이 약물은 오로지 뼈에서만 작용하며 골흡수가 일어나는 부위에서 수산화인회석(뼈의 주된 무기질)hydroxyapatite과 결합하여 파골세포의 기능을 저해하고 개수를 감소시키고 사멸을 촉진시킨다. 폐경기 골다공증, 남성의 골다공증, 남녀의 글루코코르티코이드로 유도된 골다공증의 예방과 치료 효과로 인해 FDA와 TPD에 승인된 비스포스포네이트에는 알렌드로네이트alendronate, 리세드로네이트risedronate와 이반드로네이트ibandronate가 있다. 비스포스포네이트는 남성의 골다공증 치료를 위한 최초의 치료제로 여겨진다. 비스포스포네이트는 골전환을 감소시키고 요추와 고관절의 골밀도를 각각 8%, 6% 정도 증가시키며 척추와 고관절의 골절 위험을 50% 정도 감소시킨다. 비스포스포네이트는 각 종류별로 효능, 골흡수 억제력, 독성, 투여량 등이 다르다.

비스포스포네이트는 위장관에 의해 흡수가 잘 되지 않기 때문에 아침 공복에 최소 1잔의 순수한 물과 함께 복용해야만 한다. 이처럼 공복에 순수한 물만으로 복용했을 때조차도 흡수율이 매우 낮기 때문에 음식이나 물 이외의 다른 음료와 복용할 경우 흡수율은 급격히 떨어진다. 비록 환자들이 견딜만 하다고 하지만 때로는 식도와 위의 통증을 일으킬 수도 있다. 따라서 비스포스포네이트 복용 후에 환자는 반드시 앉거나 서서 꼿꼿한 자세를 유지해야 하고 최소 30~60분까지는 몸을 구부려서는 안 된다. 비스포스포네이트는 매주 한 번만 복용해도 매일 한 번씩 복용하는 것과 같은 골다공증 치료 효과가 있으며, 매주 한 번만 복용하는 것은 환자의 편리함과 순응도를 향상시킬 수 있고 위장관 부작용의 위험을 감소시킬 수 있는 이점이 있다. 현재 매달 1번의 구강투여와 매년 1회 정맥투여에 대한 효과 및 안전성에 관한 연구가 진행되고 있다.

부갑상선호르몬parathyroid hormone, PTH은 펩티드호르몬으로 신체 내 칼슘 항상성을 조절하는 호르몬이다. 테리파라티드는 재조합형 DNA 기술로 생산된 부갑상선호르몬의 합성물이다. 구조적으로 인간 PTH와 유사하고 신체 내에서 PTH와 유사한 효과를 보여주고 있으며, 조골세포(뼈신생 세포)에 작용하여 새로운 뼈 성장을 자극하고 골밀도를 증가시킨다. 따라서 테리파라티드는 골격에 동화작용(조직 생성) 효과가 있다. 이러한 관점에서 테리파라티드의 작용 방식은 앞에서 언급한 약물들(주로 파골세포 활성을 감소시켜 골흡수 억제제로 작용하는 약물)과는 다르다. 테리파라티드는 골절의 위험도가 높은 남녀의 골다공증 치료제로 FDA와 TPD에서 승인받았다. 이 제제는 펩티드호르몬이므로 주사제로 투여해야 하며, 일반적으로 매일 피하주사로 투여한다. 테리파라티드는 새로운 골 형성을 자극하고 요추골절의 위험은 65%, 다른 부위(손목, 늑골, 고관절, 발목과 발)의 골절 위험은 53%까지 낮추는 것으로 보고되었다.

3. 파제트병

파제트병Paget disease, osteitis deformans은 주로 40세 이상의 성인에서 나타나는 진행성 골질환을 말하는데, 국소적으로 항진되며, 빠른 뼈흡수bone resorption 후 조골세포로부터 새로운 뼈 형성이 반복적으로 과도하게 일어나고 과활동성 파골세포가 원인인 뼈의 재구성bone remodeling 장애이다. 새롭게 생성된 뼈는 무질서하면서 체계적이지 못하며, 구조적으로 견고하지 못하고 뼈의 휜 정도, 기형, 골절에 더욱 취약한데다 골절 후에는 잘 낫지 않는다. 파제트병에 의한 골병변은 대퇴골, 골반, 척추체, 두개골, 경골 등에서 발생한다. 두통을 포함한 통증이 가장 흔한 주 증상이며, 파제트병환자의 약 70%에서는 특별한 증상이 없다. 그 외에 장골의 휜 정도를 포함하는 다른 임상적 증후에는 보행이상, 신경마비, 난청, 안면기형, 치아손실, 그리고 심혈관계질환이 있다.

골다공증osteoporosis 다음으로, 파제트병은 두 번째로 가장 흔한 뼈 장애이고, 연령의 증가에 따라 높은 유병률을 보이며, 특히 남성에게서 더 많이 발생한다. 이 질병은 서서히 퍼지는 것이 특징이며 수년 이상 천천히 진행된다. 파제트병의 정확한 병인은 아직 규명되지 않았으나 유전 및 슬로 바이러스slow virus에 의한 것으로 제기되고 있다. 진단은 X선x-ray 촬영을 통해 특징적 골 변화와 기형을 살피는 것을 기반으로 한다. 특히, 골 형성과 재흡수의 생화학적 지표인 혈중 알칼리성 인산분해효소alkaline phosphatase와 히드록시프롤린hydroxyproline은 진단, 질병의 심각성 평가 및 치료의 대한 환자의 반응을 판정하는 데 이용된다. 파제트병의 치료약물로는 통증 완화를 위한 비스테로이드성 소염제, 파골세포osteoclast 활성 억제 및 골 재흡수와 형성을 감소시키는 비스포스포네이트가 사용된다. 더불어, 파제트병이 있는 환자는 칼슘과 비타민 D를 계속 충분히 섭취해야 한다.

4. 구루병과 골연화증

구루병rickets과 골연화증osteomalacia은 뼈의 유기질organic matrix의 불충분한 무기화mineralization와 연관된 질환들로, 대부분의 원인은 비타민 D와 인산염phosphate 부족으로 발생한다. 구루병과 골연화증이 발생하게 되면 골다공증과 달리, 유기질이 존재하지만 충분히 무기화되지 않아서 뼈의 유기질량과 무기질량이 손실되게 된다. 구루병은 어린이에게 발생하고 골연화증은 성인에게 발생되는 질환이다.

1) 구루병

(1) 병태생리

구루병rickets은 아동의 뼈 내 연골성장판cartilaginous growth plate의 불충분한 성숙과 무기화, 그리고 유기질의 불충분한 무기화가 특징으로 나타나는 질환이다. 혈청 칼슘 농도의 저하는 부갑상선호르몬의 분비를 자극하고, 이는 혈중 칼슘 농도를 유지시키기 위해 뼈의 칼슘과 인을 동원하게 된다. 구루병의 다른 원인으로는 칼슘 결핍, 비타민 D 대사 장애, 저인산혈증hypophosphatemia이 있다. 구루병은 대부분 6~36개월 연령대에서 발병하며, 무기력, 허약, 성장저하, 늑골 및 장골의 비대, 흉곽의 비정상적 형상, 다리 구부러짐의 증상이 나타난다.

(2) 예방

출생시 대부분의 유아들은 태어난 후 몇 개월간 이용할 수 있는 비타민 D 저장량을 충분히 보유하고 있다. 유아의 비타민 D 요구량은 태양광을 쪼이면 충족될 수 있으며 태양광 노출 정도는 계절, 공해, 그늘에 있는 시간, 야외에서 태양에 노출되는 신체의 면적 등 요인들에 의해 매우 다양해진다. 태양광 노출에 의한 비타민 D 합성 반응은 피부색이 어두운 사람이나 자외선 차단제를 사용하는 사람에게 저하될 수 있다. 시중의 우유 및 분유를 이용한 수유에 비하여 모유 수유는 면역 및 영양적 우수성에도 불구하고 모유의 비타민 D 함량은 평균적으로 낮고 유아의 비타민 D 필요량을 충족시키기에 부족하다. 미국소아과의사협회American Academy of Pediatrics에서는 모유 수유를 받는 유아들은 생후 2개월 후부터 비타민 D 5mg(200IU)이 함유된 종합비타민 보충제의 섭취를 권장한다.

(3) 치료

구루병은 연령에 알맞은 비타민 D, 칼슘, 인의 적정섭취량을 함유한 균형잡힌 식사에 의해 치유된다. 골격 기형은 바른 자세 유지, 교정을 통해 예방할 수 있다. 그러나 질환이 발병되고 어느 정도 치료를 한 후에 남은 골격 기형은 수술이 필요할 수도 있다.

2) 골연화증

(1) 병태생리

골연화증osteomalacia은 뼈의 유기조직에 충분하지 못한 미네랄 침착으로 인해 성인에게 생기는 일반적인 뼈질환이다. 때로는 성인 구루병의 형태로 여겨지기도 하나 골연화증의 최초 징후는 근육 약화, 골통증이고 후기가 되면 갈비뼈, 골반, 다리뼈의 기형이 나타난다. 골연화증의 가장 흔한 원인은 비타민 D 결핍이나 활성 약화, 칼슘 결핍, 저인산혈증이다. 비타민 D 결핍은 충분하지 못한 햇빛 노출, 낮은 식이 섭취, 혹은 담즙관이나 위장관질환으로 인한 지방 및 지용성 비타민의 흡수 불량에 따라 일어나는 비타민 D의 흡수 저하이다. 간과 신장의 질병은 식품에서 흡수하거나 피부에서 합성된 비타민 D를 생화학적인 활성 형태로 전환하는 신체 능력을 손상시킬 수 있다. 장기간 비타민 D의 결핍은 장 내 칼슘 흡수를 저하시켜 저칼슘혈증을 일으키고, 결과적으로 PTH의 분비를 증가시킨다. PTH의 분비가 증가하면 뼈의 유기조직에서 미네랄이 빠져나가 혈중 칼슘 농도를 증가시키지만, 이는 뼈가 약해지는 결과를 불러일으킨다. 신세뇨관성산증renal tubular acidosis이나 장기간 제산제의 사용으로 인해 위장관에서 인산염과 결합하여 흡수를 저지하게 되면 충분한 흡수가 되지 못해 신장의 과도한 인산염 손실에 따라 저인산혈증이 발생한다.

(2) 치료

노인은 칼슘과 비타민 D의 식이 섭취가 낮고, 태양광 노출 시간이 짧으며, 태양광을 받는 동안 비타민 D 합성의 효율 감소 및 노화와 동반되는 장 내 흡수장애malabsorption의 발생 증가로 인해 골연화증의 위험이 증가한다. 골연화증의 치료법은 근본적인 원인에 접근해야 한다. 비타민 D 결핍의 효과적인 치료를 위해서 비타민 D가 20mg 정도 함유되어 있는 멀티비타민을 제공한다. 칼슘 역시 충분히 섭취해야 하며, 하루에 순수 칼슘elemental calcium 1,500~2,000mg 정도를 경구복용해야 한다.

5. 관절질환

관절염질환joint disorders은 100가지 이상의 다양한 질병을 포함하고 관절과 관절주변조직, 결합조직에 영향을 미친다. 보통 '관절염'이라고 하는 관절염질환은 가장 흔한 질병이고 골관절염, 류머티스 관절염, 통풍이 속한다. 관절질환의 위험을 증가시키는 요인으로는 과체중, 관절부상과 감염이 있다. 과체중과 비만은 관절염질환의 위험을 증가시키는데, 특히 여성의 무릎골관절염, 남성의 통풍이 해당된다. 관절과 연결조직의 운동 관련 부상을 감소시키기 위해서는 보호장비 착용, 근육 강화 운동, 운동 전 준비운동, 운동 후 정리운동 등을 해야 한다. 라임병lyme disease같은 전염병은 관절염질환과 관련될 수 있기 때문에 이를 예방하고 적절한 시기에 치료하는 것이 중요하다. 비가변 위험요인에는 여성, 연령, 가족력이 포함된다. 남성과 비교하면 관절염질환은 여성에서 더 빈번히 진단되는데 연령과 가족력에 따라 위험이 증가한다.

1) 골관절염

골관절염osteoarthritis은 가장 일반적인 관절염질환으로, 신체 장애를 유발하며 의료서비스 비용을 증가시키고 삶의 질을 저하시킨다. 골관절염 자체로는 특정 질병이 아니지만 질병 과정이 연골, 연골하골subchondral bone, 윤활액synovial fluid, 연골막, 인대, 관절을 지탱하는 신경과 근육을 포함하는 모든 관절의 구조와 관련되어 있다. 이 중에서도 가장 큰 변화는 하중지지연골 내에 있다. 관절통증, 강직, 관절운동성 제약, 관절 주위 근육periarticular muscle의 소모로 인해 연골 손실이 진행되고 관절을 구성하는 다른 조직의 염증을 유발하며, 관절 불안정과 기형이 되는 경우도 있다. 손가락, 발, 요추, 경추, 엉덩이, 무릎의 관절은 일반적으로 골관절염의 영향을 받는다.

골관절염의 초기단계는 연골이 빽빽하지만 질병이 진행되면서 얇고 부드러워진다. 연골의 부드러운 표면은 줄어들고 균열이 증가한다. 결국 이 균열은 연골을 통해 뼈 아래까지 확장되고 연골 부위는 완전히 침식되며 연골하골의 노출된 표면은 빽빽해지고 연마된다. 연골의 균열과 침식으로 윤활액이 유출되면서 뼈 안에 낭포가 형성된다. 떨어져 나온 연골과 뼈의 파편은 관절강으로 떠다닌다.

골관절염의 주된 위험요인에는 연령(가장 큰 위험요인임), 여성, 가족력, 관절이나 관절 주변 연조직의 외상, 직업이나 비만과 관련된 반복적 관절 스트레스 등이 있다. 비만, 체지방 증가로 인한 지속적 하지관절 스트레스는 관절연골에 직접적 대사 효과가 있을 수 있다. 체중 감소는 무릎골관절염의 위험을 감소시키는 가장 좋은 방법이다. 5kg만 감소해도 골관절염의 위험도를 50% 감소시킬 수 있다.

골관절염의 치료는 관절염증의 감소, 통증 완화, 관절운동성 유지, 장애 최소화로 집중된다. 자세교정, 적합한 신발, 체중 감소와 같은 비약물치료에는 환부관절의 주기적 휴식, 온암법application of heat이 있다. 골관절염환자에서 신체활동은 삶의 질, 심혈관 건강, 근력을 향상시키면서 관절 통증과 장애를 감소시켰다. 관절 주위 근육은 스트레스와 부상으로부터 연골을 보호하는 주된 요인이다. 무릎의 관절 주위 근육을 강화하기 위한 운동치료는 의사의 처방 없이 판매되는 진통제를 이용하는 것과 비슷하게 통증을 감소시킬 수 있다. 또한 운동치료는 장애, 불안, 우울증을 감소시킬 수 있고, 기능적인 상태를 향상시킨다.

골관절염을 예방하고 진행속도를 늦추거나 혹은 진행시키거나 하는 약물이 없었기 때문에 약물요법의 목표는 비약물적 치료를 하여 통증을 경감시키는 것이다. 약물치료의 중심은 아스피린aspirin, 아세트아미노펜acetaminophen, 인도메타신indomethacin, 이부프로펜

ibuprofen, 나프록센naproxen, 시클로옥시게나아제-2cyclooxygenase-2, COX-2 저해제인 셀레콕시브celecoxib, 발데콕시브valdecoxib와 같은 비스테로이드항염증제nonsteroidal antiinflammatory drugs, NSAIDs이다. 비스테로이드항염증제는 골관절염과 관련한 경증 및 중증 통증의 경감과 류머티스 관절염, 통풍, 치통과 같은 염증 상태 완화에 효과가 있다.

최근 글루코사민과 콘드로이틴은 골관절염의 치료 시에 잠재적으로 유용한 건강 보조식품으로 대중과 의학 분야 문헌에서 상당한 주목을 끌었다. 글루코사민과 콘드로이틴은 유럽에서 수십 년간 골관절염 치료 식이보충제로 사용되었고, 최근 미국과 캐나다에서도 골관절염 치료제로 약국과 건강식품 매장에서 널리 팔리고 있다. 글루코사민과 콘드로이틴은 관절연골의 자연발생 성분이다. 글루코사민은 아미노당이며, 관절연골의 중요 구성요소인 글리코사미노글리칸glycosaminoglycan과 프로테오글리칸proteoglycan을 합성하기 위한 원료이고 콘드로이틴은 관절연골의 프로테오글리칸에서 유래되는 특정 글리코사미노글리칸이다. 이 물질들은 동물의 조직으로부터 추출된다. 글루코사민은 게, 바닷가재, 새우의 껍질에서 추출하며 콘드로이틴은 송아지, 젖소, 황소, 고래, 상어에서 얻는다.

2) 류머티스관절염

류머티스관절염rheumatoid Arthritis, RA은 만성 염증성 질환으로 관절의 활막synovial membrane에 염증이 생겨 발생하며, 결국 부어오르고 관절강직, 관절통증, 관절가동범위 제약, 관절변형 및 기능 마비를 유발한다. 류머티스관절염은 인구의 약 0.8%(0.3~2.1% 범위)에서 발병하고 나이든 사람에게 더 빈번히 발생하며, 남성보다 여성의 발병위험이 3배 더 높다. 그러나 나이가 들수록 성별에 따른 발병률의 차이는 감소한다. 류머티스관절염은 주로 관절에서 발병하지만 다른 조직에서도 발병할 수 있으며 식욕부진, 체중 감소, 피로, 일반적인 쑤시는 감각과 뻣뻣함이 있을 수 있다.

류머티스관절염의 임상경과는 가변적이고 증상의 악화 기간, 완화 기간에 따라 달라진다. 일부 관절염환자에서 경미한 통증 및 강직이 짧은 기간 동안 지속되는 반면, 쇠약해지면서 영구적 관절변형 및 파괴로 진행되는 환자도 있다. 대부분의 경우 류머티스관절염은 몇 주 혹은 몇 개월 동안 피로, 식욕부진, 전신성 허약감과 약간의 근골격성 증상을 경험하는 환자에서 서서히 병세가 시작되며 이러한 기간에는 진단이 어렵다. 결국 손, 손목, 무릎, 발 관절의 활막염증은 이 관절 부위에 열감, 부어오름, 강직 등의 통증을 유발한다. 치료로 병의 진행을 늦출 수 있지만 대부분 이러한 심각한 변화가 발생하면 영구적이다.

인체의 면역계는 류머티스관절염에서 중요 역할을 담당한다. 류머티스관절염은 실수로 자신의 정상 관절조직을 외부물질로 인식하고 항체를 생산하여 자신의 관절에 손상을 입히는 비정상적 면역반응으로부터 야기된 질병으로 여겨진다. 이렇게 스스로 손상시키는 항체를 자가항체autoantibodies라고 부른다. 이러한 작용이 원인이 되는 질병은 2가지 다른 근골격계 병태인 전신성홍반성낭창systemic lupus erythematosus, 경피증scleroderma과 마찬가지로 류머티스관절염을 포함한 자가면역질환으로 알려져 있다. 무엇이 류머티스관절염의 원인인지, 류머티스관절염이 단일 질병인지 아니면 여러 다양한 질병과 공통 특성을 가지는지는 알려져 있지 않다. 연구는 자가면역반응이 유전학적으로 민감한 사람에서 감염성 요인에 의해 발생한다.

류머티스관절염 치료의 목표는 통증과 감염을 경감시키면서, 관절 파괴를 막으며 관절과 주변 부위의 기능을 유지하고 전신성 증상을 조절하는 것이다. 치료는 종합적으로 적용되며 의사, 물리치료사, 작업치료사, 임상심리사, 영양사에 의해 이루어진다. 비스테로이드항염증제, 글루코코르티코이드, 면역저하제 같은 다양한 약물과 항류머티스 약물disease-modifying antirheumatic drugs, DMARDs들이 사용된다. 글루코코르티코이드계 약물인 프레드니손prednisone은 일반적으로 류머티스관절염 치료제로 사용되지만 골다공증, 소화성 궤양, 식도염, 당내성, 식욕촉진, 체중 증가, 수분 전해질 보유의 위험을 증가시키는 등의 부작용과 관련이 있다. 프레드니손은 비교적 저농도로 전신에 투여하거나 관절에 직접 주사하여 사용하면 부작용을 최소화할 수 있다. DMARD는 류머티스관절염 치료에 사용하는 변형된 약제들과 화학적, 약학적으로 이질적인 그룹이며, 독성뿐만 아니라 잠재적으로 심각한 부작용도 지니고 있다. 가장 흔하게 사용하는 DMARD는 엽산길항제인 메토트렉세이트methotrexate이며 위장관장애, 구강염, 간 독성의 원인이 될 수 있다. 엽산과 동시에 처방하면 치료 효과의 감소 없이 심각한 부작용을 줄일 수 있다.

식사와 영양 보충제, 류머티스관절염 치료제의 역할은 지난 10년간 상당한 관심과 추측의 대상이었다. 하지만 식이와 류머티스관절염의 관계연구는 류머티스관절염의 일시적인 증상, 장기간 무작위적으로 통제되는 검사에 드는 비용, 식이 정량의 어려움, 식이 변화에 대한 지원자의 준수 평가에 대한 어려움 등의 요소에 의해 밝혀지지 않고 있다.

3) 통풍

통풍gout은 염증질환으로 발병한 관절에 부기 및 발진, 열, 통증, 강성이 나타난다. 통풍은 혈청의 요산 농도가 한계점에 다다라서 요산 결정이 주변 조직과 관절에 염증 반응을 일으키고 관절낭액에 침전되면 나타난다. 요산은 DNA와 RNA로부터 아데닌과 구아닌, 푸린의 최종 대사산물이며 모든 인간 조직의 구성성분이고 많은 식품에 분포한다. 대부분의 통풍은 요산의 과다 생성이나 신장에서 요산의 불충분한 제거, 혹은 둘 모두로 인한 혈청 요산의 증가(고요산혈증)로 나타나는 결과이다.

통풍은 대부분 통증이 있는 관절염이며, 여성보다 남성에게 많고, 40대 이상의 남성에게 염증성 관절염은 흔한 질병이다. 통풍과 관련된 위험 요소는 유전, 남성, 많은 나이, 과체중, 과도한 알코올 섭취(하루 3잔 이상), 푸린purine이 많은 식사, 납 노출이나 아스피린, 이뇨제, 니코틴산, 시클로스포린, 레보도파와 같은 성분이 포함된 약물의 사용이다. 통풍은 어린이, 젊은 성인, 또는 폐경 전 여성에게는 드물게 나타난다.

특히 37℃보다 낮은 온도에서는 요산의 용해도에 의해 엄지발가락 관절이 가장 영향을 많이 받는다고 할 수 있다. 일반적으로 통풍에 의해 영향을 받는 다른 장소는 발등, 발목, 발뒤꿈치, 무릎, 손목, 손가락과 팔꿈치 등 신체의 주변에 있는 관절이다. 대개 통풍의 증상은 심한 관절 통증과 부기, 관절 주변에 붉은 피부 및 극도의 민감성이 급격하게, 때로는 갑자기 한밤중에 일어난다. 통풍의 급성발병은 심한 운동, 약물, 푸린이 풍부한 식품, 알코올 과다 섭취 또는 속성 다이어트에 의해 일어날 수 있다. 수년에 걸쳐서 만성고요산혈증hyperuricemia은 관절 주변 연조직과 관절에 요산결정을 형성하게 하고, 피부 바로 아래 덩어리 같은 통풍결절tophi이라는 거대 축적물을 형성한다. 치료하지 않으면, 부기, 결림, 경증에서 중증의 통증, 그리고 영구적 관절 손상과 장애를 일으킨다.

통풍의 초기 치료 시에는 고통을 완화하고 염증을 줄이기 위해 비스테로이드항염증제NSAIDs를 이용하고 당질코코르티코이드glucocorticoids와 콜히친colchicines도 이용된다. 일단 급성발병의 통증과 염증이 통제되면 고요산혈증은 알로퓨리놀allopurinol 또는 요산의 소변 배출을 증가시키는 여러 약물들을 이용하여 치료된다. 적당한 알코올 섭취, 고푸린 함유 식품 피하기와 적정 체중 유지 등의 생활방식의 변화는 통풍 관리에 도움이 된다. 지나치게 빠른 체중 감소를 야기하는 속성 다이어트는 요산의 소변 배출을 감소시키고 통풍의 발병을 촉진할 것이다. 푸린이 풍부한 식품에는 정어리, 어류, 멸치, 육즙, 고기국물, 효모나 간, 신장, 위, 흉선을 포함하여 식품으로 이용되는 여러 동물의 장기가 있다.

6. 전신성홍반성낭창

전신성홍반성낭창systemic lupus erythematosus, SLE(또는 루퍼스)은 거의 모든 장기 시스템에 영향을 미치는 만성염증성질환이지만 특히 근골격계에 영향이 크다. 전신성홍반성낭창은 임상적으로 진단을 어렵게 만드는 모방 질환(류머티스관절염)들이 다양한 방법으로 나타난다. 북미에서 10만 명당 15~50건 정도 발병하는 주요 자가면역질환이다. 전신성홍반성낭창 발병의 90%는 가임 연령의 여성들에게 나타나고, 유럽인 혈통에 비해 아프리카인, 아시아인, 히스패닉계에서 더 흔히 볼 수 있다. 발병은 아프리카인 사이에서 가장 높았다.

전신성홍반성낭창은 혈액에서 자신의 조직(자가항체)을 손상시킬 수 있는 다양한 항체의 존재, 철저한 신체검사와 의료기록 중에 노출된 임상적 특징에 근거하여 진단된다. 가장 흔한 초기 증상은 환자의 90%가 일어날 수 있는 다관절에서 관절염(류머티스관절염과 유사)과 통증이다. 또한 일반적인 피로와 근육통이 있다. 전신성홍반성낭창의 발병은 빠르게 또는 천천히 발생할 수 있으며 과정은 만성적이고 완화기 중에 급성 악화 패턴이다. 그러나 완전한 영구적인 완치(치료 중단 시 무증상)는 드물고 전신성홍반성낭창의 치료법은 없으며 급성, 주기적인 악화와 질환이 덜 심하거나 만성형태 시에는 약물학적 치료가 주요 방법이다. 근육과 골격에서 일어나는 전신성홍반성낭창의 증상 치료에 이용되는 약물의 범위가 만성적 완화기 동안에는 의사 처방 없이 비스테로이드성 항염증제와 항말라리아약에 이르고 극심한 악화 동안에는 비교적 고용량의 코티코스테로이드에 이른다. 인간의 전신성홍반성낭창에서 식이의 역할에 대한 이해는 대규모 임상실험이 시행된 적이 없었기 때문에 제한되어 있다.

7. 결론

이 장에서는 가장 흔히 발생하는 골질환의 병태생리와 치료, 예방에 대해 중점적으로 다루었다. 노인인구의 증가와 더불어 골다공증 및 골질환은 나날이 증가하는 추세이므로 새로운 진단 기술과 질병 치료의 기술이 계속적으로 요구되고 있다. 특히 관절염과 같은 다른 근골격계질환의 치료에 대한 관련 연구가 계속 진행되고 있다는 것은 바람직한 현상이다.

표 12-6 근골격계질환 치료에 사용되는 약물에 대한 영양-약물 상호작용

구분	약물 작용	영양-약물 상호작용
통풍치료제	크산틴 산화효소 억제제(xanthine oxidase inhibitor)	주의사항) 수분 섭취 증가시킬 것, 고용량 비타민 C 제한, 알코올 제한 부작용) 오심, 구토, 위염, 복통, 설사
통풍치료제, 항염증제	체세포 분열 저해(inhibits mitosis)	주의사항) 알코올 제한, 급성발작 동안 푸린 섭취 제한, 체중감소가 필요한 경우 칼로리 제한 부작용) 식욕부진, 체중 감소, B_{12} 흡수 저해, 오심, 구토, 설사, 복통
항류머티스제, 류머티스성 항종양제, 건선치료제, 항관절염제	디히드로 엽산 환원효소 억제 기능(dihydrofolate inductase inhibitor)	주의사항) 소변 배출 증가를 위한 수분 섭취 증가, 알코올 제한 부작용) 엽산의 흡수율 저하, 체중 감소, 탈수, 입맛 변화, 오심, 구토, 설사
글루코코르티코이드계 항염증제, 면역억제제, 호르몬	코티솔과 유사 반응	주의사항) 당뇨병환자 주의, 알코올 제한, 나트륨 섭취 제한 부작용) K, PO_4, Ca, 단백질, 비타민 A, C, D 요구량 증가
골다공증 치료제	선택적 에스트로겐 조절제(selective estrogen-receptor modulator, SERM)	주의사항) 적절한 Ca과 비타민 D 섭취 필수, 알코올 제한 부작용) 체중 증가
부갑상선호르몬제	조골세포에서 새로운 뼈의 발달과 골밀도를 개선	부작용) 메스꺼움, 변비
호르몬 대체 치료제	Ca 흡수가 증가하고 뼈에서의 파골세포 활성 감소	주의사항) Ca, Mg, 엽산, 비타민 B_6, D가 많이 함유된 식품 섭취 증가, Ca과 비타민 C는 1g/일보다 적게 공급, Ca 흡수 증가, 알코올 제한 부작용) 식욕 변화, 오심, 구토, 설사, 당 내성 감소
비스포스포네이트제	뼈의 표면에 영구적 결합과 파골세포 둔화	주의사항) 섭취 2시간 전후에 Ca 보충제 섭취 금지 부작용) 메스꺼움, 복통, 묽은 변
오피오이드제	중추신경계와 다른 조직에 특이적 오피오이드 수용기와 결합	부작용) 오심, 구토, 변비, 구강건조증
면역억제제, 항종양제	백혈구 공격[시클로포스파미드계(cyclophosphamide)]	주의사항) 수분 섭취 증가 부작용) 오심, 구토 복통, 구강건조증, 설사
항종양제	세포의 대사 정지	주의사항) 수분 섭취 증가, 알코올 제한 부작용) 음식 흡수 지연, 생체이용률 저하, 지방, 비타민 B_{12}, Ca, 산의 흡수 저하, 식욕부진, 체중 감소, 구각염, 설사
면역억제제	백혈구 공격[미코페놀레이스모페틸(mycophenolate mofetil)]	주의사항) 공복에 섭취할 것, Mg 보충제 별도로 섭취할 것 부작용) 설사, 구토, 식욕부진, 지방변증
	엽산 생성 정지	주의사항) 엽산 보충제 섭취 권장, 충분한 수분 섭취 부작용) 식욕부진, 오심, 구토, 설사
	백혈구 공격[(시클로스포린(ciclosporin), 타크로리무스(tacrolimus)]	주의사항) K 보충제 또는 소금 대체품 금지, 자몽 섭취 주의 부작용) 식욕부진, 오심, 구토, 설사, 당 증가

자료: Marcia Nelms, Kathryn P. Sucher, Karen Lacey, Sara Long Roth(2010). Nutrition Therapy and Pathophysiology. 2nd ed. Cengage Learning.

참고문헌

REFERENCE

Bringhers FR, Demay MB, Krane SM et al(2005). ***Bone and Mineral Metabolism in Health and Disease***. In: Kasper DL, Braunwald E, Fauci AS, Hasuner S.L, Long DL, Jameson JL. editors. Harrison's Principles of Internal Medicine. 16th ed, 2238-2249. McGraw-Hill.

Bringhurst FR, Demay MB, Krane SM et al(2008). ***Bone and Mineral Metabolism in Health and Disease***. In: Fauci, Braunwald, Kasper, Hauser, Longo, Jameson, Loscalzo. Harrison's Principles of Internal Medicine. 17th ed, 2365-77. McGraw-Hill.

Hightower MK, Gunta KE(2005). ***Disorders of Skeletal Function: Developmental and Metabolic Disorders***. In; Porth CM, editor. Pathophysiology: concepts of altered health status. 7th ed, 1393-415. Lippincott Williams & Wilkins.

Kanis JA(1997). ***Osteoporosis***. Oxford: Blackwell Science.

Korea Centers for Disease Control and Prevention(2009). Korea Health Statistics 2008: Korea National Health and Nutrition Examination survey(KNHANES IV-3).

Lindsay R, Cosman F(2008). ***Osteoporosis***. In Fauci AS, Brauwald E, Kasper DL, Hauser SL, Longo DL, Jameson JL, Loscalzo J(eds.), Harrison's principles of internal medicine. 17th ed, 2397-2408. McGraw-Hill.

Lindsay R, Cosman F. Osteoporosis. In Fauci AS, Brauwald E, Kasper DL, Hauser SL, Longo DL, Jameson JL, Loscalzo J(2008). ***Harrison's Principles of Internal Medicine***. 17th ed, 2397-2408. McGraw-Hill.

Marcia Nelms, Kathryn P. Sucher, Karen Lacey, Sara Long Roth(2010). ***Nutrition Therapy and Pathophysiology***. 2nd ed. Cengage Learning.

National Osteoporosis Foundation(2003). ***Health Professional's Guide to Rehabilitation of the Patient with Osteoporosis***. National Osteoporosis Foundation.

National Osteoporosis Foundation(2010). Clinician's Guide to Prevention and Treatment of Osteoporosis. National Osteoporosis Foundation.

Prentice A(2004). Diet, nutrition and the prevention of osteoporosis. ***Public Health Nutr 7***:

227–43.

Rizzo DB(2005). ***Disorders of Skeletal Function: Rhematic Disorders***. In: Porth CM, editor. Pathophysiology: concepts of altered health status. 7th ed, 1414–40. Lippincott Williams & Wilkins.

Rossouw JE, Anderson GL, Prentice RL et al(2002). Writing group for the women's health initiative investigators. Risks and benefits of estrogen plus progestin in healthy postmenopausal women: principal results From the Women's Health Initiative randomized controlled trial. *JAMA 288*(3): 321–33.

Saladin KS(2004). Anatomy and physiology: the unity of form and function. 3rd ed. Boston: McGraw–Hill.

The Korean Society of Bone Metabolism(2006). ***Osteoporosis***. 3rd ed. Hanmibook.

The Korean Society of Bone Metabolism(2008). ***Physician's Guideline for Osteoporosis***. Seohung publisher.

US Department of Health and Human Services(2004). ***Bone Health and Osteoporosis: a Report of the Surgeon General***. Rockville, Md: Us Department Of Health And Human Services. Office of the Surgeon General.

WHO(2004). WHO scientific group on the assessment of osteoporosis at primary health care level. summer report. Brussels. Belgium.

찾아보기

INEDX

ㄱ

ㄴ

ㄷ

ㄹ

ㅅ

ㅇ

ㅈ

ㅊ

ㅋ

ㅌ

영문

기타

저자 소개

김오연 동아대학교 식품영양학과

김은미 강북삼성병원 영양팀

김형숙 수원대학교 식품영양학과

류동열 연세정성내과, 前이화여자대학교 의과대학 내과학교실

박유경 경희대학교 동서의학대학원 의학영양학과

박은주 경남대학교 식품영양학과

성미경 숙명여자대학교 식품영양학과

손정민 원광대학교 식품영양학과

신동엽 연세대학교 의과대학 내분비내과

신민정 고려대학교 바이오시스템 의과학부

이종호 연세대학교 식품영양학과

이지선 서울성모병원 영양팀

이홍미 대진대학교 식품영양학과

임정현 서울대학교병원 급식영양과

정윤숙 성균관대학교 의과대학 내과학교실 소화기내과분과

정혜경 연세대학교 의과대학 혈관대사연구소

한성림 서울대학교 식품영양학과

2판

임상영양치료를 위한

병태생리학

2013년 9월 9일 초판 발행
2022년 3월 2일 2판 발행

지은이 김오연 · 김은미 · 김형숙 · 류동열 · 박유경 · 박은주 · 성미경 · 손정민 · 신동엽 · 신민정 · 이종호 · 이지선 · 이홍미 · 임정현 · 정윤숙 · 정혜경 · 한성림
펴낸이 류원식
펴낸곳 **교문사**
편집팀장 김경수
책임진행 성혜진
디자인 신나리
본문편집 우은영

주소 (10881)경기도 파주시 문발로 116
전화 031-955-6111
팩스 031-955-0955
홈페이지 www.gyomoon.com
E-mail genie@gyomoon.com
등록 1968. 10. 28. 제406-2006-000035호
ISBN 978-89-363-2140-6(93590)
값 32,000원